全国高等医药院校药学类第四轮规划教材

药学细胞生物学

（供药学及相关专业用）

第 2 版

主　编　徐　威
副主编　谢建平　王秋雨　杨春蕾
编　者　（按姓氏笔画排序）
　　　　王秋雨（辽宁大学）
　　　　李红枝（广东药科大学）
　　　　宋　明（沈阳药科大学）
　　　　杨春蕾（四川大学）
　　　　赵芝娜（沈阳药科大学）
　　　　赵晓云（沈阳药科大学）
　　　　徐　威（沈阳药科大学）
　　　　郭　薇（中国药科大学）
　　　　谢建平（西南大学）

中国医药科技出版社

图书在版编目（CIP）数据

药学细胞生物学／徐威主编. —2 版. —北京：中国医药科技出版社，2015.8
全国高等医药院校药学类第四轮规划教材
ISBN 978 - 7 - 5067 - 7446 - 8

Ⅰ. ①药… Ⅱ. ①徐… Ⅲ. ①药物学—细胞生物学—医学院校—教材
Ⅳ. ①R915

中国版本图书馆 CIP 数据核字（2015）第 178326 号

中国医药科技出版社官网 www. cmstp. com　　医药类专业图书、考试用书及
　　　　　　　　　　　　　　　　　　　　　　　　健康类图书查询、在线购买
网络增值服务官网 textbook. cmstp. com　　医药类教材数据资源服务

美术编辑　陈君杞
版式设计　郭小平

出版　中国医药科技出版社
地址　北京市海淀区文慧园北路甲 22 号
邮编　100082
电话　发行：010 - 62227427　邮购：010 - 62236938
网址　www. cmstp. com
规格　787 × 1092mm ¹⁄₁₆
印张　33
字数　675 千字
初版　2006 年 1 月第 1 版
版次　2015 年 8 月第 2 版
印次　2015 年 8 月第 1 次印刷
印刷　三河市百盛印装有限公司
经销　全国各地新华书店
书号　ISBN 978 - 7 - 5067 - 7446 - 8
定价　69. 00 元
本社图书如存在印装质量问题请与本社联系调换

出版说明

全国高等医药院校药学类规划教材，于 20 世纪 90 年代启动建设，是在教育部、国家食品药品监督管理总局的领导和指导下，由中国医药科技出版社牵头中国药科大学、沈阳药科大学、北京大学药学院、复旦大学药学院、四川大学华西药学院、广东药学院、华东科技大学同济药学院、山西医科大学、浙江大学药学院、复旦大学药学院、北京中医药大学等 20 余所院校和医疗单位的领导和专家成立教材常务委员会共同组织规划，在广泛调研和充分论证基础上，于 2014 年 5 月组织全国 50 余所本科院校 400 余名教学经验丰富的专家教师历时一年余不辞辛劳、精心编撰而成。供全国药学类、中药学类专业教学使用的本科规划教材。

本套教材坚持"紧密结合药学类专业培养目标以及行业对人才的需求，借鉴国内外药学教育、教学的经验和成果"的编写思路，20 余年来历经三轮编写修订，逐渐形成了一套行业特色鲜明、课程门类齐全、学科系统优化、内容衔接合理的高质量精品教材，深受广大师生的欢迎，其中多数教材入选普通高等教育"十一五""十二五"国家级规划教材，为药学本科教育和药学人才培养，做出了积极贡献。

第四轮规划教材，是在深入贯彻落实教育部高等教育教学改革精神，依据高等药学教育培养目标及满足新时期医药行业高素质技术型、复合型、创新型人才需求，紧密结合《中国药典》、《药品生产质量管理规范》（GMP）、《药品非临床研究质量管理规范》（GLP）、《药品经营质量管理规范》（GSP）等新版国家药品标准、法律法规和 2015 年版《国家执业药师资格考试大纲》编写，体现医药行业最新要求，更好地服务于各院校药学教学与人才培养的需要。

本轮教材的特色：

1. 契合人才需求，体现行业要求　契合新时期药学人才需求的变化，以培养创新型、应用型人才并重为目标，适应医药行业要求，及时体现 2015 年版《中国药典》及新版 GMP、新版 GSP 等国家标准、法规和规范以及新版国家执业药师资格考试等行业最新要求。

2. 充实完善内容，打造教材精品　专家们在上一轮教材基础上进一步优化、精炼和充实内容。坚持"三基、五性、三特定",注重整套教材的系统科学性、学科的衔接性。进一步精简教材字数,突出重点,强调理论与实际需求相结合,进一步提高教材质量。

3. 创新编写形式,便于学生学习 本轮教材设有"学习目标""知识拓展""重点小结""复习题"等模块,以增强学生学习的目的性和主动性及教材的可读性。

4. 丰富教学资源,配套增值服务 在编写纸质教材的同时,注重建设与其相配套的网络教学资源,以满足立体化教学要求。

第四轮规划教材共涉及核心课程教材53门,供全国医药院校药学类、中药学类专业教学使用。本轮规划教材更名两种,即《药学文献检索与利用》更名为《药学信息检索与利用》,《药品经营管理GSP》更名为《药品经营管理——GSP实务》。

编写出版本套高质量的全国本科药学类专业规划教材,得到了药学专家的精心指导,以及全国各有关院校领导和编者的大力支持,在此一并表示衷心感谢。希望本套教材的出版,能受到全国本科药学专业广大师生的欢迎,对促进我国药学类专业教育教学改革和人才培养做出积极贡献。希望广大师生在教学中积极使用本套教材,并提出宝贵意见,以便修订完善,共同打造精品教材。

全国高等医药院校药学类规划教材编写委员会

中国医药科技出版社

2015 年 7 月

全国高等医药院校药学类第四轮规划教材书目

教材名称	主 编	教材名称	主 编
公共基础课		26. 医药商品学（第3版）	刘 勇
		27. 药物经济学（第3版）	孙利华
1. 高等数学（第3版）	刘艳杰	28. 药用高分子材料学（第4版）	方 亮
	黄榕波	29. 化工原理（第3版）*	何志成
2. 基础物理学（第3版）*	李 辛	30. 药物化学（第3版）	尤启冬
3. 大学计算机基础（第3版）	于 静	31. 化学制药工艺学（第4版）*	赵临襄
4. 计算机程序设计（第3版）	于 静	32. 药剂学（第3版）	方 亮
5. 无机化学（第3版）*	王国清	33. 工业药剂学（第3版）*	潘卫三
6. 有机化学（第2版）	胡 春	34. 生物药剂学（第4版）	程 刚
7. 物理化学（第3版）	徐开俊	35. 药物分析（第3版）	于治国
8. 生物化学（药学类专业通用）		36. 体内药物分析（第3版）	于治国
（第2版）*	余 蓉	37. 医药市场营销学（第3版）	冯国忠
9. 分析化学（第3版）*	郭兴杰	38. 医药电子商务（第2版）	陈玉文
专业基础课和专业课		39. 国际医药贸易理论与实务	
		（第2版）	马爱霞
10. 人体解剖生理学（第2版）	郭青龙	40. GMP教程（第3版）*	梁 毅
	李卫东	41. 药品经营质量管理——GSP实务	梁 毅
11. 微生物学（第3版）	周长林	（第2版）*	陈玉文
12. 药学细胞生物学（第2版）	徐 威	42. 生物化学（供生物制药、生物技术、	
13. 医药伦理学（第4版）	赵迎欢	生物工程和海洋药学专业使用）	
14. 药学概论（第4版）	吴春福	（第3版）	吴梧桐
15. 药学信息检索与利用（第3版）	毕玉侠	43. 生物技术制药概论（第3版）	姚文兵
16. 药理学（第4版）	钱之玉	44. 生物工程（第3版）	王 旻
17. 药物毒理学（第3版）	向 明	45. 发酵工艺学（第3版）	夏焕章
	季 晖	46. 生物制药工艺学（第4版）*	吴梧桐
18. 临床药物治疗学（第2版）	李明亚	47. 生物药物分析（第2版）	张怡轩
19. 药事管理学（第5版）*	杨世民	48. 中医药学概论（第2版）	郭 姣
20. 中国药事法理论与实务（第2版）	邵 蓉	49. 中药分析学（第2版）*	刘丽芳
21. 药用拉丁语（第2版）	孙启时	50. 中药鉴定学（第3版）	李 峰
22. 生药学（第3版）	李 萍	51. 中药炮制学（第2版）	张春凤
23. 天然药物化学（第2版）*	孔令义	52. 药用植物学（第3版）	路金才
24. 有机化合物波谱解析（第4版）*	裴月湖	53. 中药生物技术（第2版）	刘吉华
25. 中医药学基础（第3版）	李 梅		

"＊"示该教材有与其配套的网络增值服务。

前 言

细胞是生物体结构和功能的基本单位。药学细胞生物学是研究与药学学科相关的细胞生物学理论与应用的一门交叉学科。一个细胞蕴含了所有生命的奥秘，细胞生物学不仅仅从分子、亚细胞、细胞和细胞社会等不同水平来揭示所有生命现象的奥秘，更重要的是探讨与药学相关的细胞生物学问题，探索药物在细胞中的作用机制，理解新的药物靶标的细胞学基础，为更好地掌握不同类别药物的药效学与药动学知识、研发与生产具有自主知识产权的新药做好铺垫。

本教材的编写会于 2014 年 6 月在沈阳召开，与会专家共同讨论制订本书的编写提纲，并分配编写任务。经过 9 个月的编写、交叉审阅、修改、主编主审并做相应修改之后，于 2015 年 3 月在中国药科大学召开编审会，对各章节内容进行深入讨论。会后，各位编委对所编写章节进行精心修改。2015 年 4 月由主编和编委对书稿进行再次修订，最后由主编定稿。

本教材在编写过程中力争符合"内容简新、编排合理、文字精练、图文并茂、经典实用"的编写原则，在各章中融入药学相关知识与应用。全书共四篇 15 章，涵盖药学细胞生物学所涉及的基本理论和研究热点。第一篇细胞生物学概论：第一章绪论（徐威编写）；第二章细胞概述（宋明编写）；第三章细胞生物学研究技术与方法（徐威、宋明编写）。第二篇细胞的结构与功能：第四章细胞膜与物质运输（王秋雨、赵晓云编写）；第五章线粒体与细胞能量转换（赵晓云编写）；第六章细胞质基质与细胞内膜系统（王秋雨、赵芝娜、郭薇编写）；第七章细胞核（李红枝编写）；第八章核糖体与细胞蛋白质合成（李红枝编写）；第九章细胞骨架（谢建平、宋明编写）。第三篇细胞的基本生命活动：第十章细胞增殖、细胞周期与调控（宋明、谢建平编写）；第十一章细胞分化（杨春蕾编写）；第十二章细胞的衰老与细胞的死亡（郭薇、赵晓云编写）。第四篇细胞的社会性：第十三章细胞连接与细胞粘附（赵芝娜编写）；第十四章细胞外基质及与细胞的相互作用（徐威编写）；第十五章细胞的信号转导（谢建平、徐威编写）。书末附参考文献及附录（徐威整理）。

本版教材的主要特点：（1）在深入调研基础上，总结和汲取前一轮教材的编写经验和成果，尤其对其中不足之处进行大量修改和完善，在体现科学性的基础上，考虑代表性和通用性。（2）融合学科发展的最新成果，更新相应的知识点，特别是增加了细胞生物学理论在新药研发、药学研究以及药品生产等方面的应用。(3) 为方便教学，每章正文前面有学习目标，文中有知识链接，正文后附有重点小结和复习思考题，以增加教材的直观性、形象性、可读性、趣味性和启发性。

本教材适用于高等医药院校药学类各专业本科生使用，同时也可作为药学各专业研究生、教师、科研人员以及临床医师、药师的一本有益读物。

在教材修订过程中，尽管各位编者根据学科发展及教学实践做了极大的努力，但由于受知识水平的限制及时间仓促，本书仍不可避免地存在某些缺点和不足，我们殷切希望同行、专家及使用本书的广大学生、教师和研究人员提出宝贵意见，以便我们再版时进一步提高、完善。

编　者

2015 年 4 月

目录

第一篇　细胞生物学概论

第二篇　细胞的结构与功能

第八章　核糖体与细胞蛋白质合成　/ 268

第九章　细胞骨架　/ 284

第三篇 细胞的基本生命活动

第十章 细胞增殖、细胞周期与调控 / 324

第十一章　细胞分化　/ 359

第四篇　细胞的社会性

第十五章 细胞的信号转导 / 466

第一篇

细胞生物学概论
XIBAOSHENGWUXUEGAILUN

第一章 绪 论

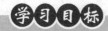

学习目标

1. 掌握细胞生物学及药学细胞生物学概念。
2. 熟悉细胞生物学的研究内容，细胞生物学与药学的关系。
3. 了解细胞生物学发展简史，研究热点及细胞生物学技术在药学领域的应用。

一切生物都由细胞组成（病毒除外）。细胞是生物体结构和功能的基本单位。一个细胞蕴含了所有生命的奥秘，要了解有机体的生命活动规律，就必须从细胞入手。细胞生物学就是从分子、亚细胞、细胞和细胞社会等不同水平来揭示所有生命现象奥秘的学科。

第一节 细胞生物学概述

一、细胞生物学的概念

170 多年前，科学家借助光学显微镜发现，组成人类和所有生物体（病毒除外）的基本单位是细胞。细胞是微小的由膜包围着的单元，充满着高浓度的化合物水溶液，其中有一个细胞核，即细胞是由细胞膜、细胞质、细胞核三部分组成，可通过生长与分裂制造出它自身的复制品，这就是较早建立的细胞学（cytology）。

20 世纪 50 年代，随着电子显微镜的发明和使用，科学家们可以分辨细胞膜的细微结构，同时发现在细胞质中有很多只有在电子显微镜下才能看到的结构，这些只有在电子显微镜下才能看到的细微结构被称为亚显微结构。随着分子生物学的发展，生命科学中新理论、新方法和新技术的不断涌现，科学家可以进一步明确细胞亚显微结构的分子组成，对细胞的研究从细胞整体层次、亚细胞层次逐步深入到分子层次，图 1-1 显示了肉眼、光学显微镜、电子显微镜下能够观察到的细胞及细胞器的大小的关系，在此基础上，科学家对细胞的各种生物学现象进行系统研究，细胞学逐步发展为细胞生物学（cell biology）。

地球上几乎所有的生物体（病毒除外）都是由细胞构成的，细胞（cell）是生物体结构和功能的基本单位。从某种意义上来说，细胞是生命的制造"工厂"：细胞核独立存在，操纵着细胞的整体运作，其中染色体携带遗传物质，储存了生命的全部密码信息。DNA 具有复印机功能，可以准确传递遗传信息；线粒体为细胞内供应能量的"动力工厂"；核糖体是细胞内蛋白质的装配机器；内质网是细胞内除核酸外的一系列重要的生物大分子如蛋白质、脂类和糖类合成的基地；高尔基体构成生物大分子加工、分选和运输的交通枢纽和储存区；溶酶体为细胞消化场所；细胞骨架在细胞分裂、细胞生长、细胞物质运输、细胞壁合成等许多生命活动中都具有非常重要的作用。细胞工厂的产品是以蛋白质为主的生物分子。蛋白质既参与细胞的结构建造，又是细胞生命活动最忠实的执行者。

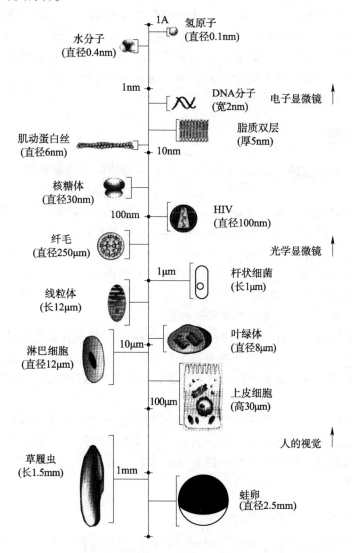

图1-1 肉眼、光学显微镜、电子显微镜下的细胞及细胞器

概括说来，细胞生物学是运用物理、化学技术和分子生物学方法，从细胞的整体、显微、亚显微和分子等不同层次研究细胞结构、功能和生命活动规律的学科。细胞生物学是高等医药院校的一门基础课程，同时也是一门前沿学科。在我国基础科学发展规划中，把细胞生物学、分子生物学、神经生物学、生态学并列为生命科学的四大基础学科，在生命科学中占有核心地位。

诺贝尔医学奖、生理学奖、化学奖等体现了当代生命科学研究领域的进展和成就。20世纪50年代以来诺贝尔生理学奖或医学奖，以及相当一部分诺贝尔化学奖大都授予了从事细胞生物学研究的科学家，可见细胞生物学的重要性（近 10 年细胞生物学相关领域诺贝尔奖获奖情况见附录 1）。其中，2013 年的诺贝尔生理学与医学奖授予了美国科学家詹姆斯·罗斯曼（James E. Rothman）、兰迪·谢克曼（Randy W. Schekman）和德裔美国科学家托马斯·苏德霍夫（Thomas C. Sodhof），以表彰他们在探索细胞中的主要转运系统——囊泡运输的调节机制方面的贡献。2014 年诺贝尔化学奖得主为美国科学家埃里克·白兹格（Eric Betzig），美国科学家威廉姆·艾斯科·莫尔纳尔（William E. Moerner）和德国科学家斯特凡·W·赫尔（Stefan W. Hell），以表彰他们在超分辨率荧光显微技术领域取得的成就。光学显微成像技术的最高分辨率一直无法超过光波波长的一半，但是借助荧光分子的帮助，这三位科学家开创性的贡献使得光学显微成像技术的极限拓展到了纳米尺度。

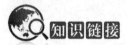知识链接

囊泡运输（vesicle trafficking）——细胞的"物流系统"

精密而有条不紊的"物流系统"是人类健康的基础，深入理解这些生物学机制，对于攻克糖尿病、阿尔兹海默病等代谢系统疾病具有重要意义。

谢克曼（Randy W. Schekman）发现了囊泡运输所需要的一系列基因；罗斯曼（James E. Rothman）阐明了在囊泡与靶膜融合过程中发挥作用的蛋白质复合物；苏德霍夫（Thomas C. Sodhof）则揭示了大脑中的信号如何从一个神经细胞传递到另一个细胞，并且钙信号是如何引导囊泡精确释放被运输物的。

膜融合的发现表明蛋白质和其他物质可以在细胞内和细胞间进行传递，细胞可以用这一过程来阻止它们的活动并且避免混乱。这一突破性发现解释了为什么胰岛素释入血液时会有变化、神经细胞之间的信息传达，以及病毒感染细胞的方式。

爱明诺夫奖同诺贝尔化学奖一样，是属于瑞典皇家学院颁发的国际类奖项，2014 年度爱明诺夫奖授予中国清华大学施一公教授，以表彰他运用 X 射线晶体学手段在细胞凋亡研究领域做出的开拓性贡献。以上这些成就彰显了细胞生物学作为现代生物学领军学科的活力。

二、细胞生物学研究内容

细胞生物学研究的对象是细胞。细胞生物学的研究内容通常可分为细胞的结构与功能及细胞重要生命活动两大基本部分，它们之间是相辅相成的关系。随着学科的发展，细胞生物学的主要研究内容也随之发生了很大变化。从 20 世纪 60 年代开始，细胞超微结构的研究成果充实与拓宽了细胞结构与功能的研究范畴，因此，在细胞生物学教材中，与细胞结构与功能相关的知识所占比例增多。20 世纪 70 年代中期，分子生物学概念、内容与方法的引入，对细胞生物学的研究起到了积极推动作用，不仅使细胞的结构与功能的研究更加深入，对细胞重大生命活动规律及其调控机制的研究也取得了飞速的进步，丰富和更新了细胞生物学的知识结构。因此，在现代细胞生物学教材中，细胞的生命活动规律及其调控机制的相关知识所占比例也在不断加大。

目前细胞生物学的研究热点内容主要包括以下几个方面：

1. 细胞的起源与进化 细胞的起源过程实际上就是原始生命的发生过程。目前认为，构成生物体的所有细胞都是从一个共同祖先细胞进化而来。细胞的起源有多种假说，近年来，人们开始从基因组的角度研究细胞的起源与进化。最初祖先细胞的形成经历了漫长的过程，据估计这个祖先细胞距今约 38 亿年，通过基因突变，它们的后代逐渐趋异，并逐渐进化为原核细胞，真核细胞是从原核细胞进化而来。真核细胞有独立的细胞核、特化的细胞器、复杂的遗传信息表达系统和精细的细胞骨架系统等。现代人类的出现是近 10 万年的事件，表 1-1 列出了基于目前的认识而推断的细胞起源与进化的参考时间表。

表 1-1 推断的细胞起源与进化的参考时间表

距今年代	发生的事件	距今年代	发生的事件
46 亿年	地球开始形成	35 亿年	原始藻类（蓝藻）出现
42 亿年	原始海洋出现	15 亿年	真核细胞出现
38 亿年	祖先细胞出现（预示生命出现）	12 亿年	多细胞生物形成

2. 生物膜与细胞器 细胞膜是细胞的重要结构之一。从生命起源角度看，膜的出现是原始细胞形成的重要标志。

细胞膜与大部分细胞器都是以生物膜为基础构建的，生物膜系统在细胞的生命活动中发挥着极其重要的作用。细胞的许多重要的化学反应都在生物膜内或者膜表面进行，因此，对生物膜的研究构成了细胞膜、膜性细胞器等结构与功能的研究基础。

近 10 年来基因组学研究表明，哺乳动物基因组中的 1/3 基因用于编码膜蛋白，种类之多令人难以想象。其中，纵观人类基因组，人类拥有至少 1000 个 G 蛋白偶联受体，这个数量相当于人体所有编码蛋白质基因的 5%。它们是生物体内信息传递的重要媒介，可以接收上游信号，并把这些信号传递给下游的诸如腺苷酸环化酶、磷脂酶 C 等效应器，产生多种第二信使，并通过级联放大最终产生各种生理效应。

生物膜上不同的蛋白质与细胞生命活动密切相关，如物质的跨膜运输、细胞信号转导、能量的转换、细胞的识别等。真核细胞的蛋白质 20%~25% 是膜蛋白，而其中大部分（约 70%~80%）是内在膜蛋白（如受体，离子通道，离子泵，膜孔，载体等）。解析膜蛋白的结构，特别是内在膜蛋白三维结构，是生物膜研究的一个难点与热点。

细胞器的研究是认识细胞结构与功能的重要组成部分。细胞内膜系统的内质网、高尔基复合体与溶酶体等在结构与功能上相互联系，近年来分泌性蛋白的合成、加工与运输，溶酶体蛋白的合成、加工和分选方面均取得新的进展。线粒体和叶绿体的能量转换机制的研究非常深入，核膜和核孔复合体作为一种特殊的跨膜运输蛋白复合体，其选择性运输蛋白机制的研究也取得新的进展。

3. 细胞信号转导 人体细胞时刻在接受并处理来自细胞内和细胞外的各种信号，这些信号的传递和整合在生命活动中具有重要的作用。细胞信号转导，已成为错综复杂的生命现象不可缺少的内容，对于了解生命的本质与细胞的基本生命活动具有重要的理论意义。

当前细胞信号转导研究的主要内容是：①信号分子的种类与受体；②跨膜信号转

导系统；③细胞内信号传递途径与网络调控。

细胞信号转导是生命科学前沿领域之一。从最初的信号分子，到第二信使和可逆磷酸化，再到 G 蛋白和 G 蛋白偶联受体，直到今天的信号网络系统，从某种意义上来说，许多疾病的本质是细胞识别的异常与信号转导的障碍，深入研究细胞信号转导，将极大地拓展人们对生命现象的理解和认识，信号转导机制的阐明，不仅能加深对细胞生命活动本质的认识，也有助于研究某些疾病的发病机制和药物靶向设计，可为多种疾病的治疗提供新的选择。

4. 细胞骨架体系 细胞骨架体系研究是细胞生物学中比较活跃的研究领域。狭义的细胞骨架是由微管、微丝和中间纤维组成的细胞之骨架；广义的细胞骨架还包括了细胞核骨架、细胞膜骨架和细胞外基质纤维结构体系。

细胞骨架与一系列细胞重要的生命活动密切相关，例如，细胞骨架与维持细胞形态和细胞内结构有序、细胞运动、物质运输、能量传递、信息传递、基因表达、蛋白质合成和细胞增殖分化等各种生理活动密切相关。

细胞骨架主要研究内容包括：细胞骨架的空间分布；细胞骨架组装和解聚的动态特征；微管、微管结合蛋白、马达蛋白等的功能；微丝蛋白质家族与信号传递的关系；中间纤维的结构功能与细胞分化的关系；细胞核基质与核纤层蛋白的功能。

细胞骨架系统是现代细胞生物学研究的热点，目前关于细胞骨架系统的结构、动态组装、功能及与疾病关系的研究进展较快；细胞骨架也是新药开发的重要靶标，目前建立了一系列基于微管蛋白结构的新药筛选方法。

5. 细胞核、染色体及基因表达 细胞核是细胞的中枢，是细胞遗传物质 DNA 储存、复制及转录的场所；染色质和染色体是细胞核内同一物质在细胞周期不同时相的不同表现形态，是遗传物质的载体。在细胞核中 DNA 的指挥下，mRNA 进入细胞质，指导生物体在细胞质中合成蛋白质。核仁的主要功能是合成 rRNA、装配核糖体及参与细胞周期调整；核孔复合体对核质间的物质交换、信息交换起着重要作用。

细胞核与染色体的研究是经典细胞学研究的重点，也是细胞遗传学的核心问题。染色体在 DNA 复制、基因有序表达过程中的作用及动态变化等是现代细胞生物学研究的核心内容，具体内容包括基因组、各种相关蛋白、染色体的构建及其高级结构、染色体的特化区域（如端粒、动粒、核仁组织区）等，其中染色质的结构、组蛋白修饰等在基因转录调控中起着关键作用。

6. 细胞增殖及细胞周期调控 细胞增殖是细胞生命活动的基本特征，是生命繁衍和生长发育的基础。研究细胞增殖的基本规律及其调控机制，不仅是控制生物生长发育的基础，也是研究细胞癌变发生及逆转的重要途径。

2001 年的诺贝尔生理学和医学奖授予了美国科学家利兰·哈特韦尔、英国科学家保罗·纳斯和蒂莫西·亨特，就是因为他们发现了导致真核细胞增殖的关键性调节机制，这一发现同时为研究治疗癌症的新方法开辟了途径。

目前研究细胞增殖的调控主要从两方面进行：①寻找环境与体内控制细胞增殖的因子，并阐明它们的作用机制。各种生长因子的发现及其作用机制的揭示，是这一领域的重要进展。②寻找控制细胞增殖的关键基因，并通过调节基因产物来控制细胞增殖。

细胞周期的控制主要是通过两个时期的转换来进行，即 $G_1 \rightarrow S$ 和 $G_2 \rightarrow M$。已发现多种因素可控制细胞周期，细胞周期蛋白依赖性激酶（CDK）是细胞周期调控的核心，CDK 与相应的细胞周期蛋白结合形复合物，并通过细胞周期蛋白的周期性表达和降解，推动细胞周期各时相的有序进行。

肿瘤细胞的特征是细胞增殖、分化、凋亡失控以及信号转导系统出现障碍。此外，癌基因和抑癌基因也与细胞增殖有关。以 CDK 为靶点的药物可以阻断细胞周期，控制细胞增长，从而达到抗肿瘤的目的。目前已有一些以细胞周期作为靶标的候选药物处于不同的研发和临床试验阶段，因此，以细胞周期相关分子为靶标是研发抗肿瘤药物的一个重要新方向。

7. 细胞分化及调控　细胞分化是指从受精开始的个体发育过程中细胞之间逐渐产生稳定性差异的过程。细胞分化是生物发育的基础，细胞分化的关键调控发生在转录水平，转录因子组合对分化具有重要作用。目前细胞分化的研究集中在个体发育过程中出现分化差异的详细机制；多种因素，如激素、细胞因子、DNA 甲基化、环境诱导等，对细胞分化进程的调控作用；分离细胞分化的关键基因；研究分化与癌变的关系等。

细胞分化的本质是细胞内基因选择性表达。细胞全能性的阐明，使人类认识到可以控制细胞的分化，而且可能将已分化的细胞去分化，并使其分裂与再分化，这为控制生物的生长发育展现了十分诱人的前景。近年来，克隆羊的成功、人胚胎干细胞的体外建系、诱导多能干细胞的成功、体细胞"去分化"和"转分化"及重编程的研究，使人们对细胞分化机制的研究逐渐深入，并由此产生了干细胞生物学，开辟了"再生医学"新领域。

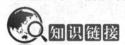知识链接

已分化细胞的重编程和 ips 细胞

科学家对细胞重编程的研究已经持续了数十年，所谓细胞重编程是指"已分化的特定细胞可以被重新编程为多功能的干细胞。通俗来讲，就是在细胞层面实现了"返老还童"。

1962 年，英国发育生物学家约翰·戈登（John Gurdon）在他的实验室证明，已分化的动物体细胞在蛙卵中可以被重编程，从而具有发育成完整个体的能力，证明了细胞的分化是可逆的。2006 年，日本京都大学生物系教授山中伸弥（Shinya Yamanaka）将戈登的这一成果推进了一大步，实现了细胞在体外的重编程，诱导出了具有多能性的细胞（即诱导性多能干细胞，induced pluripotent stem cell，ips），证明了细胞命运是有选择性地打开或关闭某些基因的结果。

与胚胎干细胞相比，Ips 细胞的优势在于它避开了使用人体胚胎提取干细胞的伦理道德制约，使干细胞研究能被众多人接受。由于这些细胞来自于病人自身，在临床应用时有希望避免免疫系统对外来组织的排斥。Ips 技术开创了一个全新的研究领域。

山中伸弥与约翰·格登因在细胞核重编程研究领域的杰出贡献，获得 2012 年诺贝尔生理学和医学奖。这项研究为干细胞与再生医学、疾病发生发展机制研究和药物研

发打开了一扇新的窗户。

8. 细胞衰老与细胞死亡 衰老通常指有机体形态、结构和生理功能逐渐衰退的总体现象。细胞衰老是机体衰老的基础和直接原因，机体衰老是细胞衰老的反映。衰老的确切机制并不清楚，有多种学说，如自由基学说、端粒学说、细胞凋亡学说等。目前认为，细胞程序对衰老进程有重要作用。细胞凋亡与自体吞噬作为细胞程序性死亡（programmed cell death，PCD）的方式，可参与多种与衰老相关的病理过程。

随着人口老龄化和老年性疾病的增多，细胞衰老话题将成为 21 世纪的热门课题。细胞衰老是一个与机体老化相伴的渐进事件，引起细胞衰老的因素有很多，可能涉及多个过程和机制，近年来被广泛研究，已经证明的有肿瘤胁迫、DNA 损伤和细胞毒药物等。研究细胞衰老对于抗肿瘤是很有意义的，同时为打开抗肿瘤药物治疗和新药的研发提供了依据。

细胞死亡是细胞生命现象不可逆的停止。机体的死亡则往往是由于重要细胞如脑细胞、心肌细胞的死亡引起的。单细胞生物的细胞死亡代表个体死亡。而多细胞生物个体死亡时，并不是机体的所有细胞都立即停止生命活动。

细胞凋亡作为一种独特的细胞死亡方式，是细胞接受多种信号刺激后由基因所调控的主动自然死亡，是生物正常生理发育与病理过程中重要的平衡因素。细胞凋亡的研究是近年生命科学中迅速发展的热点课题。细胞凋亡与自体吞噬作为机体重要的生理过程，在衰老过程中发挥重要作用。同时，凋亡与自噬信号通路之间复杂而多样的分子联系，使两者相互作用、相互调节，共同干预衰老及相关疾病的发生。这也为衰老机制及抗衰老的研究提供了新的思路。

9. 细胞工程 细胞工程是指以细胞为单位，通过细胞生物学和分子生物学等工程学的方法对细胞内遗传物质加以修饰，并对修饰后的细胞进行离体培养，从而根据人们的意愿获得所需物种或者细胞产品的一种技术。今天，细胞工程已成为生物制药工业中的关键技术。

一般按照操作对象可将细胞工程技术分为三类，即动物细胞工程、植物细胞工程以及微生物细胞工程。主要涉及的技术手段包括细胞培养、细胞融合、核移植以及染色体工程等。

随着制药技术的不断发展，人们将越来越多的目光投向了生物手段。生物制药相比传统的化工合成有着无污染、能耗小、成本低等优势，而细胞作为生命体最基本的结构与功能单位，在生产过程中的地位不容忽视。细胞的增殖相对较快，培养技术也已接近成熟，细胞自身所含的生物高分子物质，往往可以直接作为临床治疗的基本药物，而这些药物通过化工的手段难以合成，只能从动物体内提取，成本较高，而通过细胞工程技术，则能够有效地降低这些高分子药物的成本，从而使得一些生理疾病的治愈率大为提高。例如，通过动物细胞杂交而获得的单克隆抗体技术是细胞工程最富成就的典范，而哺乳类动物细胞通过克隆而获得的无性繁殖个体与胚胎是该领域最具创新的进展之一。

三、细胞生物学的地位及与其他学科的关系

细胞生物学是一门研究细胞结构和功能、揭示生命基本规律的重要基础学科，早

在 1925 年，杰出的细胞生物学与遗传学家 Wilson E. B. 在他的不朽著作《细胞的发育与遗传》(The cell in development and heredity) 中提出"一切生命的关键问题都要到细胞中去寻找"(the key to every biological problem must finally be sought in the cell) 的名言。生命的物质基础是核酸、蛋白质和脂类等生物大分子，这些生物大分子必须有序的构建及装配成细胞内的组分并进入细胞内一定的功能体系中才能表现出生命现象。即使是自然界中非细胞结构的病毒，也必须在细胞中才能实现生命特征。细胞，无论作为单细胞生物体，或是作为多细胞生物体的基本结构与功能单位，它（或它们）都遵循着生物体的基本生命运行程序，它（或它们）起于细胞的分裂，再经繁殖、生长、发育、分化、衰老、突变（尤其是癌变）、疾病，直至死亡。这一运行程序是如此的绵延不断与纷繁复杂，以至科学发展至今天，生命现象仍然是令人着迷与难解的探索课题。

细胞生物学是一门综合性较强的学科，与其他学科相互交叉，涉及方面较广。在细胞生物学的研究中，由于其综合性较强，也普遍利用相邻学科的成就，例如：发育生物学、分子生物学等，研究技术上更是充分利用一切可以解决研究问题的方法，例如：生物化学和分子生物学研究染色体的各种非组蛋白的方法、分子生物学研究基因的结构方法、免疫学中研究细胞骨架中蛋白的分布及在生命活动中变化的方法，分子遗传学中对重组 DNA 技术的研究方法、免疫学中对单克隆抗体和杂交瘤技术的研究方法等。

细胞生物学也是正在迅速发展中的新兴学科，是现代生命科学前沿最活跃、最富有发展前景的分支学科之一。我国于 1988 年全国生命科学前沿学术研讨会上，将细胞生物学、分子生物学、神经生物学和生态学并列为基础科学发展规划中生命科学的 4 个前沿学科。尤其是分子生物学概念和方法的引入，使这门学科由光学显微镜下结构和功能的简单描述推向细胞分子生物学水平。目前，已把细胞的整体活动水平、亚细胞水平和分子水平三方面的研究有机地结合起来，以动态的观点来研究细胞和细胞器的结构和功能，探索细胞的生长、发育、分化、繁殖、衰老和死亡等基本规律。从分子水平上对细胞核以及细胞质内的各种超微结构及其功能进行深入的探讨，无疑将会在生命科学中发挥重要的作用。如体细胞核移植、干细胞定向诱导分化、细胞重编程（特别是诱导性多潜能干细胞技术）的研究为人们制备体外疾病模型、研究疾病发生机制、寻求细胞及组织移植的新材料方面提供了重要的技术支撑。分子细胞生物学方法与技术也已经成为现代医学、药学研究人员的一种必不可少的科研工具。近年来，探索生命奥秘的手段与途径在不断更新，其中包括如何使细胞"返老还童"(rejuvenation) 成为多潜能的干细胞从而获得重新分化的能力、如何从源头上即 DNA 水平上早期寻找出细胞的疾病病因所在以及机体罹患疾病的病原体、如何不改变 DNA 而阻止恶性细胞的发生与发展即用 miRNA 来调控细胞运行的周期等，这些研究成果充分证明细胞生物学是生命科学中最为活跃的研究领域之一。

第二节　细胞生物学发展简史

细胞生物学的形成与发展经历了漫长的过程，细胞生物学的发展简史大致可以分为以下几个时期。

一、细胞的发现

细胞的发现与显微镜的发明密不可分。1665 年，英国科学家罗伯特·虎克（Robert Hooke）用自制的光学显微镜（放大倍数为 40 ~ 140 倍）观察软木塞的薄片，放大后发现一格一格的小空间，第一次描述了植物细胞的结构，并首次借用拉丁文 *"cellar"*（小室）来描述他看到的蜂窝状的小室，后来英文用 "cell" 这个词，中文翻译为 "细胞"。实际上他所看到的仅仅是植物死细胞的细胞壁，因为他首先描述了这一结构，所以，cell 这个术语一直沿用至今。

第一个看见活细胞的人是荷兰人列文胡克（Antony leeuwenhoek），1677 年他用自制的显微镜（放大倍数达 270 倍）观察到池塘水滴中的原生动物细胞、哺乳动物和人的精子、蛙鱼的红细胞核、牙垢中的细菌等。

在 R. Hooke 发现细胞后的 170 多年中，人们借助光学显微镜陆续发现了一些不同类型的细胞，并积累了些资料，但对细胞的概念还相当模糊，人们对细胞的认识以及它们和有机体的相互关系并没有进行科学的概括，仅仅停留在形态学描述层面，还没有科学系统的分析与总结。

二、细胞学说的创立

1838 年，德国植物学家施莱登（Matthias Jakob Schleiden）和动物学家施旺（Theodor Schwann）根据前人的研究成果结合自己的工作，首次提出细胞学说（cell theory）。其主要内容是：①所有生物都是由细胞构成；②细胞是生物体的基本结构单位；③所有的细胞都是来源于已有的细胞的分裂。细胞学说的建立，极大推进了人类对生命的认识，有利地证实了动植物界的统一性和生命的共同起源的原则。恩格斯对细胞学说给予了极高的评价，并将其与达尔文进化论、能量守恒定律共同列为 19 世纪自然科学三大发现。1893 年，Hertwig 所著的《细胞与组织》出版，是细胞学诞生的里程碑。

三、经典细胞学时期

自细胞学说建立后，掀起了对多种细胞进行广泛观察与描述的高潮，各种细胞器和细胞分裂活动相继被发现。

1. 原生质理论（protoplasm theory）的提出 1840 年普金耶（Jan E. Pukinje）首次将动物细胞的内含物命名为原生质（protoplasm），1846 年冯·莫尔（von. Mohl）首次将植物细胞的内含物命名为原生质；1861 年舒尔策（Max Schulze）提出原生质理论，其基本内容是：组成有机体的基本单位是一小团原生质，这种物质在各种有机体中是相似的。1880 年，Hanstein 提出 "原生质体"（protoplast）概念。细胞的概念进一步演绎成具有生命活性的一小团原生质。

2. 细胞器的发现 随着显微镜分辨率的提高和石蜡切片法和各种染色方法的发明，多种细胞器相继被发现。1883 年，Edouard van Beneden 和 Theodor Boveri 发现了中心体。1894 年 Richard Altmann 发现线粒体，1898 年，Camillo Golgi 发现了高尔基体。

3. 细胞分裂的研究 1841 年，R. Remak 观察到鸡胚细胞的直接分裂。1882 年，Walther Flemming 在动物细胞中首次发现细胞的间接分裂过程，并将其命名为有丝分裂（mitosis），把细胞的直接分裂称为无丝分裂（amitosis），Eduard Strasburger 在植物细胞中也发现了有丝分裂，并证明有丝分裂的实质是核内染色体的形成及向两个子细胞的平均分配。1883 年，Edouard van Beneden 观察到了动物细胞的减数分裂，1886 年，Eduard Strasburger 观察到了植物细胞的减数分裂。

四、实验细胞学阶段

20 世纪 50 年代，细胞生物学的研究采用多种实验手段对细胞的各种生化代谢和生理功能进行研究，由于组织与细胞体外培养技术的建立与应用，特别是与相关学科的渗透，细胞学的研究内容更加广泛深入，形成了一些独立的分支学科。

1. 细胞生理学研究 1909 年，Harrison 建立了组织培养技术，直接观察和分析细胞的形态和生理活动。1943 年，A. Claude 应用高速离心机从活细胞中分离出细胞核和各种细胞器，如线粒体、微粒体（内质网的碎片）、叶绿体等，进一步研究它们的化学组成、生理功能和各种酶在细胞器中的定位等。由此，细胞学和生理学融合形成了细胞生理学。

2. 细胞遗传学研究 1902 年德国人 T. Boveri 和美国人 W. Suttan 把细胞中染色体的行为和孟德尔（G. Mendel）的遗传因子联系起来，提出"染色体遗传理论"。同年，W. Gannon 认为遗传因子在染色体上，并提出了"遗传的染色体学说"。1909 年，W. Johannsen 把遗传因子命名为"gene"（基因）。1910 年，摩尔根（T. Morgan）通过果蝇杂交实验工作，建立了"基因学说"，证明了基因是决定性状的基本单位，且直线地排列在染色体上。由此，细胞学与遗传学结合形成了细胞遗传学。

3. 细胞化学研究 1924 年，R. Feulgen 建立了福尔根染色法来特异性定性检测细胞内的 DNA。1940 年，J. Brachet 用甲基绿 – 派洛宁染色法测定细胞中的 DNA 和 RNA，T. Casperson 用紫外显微分光光度法测定细胞中 DNA 的含量。此后，随着显微分光光度法、流式细胞术、福尔根染色法、核酸原位杂交技术、免疫荧光技术及激光扫描共聚焦显微技术的应用，人们对细胞组分，特别是核酸、蛋白质的定性、定位、定量及动态变化的研究日渐深入。

五、亚显微结构与分子水平的细胞生物学

光学显微镜受到其分辨率和放大倍数的限制，无法对细胞结构进行深入研究。1933 年，德国 E. Ruska 等研制出第一台电子显微镜。电子显微镜的分辨率远远超过了光学显微镜的分辨率。电子显微镜技术问世，将细胞学带入了全新的发展时期，电子显微镜的发明和分子生物学的发展，标志着亚显微结构和分子水平相结合的细胞生物学的开端。1945 年，A. Claude 发表了第一张用电子显微镜观察的细胞照片，标志着人类对细胞结构认识新时代的到来。20 世纪 50 年代，随着超薄切片技术的建立和电子显微镜分辨率的进一步提高，产生了细胞亚显微结构学这一新兴领域，不仅可以将已知的细胞结构，如细胞膜、核膜、核仁、线粒体、高尔基体、染色质与染色体等以新的面貌展现在人们面前，而且还发现了一些新的重要的细胞结构，如核糖体、溶酶体、

过氧化物酶体、核孔复合体、内质网和细胞骨架体系等。同时由于分子生物学概念和技术的应用，分子生物学、生物化学、遗传学等学科与细胞学之间相互渗透与结合，使人们对细胞亚显微结构的认识进一步深入到分子水平。这一时期细胞生物学的研究已经发展到从显微、亚显微和分子三个不同水平，去研究细胞的结构与功能，探讨细胞生命活动的规律，20 世纪 70 年代后，细胞学发展为细胞生物学。

　　20 世纪 80 年代以来，细胞生物学的研究重点转向膜生物学、细胞内物质运输、细胞信号转导、线粒体与能量转换等细胞功能，以及细胞增殖、细胞分化、细胞凋亡、基因表达调控、RNA 干扰和细胞重排编程细胞生命活动的分子机制，并取得了一系列重大进展。例如，德国科学家 Erwin Neher 和 Bert Sakmann 发现细胞膜离子通道，获得了 1991 年诺贝尔生理学和医学奖。美国科学家 Alfred G. Gilman 和 Martin Rodbell，因发现 G 蛋白及其在细胞中的信号转导作用，获得了 1994 年诺贝尔生理学和医学奖。美国科学家 Robert F. Furchgott、Louis J. Ignarro 和 Ferid Murad，因发现一氧化氮在心血管系统中起信号分子作用，获得 1998 年诺贝尔生理学和医学奖。细胞生物学逐渐与分子生物学相互渗透和融合，发展成为细胞分子生物学（molecular cell biology）。

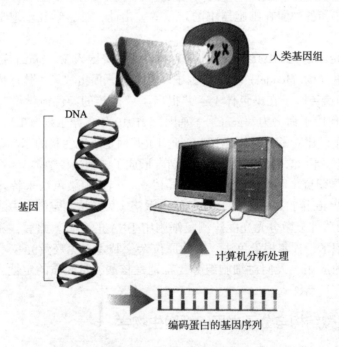

图 1-2　人类基因组计划

　　21 世纪是生命科学的世纪，在现代细胞生物学中必须树立分子在细胞中的空间结构和时间顺序变化的概念。值得强调的是，2003 年人类基因组计划（Human Genome Project，HGP）提前完成，这是各国科学家通力合作所取得的辉煌研究成果，是人类自然科学史上一个划时代的伟大成就（图 1-2）。近 20 年来，细胞生物学已经取得了不少成就，但是从细胞水平上彻底搞清楚细胞生命活动的规律，还有大量工作要完成。可以预见，在未来的时代，生命科学将成为自然科学的带头学科，细胞生物学还将作为生命科学的基础科学继续发展。

第三节　细胞生物学与现代药学

细胞生物学是现代药学的基础和支柱学科，是药学及相关专业学生的一门重要课程。一切生命问题的真正解决都必须在细胞中得到真正解决，细胞生物学的研究内容在不断地加深与药学的结合，形成了细胞生物学的分支学科——药学细胞生物学（pharmaceutical cell biology）。

一、药学细胞生物学的含义及与药学的关系

药学细胞生物学所要探讨的主要问题是与药学相关的细胞生物学问题，药学细胞生物学所面临的主要任务是探索药物在细胞中的作用机制，理解新的药物靶标的细胞学基础，为更好地掌握不同类别药物的药效学与药动学知识、研发与生产具有自主知识产权的新药做好铺垫。

药学细胞生物学采用现代细胞生物学的基本理论、技术与方法，研究药物的吸收、转运与作用机制，应用于药物设计、药物有效性、安全性评价、药品生产以及药品临床应用等的一门基础与应用学科。药学细胞生物学是研究与药学学科相关的细胞生物学理论与应用的一门交叉学科。

药学细胞生物学是药学院校学生的重要专业基础课程之一，同时也与生理学、遗传学、药理学、病理学、分子生物学等关系密切。药学类院校开设药学细胞生物学课程和开展的细胞生物学科学研究等构成了基础药学和临床药学的重要基础。对药学学生来说，学好药学细胞生物学，不仅能为学习其他药学课程打好扎实的基础，而且有助于培养良好的科研思维习惯，在今后的药学相关工作中，不断发现问题、研究问题和解决问题。

二、细胞生物学是现代药学的基础理论

药学是以药物为研究对象的综合学科，药学学科不断地吸收和运用其他学科特别是生命科学的新知识和新技术，以提高本学科的发展水平，并推动药学科学研究向前发展。

细胞是生命体结构和功能的基本单位，细胞的正常结构的损伤和功能紊乱，必然导致人体组织结构的病变，并由此引起疾病。因此，细胞是体现人类生、老、病、死之单位，细胞生物学与药学的关系极为密切。细胞生物学的理论和技术的研究成果不断向药学领域渗透，在很大程度上促进了药学的发展。对学生而言，掌握细胞生物学的基础理论、基本知识和技能，为学习药学基础课程与专业课程打下坚实的基础。

1. 细胞生物学是药理学的基础理论　在药理学研究中，药物对机体的作用可分为药物效应动力学（药效学）与药物代谢动力学（药动学）两方面。

（1）细胞生物学与药效学研究密切相关：药效学是研究药物对生物体的作用及作用原理。即研究药物对生物体的作用和作用机制，而药物对机体的作用首先是通过细胞这一生命的结构和功能元件来实现的，因而药物对细胞的影响是药效学研究的一项重要内容。在药效学研究过程中，常需要建立细胞模型，以药物对细胞模型的影响来

表征药物对生物体的作用。如目前已在体外构建了多种肿瘤细胞模型用于抗肿瘤药物的初筛与复筛研究。

（2）细胞生物学与药动学研究密切相关：药动学是研究药物在生物体的影响下所发生的变化与规律。主要讨论药物在体内过程，包括机体对药物的吸收、分布、代谢与排泄等。药物在体内的代谢过程也要在细胞中得以实现，药物的有效性与安全性、药物作用的选择性等都与对特定组织细胞的亲和性密切相关。药物在体内转运，需要通过细胞膜，这一过程被称作药物的跨膜运输，它与药物的吸收、分布、排泄、代谢等密切相关。如脂溶性药物与生物膜的脂质双分子层亲和力强，所以在体内吸收快，脂溶性大的药物甚至易于通过血脑屏障，发挥中枢治疗作用，这同时也可能是某些药物毒性反应和副作用的形成机制。

（3）细胞亚细胞器的结构与功能与药物代谢密切相关：细胞亚细胞器如，内质网、核糖体、核膜等的结构与功能研究有助于阐释药物代谢的机制，同时可以利用药物代谢机制进行前体药物设计等研究。因此，掌握了细胞生物学的基础理论，有助于临床正确选择药物。

2. 细胞生物学是药剂学研究的基础理论　药剂学研究的基本任务是研究将药物制成适宜的剂型，关注不同的剂型对药效的影响。由于不同的药物剂型可能会影响药物的体内过程，因此如何选用正确的剂型，就必须了解靶器官细胞的结构基础，进而确定某一特定剂型的药物分子是否可以选择性地到达作用部位，实现更好的药效。

脂质体、纳米球、微球等剂型就是基于细胞生物学相关理论而进行的药物设计新成果之一，其中直径在 $5\sim7\mu m$ 者主要为肺毛细血管所截留，直径小于 $5\mu m$ 者主要为肝、脾的网状内皮细胞所吞噬，这就是这些靶向药物剂型的细胞生物学作用机制。

3. 细胞生物学受体理论与靶向药物作用机制　细胞生物学的受体理论对于药学研究具有重要意义。受体是与细胞内外源信号分子（包括药物）结合的特异性生物大分子，主要位于靶细胞膜上，也存在于细胞质或细胞核中。受体被激活后能够产生胞内一系列重要的生理、生化与药理反应。体内存在的神经递质、激素等信号分子均为特异性很高的受体，而受体所偶联的效应体系种类有限，只是由于各种受体的调节方式不同，以及各种受体间存在不同水平的相互作用，才产生了细胞内网络复杂的生理调节。药学细胞生物学从细胞信号转导的基本原理，到细胞增殖、分化与凋亡的不同角度探讨了多种受体介导的靶向药物作用机制。

综上所述，药学细胞生物学课程的学习能够增加对多门药学学科知识的理解，并掌握药学研究的细胞生物学工具。

三、细胞生物学研究技术与新药筛选

药物筛选是药物发现的主要手段之一，近年来在药物筛选的技术方面发展迅速，新技术、新方法不断出现。除了化学工业和整个工业化水平提高以外，细胞生物学等基础理论和实验技术的发展与进步也发挥了关键作用，大大提高了新药的研发速度，细胞生物学理论与技术在新药筛选中的应用主要包括以下几个方面：

（一）筛选抗肿瘤药物的方法不断更新

肿瘤是严重威胁人类健康的一类常见疾病，寻找有效的抗癌药物与方法，彻底攻克癌症，是世界医学界重要的研究课题。如何有效地从数目庞大的天然产物中找到具有抗肿瘤活性的分子，是目前药物研发亟待解决的瓶颈问题之一。细胞增殖、分化与凋亡等理论研究对于抗肿瘤药物的研发具有重要价值，常用的细胞生物学方法包括：体外细胞实验法、作用微管蛋白的抗肿瘤药物筛选方法、以端粒酶活性为作用靶点的筛选方法、应用调节细胞信号传导通路筛选方法、药物诱导肿瘤细胞凋亡的筛选方法及药物诱导细胞分化的筛选等方法。

（二）运用细胞生物学知识，设计新的肿瘤治疗方案

发育生物学观点认为肿瘤本身是一种分化障碍的疾病，是在分化过程中由于正常基因功能受控于错误的表达程序所致。从某种意义上来说，肿瘤是细胞无限增殖与分化障碍的综合结果，若能深入了解细胞增殖、分化与凋亡的分子机制，就能设计出新的肿瘤治疗方案。抑制增殖，促进分化与加速凋亡，从而大大提高肿瘤的治疗效果。

1. 作用于细胞周期的新抗肿瘤药物 主要以细胞周期关卡与肿瘤细胞的染色体作为药物靶标，对恶性肿瘤细胞增殖周期中某一期细胞有杀灭作用的药物：羟基脲、阿糖胞苷、巯嘌呤、甲氨蝶呤等，能干扰 DNA 的合成，对恶性肿瘤细胞的 S（DNA 合成）期有特异性杀伤作用的药物；长春新碱和长春花碱，则可特异地杀伤处于 M（有丝分裂）期的细胞。目前以此为指导思想研究的抗癌药物与候选药物已进入临床研究的不同阶段或已进入临床治疗。

2. 肿瘤细胞诱导分化治疗 诱导分化（induction of differentiation）是指恶性肿瘤细胞在体内、外分化诱导剂作用下，向正常或接近正常细胞方向分化逆转的现象。此外，有学者认为，肿瘤生长的主要原因不是肿瘤细胞受到刺激大量增殖的结果，而是细胞凋亡抑制剂或肿瘤促进剂等延长了已转化细胞的生存期限的结果，所以采用药物激活肿瘤细胞凋亡程序，即诱导凋亡疗法作为一种新的肿瘤治疗策略已引起极大关注。

（三）细胞生物学研究为新药开发提供多种药物靶标

药物研发是全球性的发展问题，过去几十年中，药物靶向治疗取得了相当大的成绩，为人类健康做出了巨大贡献。确定药物治疗靶点，寻找靶点特异性药物，是医药企业以及实验室研究的着力点。近年来，随着分子生物学研究的深入，尤其是人类基因组和蛋白质组学的研究，药物靶标已经成了研发新药的重要手段，许多与疾病有关的生物分子可以作为治疗药物设计的靶标。

1. 药物靶标的概念 药物靶标（drug target）是细胞内与药物相互作用，并赋予药物效应的特定分子。绝大多数为蛋白质，包括多种受体、酶等。其中，几乎 50% 以上属于 G-蛋白偶联受体（GPCRs）、丝氨酸、苏氨酸和酪氨酸蛋白激酶、锌金属肽酶、丝氨酸蛋白酶、核激素受体以及磷酸二酯酶等 6 个家族。

作为药物靶标的目标分子必须能以适当的化学特性和亲和力结合小分子化合物，并与疾病相关；药物靶标必须符合以下特点：①作为药物靶标的蛋白质必须在病变细胞或组织中表达，并且在细胞培养体系中可以通过调节靶标活性改善相关表现。②这些效应必须在疾病动物模型中再现；③作为有价值的药物靶标必须获得有效的药物。

近年来大量分子生物学技术的出现，尤其是基因组学、生物信息学、蛋白质组学、质谱联用技术及生物大分子相互作用分析技术等推动了从纷繁复杂的细胞生物大分子中发现特异性的药物作用靶标分子的进程。人们预计药物靶标池中包括 600

种小分子药物靶标、1 800 多种蛋白质治疗的药物靶标，以及 2 100 种基因治疗和 siRNA 治疗的药物靶标。新靶标的发现对于更优良的创新型药物的开发具有巨大的促进作用。

2. 药物靶标的发现策略　基因组研究表明，人类有 3 万 ~ 4 万个基因和更多的蛋白质，其中许多蛋白质是控制人类疾病的潜在的药物靶点，至少有 9 /10 的药物靶点蛋白尚未被发现。因此，发现并验证药物新靶标对阐明疾病原因、药物作用机制具有重要意义。

随着生命科学的迅速发展，对于疾病发生机制了解的逐渐深入，各种新的研究技术不断涌现，出现了许多新的靶标发现技术。概括起来包括：

（1）从有效单体化合物着手发现药物靶标：以疗效确定的单体化合物（天然产物或现有药物）为探针，利用计算机模拟单体分子与相关蛋白质三维结构及相互作用，找到所有的能与其特定结合的蛋白质，这些蛋白质可能与活性药物单体发挥作用的机制相关，因而也是潜在的药物靶标分子。

（2）以正常组织与病理组织基因表达差异发现靶标：基因在不同组织和疾病发生发展的不同时空存在明显的基因表达差异，表达明显发生变化的基因常与发病过程及药物作用途径密切相关，这些表达异常的基因很有可能是药物作用的靶点，可作为潜在的筛选药物的靶标。

（3）通过定量分析和比较研究在正常和疾病状态下蛋白质表达谱的改变发现靶标：与基因的表达类似，同一细胞，在不同的生理和病理环境中，其蛋白质表达谱也会发生改变。因此，通过对比研究正常细胞和疾病细胞的蛋白质表达谱的变化，寻找与疾病相关的蛋白质，这些相关蛋白经研究筛选后可能成为治疗某种疾病的新靶点。

（4）以蛋白质相互作用为基础发现药物靶标：人类许多疾病如癌症、自身免疫性疾病和病毒性传染病都是因为蛋白质 – 蛋白质相互作用的错误或短缺造成的。因而通过揭示疾病蛋白与其他蛋白的相互作用可以发现新的药物靶标。

（5）应用 RNA 干扰技术：特异地抑制细胞中不同基因的表达，通过细胞的表型变化发现靶标。

3. 基于靶标的药物设计　基于靶标分子结构的药物设计指的是利用生物大分子靶标及相应的配体 – 靶标复合物三维结构的信息设计新药。其基本过程是：①确定药物作用的靶标分子（如蛋白质、核酸等）。②对靶标分子进行分离纯化。③确定靶标分子的三维结构，提出一系列假定的配体与靶分子复合物的三维结构。④依据这些结构信息，利用相关的计算机程序和法则如 DOCK 进行配体分子设计，模拟出最佳的配体结构模型。⑤合成这些模拟出来的结构，进行活性测试。若对测试结果感到满意，可进入前临床实验研究阶段。⑥反复重复以上过程，直至满意为止。

4. 药物靶标在药物开发及疾病治疗中的应用　通过发现药物靶标来开发和设计特异性药物是创新性药物研发的重要途径。在疾病相关的靶标分子被发现和确认以后，即可根据这些靶标分子的特点设计出相关的药物进行靶向治疗。

在这方面，应用最多的是对肿瘤的治疗。恶性肿瘤是一种严重威胁人类健康的疾病。人类因恶性肿瘤的死亡率是所有疾病死亡率的第二位，仅次于心血管疾病，因病致死的人当中有 21. 75% 死于癌症。传统的细胞毒类抗肿瘤药物因存在一定的局限性而影响化疗疗效的发挥。例如大多数药物以核酸及其组成成分为靶点，对肿瘤细胞的优势杀伤效应主要取决于肿瘤细胞与正常细胞间生长比率的差异，而非二者表型的不同，故杀伤肿瘤细胞的同时，亦损害正常组织，导致严重的毒副反应。为了提高化疗药物对肿瘤的靶向作用，研制出靶点特异性药物，迫切需要找到在癌的病因学和病理过程中起作用的特异性靶标分子，其中包括细胞周期相关成分、信号转导通路元件、细胞凋亡因子、端粒酶、细胞的粘附因子等。设计出针对这些靶标分子的特异性药物，并结合纳米生物学技术给药物分子装配"制导"装置，进行针对癌细胞的靶向治疗。这样就大大降低了抗癌药物对正常细胞的毒性作用，提高了病灶部位的药物浓度，从而极大地提高了治疗效果。例如，线粒体作为机体细胞内的重要细胞器，参与了能量产生、细胞凋亡、肿瘤的发生以及衰老等多种病理生理的代谢过程。随着线粒体功能的逐步阐明，人们发现多种药物的靶标位于线粒体膜或线粒体内酶复合物，其作用机制主要是调节线粒体呼吸链功能、影响代谢酶活性及改变膜通透性。同时，利用线粒体靶标，一些研究者已经设计出线粒体靶点特异性药物，用于抗肿瘤或清除自由基，如电子移位亲脂性阳离子（Delocalized Lipophilic Cation, DLC）。线粒体结构和功能的改变，不仅会干扰肿瘤细胞的生长、代谢和增殖等过程，最终还会触发很多肿瘤细胞凋亡。

可以预计在未来的肿瘤化疗发展中，针对分子靶标的新一代抗肿瘤药物将成为主要的发展方向。

综上所述，人类基因组和蛋白质组学研究已经揭开了潜在药物靶标的面纱。但是，基因组和后基因组给人们带来大量信息的同时，也为药物靶标筛选带来了越来越大的困难。如何综合运用生物信息学、分子生物学、疾病发病学和药理学等方法发现和确证药物作用新靶标，对其安全性、有效性进行充分的验证，是目前面临的重要挑战。

总之，药学细胞生物学采用现代细胞生物学的原理与技术，通过揭示细胞生命活动的本质，在细胞与分子水平研究药物的吸收、转运与作用机制，期望在未来解决临床用药的有效性、安全性，以及新药研发与评价中的一系列问题，是一门涉及药学与细胞生物学的实用性交叉学科。

重点小结

1. 地球上几乎所有的生物体（病毒除外）都是由细胞构成的，细胞是生物体结构和功能的基本单位，没有细胞就没有完整的生命。

2. 细胞是微小的由膜包围着的单元，充满着高浓度的化合物水溶液。

3. 细胞生物学是从细胞整体、显微、亚显微和分子等各层次水平上研究细胞结构、功能及生命活动规律的学科。

4. 细胞生物学迄今已有300多年的发展历史，主要经历了细胞的发现、细胞学的创立、经典细胞学、实验细胞学、细胞生物学和分子细胞学等阶段，研究技术和方法的进步是推动细胞生物学向前发展的重要动力。

5. 药学细胞生物学是细胞生物学的研究内容不断地与药学学科结合，形成的细胞生物学的分支学科，药学研究很多学科以细胞生物学为基础。

6. 学习药学细胞生物学，可以为学生更好地掌握不同类别药物的药效学与药动学知识、研发与生产具有自主知识产权的新药打好基础。

7. 药物靶标是药物作用而实现疗效的目标分子和基因位点，通过发现药物靶标，开发和设计特异性药物是创新性药物研发的重要途径。

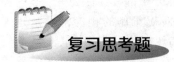

复习思考题

1. 什么是细胞生物学？什么是药学细胞生物学？如何理解细胞生物学与药学的关系？

2. 了解细胞生物学发展简史，对我们有何启示？

3. 什么是药物靶标？怎样看待药物靶标与创新药物？

（徐　威）

第二章 | 细胞概述

学习目标

1. 掌握细胞是生命的基本单位；原核细胞与真核细胞的主要区别。
2. 熟悉真核细胞的结构体系。
3. 了解细胞的进化过程。

在地球上除病毒之外的所有生物均由细胞组成，但病毒的生命活动也必须在细胞中才能体现。某些简单的低等生物仅由一个细胞组成，而复杂的高等生物则由执行各种特定功能的多个细胞群体构成。细胞（cell）是生命的基本单位，新细胞都是由已存在的细胞分裂而来。生物体的细胞可分为原核细胞和真核细胞两大类，原核细胞结构简单，真核细胞结构复杂、进化程度高。细胞是生命的基本单位，一切生命的关键问题都要到细胞中去寻找。

第一节 细胞的基本特征

一、细胞的起源和进化

（一）原始细胞的形成

原始生命是由早期的地球上的非生命物质通过复杂化学作用，经过漫长的自然演化过程逐步形成。

第一阶段是从无机小分子物质生成有机小分子物质，早期地球经过若干亿年的演变，火山喷出的气体形成原始大气，主要是由甲烷、二氧化碳、一氧化碳、氮气、氢气和氨气等组成，值得注意的是没有氧气。原始大气在高温、高压、雷电、紫外线、火山喷发等因素作用下，形成了一系列简单的有机小分子，如核苷酸、氨基酸和单糖等。这个过程只产生了能够构成生命的有机物，并没有直接产生原始生命。在原始地球上，随着地球表面温度的降低，水蒸汽就凝结成雨水降落在地表，核苷酸、氨基酸等基础的有机小分子经过雨水的冲刷作用，最后汇集在大的原始水体中或原始的海洋中，这就是早期地球上的"原始汤"（Primordial soup），细胞生命就在这个富含有机物溶液的"原始汤"中诞生了。

第二阶段是从有机小分子物质形成生物大分子物质。"原始汤"这锅营养丰富的汤中的简单的有机小分子大约在 35 亿年前经过长期的积累，相互作用，最终在适宜的条件下生成了生物大分子：核苷酸和核苷酸之间通过磷酸二酯键相连形成多核苷酸；氨基酸和氨基酸之间能通过肽键相连形成多肽。然而，生物大分子本身并不能独立表现出生命现象，只有当它们形成了多分子体系时，才有可能演化为原始生命。多分子体系内部具有一定的理化结构，这种独立的结构，可以脱离外界环境的影响，不易被外界因素破坏，在这种体系中有蛋白质和核酸同时存在，核酸不具有酶的催化作用，蛋白质不具有复制作用，二者紧密配合形成完整的调节系统。多糖、脂肪等生物大分子可能是被动的吸收进原始生命的多分子体系中。

第三阶段是由多分子体系演变为原始生命，进而形成原始细胞。有些多分子体系经过长期不断地演变，特别是由于核酸和蛋白质的相互作用，终于形成了具有原始新陈代谢作用并能进行繁殖的物质，这就是原始生命。当原始生命具备自我复制能力和膜的结构时，原始细胞就诞生了。

（二）原核细胞向真核细胞的演化

原始细胞形成后，依靠其增殖能力在进化过程中逐步获得优势，最终覆盖了地表面。原始地球环境决定了原始细胞向原核细胞和真核细胞的演化。

原始细胞可能是以原始海洋表面的有机物为营养的异养型原始生物。原始海洋内的有机物随着异养消耗而逐渐减少，它们只靠异养就难以生存。所以，在新的环境下，原始细胞的形态和功能都逐渐分化，使原始细胞从异养型发展为自养型。当原始细胞出现了包围细胞的细胞膜、贮存遗传信息的 DNA、指导蛋白质合成的 RNA 和制造蛋白质的核糖体时，原始细胞便演化为原核细胞。

原始地球的大气中不存在氧，古代原核细胞的代谢途径只有在无氧条件进行，这也可能是为什么现存的绝大多数生物，依然保留着进化过程中保存下来的糖的无氧分解代谢（糖酵解）。起始的原核细胞都是厌氧异养型，利用紫外线的能量同化海洋中丰富的有机物质。随着非生物合成的原始有机物的消耗殆尽，其中能够利用大气中的 CO_2 和氮来合成有机物的细胞，便被自然选择生存下来。这些细胞能够合成卟啉类色素，并与金属（如 Mg）螯合形成相对稳定的物质，它能够吸收可见光，利用 H_2S 作为氢源，还原 CO_2，进行光能自养的原始原核生物产生了。古代的原核细胞在进行光合作用时，能把副产物氧释放到大气中，氧气逐渐累积起来，以致成为早期生物的有害物质，如对很多厌氧菌就是毒物。大气上层的氧气由于紫外线的作用，形成了臭氧层，并反过来吸收紫外线。依靠紫外线能量合成营养物质的生物能源逐渐枯竭。依靠光合作用自养类型的原核细胞（生物）发展起来。通过自然选择，某些细胞可利用氧来进行代谢，如葡萄糖氧化。随着大气中氧含量的不断增高，有些厌氧菌则逐渐被淘汰。而另外一些厌氧菌则与需氧型细胞结合在一起营共生生活，并逐渐形成了最早的真核细胞。

真核细胞起源与进化是生物学的重大问题之一，至今还没有完全一致的看法。概括起来有"内共生学说（endosymbiotic hypothesis）"与"非内共生学说"两种说法。其争论焦点是关于线粒体、质体、核膜、鞭毛等细胞器的起源问题。内共生学说由美国生物学家马古利斯（Lynn Margulis）于 1970 年出版的《真核细胞的起源》一书中正式提出。她认为线粒体来源于细菌，即细菌被真核生物吞噬后，在长期的共生过程中，通过演变，形成了线粒体。即线粒体祖先原线粒体（一种可进行三羧酸循环和电子传递的革兰阴性菌）被原始真核细胞吞噬后与宿主间形成共生关系。在共生关系中，对共生体和宿主都有好处：原线粒体可从宿主处获得更多的营养，而宿主可借用原线粒体具有的氧化分解功能获得更多的能量。目前认为，真核细胞形成的具体过程是原始厌氧菌的后代（体积大）吞入了需氧菌（体积小）并逐步演化为能够在氧气充足的地球上生存下来（图 2 - 1）。

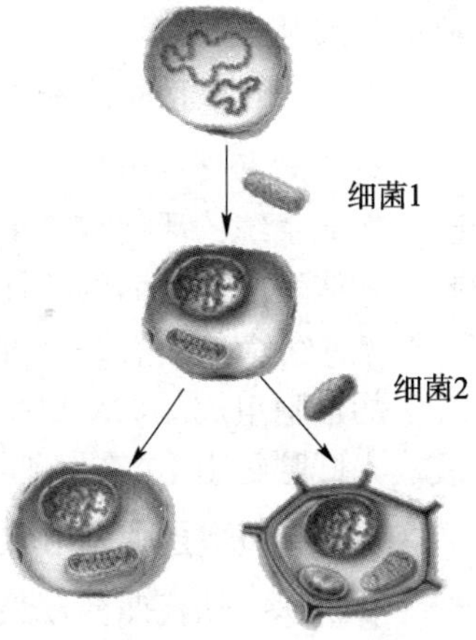

非内共生学说认为线粒体的发生是质膜内陷的结果。该学说有几种模型，其中 Uzzell 模型认为，在进化的最初阶段，原核细胞基因组进行复制，并不伴有细胞分裂，而是在基因组附近的质膜内陷形成双层膜，将分离的基因组包围在这些双层膜的结构中，从而形成结构可能相似的原始的细胞核和线粒体、叶绿体等细胞器。后来在进化的过程中，增强分化，核膜失去了呼吸和光合作用，线粒体成了细胞的呼吸器官。

（三）单细胞生物向多细胞生物进化

图 2 - 1　内共生学说（真核细胞线粒体和叶绿体的来源）

5 亿多年前，地球表面的单细胞生物开始形成多细胞簇，最终变成了植物和动物。尽管单细胞生物能成功地适应各种不同生活环境，但它们只能将少数简单的营养物质合成自身生长和繁殖所需的物质。而多细胞则具备单细胞生物所不能利用的自然资源，这种选择优势导致了单细胞向多细胞的进化。首先是形成群体，再演变为具有不同特化细胞的多细胞生物。一个群体还不能称为多细胞体，只有当其中的细胞开始合作，自我牺牲以达成公共利益并能适应变化，这就是向多细胞体进化的一种过渡。如要形成多细胞生物，大部分细胞要牺牲它们的繁殖能力，这是一种有利整体却不利于个体的行为。

比较简单的多细胞生物如海绵由多种分化的细胞聚集在一起组成。这些分化的细胞包括领细胞（消化细胞）、造骨细胞（结构、支持细胞）、孢子母细胞和扁平细胞（表皮细胞）。虽然这些不同的细胞组成了一个有组织的多细胞生物，但是它们并不组成互相连接的组织。假如把海绵切开的话，每个部分可以重新组织，继续生存，但是假如将不同的细胞分离开来的话它们将无法生存。这些说明了多细胞应该具备两个基本特点：一是细胞产生了分化，二是特化细胞之间相互协作，构成一个相互协调的整体。

更复杂的生物不但拥有分化的细胞和组织，而且也拥有器官，器官是由多个组织组成的、完成特别功能的结构。最复杂的生物拥有器官系统，一个器官系统是由多个器官组织在一起来完成相关的功能，而每个器官则集中于一个特定的任务。比如哺乳动物和人体由 200 多种细胞组成，细胞高度特化为不同的组织，如上皮组织、结缔组织、肌肉组织和神经组织等，这些组织进一步组成执行特定功能的器官，如心脏、肝脏、脾脏和肺脏等，再由多个器官构成完成一系列密切的生理功能的系统，如消化系统、神经系统等。像消化系统由口和食道进食、胃来揉烂和液化食物、胰和胆囊产生和分泌消化酶、肠将营养吸收入血液，多细胞生物的细胞间高度分工协作在这里体现地淋漓尽致。

二、细胞是生命活动的基本单位

自然界有成千上万种生物，肉眼上有时很难找到它们在结构上的相同之处，但在显微镜下，这些千姿百态的生物的基本结构是相同的，都是由细胞构成的。细胞是生命活动的基本单位。

（一）细胞是构成有机体的基本单位

只有病毒（virus）是非细胞形态的生命形式，可是病毒并不能独立存活，没有自己的产能系统，严格意义上说，它并非是完整的生命体，而是需要严格寄生在宿主细胞，才能体现出生命的特征。

某些生命体只有一个细胞，称为单细胞生物。另外一些生命体是由数百亿乃至数万亿的细胞组成。如刚出生的婴儿约由 10^{12} 个细胞组成，成年人大约由 10^{14} 个细胞组成。人肝脏约由 10^{8} 个肝细胞组成，大脑约由 10^{12} 个细胞组成。

（二）细胞是代谢和功能的基本单位

有机体一切代谢活动最终都依靠细胞来完成。单细胞生物依靠一个细胞完成摄食、呼吸、运动、代谢和生殖等一系列生理活动。在多细胞生物体内，虽然每一个细胞只构成机体微小的局部，并受到整体活动的制约，但每一个细胞在生命活动过程中又是一个小小的独立王国，具有严格的自控代谢体系，执行着特定的功能。高等多细胞生物是由不同形态与功能的细胞组成的一个完整机体，每类细胞分担机体的一部分功能，但它们又是生命活动的独立单位，细胞之间高度有序组装起来去完成特殊的使命。

（三）细胞是有机体生长与发育的基础

生物有机体的生长与发育是依靠细胞分裂、细胞体积增长与细胞分化来实现的。多细胞的个体最初都是由一个细胞即受精卵，经过一系列发育过程而来的。在发育过程中，通过细胞分裂增加细胞的数量，通过细胞生长增加细胞的体积，通过细胞分化增加细胞的种类，最终发育成一个完整的个体。

（四）细胞是遗传的基本单位

在生物遗传过程中，上下代之间通过生殖细胞来传递遗传信息，致病基因也可以通过生殖细胞传递给下一代。细胞具有遗传的全能性，是指生物个体中每一个细胞，都含有全套的遗传信息，即全套的基因，都有分化为各类细胞或发育为完整个体的潜能。人体内各种不同类型的细胞，所含的遗传信息都是相同的，都是由一个受精卵发育来的，它们之所以表现为功能不同，是由于基因选择性开放与表达的结果。在一定的条件下，分化了的细胞可以去分化，按照个体发育的程序发育成一个新的个体。

三、细胞的基本共性

（一）相似的化学组成

组成细胞的化学元素有 50 多种。其中最主要的是 C、H、O、N 4 种化学元素，约占细胞全重的 90%；此外，还有 S、P、Na、K、Ca、Mg、Fe、Cl 等 8 种元素。上述 12 种元素约占细胞全重的 99.9% 以上，称为宏量元素；还有 Cu、Zn、Mn、Mo、Co、Cr、Si、F、Br、I 等含量极微，称为微量元素。在细胞的生命活动中，宏量元素和微量元素都是不可缺少的，例如 C、H、O、N、S、P 等元素是组成蛋白质、核酸、糖类和脂类等有机化合物的主要元素；Ca、Mg、Na、K、Cl 等元素是血液和各种体液所必需的成分；I 是合成甲状腺素的重要元素，缺乏时会引起甲状腺肿。组成细胞的所有化学元素，在自然界中都普遍存在，这说明了生物界与非生物界组成上的统一性，也表明地球上的生命物质是由非生命物质演化而来的。

（二）细胞结构的共性

1. 细胞都具有生物膜 生物膜（biological membrane）系指细胞所有膜结构的统称。生物膜形态上都呈双分子层的片层结构，厚度约 5~10nm。其组成成分主要是脂质和蛋白质，另有少量糖类通过共价键结合在脂质或蛋白质上。不同的生物膜有不同的功能。细胞都有一层界膜，称为细胞膜，将细胞内的环境与外环境隔开。细胞膜有重要的生理功能，它既能维持细胞稳定代谢的胞内环境，又能调节和选择物质进出细胞。在细胞识别、信号传递、纤维素合成和微纤丝的组装等方面，细胞膜也发挥重要作用。当然，有些细胞间的信息交流并不是靠细胞膜上的受体来实现的，某些细胞分泌的甾醇类物质是直接穿过细胞膜，与细胞核内或细胞质内的受体相结合，从而介导两个细胞间的信息交流。

真核细胞除细胞膜外，还有分隔各种细胞器的膜系统，包括叶绿体膜、线粒体膜、内膜系统（核膜、内质网膜、高尔基体膜、溶酶体膜、液泡等）。因此，膜结构有两个基本作用：一是在细胞内外起屏障作用，即不允许物质随意进出细胞（选择透过性）；二是要在细胞内构筑区室，形成各个功能区。

植物细胞区别于动物细胞的地方在于在细胞膜外还有一层细胞壁。细菌也有细胞壁，主要成分是肽聚糖。

2. 细胞都具有遗传物质 核酸（nucleic acid）是生物遗传的物质基础，目前已知的所有生物包括病毒、细菌、真菌、植物、动物及人体细胞中均含有核酸。核酸与生物的生长、发育、繁殖、遗传和变异的关系极为密切。根据化学组成不同，核酸可分为脱氧核糖核酸（DNA）和核糖核酸（RNA）。DNA 是储存、复制和传递遗传信息的主要物质基础。RNA 在蛋白质合成过程中起着重要作用，其中转运核糖核酸（tRNA）负责携带和转移活化氨基酸的作用；信使核糖核酸（mRNA）是合成蛋白质的模板；核糖体核糖核酸（rRNA）与核糖体蛋白质结合而形成核糖体，是细胞合成蛋白质的主要场所。在真核生物中，DNA 被包裹在膜结构即细胞核中，并且与组蛋白结合，而原核细胞的 DNA 是裸露的，没有核膜包被，也不与组蛋白结合，称为拟核（nucleoid）。

在进化中，RNA 要早于 DNA，也就是说 RNA 是最早的遗传物质。由于 DNA 贮存遗传信息比 RNA 稳定，复制更为精确，并且容易修复，所以它逐渐取代了 RNA 成为遗传信息的主要载体。为了保证遗传信息的准确传递，RNA 被保留，专门负责遗传信息的转录和指导蛋白质的合成。少数原始生命形式的病毒，依然保留 RNA 作为遗传信息的载体。

3. 细胞都有核糖体 细胞中都有核糖体存在，包括最简单的支原体都含有核糖体。哺乳动物的红细胞和植物的筛管细胞在最初形成的过程中也有核糖体，只不过后来随着细胞核等细胞器一起退化消失了。一般而言，原核细胞只有一种核糖体，而真核细胞具有两种核糖体（其中线粒体中的核糖体与细胞质核糖体不相同）。但是所有的核糖体的不仅在功能上相同，在结构上也十分相似，都是由大小两个亚基组成，只不过原核细胞的核糖体和真核细胞质中的线粒体中的核糖体要比真核细胞中的核糖体要小一些。核糖体是蛋白质合成的机器，在细胞遗传信息流的传递中起到重要作用。所以，尽管原核细胞没有其他的膜性细胞器，但却有数量众多的非膜性细胞器核糖体。

（三）细胞功能的共性

1. 细胞能够进行自我增殖和遗传　所有细胞都以一分为二的方式进行分裂，遗传物质在分裂前复制加倍，在分裂时均匀分配到两个子细胞中去，这是生命繁衍的基础和保证。动物细胞、植物细胞和细菌细胞都是如此。

2. 细胞都能进行新陈代谢　新陈代谢是细胞的基本活动，包括物质代谢和能量代谢。细胞内的有机物质的合成和分解反应都是在生物酶的催化下完成的。在代谢途径中，多个酶以特定的顺序发挥功能，前一个酶的产物常常是后一个酶的底物；每个酶催化反应后，产物被传递到另一个酶。在有些情况下，不同的酶可以平行地催化同一个反应，从而允许进行更为复杂的调控，如一个酶可以以较低的活性持续地催化该反应，而另一个酶在被诱导后可以以较高的活性进行催化。酶的存在确定了整个代谢按正确的途径进行；而一旦没有酶的存在，代谢既不能按所需步骤进行，也无法以足够的速度进行合成以满足细胞的需要。实际上如果没有酶，代谢途径，如糖酵解等，无法独立进行。

3. 细胞都具有运动性　细胞的运动性包括内膜系统运输、细胞分裂和细胞定向迁移等细胞活动。如细菌的鞭毛运动；变形虫、白细胞等的变形运动；草履虫的纤毛运动；精子等的鞭毛运动；植物细胞的原生质流动和粘菌变形体的原生质流动；平滑肌和横纹肌的收缩；细胞分裂时染色体的移动和细胞质的凹陷等。

（四）细胞的形态

细胞的形态是多种多样的（图 2-2），如脊椎动物由 200 多种细胞组成。细胞由于其类型、生理功能、所处的环境条件以及细胞间相互关系的不同，而在形态上呈现很大差别。游离细胞（free cell）因悬浮于液体中，受表面张力的作用常呈球形或近于球形，如人的红细胞、卵细胞；组织细胞（tissue cell）的形态由于受相邻细胞的制约和细胞生理功能的要求，常呈椭圆形、立方形、扁平形、梭形、星形和多角形等。如具有收缩功能的肌细胞多为梭形，具有传导刺激功能的神经细胞呈星芒形，具有支持保护作用的上皮细胞多为扁平形或柱形；也有无定形的细胞，如具有防御功能的白细胞以及其他吞噬细胞常为不定形，其形态是可变的，这些反映出细胞的结构与其功能状态的密切相关。

（五）细胞的大小和计量单位

1. 细胞的大小　不同种类细胞的大小各不相同。现今研究表明，一个有机体要能独立生存，进行最低限度的新陈代谢，至少要有 100 个酶及底物，还要有相应的 DNA、RNA 分子储存与传递遗传信息。这些分子形成直径为 50nm 的球体，再加上周围要有一层膜才能从环境中独立出来，那么直径可达到 65nm，这是理论上最小极限值。已知现存的最小细胞，能独立生存的生物为支原体，直径只有 100nm。

从理论上讲，细胞直径亦有最大的极限值。因为活细胞要不断与外界环境进行物质交换，所以细胞的相对表面积与体积应保持一定的比例关系；由于细胞核内的遗传信息指导蛋白质的合成，调控细胞质的活动，所以细胞核和细胞质之间要有一定的比例关系；由于细胞内的物质从一端向另一端运输或扩散是受时间与空间制约的，所以细胞内物质的交流与细胞体积要有一定的关系（图2-3）；此外，某些重要分子在细胞内的浓度也是重要的限制性因素，因为某些生化反应需要一定的关键分子浓度才能进行。真核细胞的体积一般是原核细胞的1000倍，真核细胞为了解决细胞内关键分子的浓度的问题，出现了特化的内膜系统，使一些反应局限于特定的区域内，关键分子的浓度得以保障。根据细胞代谢活动的要求，细胞质的量不能无限增加，细胞的体积也不能无限增大，一般细胞的直径上限可达数百微米。已知鸵鸟卵细胞是最大的细胞，其卵黄直径可达5cm。

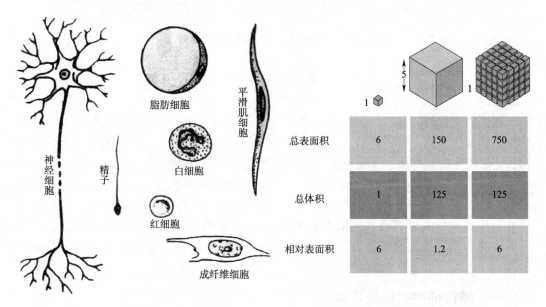

图2-2 人体中不同形态的细胞

图2-3 细胞体积和表面积的关系
体积越大，相对表面积越小，越不利于细胞与外界的交流

高等动、植物细胞的大小处于一个很窄的范围，其直径为20～30μm（幅度为10～100μm）。亦有许多例外情况，例如，人卵细胞直径可以达到0.1mm，而个别的神经细胞突起可以长达1m，但其直径不会超过100μm，成熟的红细胞直径为7.5μm，精子的头部只有5μm，小型白细胞直径只有3～4μm。

人体内的细胞多数体积都在200～1500μm³之间。机体的大小及器官的大小与细胞的数量成正比，而与细胞的大小无相关性，这种关系称之为细胞体积的守恒定律。如人、牛、马、鼠、象的肾细胞、肝细胞的大小基本相同。因此，器官的大小主要取决于细胞的数量。

2. 细胞及细胞器的计量单位 人类认识生物界是不断发展的。显微镜打破了肉眼观察的界限，用微米（μm）作计量单位。光学显微镜虽经不断地改进，但受到光源波长的限制，其分辨率也只达到0.2μm。电子显微镜因采用了电子束为光源，打破了光学显微镜观察的界限，由超微乃至分子水平来认识有机体的结构，采用纳米（nm）为计量单位（图2-4）。

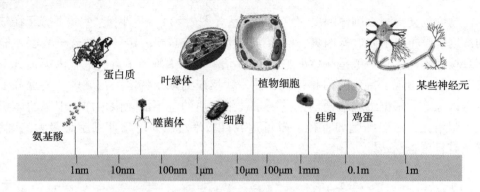

图 2 - 4　各种细胞及细胞器对应尺度的大小

第二节　原核细胞与真核细胞

在生物进化的前期，细胞进化经历了一系列的重大事件，包括细胞的起源，原核细胞形成真核细胞，再到真核细胞的特化性。在多彩的世界中，存在着丰富而多样的物种，原核生物如细菌、某些藻类，真核细胞能构成更加高级复杂的多细胞生物，如各类高等动植物。原核细胞（prokaryotic cell）一词来自希腊文，*pro* 表示在什么之前，*karyon* 表示核（nucleus）。真核细胞（eukaryotic cell）中的 *eu* 表示真正的，*karyon* 同样表示核。从中可以看出，拥有细胞核是真核细胞有别于原核细胞的最明显之处。原核细胞和真核细胞的概念最早是 20 世纪 60 年代的著名细胞生物学家 Hans Ris 提出的。

一、原核细胞的结构特点

原核细胞是组成原核生物的细胞。这类细胞最主要特征是没有明显可见的细胞核，同时也没有核膜和核仁，只有拟核，进化地位较低。原核生物分为两大类：一是古细菌（archaea），另一类是真细菌（eubacteria）。古细菌包括甲烷菌、嗜热菌等。而真细菌则包含了大部分原核生物，其中包括细菌、支原体、立克次体、衣原体和螺旋体等。最复杂的原核细胞是蓝细菌（cyanobacteria，也称蓝藻），能够进行光合作用。原核细胞的体积一般都较小，多数细胞的直径都在 1～10μm 之间。它们结构简单，一般不具备真核细胞特有的某些细胞器结构，外部由细胞膜（cell membrane）包围，细胞膜的结构和化学组成与真核细胞基本相似，但缺乏固醇类物质。在细胞膜之外还有坚固的细胞壁保护，但其细胞壁（cell wall）的化学组成与真核细胞壁不同，主要由一种叫胞壁质的蛋白多糖所组成，有的原核细胞壁外还有胶质层。

高等原核细胞内有一个含 DNA 的区域，称类核或拟核（nucleoids），如细菌（bacteria）和蓝藻（cyanobacteria），只有一条 DNA 链，这种 DNA 不与蛋白质结合。类核外没有核被膜（nuclear envelope）。在原核细胞质中没有线粒体（mitochondria）、内质网（endoplasmic reticulum）、高尔基体（Golgi apparatus）等，但有核糖体（ribosome）和中间体（mesosome）。

在地球上，原核细胞生存约 35 亿年，比真核细胞生物早约 20 亿年。原核生物都是由单个细胞构成的，在地球上分布的广度与对生态环境的适应性都远远强于真核生物。

支原体和细菌作为原核细胞的典型代表，不仅为微生物学界，也为医药界所关注。

（一）支原体

支原体（图2-5A）是在1898年被发现的，是迄今为止人类已经发现的能独立生活的最小、最简单的原核细胞。其大小介于细菌和病毒之间，约0.1~0.3μm。支原体结构比较简单，多数呈球形，没有细胞壁，只有三层结构的细胞膜，故具有较大的可变性。支原体的细胞膜与动物细胞膜类似，而不像植物细胞和细菌，细胞膜含甾醇，比其他原核生物的膜更坚韧。凡能作用于胆固醇的物质（如二性霉素B、皂素等）均可引起支原体膜的破坏而使支原体死亡。支原体的基因组多为双链DNA，散布于整个细胞内，没有形成的核区或拟核。细胞内含有DNA、RNA和多种蛋白质，包括上百种酶。RNA大部分与蛋白质构成核糖体，这是支原体细胞中唯一可见的细胞器。支原体与医学关系密切，现在已从动物及人体中分离出30多种支原体，它们是多种慢性病，如人的尿道炎、脑炎和一种普通型肺炎的病原体。此外，由于支原体很小且无细胞壁，可通过滤菌器，常给细胞培养工作带来污染的麻烦。

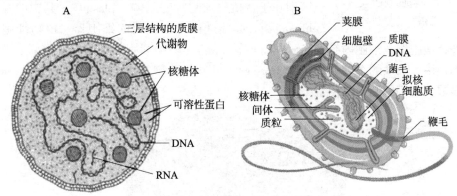

图2-5 支原体与细菌
A. 支原体；B. 细菌

（二）细菌

细菌是原核细胞的典型代表（图2-5B），没有典型的核，有一个比较集中的核区，在一个不到1μm³的核区内，折叠着达1 200~1 400μm长的环状DNA分子，不含组蛋白。此外，某些细菌还有核区外DNA，称质粒（plasmid），是细菌细胞中存在于拟核外的遗传因子，为一环状、裸露的DNA分子，所含遗传信息为2~200个基因，能自我复制，有时还可整合到细胞拟核DNA中去。细菌中的细胞膜有时可内陷形成的复杂的褶叠构造，称为间体（mesosome），其中有小泡和细管样结构，间体与DNA的复制和细胞分裂有关。间体上还有细胞色素，可能还有合成细胞壁所需的酶。每个细菌约有5 000~50 000个核糖体，有大小两个亚基组成，沉降系数为70S，其中30S亚基对四环素和链霉素敏感，50S亚基对红霉素和氯霉素敏感。除核糖体外，无其他细胞器。细菌细胞膜的多功能性是区别于其他细胞膜的一个十分显著的特点，如细胞膜内侧含有电子传递与氧化磷酸化的酶系，具有执行真核细胞线粒体部分功能的能力。细胞膜内侧有一些酶与核糖体共同执行合成向外分泌蛋白质的功能。细菌细胞膜还参与遗传物质的复制和分配，因为细菌没有细胞核，所以细菌的DNA在复制时只能结合在

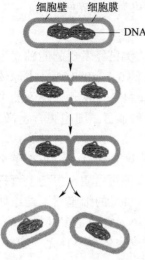

图 2 - 6 细胞的细胞膜参与 DNA 的复制与分配

质膜上，然后进行细胞的分裂（图 2 - 6）。细胞膜外还有细胞壁，主要成分是肽聚糖，具有保护功能。

二、真核细胞的结构特点

真核细胞（eukaryotic cell）是构成真核生物的细胞，有明显的细胞核（包括核膜、核仁和核基质）和多种细胞器。真核细胞种类繁多，既包括大量的单细胞生物和原生生物细胞（如原生动物和某些藻类），也包括全部的多细胞生物（如动植物）的细胞。真核细胞的主要特点是以生物膜为基础进一步分化，使细胞内部产生很多特化的功能区室，各个区室分工负责又相互协调和合作。

植物细胞（图 2 - 7）和动物细胞（图 2 - 8）是真核细胞中两种典型的代表。植物细胞在结构上与动物细胞的主要区别在于：植物细胞具有质体（plastid），其中的叶绿体（chloroplast）是能进行光合作用的细胞器。植物细胞的细胞膜外有细胞壁，细胞内有液泡（vacuole），液泡是植物细胞的代谢库，起调节细胞内环境的作用，而动物细胞则没有上述构造。另外，动物细胞具有中心粒（centriole），而大多数植物细胞则无此构造（表 2 - 1）。

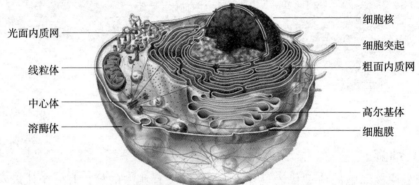

图 2 - 7 动物细胞

表 2 - 1 动物细胞和植物细胞的比较

细胞器	动物细胞	植物细胞
细胞壁	无	有
叶绿体	无	有
液泡	无	有
溶酶体	有	无
乙醛酸循环体	无	有
通讯连接方式	间隙连接	胞间连丝
中心体	有	无
胞质分裂方式	收缩环	细胞板

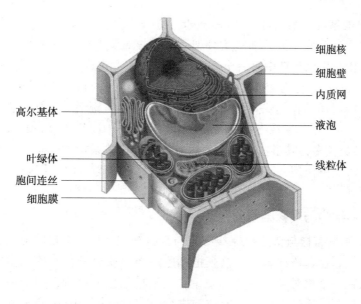

图2-8　植物细胞

（一）真核细胞的结构体系

真核细胞的结构复杂，从超微结构水平上可将其划分为三大基本结构体系，即生物膜系统、遗传信息表达系统以及细胞骨架系统。这三种基本结构体系构成了真核细胞内部结构精密、分工明确、职能专一的多种细胞器与结构。下面分别概括说明这三种基本结构体系及其功能。

1. 生物膜系统　真核细胞是以生物膜的进一步分化为基础，使细胞内部形成了各种独立的、重要的细胞器。电镜下观察的真核细胞膜相结构有：细胞膜（质膜）、内质网、高尔基体、核被膜、线粒体、溶酶体、过氧化物酶体、内体和液泡等。膜的厚度通常在8～10nm。构成各种细胞器的膜的功能均有一定共性。

围绕在细胞最外层的是细胞膜，又称质膜（plasma membrane），其主要功能是进行选择性的物质交换、信息与能量传递、细胞识别、运动等。细胞内的核被膜，由双层膜构成，它将原生质分成细胞质和细胞核两大结构与功能区域。在细胞质内，以膜分化为基础形成了很多重要的细胞器，如线粒体（mitochondrion）是活细胞进行生物氧化和能量转换的重要机构；溶酶体（lysosome）是细胞内的消化系统；内质网（endoplasmic reticulum）是生物大分子合成的基本场所；高尔基体（Golgi apparatus）是除核酸外生物大分子的合成、加工、包装与运输的交通枢纽；叶绿体是光合作用的场所。

2. 遗传信息表达系统　遗传信息表达体系又称为颗粒纤维结构体系，包括细胞核和核糖体。染色质（chromatin），由DNA和蛋白质构成。首先由DNA和组蛋白构成染色体的基本单位核小体，其直径约10nm，然后核小体纤维螺旋化形成染色质，在细胞分裂阶段，再进一步螺旋化而形成染色体。核仁（nucleolus），分为纤维区与颗粒区两部分。纤维区包括大量直径为5～10nm的纤维，由纤维盘绕成直径为90～180nm的核仁纤维。纤维状结构主要是rRNA-蛋白质。核仁颗粒区由大量直径为15～20nm的颗粒组成。纤维状结构是转录rRNA的模板，核仁纤维区也是装配核糖体大亚基的地方；核糖体，是由rRNA与蛋白质构成的颗粒状结构，直径15～25nm，是合成蛋白质的细胞器。

3. 细胞骨架系统　细胞骨架（cytoskeleton）系统是由一系列特异性的结构蛋白分子装配而成的网架系统，包括细胞质骨架、细胞核骨架与细胞膜骨架。其中细胞质骨架在细胞的结构与生命活动中具有全方位的意义，主要由微管、微丝与中间纤维构成。微管（microtubule）直径为 25nm，主要功能是对细胞结构起支架作用，并对细胞内大分子与颗粒结构起运输作用；可构成中心体、纺锤体与鞭毛等结构。微丝（microfilament）直径为 5~7nm，主要功能是信号传递与运动。中间纤维（intermediate filament）直径 10nm，种类较多，其蛋白成分的表达与细胞分化关系密切。总之，细胞骨架系统对细胞的形态起支持作用，同时在细胞运动、物质运输与分泌、细胞信息传递方面也起一定的作用。

（二）原核细胞与真核细胞的比较

1. 真核细胞具有核与核膜　原核细胞与真核细胞在形态上最明显的差异是原核细胞没有典型的核。在真核细胞中，核膜把细胞质与核质分开，使遗传物质及其复制与转录过程局限在一个相对独立的微环境中；而遗传信息的执行，如蛋白质合成、能量代谢与物质转运等代谢过程均在细胞质中进行。在原核细胞中，DNA 分子主要盘旋在核区或均匀分散在细胞质中，没有核膜包围，其 RNA 转录和遗传信息的执行（翻译）都是在同一个区域内连续完成。

2. 真核细胞存在特化性的细胞器　真核细胞中有很多形态各异的细胞器，大多是一些膜性细胞器或膜性结构。而原核细胞内部没有膜性细胞器或膜性结构，只是通过细胞膜内线折叠，与各种酶或色素结合，完成多种生物功能。

3. 真核细胞具有精细的网络状骨架系统　细胞质骨架系统包括微管、微丝和中间纤维。这一骨架系统与维持细胞形态结构、参与细胞运动、细胞内外物质运输、细胞分裂等密切相关。

4. 真核细胞的遗传信息丰富而复杂　原核细胞的繁殖以直接分裂为主，没有真核细胞那样明显的细胞周期和阶段划分，DNA 复制、RNA 转录与蛋白质的合成可以同时连续进行。真核细胞 DNA 的复制、RNA 的转录和蛋白质合成具有严格的阶段性与区域性，而且是不连续的。而且真核细胞基因表达的调节更具复杂性和多层次性。表 2－2 总结了原核细胞和真核细胞的差异。

表 2－2　原核细胞和真核细胞的比较

特征	原核细胞	真核细胞
细胞结构		
核膜	无	有
核仁	无	有
线粒体	无	有
叶绿体	无	有（植物细胞）
内质网	无	有
高尔基体	无	有
溶酶体	无	有（植物细胞没有）
细胞骨架	无（有细胞骨架相关蛋白）	有
核糖体	有，70S	有，80S

续表

特征	原核细胞	真核细胞
遗传物质		
DNA 量（信息量）	小	大
DNA 分子结构	环状	线状
遗传物质存在形式	仅有一个（少数多个）DNA，不与或很少与组蛋白结合	有两个以上的 DNA 分子，DNA 与组蛋白结合，以核小体形式构成染色质与染色体
基因结构特点	绝大多数无内含子，无大量的 DNA 重复序列	有内含子，有大量的 DNA 重复序列
转录和翻译	同时进行（胞质中）	核内转录，胞质中翻译
转录后加工和修饰	多数无	有
翻译后加工和修饰	多数无	有
细胞分裂	二分裂	有丝分裂、减数分裂、无丝分裂

重点小结

1. 构成生命体的所有细胞都来自于同一个祖先细胞。

2. 细胞起源的第一步是无机小分子合成有机小分子。随后小分子聚合产生了 RNA，然后 RNA 被 DNA 取代，DNA 成为遗传信息的主要承载者。

3. 真核细胞是从原核细胞进化而来，其过程有"内共生学说"和"非内共生学说"两种假说。

4. 与原核细胞相比，真核细胞具有独立的细胞核、特化的细胞器、精细的骨架系统和复杂的遗传信息等特点。

5. 细胞由于其类型、生理功能、所处的环境条件以及细胞间相互作用的不同在形态上多种多样。不同种类的细胞大小也各不相同。细胞的形态、大小总是与其功能相互适应。

6. 细胞遵守细胞体积守恒律，不论物种间的差异有多大，同一器官和组织的细胞，其大小倾向于在一个恒定的范围内。

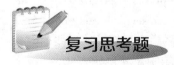

复习思考题

1. 如何理解细胞是生命的基础？细胞有哪些共性？

2. 了解细胞的进化过程，对我们有何启示？

3. 原核细胞和真核细胞有哪些区别？了解二者的区别对医药工作者选择抗生素在细菌细胞中的靶点时有哪些启示？

（宋　明）

第三章

细胞生物学研究技术与方法

学 习 目 标

1. 掌握光学显微镜原理、透射电子显微镜原理、细胞培养的基本知识。
2. 熟悉细胞化学基本原理和常用研究方法；熟悉细胞生物学领域常用的分子生物学技术。
3. 了解细胞工程制药技术。

细胞生物学的发展，在很大程度上依赖于研究技术的进步与仪器设备的改进。细胞是组成有机体的基本单位，绝大多数细胞必须借助显微镜才能观察到。17世纪发明了光学显微镜，人们的视野第一次进入微观世界，随后各种染色技术的出现，帮助人们逐步了解了细胞内部的显微结构。到了20世纪30年代，电子显微镜的发明使人们有机会认识到细胞的超微结构。组织化学和分子示踪技术能够对细胞组分进行详细的定性、定量及动态定位的研究。每一次新技术或新方法的创立与应用，都会给科学开辟一个生机勃勃的新领域。细胞生物学的研究方法很多，原理和操作步骤各不相同。本章将从形态学观察技术、细胞的分离和培养技术、细胞组分的分离和纯化技术、细胞组分的检测技术、核酸与蛋白质研究技术和细胞工程制药技术等方面，对一些常用技术的原理、方法和应用做一简要介绍。

第一节　细胞形态学观察技术

显微成像技术是细胞生物学基本和重要的研究工具，帮助人们在不同的层次观察和研究组织、细胞的活动及其规律。肉眼的分辨率一般只有0.2mm，很难识别单个细胞；光学显微镜显示的层次称为显微结构（microscopic structure），分辨率达到0.2μm，借此发现了细胞；而电子显微镜显示的为亚显微结构（submicroscopic structure），分辨率高达0.2nm，可以观察到超微结构（ultrastructure）；扫描隧道显微镜、X射线衍射技术和原子力显微镜等成像技术能在分子水平探索细胞的微细结构及其功能。

一、细胞显微结构观察

（一）显微技术

从显微镜问世以来，已历经400多年的演变，显微镜的发明的最初动力，来源于人们想清楚看到肉眼无法分辨的微小物体的强烈意识。最早的光学显微镜是1590年Z. Janssen和他的侄子H. Janssen共同研制的。其后，英国的Hooke. R和荷兰的Leeuwenhoek A V（1632～1723）对光学显微镜的分辨率进行了极大的改进。

　　显微镜最重要的性能参数是分辨率（resolution，R），而并非放大倍数。分辨率是指能区分开两个质点间的最小距离。人眼的分辨率约为 0.2mm，勉强可达 0.1mm，即 100μm，一个典型的动物细胞直径一般为 10～20μm，且绝对多数细胞在常态下是无色透明的，因此单独依赖人肉眼分辨不清细胞的组成和结构。分辨率数值越小，表示分辨本领越大。

　　显微镜的分辨率（R）可通过 Abbe 公式计算，公式如下：

$$R = \frac{0.61\lambda}{N \cdot \sin\ (\alpha/2)}$$

　　通过公式可以看出，分辨率的高低取决于光源的波长 λ，物镜镜口角 α（处于物镜光轴上的标本某一代表点与经物镜透镜长轴两端的射线构成的夹角）和介质折射率 N（图 3 - 1）。

　　以普通光学显微镜为例，α 最大值可达 140 度，空气中 $N = 1$，最短的可见光波长 $\lambda = 450$nm，计算出的分辨率 $R = 292$nm，约 0.3μm。若介质由空气改为香柏油（折射率为 1.5），分辨率 R 值可达 0.2μm，这可称之为光镜的分辨极限了。也就是说，借助普通光学显微镜能分辨出最小间隔为 0.2μm 的邻近两个质点。大小约 0.5μm 的细菌和线粒体在该分辨率下都可以被观察到，是普通

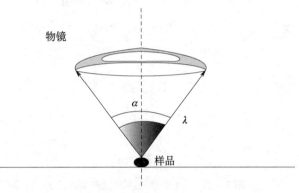

图 3 - 1　决定光学显微镜的分辨率的要素
物镜的镜口角（α）、入射光的波长（λ）和介质的折射率（N）

光学显微镜能到的最小物体，更小的结构由于光的衍射效应而不能分辨。

　　根据 Abbe 公式，如果要提高显微镜的分辨率，就必须增加镜口角、提高介质折射率和缩短波长。由于机械制造的限制，镜口角的增加十分困难，而只能提高介质折射率和缩短波长。空气介质的折射率为 1，水是 1.33，香柏油介质的折射率为 1.5，因而这种提高也是非常有限的。这样，为了提高分辨率就必须找到波长更短的光线作为入射光，因此诞生了以紫外线为光源的荧光显微镜、以激光为光源的激光共聚焦扫描显微镜、以电子束为光源的电子显微镜。

　　值得注意的是显微镜的综合倍率也很重要，由于单个放大镜放大倍数有限，因而可将多个放大镜组合使用。如光学显微镜一般由目镜和物镜所组成，物镜靠近物体，进行第一次放大；目镜靠近眼睛，完成第二次放大（放大的物镜上的像）。显微镜的综合倍率是物镜倍率 G_1 与目镜倍率 G_2 的乘积，$G = G_1 \times G_2$。G_1 通常在 1～100 倍之间，G_2 通常在 5～20 倍之间。光学显微镜的放大倍数有一个极限，可用下式表示：

$$最大放大倍数 = \frac{人眼分辨率}{显微镜分辨率}$$

　　超过该值的放大倍数，就是无效放大（empty magnification）。因为，此时人眼并不能随着放大倍数的进一步提高而获得更加清晰的图像。

光学显微镜的基本原理是来自光源的光线被聚光器收集，照射到标本上，透过标本的光线经物镜汇聚第一次成像，这个物象又会通过物镜进一步放大，最终在我们眼睛的视网膜上形成实像（图3-2）

（二）普通光学显微镜

普通光学显微镜的结构主要由3部分组成：机械部分、照明部分和光学部分（图3-3）。机械部分主要包括镜筒、镜柱、镜座、物镜转换器和调焦装置。照明部分包括光源、反光镜、聚光器和光阑，可对入射光线进行集光并调节其强弱。光学部分包括物镜和目镜，其总放大倍数是两者的乘积，一般约1000倍。

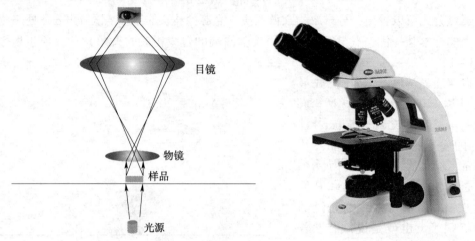

图3-2　光学显微镜成像的基本原理　　图3-3　普通光学显微镜

普通光学显微镜的样品可以粗略的分为两类：整体和切片。细菌、原生动物等可直接制备成样品进行整体显微观察；动植物组织可制成切片进行显微观察。

生物样品一般要经过处理才能在光镜下观察，包括固定、包埋、切片、染色等。

1. 样品的固定　样品处理的第一步通常是进行初固定（primary fixation）。生物组织在染色前进行固定的目的是杀死细胞，稳定细胞的化学成分，并且使样品硬化以便在进一步处理和切片时不受到破坏。样品固定的最简单做法是将样品直接浸泡在固定液中。固定使得大分子交联而保持在一定的位置上，不至于在以后的染色等处理过程中移位或丢失而产生人工假象。一般用具有缓冲作用的醛类固定液，如甲醛或戊二醛，能够与蛋白质的游离氨基形成共价键，从而将邻近的蛋白质分子牢固地交联在一起。

2. 包埋和切片　样品固定好后，首先要将其包埋（embedding）在介质中，通常用液态的石蜡或树脂做包埋剂，使之渗入整块组织并将之硬化成固体的包埋块，随后用专门的切片机切割包埋块，制备成薄切片。适用于普通双筒光学显微镜观察的切片厚度为1～10μm。

3. 染色　大多数细胞总重量的70%是无色透明的水，只有很少的内含物不透光。染色（staining）的目的是使细胞不同组分带上可区分的颜色特征。19世纪初，发现某些有机染料可染生物组织，并对细胞特殊部位的着色具有选择性。如苏木精（hematoxylin）对负电荷分子有亲和性，能显示出细胞内核酸的分布；酸性染料如伊红（eosin）可使细胞质染色；苏丹染料（sudan dye）在脂肪中的溶解度比在乙醇中大，所以苏丹染料的乙醇饱和溶液能使脂肪着色。对大部分染料的特异性染色机制尚不清楚。

（三）相差显微镜

相差显微镜（phase – contrast microscope）是荷兰科学家 Zermike 于 1935 年发明的，用于直接观察活细胞或未染色样品。相差显微镜的优点是能观察无色、透明、活细胞中的结构。它是利用光的衍射和干涉特性使光程差或相位差变成了振幅差，表现为明与暗的对比，使肉眼得以观察，从而克服了普通复式显微镜必须依靠颜色（光波的波长）和亮度（光波的振幅）差异来观察被测样品的缺陷。

在普通光学显微镜中，我们之所以能够区别一个物体的不同部分，是因为它们对光产生了不同的影响，其根本原因在于光的衍射。细胞器是由各种分子，如 DNA、RNA、蛋白质、脂、糖类、盐和水构成的，不同成分、甚至同一成分的不同部分都可能有不同的光衍射系数。在正常情况下，这种衍射系数的差异不能被肉眼所区别，但是相差显微镜能够将这种衍射差异转变成明与暗的对比差异，这样就可以用肉眼区分了。这种转变主要是依靠光波间的另一种相互作用力，即干涉作用来完成的。

在一般生物学实验室，通常使用的是倒置的相差显微镜，它是将相差装置与倒置光学装置相结合的组合，所谓的倒置光学装置是指将普通光学显微镜的物镜和照明系统的位置倒转过来，物镜置于载物台之下，而光源和聚光器位于载物台的上方，成像原理不变。由于聚光器和载物台之间的工作距离很远，可以在载物台上放置培养瓶、培养皿等细胞培养的容器，可以方便地观察到培养容器中的活细胞。如果再装配上影像记录设备，便可在镜下拍摄记录体外培养的细胞的生长状态或者活动情况，例如细胞分裂、细胞迁移等细胞各种生命活动中的动态工程。

（四）暗视野显微镜

在日常生活中，当人的眼睛处于暗处观察光线斜射到的尘埃时，由于光的反射和衍射，使尘埃颗粒体积"增大"而可辨别。但当光线很强时则看不出尘埃颗粒。根据此原理使光不直接通过样品而是斜射到样品上，即可在暗视野下观察到细微粒子。

暗视野显微镜（dark – field microscope）的聚光镜中央有挡光片，使照明光线不直接进入物镜和目镜，只允许被测样品反射和衍射的光线通过物镜，因而可以在黑暗的视野背景下观察被测样品所呈的明亮的图像（图 3 – 4）。这种照明方式，使反差增大、分辨率提高，用以观察未经染色的活体或胶体粒子，其粒径范围约为 4 ~ 200nm，分辨率比普通光学显微镜提高约 50 倍。

暗视野显微镜主要观察的是物体的轮廓，分辨不清内部的微细构造，适合于观察活细胞内的细胞核、线粒体、液体介质中的细菌和霉菌等。

（五）荧光显微镜

荧光显微镜（fluorescence microscope）以紫外线为光源照射被研究物体，激发标本内的荧光物质发出荧光，然后在显微镜下观察荧光的颜色、形状和位置，以探测特殊分子的技术。荧光显微镜可用于研究细胞内物质的吸收、运输以及包括蛋白质在内的化学物质的分布和定位、免疫荧光观察、基因定位、疾病诊断等。

物质经过紫外线照射后发出荧光的现象可分为两种情况：一种是自发荧光（au-toflurescence，AF），如叶绿素、血红素等经紫外线照射后，能发出红色自发荧光；另一种是诱发荧光（evoked flurescence），即物体经荧光染料染色后再通过紫外线照射而发出的荧光。

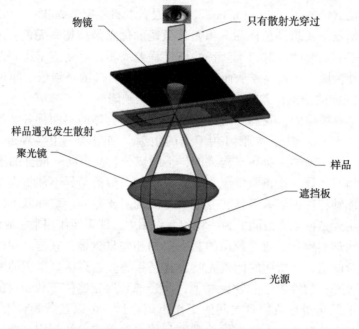

图 3 – 4 暗视野显微镜成像原理

荧光显微镜的工作原理是利用紫外线发生装置发出强烈的紫外光，诱发样品上的荧光物质发射荧光，然后通过过滤板，滤去紫外光而允许发射的荧光通过，最后把显微固定的切片或活染的细胞样品透视出来。其结构主要由光源、滤光系统和光学系统组成（图 3 – 5）。光源常采用高压汞灯或弧光灯，可发射很强的波长分别为 365nm 和 420nm 的紫外光和蓝紫光。滤光系统由两组滤光片组成，一组是在光源和标本之间的激发滤光片，可通过激发荧光染料发出特殊的荧光光线。另一组是位于标本与目镜之间的阻断滤光片，仅允许激发出的荧光通过而完全阻止激发光本身进入目镜。通过滤光系统，观察者就可在目镜下观察到标本中的荧光现象。由于荧光显微镜的暗视野为荧光信号提供强反差背景，非常微弱的荧光信号也可得以分辨。

细胞结构通过荧光显微镜进行时空显像已经成为生物学领域不可缺少的技术，其发展关键是解决分辨率问题。由于普通荧光显微镜的分辨率受衍射效应所限，在焦平面内只能达到约 180nm，延轴则约 500nm。近年来，克服衍射造成的分辨率障碍的方法与概念也已经基本形成。有人提出，在可逆性饱和光学跃迁的基础上，最终可能观察到活细胞内迄今为止尚未观察到的物质。

通过观察活细胞内存在的动态过程，如小囊泡融合、蛋白质运输、钙波的出现与衰退等，极大地激发了对这些过程所潜藏的细胞内生物化学反应网络实质内容的理解。新的图像技术与荧光探针技术相结合，促进了荧光显微技术的发展，使得利用此技术观察标记的细胞膜、细胞器和高度专一性的蛋白质成为可能。虽然也可利用普通光学显微镜观察到多数专一性标记的细胞成分，但是却始终观察不到细胞的亚微米结构。例如，虽然线粒体内膜的多数蛋白均可用绿色荧光蛋白（green fluorescent protein，GFP）所标记，但嵴的图像却十分细小而不能在光学显微镜下记录到。全内反射荧光

（total internal reflection fluorescence，TIRF）显微镜可以观测活细胞内单一分子的荧光，为荧光显微技术的发展提供了新方向。

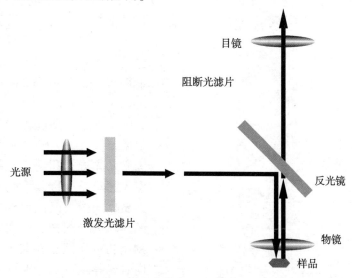

图 3-5　荧光显微镜的光学系统通路

在这里，特别提起荧光显微技术常用的一种标记物：GFP 是 20 世纪 60 年代时发现的一种发光蛋白。当时，Shimomura 等从水母中分离出一种水母发光蛋白（aequoren），该蛋白与钙和肠腔素结合后可产生蓝色荧光。然而水母整体提取的颗粒都呈绿色，后经证实在水母体内还存在另一种发光蛋白即 GFP，经研究表明，水母体内 Ca^{2+} 和肠腔素与水母发光蛋白结合后，可产生蓝色荧光，GFP 在蓝光的激发下，产生绿色荧光。GFP 编码基因可作为外源基因的报告基因而实时监测外源基因的表达。

在细胞建系过程中，无论是有限的细胞系还是无限的细胞系，在建系完成后，均需对其生物学特性加以鉴定。细胞系鉴定的内容主要包括组织来源、细胞正常与否、生长状况及增殖能力、有无恶性转化、有无交叉污染等。用单细胞克隆培养或通过药物筛选的方法从某一个细胞系中分离出单个细胞，并由此增殖形成的、具有基本相同的遗传性状的细胞群（colony）称为细胞克隆。该细胞群经过生物学鉴定，如具有特殊的遗传标记或性质，就称这个细胞系为细胞株（strain），它来源于一个克隆（clone）。

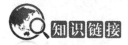 知识链接

探究细胞的"侦察兵"——GFP

目前，GFP 主要应用于对活细胞中的蛋白质进行准确定位及动态观察，实时原位跟踪特定蛋白在细胞生长、分裂、分化过程中或外界刺激因子作用下的时空表达，如某种转录因子的核转位、蛋白激酶 C 的膜转位等。还可通过 GFP 基因与分泌蛋白基因连接后转染细胞，从而动态观察该分泌蛋白分泌到细胞外的过程。此外，GFP 基因与定位于某一细胞器中的特殊蛋白基因相连，就可显示活细胞中细胞核、内质网、高尔基体、线粒体等细胞器的结构及病理过程。

（六）激光共聚焦扫描显微镜

用普通光学显微镜观察标本的薄切片，无法得到三维结构的信息，而且光学显微镜是全视野照明，来自聚焦平面前后的漫射光线参与最后成像，降低了图像的反差和分辨率。激光共聚焦扫描显微镜（laser scanning confocal microscope）是 20 世纪 80 年代在荧光显微镜的基础上发展起来的一种新型光学显微镜（图 3 - 6），它是以单色激光为激发光源，利用激光扫描束形成的点光源对样本的焦平面进行光点扫描，共聚焦成像，以此得到样本细微结构的清晰荧光图像。所谓的共聚焦是指物镜和聚光镜相互共聚点，亦即两者同时聚焦到一点，保证了只有从标本聚焦面发出的光线聚焦成像，产生二维图像，改变焦平面即可得到一系列二维图像。聚焦面以外的漫射光并不参加成像，这样大大提高了分辨率，使图像异常清晰，图像信息经计算机处理，就可得到完整的三维图像。与传统显微镜相比，分辨率提高了 1.5 倍。

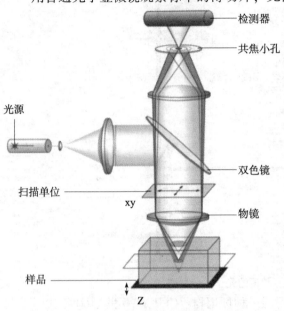

图 3 - 6　共聚焦激光扫描显微镜原理

检测器
共焦小孔
光源
双色镜
扫描单位
xy
物镜
样品
Z

共聚焦激光扫描显微镜多用于检测发射荧光或用荧光标记的物质，在细胞生物学的研究中被广泛应用。它可以分辨细胞内许多复杂物质的三维结构，如构成细胞骨架系统的纤维、染色体及基因的排列等。

二、细胞亚显微结构观察

（一）电子显微镜

普通光学显微镜的分辨率由于受到照明光源的限制，无法突破对小于 0.2μm 显微结构的分辨。而光源与分辨率的关系同样适用于电子束，由于电子束的波长比光的波长要短得多，因此用电子束代替光源的电子显微镜技术（electron microscopy，EM）可大大提高显微镜的分辨率，用于研究细胞的亚显微结构。

电子显微成像技术的最大贡献就在于构建了细胞生物学与分子结构之间的桥梁。1926 年德国 Hans 研制了第一个磁力电子透镜。1931 年德国 Knolls 和 Ruska 研制了第一台透视电子显微镜。1938 年 Ruska 在西门子公司研制了第一台商业电子显微镜。1934 年铱酸被提议用来加强图像的对比度。1937 年第一台扫描透射电子显微镜推出。一开始研制电子显微镜最主要的目的是显示在光学显微镜中无法分辨的病原体如病毒等。

电子显微镜使细胞生物学的研究由显微水平飞跃到了超显微水平。利用电子显微镜可以观察到细胞膜、细胞核、核孔复合体、线粒体、高尔基体、核糖体、中心粒等光学显微镜下看不到的结构。将这些在光学显微镜下不可见而只能在电镜下观察到的细胞结构称之为超微结构或亚显微结构。

电子显微镜与光学显微镜在总体结构的设计上有很大差别。在种类上，电镜可分为两大类：透射电子显微镜和扫描电子显微镜。还有在这两类电子显微镜的基础上发展起来的具有特殊功能的电子显微镜，如透射扫描电子显微镜、免疫电子显微镜、高压电子显微镜等。

1. 透射电子显微镜　透射电子显微镜（transmission election microscope，TEM）又称透射电镜，主要用于观察组织细胞的内部微细结构。是当电子束照射到样品上后，电子束穿透样品而成像，由于样品不同部位对于入射电子具有不同的散射度而形成不同的电子密度（即最终图像呈现的浓淡差别）的高度放大图像（图 3 - 7）。

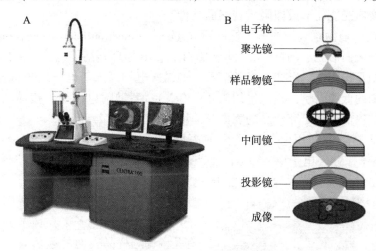

图 3 - 7　透射电子显微镜和成像原理
A. 透射电子显微镜；B. 成像原理

（1）透射电子显微镜的基本结构　透射电子显微镜由镜体系统、真空系统和电子线路系统三大系统组成。

①镜体系统：其组成相当复杂，主要功能是发出电子束并且穿透样本而成像并记录。可分为照明系统、成像系统和观察记录系统三个部分。照明系统由电子枪和聚光镜组成。电子枪包括阴极、栅极和阳极，常使用钨丝作为阴极，当有电流通过时，即可发射出电子，产生电子束。栅极靠近阴极，可通过栅极电压的变化控制发射出来的电子束流的大小。阳极具有正的高电压，即加速电压，加速电压越高，电子运动越快，电子的穿透能力也就越强。聚光镜就是把电子枪发射电子形成的交叉点作为初光源，将其进一步汇聚到样品上，并可调节样品上照明束斑的大小和亮度。成像系统是透射电镜具有高分辨率（0.1~0.3nm）的关键部分。电子束穿透样品就进入成像系统，即多个电磁透镜：物镜、中间镜、投影镜。观察记录系统在投影镜的下方，电子束透过样品经成像系统后即在荧光屏上成像。

②真空系统：由于电子在空气中行进的速度很慢，所以必须由真空系统保持电镜的真空度，否则，空气中的分子会阻碍电子束的发射而不能成像。

③电子线路系统：指产生加速电压及透镜电缆料的电源。

（2）透射电子显微镜与普通光学显微镜的区别

①光源不同：电子显微镜是用电子束代替照明光源。电子束的波长（λ）与发射电

子束的电压平方根成反比，由于电子束的波长远比光波波长短，所以电镜的分辨能力比普通光镜高得多，能放大几十万乃至百万倍。

②透镜不同：透射电镜采用特殊的电磁透镜，代替了光镜的光学透镜。透射电镜采用聚光镜汇聚电子束和调节其强度，采用电磁透镜获得所测样品的正确放大图像，而采用投影进一步放大物镜所放大的图像。实际的成像系统就是借助改变各个透镜的电流来获得不同的放大倍数，成像系统的总放大倍数则是上述几个透镜放大倍数的乘积。

③成像原理不同：透射电镜成像过程是透过测定样品的电子束打到荧光屏上，通过电子能转换成光能而形成肉眼可观察的映像。

2. 扫描电子显微镜 扫描电子显微镜（scanning electron microscope，SEM）能够显示生物样品的表面形貌，问世于20世纪60年代。其原理是高能电子入射样品后经与样品原子发生相互作用，可以产生多种信息，如二次电子（入射电子从样品表面10nm深度内激发出来的低能电子，其能量约为0～50eV）、背散射电子等。扫描电子显微技术正是应用了这些信息来研究样品的表面几何形貌。

扫描电子显微镜利用电子枪产生的高能电子束经电磁透镜后汇聚成极细（约0.5nm）的电子探针（电子束），电子探针受扫描发生器（扫描线圈）控制，在样品表面进行栅状逐点扫描。样品被电子轰击后产生的二次电子被逐点收集、转换、放大，

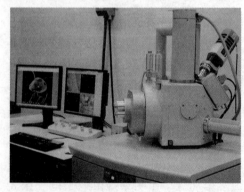

图3-8 扫描电镜

并在荧光屏上得到其同步扫描图像。二次电子产生的多少与电子束在标本表面的入射角有关，即与样品表面的起伏有关，所以在荧屏上会得到样品表面形貌的立体图像（图3-8）。二次电子发射越多的地方，其像上相应的点就越亮，反之则暗。

扫描电子显微镜的分辨率较透射电镜低，一般在6～10nm，有的为3nm，但扫描电镜观察细胞等生物标本可以得到真实感较强的三维结构图像（图3-9），这是透射电子显微镜无法比拟的，还可从不同的角度观察样品，这是因为样品可以在样品室内水平移动和转动。此外，扫描电镜景深大，形成的图像具有强烈的立体感，且样品制备简单，不必制备超薄切片。样品经固定、脱水干燥，在其表面喷涂一层金属膜后即可观察（镀膜可增加二次电子，使影像更加鲜明）。扫描电子显微镜可以用来观察生物表面的微小结构，如细胞核孔复合体等。

（二）电子显微镜的样品制备

1. 超薄切片技术 由于电子束穿透力有限，为获得较高分辨率，对电镜生物样品有一些特殊要求，切片厚度一般为40～50nm，通常一个直径20μm的细胞可被切成几百片，故称超薄切片（ultra-thin section）。这就需要样品要有刚性和韧性，才能保持其精细结构不被破坏。标本的制作过程比较特殊，包括固定、脱水、包埋、切片、染色等技术步骤（图3-10）。

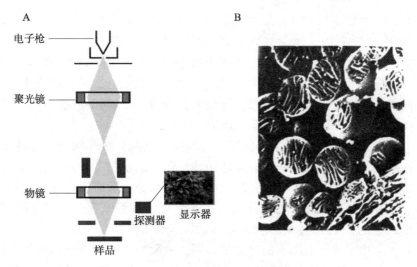

图 3 - 9　扫描电镜成像原理和实例
A. 成像原理；B. 心肌细胞线粒体

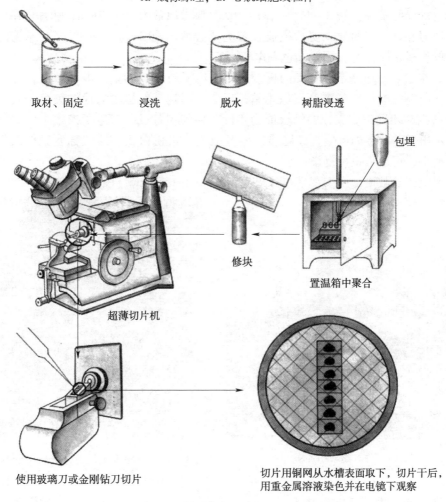

图 3 - 10　电镜超薄切片样本制备过程

（1）固定：固定不仅要求样品的形态和精细结构不发生改变，有时还要求细胞内部的成分保持在原来的位置上。常用的固定剂是戊二醛和锇酸（又称四氧化锇，OsO_4）。可将组织切成小块后浸入戊二醛中固定，然后再用锇酸继续固定。也可采用灌流的方式待组织适当硬化后再取材，亦再用锇酸进行固定。在固定过程中，动物的处死和取材都要迅速，并在低温下进行，以防细胞自溶作用对样品造成损伤。固定的样品直径一般小于1mm，以便固定剂迅速渗透

（2）包埋：包埋的目的是保证在切片过程中，包埋介质能均匀良好地支撑样品，以便获得连续、完整并有足够强度的超薄切片。包埋剂常用各种环氧树脂，由于其与水不能混溶，所以必须用脱水剂除去组织内的游离水分，从而使包埋介质均匀渗透到组织内部。又由于含水样品在电镜高真空状态下观察反差极低，所以样品必须干燥。常用的脱水剂是酒精或丙酮，采用递增浓度的脱水剂多次脱水。

（3）切片：由于常压下电子的穿透能力弱，一般用于光镜的细胞和组织的切片又太厚，电子束不能穿透，故难以在电镜下获得清晰的图像。1957年英国的Huxley成功设计出超薄切片机从而可得到厚度小于100nm的切片，透射电镜在生物医学中的应用得以迅速推广和发展（图3-11）。目前，切片厚度通常为40~50nm，切片使用的刀通常有玻璃刀和钻石刀两种。切片须放在覆有支撑膜（如Formvar）的载网（铜网或镍网，一般直径3nm）上，用于染色和电镜观察。

（4）染色：在电镜下，样品的反差是由于电子束经过标本后电子散射程度不同而产生的，散射的电子数越多，图像越暗。反之，则越亮。超薄切片的染色是利用重金属"染料"对不同细胞成分的结合能力不同，使细胞各成分对电子产生不同散射的程度来显示出反差的。如锇酸宜染脂质，柠檬酸铅宜染蛋白质，醋酸铀宜染核酸等。根据不同要求，可单染也可复染。

透射电子显微镜可用于观察与分析生物样品的内部结构（图3-12）。

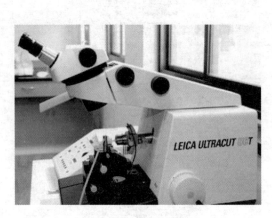

图3-11　莱卡切片机

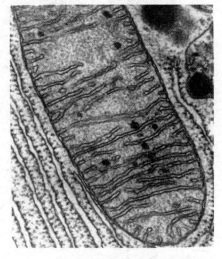

图3-12　胰腺细胞线粒体透射电子照片
（×79000）

2. 负染色技术　负染色技术（negative staining）是电镜中常用的生物样品制备技术。尤其是在观察某些微小的生物材料，如线粒体基粒、核糖体、细胞骨架纤维、病

毒、细菌等。负染色是指染背景而不染样品的方法，它利用高密度的、在透射电镜下不显示结构的重金属盐，如磷钨酸或醋酸铀溶液对载网上的样品进行染色，实现对生物标本的包绕，增加背景对电子的散射，生物样品相对较多的透过电子，反差得以增强，从而显示出样品的精细结构。

3. 冷冻蚀刻技术　冷冻蚀刻（freeze etching）技术是在冷冻断裂技术的基础上发展起来的更复杂的复型技术。该技术是将样品割断面各种结构的形貌印在复型膜上，在透射电镜下观察复型膜。冷冻蚀刻技术具体方法为将样品用液氮超低温冷冻，置于真空蒸发仪中，利用特殊的断裂装置将冷冻后的样品骤然断开，当断裂面的冰在真空中升华（蚀刻）后，就会在在表面上浮雕出细胞的超微结构。然后再对浮雕表面喷涂铂与碳制作断面复型膜，最后在腐蚀液中除去样品，剩下的碳铂膜就是复型膜，复型膜经重蒸水多次清洗后，捞在载网上作电镜观察（图3–13）。

冷冻蚀刻技术的优点是可以保持细胞原来的结构，使之更加接近于生理状态，立体感较强，分辨力也远远高于一般扫描电子显微镜。另外复型膜可长期保存。

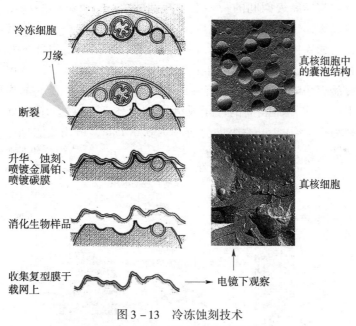

图 3–13　冷冻蚀刻技术
（样品制备流程及真核细胞及其囊泡结构）

（三）扫描探针显微镜技术

扫描探针显微镜（scanning probe microscopy，SPM）是扫描隧道显微镜及在扫描隧道显微镜的基础上发展起来的各种新型探针显微镜（原子力显微镜，激光力显微镜，磁力显微镜等）的统称，是国际上近年发展起来的表面分析仪器，是综合运用光电子技术、激光技术、微弱信号检测技术、精密机械设计和加工、自动控制技术、数字信号处理技术、应用光学技术、计算机高速采集和控制及高分辨图形处理技术等现代科技成果的光、机、电一体化的高科技产品。

扫描探针显微镜是新一代的观察被测样品表面性状的精密仪器，它可对样品表面的三维结构作精确的测量，同时 SPM 利用一个尖端十分锐利的探针，紧贴住样品表面作扫描运动，可得到精细的样品表面图像。

1. 扫描隧道显微镜 扫描隧道显微镜（scanning tunneling microscope，STM）是20世纪80年代初发展起来的一项技术。STM是由IBM公司瑞士苏黎世研究所的两位科学家Binnig和Rohrer等在1982年发明，它是根据量子力学中的隧道效应原理而制成的具有原子显像力的显微镜。这种显微镜对生物学、物理学、化学等学科均有推动作用，可用于研究表面的原子结构和电子结构，故Binnig和Rohrer于1986年获得了诺贝尔物理学奖。

与扫描显微镜完全不同的是，扫描隧道显微镜不是用电子束而是用扫描探针对样品表面进行扫描。扫描探针是根据量子力学中隧道效应设计的，它是STM最关键部件。探针是由钨丝或铂铱丝制成，针尖直径为1Å。把探针与被测样品表面作为两个电极或两个导体，将探针逐步迫近被测样品，使两者的距离达到数Å。可导致它们表面的电子云发生重叠，此时在两者间加上一微小电压（2mV~2V），电子就可因量子隧道效应由针尖（或样品）移到样品（或针尖），从而在两者之间产生电流——隧道电流，这种隧道电流对针尖与样品表面间的距离变化特别敏感：二者的间距减小0.1nm时，电流可增大一个数量级；二者的间距稍增大时，电流就大为减小，电流与两电极的距离呈指数关系变化。如果控制针尖和样品之间的距离和保持隧道电流的稳定，使针尖在样品表面进行扫描，则探针在垂直于样品方向上高低的变化，可反映出样品表面的起伏，从而得到样品表面电子态和化学特性的有关信息，把针尖在样品表面扫描的轨迹显示在荧光屏上就得出样品表面的原子排列图像（图3-14）。STM具有很高的分辨率，横向分辨率为0.1~0.2nm，纵向分辨率为0.001nm，可用于表面结构分析、表面电子态和化学特性分析，如DNA分子的双螺旋结构、tRNA结构、细胞膜表面结构等。

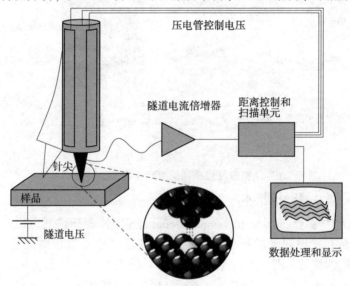

图3-14 扫描隧道显微镜原理

DNA双螺旋结构的建立是根据X射线衍射结果推导出来的，至今还没有直接观察到DNA结构的证据，对其细微结构还不够了解。如果用STM研究DNA的双螺旋结构，可观察到DNA分子上的大沟和小沟，而且了解到DNA的结构随染色体长度而异，这对了解基因的定位和调控是很重要的。STM也被用于研究大肠埃希菌质粒中环状DNA的结构。对以上两种 DNA 的结构研究均能在溶液中进行，接近生理条件，反映 DNA 的自然结构状态。

此外，还可用 STM 研究胶原、纤维和其他蛋白质结构，也可用于细胞膜表面结构的研究。但是，由于扫描隧道显微镜检查的对象必须是导电体，而生物样品的导电性很差，因而成为限制扫描隧道显微镜在生命科学研究中应用的主要因素。

2. 原子力显微镜　1985 年，IBM 公司的 Binnig 与 Stanford 大学的 Quate 合作开发了原子力显微镜。原子力显微镜（atomic force microscopy，AFM）是近十几年来表面成像技术中最重要的进展之一，其原理是将针尖制作在一个对微弱力极敏感的 V 字形的微悬臂上，微悬臂的另一端被固定，使针尖趋近样品表面并与表面轻轻接触，由于针尖尖端原子与样品表面原子之间存在着微弱的排斥力，当采用针尖进行扫描时，可通过反馈系统控制压电陶瓷管的伸缩来保持原子间的作用力恒定，带有针尖的微悬臂将随着样品表面的起伏而颤动，利用激光束偏转和光学检测方法得到样品表面形貌特征的信息。

与扫描电子显微镜相比，AFM 具有非常高的分辨率，横向分辨率为 0.1～0.2nm，纵向分辨率高达 0.01nm。AFM 具有很宽的工作范围，可以在诸如真空、大气和各种液体环境中使用，还可以在低温环境下进行研究，观测到的生物样品可以从单个分子到整个细胞。能够在纳米尺度上研究生物的反应机理，如生物细胞的表面观察，DNA 和蛋白质等生物大分子的表面立体结构及其结晶体结构观测，生物分子之间力谱曲线的观测等。

当然，原子力显微镜在生物医学应用中也存在一定的局限性和困难。譬如在生理条件下对活细胞进行成像观察时，存在各种影响因素。如针尖与细胞表面的非特异性相互作用情况确定、AFM 悬臂最佳弹性系数的选择、如何增加细胞表面韧性、观察培养液的选择、基底的处理、扫描频率的确定、污染后针尖的清洗等诸多问题。

第二节　细胞的分离和培养技术

生物体组织中常常混合存在多种类型的细胞，要想获得某一类型的单一组分的细胞，必须从活组织中采用离心技术或其他分离技术纯化该类型细胞，即细胞及其组分的分离（separation）和纯化（purification）技术。

细胞培养技术是当前细胞生物学乃至整个生命科学研究与生物工程中最基本的实验技术，在药物学、生理学等多学科中都得到广泛应用。细胞培养包括原核细胞、真核单细胞（如酵母）、植物细胞和动物细胞的培养。本节内容主要介绍动物细胞培养。

细胞培养（cell culture）是指细胞在体外的培养技术，即无菌条件下，从生物活体中取出组织或细胞，并在模拟机体内正常生理状态下生存的基本条件下，让细胞在培养容器中使之生存并继续生长和繁殖的研究方法。细胞培养技术是生理学、遗传学、药物学、分子生物学等基础学科和细胞及组织工程学等应用学科研究中常用的一项技术。通过细胞培养可以获得大量的、性状相同的细胞，以便于研究细胞的形态结构、化学组成、功能、基因表达调控和代谢活动规律。细胞培养技术从细胞生物学水平帮助人类揭开生、老、病、死的规律，探索与疾病治疗有关的各种机制，并可通过人为地诱导细胞使其遗传性状发生改变，从而向更有利于人类和自然界和谐相处的方向发展。

一、不同类型细胞的分离

（一）细胞培养的步骤

准备工作对开展细胞培养异常重要，是细胞培养的第一步。准备工作的内容包括器皿的清洗、干燥与消毒，培养基与其他试剂的配制、分装及灭菌，无菌室或超净台的清洁与消毒，培养箱及其他仪器的检查与调试。然后是取材工作，在无菌环境下从机体取出某种组织细胞，经过一定的处理（如消化分散细胞、分离等）后接入培养器皿中。

从组织中分离细胞的第一步是将组织制备成游离的细胞悬液，通常需要将动物组织切块、剪碎，然后用胰蛋白酶或胶原酶去消除细胞间的连接和细胞外基质，用金属离子螯合剂乙二胺四乙酸（EDTA）除去细胞黏附所依赖的钙离子。这个过程的目的是将细胞消化分散，需要注意的是不要破坏细胞的结构，加入良好的培养营养液。

（二）细胞培养的基本原则

1. 无菌操作 无菌条件是细胞离体培养最基本的条件，进一步的细胞培养和分离纯化某些成分都需要无菌操作。

2. 等渗操作 分离体系所用的溶液必须是等渗的，要具有缓冲性的离子强度。

3. 低温操作 分离体系应保持低温，以降低细胞的代谢活动。

4. 适宜的 pH 过酸或过碱可导致细胞死亡，这主要与蛋白质的变性和细胞膜的结构受损有关。

（三）细胞分离的方法

根据不同细胞的特点，细胞分离可采用不同的办法。

1. 差速离心或密度梯度离心 根据细胞的大小和细胞密度不同，可通过差速离心或密度梯度离心进行分离。具体内容见本章第三节。

2. 流式细胞术 近代细胞生物学发展十分迅速，其研究方法逐步从传统的定性描述发展到定量的、细胞群体的研究，由此形成了一个新的领域和新的学科，即分析细胞学（analytical cytology）。分析细胞学的发展是与近代一些科学技术的发展密切相关的，特别是激光技术、数字计算机技术、电子物理技术、电子摄像技术、光电测量技术、单克隆抗体技术及荧光细胞化学技术等。分析细胞学是从定量的角度对细胞的各种形态学参数、生物学特征、细胞生化成分的组成及含量以及细胞的各种功能等进行研究，将以往各种细胞学技术从定性、定位进一步发展到定量的研究，排除了各种主观因素的影响，获得定量的测量数据，更客观地揭示生命活动的规律。流式细胞术是分析细胞学最重要的组成部分。1930 年，Caspersson 和 Thorell 以细胞的计数开始，试图寻找研究细胞的新工具，到 1973 年，BD 公司与美国斯坦福大学合作，研制开发并生产了世界上第一台商用流式细胞仪 FACS Ⅰ。FCM 从诞生至今的 40 多年中经历了发展和逐渐完善的过程。其测量参数由单参数向多参数发展，仪器的灵敏度、分辨率和检测速度等指标进一步改善提高。

流式细胞术（flow cytometry，FCM）是一种应用流式细胞仪对悬浮在液体中的细胞或其他生物微粒（如细菌）逐个进行多参数快速定量分析和分选的技术。流式细胞仪（flow cytometer）又称荧光激活细胞分选仪（fluorescence activited cell sorter，FACS），是测量荧光标记后的细胞荧光强度的细胞分析仪，是在单个细胞分析和分选基础上发展起来的对细胞的理化性质，如大小、内部结构、DNA、RNA、蛋白质、抗原等进行快速测量并可分类收集的高技术产物，具有快速、灵敏，且可定量的特点。

流式细胞仪主要由四部分组成：流动室和液流系统（细胞驱动系统）；激光源和光学系统；信号检测系统和计算机分析系统（图 3 - 15A）。工作原理是应用免疫细胞化学原理，用荧光特异性抗体与细胞上相应抗原结合的方式，标定欲分离的待测细胞（或细胞器）悬液，在鞘液的包围和约束下，细胞排成单列并由流动室喷嘴高速喷出，形成细胞液柱。当细胞液柱通过激光照射区后产生散射光和荧光信号，由检测器测定分析。激光束照射下产生前向散射光（FSC）和侧向散射光（SSC），分别反映细胞的大小和颗粒度，根据这些特性可以将细胞分类。经一种或几种特殊荧光标记，在激光束的激发下所产生的特定荧光，可被光学系统检测并输送到计算机进行分析，得到细胞各自相应的特性。

（1）细胞驱动系统：由样品管和同轴鞘室所组成，单细胞悬液或细胞组分悬液在此室与鞘液相混合，由气体压力装置送入流动室，并使样品与鞘液同轴流动，在鞘室终端经约 50～100μm 的喷嘴逐个高速喷出，进入检测区。

（2）激光源和光学系统：光源常用激光器或高压汞灯，最常用的是氩离子激光。激光束通过由透镜组成的聚光装置聚焦成椭圆光斑，光斑长轴与样品流相垂直，短轴与样品流相平行。样品流与光斑的交叉区域即为检测区。

（3）信号检测系统：由光电检测元件和数字模拟转换器所组成，可接收放大各种光信号，并使之转换成电脉冲信号。如不同的荧光信号可反映出细胞表面和内部的不同情况。最后，电脉冲信号可转换成计算机可识别的数字信号。

（4）计算机分析系统：分析处理时，结果常以直方图形式表示。直方图有单参数和双参数两种表示方法。单参数结果用横坐标表示细胞成分含量，纵坐标表示细胞数的二维频率分布（图 3 - 15B）。对双参数结果，以 X 和 Y 坐标分别表示同一细胞发出的两种不同的信号，Z 坐标表示细胞数，其表示方式可用简单的双参数直方图，也可用三维频率分布直方图。

FCM 作为定量研究细胞各种结构与功能参数的新技术手段在细胞生物学领域有着广阔的应用范围，特别是细胞动力学、细胞周期分析、细胞增殖、细胞分化及细胞凋亡、肿瘤药理学等方面研究更加广泛。目前，流式细胞术已经被广泛地应用于细胞分选、细胞含量测定、细胞凋亡检测、细胞因子检测和细胞免疫表型分析等。

3. 免疫磁珠法　免疫磁珠法是 20 世纪 80 年代出现的技术方法。1983 年 Ugelstad 提出将免疫磁珠用于细胞分选，1990 年，Mihenyi 建立了免疫磁珠法。免疫磁珠（immunomagnetic beads，IMB），又称免疫磁性微球（immunomagnetic microspheres，IMMS），是免疫学和超顺磁性磁珠相结合而发展起来的一类新型材料。它内含磁性氧化物核心的高分子免疫微球，其中心是 Fe_2O_3 或 Fe_3O_4 颗粒，外包一层聚苯乙烯或聚氯乙烯等高分子材料。理想的磁珠为均匀的球形、由具有超顺磁性的铁质核心及高分子

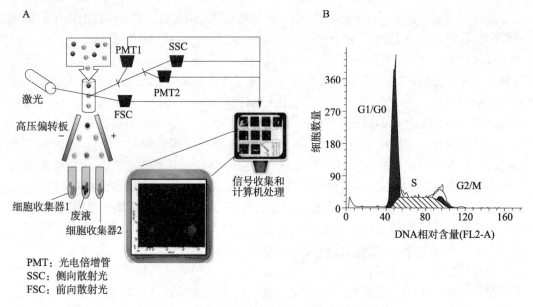

图 3 – 15　流式细胞仪细胞分选功能示意图与实例

A. 分选功能示意图；B. 处在不同时相的 Hela 细胞的实验结果，单参数直方图

保护外壳组成，大小从 50 ~ 10000nm 不等。在高温条件下，或是磁性颗粒的粒度很小时，磁性材料的磁性很容易随周围的磁场改变而改变，磁体的极性也呈现出随意性，难以保持稳定的磁性能，这种现象就是超顺磁效应。超顺磁性磁珠能在外部磁场的作用下迅速聚集，当磁场撤离后即可重新分散而不带有剩磁，这种特性使其作为一种新型的分离纯化基质被广泛用于生物活性物质的分离纯化技术上。即在外部磁场作用下，磁性微球可迅速从介质中分离出来，撤去外部磁场后，微球颗粒又可以重新浮在介质中。

由于微球的外表面为聚乙烯性质的高分子材料，很容易包被不同类型的单克隆抗体，还可以通过聚合或表面修饰在其表面导入不同性质的功能基团，如 – COOH、– OH、– NH_2、– $CONO_2$ 等，使磁珠几乎可以偶联任何具有生物活性的蛋白。因此，利用带有特定单抗的免疫磁珠与靶细胞特异结合的特点，能快速从细胞混悬液中将目的细胞分离出来（图 3 – 16）。首先，将待分离细胞与包被有特定单抗的免疫磁珠短暂孵育，并将分离柱安装于磁场中，然后将磁珠标记的细胞和未标记的细胞混合液缓慢过柱，此时，已经磁化的标记细胞被磁场吸附，收集的流出液为无磁性的未标记的细胞。最后，从磁场区域移走分离柱，洗脱出的滞留细胞为阳性标记细胞，回收这些目的细胞。免疫磁珠法操作简便快捷，特异性高，细胞回收率高（＞90%）；同时，由于磁珠体积小，不会对细胞造成机械性压力，也不会激活细胞或影响细胞的活力。

免疫磁珠技术广泛应用于细胞生物学、临床诊断学、环境保护与食品安全等领域，也应用于 DNA、RNA、蛋白质的分离纯化。

4. 激光捕获显微切割技术　激光捕获显微切割（laser capture microdissection）是在不破坏组织结构，保存要捕获的细胞和其周围组织形态完整的前提下，直接从冰冻或石蜡包埋组织切片中获取目标细胞。突出优点是能够从组织切片中精确地分离一个单一的细胞，缺点是不能用于分离活细胞。通常的操作过程是：①制备组织切片（常用

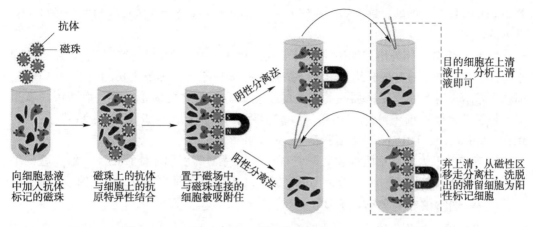

图 3-16　免疫磁珠技术

冰冻切片）。②在显微镜下将组织切片用特制的透明薄膜（如乙烯醋酸盐聚合体膜）覆盖。③然后在电脑控制下用激光束切割所需的目标细胞，覆膜在激光束经过的地方被熔化，这时膜与下面的目标细胞牢固结合。④最后用另一束激光将其弹出到收集管中（图 3-17）。切下的细胞样品可供进一步研究，包括生化分析、DNA 提取等。此方法可提高分析的重现性和准确性，是目前较为理想的细胞提取工具，已经用于膀胱癌、结肠癌等标本的准备。

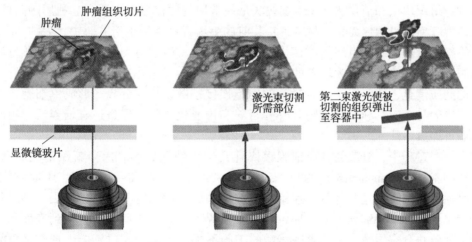

图 3-17　激光捕获显微切割技术

二、动物细胞培养

（一）细胞培养的基本要求

1. 环境要求　无菌是保证细胞生存的首要条件。细胞培养的过程要求无菌、避免微生物及其他有害因素的干扰，因此必须在细胞培养室这样特殊的环境中进行。常规的细胞培养室可以开展清洗消毒、储存、无菌操作、制备及孵育等工作。细胞培养室必须配置浸泡各种玻璃器皿的酸缸、压力蒸汽消毒器、超净工作台、CO_2培养箱、观察细胞的倒置显微镜等。另外，适宜的温度才能维持细胞的生长，人和哺乳动物细胞的最适宜温度为 35℃～37℃。气体条件也很重要，培养细胞所需要的 O_2 和 CO_2 由细胞培

养箱 CO_2 钢瓶系统提供，培养箱中充填 CO_2 的目的是用来缓冲和维持细胞培养基的 pH，提供适宜细胞生长的酸碱度。

2. 营养供应 体外培养细胞时，营养和环境因素非常重要。营养物质必须与体内相同，主要有糖、氨基酸和维生素等。基础培养基只能提供细胞生长的简单营养物质，细胞实际培养时，还需要添加一些天然的生物成分，最主要的是血清。血清中含有很多生长因子，促进细胞贴壁和增殖。目前常用的商品化培养基有 Eagle 培养基、RP-MI1640、DMEM、IMDM、F12 培养基。

3. 支持物 大多数细胞都需要附着在一个支持物的表面才能存活。一般类型的细胞都可以附着在玻璃表面上生长，也可以吸附在由带负电荷的物质所处理的塑料表面。

（二）细胞培养的类型和方法

1. 原代培养与传代培养 体外培养的动物细胞可分为原代细胞与传代细胞。原代细胞（primary culture cell）是指从机体取出后立即培养的细胞。首次培养即为原代培养（primary culture），也把培养的第 1 代细胞与传 10 代以内的细胞统称为原代细胞培养。原代培养的细胞由于刚离开活体，生物学特性与体内细胞比较接近，因此在研究中被广泛应用，适宜于进行药物测试、细胞分化等研究。

任何动物细胞的培养均需从原代细胞培养做起。幼年动物的肾、肺、卵巢、精巢、肌肉与肿瘤等组织的细胞较易培养，而神经细胞等较难培养。原代培养最基本的方法有两种：组织块法和消化法。①组织块法是最常用的原代培养方法，它利用刚离体的、生长活力旺盛的组织作为实验材料，将其剪成小块直接接种于培养瓶中，大约 24 小时后，细胞即可从贴壁的组织块的四周游离出并生长。该法适用于来源有限、数量较少的组织进行原代培养，因为培养的细胞较易存活。②消化法是将小块组织中妨碍细胞生长的间质消化，使组织中结合紧密的细胞连接松散、相互分离，形成单细胞或小细胞团组成的悬液，有利于细胞吸收外界营养和排泄代谢物，经过适宜培养后，短时间内细胞可连成一片。

在培养过程中，分散的悬浮细胞很快（几十分钟至数小时内）就贴附在瓶壁上，被称作细胞贴壁（anchorage），如上皮型细胞、成纤维细胞和巨噬细胞、Hela 细胞等。原来是圆形的细胞一经贴壁就迅速铺展呈多形态，此后细胞开始有丝分裂，形成致密的细胞单层，称单层细胞（monolayer cell）。当贴壁生长的细胞分裂生长到表面相互接触时，就停止分裂增殖，相互紧密接触的细胞不再进入 S 期，也不会出现交叉重叠生长。这种现象称为接触抑制（contact inhibition）。单层细胞经过一段时间后，一定要重新分散后分瓶继续培养，才能继续分裂增殖。

除了贴壁型细胞外，还有一些动物细胞不需要贴附在支持物上，呈悬浮生长，胞体常呈饱满圆球状，如淋巴细胞等，称为悬浮型细胞。悬浮型细胞的生存空间大，营养充足，繁殖迅速，容易获得大量细胞，但培养条件通常比贴壁型细胞苛刻，有的须使用流动的培养基和旋转的培养系统。

传代细胞（subculture cell）是指在适宜体外条件下继续传代培养的细胞。培养的细胞通过增殖达到一定数量后，为了避免因为生存空间不足或密度过大，造成细胞营养发生障碍而影响其生长，需要及其对细胞进行分离、稀释和移瓶培养。将原代培养的细胞从培养瓶中取出，以 1 : 2 以上的比例扩大培养，为传代培养，最多可以重复

40～50代。传代细胞通常比原代细胞增殖旺盛，在细胞培养一代的时间内，一般可发生2～6次细胞数量的倍增。普通哺乳动物细胞一般只能传10～50代，然后增殖逐渐变缓，最终细胞衰亡。

值得注意的是培养细胞的"一代"，并不是表示细胞分裂一次，而是指培养细胞从接种到再次转移培养的过程。

2. 细胞建系　原代培养的细胞一般传至10代左右就不易传下去，细胞生长停滞，大部分细胞退化死亡，极少数细胞可传下去，继续顺利传40～50代后，仍保持染色体二倍数，仍有接触抑制，这种传代细胞为细胞系（cell line）。除了胚胎干细胞等少数细胞外，多数细胞传至50代后，又会发生细胞退化"危机"，不能再传下去。这种传代次数有限的培养细胞通常称之为有限细胞系（finite cell line），来自人和动物正常组织的细胞系均属于有限细胞系。如果传代过程中细胞的遗传物质发生突变，并带有癌变的特点，这种细胞有可能在体外培养条件下无限制地传代，这种传代细胞称为永生细胞系或无限细胞系（infinite cell line），常见于来自恶性肿瘤组织的细胞系。此外，正常组织培养的细胞在某些特殊条件下，如放射线照射、化学致癌物处理或癌基因转染等，也可称无限细胞系。无限细胞系细胞的特点是：染色体数目明显改变（呈亚二倍体或非整倍体），失去接触抑制，容易传代培养。如Hela细胞系（来自于人宫颈癌上皮细胞）、BHK－21细胞系（来自于叙利亚仓鼠肾成纤维细胞）与CHO细胞系（来自于中国仓鼠卵巢细胞）等（表3－1）。

表3－1　实验室常用的细胞系（株）

细胞系	细胞类型	物种
A431	表皮细胞癌	人
Hela	子宫颈癌	人
Caco－2	结肠腺癌	人
293	肾	人
H1，H9	胚胎干细胞	人
3T3	成纤维细胞	小鼠
SP2	浆细胞	小鼠
R1	胚胎干细胞	小鼠
PtK1	上皮细胞	大鼠
L6	成肌细胞	大鼠
PC12	嗜铬细胞	大鼠
BHK21	成纤维细胞	叙利亚仓鼠
CHO	卵巢	中国仓鼠
COS	肾	猴
MDCK	上皮细胞	犬

在细胞建系过程中，无论是有限的细胞系还是无限的细胞系，在建系完成后，均需对其生物学特性加以鉴定。细胞系鉴定的内容主要包括组织来源、细胞正常与否、生长状况及增殖能力、有无恶性转化、有无交叉污染等。用单细胞克隆培养或通过药物筛选的方法从某一个细胞系中分离出单个细胞，并由此增殖形成的、具有基本相同

的遗传性状的细胞群（colony）称为细胞克隆。该细胞群经过生物学鉴定，如具有特殊的遗传标记或性质，就称这个细胞系为细胞株（strain）。

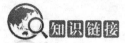

海莉耶塔·拉克斯永生不死的女人

　　海莉耶塔已经死了，她的细胞还活着，总重量相当于100座帝国大厦，现在还在继续繁衍。她是美国南方的贫穷烟农，罹患宫颈癌后，肿瘤细胞被医师取走，成为医学上最早经由人工培养的永生不死的细胞——Hela细胞。

　　1951年，海莉耶塔因为子宫内长了一个坚硬肿块来到美国一家医院做治疗。医生诊断她患了宫颈癌，在用镭为她做第一次放射性治疗的时候，从她的子宫切走了两片硬币大小的组织，分别取自肿瘤和健康组织。当时的医生习惯使用一般病房的患者做研究，而且没有告知患者。

　　组织培养研究室主任盖伊夫妇在细胞体外培养方面努力了三十年，可是大部分细胞都很快死亡，少数幸存的又几乎不会生长。没想到这次的海莉耶塔的肿瘤细胞不仅活了下来，还长得奇快，隔天早上已经增加一倍，不到24小时，数目又增一倍。世界上首批可以在实验室里培养的永生的人体细胞诞生了！

　　Hela细胞是研发小儿麻痹症药物的功臣，协助科学家解开肿瘤、病毒和原子弹效应的奥秘，促成试管婴儿、基因复制、基因图谱的重要发展，并造就了总值十亿美元的人体生物材料产业。

（三）动物细胞培养应用于药学的优势

　　动物细胞培养开始于20世纪初，到1962年规模开始扩大，发展至今已成为生物、医学、药学研究和应用领域广泛采用的技术方法，利用动物细胞培养生产的具有重要药用价值的生物制品有各类疫苗、干扰素、激素、酶、生长因子、病毒杀虫剂、单克隆抗体等，已成为医药生物高技术产业的重要部分，其销售收入已占到世界生物技术产品的一半以上。

　　在涉及到细胞生物学的试验研究中，细胞培养既是一项常规的实验工作，也是一项非常重要的基础工作。通过细胞培养可以了解细胞的不同生理状态、不同发展阶段，进而了解细胞的病理学变化及其机制，并可将其应用于药理学、药效学研究。

　　动物细胞培养应用于药学研究具有如下优势：①影响因素简单，细胞培养不受体内各种复杂因素的影响（当然，有时这也是缺点）；②实验条件易于控制，人为改变培养条件，即可观察细胞在单因素或多因素影响下的生理改变；③方法便捷，可用各种技术方法观察研究活细胞的形态结构和生命活动；④结果易于分析、重复性好，可避免种属及个体之间的差异；⑤经济、周期短，节约动物和药物，可避免伦理学限制，并可在短时间内获得较多的实验样品和结果；⑥便于应用人体组织。

（四）Caco-2细胞模型在药学中的应用

1. Caco-2细胞模型及基本特点　　Caco-2细胞（colon adenocarcinoma cell line）是

一种人类结肠癌细胞，由 Fogh 等人于 1977 年分离出来。Caco－2 与正常成熟小肠上皮细胞在体外培育过程中出现的逆向分化不同：在培养过程中，Caco－2 细胞可形成致密的单层组织，并在 20 天内完成上皮样分化，分化出绒毛面 AP（apical，尖端的，此处即肠腔侧，又称黏膜侧）和基底面 BL（basolateral，底外侧的，此处即肠内壁侧，又称浆膜侧）。分化的 Caco－2 细胞单层不仅在形态上类似小肠细胞，而且还表达了典型的小肠微绒毛水解酶和营养物质转运载体。小肠上皮细胞中的多种特异性转运系统和多药耐药性蛋白（multidrug resistance protein，MRP）及 P－糖蛋白（P－glycoprotein，P－gp）在 Caco－2 细胞中均有表达，Caco－2 细胞对各种载体蛋白的表达与培养时间相关，其中两种载体蛋白的分布见图 3－18。

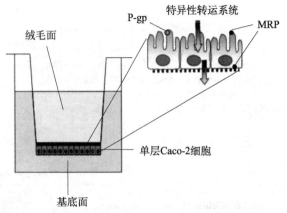

图 3－18　Caco－2 细胞两种载体蛋白的分布

从 20 世纪 80 年代以来，人们开始将 Caco－2 细胞模型作为进行药物体外吸收实验的工具，该模型的优点：①细胞来源于人结肠癌细胞，易培养，生命力强，同源性好。②细胞结构、生理状态与小肠上皮细胞类似，内含多种人体药物代谢酶。③药物吸收实验操作简单、快速，适合于大量候选药物的早期筛选。④用途广泛，如测定药物的细胞摄取与跨膜转运特征；在代谢状态下测定药物的跨膜转运动态；较精细地区分肠腔内不同吸收途径的差别等。基于这些特点，近年来 Caco－2 细胞培养系统模拟药物在肠道的吸收和代谢，得到了广泛的应用，成为药物吸收研究的必备手段和体外模型。可用于快速评估新药的细胞渗透性、阐明药物转运的途径、评价提高膜通透性的方法、确定被动扩散的药物最合适的理化性质和评估新药的潜在毒性作用等。

Caco－2 细胞模型能够在细胞水平提供关于药物分子通过小肠黏膜的吸收、代谢、转运的信息，同时它提供了关于治疗药物可能引起黏膜毒性的信息，以及药物结构－转运方面的信息，对于组合化学药物库的高通量筛选（High－throughput screening）也是一个很好的工具。Caco－2 细胞模型的建立的一般流程见图 3－19。

2. Caco－2 细胞模型在药学中的应用　①测试口服药物的吸收特性。②研究口服药物的吸收机制。③评价药物及制剂的透膜性和黏膜毒性。④检验药物在小肠上皮代谢的稳定性。⑤揭示小肠上皮吸收的限速因素。⑥判定外排泵蛋白在药效中的作用。

尽管 Caco－2 细胞具有许多优点，但也有其局限性：缺少肠壁的黏液层；缺少细胞异质性（仅由单一细胞构成）；缺少部分代谢酶；屏障特性与结肠上皮细胞类似，而与小肠上皮有一定差异，细胞培养的时间和代系对于 Caco－2 细胞的形态学和生理学性质有影响，从而影响细胞对药物的转运，不同实验室之间由于培养条件的差别，使结果有时缺乏可比性。因此，仅适用于新药开发早期阶段的药物吸收过程研究。

随着新一代细胞模型的建立，如加速的 Caco－2 细胞穿透模型、TC－7 细胞模型，转染后能够表达 CYP3A 的 Caco－2 细胞，原有的 Caco－2 细胞单层模型的一些缺点将得到克服，Caco-2细胞模型在药物开发研究中将会发挥越来越大的作用。

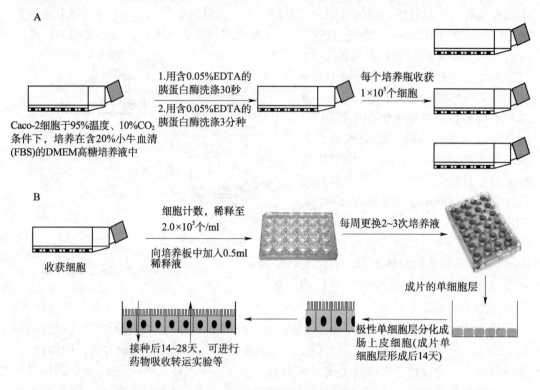

图3-19　Caco-2细胞的建立流程图

第三节　细胞组分的分离和纯化技术

一、细胞破碎

形态学观察与细胞组分分析相结合是当代细胞生物学研究中常常采用的实验方法。要从分子水平了解细胞内的生命活动，必须对细胞内各种细胞器及大分子进行生化分析。分析时要破坏细胞结构，使细胞裂解，并尽可能保留各种细胞成分的生化特性。细胞破碎（cell disruption）是指利用外力破坏细胞膜和（或）细胞壁，使细胞内容物包括目的产物成分释放出来的过程。细胞破碎是细胞内组分进行分离与纯化的前提。细胞破碎的难易程度是：植物细胞＞真菌（如酵母）＞革兰阳性菌＞革兰阴性菌＞动物细胞。细胞破碎的方法很多，从破碎机制的角度来分，可分为机械法和非机械法两大类。

（一）机械法

主要通过机械切力的作用使组织细胞破碎的方法，常用的器械有组织捣碎机、匀浆器、研钵和细菌磨等。

1. 组织捣碎机　将材料配成稀糊状液，放置于筒内约1/3体积，盖紧筒盖，将调速器先拨至最慢处，开动开关后，逐步加速至所需速度。一般用于动物组织、植物肉质种子、柔嫩的叶芽等，转速可高达 10000r/min 以上。由于旋转刀片的机械切力很大，一些较大分子，如核酸的制备则很少使用。

2. 组织匀浆器 先将剪碎的组织置于管中，再套入研杆来回研磨，上下移动，即可将细胞研碎。组织匀浆器的研钵磨球和玻璃管内壁之间间隙保持在十分之几毫米距离。此法细胞破碎程度高于高速组织捣碎机，适用于量少的动物脏器组织。

3. 研钵 多用于细菌或其他坚硬植物材料，研磨时常加入少量石英砂，玻璃粉或其他研磨剂，以提高研磨效果。

4. 细菌磨 是一种改良了的研磨器，比研钵具有更大的研磨面积，而且底部有出口。操作时先把细菌和研磨粉调成糊状，每次加入一小勺，研磨 20～30 秒即可将细菌细胞完全磨碎。

（二）非机械法

1. 反复冻溶法 因突然冷冻，细胞内冰晶的形成及胞内外溶剂浓度的突然改变而破坏细胞。具体操作是将待破碎的细胞在 -20℃ 以下冰冻，室温融解，反复几次，由于细胞内冰粒形成和剩余细胞液的盐浓度增高引起溶胀，使细胞结构破碎。此法适用于组织细胞，多用于动物性材料，对微生物细胞作用较差。

2. 急热骤冷法 材料投入沸水中，维持 85～90 分钟，至冰浴中急速冷却，此法可用于细菌及病毒材料。

3. 超声波处理 一定功率的超声波处理细胞悬液，使细胞急剧震荡破裂，此法多适用于微生物材料。超声波处理破碎机理：可能与空化现象引起的冲击波和剪切力有关。超声破碎的效率与声频、声能、处理时间及细胞浓度等因素有关。优点是操作简单，重复性较好，节省时间，故多用于微生物和组织细胞的破碎。缺点是超声波破碎在实验室规模应用较普遍，处理少量样品时操作简便，液量损失少，但是超声波产生的化学自由基团能使某些敏感性活性物质变性失活。而且大容量装置声能传递，散热均有困难，应采取相应降温措施。对超声波敏感的物质如核酸应慎用。空化作用是细胞破坏的直接原因，同时会产生活性氧，所以要加一些疏基保护剂。

4. 酶溶法 利用各种水解酶，如溶菌酶、纤维素酶、蜗牛酶、半纤维素酶、脂酶等，将细胞壁分解，使细胞内含物释放出来。有些细菌对溶菌酶不敏感，加入少量疏基试剂或尿素处理后，使之转为对溶菌酶敏感而溶解。该法优点是适用于多种微生物；作用条件温和，内含物成分不易受到破坏；细胞壁损坏的程度可以控制。缺点是易造成产物抑制作用，这可能是导致胞内物质释放率低的一个重要因素。而且溶酶价格高，限制了大规模利用。此外，酶溶法通用性差，不同菌种需选择不同的酶。有一定局限性，不适宜大量的蛋白质提取，给进一步纯化带来困难。

5. 化学渗透法 某些有机溶剂、抗生素、表面活性剂、金属螯合剂、变性剂等化学药品都可以改变细胞壁或细胞膜的通透性从而使内容物有选择地渗透出来。化学渗透取决于化学试剂的类型以及细胞壁和细胞膜的结构与组成。优点是多用于破碎细菌，且作用比较温和，如提取核酸时，常用此法破碎细胞。缺点是时间长，效率低；化学试剂毒性较强，同时对产物也有毒害作用，进一步分离时需要用透析等方法除去这些试剂；通用性差，某种试剂只能作用于某些特定类型的微生物细胞。

6. 细胞自溶法 在一定酸碱度和适当的温度下，利用组织细胞内自身的酶系统将细胞破碎的方法。此法时间长，常用少量防腐剂如甲苯、氯仿等防止细胞的污染。

不同实验规模，不同实验材料和实验要求，所使用的破碎方法和条件不同。例如一些坚韧组织如肌肉，植物的根、茎等，常需要强烈的绞碎或研磨作用，才能把其组织细胞破坏。而比较柔软的组织如肝、脑等，用普通的玻璃匀浆器即可达到完全破坏细胞的目的。即使同样一种实验材料，如制备大分子量核酸和小分子核苷酸时，对细胞破碎的方法和条件也不相同，后者可以采用强烈手段，而前者则必须保持十分温和的条件，才不至于损坏其分子的完整性。

二、细胞组分的分离纯化

（一）细胞组分的分级分离

真核细胞都有很多细胞器。如果要研究某一细胞器（如线粒体）的功能，或者要研究某一细胞器（溶酶体）的某种酶的功能，首先必须分离纯化线粒体或溶酶体，然后进行线粒体的某种功能研究或从纯化的溶酶体中进一步分离纯化所要研究的目的酶。离心是分离和提取细胞亚显微结构和大分子的最传统，也是最常用的实验手段。根据亚细胞器的大小、密度、形状、沉降系数等物理特性，通过一系列的离心技术可以分离和纯化出各种亚细胞器。最近 20 年来离心机的性能有很大提高：相关硬件，例如设备驱动器、转头、电器控制、制冷系统、整机配置及附件等方面都有长足进步。20 世纪 80 年代以来计算机开始被用于离心过程的模拟，以及结合离心技术的数学分析来探知各种生物样品的沉降过程。离心方法利用细胞内各种颗粒成分的大小、形状和密度不同，采用差速离心或密度梯度离心的方法将其分离。离心方法有多种，包括利用颗粒大小的不同进行离心分离，如差速分离法和移动区带离心法；利用颗粒的密度不同进行离心分离，如等密度离心法等。

如前所述，破碎细胞的方法很多，但是为了避免损害细胞内的细胞器，多采用物理的方法，超声波振荡、低渗透压、组织匀浆或研磨等。这些方法使细胞膜及内质网膜等破裂成片段，然后这些片段自我封闭形成小泡（见第四章介绍），而细胞内各种细胞器如细胞核、高尔基体、线粒体、溶酶体、过氧化物酶体等基本不受损伤。最终的结果是，细胞悬浮液是包含了各种细胞器及游离大分子的稠密的匀浆。匀浆（homogenate）是指将组织等生物材料制成匀浆液（研磨处理后的混合液体），使细胞破碎并保留所研究细胞器与组分的一种方法。通常，匀浆处理之后，即可进行一定条件的离心分级过程。由于离心机的不同转速和不同离心时间，匀浆液中的颗粒按其大小、轻重分批沉降到离心管底部，将细胞内各种结构组分分离开来。如细胞核、核仁、线粒体、高尔基体、染色体等可在不同的离心转速和时间下得到分离。

离心时，一个重要的参数是相对离心力（RCF），可按下式计算：

$$RCF（\times g）= 1.119 \times 10^{-5} \cdot N^2 \cdot r$$

以上公式中，r 为离心半径，以 cm 为单位；N 为转数，以 rpm 为单位。RCF 常以"$\times g$"的形式来表示。根据这个公式，相对离心力和每分钟的转数之间便可以转换，这种转换关系在离心操作中是很有实用价值的。

根据应用目的的不同，离心机有分析型和制备型两种。分析型超速离心机仅能对小样品（如小于 1ml 的样品）进行分析，可以用于测定分子量等；制备型离心机是为提取、纯化生物大分子而设计的，通常可对几毫升到几升的样品进行分离。

制备型离心机是应用最广泛的离心机，根据其性能可分为低速离心机（conventional centrifuge），最大速度不超过 1.0×10^4 rpm；高速离心机（high-speed centrifuge），最大转速 $2.0 \times 10^4 \sim 2.5 \times 10^4$ rpm；超速离心机（ultracentrifuge），最大离心力可超过 $5.0 \times 10^5 \times g$，即 7.5×10^4 rpm。有的低速离心机的离心室有冷却装置；高速离心机都有冷却装置，以防止转轴的温度过高和保护生物样品；所有超速离心机都有真空装置，以减少离心室内空气和转头的摩擦作用。高速和超速离心机的转头都标有最大转速，离心时绝对不得超过这一限度，否则会引起转头破裂，仪器损坏并造成人员伤亡。

1. 差速离心法 差速离心法（differential centrifugation）是通过一系列递增速度而进行的离心，即由低速到高速逐渐沉降分离，将不同大小颗粒分离的方法。差速离心法可用于分离亚细胞组分，当离心力低时，较大颗粒如细胞核沉降到管底，其他颗粒滞留在上清液中；然后加大离心力，以较高的速度离心，可分离出较小的颗粒如线粒体；再加大离心力，又可分出更小的颗粒，如微粒体（图 3-20）。

值得注意的是，对于沉淀不同的亚细胞组分，相对离心力和离心时间这两个因素是不可忽视的，可以通过不同的相对离心力在不同的离心时间使需要的成分得到分离。另外，在采用差速离心法时，需要注意实验应在低温和适当 pH 条件下进行，以保持细胞器的活性。

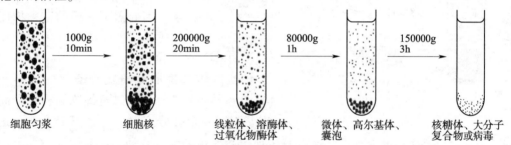

图 3-20 差速离心法分离细胞匀浆中的各种细胞组分

2. 移动区带离心法 对于大小差别较小的颗粒，可用移动区带离心法分离。移动区带离心法（moving-zone centrifugation）是将要分离的样品放在介质溶液表面，形成一个狭带，然后超速离心，使不同大小的颗粒以不同的速度向管底方向移动，形成一系列区带，在最大的颗粒尚未到达管底时停止离心，从管底小孔中分次收集各种颗粒成分。这种方法必须注意离心时间，离心时间过长，所有颗粒都会沉到管底。经改进，用轻微梯度蔗糖或甘油溶液（从管面到管底密度逐渐增高）作为移动区带离心的介质，可减少颗粒弥散，稳定颗粒的沉降，使形成的区带更明显，便于收集。值得注意的是，在移动区带离心法中，待分离颗粒的密度比离心管中任何部分介质的密度都要大。

3. 等密度离心法 用超速离心机分离各种细胞结构成分有多种方法，它们都是根据颗粒或分子在离心场中的运动原理来设计的。悬浮液中的颗粒在离心力场中的沉降速度除了与颗粒的质量有关外，还与颗粒的密度、体积以及悬浮介质的密度和黏度有关，悬浮液中颗粒或分子的沉降速度可用 stokes 公式来表示。

$$\frac{\mathrm{d}X}{\mathrm{d}t} = \frac{2r^2 (\rho p - \rho M)}{g\eta} \times g$$

式中 $\mathrm{d}X/\mathrm{d}t$ 为颗粒沉降速度，X 为颗粒到转轴中心的距离，t 为时间，r 为颗粒直径，ρp 为颗粒密度，ρM 为介质密度，η 为介质密度，g 为作用于颗粒的离心力。

根据 Stokes 公式，当颗粒密度（ρp）等于介质密度（ρM）时，离心时颗粒悬浮于介质中不移动。即分离介质和颗粒的密度相等时，离心场的作用力将使颗粒悬浮在介质中不移动。等密度离心法（isodensity centrifugation）就是根据这一原理进行的。根据这个原理，预先制备覆盖各种颗粒密度范围的介质，并使介质在离心管中形成密度梯度，然后将待分离的样品放在密度梯度液表面或者混悬于梯度液中。通过离心，不同密度的颗粒或上浮或下沉，但当到达与它们相同密度的介质区域时，颗粒不再移动，结果不同密度的颗粒位于各自的密度区，形成一系列区带。然后停止离心，从管底或从管的各段收集不同密度的颗粒（图 3-21）。目前，重金属盐氯化铯（CsCl）是等密度离心使用的最好的离心介质，它在离心场中可自行调节形成浓度梯度，并能保持稳定。

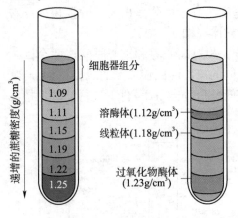

图 3-21 等密度离心法

在等密度离心中，颗粒的密度是影响其最后位置的唯一因素，本法适用于任何密度间差异大于 1% 的颗粒的分离。等密度离心法和移动区带法产生梯度介质的目的不同，前者的目的在于阻止颗粒的移动，因而介质密度很高，覆盖了所有待分离的颗粒密度范围，而后者是希望减少样品的扩散，因此需要介质的密度梯度间有轻微差别，介质的密度小于待分离的颗粒中最小的密度。

4. 细胞组分离心分离实验条件的选择

（1）离心方法的选择：在进行细胞结构成分离心分离时，要根据研究对象选择离心方法。选择的依据主要是颗粒的大小、密度以及各种离心方法的特点。如果样品中颗粒的大小或沉降系数差别很大，一般采用差速度离心方法就可达到分离的目的；如果颗粒大小差别较小，可用移动区带离心法；如果颗粒的大小差别不大而密度有差别，则应采用等密度离心法；如果两种颗粒的大小和密度都相似，就必须通过适当方法改变某种组分的性质，然后进行离心分离。另外，不同方法的特点也是被考虑的因素，如差速离心法离心时间比等密度离心法短，而且所用介质浓度也比较低，对细胞结构成分的损伤和抽提都比较小，因此适用于细胞结构成分的分析分离；而等密度离心法在一定体积的介质中可以分离较多的细胞成分，适用于细胞结构成分的制备分离。

（2）介质材料的选择：理想的介质材料应该是：形成的溶液密度范围大、黏度低，对细胞结构成分损伤小，离心分离后容易去除，浓度容易测定等。常用的介质有蔗糖、甘油等亲水有机分子和氯化铯、硫酸铯等重金属盐。蔗糖和甘油溶液的最大密度是 $1.3 \times 10^3 \text{kg/m}^3$，能用来分离较低密度的膜性细胞器如高尔基体、内质网、溶酶体和线粒体等。重金属盐溶液的最大密度可达 $1.9 \times 10^3 \text{kg/m}^3$，可用来分离密度大于 $1.3 \times 10^3 \text{kg/m}^3$ 的分子，如 DNA、RNA、核糖体等。由于重金属溶液密度很大，在离心力场中会自动形成密度梯度，用来分离的物质可直接与重金属盐溶液混合，然后进行等密度离心。

（二）层析法分离蛋白质

层析（chromatography）是利用不同物质在不同相态的选择性分配，以流动相对固定相中的混合物进行洗脱，混合物中不同的物质会以不同的速度沿固定相移动，最终达到分离的效果。层析是广泛使用的分离蛋白质的方法，它是根据蛋白质的形态、大小和电荷的不同而设计的物理分离方法。对蛋白质的分离纯化最常用的是柱层析（column chromatography），具体方法是将蛋白质混合液通过用固体性颗粒填充的玻璃、塑料或不锈钢柱，不同的蛋白质与柱内颗粒相互作用不同导致不同蛋白质被不同程度的滞留。当它们从柱的底部留出时，可被分别收集（图3-22）。根据所选择的填充材料不同，柱层析可分为：凝胶过滤层析、亲和层析和离子交换层析等。

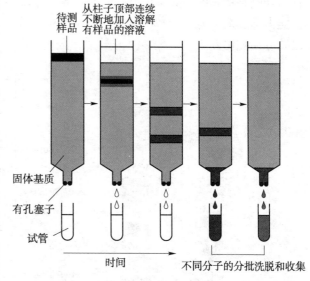

图 3-22 柱层析法原理

1. 凝胶过滤层析 凝胶过滤层析（gel filtration chromatography）也称分子筛层析、排阻层析。是利用具有网状结构的凝胶的分子筛作用，根据被分离物质的分子大小不同来进行分离。层析柱中的填料是某些惰性的多孔网状结构物质，多是交联的聚糖（如葡聚糖或琼脂糖）类物质，小分子物质能进入其内部，流经路程较长，而大分子物质却被排除在外部，流经的路程短，当蛋白质混合溶液通过凝胶过滤层析柱时，溶液中的蛋白质就按不同分子量被筛分开了（图3-23）。

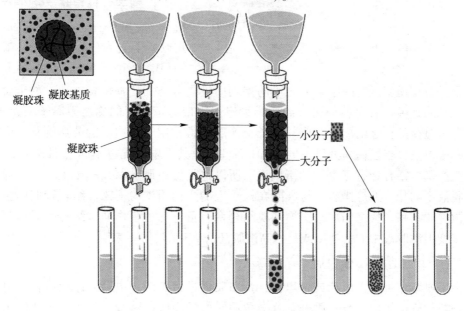

图 3-23 凝胶过滤层析法原理

2. 亲和层析　在生物分子中有些分子的特定结构部位能够同其他分子相互识别并结合，如酶与底物的识别结合、受体与配体的识别结合、抗体与抗原的识别结合，这种结合既是特异的，又是可逆的，改变条件可以使这种结合解除。生物分子间的这种结合能力称为亲和力。亲和层析（affinity chromatography）就是根据这样的原理设计的蛋白质分离纯化方法。

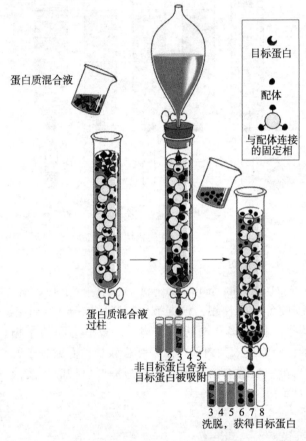

图3-24　亲和层析法原理

通常是将具有特殊结构的亲和分子制成固相吸附剂放置在层析柱中，当蛋白混合液通过层析柱时，与吸附剂具有亲和能力的蛋白质就会被吸附而滞留在层析柱中。而那些没有亲和力的蛋白质由于不被吸附，直接流出，从而与被分离的蛋白质分开，然后选用适当的洗脱液，改变结合条件将被结合的蛋白质洗脱下来（图3-24）。这种方法最为有效，有时一次过柱可将样品纯化几千倍，得到非常纯的蛋白质。如分离纯化经基因重组后在原核或真核细胞表达的蛋白质，由于这些蛋白质多带有一段特殊的氨基酸序列标签（tag），所以该标签能够与附着在凝胶颗粒上的特定成分亲和，分离纯化的效果非常好，是现在分离纯化表达蛋白最常用的方法。

3. 离子交换层析　离子交换层析（ion exchange chromatography）是以离子交换剂为固定相，依据流动相中的组分离子与交换剂上的平衡离子进行可逆交换时的结合力大小的差别而进行分离的一种层析方法。离子交换层析中，基质是由带有电荷的树脂或纤维素组成。带有正电荷的称之阳离子交换树脂；而带有负电荷的称之阴离子树脂。离子交换层析常被用于蛋白质的分离纯化，由于蛋白质有等电点，当蛋白质处于不同的 pH 条件下，其带电状况也不同（图3-25）。阴离子交换基质结合带有正电荷的蛋白质，所以这类蛋白质被留在柱子上，然后通过提高洗脱液中的盐浓度等措施，将吸附在柱子上的蛋白质洗脱下来。结合较弱的蛋白质首先被洗脱下来。反之阳离子交换基质结合带有负电荷的蛋白质，结合的蛋白可以通过逐步增加洗脱液中的盐浓度或是提高洗脱液的 pH 值洗脱下来。

（三）电泳法分离蛋白质

由于氨基酸带有正电荷或负电荷，蛋白质通常带有净正电荷或净负电荷。将蛋白质混合液加到电场中，蛋白质分子就会按照它们的净电荷多少、大小及形状的不同在

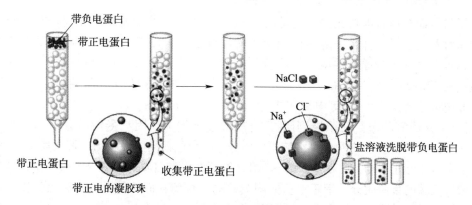

带负电蛋白
带正电蛋白
带正电蛋白
带正电的凝胶珠
收集带正电蛋白
盐溶液洗脱带负电蛋白

图 3－25　离子交换层析法原理

电场中移动，这一技术被称作电泳（electrophoresis）。

1. SDS 聚丙烯酰胺凝胶电泳　SDS 聚丙烯酰胺凝胶电泳技术（SDS polyacrylamide gel electrophoresis，SDS－PAGE）首先在 1967 年由 Shapiro 建立，1969 年由 Weber 和 Osborn 进一步完善。聚丙烯酰胺凝胶电泳是以聚丙烯酰胺凝胶作为支持介质的一种常用电泳技术。聚丙烯酰胺凝胶由单体丙烯酰胺和甲叉双丙烯酰胺聚合而成，聚合过程由自由基催化完成。聚丙烯酰胺凝胶电泳可分为连续的和不连续的两类，前者指整个电泳系统中所用缓冲液，pH 值和凝胶网孔都是相同的，后者是指在电泳系统中采用了两种或两种以上的缓冲液，pH 值和孔径，不连续电泳能使稀的样品在电泳过程中浓缩成层，从而提高分辨能力（图 3－26）。蛋白质在聚丙烯酰胺凝胶中电泳时，它的迁移率取决于它所带净电荷以及分子的大小和形状等因素。如果在聚丙烯酰胺凝胶系统中加入阴离子去污剂十二烷基硫酸钠（SDS），则蛋白质分子的电泳迁移率主要取决于它

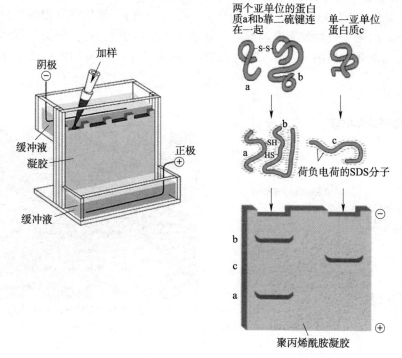

图 3－26　SDS－聚丙烯酰胺凝胶电泳分离示意图

的分子量，而与所带电荷无关。这是因为 SDS 是一种阴离子表面活性剂，能打断蛋白质的氢键和疏水键，并按一定的比例和蛋白质分子结合成复合物，使蛋白质带负电荷的量远远超过其本身原有的电荷，掩盖了各种蛋白分子间天然的电荷差异。因此，各种蛋白质 SDS 复合物在电泳时的迁移率，不再受原有电荷和分子形状的影响。

2. 等电聚焦电泳　在等电聚焦电泳（isoelectric focusing electrophoresis）中，具有 pH 梯度的介质其分布是从阳极到阴极，pH 值逐渐增大。因为蛋白质分子具有两性解离及等电点的特征，所以在碱性区域蛋白质分子带负电荷向阳极移动，直至某一 pH 位点时失去电荷而停止移动，此处介质的 pH 恰好等于聚焦蛋白质分子的等电点（pI）。同理，位于酸性区域的蛋白质分子带正电荷向阴极移动，直到它们的等电点上聚焦为止。将等电点不同的蛋白质混合物加入有 pH 梯度的凝胶介质中，在电场内经过一定时间后，各组分将分别聚焦在各自等电点相应的 pH 位置上，形成分离的蛋白质区带（图 3-27）。

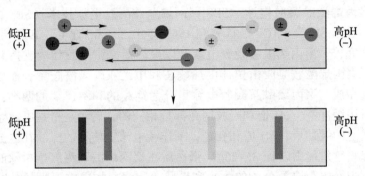

图 3-27　等电聚焦电泳依据等电点不同分离蛋白质

3. 双向电泳　双向电泳（two-dimensional electrophoresis）是等电聚焦电泳和 SDS-PAGE 的组合，即先进行等电聚焦电泳（按照 pI 分离），然后将凝胶条横放于聚合好的平板 SDS-丙烯酰胺凝胶上再进行垂直电泳（按照分子大小），经染色得到的电泳图是个二维分布的蛋白质图（图 3-28）。这样就解决了单一方向的蛋白质电泳的一些缺

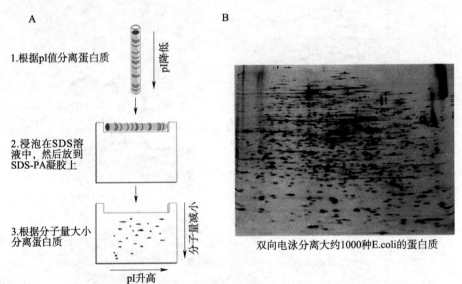

图 3-28　双向电泳示意图

点，因为不管是 SDS – PAGE 还是等电聚焦电泳，都难免有蛋白质由于分子量或等电点的相近或相同而导致相互重叠。

第四节　细胞组分的检测技术

一、细胞化学法

细胞化学法（cytochemical method）是在保持细胞结构的基础上，利用某些化学物质可与细胞内某种成分发生化学反应，而在局部范围形成有色沉淀物的原理，对细胞的化学组分进行定性、定量和定位的研究。其目的在于不破坏细胞形态结构的状况下，用生化和物理技术对细胞各种组分做定性、定量和定位的分析，研究其动态变化，了解细胞代谢过程中各种细胞组分的作用。

福尔根反应（Feulgan reaction），是显示 DNA 特异性的细胞化学法，最终呈紫红色的是 DNA 在细胞中的分布情况。基本原理是切片标本经盐酸水解后，细胞内的 RNA 被水解掉，仅保留 DNA。同时，DNA 的嘌呤脱氧核糖糖苷键中的嘌呤被酸水解去除，暴露出脱氧核糖的醛基。然后用希夫试剂（Schiff's reagent，无色碱性复红）处理，暴露出来的游离醛基同希夫试剂结合，呈紫红色。染色的深度同 DNA 浓度成正比，所以可用显微分光光度计进行定量测定。

甲基绿 – 哌咯宁染色法（methylgreen – pyroninstaining method）是一种组织或细胞染色时常用的可以把细胞核染成绿色或蓝绿色，把细胞浆和细胞核中的核仁染成红色的染色液。原理是甲基绿可以和细胞核中的 DNA 结合，从而产生细胞核染色；而派洛宁可以和细胞浆或核仁中的 RNA 结合，从而可以使细胞浆和核仁被染色。

PAS 染色法（periodic acid – Schiff stain）主要用来检测组织中的糖类。过碘酸把糖类相邻两个碳上的羟基氧化成醛基，再用希夫试剂和醛基反应使其呈现紫红色。

四氧化锇染色是四氧化锇与不饱和脂肪酸反应呈黑色，用以证明脂滴的存在。

苏丹Ⅲ染色则通过扩散进入脂滴中，使脂滴被染成橘黄色，苏丹Ⅲ是弱酸性染料，与脂肪有高亲和力。

米伦反应（Millon reaction）是用来检测蛋白质的，蛋白质溶液中加入米伦试剂（亚硝酸汞、硝酸汞及硝酸的混合液），组织中的蛋白质侧链上的酪氨酸残基与米伦试剂反应，生成红色沉淀，此反应为酪氨酸的酚核所特有的反应，因此含有酪氨酸的蛋白质均呈米伦反应。

纳笛（Nadi）反应可用来显示细胞色素氧化酶。原理是将二甲基对苯二胺和 α – 萘酚加入底物混合液中，由细胞色素氧化酶作用而释放的氧与以上二者结合，形成靛酚蓝，而显示出酶的定位。

二、免疫细胞化学技术

免疫细胞化学（immunocytochemistry）是根据免疫学原理，即利用抗体同抗原特异性结合的原理，通过化学反应使标记抗体的显色剂（荧光素、酶、金属离子、同位素等）显色来确定组织细胞内的抗原，并对其进行定位、定性及定量的一种技术。抗原主要为大分子或与大分子相结合的小分子；抗体则是由浆细胞针对特定的抗原分泌的γ球蛋白。如果将抗体结合上标记物，再与组织中的抗原发生反应，即可在光镜或电镜下显示出该抗原存在于组织中的部位。

抗体与抗原的结合方法可分为直接法和间接法两种，直接法是将带有标记的抗体与抗原反应，显示出抗原存在的部位。而间接法则是在抗体抗原初级反应的基础上，再用带标记的次级抗体（二抗）同初级抗体（一抗）反应，间接地显示所检测的抗原的方法（图3-29）。间接法中可以使用多个二抗结合在一个一抗上，因此具有放大效应，所以灵敏度比直接法更高。

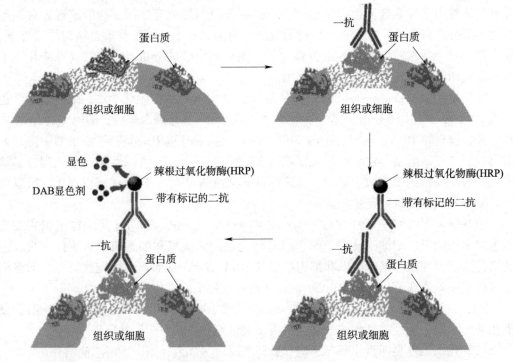

图3-29　间接法检测抗原

免疫细胞化学中主要采用组织标本和细胞标本两大类，前者包括石蜡切片（病理切片和组织芯片）和冰冻切片，后者包括组织印片、细胞爬片和细胞涂片。其中石蜡切片是制作组织标本最常用、最基本的方法，对于组织形态保存好，且能作连续切片，有利于各种染色对照观察；还能长期存档，供回顾性研究；石蜡切片制作过程对组织内抗原暴露有一定的影响，但可进行抗原修复，是免疫组化中首选的组织标本制作方法。

免疫细胞化学方法是使用已知的抗体去检测组织和细胞中的抗原物质，因此首先需要制备所需要的单克隆或多克隆抗体，并在抗体上连接一个标记物，要求该标记抗体和抗原反应后形成的抗原抗体复合物能够在光镜或电镜下被观察到，目前标记物有很多种，包括荧光素、酶、胶体金、铁蛋白和其他亲和物质。

（一）荧光素标记

采用荧光素标记已知抗体，又称为免疫荧光技术（immunofluorescent technique）。常用的荧光素有异硫氰酸荧光素（fluorescein isothiocyanate，FITC）、罗丹明（rhodamine）B200、吖啶橙（AO）、溴化乙锭（EB）等，FITC 发绿色荧光，罗丹明发红色荧光。以荧光素标记的抗体作为探针检查细胞或组织内的相应抗原，在荧光显微镜下观察，从而可以确定组织中的抗原定位或定量。当抗原抗体复合物中的荧光素受激发光的照射后会发出一定波长的荧光。如吖啶橙染色后，在荧光显微镜下观察，细胞核 DNA 呈黄绿色荧光，细胞质和核仁中 RNA 呈橘红色荧光。

（二）酶标记

采用酶标记已知抗体，又称为酶标免疫法（enzyme - labeled antibody method），常用的酶有辣根过氧化物酶（horseradish peroxidase，HRP），当 HRP 与底物 H_2O_2 和氨基联苯胺相遇时，可形成不透明的棕色沉积物，光镜下可见，从而指示出抗原存在的部位。如与锇酸作用可形成锇黑，在电镜下为明显的电子致密物。

（三）铁蛋白标记

铁蛋白（ferritin）是一种含铁离子的蛋白，其铁离子核心直径为 5.5 ~ 7.0nm。将铁蛋白结合已知抗体后再与抗原结合，因电子致密的铁离子在电镜下具有可见性，从而定位抗原。

（四）胶体金标记

胶体金是由氯金酸（$HAuCl_4$）在还原剂如白磷、抗坏血酸、枸橼酸钠、鞣酸等作用下，可聚合成一定大小的金颗粒（直径 3 ~ 80nm），并由于静电作用成为一种稳定的胶体状态，形成带负电的疏水胶溶液，故称胶体金。金颗粒在悬浮液中很稳定，表面带负电荷，可在一定条件下与蛋白质形成牢固的复合物。当与抗体结合可形成金标记抗体，再与相应抗原结合，利用金颗粒在电镜下致密深染，间接定位抗原（图 3 - 30）。胶体金也可与酶结合形成金标记酶，以检测相应的底物。

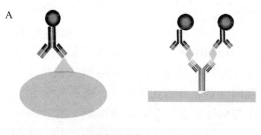

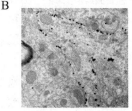

图 3 - 30　胶体金标记工作原理与实例
A. 工作原理；B. 胶体金标记检测大鼠脑中 K^+ 通道的 Kv2.1 亚基的检测

免疫细胞化学方法在细胞生物学中日益显示出重要性，许多细胞骨架蛋白，例如微管蛋白、肌动蛋白、钙调蛋白等均可用免疫细胞化学原理找到它们在细胞内的位置，随着生化提纯的蛋白质的增多，这种方法与技术还会得到更广泛的应用。

三、流式细胞术

在本章第二节介绍了流式细胞仪的组成原理和在细胞分选中的应用。除了细胞分选作用之外，目前流式细胞仪已经被广泛应用于细胞含量测定、细胞凋亡检测、细胞因子检测和细胞免疫表型分析等方面。

四、放射自显影技术

放射自显影术（autoradiography，ARG）系利用放射性同位素（如^{3}H、^{14}C、^{32}P、^{125}I、^{35}S）所产生的射线（α 或 β）作用于感光乳胶的卤化银晶体而产生潜影，再经显、定影把感光的卤化银还原成为黑色的银粒。根据感光乳胶片上感光银粒所在的部位和数量，即可判断样品中的放射性物质的位置和强度。因此，放射性自显影是利用卤化银乳胶记录、检查和测量放射性物质的一种方法与技术（图 3 - 31）。

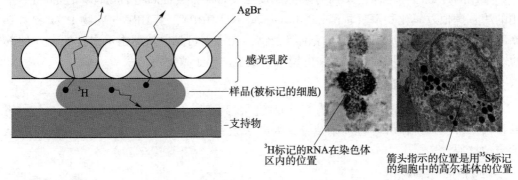

图 3 - 31　放射自显影术的原理和实例

首先用放射性同位素来标记生物标本中的大分子或前体物质，然后通过注射、掺入、脉冲标记等方法引入细胞或机体中，使之参与机体或细胞的代谢活动。由于放射性同位素衰变使乳胶曝光，再进行显影、定影处理，根据银粒所在部位，就可以检测出放射性化合物在细胞和组织中的分布。

放射自显影术的主要操作步骤：①用放射性同位素标记生物样品，使之含有示踪原子；②细胞样品或机体充分吸收放射物质；③固定、包埋；④制切片；⑤将感光乳胶涂于切片上并烘干；⑥置 4℃ ~ 10℃ 低温，在暗盒内曝光；⑦显影定影后按常规制片；⑧观察并分析。

放射自显影术可用于宏观自显影，观察的范围较大，可制备小动物整体或大动物脏器的自显影标本，供肉眼或放大镜观察，由黑度（光密度）来判断示踪剂的分布部位和数量；也可制成组织切片或超薄切片自显影标本，观察的范围较小，供光学显微镜观察，以银粒的密度来判断示踪剂的分布部位和数量；还可制成电子显微镜自显影标本，观察的范围更小，以银粒分布的规律判断示踪剂的分布部位和数量。

由于放射自显影术能准确地反映出细胞、组织和器官的代谢状态，因而能把细胞、组织和器官的生理功能、生化状态、细胞增殖和细胞结构的形态学改变极其紧密地结合在一起，并精确地定位、定量，以研究生物体细胞内分子水平的动态变化过程。目前，放射性自显影术还可用于抗肿瘤药物的作用机制研究等，是生物学和医药学科学研究中被广泛使用的一项技术。

第五节　核酸与蛋白质研究技术

历时 16 年，人类基因组计划全面完成，开启了人类健康新世纪。分子生物学是研究核酸、蛋白质等生物大分子的功能、结构特征及其规律性的科学，经过几十年的迅速发展已成为人类从分子水平上真正揭开生物世界的奥秘，由被动地适应自然界转向主动地改造和重组自然界的基础学科。分子生物学与细胞生物学相互渗透与相互交融是生命科学发展的趋势之一，人们开始运用分子生物学技术研究基因表达调控和蛋白质修饰对细胞生命活动的调控，对细胞膜物质运输、细胞运动的分子基础、细胞增殖及其调控、细胞分化、干细胞和细胞凋亡等方面进行了系统的阐述，由此诞生新的学科：分子细胞生物学。在此，我们对目前细胞生物学领域常用的分子生物学技术做简要介绍。

一、PCR 技术

聚合酶链反应（Polymerase Chain Reaction，PCR）是 1985 年由美国 PE – Cetus 公司的科学家 Kary Banks Mulis 发明的，体外快速扩增特异性 DNA 序列的一种实验技术。它利用 DNA 半保留复制原则，在耐高温的 Taq 酶催化下，以双链 DNA 为扩增模板，以特定引物为延伸起点，通过高温变性（denature）、低温退火（anneal）及适温延伸（extension）等几步反应组成一个周期，循环进行，使目的 DNA 得以迅速扩增。PCR 技术因其较强的特异性和灵敏度以及检测速度快、准确性好等优点，不仅可用于基因克隆、核酸序列分析、基因表达调控等基础研究，还可用于疾病的诊断等许多方面。

近年来，基于常规 PCR 技术，根据人们的需要以及各个领域的应用要求，又衍生出很多种类的 PCR 技术，如多重 PCR（mutiplex PCR）技术、实时荧光定量 PCR（real – time fluorescent quantitative PCR，FQ – PCR）技术、单分子 PCR 技术等。新技术在各领域广泛应用并逐渐改进。为进一步的应用提供了基础。

（一）RT – PCR

RT – PCR（reverse transcription – polymerase chain reaction）是一种将 RNA 的反转录和 cDNA 聚合酶链式扩增相结合的技术。

RT – PCR 的反应原理：以 RNA 为模版，在反转录酶作用下，由人工合成引物介导生成 cDNA，然后以 cDNA 为模板，在 Taq 聚合酶作用下，扩增产生大量 DNA 片段。作为模板的 RNA 可以是总 RNA、mRNA 或体外转录的 RNA 产物，但在操作过程中应注意避免 RNA 酶和基因组 DNA 污染。RT – PCR 技术灵敏且用途广泛，可用于细胞中基因表达的定量研究，测定细胞中 RNA 病毒的含量和直接克隆特定基因的 cDNA 序列。

（二）PCR – SSCP

聚合酶链式反应 – 单链构象多态（Polymerase Chain Reaction – Single Strand Conformation Polymorphism，PCR – SSCP）技术是在 PCR 技术基础上发展起来的，用来显示在 PCR 扩增产物中单碱基突变（点突变）的技术。

PCR – SSCP 的原理：首先对靶 DNA 进行 PCR 扩增，然后将扩增产物变性成为具有一定空间结构的单链 DNA，进行非变性聚丙烯酰胺凝胶电泳。在不含变性剂的中性聚丙烯酰胺凝胶中电泳时，DNA 单链的迁移率除与 DNA 链的长短有关外，更主要的是取决于 DNA 单链所形成的构象。相同长度的 DNA 单链其顺序不同，甚至单个碱基不同，所形成的构象不同，电泳迁移率也不同。最后利用放射性自显影、银染或溴化乙锭显色等方法分析单链 DNA 带迁移率及 DNA 单链构象变化，进而可对 DNA 片段中是否存在碱基突变等做出判断。碱基置换的性质必须经过 DNA 测序才能确定，因此 PCR

- SSCP 检测是测序之前突变筛查的常用手段。

PCR - SSCP 具有简单、快速、经济的特点。该技术已被广泛用于癌基因和抑癌基因突变的筛查检测、遗传病的致病基因分析以及基因诊断、基因制图等领域。

（三）IS - PCR

原位 PCR（*In Situ* PCR，IS - PCR）技术是通过在染色体上或组织细胞内对靶核酸序列进行原位扩增，用原位杂交技术检测，从而对靶核酸序列进行定性、定位、定量分析的研究方法。

原位 PCR 技术特异性和敏感性均高于一般 PCR 技术，既能分辨带有靶序列的细胞又能标出靶序列在细胞内的位置，常被用来在分子和细胞水平上研究疾病的发病机理、临床过程以及病理的转归。

（四）多重 PCR 技术

多重 PCR（mutiplex PCR）技术是在普通 PCR 的基础上加以改进，在一个 PCR 反应体系中加入多对特异性引物，针对多个 DNA 模板或同一模板的不同区域扩增多个目的片段的 PCR 技术。由于多重 PCR 可同时扩增多个目的基因，具有节省时间、降低成本、提高效率的优点，在生命科学的各个领域已成为一项成熟而重要的研究手段。

（五）巢式 PCR

巢式 PCR（Nested PCR）是一种变异的聚合酶链式反应。

巢式 PCR 原理：使用两套引物扩增特异性的 DNA 片断。第一对 PCR 引物扩增过程和普通 PCR 相似。第二对引物在第一次 PCR 扩增片段的内部，称为巢式引物，使得第二次 PCR 扩增片段短于第一次扩增。由于第二套引物位于第一轮 PCR 产物内部，而非目的片断包含两套引物结合位点的可能性极小，因此巢式 PCR 检测的敏感性和可靠性都得到改善，降低了非特异性扩增的污染。巢式 PCR 一般用于病毒基因的特异性检测，可以在 10^6 基因组背景下检测到一个拷贝的病毒基因。

（六）FQ - PCR 技术

实时荧光定量 PCR（real time fluorescent quantitative polymerase chain reaction，FQ - PCR）是 1996 年由美国 Applied Biosystems 公司在传统 PCR 技术的基础上，发展起来的核酸定量技术。

实时荧光定量 PCR 技术的主要原理：将荧光基团加入到 PCR 反应体系中，通过对 PCR 扩增反应中每一个循环产物荧光信号的实时检测，从而实现对起始模板的定量及定性分析。

常规 PCR 技术无法完成实时监测，及对起始模板进行准确的定量。荧光定量 PCR 技术的反应进程可以根据荧光信号的变化做出准确的判断。一个 PCR 循环反应结束之后，定量 PCR 仪可以收集 1 个荧光强度信号，荧光信号强度的变化可以反映产物量的变化情况，这样就可以得到 1 条荧光扩增曲线。只有在荧光信号指数扩增阶段，PCR 产物量的对数值与起始模板量之间存在线性关系，可以选择在这个阶段进行定量分析。FQ - PCR 技术的出现，是在原 PCR 方法基础上的又一次进展，标志着 DNA 分析领域的又一次革命性飞跃。这种先进技术，使高效的 DNA 定量、定性分析，以及高灵敏性 DNA 扩增成为可能。FQ - PCR 具有特异性强、重复性好、定量准确、PCR 污染少、自动化程度高等特点。

FQ－PCR 技术应用范围很广泛，已广泛应用于临床及生命科学研究的各个领域中。在科研方面可定量分析各种基因的表达分析，基因突变和多态性分析；在医疗方面可用于细胞因子的表达分析、临床疾病早期诊断、病原体检测、肿瘤基因检测、肿瘤耐药基因表达的研究及肿瘤微小残留病变研究等。

二、核酸分子杂交技术

核酸分子杂交技术，简称核酸杂交，是随着 DNA 重组技术的发展而发展起来的一门新技术。核酸分子杂交技术就是建立在 DNA 碱基配对和变性解链性质的基础之上，用已知的特异性 DNA 探针去探测标本中未知的靶 DNA 或 RNA 的实验技术。如果探针 DNA 与靶序列互补，两条单链便发生互补配对，在一定条件下两者可形成核酸复合体。应用这一原理检测两种核酸分子碱基序列有无互补关系的技术，即为核酸分子杂交技术（nuclear acid molecular hybridization technique）。

核酸杂交中常使用放射性同位素标记、生物素标记或地高辛标记的核酸分子作探针，借助放射性测量或其他检测手段进行识别、判断。核酸分子杂交技术可用来研究 DNA 中某一碱基的位置、比较两种核酸分子间的序列相似性、基因组中特定基因序列的定性定量检测和某些疾病的诊断等。

核酸杂交从杂交材料划分，包括 DNA－DNA 杂交、DNA－RNA 杂交和 RNA－RNA 杂交；从杂交分子状态出发，可分为液相－固相杂交和液相－液相杂交；从杂交的形式划分也有多种，目前常用的杂交方法有 Southern 杂交、Northern 杂交、原位杂交、荧光原位杂交等。

（一）Southern 杂交

Southern 杂交（Southern blot），又称 Southern 印迹，是 EM Southern 于 1975 年建立的检测基因组中特定 DNA 序列的方法。

Southern 印迹的基本原理：利用琼脂糖凝胶电泳分离经限制性内切酶消化的 DNA 片段，将胶上的 DNA 变性并将单链 DNA 片段转移至固相支持物上，经过干烤或紫外线照射固定，再与已知序列的标记探针进行杂交，用放射自显影或酶反应显色，从而检测特定 DNA 分子片段。

Southern 杂交主要过程包括：①制备待测 DNA；②酶切：用一种或几种限制性内切酶切割 DNA 成若干片段；③电泳：琼脂糖凝胶电泳分离酶切片段；④转膜（印迹）：用碱变性法使双链 DNA 解链为单链分子，经适当中和处理，采用负压装置将单链 DNA 转移到硝酸纤维素膜或尼龙膜等固相支持膜；⑤杂交：用已知序列的标记探针与印迹有单链核苷酸片段的硝酸纤维素膜或尼龙膜在杂交液中孵育；⑥显色分析：放射自显影分析或酶显色处理检查目的 DNA 所在的位置。

Southern 印迹主要用于 DNA 重组子的鉴定、基因的结构和突变分析、基因同源性分析以及转基因研究中。

（二）Northern 杂交

Northern 杂交（Northern blot），又称 Northern 印迹，是 1977 年 Alwine 建立的检测组织或细胞中特异性 mRNA 的方法。

Northern 印迹的基本原理：将 RNA 变性及电泳分离后，转移到固相支持物上，与探针杂交以鉴定其中特定 RNA 分子的大小与含量。

Northern 杂交整个操作过程对 RNA 酶污染非常敏感，需要特别注意，主要过程包括：①RNA 提取：从组织或细胞中提取总 RNA 或 mRNA；②RNA 变性：利用甲基氧化汞、甲醛或戊二醛等进行 RNA 变性处理，使 RNA 分子呈单链；③电泳：利用琼脂糖凝胶电泳分离不同大小的 RNA 片段；④转膜（印迹）：将 RNA 转移到固相支持物上；⑤杂交：固相 RNA 与探针分子杂交，并除去非特异结合到固相支持物上的探针分子；⑥显色分析：根据探针的标记物不同进行相应的显色分析。

基因的表达在不同的发育阶段或不同的组织细胞中有非常明显的差别，同时受到时空和其他多因素的调控。这些差异常常通过 DNA 转录形成多种 RNA 来体现。Northern 印迹技术主要用于组织细胞靶基因表达水平的研究以及对同一组织细胞的不同基因间的表达水平进行比较，或者对不同组织细胞间相同基因的表达水平进行比较。

（三）原位杂交

原位杂交技术（*In situ* hybridization，ISH）是分子生物学、组织化学及细胞学相结合的产物，始于 20 世纪 60 年代。

原位杂交技术的基本原理：利用已知碱基顺序并带有标记物的核酸探针与细胞或组织切片中待检测的核酸进行杂交，从而对特定核酸序列进行精确定位、定量分析或观察基因表达（mRNA）的水平。

根据探针的标记物是否直接被检测，原位杂交又可分为直接法和间接法两类。直接法主要用放射性同位素标记的探针（如 ^{35}S，^{3}H，^{32}P 等）、非同位素标记探针（生物素标记探针、地高辛标记探针、荧光素和酶）等与靶核酸进行杂交，杂交后分别通过放射自显影、成色酶促反应或荧光显微镜直接显示。间接法一般用半抗原标记探针，最后通过免疫组织化学法对半抗原定位，间接地显示探针与靶核酸形成的杂交体。

原位杂交的对象可以是 DNA、RNA 或 mRNA。其基本操作步骤是：①制备带有放射性同位素或非同位素标记的分子探针；②制备组织或细胞标本；③杂交：将探针和组织或细胞在一定条件下共同孵育；使探针和组织或细胞中待测的互补核酸单链发生分子杂交；④利用放射自显影或在显微镜下观察杂交结果。

在原位杂交技术中，如所使用的探针被荧光物质标记，这种杂交方法被称为荧光原位杂交（fluorescence In situ hybridization，FISH），该方法于 20 世纪 80 年代被 Roumam 首先发现，目前在临床诊断领域应用越来越广。主要用于对组织、细胞或染色体中的 DNA 进行染色体或基因水平的分析。近年来，随着 FISH 所应用的探针种类的不断增多，特别是全 Cosmid 探针及染色体原位抑制杂交技术的出现，使 FISH 技术不仅在细胞遗传学方面，而且还广泛应用于肿瘤学研究，如基因诊断、基因定位等。

三、基因的克隆与表达技术

基因工程（genetic engineering）是生物工程的一个重要分支，是在分子水平上对基因进行操作的复杂技术，是将外源基因通过体外重组后导入受体细胞，使重组基因在细胞内表达，产生出人类需要的基因产物，或者改造、创造新的生物类型的过程。基因工程的基本要素包括：外源 DNA，载体分子，工具酶和受体细胞等。基因工程技术为基因的结构和功能的研究提供了有力的手段，基因工程最重要的技术就是基因克隆技术和基因表达技术。

基因克隆技术（gene cloning），又称 DNA 分子克隆技术，是分子生物学的核心技术。基因克隆的目的是获得某一基因或 DNA 片段的大量拷贝，用于深入分析基因的结构与功能，并可达到人为改造细胞以及物种遗传性状的目的。基因克隆的一项关键技术是 DNA 重组技术，它利用酶学方法将不同来源的 DNA 分子进行体外特异性切割，重新拼接组装成一个新的重组 DNA 分子。在此基础上将重组 DNA 分子转移到一定宿主细胞中进行扩增，形成大量的子代分子，此过程即为基因克隆。随着引入的 DNA 片段不同，有两种 DNA 库，一种是基因组文库（genomic library），另一种是 cDNA 库。

基因工程的主要目的之一，就是要制备大量有用的蛋白质和多肽。得到了克隆基因或 cDNA 后，需按照正确的方向插入表达载体，并连接在启动子后面，导入相应的宿主细胞，才可能进行表达，基因表达（gene expression）是基因转录及翻译的过程。目前，基因表达已经成为生物学、医学和药物开发研究中的主流技术。基因表达有两类：分析型和功能型。前者是指检测和定量基因，尤其是在比较两个样本时，如处理/非处理，疾病/正常。功能型的基因表达，目的是获得一定数量的蛋白质。基因体外表达系统主要包括大肠埃希菌表达系统、哺乳动物细胞表达系统及其他表达系统（昆虫表达系统、酵母表达系统）等。

基因表达过程影响细胞分化与形态发生等生命现象。不同的时间、不同的环境，以及不同部位的细胞，或是基因在细胞中的含量差异，皆可能使基因产生不同的表现。

四、RNA 干扰技术

RNA 干扰（RNA interference，RNAi）是指一种双链 RNA 分子在 mRNA 水平上关闭相应序列基因的表达使其沉默的过程，是一种序列特异性的转录后基因沉默机制。

RNA 干扰的作用机制：首先，外源导入的双链核糖核酸（dsRNA）被切割为 21 ~ 23nt 的小分子干扰核糖核酸（Small interfering RNA，siRNA）。Dicer，作为特异性核糖核酸酶家族的一个成员，切割双链核糖核酸为 19 ~ 23nt 小分子干扰核糖核酸（siRNA），这是一个依赖 ATP 的耗能过程。切割后的 siRNA 具有两个核苷酸 3′TT 突出末端。然后 siRNA 结合到核糖核酸酶复合物上形成 RNA 诱导的基因沉默复合体（RNA - induced silencing complex，RISC）。该复合体依赖 ATP 释能而解聚 siRNA 双链成单链以激活 RISC。活化的 RISC 通过碱基互补配对原则识别靶基因转录的同源 mRNA 并与之结合，siRNA 的正义链与 mRNA 换位，RISC 结合与 siRNA 互补的同源基因的 mRNA 后，mRNA 被 RISC 复合物中具有 RNA 酶作用的亚基降解，最终导致 mRNA 基因沉默效应（图 3 - 32）。

作为一种简单有效的影响基因表达和一定程度上替代基因敲除的遗传学工具，RNA 干扰应用前景广泛：（1）功能基因组研究的有力工具：由于 RNAi 具有高度的序列专一性，可沉默特异基因，因此，被视为功能基因组研究的有力工具；（2）研究信号传导通路的新途径：联合利用传统的缺失突变技术和 RNA 干扰技术可以很容易地确定复杂的信号传导途径中不同基因的上下游关系；（3）开展基因治疗的新策略：RNA 干扰具有抵抗病毒入侵、抑制转座子活动、防止自私基因序列过量增殖等

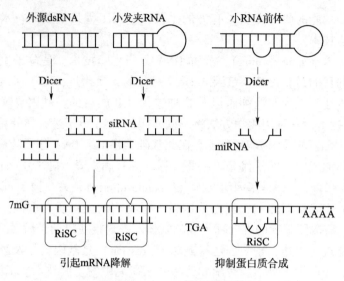

图 3-32 RNAi 原理示意图

作用，因此可以利用 RNA 干扰现象抗击人类致病病毒。（4）在制药行业应用广泛：利用 RNAi 造成的特异性基因沉默，可以对产生药物的基因工程菌进行改造，提高产率，减少杂质等作用。

五、基因芯片技术

基因芯片（gene chip），是伴随"人类基因组计划"的研究进展而快速发展起来的一门高新技术。基因芯片技术实际上就是一种大规模集成的固相杂交技术，它是通过微阵列技术将高密度 DNA 片段阵列（基因探针）以一定的排列方式使其附着在玻璃、尼龙等材料上面，构成一个二维的 DNA 探针阵列，然后与标记的样品杂交，通过对杂交信号的检测分析，即可获得样品的基因序列及表达的信息。

芯片上固定的探针除了 DNA，也可以是 cDNA、寡核苷酸或来自基因组的基因片段，且这些探针固化于芯片上形成基因探针阵列。因此，基因芯片又被称为 DNA 芯片、cDNA 芯片、寡核苷酸阵列、基因微阵列（microarray）等。

DNA 芯片技术主要包括四个主要步骤：芯片制备、样品制备、杂交反应和信号检测和结果分析。基因芯片技术在肿瘤基因表达谱差异研究、基因突变及多态性分析、基因测序、基因组文库作图、疾病诊断和预测、药物筛选等方面应用广泛。

六、Western 免疫印迹技术

Western 免疫印迹（Western blot）是将蛋白样本通过聚丙烯酰胺电泳（PAGE）按分子量大小分离，再转移到杂交膜（blot）上，然后通过一抗/二抗复合物对靶蛋白进行特异性检测的方法。对已知表达蛋白，可用相应抗体作为一抗进行检测，对新基因的表达产物，可通过融合部分的抗体检测。

Western 免疫印迹的基本原理：经过 PAGE 分离的蛋白质样品，转移到杂交膜（blot）等固相载体上，固相载体以非共价键形式吸附蛋白质，且能保持电泳分离的多肽类型及其生物学活性不变。以固相载体上的蛋白质或多肽作为抗原，与对应的抗体起免疫反应，再与酶或同位素标记的第二抗体起反应，经过底物显色或放射自显影以检测电泳分离的特异性目的基因表达的蛋白成分。Western Blot 采用的电泳是聚丙烯酰胺凝胶电泳，被检测物是蛋白质，"探针"是抗体，该技术广泛应用于检测蛋白水平的表达。

Western 免疫印迹主要包括四个基本步骤：样品的制备；电泳分离；蛋白的膜转移；免疫杂交与显色进行蛋白检测。其中，用于 Western blot 的膜主要有两种：硝酸纤维素（nitrocellulose，NC）膜和聚偏二氟乙烯（Polyvinylidene fluoride，PVDF）膜。NC 膜与蛋白质靠疏水作用结合，无需预先活化，对蛋白质的活性影响小，但结合在 NC 膜上的小分子蛋白质在洗涤时易丢失；PVDF 膜：与蛋白质亲和力高，用前需在甲醇中浸泡活化。此外也有用尼龙膜、DEAE 纤维素膜做蛋白印迹。转膜的方法通常有两种方法：毛细管印迹法和电泳印迹法。常用的电泳转移方法有湿转和半干转。Western 显色的方法主要有：放射自显影、底物化学发光 ECL、底物荧光 ECF 和底物 DAB 呈色法等，目前比较通常使用用底物化学发光 ECL，其基本原理是用 HRP 标记二抗；反应底物为过氧化物 + 鲁米诺，如遇到 HRP，即发光，可使胶片曝光，就可洗出条带。

Western blot 结合了凝胶电泳的高分辨率和固相免疫测定的特异敏感等多种优点，可检测到低至 1～5ng（最低可到 10～100pg）中等大小的靶蛋白，可以定量或定性的确定正常或实验条件下细胞或组织中目标蛋白的表达情况，进行目的蛋白的组织定位研究，还可用于蛋白 – 蛋白、蛋白 – DNA 和蛋白 – RNA 相互作用的后续分析。此外，与质谱和蛋白质芯片等技术一起，将在蛋白质组学时代发挥重要作用。

七、蛋白质相互作用研究技术

随着基因组计划的进行，仅了解基因 DNA 序列及表达已不能解决基因的表达时间、表达量以及蛋白质翻译后的情况。蛋白质行使的功能多样化，包括信息传递、生物化学反应等，所有的这些功能是通过蛋白质之间的相互作用（protein – protein interaction，PPI）来实现的。

蛋白质间的相互作用存在于生物体每个细胞的生命活动过程中，蛋白质间的相互交叉形成网络，构成细胞中一系列重要生理活动的基础，参与细胞完整性维持、遗传物质复制、基因表达调控、信号转导、细胞凋亡与坏死、新陈代谢及生长繁殖及免疫应答等一系列生命过程。

研究蛋白质间相互作用的方式和程度，将有助于蛋白质功能的分析、疾病致病机理的阐明和治疗和新型药物的开发等众多难题的解决。蛋白质相互作用研究技术主要包括：酵母双杂交系统、串联亲和纯化、免疫共沉淀、GST Pull – down、双分子荧光互补、荧光共振能量转移、表面等离子共振分析等。

（一）酵母双杂交技术

酵母双杂交（yeast two – hybridization）是研究蛋白质相互作用时被广泛采用的最经典的技术。

酵母双杂交基本原理：酵母转录因子 GAL4 由结构上可以分开、功能上相互依赖的两个结构域组成：DNA 结合结构域（DNA – binding domain，DBD）和转录激活结构域（activating domain，AD）。DBD 和 AD 单独作用均不能激活转录反应，但是，当两者在上游比较接近时，会呈现完整的 GAL4 转录因子活性，使启动子下游基因可以转录。为此，将编码 X 蛋白的 DNA 序列和 GAL4 的报告基因的 DNA 结合结构域基因融合，形成诱饵基因（bait），将编码 Y 蛋白的 DNA 序列和 GAL4 的转录激活结构域基因融合，形成目标基因（target gene）。当两个融合基因同时转化入酵母细胞时，如 X 蛋白和 Y 蛋白在酵母细胞中存在相互作用，会使 DBD 和 AD 在空间上相互靠近，形成有效的转录激活因子，激活 GAL4 调控启动子下游融合的报告基因；如 X 蛋白和 Y 蛋白在酵母细胞中不存在相互作用，就无法激活报告基因的转录（图 3 - 33）。

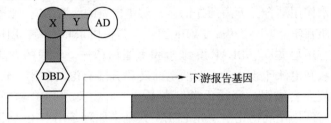

图 3 - 33　酵母双杂交示意图

酵母双杂交技术因其较高的敏感性、易于操作性以及能够在活细胞内研究蛋白质之间的相互作用等优点，被广泛应用于蛋白质相互作用研究中，近年来已经发展到检测小分子 - 蛋白质，DNA - 蛋白质及 RNA - 蛋白质之间的相互作用上。但是该技术也存在一定的局限性，例如：只能检测入核蛋白质的相互作用。

（二）免疫共沉淀技术

免疫共沉淀（Co - immunoprecipitation，Co - IP）技术是检测蛋白质间相互作用的经典方法，也是较常用的方法。

免疫共沉淀基本原理：在细胞裂解物中加入抗体，这样可与已知抗原形成特异的免疫复合物，若存在与已知抗原相互作用的蛋白质，则免疫复合物中还应包含这种蛋白质，经过洗脱，收集免疫复合物，分离目的蛋白和相互作用蛋白的复合物，然后通过 Western blot 及质谱法确定相互作用蛋白。如 Walker 等通过免疫共沉淀发现白血病患者血细胞的细胞质中存在致死蛋白和 p53 蛋白形成的复合物，而在正常血细胞中没有发现，为白血病的发病机制提供了研究基础。

免疫共沉淀技术的优点：免疫沉淀现象是在不添加任何成分的细胞裂解物中发生的，蛋白质的相互作用可以在天然状态下进行，可以避免人为影响，分离得到天然状态下相互作用的蛋白复合体，真实反映生理条件下的蛋白质相互作用。但这种方法也有局限性：制备目的蛋白的多克隆或单克隆抗体的过程比较复杂，灵敏度不高，只有较高浓度的诱饵蛋白质与抗体结合形成沉淀后才能得到检测鉴定，仅适用于细胞裂解液中保持完整生理复合体的蛋白，对大规模筛选未知蛋白会遇到障碍。

（三）GST Pull - down

GST Pull - down（Glutathione S transferase pull down assay）是一种常用的研究蛋白质在生物体外相互作用的实验技术。蛋白质在胞外的相互作用排除了细胞内复杂体系的干扰，可以比较直接地检验蛋白质分子之间的相互作用。用于检测鉴定融合蛋白和未知蛋白间新的相互作用和鉴定融合蛋白和已知蛋白间可能的相互作用。

GST Pull - down 基本原理：与免疫共沉淀基本原理相似，首先诱饵蛋白（Bait protein）和 GST 蛋白（Glutathione - S - transferase）在细菌、动物细胞等体系中融合表达，利用 GST 和谷胱甘肽亲和树脂之间的高亲和性，将诱饵蛋白固化在树脂上，而固化的诱饵蛋白可以捕获细胞裂解液中可以与诱饵蛋白发生相互作用的靶蛋白。

GST Pull – down 技术的优点：GST Pull – down 外源表达系统简单易用、蛋白表达周期短，且 GST 融合蛋白和谷胱甘肽有很高的亲和性，易分离出大量融合蛋白进行批量实验，此技术常被用来验证酵母双杂交实验所得到的相互作用。

GST Pull – down 技术的主要缺陷：和 Co – IP 相比，GST Pull – down 的融合诱饵蛋白往往是在外源系统中表达，可能会缺少某些翻译后修饰，并且和靶蛋白的结合发生在体外环境，不能精确反映体内的相互作用。

（四）串联亲和纯化技术

串联亲和纯化（tandem affinity purification，TAP）技术最早由德国 Rigaut 于 1999 年发明，并在鉴定酵母菌蛋白复合物中获得成功，随后扩展到其他细胞系及组织。该技术是研究在生理条件下蛋白质相互作用的方法，它利用特殊设计的蛋白标签，经过连续的亲和纯化得到接近自然状态的蛋白复合物。

TAP 技术基本原理：通过 TEV 酶（Recombinant Tobacco Etch Virus Protease）识别的酶切位点将 IgG 结合结构域（ProtA）和钙调素结合多肽（Calmodulin binding peptide，CBP）进行连接制成标签，对靶蛋白质 N 端进行标记制成融合靶蛋白，经转染到宿主细胞或组织后与相互作用蛋白质形成复合体，再对标签进行两次亲和纯化以分离含有靶蛋白质的复合体，随后采用 SDS – PAGE 和质谱等技术进行分析（图 3 – 34）。目前，TAP 与质谱技术（mass spectrometry，MS）联用（TAP – MS），以及质谱技术的自动化，使 TAP 技术成为一种高效且实用的方法在生物大分子相互作用领域中被广泛应用。

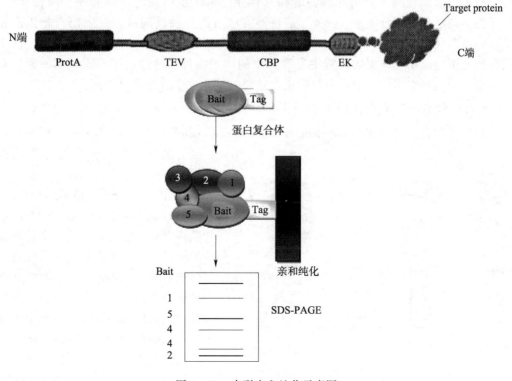

图 3 – 34 串联亲和纯化示意图

TAP 技术方法集成了经典的亲和纯化和免疫共沉淀两种技术的优点，可快速得到生理条件下与目标蛋白真实相互作用蛋白质的特点，迅速成为筛选、发现和鉴别新的相互作用蛋白质的主流技术之一。与传统的研究蛋白质相互作用的技术相比，该技术筛选到的相互作用蛋白假阳性率较低，鉴定出的蛋白质相互作用能真实地反映细胞中蛋白质分子之间的联系，蛋白表达及与复合物的结合都接近生理水平，是一种检测体内蛋白相互作用的方法。

运用 TAP 技术研究蛋白质相互作用主要有两个基本方面，一方面可鉴定新的蛋白质复合体；另一方面可以鉴定已发现蛋白质复合体中的新组分。利用 TAP 技术鉴定已经发现的蛋白质复合体中的新组分是目前 TAP 技术应用的热点。

（五）蛋白质芯片

蛋白质芯片（protein chips）又称蛋白质微阵列（protein microarrays），是一种体外检测蛋白相互作用的技术。

蛋白质芯片的基本原理：将大量蛋白探针（可以是抗原、抗体、受体、配体、酶、底物等）有序地固定于固相支持物表面，形成高密度排列的蛋白质点阵（蛋白芯片）。然后将带有特殊标记（如荧光染料）的样品蛋白质（体液、细胞和组织提取物）与芯片上的探针蛋白杂交，漂洗未能与芯片上的探针蛋白结合的蛋白，再利用荧光扫描仪或激光共聚焦扫描技术测定芯片上各点的荧光强度，通过荧光强度分析，从而实现高通量检测多肽、蛋白质及其他生物成分的活性、种类和相互作用。根据相互作用原理可分为抗原-抗体芯片，受体-配体芯片，酶-底物芯片和多肽芯片等。

蛋白芯片技术是一种体外检测蛋白相互作用的技术，可以直接检测目的蛋白，也可分析蛋白质同核酸、脂类和药物的相互作用。由于蛋白质芯片的简便、高特异性、敏感性，高通量，结合质谱、荧光、显色等方法可以直接或间接地鉴定出与靶蛋白相结合的蛋白质，甚至可以检测出一些通常难以鉴定的低丰度、小分子质量蛋白，使得其在研究蛋白质相互作用的过程中发挥重要的作用，目前已经应用于疾病的诊断、新药筛选及蛋白质组学研究中，但与靶蛋白结合的特异性今后还有待提高。

（六）双分子荧光互补技术

双分子荧光互补技术（bimolecular fluorescence complementation，BiFC），是一种检测活细胞内蛋白质相互作用的技术。该技术的主要原理是：将荧光报告蛋白（如绿色荧光蛋白，green fluorescent protein，GFP）按照规则分成没有荧光的两个片段作为标记分子，分别与两个目标蛋白（诱饵蛋白和捕获蛋白）融合并在细胞内共表达，如果两个目标蛋白存在相互作用而靠近，那么荧光报告蛋白的两个分子片段在空间上相互靠近发出荧光，从而判断两个目标蛋白具有相互作用（图 3-35）。

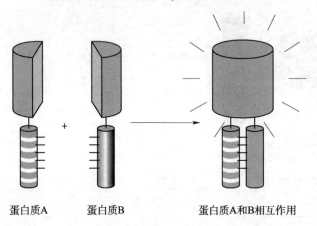

蛋白质A　　蛋白质B　　　蛋白质A和B相互作用

图 3-35　双分子荧光互补技术示意图

BiFC 不依赖外源的荧光素或显色剂等，由于观察直观，检测方便以及能实现在活细胞中对相互作用蛋白可视化等诸多优点，自从其被开发出来后，便得到了广泛地应用。在哺乳动物细胞内利用双分子荧光互补研究蛋白质间的相互作用是应用最广的。成熟的蛋白质必须在细胞特定的部位才能发挥其生物学功能。利用 BiFC 能够获取蛋白质相互作用复合物在细胞中的定位信息，为推断蛋白质的生物学功能提供必要的基础。此外，BiFC 系统可以应用于多种细胞和生物体内来研究不同蛋白质间的相互作用，如该技术可以用于转录因子间的相互作用、酶－底复合物的确定、信号转导级联、蛋白转录后修饰相互作用等方面的研究，还可以利用多彩的 BiFC 系统在 1 个细胞内研究多种蛋白质间的相互作用等。

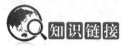知识链接

绿色荧光蛋白

2008 年 10 月 8 日，瑞典皇家科学院在斯德哥尔摩宣布，将 2008 年诺贝尔化学奖授予三位美国科学家：美国 Woods Hole 海洋生物学实验室的下村修（Osamu Shimomura），哥伦比亚大学的马丁·沙尔菲（Martin Chalfie）和加州大学圣地亚哥分校的钱永健（Roger Y. Tsien），以表彰他们发现和发展了绿色荧光蛋白（green fluorescent protein，GFP），该蛋白在蓝色波长范围的光线激发下会发出绿色荧光。由于 GFP 结构紧密，不易被蛋白酶水解，无毒，不需要借助其他辅酶，在厌氧细胞以外的任何细胞中都能自我催化发射荧光，所以在细胞生物学和分子生物学领域中常常作为活体报告基因与拟研究的蛋白质基因相融合，从而可以观察所研究蛋白质在细胞内的定位、运动等。

（七）其他蛋白质相互作用研究技术

表面等离子共振分析（Surface plasmon resonance analysis，SPR）是一种新型的生物分析技术，不需要对样品进行荧光标记和同位素标记，通过传感器实时检测，能实时检测生物分子间的相互作用，并定量求出其相互作用强弱的结合常数和解离常数，从而保持了生物分子的天然活性。SPR 技术在生物大分子间的相互作用、药物筛选、配体垂钓、信号传导及分子识别等许多领域都有广泛的应用。

随着生命科学研究的不断发展，人们逐渐意识到蛋白质作为细胞活性和功能的执行者，越来越受到人们的关注。蛋白质功能的发挥不是凭借单个蛋白质独立执行，而是依靠蛋白质与蛋白质相互作用执行其功能。蛋白质相互作用异常，将导致许多疾病，抑制这些相互作用为治疗疾病提供了一种创新性方法。蛋白质－蛋白质的相互作用的研究是今天蛋白组学的重要内容，研究蛋白质与蛋白质之间的相互作用，建立相互作用关系的网络图，具有十分重要的意义。

八、蛋白质组研究技术

蛋白质组学（proteomics）是一门大规模、高通量、系统化的研究某一类型细胞、组织、体液中的所有蛋白质组成、功能及其蛋白之间的相互作用的学科。通过蛋白质组学的研究从细胞水平及整体水平上研究蛋白质的组成及其变化规律，从而深入认识

有机体的各种生理和病理过程。

近年来，蛋白质组学技术取得了长足的发展，蛋白质组学研究技术已经成为确定基因功能的有效手段。蛋白质组学技术较为复杂，包括蛋白质分离、鉴定和信息分析三方面的内容。其中，双向凝胶电泳和质谱分析是与分离和鉴定相对应的核心技术，生物信息学是信息分析的主要技术。

（1）双向电泳（two dimensional gel electrophoresis）：是蛋白质组学研究的核心技术，主要用于蛋白质分离。其原理是在相互垂直的两个方向上，分别基于蛋白质不同的等电点和分子量，运用等电聚焦电泳（IEF）和 SDS – 聚丙烯酰胺凝胶电泳（SDS – PAGE）把复杂的蛋白质成分分离。

（2）蛋白质质谱鉴定技术（mass spectrometry，MS）：与传统的蛋白质鉴定方法如 Edman 降解法测 N 端序列、氨基酸组成分析等比较，质谱分析技术灵敏、准确、高通量、自动化等特点成为当前蛋白质组学技术的支柱。

（3）质谱技术：包括生物质谱、飞行时间质谱、电喷雾质谱等，通常与双向电泳等蛋白分离技术相联用，能清楚地鉴定蛋白质并准确测量肽和蛋白质的相对分子质量、氨基酸序列及翻译后的修饰，因灵敏度高、速度快、易自动化，已成为蛋白质组研究中主要的蛋白质鉴定技术。

（4）质谱技术的基本原理：带电粒子在磁场或电场中运动的轨迹和速度依粒子质量与携带电荷比的不同而变化，可据此判断粒子的质量和特性。目前常用的质谱仪有气相色谱 – 质谱仪（GC – MS）；液质联用质谱仪（LCMS）；电喷雾电离串联质谱仪（ESI – MS – MS）；液相色谱 – 电喷雾离子化质谱仪（LC – ESI – MS）；基质辅助的激光解吸飞行时间质谱仪（MALDI – TOF – MS）等。其中 MALDI – TOF – MS 和 ESI – MS – MS 是简单高效且灵敏的方法，是目前蛋白质组学研究中应用最广泛的生物质谱仪。

（5）生物信息学：生物信息学是蛋白质组学研究不可或缺的研究方法，为 2D – PAGE 图像的分析比较及蛋白质鉴定等提供了方便快捷的帮助和大量信息。蛋白质组生物信息学主要包括蛋白质组数据库以及相关的工具软件。建立与开发蛋白质组数据库和分析软件是蛋白质组定性和定量分析的重要基础。Mascot，Expasy，PeptideSearch 和 ProteinProspector 等是目前蛋白质组学中常用的检索数据库。PDQuest，Im – ageMaster 2 – DElite，Biol – mage – 2D Investigator 等是常用的蛋白质 2D – PAGE 图谱分析软件；SEQUEST，Aacomp ldent，peptide Search 是蛋白质鉴定软件；Findmod 是蛋白质结构和功能预测软件。

现代科学技术不断发展为蛋白质组学研究起了积极的推动作用，蛋白质组研究技术已被应用到生命科学基础研究的各个领域，如细胞生物学、神经生物学等。在研究对象上，覆盖了原核微生物、真核微生物、动物和植物等范围，涉及各种重要的生物学现象，如细胞分化、信号转导、蛋白质折叠等，并已成为寻找疾病分子标记和发现药物靶标的有效方法之一。

第六节　细胞工程制药技术

细胞工程（cell engineering）也称细胞技术，它是在细胞水平上，采用细胞生物学、发育生物学、遗传学及分子生物学等学科的理论和方法，按照人们的需要对细胞的遗传性状进行人为的修饰，以获得具有产业化价值或其他应用价值的细胞或细胞相关产品的综合技术体系。

细胞工程是伴随着20世纪70年代细胞融合技术的发展而出现的新的研究领域，是现代生物工程（bioengineering）或生物技术（biotechnology）的组成部分之一。

通常人们根据操作技术的差异将生物工程分为基因工程、酶工程、发酵工程、蛋白质工程和细胞工程。根据操作对象不同，细胞工程可分为微生物细胞工程、植物细胞工程和动物细胞工程。所谓动物细胞工程，是利用细胞的全能性，借助细胞生物学及工程学原理，采用组织与细胞培养技术，对动物的遗传特性进行修饰，从而获得新型生物或有价值的细胞产品的一门技术。这一技术在生物制药的研究和应用中起关键作用，目前全世界生物技术药物中使用动物细胞工程生产的已超过80%，例如蛋白质、单克隆抗体、疫苗等。本节将主要介绍动物细胞工程所采用的细胞培养技术及在医药领域的应用。

一、细胞工程的主要相关技术

细胞工程涉及的技术方法很多，细胞工程可以被认为是不同层次上细胞的拆合和重组工程，包括：细胞整体层次，如细胞培养、细胞融合；细胞器层次，如核移植；分子层次，如基因转移技术等。

（一）大规模细胞培养

细胞培养是细胞学研究的技术之一，是细胞工程的基础。大规模细胞培养（large–scale cell culture）是在人工条件下（设定温度、溶氧、pH），在生物反应器中高密度、大规模地培养细胞，或是以此来生产更多的特殊细胞产物。

大规模细胞培养始于20世纪60年代初，近年来，动物细胞大规模培养技术在生物技术领域成为最受关注的热点之一，并开始广泛应用于生物医药的研发和生产过程中。以生物反应器技术为基础的动物细胞大规模培养技术平台，正逐步被建立起来并日益走向成熟，成为推动生物医药产业快速发展的有力工具。它的应用大大减少了用于疾病预防、诊断和治疗的实验动物，并为生产蛋白质药物、疫苗、生长因子等生物制品和人造组织等产品提供了有利的工具。

大规模动物细胞培养的基本原理和实验室中研究性细胞培养相同，但由于所培养的细胞群体庞大，因此在培养原则、设备和技术体系等方面都具有一些特殊要求。

1. 细胞生物反应器的种类及应用　用于动物细胞培养的生物反应器通常包括两大类：机械搅拌式生物反应器和气升式生物反应器。

（1）机械搅拌式生物反应器：培养物的混匀由马达带动的不锈钢搅拌系统来实现。这类反应器的最大优点是能培养各种类型的动物细胞，培养工艺容易放大，产品质量稳定，非常适合工厂化生产，但不足之处是机械搅拌所产生的剪切力对细胞有一定的损伤。

（2）气升式生物反应器：气升式生物反应器则是通过气体混合物从底部的喷射管进入反应器的中央导流管，使中央导流管侧的液体密度低于外部区域从而形成循环。与搅拌式生物反应器相比，这种反应器的虽没有机械搅拌产生的剪切力，但由于在运行中气泡的聚并和在液体表面的破裂等过程产生的剪切力对动物细胞有极大的伤害作用，因此使得其在工业化生产中的应用受到了一定的限制。

2. 大规模细胞培养的基本原则

（1）增加培养容积：为了实现细胞的大规模培养，首先要考虑的因素是培养容积。一般来说培养的容积越大，细胞的产量越高。细胞培养的容积已经从最初的几升，逐步扩大到几十升、几百升、甚至上千升，因此，大规模的工业生产一般需要 5000 ~ 20 000L 的生物反应器。对于具有悬浮生长特性的细胞来说，培养体积的扩大是提高细胞产量的重要因素。

（2）增大细胞的附着面积：绝大部分哺乳动物细胞都具有贴壁生长的特性，扩大细胞的附着面积也是提高培养细胞产量的一个重要因素。目前的基本方式是在细胞培养的容器中添加细胞附着生长的支持物。常见的支持物主要有：微载体（microcarrier）、中空纤维（hollow fiber）和微囊（microcapsule）（图3－36）等。

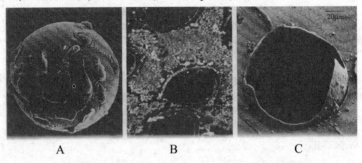

图3－36　细胞附着生长的支持物
A. 微载体 ; B. 中空纤维; C. 微胶囊

①微载体：是高分子物质制成的微细实心颗粒，直径 100 ~ 300μm。目前大多数微载体使用的材料是交联葡萄糖。这类材料对细胞无毒，适合于一般类型细胞的附着生长，而且还具有一定的透明度，可方便在显微镜下进行观察。微载体在增大细胞附着面积方面具有十分明显的效果，例如，1 克由交联葡萄糖所制成的微载体具有高达 6000cm² 的培养面积。微载体大规模细胞培养体系兼具单层培养和悬浮培养的优势，且是均相培养，适合于放大生产。从目前的应用和发展来看，微载体是大规模培养中最有价值的细胞支持物，已成功利用该技术进行了肝细胞、成纤维细胞、成肌细胞、软骨细胞等细胞系的大规模培养。

②中空纤维：中空纤维是由半透明的高分子物质拉制成的、两端开口的中空纤维，直径约为 200μm。制备中空纤维的材料主要是羟甲基纤维素纤维、海藻酸盐纤维、胶原纤维等。在培养中，通常是将成束的中空纤维置于培养的容器中，细胞附着于纤维管的外表面，纤维管的内表面有培养液的流过。该培养系统有利于分泌型蛋白的纯化，但不易放大培养。

③微胶囊：微胶囊为由一种半透性膜所围成的囊，囊的直径一般为 200μm。目前这种囊尚无商业化产品，需要研究人员自行制备。制备方法：将欲大规模培养的细胞，悬浮在藻酸钠之类的天然高分子物质溶液中（类似物质还有壳聚糖或聚赖氨酸）；经过特殊的方法，使含有细胞的溶液变成固态微球体；采用化学方法使微球体的外围形成一层半透膜，并使微球体的内容物液化。经过上述处理，细胞就被包围到了具有半透

膜特性的微囊中，细胞可附着在微囊的内壁上生长。各种营养物质和细胞的表达产物可以通过扩散方式出入微囊。这种培养方法的优点：细胞密度大（10^8/ml）、产物在单位体积中的浓度高、产物分离纯化相对简单。

（3）抑制细胞凋亡：大规模细胞培养的后期，维持细胞的高活力是关键。细胞凋亡是导致大规模细胞培养时细胞死亡的主要原因，且多在营养成分耗尽、有毒代谢产物增多时发生。细胞静止（cell rest，细胞长时期的处以 G_1 期）技术可以有效降低营养成分耗尽和代谢毒物产生。例如，在细胞中导入 *p21* 基因或 *p27* 基因（细胞周期蛋白依靠性激酶抑制剂家族中的重要成员），可使细胞周期的 G_1 期延长，可有效抑制细胞的凋亡，维持细胞正常的活力。细胞静止技术对于提高培养细胞表达外源基因所编码蛋白质的产量是一种有效的手段。

（4）无血清培养：当进行大规模细胞培养时，如果培养目的是为了获得某种特定的蛋白质（如，单克隆抗体、疫苗或其他生物活性蛋白等），那么培养基中就应尽量地避免其他蛋白质的存在，这样可以降低目标蛋白质的纯化难度。然而在一般的细胞培养基中都添加动物血清（如胎牛血清），动物血清的蛋白质成分复杂，分离纯化目标蛋白质难度极大，因此，最好采用无血清培养基。此外采用无血清培养基还有如下优点：无血清培养基可通过延长细胞的 G_1 期或迫使细胞处于 G_0 期，使细胞较长时间地维持高细胞密度的状态，从而可以较长时间高效地表达目的产物；无血清培养基能够相对降低培养细胞的死亡率，这对于维持细胞所表达的目标蛋白的稳定性有利。与此相反，含血清的培养基往往不能较长时间地维持细胞高密度培养，细胞衰老和死亡的频率也较高，这将使蛋白酶等释放到培养基中，进而导致目标蛋白的降解，对蛋白类生物制品的生产极为不利。由于无血清培养基具有一些特殊的优点（表3-2），人们正尝试以含有生长因子的无血清的培养基来代替含血清培养基。

表3-2　无血清培养基和含血清培养基的比较

评价内容	无血清培养基	含血清培养基
培养基成分	有明确的质量标准，避免了批次差异	存在批次的差异
质量稳定性	成分明确，可以针对不同细胞株进行成分优化，以达到最佳培养效果	影响细胞生长的因子多，复杂程度高，不明确因素多
与产品纯化关系	不存在支原体污染问题，下游产品纯化容易，产品回收率高，易于产业化	血清中蛋白含量大于 45g/L，成分复杂，且易被病毒或支原体污染，不利于下游产品纯化工作，产业化成本高
实用性	适用细胞谱系窄，对于具体的细胞种类，需要摸索培养条件；培养基黏度小，细胞在培养过程中易受机械损伤	适用细胞谱系较宽

3. 动物细胞大规模培养技术　目前，动物细胞大规模培养技术水平的提高主要集中在培养规模的进一步扩大、细胞培养环境的优化、生物反应器的改良、改变细胞特性、提高产品的产出率与保证其质量上。

（1）无血清悬浮培养技术：细胞在培养液中呈悬浮状态的生长和增殖的培养方法称悬浮培养（suspension culture）。这种系统适合于可在培养液中悬浮生长的细胞。近年来，随着生物医药研究不断深入和发展，动物细胞无血清悬浮培养技术（suspension culture）已成为引人关注的热点和难点问题。无血清培养技术的核心技术主要包括三个方面：细胞生物反应器技术、无血清培养基研制技术以及工程细胞株的构建与驯化技术。与传统的有血清细胞培养相比，它具有安全性好、过程便于监测、技术稳定可靠、工艺放大容易等众多优点，最大规模可达到 25 000L，为众多生物制药同行所青睐。

（2）微载体培养技术：由于目前大多数哺乳动物细胞仍只能依靠贴壁培养，再加上无血清培养基细胞适用谱窄、工程细胞株构建与无血清悬浮驯化技术还不十分成熟等诸多问题的存在，使得用于科研和生产特别是疫苗制造领域的许多哺乳动物细胞系仍不能很好地实现大规模工业化培养。

A. L. Van Wezel 于 1967 年建立了微载体培养法。微载体培养技术兼有贴壁培养和悬浮培养的优势，而且具有比表面积大、培养环境均一、培养条件易于测定和监控、自动化水平高等优点，这一技术的应用为贴壁依赖性哺乳动物细胞的大规模培养开辟了新的途径。

细胞培养微载体通常是直径为 $60 \sim 250\mu m$ 的固体小珠，材料大致有纤维素、塑料、明胶、玻璃和葡聚糖五大类，近年来国外相继开发出多种材料的微载体。目前，一些国外生物材料制造商已有了商品化的细胞微载体供应。其中使用最为普遍、效果最好的应是 GE 公司开发的 Cytodex、Cytopore、Cytoline 等系列的产品。2008 年 Baxter 公司采用微载体技术培养 Vero 细胞生产禽流感疫苗，规模已达到 6 000L，虽不能与无血清全悬浮相媲美，但已基本具备了工业化生产的规模。因此，应用微载体培养技术在生物反应器中进行哺乳动物细胞大规模培养是一种既可行又具有很好前景的生产工艺模式。

（3）填充床细胞培养技术：填充床细胞培养工艺是将纸片状载体大量填充于一个网状的篮框里，并将篮框沉浸入培养液中，在灌注时通过培养液的流动来完成液体混合以及细胞生长环境的传质和传氧过程。

由于载体其表面积大、细胞承载量高、成本相对低廉等特点，填充床细胞培养技术在动物细胞培养领域得到了发展和应用。一些厂家将这种载体与生物反应器技术相结合，制造出填充床式细胞生物反应器，可以实现动物细胞的高密度培养。

填充床细胞培养技术最大的优点是剪切力小、细胞截留容易，特别是在做灌注培养工艺时，无需任何辅助设备就可以很好地实现细胞与产物的分离。

4. 大规模培养中优化细胞生长的环节 在大规模细胞培养系统中，细胞的生长与繁殖依然遵循基本的细胞生物学规律。为了优化大规模培养中细胞的生长状态，要特别注意以下几个环节。

（1）量化评估大规模培养细胞的营养要求：目前有许多关于体外状态下细胞营养需求的实验研究，并已经注意到在不同的培养系统、不同的细胞周期和增殖阶段等，细胞的大小在发生一定的变化。例如，悬浮细胞的平均直径为 $11\mu m$ 左右，可以因环境不同而发生很大的变化，当一个细胞的直径从 $9.5\mu m$ 增长到 $12\mu m$，说明该细胞的质量变化了 2 倍以上。因此，在培养过程中的营养需求的量化评估，除了考虑细胞群的密度外，还应考虑细胞的质量。

（2）细胞生长状况控制

①温度控制：动物细胞培养对温度波动的敏感性很大。温度低于 37℃，细胞生长缓慢，反之则细胞失去存活力。因此，动物细胞培养比多数微生物培养对温度控制具

有更为严格的要求。

②pH 控制：pH 值是细胞培养的关键性参数，它影响细胞的存活力、生长及代谢。细胞生长的最适 pH 值因细胞类型不同而异，范围为 7.0～7.5 左右。缓冲液系统通常用 CO_2、碳酸氢盐调节，pH 值取决于培养液中的 CO_2 和碳酸氢盐的浓度比。加入 CO_2 即 pH 值降低，而加入碳酸氢盐则使 pH 值升高。在培养初期阶段细胞产生的 CO_2 和乳酸量较少，CO_2 可以从系统中置换出来。在细胞生长的后期阶段，细胞密度增加，由于细胞产生的 CO_2 和乳酸量增加，使 pH 值变得偏酸。

（3）鉴定细胞的健康状况：细胞的健康状况对于判断大规模细胞培养的营养条件和环境因素是否合适至关重要。一般可以采用适当的荧光或染色剂进行直接显微镜观察，可获得细胞密度、生存能力、有丝分裂指数、一般形态及碎片数量的信息。同时也可以采用一些容易检测的生化指标来协助判断，如最常用的方法是测定培养基中葡萄糖浓度、乳酸盐的浓度和乳酸脱氢酶（LDH）活性。葡萄糖和乳酸盐浓度可以反映培养液的质量情况，乳酸脱氢酶（胞内酶）可以用来判断细胞的损伤或破碎情况。

（二）细胞融合

细胞融合（cell fusion），也称细胞杂交，是在自发或人工诱导下，将两个或多个不同细胞或原生质体融合形成一个双核或多核的杂合细胞，融合后的细胞获得来自于两个亲本细胞的遗传物质，具有新的遗传或生物学特性。细胞融合的过程包括：细胞质膜的连接与融合，细胞质的合并以及细胞核等细胞器的重组等。相同基因型的细胞融合形成的双核或多核细胞称为同核体（homokaryon）；不同基因型的细胞融合形成的双核或多核细胞称为异核体（heterokaryon）。不同基因型的细胞融合又称细胞杂交（cell hybridization）。异核体一般通过有丝分裂进行核融合，最终形成单核的杂种细胞。

细胞融合在 20 世纪 60 年代发展起来，细胞融合现象最早是由 G. Barski 等人（1961）发现的。他们将高度恶性与低度恶性肿瘤细胞混合培养，观察到细胞自发融合能产生杂种细胞。不久，Y. Okada 和 J. Tadokoro（1962）发现利用紫外线灭活的仙台病毒能促进细胞融合。应用病毒诱导细胞融合，开创了人工诱导细胞融合的新领域。20世纪 70 年代，化学融合剂聚乙二醇（polyethleneglycol，PEG）逐渐得以应用，目前成为人工诱导细胞融合的主要手段。20 世纪 80 年代初，又发现了电传孔诱导细胞融合技术。

1. 细胞融合技术的常见方法 细胞膜的流动性是细胞融合的生物学基础。许多因素，如温度、pH、极性基团、酶、离子强度、金属离子、电场或电脉冲等均可对膜的流动性产生影响。动物细胞的融合技术就是利用这一现象，经过化学、物理或生物诱导，使细胞膜的脂质分子有序性发生改变，当诱导因素除去后，脂类分子将逐步恢复至原有的有序状态，在这个过程中使得相接触的细胞发生融合，当然膜融合过程中也包含着膜分子的重构。目前诱导细胞融合的常见方法有 3 种：生物方法（如病毒诱导融合法）、化学方法［如聚乙二醇（polyethylene glycol，PEG）诱导融合法］和物理方法（如电场诱导融合法）。

（1）生物方法（病毒诱导融合法）许多病毒都具有凝集细胞并促进凝集细胞发生融合的能力，如疱疹病毒、牛痘病毒、仙台病毒等。其中最常用的是经紫外线照射灭活的仙台病毒。

仙台病毒介导细胞融合的基本原理：仙台病毒介导细胞融合的效应成分与病毒被膜上的磷脂成分密切相关，而与细胞内的核酸的活性无关。当病毒位于两个细胞之间时，病毒表面的神经氨酸酶降解细胞膜上的糖蛋白，使细胞膜局部凝集在病毒颗粒的周围，在高 pH 和钙离子的条件下，局部细胞膜融合，进而引发细胞融合的系列过程。

利用灭活的仙台病毒介导细胞融合可以得到较高的融合率，对各种动物细胞都适宜。但也存在一定缺点：灭活的仙台病毒制备困难、操作复杂且灭活病毒的效价差异大、实验重复性差；病毒引进细胞后，可能会对细胞的生命活动产生干扰。目前灭活的仙台病毒已逐渐被聚乙二醇取代。

（2）化学方法（聚乙二醇法）：目前应用于细胞融合的化学试剂有高级脂肪酸衍生物、脂质体、钙离子、水溶性蛋白质等，而目前应用最多的是 PEG。

1974 年加拿大籍学者 Kao KN 及其同事发现聚乙二醇（PEG）可促进不同种属间的植物原生质体发生融合。

PEG 诱导细胞融合的主要原理是：通过热力学力和渗透压导致细胞膜紧密接触，然后与水分子借氢键结合，导致细胞脱水而发生质膜结构的变化，使细胞相互接触部位的膜脂双层中磷脂分子发生疏散，进而使其结构发生重排，再加上膜脂双层的相互亲和以及彼此间表面张力的作用，引起相邻的重排质膜在修复时相互合并在一起，使细胞的胞质沟通，从而使细胞发生融合。

实验室常用 PEG 的分子量为 2000～20000。PEG 诱导细胞融合效果常因其分子量和浓度的不同而有差别，分子量在 1000～4000 的 PEG，在浓度为 30%～50% 时，其融合效果较佳。

PEG 法的优点是没有种间、属间、科间的特异性或专一性；不需要特别的仪器设备、操作方便、融合率较高，如 PEG 诱导动物细胞融合效率比仙台病毒高 300 倍，被普遍用于生物、遗传、医药等研究领域；此法的主要缺点：PEG 在融合过程中，对细胞损伤大、有残留毒性、使融合率较低；影响 PEG 作用效果的因素较多，如 PEG 相对分子质量、质量分数、融合温度、融合时间等，这些因素加大了获得理想细胞融合率的难度。

（3）物理方法（电场诱导融合法）：电融合是通过短时间强电场的作用，使两个相互靠近的细胞胞膜发生可逆性电击穿，瞬时失去其高电阻和低通透特性；在此期间，细胞可通过胞膜接触区的融合而形成一个杂合细胞，数分钟后，胞膜恢复原状。

1978 年就德国学者 Zimmermann US 等首先采用电脉冲方法成功诱导了细胞融合，此后，电融合技术得到了飞速发展。

电场诱导融合的原理：在高频交变电场作用下，原生质体发生极化作用形成偶极子，受电场力的作用进而沿电力线方向运动彼此粘连成串。对成串细胞施加瞬时高压脉冲时，原生质膜可在高电压作用下发生瞬时可逆性的细胞膜破坏，从而导致原生质体间的融合，即应用短时间的高压电脉冲引起细胞质膜发生去稳定化而发生细胞融合。

电融合需要在低导电性溶液中进行，一般选甘露醇、蔗糖、葡萄糖等非电解质作为电融合液，可以避免交流电流增大时过度发热等，影响细胞串的形成和融合细胞的存活。此外，在融合过程中，合适的脉冲场强和持续时间是两个重要参数。研究认为，只有在击穿电压 ±15% 的范围时，细胞膜才能保持可逆性的破坏而发生细胞融合。因此使用电融合的关键是选择一个最佳的电压。多数研究发现，融合电压在 $0.8 \sim 1.2 kv/cm$ 时，细胞融合效率最高。

电融合方法的主要优点：操作简便、无化学毒性、对细胞损伤小、可在显微镜下观察融合过程；融合效率较高，约是 PEG 法诱导细胞融合的 100 倍，目前已被广泛应用，成为细胞融合的主要技术手段，如用于植物育种、肿瘤疫苗制备、核移植等研究。电融合法的主要缺点：需要昂贵的精密仪器，电融合参数和最佳融合条件经常因细胞种类不同而异，难以形成标准化程序。

除了上述三种细胞融合方法外，还有激光诱导细胞融合的方法，该技术最大的特点就是高度选择性，可使任意的两个细胞融合，从而实现特异性细胞融合，且具有实验重复性好、操作简便、损伤小、无菌、无毒性等特点。除此之外，基于微流控芯片的细胞融合、高通量细胞融合芯片等新技术也在不断开发中，这些技术大大地提高了融合效率，从不同方面改进了细胞融合技术。

2. 细胞融合技术的应用 细胞融合技术广泛应用于细胞生物学、遗传学、病毒学、肿瘤学等研究，不仅为质粒转染、基因定位、基因调控、核质相互关系、遗传互补、肿瘤发生、衰老控制等领域的研究提供了有力的手段，而且在动植物远缘杂交育种、发生生物学、免疫医学以及医药、食品、农业等方面都有广泛的应用价值。特别是在动植物新品种的培育、单克隆抗体的制备、哺乳动物的克隆以及抗癌疫苗的研发等技术中细胞融合技术已成为关键技术。

近年来研究表明，利用细胞融合技术还可在细胞重编程研究中发挥重要作用。通过干细胞和体细胞的细胞融合，可使体细胞重编程。由成体细胞获得多能干细胞是替代胚胎干细胞治疗相关疾病的有效手段之一。

2005 年，Cowan 等研究人员通过聚乙二醇将人成纤维细胞和胚胎干细胞融合后，杂合细胞所表现出的形态学、生长特性以及体内外分化能力同胚胎干细胞惊人的一致，该研究表明通过细胞融合可实现人成体细胞重编程。2009 年，Voldman 等利用微流控制技术精确地实现了高效率的细胞配对和融合，并将这种融合技术运用于小鼠胚胎干细胞和胚胎成纤维细胞，开拓了细胞电融合技术在体细胞重编程研究中的新前景。2010 年 1 月，Blau 领衔的研究小组同样采用聚乙二醇融合了小鼠胚胎干细胞和人类成纤维细胞，这种异核体诱导的速度比正常的体细胞诱导速度快很多，仅需 1 天时间，诱导效率高达 70%。上述研究表明细胞融合技术是实现体细胞重编程研究的潜在有效手段，该技术的优点在于：一是可以避免传统的胚胎干细胞治疗所带来的伦理学争议和免疫排斥反应等问题；二是可以有效避免其他体细胞重编程技术的缺点。

已分化的体细胞可以通过重编程来改变其命运，在一定条件下可以转分化为其他类型的细胞，甚至回到多能状态。而由患者自身体细胞重编程而来的多能性细胞，可作为细胞移植的种子细胞使用，这种来源的多能性细胞避免了使用胚胎干细胞所面临的伦理学障碍，在细胞移植、疾病模型的制备以及药物筛选等领域具有重要意义。肿瘤细胞是否能通过重编程回归"正常"呢？值得人们思考。

当然，目前利用细胞融合技术开展的细胞重编程研究也存在重大缺陷：通过细胞融合得到的杂合子包含胚胎干细胞所携带的外源性基因，在植入体内后通常会产生免疫排斥反应；细胞融合后，重编程后的细胞是四倍体细胞；细胞融合效率比较低等。

随着技术的发展，如果能使杂合细胞发生减数分裂，再筛选出重编程后的体细胞，则能够克服细胞融合的免疫排斥和四倍体问题，使其在生物医学工程领域发挥更大的作用。

（三）细胞核移植

核移植（nuclear transfer）是指将一个细胞的核（核供体）移入另一个去核的成熟卵母细胞或受精卵（核受体）中，以得到重组细胞的技术。根据核供体的不同，核移植可分为胚胎细胞核移植、干细胞核移植和体细胞核移植。

1. 核移植的技术路线 由于不同物种的生长发育具有一定的特殊性，因此核移植的技术路线在不同的实验室或对于不同的物种都可以有很大的不同。这里以哺乳动物核移植的基本技术路线为例加以说明（图3-37）。

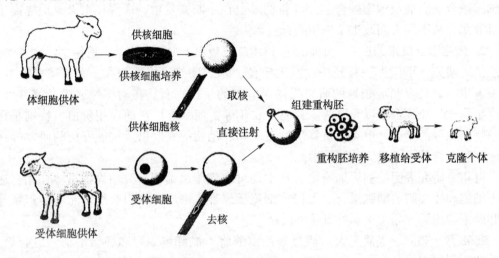

图3-37 核移植技术流程

（1）选择受体细胞：受精卵和MII期卵母细胞的细胞质具有重编程（reprogramming）能力，可使处于不同分化程度的供核细胞（胚胎细胞或成年体细胞）的核去分化并恢复到全能状态，获得的重组胚能够进入正常发育程序，从而获得遗传背景完全源于供核细胞的动物个体。研究表明MII期卵母细胞更适合做受体细胞，其主要原因是MII期卵母细胞的细胞质中具有更适量的重组因子。

（2）选择供核细胞：胚胎细胞、未分化的原始生殖细胞（PGC）、胚胎干细胞（ES细胞）、胎儿体细胞、成体细胞甚至是高度分化的神经元、淋巴细胞等都可以作为供核细胞的来源，且均能够获得相应的克隆个体。研究结果表明，克隆效率一般随供核细胞分化程度的提高而降低。

（3）受体细胞去核：为了保证核移植的成功，受体细胞的核必须完全去除。目前的去核方法主要包括下面几种：

①盲吸法去核：是目前大多数核移植所采用的去核方法。它是根据MII期卵母细胞中第一极体与细胞核的对位关系，在特定的时间段内，通过去核针直接将第一极体及其附近的胞质吸除，从而达到去除细胞核的目的，这种方法的去核率达到80%以上。

②蔗糖高渗处理法去核：以0.3~0.9mol/L的高渗蔗糖液处理卵母细胞一段时间，然后通过去核针去除卵胞质中透亮和微凸的部分（约30%左右胞质）。该法的去核成功

率可达 90%。

③透明带打孔去核法：鉴于小鼠的质膜系统较脆，常规的盲吸法去核后，卵母细胞的存活率往往较低，因而预先以显微针在透明带打孔，然后以细胞松弛素处理后去核，可大大提高卵母细胞的存活率。

（4）重构胚的组建：组建重构胚（reconstructed embryo）主要有两种方法：一种是采用显微操作的方法，直接将供核细胞移植到去核受体细胞（M II期卵母细胞或受精卵）的透明带下，再通过细胞融合（电融合或病毒介导）的方法，使供核细胞和受体细胞发生融合，实现细胞核与细胞质的重组。重组后的细胞是一个单细胞的胚胎，称其为重构胚。该方法在家畜等大动物上已经取得较多成功的例子，但应用该方法组建的重构胚，其细胞质含有供核细胞的部分胞质，这会导致克隆动物组织细胞中线粒体的多样性，其可能带来的其他生物学方面的后果，还有待进一步观察与研究。另一种方法是用显微针反复抽吸，分离出供体细胞核，然后将细胞核直接注入已去核的受体细胞，直接构建重组胚，这种方法主要被用于克隆小鼠的制作。

（5）重构胚的激活（化学激活、电激活）：在重构胚组合成功后，必须要模拟体内的自然受精过程，对重构胚进行激活，激活方法比较常见的有化学激活和电激活方法。

①化学激活：以离子霉素（对 Ca^{2+} 有亲和力的离子载体，用以短暂诱导 Ca^{2+} 峰）处理，然后以 6 – DMAP（蛋白酶抑制剂，降低 MPF 活性）处理 5h。其间，应注意根据供核细胞与受体细胞的细胞周期同步化的要求，维持重构胚二倍体的核型，并考虑是否添加细胞松弛素以抑制或促进第二极体的排出。

②电激活：在操作程序上与重构胚组建时的电融合方法一致，在实践中，在电融合诱导膜融合过程的同时也实现了电激活，但此时 Ca^{2+} 浓度一般明显高于正常电融合时的浓度。在实际操作中，电激活的次数一般要两次以上。

激活处理后的重构胚，经继续培养后，能够发生卵裂的，表明重构胚已经激活，否则表明激活失败，重构胚不能继续发育，核移植失败。

（6）重构胚的培养与移植：重构胚激活后，需经一定时间的体外培养，或放入中间受体动物（家兔、山羊等）的输卵管内孵育培养数日，待获得发育的重构胚（囊胚或桑葚胚）后，方可将其移植到受体子宫内，等待妊娠、分娩获得克隆动物。

这里需要指出，核移植主要是通过体细胞核移植技术、将特定基因导入和细胞融合获得。体细胞核移植技术因其极低的成功率及克隆动物普遍存在的早衰、早夭现象阻碍了该技术的推广运用，随之引发的治疗性克隆和生殖性克隆亦导致不可避免的伦理学争议。导入特定基因的方法研究中，作为载体的慢病毒可能改写染色体的遗传信息，某些转录因子可能诱发癌症，使其具有一定程度的局限性。

2. 胚胎细胞核移植技术　胚胎细胞核移植（Embryo cell nuclear transplantation）又称胚胎克隆，它是通过显微操作将早期胚胎细胞核移植到去核卵母细胞中构建新合子的生物技术。通常把提供细胞核的胚胎称核供体，接受细胞核的称受体。

1963 年，中国学者童第周在世界上首次报道了将金鱼等鱼的囊胚细胞核移入去核未受精卵内，获得了正常胚胎和幼鱼；1981 年，K. Illmensee 和 P. H. oppe 他们将小鼠胚胎内的细胞团直接注射入去核的受精卵内，得到了幼鼠，这些工作为哺乳动物细胞核移植奠定了基础。1984 年，S. Willadsen 得到了世界上第一只以未分化的胚胎细胞为供核细胞的核移植绵羊。他们的研究结果表明，成熟卵母细胞比受精卵更适于用作细胞核移植的受体细胞。迄今为止，胚胎细胞核移植技术已经在两栖类、鱼类、昆虫和哺乳动物中获得成功。1995 年 7 月，英国 Roslin 研究所的 I. Wilmut 等用已分化的胚胎细胞作为供核细胞，克隆了两只绵羊，分别命名为 Meganh 和 Morag。

3. 成体细胞核移植　1962 年，英国科学家 GE. Gorden 用紫外线照射的方法，使一种非洲爪蟾未受精的卵细胞核失活，然后将已分化的同种爪蟾小肠上皮细胞核植入其中，并使重组细胞在适当的环境中生长发育。结果发现约有 1% 的重组卵发育为成熟的爪蟾。这一实验标志着体细胞核移植（somatic cell nuclear transfer）培育动物技术体系在两栖类中获得成功。1997 年 2 月 23 日，英国 Roslin 研究所正式宣布，由 I. Wilmut 等采用一个 6 岁绵羊的乳腺细胞作为供核细胞，成功培育了克隆羊："多莉"（Dolly）。同年 Nature 杂志发表了 I. Wilmut 等用乳腺细胞核移植培育克隆绵羊的实验报告，引起世人瞩目，这就是世界第一头克隆绵羊的诞生。该克隆羊的产生过程如图 3 - 38 所示。

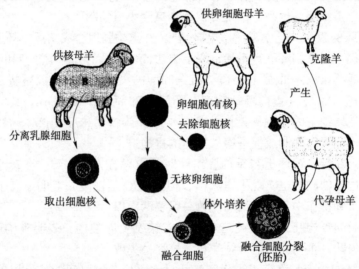

图 3 - 38　克隆羊的产生过程

首先从一个苏格兰母羊（A）的体内取出卵母细胞，将其细胞核去掉成为无细胞核的卵细胞。在从另一头芬兰母羊（B）的乳腺上皮分离得到体细胞，将其细胞核取出，然后让它与上述去核的卵细胞融合，产生杂交细胞，这种杂交细胞在体外可以发育至桑椹胚和囊胚，然后再将其移植到另一头苏格兰母羊（C）的子宫内，最终产羔 1 头，即著名的 Dolly。这是首次在哺乳动物体细胞核移植方面获得成功，在理论上具有重要意义，其划时代意义在于证明高度分化的成体体细胞核在成熟卵母细胞中仍然可以被激活，具有发育成新个体的全能性。自多利之后，人们又克隆了牛、羊、猪等动物。

体细胞核移植的成功，是 20 世纪生物学突破性成就之一，特别是在理论上证明：即便是高度分化的成体动物细胞核在成熟卵母细胞中依然能够被重编程，呈现发育的全能性。

（四）基因转移技术

基因转移（gene transfer）指的是将外源基因导入受体细胞，使之遗传性状及表型发生一定改变的技术。同时，基因转移也是 DNA 重组和基因治疗过程的关键技术。

转基因的方法很多，大致可分为物理方法、化学方法和生物方法三类。相对于生物方法而言，物理方法和化学方法的主要优点是转基因体系中不含有任何病毒基因组片段，这点对于基因治疗来说尤为安全，但是转基因进入受体细胞后，经常多拷贝或随机整合在受体染色体上，导致受体细胞基因的灭活或转入基因不表达。在实际工作中应当根据受体细胞的种类和研究目的不同选择适当的转化方法。

1. 物理法　利用物理学原理，导致细胞膜发生暂时性变化，使得外源基因进入细胞内的方法。目前在动物细胞转基因技术中常用的物理方法包括：电传孔法、显微注射法和 DNA 直接注射法。

（1）电穿孔法：电传孔（electroporation）是利用脉冲电场（一般 $500 \sim 1500\text{kV/cm}$）提高细胞膜的通透性，在细胞膜上形成纳米级的微孔，使外源 DNA 转移到细胞中。其基本操作程序如下：将高浓度受体细胞悬浮于含有待转化 DNA 的溶液中，在盛有上述悬浮液（冰浴）的电击池两端施加短暂的脉冲电场，使细胞膜产生细小的空洞并增加其通透性，此时外源 DNA 片段便能不经胞饮作用直接进入细胞质。该方法简单，广泛运用于培养细胞的基因转移，特别适用于悬浮细胞，基因转移效率最高达 10^{-3}。

（2）显微注射法：显微注射（microinjection）主要用于转基因动物制备。其基本过程是：通过激素疗法使雌鼠超排卵，并与雄鼠交配，然后从雌鼠输卵管中取出受精卵；在显微镜下，通过玻质注射针将纯化的 DNA 溶液注入受精卵的雄性原核内；将受精卵移植至假孕母鼠的输卵管内中，最后产生转基因小鼠。

该方法需要的设备比较昂贵，对实验操作人员要求也较高。

（3）DNA 直接注射法：分离或人工合成某些基因，并把这些基因导入体细胞内，使其在细胞内得到一定的表达，在体内产生内源性的生物活性物质，以纠正体内该物质的缺乏或不足。外源 DNA 注入体内的途径很多，可根据治疗目的及外源基因的情况而选择，现报道的途径有：骨骼肌、心肌、肝、脾、颅内、腹膜、皮下组织、静脉、动脉壁等。DNA 直接注射法的主要应用是基因治疗、基因调控的研究、免疫调节等。该方法的主要优点：步骤简便、易于操作、无需大量复杂的仪器；缺点：转移效率、表达水平、持续时间等方面有待完善提高。

2. 化学法

（1）脂质体包埋法：将待转化的 DNA 溶液与天然或人工合成的磷脂混合，后者在表面活性剂存在的条件下形成包埋水相 DNA 的脂质体（liposome）结构。当这种脂质体悬浮液加入到细胞培养皿中，便会与受体细胞膜发生融合，DNA 片段随即进入细胞质和细胞核内。这种方法细胞毒性较低、基因转移效率高，据文献报道，$70\% \sim 80\%$ 的离体细胞可以瞬时表达外源基因，但脂质体做转染试剂比较昂贵，不适于大规模使用。

（2）磷酸钙共沉淀法：受二价金属离子能促进细菌细胞吸收外源 DNA 的启发，人们发展了简便有效的磷酸钙共沉淀转化方法。基本程序是：将待转化的 DNA 溶解在磷酸缓冲液中，然后加入 $CaCl_2$ 溶液混匀，这时 DNA 和磷酸钙共沉淀形成大颗粒；将此颗粒悬浮液滴入细胞培养皿中，37℃保温 $4 \sim 16\text{h}$；除去 DNA 悬浮液，加入新鲜培养液，继续培养 7d，DNA 可通过胞饮作用进入受体细胞，并最终得到表达。

该方法操作简单，无需昂贵的设备，迄今被实验室广泛采用。

3. 生物法 生物法是指通过病毒感染的方式将外源基因导入动物细胞内的一种基因转导方法。根据动物受体细胞类型的不同，可选择使用具有不同宿主范围和不同感染途径的病毒基因组作为转化载体。目前常用的病毒载体包括：DNA 病毒载体（腺病毒载体、腺相关病毒载体、牛痘病毒载体）、反转录病毒载体和慢病毒载体等。用于基因转导的病毒载体都是缺陷型病毒，病毒感染细胞后，仅仅能将其基因组转入细胞，无法产生包装的病毒颗粒。

病毒载体一般都具有一些基本的缺点，即病毒载体一般都能诱导机体产生一定的免疫反应，不适合大规模生产；病毒载体存在整合到宿主细胞基因组上的潜在风险，以至于引起基因突变或癌变等。这里只介绍腺病毒载体。

腺病毒为线型双链 DNA 病毒，无包膜，呈二十面体。腺病毒基因组 DNA 全长 36kb，其包装上限为原基因组的 105%，即 37.8kb。腺病毒作为转化载体的优点是：基因组重排率低，安全性好，不整合到人染色体上、不会导致肿瘤发生；宿主范围广，针对大多数细胞（包括分裂和不分裂细胞及原代细胞）有几乎 100% 的感染效率；外源基因表达效率高。腺病毒作为转化载体的缺点：会诱导机体产生一定程度的免疫反应，载体构建和包装的操作比较复杂。

二、动物细胞工程在生物制药领域的应用

细胞工程制药技术的根本原理是依据工程学、细胞生物学要求，对细胞里的遗传物质进行定向改变，从而获取特定细胞产品及新型生物的过程。目前全世界 80% 生物技术药物都是在细胞工程技术下完成的。用生物工程技术生产的制剂通称为生物制品，其中利用动物细胞培养生产活性蛋白质是重要的研究领域，主要包括重组蛋白药物、单克隆抗体和疫苗等。目前我国在细胞融合、核移植等方面已经获得一定的研究成果，其中乳腺生物反应器的研制是被看好的一个细胞工程制药方向。

（一）重组蛋白质药物

重组蛋白质药物是利用 DNA 重组技术，通过在宿主细胞中有效扩增和表达，生产有生物活性并能用于人类疾病诊断与治疗的蛋白质药物。重组蛋白质药物的一般生产过程包括：首先需鉴定具有药物作用活性的目的蛋白质，分离或合成编码该目的蛋白质的基因，然后将其插入合适的载体，构建目的基因表达载体，转入宿主细胞（大肠埃希菌等细菌、酵母、昆虫或哺乳动物细胞），构建能高效表达目的蛋白质的菌种库或细胞库，最后应用发酵罐或生物反应器等大规模细胞培养技术，进行发酵或细胞培养生产目的蛋白质药物。

目前，越来越多的物种被发展成重组蛋白表达系统，根据外源基因表达宿主不同，可以将表达系统大致分为两类：原核表达系统和真核表达系统。原核表达系统研究比较深入并且应用相对广泛的包括：大肠埃希菌表达系统、枯草芽孢杆菌表达系统、链霉菌表达系统；真核表达系统研究比较深入并且应用相对广泛的包括：毕赤酵母表达系统、酿酒酵母表达系统、昆虫表达系统、哺乳动物表达系统和植物表达系统等。利用细胞作为异源表达宿主生产重组蛋白被形象地称为细胞工厂。

①大肠埃希菌表达系统：大肠埃希菌表达系统是典型的原核表达系统，也是第一个用于重组蛋白生产的宿主菌，其主要优点：遗传背景清楚、培养操作简单、转化效

率高、生长繁殖快、成本低廉，可以快速大规模地生产目的蛋白。主要缺点：大肠埃希菌缺乏蛋白质翻译后的加工修饰系统（如 N - 和 O - 端糖基化、脂肪酸酰化、磷酸化以及二硫键的形成等），如果蛋白质药物没有经过翻译后的加工修饰，会影响活性蛋白的生物活性、功能、结构、溶解度、稳定性以及半衰期等。因此，大肠埃希菌一般用来生产无需翻译后修饰的蛋白质药物，如胰岛素、生长激素、β - 干扰素、白细胞介素等。此外，大肠埃希菌还存在可能产生内毒素和包涵体等问题，许多药用蛋白质必须采用真核动物细胞表达。

②酵母表达系统：酵母表达系统是具有商业价值的表达系统，常见的酵母表达系统包括：酿酒酵母（ *S. cerevisiae* ）表达系统、毕赤巴斯德酵母（ *Pichia pastoris* ）表达系统和粟酒裂殖酵母（ *S. pombe* ）表达系统等。人们利用酿酒酵母为宿主细胞表达了多种外源基因，如乙型肝炎疫苗、人胰岛素、人粒细胞集落刺激因子、人血管抑制素等。

酵母表达系统主要优点：具有一定的蛋白质翻译后加工能力，有利于真核蛋白的表达，外源基因表达量很高，而且酵母的培养、转化、高密度发酵等操作接近原核生物，非常适合大规模工业化生产。但是酵母在表达外源基因时会造成产物蛋白的不均一降解、信号肽加工不完全、多聚体形成等问题。

③哺乳动物细胞表达系统：哺乳动物细胞表达系统被认为是相对成熟的真核表达系统。哺乳动物细胞表达系统已成为多种基因工程药物的生产平台，根据表达产物用途不同，该表达系统既可以用于瞬时表达也可用于稳定表达。非洲绿猴肾细胞（African green monkey kidney cell，COS ）常用于前者，中国仓鼠卵巢细胞（Chinese hamster ovary cells，CHO ）用于后者。

与其他真核细胞表达系统相比，哺乳动物细胞表达系统的主要特点是：目的基因在哺乳动物细胞中表达的蛋白与天然蛋白的结构、糖基化类型和方式几乎完全相同，并且在蛋白合成起始信号、加工、分泌等方面具有独特优势。当然，该表达系统也存在一些问题，如哺乳动物表达系统成本相对较高，技术复杂，表达过程中存在着潜在的动物病毒的污染等。我们应从工程细胞本身着手，对细胞本身的生理特征进行改造，除了要求目的蛋白的表达量高外，必须适应无血清培养基培养，具有即抗细胞衰老凋亡能力。

目前批准上市的蛋白质药物主要包括：细胞因子、激素、治疗心血管及血液病的活性蛋白、治疗和营养神经的活性蛋白、可溶性细胞因子受体、导向毒素等六个类别。见表 3 - 3。

表 3 - 3　主要的重组蛋白质和多肽类药物

分　类	品　种　代　表
细胞因子	①集落刺激因子（CSF）：GM - CSF、G - CSF ②干细胞因子（SCF） ③肿瘤坏死因子（TNF） ④白细胞介素（IL） ⑤干扰素（IFN） ⑥促红细胞生成素（EPO）等
蛋白质激素	人胰岛素、胰高血糖素、人生长激素、降钙素、生长激素
溶血栓药物	重组葡激酶、抗血栓多肽、重组水蛭素、组织血栓溶酶活化蛋白（T - PA）、凝血因子Ⅷ；
其他	转化生长因子（TGF）、白血病抑制因子（LIF）等毒素、单抗、受体及粘附分子

（二）单克隆抗体

1975 年德国学者 Kohler 和英国学者 Milstein 发明了杂交瘤技术。他们成功地将具有无限增殖能力的骨髓瘤细胞和产生抗体的 B 淋巴细胞融合为杂交瘤细胞，这种合成的杂交瘤细胞稳定、有致瘤性、能产生抗体，其分泌的抗体是由识别一种抗原决定簇的细胞克隆所产生的均一性抗体，故称之为单克隆抗体（Monoclone antibodies，McAb），简称单抗。自从鼠源单抗之后，单抗历经了鼠源性抗体、嵌合抗体、人源化抗体、人源性抗体 4 个发展阶段。近年来随着分子生物学和细胞生物学的发展，单克隆抗体的应用已日益普及，目前针对各种抗原的单克隆抗体已被广泛应用于科学研究和生物医药的各个领域。单克隆抗体的应用包括以下几个方面：

（1）蛋白质提纯：先用待提纯蛋白质制成单抗，再将单抗固定在惰性固相基质上，制成层析柱。而后倒入混合液，当混合液流经单抗时，相应的蛋白质与单抗特异性结合，杂质则随洗脱剂流走。再用特殊的洗脱剂将蛋白质洗脱下来，则可将蛋白质提纯。

（2）体外用于疾病的诊断：通常采用酶联免疫吸附试验或印记杂交的方法进行，根据抗原、抗体两者之间是否能发生反应，则可确定抗原或其致病因子。①检测淋巴细胞表面分子，以区分和鉴别不同分化阶段的淋巴细胞；②鉴定病原体，准确诊断感染性疾病；③肿瘤的诊断和分型；④激素类单抗可用于测定体内的激素水平，进而判断内分泌的功能状态。

（3）体内定位诊断：用同位素标记的单抗在特定的组织中的成像技术，可用于肿瘤、心血管畸形的体内诊断。

（4）体外疾病治疗：①抗肿瘤单抗：利妥昔单抗（美罗华）是第一个被批准用于临床治疗的单抗，它是一种针对 CD20 抗原的人鼠嵌合型单克隆抗体；曲妥珠单克隆抗体，一种针对 HER22/neu 的重组人源化单克隆抗体，被批准用于乳腺癌术后辅助和转移性乳腺癌的治疗。西妥昔单抗已被证实它对头颈部癌，非小细胞肺癌和结肠癌等多种肿瘤有效。②作为免疫抑制剂：抗细胞表面分子单抗，能够有效地抑制相应的淋巴细胞的作用从而抑制或减轻排斥反应的发生，作为免疫抑制剂在抗器官移植排斥反应和在治疗自身免疫性疾病中具有广泛的应用。莫罗单抗是 FDA 批准用于肾移植患者防止异体排斥反应的第一个鼠源型 McAb。此外，人 - 鼠嵌合抗体 Basiliximab、人源化单抗 Daclizumab 在器官移植排斥反应的治疗上也取得了良好的效果。

（5）作为靶向药物（targeted drug）的载体：如将患者体内肿瘤细胞的抗原提取出来制成相应的单抗，再将单抗与"弹头"物质结合到一起形成"生物导弹"，利用抗体与抗原特异性结合原理将"弹头"物质定向地带向肿瘤细胞并将其杀死，可用作"弹头"的物质主要有三类，即放射性核素、药物和毒素，与单抗连接分别构成放射免疫偶联物、化学免疫偶联物和免疫毒素。这种治疗有利于减少其治疗中的副作用，提高治疗效果和降低治疗花费。

（三）乳腺生物反应器

转基因动物是指那些通过导入外源 DNA 片段，继而在其染色体上稳定整合并可遗传给后代的动物。利用不同的组织特异性启动子调控外源基因的表达，可从转基因动物的不同组织分泌物中得到目的蛋白，如乳汁、血液、尿液、唾液、精液等。转基因动物最诱人的前景之一，在于作为生物反应器来生产人类所需要的，却又较难获得的生物活性蛋白药物。

在众多生物反应器中，乳腺反应器是应用得最为广泛也是最成功的动物生物反应器。乳腺生物反应器技术是指利用动物乳腺特异性的乳蛋白基因启动子调控元件指导外源基因在乳腺中高效定位表达，并从转基因动物乳汁中获取重组蛋白的一种转基因技术。2006 年和 2009 年美国 GTC 公司用山羊乳腺生物反应器生产的重组人抗凝血酶Ⅲ（ATryn）成为第一个分别被欧洲药监局和美国 FDA 批准上市的转基因动物生物反应器生产的药物，

2010 年荷兰 Pharming 公司用转基因兔生产的单克隆抗体药物 Ruconest，是继 ATryn 之后，成为第二个获得欧洲药品管理局（EMA）批准，用于治疗遗传性血管水肿的转基因动物生产药物。到目前为止，世界上已有以美国的 GTC 公司、英国的 PPL 公司以及荷兰的 Pharming 公司为代表的几十家利用转基因动物生物反应器生产贵重医用蛋白药物的公司，已生产出一百多种珍贵的医用蛋白药物。

乳腺生物反应器的优点：①乳汁中含有种类相对较少的蛋白成分，得到目的蛋白后易纯化；②乳腺是一个封闭系统，具有良好的渗透屏障，乳腺分泌的目的产物限制在乳腺内，不进入体液，几乎不影响转基因动物正常的生理活动；③乳腺组织是一个高效的蛋白质合成器，能将表达的目的产物进行一系列的翻译后加工，其合成的蛋白非常接近于天然蛋白质，具有高活性、低抗原性和高稳定性等特点。所以乳腺组织表达的药用蛋白绝大部分可以从乳腺组织中排出后利用。目前全世界从事该项商业开发的公司已有 30 多家，表达水平达到可以进行商业生产的药物蛋白达到 40 余种，其中已在临床试验的蛋白有 10 余种。

重点小结

1. 肉眼的分辨率一般只有 0.2mm，很难识别单个细胞；借助光学显微镜（分辨率达到 0.2μm），人们发现了细胞。光学显微镜能显示的层次称为显微结构，而在光学显微镜下不可见而只能在电镜下观察到的细胞结构称之为超微结构。

2. 分辨率是指能区分开两个质点间的最小距离。

3. 常用的光学显微镜包括普通光学显微镜、荧光显微镜、相差显微镜和暗视野显微镜等。

4. 电子显微镜利用电子束作为光源，通过电子流对细胞样品的透射或反射和电磁透镜的多级放大而在荧光屏上成像，是观察超微结构的精密光学仪器。

5. 细胞化学、细胞组分分离与分析、核酸与蛋白质研究技术等是细胞生物学研究的基本方法与技术。

6. 现代细胞生物学研究中常用的分子生物学技术，主要针对核酸和蛋白质进行定性定量研究。

7. 细胞培养必须具有严格的条件与适宜的环境。

8. 根据操作技术的差异将生物工程分为基因工程、酶工程、发酵工程、蛋白质工程和细胞工程。根据操作对象不同，细胞工程可分为微生物细胞工程、植物细胞工程和动物细胞工程。

9. 细胞工程的主要相关技术包括：大规模细胞培养、细胞融合、细胞核移植等。

10. 细胞工程制药技术的根本原理是依据工程学、细胞生物学要求，对细胞里的遗传物质进行定向改变，从而获取特定细胞产品及新型生物的过程。主要包括：重组蛋白质药物、单克隆抗体和乳腺生物反应器。

11. 细胞工程已经发展到了一个相当高的水平，主要表现在三个方面：①细胞的大规模体外培养，目前用作扩大细胞附着面积的材料主要包括微载体、中空纤维和微胶囊。②基因工程动物的产生，特别是各种大型转基因动物可以充当生物反应器，用于各种抗体或药用蛋白质的生产，甚至可以用于临床移植所用的组织器官的生产。③克隆动物的产生。主要借助核移植技术，得到重构胚，再使其在适当的母体内生长发育，借此获得遗传背景与供核细胞的遗传背景完全相同的新生动物，如 Megan Polly 等。

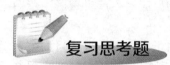

复习思考题

1. 电子显微镜与光学显微镜的重要区别是什么？

2. 简述细胞及其组分分离与纯化的原理和常用方法。

3. 细胞培养基本步骤与注意事项有哪些？

4. 什么是细胞融合？有哪些融合剂？这项技术有何实践意义？

5. 研究体外培养细胞中的蛋白质表达可以采用哪些实验技术？

6. 大规模细胞培养的基本原则有哪些？

7. 某公司在进行大规模细胞培养时，发现细胞生长状态不好，请分析原因并设计解决方法。

（徐 威 宋 明）

第二篇

细胞的结构与功能
XIBAODEJIEGOUYUGONGNENG

第四章 | 细胞膜与物质运输

学习目标

1. 掌握细胞膜的化学组成，细胞膜的结构特性与功能，协同转运和受体介导的胞吞作用原理。
2. 熟悉膜表面受体介导的主要信号转导，物质的跨膜运输方式及其主要特征，药物与细胞膜相互作用，ABC 转运蛋白在肿瘤细胞多药耐药形成中的作用，脂质体与药物治疗。
3. 了解细胞膜异常与疾病发生的关系。

细胞膜（cell membrane）是由膜脂双分子层构成基本结构，膜蛋白和少量多糖参与形成的薄膜。细胞通过细胞膜与周围环境分隔并对自身细胞加以保护，使细胞具有一个相对稳定的内环境，同时保证细胞与环境之间的物质运输、能量转换及信息传递过程得以顺利进行（图4-1）。在高等真核生物的细胞内还有由膜围绕构建的各种细胞器，这些位于细胞内部、形成各种细胞器的膜称为细胞内膜（internal membrane）。细胞膜与细胞内膜统称为生物膜（biomembrane 或 biological membrane），它们的基本结构成分相同。因此本章对细胞膜结构与功能的阐释亦有助于对整个生物膜结构与功能有一个基本的了解。细胞膜很薄，厚度远小于可见光的波长（200nm），虽然早在 1665 年 Robert Hooke 借助光学显微镜发现了细胞，但在此后的几百年里后人却一直没有观察到细胞膜，甚至有人怀疑细胞是否有确切的边界结构。直到 20 世纪 50 年代后期，由于显微制片和染色技术的发展，Duck 大学的 Robertson 首次在电子显微镜下观察到细胞膜的三层超微结构，后来逐渐发现，无论动物、植物还是微生物，也无论是细胞膜还是细胞内膜，都有着相同的超微结构，使细胞膜的研究有了质的飞跃。

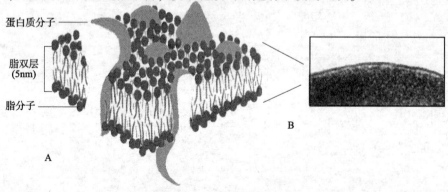

蛋白质分子

脂双层
(5nm)

脂分子

A

B

图 4-1　细胞膜的结构
A. 细胞膜的三维结构模式图；B. 细胞膜的电镜照片

在生命的进化过程中，细胞膜的出现可视为由非细胞的原始生命演化为细胞生命的一个转折点。细胞膜的形成使生命有机体具有更大的相对独立性，并由此获得了相对稳定的内环境。细胞通过细胞膜保持完整性，并与外环境保持着密切的联系，有选择地从周围环境中摄取养料，排出代谢产物，从而提高了原始生命有机体与周围环境进行物质交换的水平，也推动了细胞内的分子结构向更高级、更复杂的方向进化，有利于生命有机体的生存和发展。总之，细胞膜在细胞的生存、生长、分裂与分化中均发挥着十分重要的作用。

第一节　细胞膜的化学组成与结构特征

细胞膜与广义的生物膜具有相似的化学组成与结构特征，因此，本节描述的细胞膜化学组成及其结构特征与生物膜是共有和通用的。

一、细胞膜的化学组成

包括细胞膜在内的生物膜具有多样化的功能，这源于其独特的化学组成。生物化学分析表明，虽然各类细胞膜成分的比例不尽相同，但其组成却几乎均是由脂类、蛋白质和少量的糖所构成的。脂类排列成双分子层，蛋白质通过非共价键与其结合，构成膜的主体，糖类多以复合物形式存在，通过共价键与膜的某些脂类或蛋白质组成糖脂或糖蛋白。此外，还含有水、无机盐和少量的金属离子。概括地说，脂类在细胞膜中起骨架作用，而各种蛋白质则决定着膜的特殊功能，比如膜的各种泵、通道、受体、酶以及能量传感器等。因此生物膜从结构意义上来说，是由脂类和蛋白质为主要成分所组成的一层薄膜。这也是为什么生物膜经脂类溶剂处理后可以溶解的原因。例如，用苯和四氯化碳等脂类溶剂作用于动物细胞，可以破坏细胞膜。

不同种类细胞生物膜化学成分的比例有所差异，脂类和蛋白质所占比例变化范围在1∶4至4∶1之间。一般来说，生物膜的功能越复杂，蛋白质的种类和含量就越多。表4-1显示，在功能复杂的线粒体内膜中，蛋白质含量高达78%，而在功能相对简单的神经髓鞘（主要起绝缘作用）中，蛋白质含量仅占18%。

表4-1　生物膜中的蛋白质、脂类和糖类物质含量与比例

膜	近似含量比（%）			蛋白质与脂的比例
	蛋白质	脂	糖	
质膜				
人红细胞	49	43	8	1.14
哺乳动物肝细胞	54	36	10	1.50
神经轴突的髓鞘	18	79	3	0.23
细胞内膜				
核被膜	66	32	2	2.06
内质网	63	27	10	2.33
高尔基体	64	26	10	2.46
叶绿体	70	30	0	2.33
线粒体外膜	55	45	0	1.22
线粒体内膜	78	22	0	3.54

（一）膜脂

构成生物膜上的脂类统称为膜脂（membrane lipids），是生物膜的基本组成成分，膜脂主要由磷脂（phospholipid）、胆固醇（cholesterol）和糖脂（glycolipid）组成，其中磷脂含量最多（图 4-2）。在大多数动物细胞中，膜脂分子约占细胞膜化学组成的 50%，足见其在细胞膜中的地位。膜脂分子在细胞膜上排列呈连续的双分子层，并由此构成了生物膜的基本骨架结构。膜脂是水不溶性，但易溶于氯仿等有机溶剂。

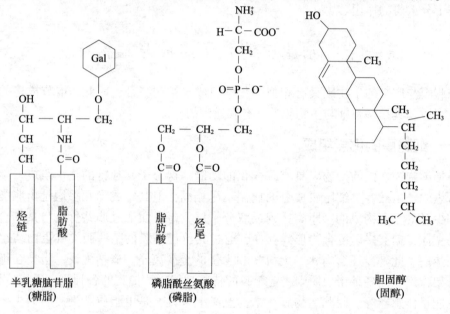

图 4-2　三种类型的膜脂分子

这三种脂类都是双亲分子（amphipathic molecules），既有一个亲水性（hydrophilic，又称为极性）末端，同时又有一个疏水性（hydrophobic，又称为非极性）末端。由于这种结构上的差异，使得亲水性分子与疏水性分子与细胞膜作用时结果明显不同。

膜脂这种独特的化学结构，使细胞膜具有自组装特性，即膜脂分子能以物理的而非化学的相互作用自组装（self-assemble）成各种微结构（microstructure）。在水溶液中膜脂分子自动集聚，亲水的头部暴露在外，而疏水尾部埋藏在内，形成胶束（micell）或称脂质双分子层（liqid bilayer），从而使其自身既可暴露于水中，又可保证与水不混溶的面积减至最小。这种自组装特性是由磷脂分子的理化性质所决定的，也是热力学性质最有可能稳定的结构，这对于膜的功能也非常重要。生物种类不同，细胞膜中所含的各种主要类别的脂类与比例也不尽相同，具有种属特异性。例如，在动物细胞膜中主要的磷脂是卵磷脂和脑磷脂，还含有固醇如胆固醇等；而植物细胞膜胆固醇的含量很少或没有。各种脂类所占的比例也存在差异，多数细胞的膜脂质约占膜干重的 30% ~ 80%。下面简单介绍几种主要膜脂。

1. 磷脂　磷脂是膜脂的重要成分，头部由磷酸、甘油和碱基所组成，磷酸和碱基带有不同的电荷，是亲水性的；而磷脂分子尾部的两条脂肪酸链是非极性分子，表现出明显的疏水性质，尾部碳氢链越长，疏水性越强。磷脂是构成细胞膜的基本支架，几乎细胞中所含的全部磷脂都集中在包括细胞膜在内的各种生物膜中，约占膜脂总量的 55% ~ 75%，不同细胞生物膜中磷脂组分的含量不同（表 4 - 2）。

表 4 - 2　肝细胞中不同细胞器膜的磷脂组成

	不同细胞器膜的总磷脂含量百分比（%）					
	线粒体	微粒体	溶酶体	质膜	核被膜	高尔基体
心磷脂	18	1	1	1	4	1
磷脂酰乙醇胺	35	22	14	23	13	20
磷脂酰胆碱	40	58	40	39	55	50
磷脂酰肌醇	5	10	5	8	10	12
磷脂酰丝氨酸	1	2	2	9	3	6
磷脂酸	—	1	1	1	2	<1
鞘磷脂	1	1	20	16	3	8
磷脂（mg/mg 蛋白）	0.175	0.374	0.156	0.1672	0.500	0.825
胆固醇（mg/mg 蛋白）	0.003	0.014	0.038	0.128	0.038	0.078

　　构成膜脂的磷脂主要有磷脂酰胆碱（phosphatidyl choline，PC，也称卵磷脂）、磷脂酰乙醇胺（phosphatidyl ethanolamine，PE，也称脑磷脂）、磷脂酰丝氨酸（phosphatidyl serine，PS）和鞘磷脂（sphingomyelin，也称神经鞘磷脂）（图 4 - 3）。其中含量最高的磷脂是卵磷脂，其次是磷脂酰乙醇胺。以磷脂酰胆碱为例，整个分子由亲水性头部胆碱经磷酸与疏水性尾部相连，疏水性尾部由甘油与两条烃链（碳氢链）相连所形成。磷酸基团分别与胆碱、乙醇胺、丝氨酸或肌醇结合，即形成上述 4 种甘油磷脂分子。磷脂分子的烃链长短并不相同，一般含 14 ~ 24 个碳原子，其中一条烃链上含一个或数个顺式排列不饱和双键，形成一个约 30°角的弯曲，这使得磷脂分子在空间构象上形成一个纽结。磷脂上烃链的长短与不饱和程度，与膜的流动性有着密切的关系。因不同磷脂分子头部基团的大小、形状及所带电荷不同，其与蛋白质的相互作用也不同。在上述 4 种磷脂中，除磷脂酰丝氨酸带负电荷外，其余三种磷脂分子的生理 pH 均为中性。

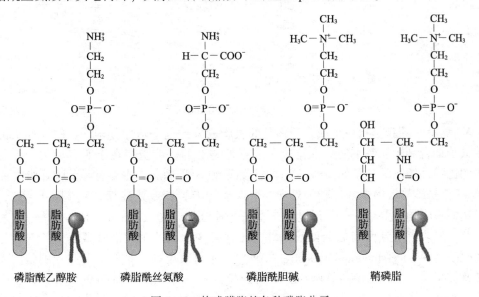

图 4 - 3　构成膜脂的各种磷脂分子

鞘磷脂（sphingomyelin，SM）是细胞膜上唯一不以甘油为骨架的磷脂，在膜中含量较少，但在神经元细胞膜中含量较多。它以鞘氨醇代替甘油，长链的不饱和脂肪酸结合在鞘氨醇的氨基上。研究发现，鞘磷脂及其代谢产物神经酰胺、鞘氨醇及 1 - 磷酸鞘氨醇参与各种细胞活动，如细胞增殖、分化和凋亡等。神经酰胺是重要的第二信使。

2. 胆固醇 胆固醇是细胞膜内的中性脂类，具有环状分子结构，由 4 个含碳的固醇环连在一起，具有短且刚韧的特点（图 4 - 4）。与磷脂不同的是其分子的特殊结构和强疏水性，自身不能自主形成脂双层，只能插入磷脂分子之间，参与生物膜的形成。动物细胞如红细胞、肝细胞、有髓鞘的神经细胞膜上含有相对较多的胆固醇，有的细胞膜内胆固醇与磷脂之比可达 50%。而植物、酵母和细菌细胞膜中无胆固醇成分。胆固醇也是两性分子，其极性的羟基与非极性的脂肪酸链间由固醇环相连。在细胞膜结构中，胆固醇亲水的羟基头部紧靠磷脂极性头部，固醇环相对固定在近磷脂头部的脂肪酸链上，其余部分游离。实验证实，膜脂中的胆固醇可以防止磷脂烃链的聚集，使细胞膜的脂双层结构变稠、硬化，在调节膜的流动性、增加膜的稳定性以及降低水溶性物质的通透性等方面起重要作用。胆固醇的合成是在动物细胞胞质和内质网中完成的，但动物体内胆固醇多数来自于食物，缺乏胆固醇可能导致细胞分裂的抑制。胆固醇除了作为生物膜的主要结构成分外，还是很多重要的生物活性分子的前体化合物，如固醇类激素、维生素 D 和胆酸等，研究发现胆固醇可以与发育调控的重要信号分子 Hedgehog 共价结合。

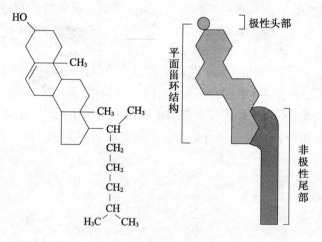

图 4 - 4 胆固醇分子的结构示意图

3. 糖脂 糖脂是含一个或几个糖基的膜脂成分，也是两性分子，它的极性头部是直接共价结合到鞘氨醇上的一个糖分子或寡糖链上的。糖脂存在于所有动物的细胞膜上，约占膜外层脂类分子的 50%。目前已发现 40 余种糖脂，主要有：①脑苷脂（cerebroside），是结构最简单的糖脂，只含一个糖基（半乳糖或葡萄糖基）（图 4 - 5），是神经髓鞘膜中的重要组分，含量极为丰富；②神经节苷脂（gangliosides），是一种复杂的糖脂，除含有半乳糖和葡萄糖残基外，还含有一个或几个唾液酸残基，如 N - 乙酰神经氨酸（N - acetylneuraminic acid，NANA），带有负电荷。神经节苷脂与细胞的多种功能密切相关，例如：参与细胞与基质的连接，是神经元细胞膜的重要组分，也是细胞膜上与破伤风毒素、霍乱毒素、5 - 羟色胺等物质相互作用的一类受体，还发现神经节苷脂与肿瘤发生和抗原调控有一定的关系。

大多数磷脂和糖脂在水溶液中自动形成双分子层结构，而且这些脂质双分子层有自相融合形成封闭性腔室的倾向，不存在游离的边缘，避免疏水的尾部与水接触。同时脂双层受到损伤时可以自动再封闭，脂双层除具有自组装的特点外，还有一些作为细胞膜理想结构的特点：①构成分隔两个水溶液环境的屏障。由于脂双层内为疏水的脂肪酸链，不允许水溶性分子、离子和大多数生物分子自由通过，保障了细胞内环境的稳定；②自然界中的脂双层是黏滞的二维流体，而非固体，脂类分子和蛋白质可以在膜内运动、侧向扩散，使细胞膜具有流动性。

帕金森病是中老年人常见的神经功能障碍性疾病，主要是由于黑质中多巴胺神

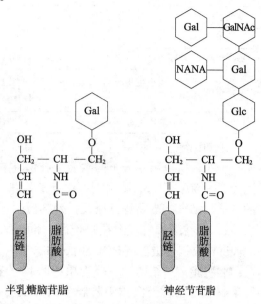

图 4 - 5　脑苷脂结构图

经元受损伤，造成产生多巴胺的酪氨酸羟化酶减少或活性降低，从而导致脑内多巴胺含量明显减少，进而出现震颤、流涎、肌强直等症状，修复受损的多巴胺神经元是治疗帕金森病的关键。据报道，中科院上海生命科学研究院从哺乳动物大脑细胞膜中成功提取出神经节苷脂用于修复帕金森病人的受损神经。神经节苷脂分子量仅有 1.8KD，能顺利透过血脑屏障（美多巴、安坦等药物因分子量太大而难以透过血脑屏障）作用于脑神经。神经节苷脂作为神经细胞膜的天然成分，不仅对细胞膜具有很强的亲和力，并能直接镶嵌入受损细胞的膜上，对已损伤变性的黑质细胞进行修复，促使其长出新的侧芽，从而恢复黑质神经细胞分泌足量多巴胺的功能，使帕金森患者的症状得到根本缓解。在所有细胞中，糖脂中的寡糖链均位于质膜的非胞质面单层外，即糖链暴露在细胞外表面，在细胞膜中呈明显不对称分布，与细胞识别、信息传导有关，还具有保护作用。

膜脂作为生物膜的基本结构成分，其组成的分子类型对生物膜的结构和功能有很大的影响。不同种类的细胞，同一细胞中不同类型的生物膜，甚至同一细胞的质膜的不同部位，膜的组分也可能有明显的差别。如高尔基体膜上的鞘磷脂含量为内质网膜的 6 倍，小肠上皮细胞腔面质膜中的鞘磷脂含量是质膜其他部位含量的一倍，后者显然有助于增加腔面质膜的稳定性。

（二）膜蛋白

膜蛋白是生物膜的另一重要组成成分，种类繁多，约占细胞总蛋白量的 25%，约占细胞膜的 40% ~ 50%。膜蛋白是细胞膜功能的主要承担者，除了渗透作用外，膜蛋白几乎参与了细胞膜的全部功能，它与膜脂共存，保持了一定的构象，结构各异，功能多样。各种生物膜的特征及其生物学功能主要由膜蛋白决定，表 4 - 3 给出了几种膜蛋白功能的举例。

表4－3　膜蛋白功能举例

功能蛋白	示例	作用方式
运输蛋白	Na^+，K^+－ATP酶	泵出Na^+，泵入K^+
连接蛋白	整联蛋白	将细胞内肌动蛋白与细胞外基质蛋白相连
受体蛋白	血小板衍生生长因子（PDGF）受体	同细胞外的PDGF结合，在细胞质内产生信号，引起细胞的生长与分裂
酶类	腺苷酸环化酶	在细胞外信号作用下，使细胞内产生cAMP

不同细胞膜的膜蛋白含量不同，通常占膜重量的50%左右。由于脂类分子比蛋白质分子小，所以膜脂分子的数量要比膜蛋白分子多，蛋白质分子与脂类分子的数量之比约为1∶50，即每有1个蛋白质分子就有50个脂类分子。根据膜蛋白与膜脂相互作用的方式、结合的难易程度以及排列部位的不同，可将膜蛋白分为三种基本类型：

1. 内在膜蛋白　内在膜蛋白（intrinsic membrane protein）又称镶嵌蛋白（mosaic protein）或整合蛋白（integral protein），一般在功能复杂的膜中较多，反之较少。它穿过细胞膜脂双层结构域，分为单次跨膜、多次跨膜和多亚基跨膜蛋白三种类型。目前所了解的内在膜蛋白均为跨膜蛋白（transmembrane protein），跨膜蛋白在结构上可分为：胞质外结构域、跨膜结构域和胞质内结构域等三个组成部分（图4－6 A）。跨膜蛋白可以α－螺旋方式单次穿过膜，也可以数条α－螺旋多次穿过膜（multiple pass）。需要指出的是，虽然跨膜蛋白一般含有25%～50%的α－螺旋，但是有一些跨膜蛋白的多肽链也可以β－折叠方式弯曲成一个圆桶状穿过脂双层（图4－6 B），如线粒体外膜和细菌质膜中的孔蛋白就是β－折叠结构。内在膜蛋白难以从膜中分离出来，只有用去垢剂处理才能分离该类蛋白。内在膜蛋白是结构蛋白，具有多种生物学功能，与细胞的物质运输、能量传递、神经传导、信息传递等均有密切关系。

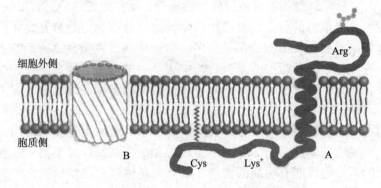

图4－6　内在膜蛋白与膜脂结合方式示意图
A. α－螺旋膜蛋白；B. β－折叠膜蛋白

2. 外在膜蛋白　外在膜蛋白（extrinsic membrane protein）又称外周膜蛋白（peripheral membrane protein），为水溶性蛋白质，约占膜蛋白的20%～30%，主要分布于细胞膜内外表面，暴露在水相之中（图4－7）。组成外在膜蛋白的氨基酸以亲水性为主，或是亲水性基团露在外面，所以易与膜表面的极性基团靠近而附着在膜的内外表面，以弱的非共价键，如离子键、氢键等，附着在膜脂上，因此只要改变溶液的离子强度或浓度，在不破坏膜的结构情况下即可从膜上分离出来。外在膜蛋白通过其分子中特殊部位结合到生物膜表面，磷脂酶是其中一例，它以较高的亲和力结合到膜界面的磷脂头部极性基团上，以降解衰老或损伤的生物膜，它也是多种蛇毒的作用靶点。

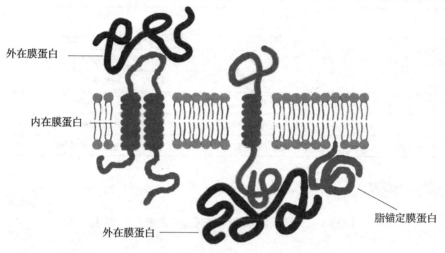

图 4 - 7 膜蛋白的基本类型

3. 脂锚定膜蛋白 脂锚定膜蛋白（lipid anchored protein）是通过与之共价相连的脂分子（脂肪酸或糖脂）与膜的脂双层相连，而锚定在细胞质膜上，其水溶性的蛋白质部分位于脂双层外。

脂锚定膜蛋白可分为三类：

（1）通过脂肪酸结合到膜蛋白 N 端的甘氨酸残基上（图 4 - 8 中 A 所示），如与肿瘤发生相关的酪氨酸蛋白激酶的突变体 v - Src。

（2）由 15 或 20 个碳链长的烃链结合到膜蛋白 C 端的半胱氨酸残基上（图 4 - 8 中 B 所示），有时还有另一条烃链或脂肪酸链结合到近 C 端的其他半胱氨酸残基上，这种双重锚定有助于蛋白质更牢固地与膜脂结合。例如同属于 GTPase 超家族的小分子 G 蛋白 Ras 和 Rab 蛋白均为双锚定膜蛋白。前者参与生长因子受体的细胞信号转导，后者介导膜泡的融合。上述两类脂锚定膜蛋白均分布在细胞膜胞质的一侧。

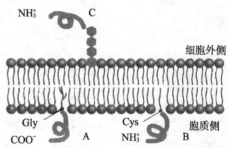

图 4 - 8 脂锚定膜蛋白的 3 种基本类型

（3）通过糖脂锚定在细胞质膜上（图 4 - 8 中 C 所示）。如磷脂酶 C 和大分子的蛋白聚糖（proteoglycan）。在不同细胞中，这类糖脂的结构有很大的不同，但都含有磷脂酰肌醇（PI）基团，因此称为磷脂酰肌醇糖脂（glycosylphosphatidylinositol，GPI）锚定方式。与磷脂分子类似，同磷脂酰肌醇结合的 2 个脂肪酸链插入脂膜中。肌醇同时与长度不等的寡糖链相结合，最后寡糖末端的磷酸己醇胺与蛋白质共价相连，从而有效地将蛋白质结合到质膜上。GPI 脂锚定膜蛋白均分布在质膜外侧。

膜蛋白与膜脂的功能之间有一定的联系，例如，K. Boesze - Battaglia 和 R. J. Schimmel 研究了光感受器和血小板的组成与功能后发现，细胞膜的脂类分子对膜蛋白有一定的影响，其结果见表 4 - 4。

表 4-4　膜蛋白功能受脂类分子影响的实例

膜蛋白	调节脂类	效应
线粒体 ADP 转换	心肌磷脂	核苷酸交换的必要成分
Na^+，K^+ – ATP 酶	胆固醇	酶活性所必须
阴离子转运（带 3）	胆固醇	活性所必须
肌浆网内的 Ca^{2+} 泵	磷脂酰乙醇胺	酶活性所必须
血型糖蛋白	磷脂酰肌醇	活性所必须
血型糖蛋白	磷脂酰肌醇磷酸酯	促进与细胞骨架的结合
β – 羟丁酸脱氢酶	磷脂酰胆碱	酶活性所必须

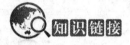 知识链接

BOX4 – 1 红细胞膜骨架与遗传性溶血性贫血

　　红细胞血影（ghost）是研究膜蛋白的理想材料，这主要是因为红细胞容易被大量而纯净地得到，且无细胞核和内膜系统。红细胞血影制作方法简单，只需将红细胞置于低渗溶液中，红细胞膜破裂，血红蛋白溢出，即可得到红细胞膜，又称红细胞血影。在红细胞血影的电泳图谱中，目前已能确定的蛋白质组分中有酶、受体、载体和离子泵等。用 SDS 聚丙烯酰胺凝胶电泳能检出血影蛋白、锚蛋白、血型糖蛋白、带 3（Band 3）蛋白及肌动蛋白等。

　　遗传性球形红细胞增多症（Hereditary spherocytosis，HS）是一种先天性红细胞膜骨架蛋白异常引起的遗传性溶血病。其主要特点是外周血中见到较多小球形红细胞。临床上以贫血、黄疸、脾肿大、血液中球形红细胞增多、病程呈慢性贫血并伴有溶血反复急性发作为主要特征。

　　研究表明，HS 是一种红细胞膜膜骨架蛋白基因突变导致膜蛋白的质和量的异常所致，其遗传具有特异性，已发现的基因缺陷主要有以下几种：①单独膜收缩蛋白（spectrin，Sp）缺乏（占 45%）：约 75% 为常染色体显性遗传（多为 β 亚基缺陷），Sp 轻度缺乏，为正常人的 63% ~ 81%；约 25% 呈常染色体隐性遗传（多为 α 亚基缺陷），Sp 明显缺乏，为正常人的 30% ~ 74%。②锚蛋白（Ankyrin，Ank）缺乏（占 16%）基因突变：呈常染色体显性遗传，锚蛋白减少，不能连接 Sp，剩余的 Sp 迅速降解，引起继发性 Sp 减少，造成锚蛋白与 Sp 联合减少。③带 3 蛋白部分缺乏（占 22%）：常染色体显性遗传。④蛋白 4.2 缺乏：为常染色体隐性遗传。⑤膜收缩蛋白与蛋白 4.1 的联合缺陷：呈常染色体显性遗传。上述基因缺陷导致膜骨架和膜之间的垂直方向连接力减弱，双层脂质不稳定，以出芽形式形成囊泡而丢失，使红细胞表面积减少，表面积比下降，变成小球形红细胞；红细胞蛋白磷酸化功能下降，过氧化氢酶增加，与膜结合的血红蛋白增加；膜阳离子通透性增加，钠离子和水进入胞内而钾离子透出胞外，钠泵作用加强致 ATP 缺乏，钙 ATP 酶受抑制，致细胞内钙离子浓度升高并沉积在膜上。膜的变形性能和柔韧性能减弱，少量水分进入胞内易胀破而溶血。结果导致红细胞呈球形，变形性和柔韧性减低。大量滞留在脾索内，处于氧、糖、pH 均

较低的环境中，易于被破坏溶解，发生血管外溶血。

（三）膜糖类

细胞膜中含有一定的糖类，这些糖类物质以多种方式存在，包括前述的与膜脂共价结合形成糖脂和以低聚糖或多聚糖链形式与膜蛋白共价结合形成糖蛋白。如果膜蛋白含有一个或数个长的多糖链与之连接，则称为蛋白聚糖。膜糖类约占细胞膜总重量的 1%～10%，主要以糖脂和糖蛋白的形式伸向细胞膜的外表面，构成细胞外表面的微环境。

从功能角度，膜糖往往成为细胞表面的标志。如人类的 ABO 血型系统中，红细胞 A/B 抗原的区别就在于糖链中的一个糖基不同，从而造成了抗原决定簇结构的根本差别。膜糖类结构还帮助保护细胞表面不受机械和化学损伤，并与细胞之间的粘着、细胞识别等有关，是细胞表面的重要信息识别分子。炎症反应也涉及到膜糖类，例如在细菌感染早期阶段，中性粒细胞表面的糖类被感染部位的血管内皮细胞上的凝集素所识别，粘附于血管壁上，然后穿过血管内皮迁移到感染组织部位，帮助消灭细菌。

在大多数真核细胞表面具有富含糖类的周缘区，称为细胞外被（cell coat）或糖萼（glycocalyx），用重金属染料钌红染色后，在电镜下可显示其为厚约 10～20nm 的结构，边缘不甚明确。细胞外被中的糖类主要包括与糖蛋白和糖脂相连的低聚糖侧链，也包括被分泌出来又吸附于细胞表面的糖蛋白与蛋白聚糖的多糖侧链。这些吸附的大分子是细胞外基质的成分，所以细胞膜的边缘与细胞外基质的界限是难以区分的。

现在细胞外被一般用来指与质膜相连接的糖类物质，即质膜中的糖蛋白和糖脂向外表面延伸出的寡糖链部分，因此细胞外被实质上是质膜结构的一部分。而把不与质膜相连接的细胞外覆盖物称为细胞外物质或胞外结构。细胞外被的基本功能是保护细胞抵御各种物理、化学损伤，如消化道、呼吸道等上皮细胞的细胞外被有助于润滑、防止机械损伤，保护黏膜上皮免受消化酶的分解。糖链末端富含带负电荷的唾液酸，能捕集 Na^+、Ca^{2+} 等阳离子并吸收大量水分子，使细胞周围建立起水盐平衡的微环境。糖脂及糖蛋白中低聚糖侧链的功能大多还不清楚，但根据寡糖链的复杂性及其所处的位置提示它们参与细胞间及细胞与周围环境的相互作用，如参与细胞的识别、粘附、迁移等功能活动。

二、细胞膜的结构模型

组成细胞膜的化学物质主要为脂类、蛋白质和糖类。那么，这些物质是如何有机地排列和组合成细胞膜的呢？这是关系到细胞膜如何行使其功能的基本问题。因此对于细胞膜分子结构的研究一直受到细胞生物学家们的高度重视。自 1925 年起至今，已提出近百种细胞膜结构模型，随着研究技术的不断深入，对细胞膜结构的认识也不断深入。下面重点介绍几种有代表性的膜结构模型。

（一）单位膜模型

单位膜模型（unit membrane model）是 1959 年由 Robertson 在 1935 年 James 和 Davson 提出的 "片层结构模型" 基础上修正并提出的。Robertson 在电镜中观察到，细胞膜以及细胞的内膜（线粒体膜、内质网膜、高尔基体膜、核膜等）都有类似的结构，即所有生物膜厚度基本一致，内外两侧为电子密度高的暗带，厚度各为 2nm，中间为电子密度低的明带，厚度为 35nm，总厚度为 75nm，这种"暗 – 明 – 暗"的结构称为单位膜。电镜下观察到的亮带为脂质双分子层，暗带为蛋白质层。此模型可以解释细胞膜的许多特性，但也有许多膜现象，单位膜模型无法做出满意的解释。该模型将膜描述成一种静态的单一结构，无法说明膜的动态结构变化。另外，各种膜的功能和特性是不同的，而此模型却没有反映出这种差异。到 20 世纪 60 年代以后，由于新技术的应用，证明膜内外两层蛋白质分布具有不对称性，脂质双分子层中心部分也有蛋白质颗粒的分布，这些事实说明单位膜模型需要修正。

（二）液态镶嵌模型

液态镶嵌模型（fluid mosaic model）是 1972 年由美国的 Singer 和 Nicolson 在单位膜的基础上提出的。"fluid"形容液态可溶性的、常常改变的运动；"mosaic"形容蛋白质、磷脂排列方式。该模型认为：细胞膜是流动的脂质双分子层中镶嵌着球形蛋白，并按二维排列方式所组成的。流动的脂质双分子层构成细胞膜的连续主体结构，蛋白质分子则以不同方式和不同深度嵌入磷脂双分子层中，形成外在膜蛋白和内在膜蛋白。该模型强调了膜的流动性，即膜的结构不是静止的，而是动态的；并强调了膜蛋白分布的不对称性，得到许多实验结果的证实，是目前被普遍接受的一种基本生物膜结构模型（图 4 – 9）。

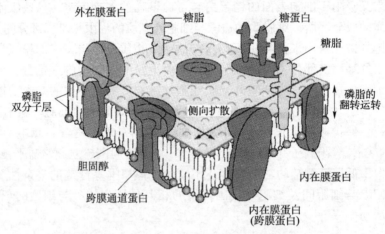

图 4 – 9　细胞膜的液态镶嵌模型示意图

液态镶嵌模型可以解释许多膜中所发生的现象，但是它不能说明具有流动性的质膜在变化过程中怎样保持膜的相对完整性和稳定性。

（三）晶格镶嵌模型

鉴于液态镶嵌模型的不足，1975 年 Wallach 提出了晶格镶嵌模型，对液态镶嵌模型进行了补充。该模型认为细胞膜之所以具有"流动性"，是由于脂质可逆地进行无序（液态）和有序（晶态）的相变过程，膜蛋白对脂质分子的活动具有限制作用。在大多数动物细胞膜系统中，这种具有"流动性"的脂质是呈小片的点状分布，面积小于 $100nm^2$，因此脂质的流动性是局部的，并非整个脂质双层都在进行流动。该模型较为合理地解释了为什么细胞膜既具有流动性又具有相对的完整性和稳定性的特征。若内在膜蛋白占膜疏水体积的 35%，则有 35% 的脂质为界面脂质，余下的疏水区为流动脂质。这意味着如果膜蛋白越多，其周围的脂质分子即界面脂质含量越大，流动脂质相对减少，膜的流动性相对就越小。

（四）脂筏模型

近年来提出的脂筏模型（lipid raft model，Simons 1988）对膜的流动性给出了新解释。该模型认为在甘油磷脂为主体的生物膜上，胆固醇、鞘磷脂等富集区域形成相对有序的脂相，如同漂浮在脂双层上的"脂筏"一样，载着执行某些特定生物学功能的各种膜蛋白（图4-10）。脂筏最初可能在高尔基体上形成，最终转移到细胞质膜上，有些脂筏可在不同程度上与膜下细胞骨架蛋白交联。据推测，一个直径100nm的脂筏可载有600个蛋白质分子。目前已发现几种不同类型的脂筏，它们在细胞信号转导、物质跨膜运输及HIV等病原微生物侵染细胞过程中起重要作用。

研究表明，细胞膜上受体在介导跨膜信号转导时，通常是在细胞膜上的胞膜窖（caveolae）和脂质筏结构中进行的，其中胞膜窖是一种含有窖蛋白的特殊脂质筏结构，通常在细胞膜上形成内陷的小窝。胞膜窖和脂质筏都是细胞膜上富含胆固醇和鞘磷脂的脂质有序结构域，许多细胞膜上的受体都已经被发现位于胞膜窖和脂质筏中。同时，在脂质筏的细胞质一侧富集了大量的细胞内信号分子，这些信号分子集聚形成信号分子复合体，使得受体的细胞内结构域很容易与大量的细胞内信号分子发生相互作用，为信号转导的起始和信号分子的相互作用提供了一个结构平台。

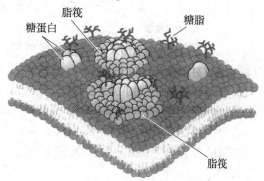

图4-10　细胞膜的脂筏模型示意图

上述几种细胞膜结构模型互相补充，逐渐完善。但由于细胞膜结构和功能非常复杂，目前仍有问题无法合理解释，可望今后提出更为合理的细胞膜分子结构模型。

三、细胞膜的特性与功能

细胞膜的分子结构模型解释了细胞膜具有的两个显著特性，即流动性与不对称性。

（一）细胞膜的流动性

细胞膜的流动性（fluidity）是指膜组成分子的运动性。膜的流动性是细胞质膜也是所有生物膜的基本特征之一，是细胞完成生长增殖等生命活动的必要条件。细胞膜之所以具有流动性，是由于作为细胞膜框架的脂质双分子层排列既是有序的，又是可以流动的，是兼具两种特性的独特液晶态结构。正常生理条件下，细胞膜大多呈液晶态，不断处于热运动中，当温度下降到某一临界点时，它们可以从（半）流动的液晶态转变为晶态，温度上升时晶态又可溶解回液晶态，这一温度依赖的变化点称为膜的相变温度。各种膜脂都有不同的相变温度，生物膜的相变温度是由组成它的各种组分的相变温度决定的。在相变温度以上，液晶态的膜脂质和膜蛋白均处于运动状态，它们协同完成细胞膜的各种功能。

流动性是生物膜极为重要的特性，它可使膜成分得以定向有序地组织，并具有机械支撑性，膜内蛋白可以聚集和组装，形成特殊的结构，如胞间连接、神经细胞突起等，保证膜行使正常的功能。细胞生长、运动、分裂、内吞外排等都有赖于细胞膜的流动性。这种流动性不仅保证了细胞正常的代谢活动而且受细胞代谢过程的调节。

1. 膜脂的流动性 20 世纪 70 年代，科学家发现单个磷脂分子在膜内能自由移动。利用电子白旋共振技术，使磷脂分子的极性头携带上电子自旋标记物（通常是硝基氧基团），该基团含有一个未配对电子，产生的顺磁信号可以通过电子顺磁共振仪检测，这一技术可探测到整体细胞膜上脂质分子的活动。除此之外，核磁共振技术也可用来测量膜脂分子的运动。研究表明，在相变温度以上，膜脂的运动有以下 4 种方式。

（1）侧向运动 即同一单层内，相邻的各膜脂分子沿膜平面侧向快速交换位置，每秒钟甚至可达 10^7 次。膜脂分子侧向运动的扩散系数 D 约为 $10^{-8} cm^2/s$，而扩散距离的公式为 S = $(4D_t)^{0.5}$，以此计算，脂质分子每秒约扩散 $1 \sim 2 \mu m$，相当于一个普通细菌的长度。侧向运动是膜脂分子运动的基本运动方式，具有重要的生物学意义。

（2）旋转运动 指脂质分子绕着与膜平面垂直的轴进行快速旋转。

（3）翻转运动 指脂质分子从膜的脂双层中的一层翻转到另一层的运动（图 4 – 11）。这种运动在绝大多数膜上很少发生，但在合成脂质活跃的内质网膜上，磷脂分子的翻转运动时有发生，这是因为内质网膜上存在磷脂转位因子的缘故，该磷脂转位因子是一种催化磷脂分子翻转的酶。图 4 – 11 显示了翻转运动的两种不同方式。另外胆固醇分子的翻转是经常发生的，而且胆固醇分子可通过这种翻转运动在脂双层之中进行快速的再分布。磷脂分子与胆固醇分子的这种翻转运动保证了膜脂质分子分布的不对称性。

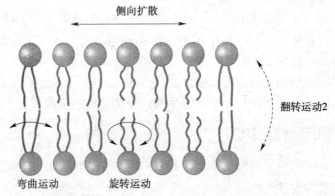

图 4 – 11 脂质分子的侧向运动与翻转运动示意图

（4）左右摆动 指脂质分子围绕与膜平面垂直的轴线进行左右摆动，烃链尾部摆动幅度最大，靠近极性头部的摆动幅度小。

膜脂流动性是一个复杂的现象，因为细胞膜是非匀质系统，实际上膜的不同区域具有不同的流动性：由于膜脂在脂双层两边分布不对称，双层两边的流动性是不同的。两条烃链长度不同时，较长的链将伸入脂双层的另一边，使膜两边之间联系加强，流动性随之减小；此外在同一脂双层中磷脂分子的各部位活动程度也不同，头部和烃链尾部活动较大，亦即从骨架向膜的脂双层中心存在着流动性的梯度，越接近中心流动性越大。

膜脂的流动性是生长细胞完成包括生长、增殖在内的多种生理功能所必需的，在细菌和动物细胞中常常通过增加不饱和脂肪酸的含量来调节膜脂的相变温度以维持膜脂的流动性。

2. 膜蛋白的流动性 由于膜脂的液晶态特性，也使膜蛋白在膜中产生了流动性，其运动形式有以下两种：

（1）旋转运动与膜脂的运动方式相似，旋转扩散是指膜蛋白围绕与膜平面垂直的轴线进行旋转的运动方式。

（2）侧向移动是指膜蛋白在细胞膜平面上侧向移位的运动方式。通常膜蛋白的旋转运动要比侧向移动的速度慢。

观察膜蛋白运动的特点是细胞膜研究的重要课题。1970 年，Frye 和 Edidin 用细胞融合方法首先证明了细胞膜中膜蛋白侧向移动的运动方式。他们把离体培养的人与小鼠细胞融合在一起，形成人–鼠杂合细胞，应用间接免疫荧光法，通过观察两种细胞融合后膜抗原分布的变化过程来了解膜蛋白的侧向移动。具体步骤是，将两种不同的抗体分别用不同的荧光染料做标记，让人细胞抗体结合红色荧光染料，鼠细胞抗体结合绿色荧光染料。当人–鼠细胞融合成一个杂合细胞时，杂合细胞的一半为红色，一半为绿色，经 37℃孵育 40min 后，两种颜色的荧光点就逐渐均匀地分布在杂合细胞上，这一实验清楚地显示了与抗体结合的膜蛋白在质膜上的运动。在某些细胞中，当荧光抗体标记时间持续延长，已均匀分布在细胞表面的标记荧光会重新排布，聚集在细胞表面的某些部位，即所谓成斑现象（patching），或聚集在细胞的一端，即成帽现象（capping）。成斑现象和成帽现象进一步证实了膜蛋白的流动性。对这两种现象的解释是二价的抗体分子交联相邻的膜蛋白分子，同时也与膜蛋白和膜下骨架系统的相互作用以及质膜与细胞内膜系统之间膜泡运输相关。后来的研究逐渐发现，影响膜蛋白侧向运动的因素很多，包括温度、pH、膜黏度、细胞内其他组分与蛋白质的相互作用、细胞内的细胞骨架对蛋白质的牵制作用等。

（二）影响细胞膜流动性的因素

1. 胆固醇的影响 动物细胞的细胞膜中含有的胆固醇，它们以特殊的排列方式与磷脂分子相结合，对膜的流动性起着重要的双重调节作用。在相变温度以上时，胆固醇可以增加脂质分子的有序性而限制膜的流动性；在相变温度以下，又可阻止磷脂分子互相聚集成晶态结构，干扰脂质分子有序性的出现，防止低温时膜流动性的突然降低。因此胆固醇在生理条件下，有调节细胞膜流动性的作用，其最终效应取决于胆固醇在膜脂中的相对含量以及上述两种作用的综合效果。通常胆固醇是起到防止膜脂由液相变为固相以保证膜脂处于流动状态的作用，在细胞质膜双层的内外两侧的膜脂中，细胞外侧膜脂的胆固醇含量往往高于内侧，因此内侧膜脂的流动性更弱。

2. 脂肪酸链的长短与不饱和度 膜的流动性与脂肪酸链的长短有关，短脂肪酸链能降低脂肪酸链尾部的相互作用，在相变温度以下不易凝集；长链则增加分子的有序性，使流动性降低。饱和脂肪酸链直而不弯曲，故流动性低；不饱和脂肪酸链的双键处易弯曲，使脂肪酸链尾部不易相互靠近，增加膜的流动性。因此一般脂肪酸越短，不饱和程度越高，膜脂流动性越大。

3. 环境温度 环境温度的变化也会影响膜的流动性。一般来说，随着温度的升高，膜的流动性增大，反之亦然。但温度升高也有一定的限度，若高于相变温度会使液晶态遭到破坏，使许多代谢反应不能正常进行；若低于相变温度，又可由液晶态变为晶态，使细胞内的许多代谢反应停止。

4. 膜蛋白的影响　膜蛋白与膜脂的结合对膜的流动性有直接的影响。膜蛋白嵌入到脂质双分子层的疏水区会降低膜的流动性。内在膜蛋白可使周围的脂质分子形成界面脂而不能单独活动。嵌入的蛋白质越多，界面脂越多，膜脂的流动性就越少。

5. 卵磷脂和鞘磷脂比值的影响　卵磷脂和鞘磷脂约占哺乳动物细胞膜脂总量的50%，其中卵磷脂所含脂肪酸链的不饱和程度高，流动性强；鞘磷脂所含脂肪酸链的不饱和程度低，流动性也低。在生理温度下，尽管两者均处于流动状态，但鞘磷脂的微黏度值比卵磷脂高 $5 \sim 6$ 倍。故细胞膜中卵磷脂和鞘磷脂的比值升高，膜的流动性增强；反之减弱。例如在细胞衰老过程中，细胞膜的卵磷脂和鞘磷脂比值逐渐下降，膜的流动性亦随之降低。这也是为什么一些医学专家建议中老年人服用适量的卵磷脂的原因。

细胞膜的流动性具有十分重要的生理意义。细胞膜的许多功能，如物质运输、信息传递等都与膜的流动性有关。若细胞膜固化，黏度增大至一定程度，膜内的酶将丧失活性，代谢停止，导致细胞死亡。

（三）细胞膜的不对称性

细胞膜的不对称性是指细胞膜脂双层内外两层的组分在分布和功能上是不同的。各种膜组分都存在着不对称性。

1. 膜脂的不对称性　磷脂双分子层两侧的膜脂在组分上是不同的，在含量与比例上也有差异。以红细胞膜为例，含胆碱的磷脂，如磷脂酰胆碱、鞘磷脂主要分布于膜外层；含氨基的磷脂，如磷脂酰丝氨酸、磷脂酰乙醇胺主要分布在膜内层（图4－12），这种分布将会影响质膜的曲度。

细胞膜外侧

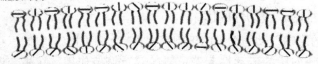

细胞膜内侧

$\Huge\uparrow$：SM　$\Huge\uparrow$：PC　$\Huge\uparrow$：PE　$\Huge\uparrow$：PS

图4－12　磷脂在人红细胞质膜上分布示意图

SM：鞘磷脂；PC：卵磷脂；PE：磷脂酰乙醇胺；PS：磷脂酰丝氨酸

细胞膜内外两层磷脂分子极性头部的不对称分布同时也伴随着它们尾部的差异。带负电荷的磷脂酰丝氨酸主要分布于膜内层，导致电位差膜内为负、膜外为正。由于膜内外两层的磷脂分子分布上的不对称，也使内在膜蛋白只有在周围有特定的磷脂分子时才会表现出活性，例如，当周围有磷脂酰丝氨酸时 Na^+，K^+ – ATP 酶才表现出活性，有磷脂酰胆碱和磷脂酰乙醇胺等时 Ca^{2+} 泵表现出活性。另外，胆固醇在细胞膜内外两层的分布也是不对称的，它主要分布于膜外层。已知某些膜脂的不对称分布有重要的生物学意义，如细胞质膜上，所有的磷酸化的磷脂酰肌醇的头部基团都面向细胞质一侧，这是 G 蛋白受体偶联信号转导的必要条件。又如在血小板的质膜上，磷脂酰丝氨酸主要分布在质膜的内层中，当受到血浆中某些因子的刺激后，很快翻转到外层上，活化参与凝血的酶类。

2. 膜蛋白的不对称性　内在膜蛋白与脂质双分子层的结合是不对称的，没有一种蛋白质对称性地分布于膜内层和膜外层。跨膜蛋白突出细胞膜内外表面的部分不仅长度不等，而且氨基酸的种类和排列顺序也不同。与膜脂不同，膜蛋白的不对称性是指每种膜蛋白分子在质膜上都具有明确的方向性，如细胞表面的受体、膜上载体蛋白等，都是按一定的方向传递信号和转运物质。用冰冻蚀刻技术可以清楚地看到细胞膜内外两层内在膜蛋白颗粒的分布是不对称的，例如腺苷酸分布在膜的内表面，非专一性的 Mg^{2+} – ATP 酶、5′ – 核苷酸酶和乙酰胆碱酯酶等分布在细胞膜的外表面。

各种生物膜的特征及其生物学功能主要由膜蛋白决定，是生物膜在时间与空间上有序完成各种复杂生理功能的保证。膜蛋白的不对称性是在它们合成时就已经确定。

3. 糖脂和糖蛋白的不对称性　糖脂和糖蛋白中的糖链均分布于细胞膜的外表面，它们在结构上更是千差万别，这也加深了细胞膜两侧不对称分布的特征，同时也保证了细胞膜两侧在功能上的不同。

（四）细胞膜的功能

细胞膜是细胞与细胞外环境之间一种选择性通透屏障，它既能保障细胞对基本营养物质的摄取、代谢产物或废物的排除，又能调节细胞内离子浓度，使细胞维持相对稳定的内环境。如果细胞膜的选择通透作用发生异常，将会使细胞进入病理状态，导致细胞出现异常或死亡。在药学理论与实践上，有许多问题都与细胞膜的物质交换密切相关。例如药物如何通过细胞膜进入细胞，如何到达作用部位并发挥药效等，都与细胞膜的功能完善与否相关。细胞膜的结构与功能也会影响细胞对药物的作用，从而影响整个药物在体内的作用规律。

概括地说，细胞膜主要具有以下功能（图 4 – 13）：①物质屏障与渗透作用：为细胞的生命活动提供相对稳定的内环境，这是细胞膜首要的功能。②物质转运：包括代谢底物的输入与代谢产物的排出，并伴随着能量的传递。细胞膜提供了物质运输通道，为细胞内各区域的信息交流与合作提供了必备条件。③细胞识别：细胞膜对胞外的信

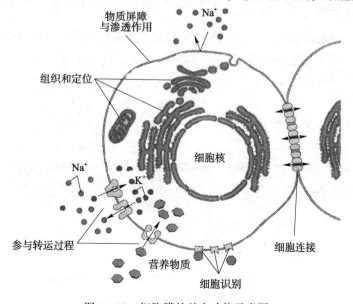

图 4 – 13　细胞膜的基本功能示意图

息刺激具有识别和响应功能，可提供细胞识别位点，并完成细胞内外信号的传递、放大与跨膜转导。④细胞连接：介导多细胞生物中细胞与细胞、细胞与基质之间的连接。细胞间的识别、粘附、物质与信息交流均需要有细胞膜作为媒介，通过细胞膜形成和维持细胞间特殊的联系和协同作用。⑤组织和定位：细胞膜是连续、环合的薄壳体，把整个细胞包围起来，其他生物膜又把各种细胞器如细胞核、线粒体等包围起来，形成相对独立的区间，使之区域化（compartmentalization）。在分开的区域内，分别维持着不同类型的新陈代谢，并使相互干扰降至最小。细胞膜可为多种蛋白质与酶提供结合位点，使细胞内酶促反应能够在各个部位高效而有序地进行。⑥其他功能：包括参与形成不同功能的细胞表面特化结构，参与免疫反应的进行等。

第二节　物质的跨膜运输

物质的跨膜运输是细胞维持正常生命活动的基础之一，也是细胞膜的重要功能之一。通过跨膜运输，可以沟通细胞内外及细胞内各细胞器之间的联系，保证新陈代谢等生命活动中的正常物质交换，也是生物膜能量转换和信息传递等功能的基础。

物质跨膜运输的方式可分为两大类，一类是小分子和离子物质的跨膜运输，包括简单扩散、协助扩散和主动运输；另一类是大分子和颗粒物质的膜泡运输，包括胞吞作用和胞吐作用。

一、小分子物质的跨膜运输

离子或小分子物质的跨膜运输与诸多生物学过程密切相关，如神经细胞的可兴奋性传递、细胞渗透压的维持以及细胞能量转换中 ATP 的产生等。根据跨膜转运是否需要膜转运蛋白参与以及是否需要消耗能量，跨膜运输分为简单扩散、协助扩散和主动运输。

（一）简单扩散

简单扩散（simple diffusion）是指物质通过细胞膜上的脂双层进入细胞，既不需要消耗 ATP，也不需要膜上的特定蛋白分子参与，物质只是顺着浓度梯度从膜的一侧转运到另一侧（图 4 - 14）。

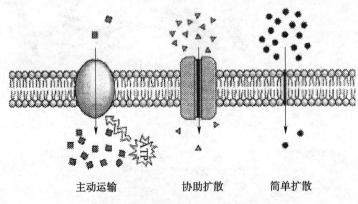

主动运输　　协助扩散　　简单扩散

图 4 - 14　分子跨膜转运的不同方式

物质能否透过细胞膜取决于物质本身的分子大小、脂溶性和带电性质。能通过简单扩散跨膜转运的物质分为两类：一类是疏水性（脂溶性）的非极性小分子，如 O_2、N_2、CO_2 和苯等，易于溶解在脂双层中，因此很快扩散通过脂双层；另一类是不带电荷的极性小分子，如水、乙醇、甘油等。水分子的脂溶性很低，但却能很快穿过膜脂双层，这是由于水分子的相对分子质量小，并且其双极性结构很容易穿过膜的极性区和非极性区。而其他带电荷的分子和离子，无论其相对分子质量有多小，由于其带电及亲水性而不能进入膜脂双层的疏水区，故均不能通过简单扩散跨膜。如人工合成的脂双层对水的通透性甚至比 Na^+ 这样小的离子的通透性要高（图 4-15）。

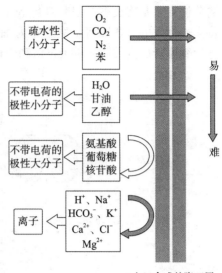

人工合成的脂双层

图 4-15　物质通过人工合成脂双层的过程分类示意图

某一物质的通透性以 P 来表示，P 值与物质在水和油中的分配系数 K 及扩散系数 D 成正比，与膜的厚度成反比，如图 4-16 列出了几种分子的通透性比较。

$$P = KD/t \quad （t 为膜的厚度）$$

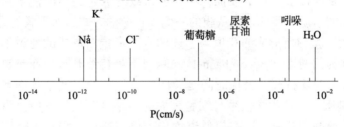

图 4-16　几种分子的通透性比较
P：代表物质的通透性

水和小的非极性分子能借助简单扩散而进出细胞，但是从细胞摄取营养物质和排出废物的角度，膜必须能够让许多其他分子通透，如：离子、糖、氨基酸、核苷酸和多种细胞代谢产物等。然而这些分子若以简单扩散的方式通过脂双层，速度难免太慢，因而客观上需要特殊的转运蛋白有效地转运它们过膜。

（二）协助扩散

协助扩散（facilitated diffusion）也称易化扩散，也是物质由高浓度到低浓度的一种跨膜运输方式，它不消耗细胞的代谢能，但需要在专一性的转运蛋白协助下完成（图 4-17）。在协助扩散的运输方式下，一些非脂溶性物质或亲水性物质，如 Na^+、K^+、葡萄糖、氨基酸和核苷酸等，能够借助于与质膜上专一性转运蛋白结合而通过脂双层。

这里特别介绍一下参与协助扩散、完成被动运输的膜运输蛋白。所有结构已知的膜运输蛋白都是多次跨膜的膜蛋白，一种膜运输蛋白往往只能运输一种特定的分子或离子。例如，钠通道只能运输钠离子，钾通道只能运输钾离子，葡萄糖载体只能运输葡萄糖等。基因突变会引起细胞膜上相关膜运输的减少或缺失，导致先天性的对某种特异性物质的吸收障碍。根据体内细胞膜运输蛋白介导物质运输的不同形式，可将其分为载体蛋白（carrier protein）和通道蛋白（channel protein）（图4-17）。

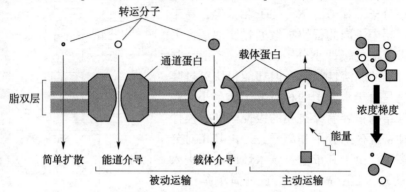

图4-17　通道蛋白与载体蛋白示意图

通道蛋白形成贯穿膜脂双层的充水通道，这些孔道在特异信号的调控下开启或关闭，让特定的物质穿过膜，如细胞膜上的门通道（gated channel）。通道蛋白具有离子选择性，转运速率高。由通道蛋白构成的通道有：

（1）水通道：镶嵌在膜中的跨膜蛋白在膜上形成许多直径为0.35~0.8nm的小孔，通道蛋白的亲水基团位于小孔的表面，小孔能持续开放，因而能使水和一些大小适宜的分子与带电荷的溶质，经此小孔从膜的一侧以扩散的方式运送到膜的另一侧。

（2）门通道：蛋白所形成的孔道与上述的水通道蛋白形成的通道不同，它具有闸门的作用，故称为门通道（gated channel）。闸门不是持续开放，而是瞬时开放，仅对特定刺激发生反应时才打开，其他时间是关闭的。如有的门通道当细胞接受外来化学信号（配体）刺激，并且化学信号与细胞表面受体结合时发生反应，引起通道蛋白的构象发生改变，使闸门开放，这类门通道称为配体门通道。如果仅在膜电位发生变化时才开放，称为电压门通道。通过应力感应使通道蛋白改变构象，开启通道使"门"打开，离子通过亲水通道进入细胞，引起膜电位变化，产生电信号，称为应力激活通道（图4-18）。

还有另一种门通道是受细胞内外特异性离子浓度变化的影响才开放的。例如细胞内Ca^{2+}浓度升高时，可以启动K^+门通道开放。在许多情况下，闸门能够迅速地自动关闭。通道的开放常常只需要几毫秒的时间，在这短暂的时间里，一些离子、代谢产物等顺着浓度梯度经门通道扩散到细胞膜的另一侧。

各种门通道的开放和关闭是一个连续过程，即物质通过第1个门通道进入后，可以引起第2个门通道的开放，第1个门通道迅速关闭，又调整了第2个门通道的活动，后者进而可以引起其他门通道的开放。例如，在神经肌肉连接系统，一个神经冲动引起肌肉收缩这样一个简单的反应至少涉及到4个门通道按一定顺序的开放与关闭，整个反应在不到1秒的时间内即可完成。

载体蛋白几乎存在所有类型的生物膜上，属于多次跨膜蛋白，它能与所运输的物质特异性地结合，通过自身的构象变化运输该物质穿过膜。不同部位的生物膜往往含有各自功能相关的不同载体蛋白，如质膜具有输入营养物质糖、氨基酸和核苷酸的载

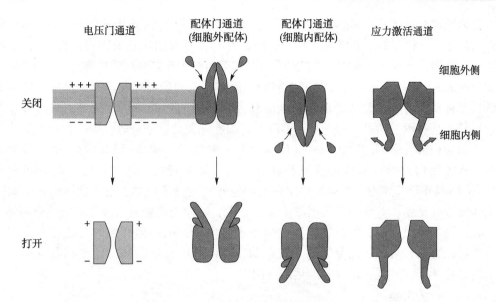

图 4 – 18　几种门通道的作用方式示意图

体蛋白，线粒体内膜具有输入丙酮酸和 ADP 以及输出 ATP 的载体蛋白等。载体蛋白具有与底物特异性结合的位点，所以每种载体蛋白对底物具有高度选择性，通常只转运一种类型的分子；转运过程具有类似于酶与底物作用的饱和动力学特征；既可被底物类似物竞争性地抑制，又可被某种抑制剂非竞争性抑制以及对 pH 有依赖性等，因此有人将载体蛋白称为通透酶（permease）。与酶不同的是，载体蛋白对转运的溶质分子不作任何共价修饰。载体蛋白既可以介导物质由高浓度到低浓度的协助扩散（被动运输），如红细胞膜上的葡萄糖载体蛋白，可完成葡萄糖的跨膜转运；又能完成物质由低浓度到高浓度的主动运输，如细胞膜上的 Na^+，K^+ – ATP 酶。（图 4 – 19）。

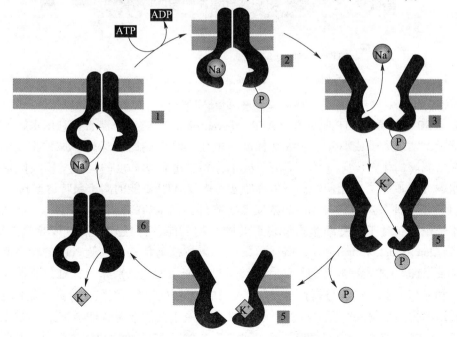

图 4 – 19　Na^+，K^+ – ATP 酶的作用模型

以葡萄糖转运蛋白（glucose transporter，GLUT）为例，人类基因组中编码十多种葡萄糖转运蛋白，构成 GLUT 蛋白家族，它们具有高度同源的氨基酸序列，都含有 12 次跨膜 α – 螺旋。深入研究发现，多肽跨膜部分主要由疏水性氨基酸残基组成，但有些 α – 螺旋带有 Ser、Thr、Asp 和 Glu 残基，它们的侧链可以同葡萄糖羟基形成氢键，这些氨基酸残基被认为可形成载体蛋白内部朝向和外部朝向的葡萄糖结合位点，从而通过构象改变完成葡萄糖的协助扩散，即当 GLUT 与细胞外葡萄糖结合时，以一种构象形式出现；当葡萄糖被转运到细胞内时，又转变为另一种构象，使所运载的葡萄糖被释放到胞内。载体蛋白的两种构象形式互相独立，但可相互转换，这就是葡萄糖双向转运（既可从细胞外到细胞内，也可从细胞内到细胞外）的分子机制。葡萄糖转运方向取决于葡萄糖浓度梯度，如胞外葡萄糖浓度高于胞内，则向胞内转运，反之则向胞外转运。

在协助扩散过程中，如果被转运的分子不带电荷，则由膜两侧的浓度梯度决定该分子的运动方向；被转运的分子如果带电荷，则由跨膜物质的浓度梯度和电位梯度所构成的电化学梯度共同决定分子的运动方向。

（三）主动运输

与被动运输不同，主动运输（active transport）是由载体蛋白介导的物质逆电化学梯度或浓度梯度进行的需要能量的跨膜转运方式。主动运输普遍存在于动、植物细胞和微生物细胞。根据能量来源不同可将主动运输分为由 ATP 直接提供能量（ATP 驱动泵）、间接提供能量（协同转运或偶联转运）以及光驱动泵 3 种基本类型（图 4 – 20）。

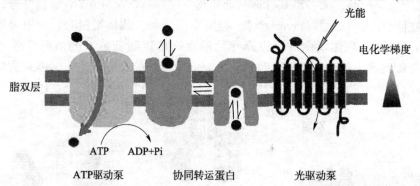

图 4 – 20 主动运输 3 种类型

1. ATP 驱动泵 ATP 驱动泵（ATP – driven pump）是 ATP 酶直接利用水解 ATP 提供的能量，实现离子或小分子逆浓度梯度或电化学梯度的跨膜运输。这种主动运输是一种能量偶联的化学反应过程，即离子或小分子逆电化学梯度的运动（需要能量）与 ATP 水解（释放能量）相偶联。下面介绍两种需要 ATP 供能的离子泵转运方式。

（1）钠 – 钾泵：细胞内 Na^+ 的浓度低于胞外，而 K^+ 浓度却高于胞外。Na^+ 和 K^+ 这种不平衡分布对于维持细胞内许多重要的生物功能及神经兴奋信号传导至关重要。1955 年 Alan Hodgkin 和 Ridhard Keynes 发现，离体枪乌贼神经细胞 Na^+ 的转运必须在 K^+ 存在的前提下才能完成，提示两者的转运过程密切相连。后来有人在红细胞中证实了 Na^+ 和 K^+ 转运必须同时进行。1957 年人们成功地从神经细胞膜中分离出负责这两种离子转运的蛋白水解酶，即 Na^+，K^+ – ATP 酶。由于其能水解 ATP 产能，习惯上称之为 Na^+ – K^+ 泵，实际上它是细胞膜上一种具有 ATP 水解酶活性的载体蛋白，其酶活性的维持，必须依赖 Na^+、K^+ 的存在。

Na^+，K^+ 泵的功能是：①维持细胞膜内外 Na^+、K^+ 的浓度梯度；②维持膜电位；③控制细胞的体积，并为细胞主动转运葡萄糖和氨基酸创造条件。

红细胞血影的定位研究证明：①Na^+、K^+ 的转运与 ATP 的水解紧密地偶联在一起，两者缺一不可；②当 Na^+ 与 ATP 酶在膜内侧，K^+ 在膜外侧时，离子的传递和 ATP 的水解才可发生；③一个 ATP 酶分子每秒钟可水解 100 个 ATP 分子，水解一个 ATP 分子可排出 3 个 Na^+，泵入 2 个 K^+。

纯化的 Na^+，K^+ - ATP 酶是由两个 α 大亚基和两个 β 小亚基所组成的。其中 α 亚基分子量为 120kD，为一种多次跨膜结构分子，ATP 和 Na^+ 能与 α 亚基胞内侧区结合，而 K^+ 则只能结合在 α 亚基胞外侧区。β 亚基位于膜外，可与糖链结合，功能尚不清楚。观察 Na^+，K^+ - ATP 酶的磷酸化反应，发现了其工作原理（图 4 – 20）：当酶朝向细胞内侧时，迅速与 3 个 Na^+ 结合，同时 ATP 酶水解 ATP。随之酶构象发生改变，结合位点转向胞外，由于此时 Na^+ 与 α 亚基的亲和力消失，Na^+ 解离到细胞外。α 亚基同 2 个 K^+ 结合，引起 ATP 酶的去磷酸化和构象改变，将 K^+ 运输到细胞内。以上 Na^+ - K^+ 转运的三个步骤均由 ATP 提供能量，使用生物氧化抑制剂，如氰化物，可使 ATP 供给发生障碍，从而造成 Na^+ - K^+ 泵停止工作。

（2）钙泵：Ca^{2+} 是细胞内重要的信号分子，与细胞外的 Ca^{2+} 浓度相比，细胞质内的 Ca^{2+} 浓度极低。细胞内外 Ca^{2+} 浓度梯度是由细胞膜上叫作钙泵的载体蛋白来维持的，钙泵主动将 Ca^{2+} 泵出细胞外。钙泵实际上是 Ca^{2+} - ATP 酶，通过该酶的变构与反复的磷酸化与去磷酸化来转运 Ca^{2+}。在 Ca^{2+} 泵处于非磷酸化状态时，2 个通道螺旋中断形成胞质侧结合 2 个 Ca^{2+} 的空穴，ATP

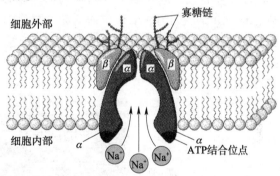

图 4 – 21　Na^+，K^+ - ATP 酶结构示意图

在胞质侧与其结合位点结合，伴随 ATP 水解使相邻结构域天冬氨酸残基磷酸化，从而导致跨膜螺旋的重排。跨膜螺旋的重排破坏了 Ca^{2+} 结合位点并释放 Ca^{2+} 进入膜的另一侧。Ca^{2+} 泵工作与 ATP 的水解相偶联，每消耗 1 分子 ATP 从细胞质基质泵出 2 个 Ca^{2+}。Ca^{2+} 泵主要将 Ca^{2+} 输出细胞或泵入内质网腔中储存起来，以维持细胞质基质中低浓度的游离 Ca^{2+}。

对于钙泵了解得较多的是肌肉细胞内肌浆网膜上的钙泵。肌浆网是肌肉细胞中的光面内质网，也是肌肉细胞内的 Ca^{2+} 存储器。钙泵负责将肌肉细胞质中的 Ca^{2+} 泵入肌浆网内，使肌浆网内的 Ca^{2+} 保持高浓度。若神经发生冲动，肌肉细胞膜去极化，Ca^{2+} 从肌浆网释放入细胞质内，引起肌肉收缩。释放入细胞质中的 Ca^{2+}，再由肌浆网膜上的钙泵，泵入肌浆网，维持膜内外钙离子的浓度差。每个 Ca^{2+} - ATP 酶每秒钟可水解 10 个 ATP 分子，每个 ATP 分子可转运 2 个 Ca^{2+} 进入肌浆网。

2. 协同转运　协同转运（cotransport）也称偶联运输（coupled - transport），是指一种物质以被动运输方式产生的势能推动另一种物质进行主动运输的过程。通常是一

类由 Na^+，K^+ – ATP 酶（或 H^+ – ATP 酶）与载体蛋白协同作用，靠间接消耗 ATP 完成的主动运输方式。物质跨膜运输所需要的直接动力来自膜两侧离子电化学浓度梯度，而离子梯度的维持通过 Na^+，K^+ – ATP 酶（或 H^+ – ATP 酶）消耗 ATP 实现。在动物细胞中，能量来源是膜两侧 Na^+ 电化学梯度驱动；在植物和微生物细胞中，能量来源是膜两侧 H^+ 电化学梯度驱动。如果两种物质转运方向一致，称为同向运输（symport）；方向相反，称为对向运输（antiport）。例如小肠上皮细胞摄取肠腔中的葡萄糖和氨基酸就属于同向运输，需要有高浓度的 Na^+ 驱动。其过程如下：

由于 Na^+，K^+ – ATP 酶的作用，通常小肠上皮细胞内 Na^+ 浓度低，葡萄糖浓度高；而肠腔内则是 Na^+ 浓度高，葡萄糖浓度低。肠腔内低浓度的葡萄糖仍不断进入小肠上皮细胞内。因此单就葡萄糖来讲是从低浓度一侧到高浓度一侧，逆浓度梯度转运，这是一种主动运输。但这种主动运输是借助于细胞膜内外 Na^+ 浓度差完成的。这主要是由于 Na^+ 通常是在膜上载体蛋白的帮助下进入小肠上皮细胞的，肠腔内 Na^+ 浓度高，Na^+ 就有向低浓度区移动的趋势，以降低其浓度差。参与转运的载体蛋白有两个特定的结合位点：一个结合 Na^+，一个结合葡萄糖，Na^+ 通过载体蛋白向小肠上皮细胞内转移的过程中，就使得葡萄糖在载体蛋白的帮助下同时进入小肠上皮细胞之中。细胞内外 Na^+ 浓度差越大，进入细胞内的葡萄糖就越多。Na^+ 和葡萄糖大量进入小肠上皮细胞内，这时在细胞的另一端有与葡萄糖特异结合的转运蛋白，将葡萄糖又被动转运出细胞，进入血液，并随血流到达全身。进入细胞内的 Na^+ 由膜上的 Na^+，K^+ – ATP 酶主动泵出细胞，以维持细胞内外 Na^+ 的浓度梯度（图 4 – 22）。这种转运在其他的细胞中也存在。

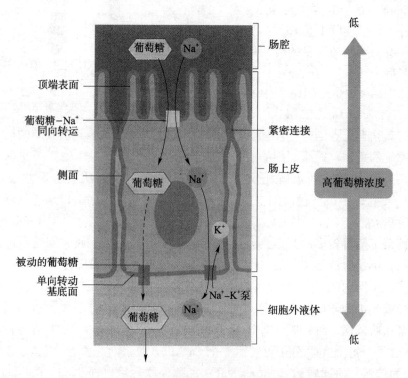

图 4 – 22 Na^+ – 葡萄糖协同载体蛋白转运过程图示

3. 光驱动泵　除电势能和 ATP 供能以外，光能也是物质跨膜转运的能源。嗜盐杆菌是一种生存在盐碱性土壤中的细菌，在缺氧状态时，细胞膜呈紫色色斑沉着。以冰冻蚀刻法观察发现，这些紫色斑为排列有序的六面体结构颗粒，后者经提纯，证实含有大量的细菌视紫红素（bacteriorhodopsin），约占颗粒总重量的 30%。视紫红素由 7 个跨膜的 α - 螺旋所组成，结构分子中含有视黄醛，后者能够吸收光，引起视紫红素的构象发生变化，从而驱动 H^+ 转运至胞外。细菌细胞膜上没有 Na^+，K^+ - ATP 酶，取而代之的是 H^+ - ATP 酶，并由其负责维持细菌细胞内外的电化学梯度，为这种 H^+ 泵提供能量保证的正是光能。

二、大分子物质和颗粒物质的膜泡运输

膜转运蛋白可以介导许多极性小分子（离子、单糖、氨基酸等）进出细胞，但它们不能转运大分子，如蛋白质、脂类、核酸和多糖等，这些大分子物质在细胞内外的进出是维持细胞正常生理功能所需要的，如蛋白酶的分泌。细胞内外的大分子颗粒物质在转运的过程中是由膜包被，形成小泡方式而进行运输的。这种运输方式常常可同时转运一种或几种数量不等的大分子甚至颗粒性物质，因此也有人称之为批量运输（bulk transport），这个过程与主动运输一样，需要消耗细胞的代谢能。膜泡运输通过胞吞作用和胞吐作用来完成。

（一）胞吞作用

胞吞作用（endocytosis）是指颗粒或液体可以借助形成小泡而通过细胞膜，从而被批量摄取的过程。由于细胞不同，摄入的物质也不同，使之形成小泡的大小也就有所不同。由此将胞吞作用方式分为三种类型，即吞噬作用、吞饮作用和受体介导的胞吞作用（图 4 - 23）。

1. 吞噬作用　吞噬作用（phagocytosis）是细胞摄取大颗粒的过程，如吞噬细菌和细胞碎片等。吞噬作用广泛存在于生物体内，是胞吞作用最生动的形式（图 4 - 24）。原生生物如草履虫等，就是以吞噬作用将胞外的营养物质摄取到吞噬体，最后在溶酶体中消化降解成小分子物质供细胞利用，这

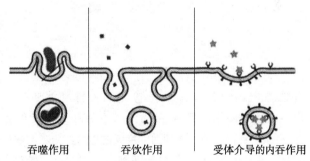

吞噬作用　　　吞饮作用　　　受体介导的内吞作用

图 4 - 23　胞吞作用的三种方式

里的吞噬作用对于原生生物来讲就是摄取食物的一种方式。在高等多细胞生物中，吞噬作用往往发生于巨噬细胞和中性粒细胞（neutrophil），其作用不仅仅是摄取营养物质，而且起着防御的功能，专用于对抗细菌、尘埃等外来的有害异物，如单核 - 吞噬细胞系统的巨噬细胞、单核细胞和多形核白细胞等。它们广泛分布于组织和血液中，共同防御细菌的入侵，并清除衰老和死亡的细胞。巨噬细胞每天要清除 10^{11} 个衰老的红细胞。

在进行吞噬作用时，被吞噬的物质与细胞膜表面接触并激活细胞表面受体，将信号传递到细胞内并引起细胞应答反应，从而使两边的膜向外突起，接触处的膜内陷、

收缩并与细胞膜脱离，形成一个包含摄入物的小泡，称为吞噬小泡或吞噬体（phago-somes）。然后吞噬体与细胞内溶酶体融合，形成吞噬性溶酶体，将摄入其中的物质分解、消化。在激活吞噬作用的过程中，抗体诱发的吞噬作用研究的最为清楚。当抗体分子与病原微生物表面结合后，暴露出尾部的 Fc 区域，该区域被巨噬细胞和中性类细胞表面的 Fc 受体识别，从而诱发吞噬细胞质膜伸出伪足（pseudopod），将病原微生物包裹起来形成吞噬体，最后与溶酶体融合，并在其中被各种水解酶降解。伪足的生成与细胞内微丝及其结合蛋白在质膜下局部装配密切相关。吞噬细胞表面的受体除了能识别 Fc 启动吞噬作用外，目前还发现了其他几类启动吞噬作用的受体，如有些受体可以识别补体（complement），从而与抗体一起吞噬降解病原微生物；有些受体可以直接识别某些微生物表面的寡糖链；还有些受体可以识别凋亡的细胞等。

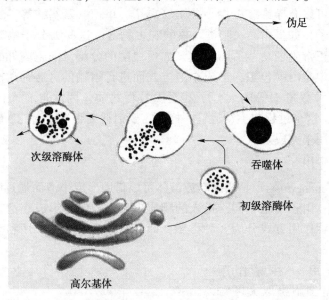

图 4 - 24　吞噬作用

2. 吞饮作用　吞饮作用（pinocytosis）是细胞摄取液体和溶质的过程，大多数细胞通过吞饮作用可以源源不断地将液体和溶质摄入细胞内，最终为溶酶体消化，供细胞生命活动使用（图 4 - 25）。与吞噬作用不同的是，吞饮作用几乎发生于所有类型的真核细胞中。细胞吞饮时可形成吞饮泡（pinocytic vesicle），又称吞饮体（pinosome），其直径小于 150nm。存在于细胞内或微环境中的氨基酸、阳离子（Na^+、Mg^{2+}、K^+）、病毒等均可诱导具有高活动性膜的变形细胞伸出伪足或膜内陷，将液体或溶质分子吞饮入胞。吞饮现象常发生在黏液细胞、小肠和肾小管上皮细胞、毛细血管内皮细胞、成纤维细胞、肿瘤细胞和巨噬细胞等。

根据细胞外物质被吞饮时是否吸附在细胞膜表面及被吞饮的物质是否具有专一性，可将吞饮作用分为两类，即液相胞吞作用（fluid - phase endocytosis）和吸附胞吞作用（adsorptive endocytosis）。前者为非特异性细胞将细胞外液及其中的可溶性物质摄入细胞内的一种方式；后者为细胞外大分子或颗粒物质先以某种方式吸附于细胞表面，再被摄入细胞内的一种方式，具有一定的特异性。

3. 受体介导的胞吞作用（receptor - mediated endocytosis）　是指大多数动物细

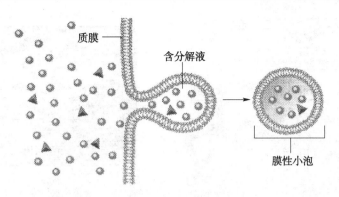

图 4 - 25　吞饮作用示意图

胞通过网格蛋白有被小泡从胞外液高效摄取特定大分子的方式（大分子与细胞表面的受体结合，通过有被小窝进入细胞）。其生理学意义在于，它是细胞的一种选择性浓缩机制，与非特异性胞吞作用相比，可使特定大分子的内化率增加 1000 多倍。

（1）有被小窝和有被小泡的形成：各种途径的受体介导的胞吞作用都有一个共同的特征，即受体都要移动到细胞膜的特化区——有被小窝（coated pit）区，在此处凹陷成为有被小泡（coated veside）。对大多数动物细胞而言，通过网格蛋白包被的小泡进行的吞饮作用是摄取大分子物质的主要途径。网格蛋白有被小泡（clathrin - coated vesicle）由细胞膜内凹或反面高尔基体膜囊外凸芽生（budding）而成，膜泡表面覆盖一层纤维状蛋白，形同网格。

在细胞膜表面有摄取蛋白质的特化部位，该部位细胞膜向内凹陷，在膜的细胞质面覆盖了一层与有被小泡相似的包被结构，此特化区域即为有被小窝，有被小窝从细胞膜上脱落下来进入细胞质，形成有被小泡。有被小泡直径约 50～250nm 之间，其细胞质面覆盖了毛刺状的包被结构。

通过冰冻蚀刻技术，可观察到有被小窝与有被小泡的包被呈多角形网状结构。将包被分离提纯，发现小泡膜中含有数种蛋白质，其中最具有特征性的就是网格蛋白（clathrin），它是一种高度稳定的纤维状蛋白。网格蛋白是一种由三条较大的肽链（重链）和三条小的肽链（轻链）形成的三脚蛋白复合体（图 4 - 26）。由这种复合体在小泡的表面排列成五角形或六角形的网状结构，包在小泡膜的外表面而形成了包被小泡，其从细胞膜上脱落下来进入细胞质，即可形成有被小泡。有被小泡的寿命很短，几秒钟内就失去包被，形成光滑小泡与细胞内体融合。细胞内体（endosome）由一系列复杂的膜性管道和大的囊泡构成，可看成是向内运送胞吞物质的主要分转站，其细致的转运机制尚不完全清楚，曾有人认为内体可逐渐转变为溶酶体。

网格蛋白的功能：第一，从有被小窝处选择或排除分子；第二，为细胞膜凹陷提供结构支架。在图 4 - 27 中的例子中，网格蛋白构成运输的外层网络，并组成结构骨架。接合素蛋白构成了内壳，既介导网格蛋白骨架固定在膜泡表面，同时也与膜受体尾部结合，识别膜受体，并使其聚集。这样在网格蛋白有被小泡的介导下，转运分子被选择性地运输到细胞质基质中。

（2）无被小泡形成并与内体融合：当配体与膜上受体结合后，网格蛋白聚集在膜的胞质侧，通过一些六边形的网格转变成五边形的网格，促进网格蛋白外被弯曲转变成笼形结构，牵动质膜凹陷。有被小窝开始内陷并将要从质膜上缢缩变成网格蛋白有

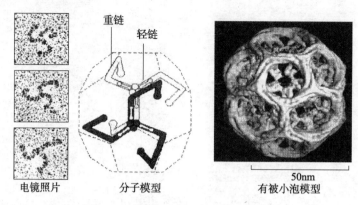

图4-26 网格蛋白及有被小泡的结构

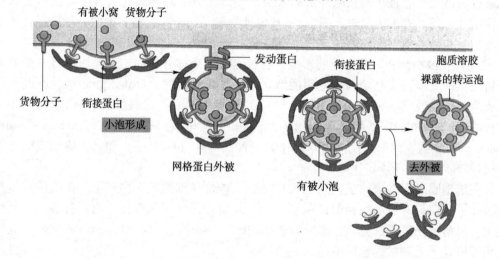

图4-27 通过网格蛋白有被小泡介导的选择性运输

被小泡时，还需要一种小分子GTP结合蛋白的参与。该蛋白自组装形成一个螺旋状的领圈结构，环绕在内陷的有被小窝的颈部，GTP结合蛋白水解GTP，引起其构象改变，从而将有被小泡从质膜上切离下来，形成网格蛋白有被小泡。一旦有被小泡从质膜上脱离下来，很快脱去包被变成表面光滑的无被小泡，笼蛋白分子返回到质膜下方，重新参与形成新的有被小泡。无被小泡继而与早期内体融合。内体是动物细胞质中经胞吞作用形成的一种由膜包围的细胞器，其作用是运输由胞吞作用新摄入的物质到溶酶体被降解。内体膜上有ATP驱动的质子泵，将质子泵入内体腔中，使腔内pH降低。大多数情况下，内体的低pH改变了受体和配体分子的亲和状态，从而释放出与其结合的配体分子。受体与配体分离后，内体以出芽的方式形成运载含有受体的小囊泡，返回质膜，受体重新利用，开始下一轮的内吞作用。含有配体的内体将与溶酶体融合。

（3）受体介导的低密度脂蛋白胞吞作用：由于细胞膜受体不同，摄入的大分子物质在细胞内的命运也不同。受体介导的胞吞作用的典型例子是细胞对胆固醇的摄取，内吞的胆固醇供细胞用于生物膜的合成。血液中的胆固醇与蛋白质结合成一种低密度脂蛋白（low density lipoprotein，LDL）。这种圆形颗粒直径为20~25nm，颗粒核心含有大约1500个胆固醇分子，它们与脂肪酸结合形成胆固醇酯，外层包绕着脂质单层，镶嵌在脂质层中的载脂蛋白B可与细胞膜上LDL受体结合（图4-28）。

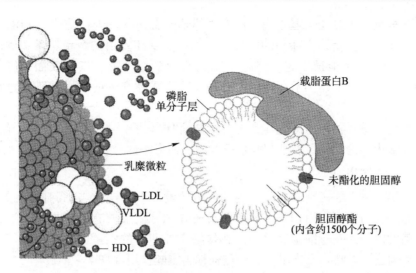

图4-28　低密度脂蛋白（LDL）颗粒示意图

当细胞需要胆固醇时，细胞先合成低密度脂蛋白受体，并将其受体镶嵌于细胞膜的特化区——有被小窝区，LDL与其受体在包被小窝（也被翻译成有被小窝）区结合，结合后有被小窝向细胞内凹陷，与细胞膜脱离，进入细胞，形成有被小泡。有被小泡很快失去衣被，成为无被小泡，与细胞内体融合，形成较大的内吞小体。内吞小体在细胞内移动的过程中逐渐酸化，使受体与LDL解离，各自形成小泡。带有受体的小泡又返回到细胞膜的有被小窝区，再次被低密度脂蛋白（图4-28）利用；而带有LDL的小泡则与溶酶体融合，形成吞噬性溶酶体，LDL在其内被分解成游离的胆固醇和蛋白质（图4-29）。胆固醇用于膜合成的原料。如果细胞内胆固醇的量过剩，则胆固醇可作为限制因素抑制LDL受体的合成，细胞停止对胆固醇的摄取。

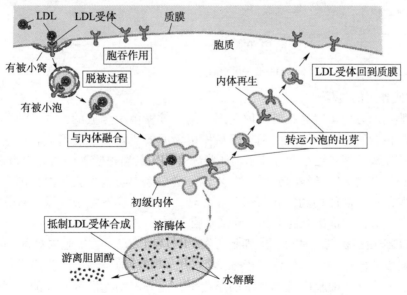

图4-29　受体介导的LDL胞吞作用调节细胞内胆固醇水平

如果编码LDL受体蛋白的基因发生遗传性紊乱，将阻碍胆固醇的吸收。某些LDL受体基因缺陷的患者存在LDL摄取障碍，患者便出现持续性高胆固醇血症，未成年便发生动脉粥样硬化，多死于冠心病。LDL 受体缺陷有两种表现：受体对 LDL 连接部位的缺失和受体有被小窝结合部位的缺失。后者虽然受体蛋白的数量正常，然而在有被小窝区 LDL 受体并不能被固定。因此 LDL 可吸附到这种突变细胞表面，但并不能使 LDL 转运到细胞内。上述例子直接证明有被小窝在受体介导的胆固醇胞吞过程中起重要作用。

机体对许多重要物质的摄取（如维生素 B_{12} 和铁离子）都有赖于受体介导的胞吞作用。大部分被内吞的受体可被细胞膜重新利用，而有一部分则被送入溶酶体彻底降解。

（二）胞吐作用

胞吐作用（exocytosis）是指细胞内的大分子物质即分泌物与细胞内代谢产物的排出现象，是一种与胞吞作用相反的过程。首先在细胞内形成有膜包被的小泡，逐渐转移到细胞膜的内表面并与细胞膜接触，在接触点处两者的膜蛋白发生构象变化，相互融合，产生通道，并将物质排出，这一过程称为胞吐作用（图 4 - 30）。

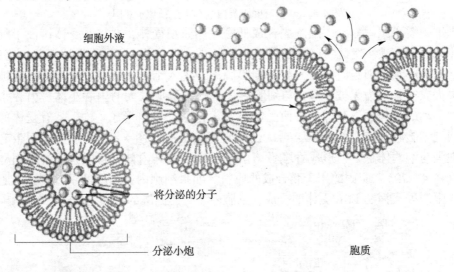

细胞外液

将分泌的分子

分泌小炮　　　　　　　　　　　胞质

图 4 - 30　胞吐作用的模式图

1. 胞吐作用的过程

①细胞内的分泌蛋白是在糙面内质网上的多核糖体中合成的，合成的分泌蛋白进入糙面内质网管腔内，在管腔内运输，最后由糙面内质网膜包裹形成转运小泡，并与糙面内质网脱离。②转运小泡与高尔基体膜融合，在其扁平膜囊泡内分泌蛋白被分类、加工和修饰。③加工修饰好的分泌蛋白装入分泌小泡中与扁平膜囊泡分离。④分泌小泡向细胞膜的一定部位移动，并与细胞膜融合，融合的膜产生小孔道，将分泌蛋白释放到细胞外，分泌小泡的膜随即加入到细胞膜中。

2. 胞吐作用的机制　使用肥大细胞所做的实验结果显示，细胞内局部 Ca^{2+} 浓度的增高可以触发胞吐作用，Ca^{2+} 作用于分泌小泡，促使小泡膜与细胞膜融合；另外细胞内形成的分泌小泡在细胞内骨架系统的驱使下，使分泌小泡沿着一定的路线运输。胞吐作用也需要 ATP 提供能量。

细胞内绝大多数的分泌物以这种方式连续地排放，称为结构性分泌（constitutive pathway of secretion）（图 4 - 31）。其过程是分泌蛋白在糙面内质网合成之后，转运到高尔基复合体经修饰、浓缩和分选形成分泌泡，随即被运送至细胞膜，与质膜融合将分泌物排出细胞外的过程。另有一些分泌物质暂时储存于分泌小泡中，只有当细胞接受分泌指令时，才释放分泌物，称为调解性分泌（regulated pathway of secretion）。分泌指令通常是指一些化学信号，例如激素，它们与膜受体结合，使受体活化，引起细胞质内 Ca^{2+} 浓度暂时性升高，升高的 Ca^{2+} 浓度启动了胞吐作用（图 4 – 31）。

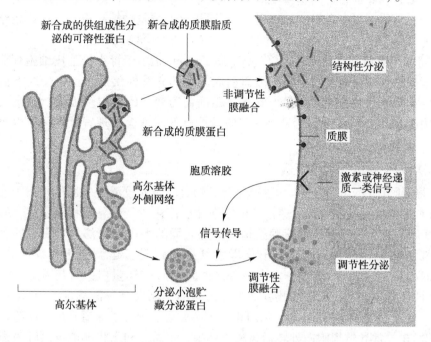

图 4 – 31　细胞分泌功能的基本过程图示

真核细胞无论是通过吞饮作用摄取大分子还是通过胞吐作用分泌大分子，都是通过膜泡运输的方式进行的，并且转运的膜泡只与特定的靶膜融合，从而保证了物质有序地跨膜转运。此外，当分泌泡或转运膜泡与质膜融合并通过胞吐作用释放其内含物后，会使质膜表面积增加，但发生在质膜其他区域的胞吞作用则减少其表面积，这种动态平衡过程对质膜成分的更新和维持细胞的生存与生长是必要的。

第三节　细胞膜与医药学

一、膜转运系统异常与疾病

细胞膜中的转运蛋白（如载体蛋白、通道蛋白和离子泵等）介导了各种对细胞存活和功能发挥至关重要的运输活动，其结构的缺陷和功能的异常都会引起物质转运障碍，导致疾病。这些异常导致的疾病有些是遗传性的单基因突变，突变基因编码的蛋白既可以是运输蛋白本身也可以是其调控蛋白，相关疾病表现出典型的遗传性疾病特点；有些疾病是基因表达水平和活性的异常导致蛋白数量或结构发生改变，与基因的多态性有关，这些是异常无典型的遗传性疾病表现。

（一）载体蛋白异常与疾病

1. 胱氨酸尿症　胱氨酸尿症（cystinuria）是一种遗传性肾小管膜转运异常疾病。病因是近端肾小管上皮细胞上的参与转运胱氨酸及二氨基氨基酸（赖氨酸、精氨酸和鸟氨酸）的载体蛋白（rBAT 和 BAT1）先天性缺陷，出现肾小管对原尿中这 4 种氨基酸重吸收障碍，导致患者因这些氨基酸不能通过肾小管回收，而尿中水平增高，血液中则低于正常值。当患者尿的 pH 下降，不溶于水的胱氨酸结晶析出，形成尿路结石引起肾功能损伤。突变基因为编码这两种蛋白的 *SLC3A1* 和 *SLC7A9* 基因。

2. 肾性糖尿病　肾性糖尿病（renal glycosuria）是由于肾小管上皮细胞葡萄糖载体蛋白功能缺陷致使葡萄糖的重吸收障碍引起尿糖的异常性疾病。正常情况下血浆葡萄糖可由肾小管滤出后，经近端肾小管 Na^+ 驱动葡萄糖载体蛋白重吸收，正常人再吸收的极量为 250～335mg/min，当这种重吸收功能降低时就会出现肾性糖尿，也属于遗传性疾病。

（二）离子通道异常与疾病

囊性纤维化（cystic fibrosis，CF）是常见的目前研究较清楚的遗传性离子通道异常疾病。CF 是白种人高发的致命性常染色体隐性遗传病，又称黏稠物阻塞症，病理特点是覆盖于呼吸道、消化道、消化腺管道和汗腺表面的上皮层分泌异常黏稠的黏液，导致各种脏器功能异常和衰竭，是由于囊性纤维化跨膜转运调节蛋白（cystic fibrosis transmembrane regulator，CFTR）发生突变，属于 ABC 转运蛋白，其基因定位于染色体7q31。CFTR 常位于肺、汗腺和胰腺等上皮细胞的顶面（又称游离面），受 cAMP 调节的氯离子通道，在 cAMP 的介导下 CFTR 发生磷酸化引起离子通道开放，向胞外转运氯离子。CFTR 异常导致细胞向外转运氯离子减少，氯离子和水将不能进入呼吸道分泌的黏液中，致使分泌的黏液黏稠度增大，纤毛摆动困难，引起导管堵塞。其主要临床表现为全身分泌功能障碍，分泌的黏液不能及时清除、阻塞外分泌腺，并易于引发感染等症状。

（三）膜受体异常与疾病

膜受体除在信号转导过程中起重要作用外，有些膜受体在跨膜物质转运中也是不可缺少的，膜受体异常会致使相关被转运物质积累而引发疾病。

家族性高胆固醇血症（familial hypercholesterolemia）是一种常染色体显性遗传病，是低密度脂蛋白（LDL）受体基因突变、导致 LDL 受体异常引起的疾病。由于 LDL 受体异常不能摄取 LDL 颗粒，引起血胆固醇浓度升高并在血管中沉积，患者会过早地发生动脉粥样硬化和冠心病。LDL 受体异常主要包括受体缺乏和受体结构异常。有的患者合成的受体数目减少，如重型纯合子患者 LDL 受体只有正常人的3.6%，他们的血胆固醇含量是正常人的6～10倍。常在 20 岁以前出现动脉硬化，死于冠心病；有的患者受体数目虽然正常，但受体结构异常，如受体与 LDL 连接部位的缺失使其不能与 LDL 结合，或受体与有被小窝结合部位缺陷，不能被固定在有被小窝处，都会引发 LDL 受体介导的胞吞障碍（图4-32），出现持续的高胆固醇血症，患者常在皮肤表面形成黄色瘤。

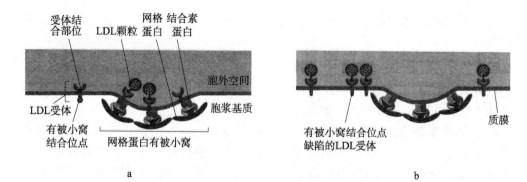

图 4-32 LDL 受体示意图
a. 正常 LDL 受体；b. 异常 LDL 受体

二、细胞膜组分异常与肿瘤

细胞膜在细胞群体的"社会行为"中起着重要作用，如细胞粘附与迁移、细胞的接触抑制、细胞间通讯和物质交换、细胞的辨认及被机体免疫机制所识别等，无不与质膜的功能有关。肿瘤细胞是由体内正常细胞发生癌变产生的，细胞在癌变过程中细胞膜组分及特性发生改变，而这些异常改变与肿瘤细胞的许多表型及其随后的恶性行为相关。

（一）肿瘤细胞膜组分的异常

肿瘤细胞膜结构和组分的异常，特别是膜糖蛋白及糖脂结构和功能的变化，与肿瘤的生长、转移和免疫等密切相关。

1. 糖脂的改变 细胞膜上糖脂的含量相对较低，但在调节膜受体功能、细胞间粘着和识别、细胞生长与分化等有重要的生理作用。膜糖脂的改变以鞘糖脂最为重要，特别是带唾液酸的神经节苷脂的改变。例如在结肠癌、胃癌、胰腺癌和淋巴瘤细胞中都发现了鞘糖脂组分的改变和肿瘤细胞自身特有的新糖脂的合成，并且这些改变可以出现在癌前病变中。糖脂的改变主要是糖链的缩短和糖基的缺失，可能是由于单一或复合糖基转移酶受抑制，活性下降导致糖链形成受阻。此外，许多癌细胞能够合成自己独特的新糖脂或使正常处于隐匿状态的糖脂暴露，变得更加易于接受外源性配体。

2. 膜糖蛋白的改变

（1）膜蛋白的减少或丢失：如正常细胞合成并分泌到细胞表面的纤连蛋白，在细胞与细胞基质粘着和细胞接触抑制中起重要的作用，而在各类肿瘤细胞表面这种蛋白都显著减少，甚至完全消失，这种改变使肿瘤细胞易于从原来部位脱落转移。

（2）膜糖蛋白糖链的变化：糖链上含唾液酸和岩藻糖分支的多肽或膜蛋白均明显增加，这是肿瘤细胞表面具有较高负电荷的原因，此乃恶性肿瘤细胞质膜最多见的变化。在转移癌中唾液酸的含量尤其增多，细胞表面唾液酸的增加与肿瘤细胞快速增殖和易于扩散有关。肿瘤细胞存在大量唾液酸，还可以掩盖肿瘤相关移植抗原（tumor associated transplantion antigen，TATA），使机体免疫活性细胞不能识别和攻击肿瘤细胞，即免疫逃避现象。

（3）酶蛋白的变化：如肿瘤细胞表面的蛋白水解酶增多，糖苷脂活性增高，使细胞膜对蛋白质和糖的传递能力增强，从而为细胞的分裂和增殖提供更充足的物质基础。

纤溶蛋白酶原的活化物也增多，导致有关的纤维溶解，利于肿瘤细胞的浸润生长及向远端转移。

（二）肿瘤细胞膜表面特性的异常

癌变后的细胞膜会出现很多功能特性的异常变化，这些变化反映在肿瘤的恶性行为上则表现为不受控制的增长、侵袭和转移。

1. 接触抑制降低或消失　接触抑制（contact inhibition）是指正常细胞离体培养条件下，细胞生长到一定的密度时彼此相互接触，细胞便停止增殖。由于肿瘤细胞外被的糖链缺失；或由于肿瘤细胞表面蛋白水解酶活性增强，可使细胞膜表面的糖蛋白水解，使带有糖链的多肽片段脱落，以至糖链不能接触延伸，细胞不易粘着，接触抑制也消失。肿瘤细胞的显著特征是丧失接触抑制和密度依赖性生长调节，导致细胞增殖失控。

2. 细胞膜粘着作用降低或消失　正常哺乳动物的组织细胞彼此间有很强的粘着力，肿瘤细胞失去细胞间的粘着作用，因而肿瘤细胞容易从原发部位脱离而发生侵袭和转移。造成肿瘤细胞粘着作用降低的原因可能与以下现象有关：①恶性肿瘤细胞膜表面呈较高的负电荷性；②膜组成的有关成分发生变化，如纤维连接蛋白丢失，纤维连接蛋白（FN）是细胞膜高分子量糖蛋白，各种恶性转化细胞表面含量降低。FN 对蛋白酶很敏感，肿瘤细胞的蛋白水解作用加强是 FN 丢失的主要原因；③锚定连接减少，降低了细胞的粘附性。

3. 抗原性改变　抗原性的改变主要表现为原有抗原的消失或异型抗原的产生。例如携带 ABO 抗原的红细胞、血管内皮、鳞状上皮和柱状上皮等组织产生肿瘤后，不仅原有的 ABO 抗原消失，而且有可能出现异型抗原，如 O 型或 B 型胃癌患者，在胃肿瘤细胞表面可能还出现 A 型抗原，这可能与某些糖基转移酶活性的改变有关。

由于肿瘤细胞的新陈代谢与化学组成都和正常细胞不同，肿瘤细胞表面会出现新的抗原物质。有些恶性肿瘤组织细胞的抗原组成与胎儿时期相似，如原发性肝癌患者血清中出现的甲种胎儿球蛋白（甲胎蛋白，AFP），AFP 是原发性肝癌的高特异性和高灵敏度的肿瘤标志物，其特异性免疫测定是肝癌最有诊断价值的指标。癌胚抗原（carcineombryonic antigen，CEA），是结肠癌的标志物（60% ~ 90% 患者升高），在胰腺癌、胃癌、肺癌和乳腺癌中也有较高表达。此外，肿瘤细胞出现了最具特征的新抗原 - 肿瘤相关移植抗原（TATA）。

4. 与外源凝集素发生凝集反应　凝集素（Lectin）是指一种从各种植物、无脊椎动物和高等动物中提纯的糖蛋白或结合糖的蛋白，因其能凝集红细胞，故名凝集素。凝集素受体为特异性的单糖或寡糖。人类的凝集素受体多位于细胞膜或细胞器膜上。植物凝集素（伴刀豆凝集素 A 或刀豆蛋白 A，concanavalin A，con A）使肿瘤细胞发生凝集，而相应的正常细胞在同样条件下则不凝集。

（三）细胞膜与肿瘤的多药耐药性

肿瘤的多药耐药性（multidrug resistance，MDR）是指肿瘤细胞接触一种抗肿瘤药物并产生耐药后，同时对结构无关和作用机理不同的多种其他抗肿瘤药物也具有交叉耐药性。多药耐药的存在使得肿瘤细胞能够逃逸化疗药物的"追杀"，在机体内肆无忌惮的发展壮大，严重影响了肿瘤化疗的成功率。MDR 大多针对天然药物，如生物碱类

（秋水仙碱、长春新碱、紫杉醇等）、蒽环类（阿霉素、柔红霉素）和依托泊苷等。引起 MDR 的抗癌药物往往在结构上有两个共同特性：分子为两性分子及在中性 pH 条件下分子带正电荷。

肿瘤多药耐药的形成机制比较复杂，概括起来有以下几点：①药物的转运或摄取障碍；②药物入胞后产生新的代谢途径；③药物的活化障碍或药物靶标酶质和量的改变；④机体的修复机制和药物分解酶的增加；⑤特殊的膜糖蛋白增加使细胞排出的药物增多等。

目前研究较多的是以多药耐药性相关蛋白和 P−糖蛋白为主的 ABC 转运蛋白；谷胱甘肽（glutathione，GSH）解毒酶系统；DNA 拓扑异构酶含量或性质的改变等。以下主要介绍与细胞膜相关的细胞外排泵 − ABC 转运蛋白参与的肿瘤多药耐药形成机制。

1. ABC 转运蛋白在肿瘤细胞多药耐药形成中的作用　研究表明，40% 的人类癌症可以发生固有的或获得性的多药耐药，这成为抗癌治疗的一大障碍。ABC 转运蛋白能够让癌细胞排斥化疗药物，使治疗无法达到预期效果。第一个被发现的真核细胞的 ABC 转运蛋白是多药耐药蛋白（multidrug resistance protein，MDR），该蛋白通常在各种肿瘤细胞上过表达，泵出多种透过质膜进入细胞的脂溶性药物，降低细胞内药物浓度，使肿瘤细胞对多种细胞毒药物同时发生抵抗降低患者化疗效果。

细胞膜上影响多药耐药的 ABC 转运蛋白主要包括 P−糖蛋白（P−glycoprotein，P−gp）、多药耐药性相关蛋白（multidrug resistance protein，MRP）和乳腺癌耐药蛋白（the breast cancer multidrug resistance protein，BCRP）等。P−gp、MRP、和 BCRP 这 3 种外排蛋白的结构差异，决定其功能上的差别。

P−gp 为人多药耐药基因（MDR1）编码的分子量为 170kD 的膜蛋白，1976 年由 Juliano 等首次在耐药的中国仓鼠卵巢（CHO）细胞中发现的一种高分子糖蛋白，命名为 P 糖蛋白（P−gp），位于胞质膜和高尔基体，为 ATP 依赖性膜转运蛋白。P−gp 糖蛋白水平与抗药性及细胞内药物聚积减少程度呈正相关，能将多种药物泵出细胞外，使细胞内药物聚积减少，从而减弱药物的细胞毒作用，产生耐药性。P−gp 主要介导与天然杂环疗药物结合，包括抗生素类如多柔比星（ADM）、烷化剂丝裂霉素（MMC），植物类药如长春新碱（VCR）等。

多药耐药相关蛋白（MRP）是 1992 年由 Krishnamachary 等在耐药人小细胞肺癌细胞系 H69AR 中发现的另一种转运蛋白。MRP 与 P−gp 有某些相似之处，也属于 ABC 家庭，两者有 15% 的氨基酸序列相同，但 MRP 与 P−gp 转运底物明显不同。MRP 在肿瘤细胞和正常细胞中的亚细胞分布明显不同。在正常细胞中 MRP 主要位于细胞质中的内膜系统上，只有少量 MRP 位于细胞膜上，而在肿瘤细胞中则相反，MRP 主要位于细胞膜上。MRP1 介导的药物外排与谷胱甘肽 GSH 有关，GSH 可调节 MRP1 介导的药物转运，即 MRP 能识别与 GSH 耦合的底物如柔红霉素和顺铂（DDP）等。MRP 除了有药物外排泵的作用，还可能通过改变细胞内的药物分布，使药物局限于核周囊泡，难以进入核内发挥细胞毒作用而产生耐药性。

乳腺癌耐药蛋白（BCRP）是在 1998 年由 Doyle 等首先从乳腺癌细胞中发现的跨膜转运蛋白，故名乳腺癌耐药蛋白。BCRP 是一个不完全转运分子，故名半转运蛋白。BCRP 产生耐药机制与 P−gp 相同。BCRP 表达与白血病、卵巢癌、乳腺癌的临床化疗敏感性有关，且与 P-gp、MRP 的表达水平无相关性。

2. 主要的 ABC 转运蛋白抑制剂 ABC 转运蛋白的外排作用是影响很多药物口服吸收的重要因素，可直接使用 ABC 跨膜转运蛋白外排抑制剂抑制其对药物的外排作用。目前开发的外排抑制剂按作用机制分为 3 类：①竞争/非竞争性阻断药物与外排蛋白的结合。②抑制 ATP 水解，从而切断外排蛋白的能量供应。③改变细胞膜脂质的完整性，从而改变细胞膜上外排蛋白的环境。然而此类药物的开发进程因产品的毒副作用而受到限制。自从发现维拉帕米（verapamil）能够逆转 MDR 后，相继发现了一些 ABC 转运蛋白抑制剂药物能够不同程度地逆转 MDR，如右旋维拉帕米、环孢菌素 A（Cyclosporin A）及其类似物、地高辛（Digoxin）等抑制剂。

三、脂质体与药物治疗

脂质体（liposomes）是一种类似生物膜结构的微型囊泡药物制剂。当磷脂分散在水中时形成多层囊泡，而且每一层均为脂质双分子层，各层之间被水相隔开，这种由脂质双分子层组成，内部为水相的闭合囊泡称为脂质体。脂质体作为一种运载工具，将某些特殊生物大分子或小分子药物等定向地导入到特定的细胞中，达到诊断、治疗各种疾病的目的。脂质体最早是 1965 年由英国科学家 Bangham 和 Standish 提出的，当时是将其作为研究生物膜的模型；随后，Gregoriadis 首先提出用脂质体作为 β-半乳糖苷酶载体治疗糖原累积疾病，即将脂质体作为药物载体；1987 年 Felgner 等率先采用脂质体作为基因转移载体。20 世纪 90 年代，美国 FDA 批准脂质体给药系统（liposome drug delivery system）作为药物载体用于人类，多柔比星（Doxorubicin）、柔红霉素（Daunorubicin）和两性霉素 B（Amphotericin B）脂质体相继上市。

（一）脂质体作为药物制剂具有许多独特的优势

1. 脂质体作为靶向药物载体的特点 脂质体是典型的双亲分子，由亲水性的头部和疏水性的尾部组成，可以包裹脂溶性和水溶性药物的载体。作为靶向药物载体脂质体具有：①细胞亲和性和组织相容性。脂质体是类似生物膜的泡囊结构，其主要成分是生物膜的组成成分磷脂和胆固醇，具有很好的细胞亲和性与组织相容性。它可长时间吸附于靶细胞周围，使药物能充分向靶细胞渗透。脂质体也可通过融合方式进入细胞内。②缓释性和长效性。将药物包封成脂质体，延长药物在血液中的滞留时间，使药物在体内缓慢释放，从而延长药物的作用时间。③降低药物毒性。脂质体药物在肝、脾和骨髓等单核-巨噬细胞较丰富的器官中浓集，而使其携带的药物在心、肾中累积量比游离药物低得多。如果将对心、肾有毒性的药物或对正常细胞有毒性的抗癌药物包封成脂质体，就可明显降低药物的毒性。如两性霉素 B 对多数哺乳动物的毒性较大，制成两性霉素 B 脂质体，可使其毒性大大降低而不影响其抗真菌活性。采用正电荷脂质体能够降低药物对心、肾和骨髓的毒性。④提高药物稳定性。一些不稳定的药物被脂质体包封后可受到脂质体双层膜的保护。如青霉素 G 或 V 的钾盐是对酸不稳定的抗生素，口服易被胃酸破坏，制成脂质体则可减少胃酸对其的破坏，提高口服的吸收效果。⑤靶向性。利用载体药物释放系统改变药物的动力学，仅使药物作用于病变部位的靶细胞，而避免对正常细胞的作用。

2. 脂质体作为药物传输系统在机体内的作用机制及分布 脂质体的主要成分来源

于哺乳动物细胞膜的天然成分，细胞毒性很低，无免疫源性，无致热原性，能正常代谢和消除。脂质体的大小、表面电荷及脂质体膜成分可直接影响脂质体作用机制和脂质体在体内的行为。

（1）脂质体在机体内的吸收机制：脂质体在机体内的吸收机制包括：①吸附（adsorption）：吸附是脂质体作用的开始，吸附使细胞周围药物浓度增高，药物可慢慢地渗到细胞内。脂质体表面电荷和电量影响脂质体与细胞膜的吸附作用，如靶细胞与脂质体带相反电荷时，会显示静电亲和力。②脂质交换（lipid exchange）：脂

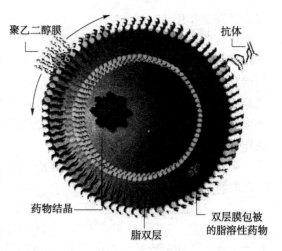

图 4-33 脂质体包埋药物的结构示意图

质体与细胞膜的脂质成分发生交换，不释放水相内容物入细胞。③融合（fusion）：脂质体膜插入细胞膜的脂质层中而释放出水相内容物到细胞内。④内吞/吞噬（endocytosis/phagocytosis）：脂质体作用的主要机制。具有吞噬活动的细胞摄取脂质体进入吞噬体，吞噬体与溶酶体融合，经溶酶体消化释放药物；⑤扩散：内容物通过扩散方式释放到体内。⑥磷酸酯酶消化：脂质体的磷脂膜可被磷酸酯酶消化。脂质体被生物降解后，药物慢慢释放出来，使局部药物浓度远远高于正常组织。肿瘤组织中磷酸酯酶水平明显高于正常组织，所以脂质体在肿瘤组织中更容易释放药物。

（2）脂质体在机体内的分布：脂质体为纳米级的微球，这种类细胞结构的微球进入人体后主要被网状内皮系统吞噬，使其包裹的药物主要在肝、脾、肺和骨髓等组织器官中积蓄，从而提高了药物的器官靶向性能够有效的达到减毒增效的作用。脂质体在机体内的分布呈现靶向性：①被动靶向：非修饰脂质体聚集在某些组织的趋势。静脉注射未修饰的脂质体，由网状内皮系统的细胞摄取，集中于肝、脾、肺、淋巴结和骨髓。②主动靶向：脂质体本身无特异靶向性，修饰脂质体在脂质双层上装上归巢装置（homing devices）才使其具有组织特异性。采用的归巢装置有抗体、激素、糖残基和受体配体等。③物理化学靶向：掺入某些特殊脂质使脂质体对 pH 或温度变化等敏感，便于脂质体携带的药物作用于靶位点。如 pH 敏感脂质体，热敏感脂质体，光敏感脂质体，磁性脂质体等。

此外脂质体的大小不同在体内的分布不同，在循环系统中停留时间也不同。粒径愈小体内停留时间愈长，且分布广，代谢率低。以静脉给药为例：<50μm，可透过肝内皮，转到肝枯否氏细胞溶酶体中；>1μm，趋于肺内停留；2~7μm，被毛细血管网摄取后，积聚于肺、脾和肝；7~12μm，多被肺机械性摄取；>15μm，经肠系膜、肝门静脉或肾动脉给入，分别被肠、肝或肾摄取。

（二）脂质体在药物治疗方面的应用

药物控释系统的主要作用是调节药物的药代动力（Pharmacokinetics）和组织分布（Biodistribution）。脂质体具有生物兼容性和生物可降解性，双层膜同时包覆水溶性和脂溶性药物的结构使其成为理想的体内药物载体，可大大提高药物的生物利用度，同

时降低毒副作用。

传统脂质体很容易被网状内皮系统识别和吞噬，并清除出血液循环。可利用此特性将药物靶向输送到具有网状内皮系统的器官，如肝、脾，将其应用到巨噬系统的疾病治疗。如巨噬细胞是许多真菌的栖息地，NeXstar 公司生产的脂质体包封两性霉素 B 已经面市，可以有效地将抗菌剂两性霉素 B 靶向结合到巨噬细胞。另外，传统脂质体还多用于疫苗佐剂（Adjuvants），将抗原物质输运到循环系统，从而起到强化免疫应答的作用。

脂质体还可以通过化学修饰的方法增强其靶向性和药代动力学特征。以下为几种常见的特殊性能脂质体：

（1）pH 敏感脂质体和热敏感性脂质体：pH 敏感脂质体又称为酸敏感脂质体，当 pH7.4 时稳定，在低 pH 时不稳定，pH 小于 6.5 的酸性环境下与相应的膜发生融合，释放包裹的药物到胞浆。病理组织的 pH 比正常组织低（如感染部位、原发肿瘤和转移肿瘤组织），发生炎症反应后组织的 pH 降低至 6.5，细胞内吞空泡的 pH 范围为 5.0 ~ 6.5。

热敏感性脂质体又称为温度敏感脂质体，当温度提高到某特定温度（相变温度 Tc）时，脂质体膜由"胶晶态"转变到"液晶态"，磷脂的酰基链的紊乱度和活动度增加，膜的流动性增加，致使脂质体所包封的药物释放率增大；而当温度低于 Tc 时，药物的释放相对缓慢。

（2）多糖被覆的脂质体：在脂质体双分子层中掺入多糖或糖脂的脂质体。掺入的糖基能抑制给药后在血液中的崩解过程，使脂质体稳定。糖基不同可改变脂质体的组织分布。如半乳糖为肝实质细胞所摄取；甘露糖为 NK 细胞所摄取；胆固醇氨基甘露糖衍生物具有高度的向肺性。

（3）长循环脂质体：长循环脂质体又称为空间稳定化脂质体，在传统脂质体外表面通过共价键结合一定数目的亲水性高分子，可以不被免疫系统识别，从而延长了体内循环时间。长循环脂质体的特点是减少了网状内皮细胞对脂质体的摄取，使脂质体载药系统到达传统脂质体所不能到达的组织和器官。同时，延长了脂质体的体内循环系统的停留时间。脂质体掺入神经节苷脂 GM1（GM1ganglioside），引入了唾液酸残基，增强了膜的稳定性，又称为隐蔽脂质体。脂质体被极性的聚乙二醇（Polyethylene glycol，PEG）衍生物（PEG－DSPE 二硬脂酸磷脂酰乙醇胺）修饰，水溶性高分子可以改变脂质体表面的物理化学性质，在脂质体表面形成一层屏障，降低血浆蛋白与脂质体外表面的相互作用，阻止了脂质体的凝聚和融合，避免了网状内皮系统细胞对脂质体的摄取，同时也延长了脂质体在体内循环时间。

DOXIL 是 FDA 批准的一种长循环脂质体包封阿霉素类药物，该药物可以非特异性的选择定位于肿瘤。因为肿瘤组织内部毛细血管丰富，且比正常血管通透性高，脂质体载体系统很容易从毛细血管中渗透到肿瘤组织内部。

（4）靶向脂质体：靶向脂质体是在脂质体外表面键合了识别系统，携带载药脂质体产生特异性结合，增强脂质体结合于靶细胞和释药的能力。此类脂质体应用的基础是病原位点与正常组织的差异，患病组织或器官常常有某些受体蛋白或抗原物质的过度表达，如肝细胞表面会有半乳糖受体的过度表达；多种肿瘤细胞表面透明质酸受体

CD44 与正常细胞相比高表达；处于分裂期的肿瘤细胞表达过量的叶酸受体。常用的靶向装置有半乳糖、叶酸、透明质酸、多肽、单克隆抗体等。掺入单克隆抗体形成被抗体修饰的具有免疫活性的脂质体称为免疫脂质体。这类载药脂质体可以通过受体介导的胞吞作用将药物转运至细胞内。

在药物研发中常常将靶向性的特点与长循环脂质体在体内的作用结合起来，即将靶向装置结合在长循环脂质体的水溶性高分子链的末端。

此外还包括将光敏感物质的药物包裹在脂质体内进行光学治疗的光敏脂质体和将药物及磁铁性物质包入脂质体的磁性脂质体。

（三）脂质体在基因治疗方面的应用

基因治疗（gene therapy）是指将人的正常基因或有治疗作用的基因通过一定方式导入人体靶细胞以纠正基因缺陷或发挥治疗作用，从而达到治疗目的的生物医学技术。脂质体是一种可供选择的基因传递载体，阳离子脂质体（cationic lipsome，CLS）是应用最多的非病毒基因载体。阳离子脂质体常由带正电荷的磷脂（cationic lipids）与中性辅助磷脂（co－lipids）共同组成。由于带正电的脂质与带负电的核酸（DNA、RNA、AODNS）静电作用形成阳离子脂质体－基因复合物（lipoplexes），通过细胞内吞或融合等作用将治疗基因片段带入靶细胞内，将其释放，通过转录、翻译形成有效表达。

用作基因载体的阳离子脂质体有如下特点：①强的 DNA 结合力，由阳离子部分的正电荷数目调节；②可生物降解性，选择易降解的连接酶；③靶向性，将靶向配体连接到疏水尾链的末端；④基因转染率高。

四、药物与细胞膜的相互作用

药物在体内的吸收、分布、代谢和排泄等 4 个连续的动态变化过程主要建立在各种器官组织的跨细胞膜转运基础之上，其实质是药物与生物膜相互作用的过程。从分子水平考虑，药物通过生物膜的转运主要分两步，首先是药物分子通过共价键、离子键、氢键或疏水键等与膜上特异性的受体物质相互作用，以复合物的形式存在；随后该复合物从膜的一侧转移至另一侧将药物载入细胞内，即实现跨膜转运。药物的生物膜通透性是药物被吸收并进入靶点发挥药理活性的前提，因此研究各类新药成分的生物膜通透性，即药物分子的生物膜转运性能，有助于新药研发初期大容量样品的快速筛选。

（一）细胞膜与药物的跨膜转运

细胞膜保护人类细胞不受外界侵扰，这是一道很难穿越的分子屏障。药物作为外源给予的化学异物（xenobiotic），在体内的跨膜转运途径主要分为细胞通道转运（transcellular pathway）和细胞旁路通道转运（paracellular pathway）。细胞通道转运是药物借助其脂溶性或膜内蛋白的载体作用穿过细胞而被吸收的过程，这是脂溶性药物及一些主动机制吸收药物的通道，是多数药物吸收的主要途径；细胞旁路通道转运是指一些小分子物质经过细胞间连接处的微孔进入体循环的过程，小分子水溶性药物可通过该通道转运吸收。药物转运的机制主要采用被动转运、载体媒介转运（包括易化扩散和主动转运）和膜泡转运。

1. 被动转运 被动转运（passive transport）是指药物的膜转运服从浓度梯度扩散

原理，即从高浓度一侧向低浓度一侧扩散的过程。被动转运取决于细胞膜上存在的膜孔和通道的大小、药物溶于水中的分子体积以及细胞膜两边的药物浓度差。药物转运的动力来自药物的浓度梯度，不消耗能量。脂溶性好的药物与水溶性的小分子药物能迅速通过细胞膜屏障。

（1）单纯扩散：单纯扩散是指药物的跨膜转运受膜两侧浓度差的限制。大多数药物按单纯扩散方式进入体内，如脂溶性维生素、巴比妥类静脉麻醉药等。药物扩散的速度取决于细胞膜的性质、面积及膜两侧的浓度梯度外，还与药物自身的性质有关。分子量小、脂溶性大、极性小的药物较易通过。

药物解离度对单纯扩散影响很大。由于多数药物为弱酸性或弱碱性物质，在体液中可发生部分解离，使得离子型药物被限制在膜的一侧，即离子障（ion trapping）现象。弱酸性药物在胃液中以非离子型居多，在胃中即可被吸收；而弱碱性药物在酸性胃液中离子型多，主要靠小肠吸收。如弱碱性药物地西泮（安定）及弱酸性药物异戊巴比妥在胃肠道 pH 范围内基本都是非离子型，因而快而完全地被吸收；相反，碱性较强的药物如抗高血压药胍乙啶及酸性较强的药物如抗过敏平喘药色甘酸钠在胃肠道基本都已离子化，由于离子障的原因均较难吸收。

（2）滤过（filtration）：又称为膜孔转运（pore transport），是指药物通过含水小孔转运的过程。即直径小于膜孔的水溶性药物，借助膜两侧的流体静压和渗透压被水携带到低压侧的过程，其扩散率与该物质在膜两侧的浓度差成正比。上皮细胞膜上有约 $0.4\sim0.8nm$ 大小的微孔，贯穿细胞膜且充满水的微孔是水溶性小分子药物的吸收通道。少数小分子量药物如尿素、乙醇等可借此方式进入。膜孔内含有带正电荷的蛋白质或吸附有阳离子（如钙离子），其正电荷形成的球形静电空间电场能排斥阳离子，但阴离子药物容易通过。

毛细血管壁和肾小球膜间存在 $6\sim12nm$ 左右膜孔间隙，细胞间呈疏松连结，除少数大分子蛋白药物外，绝大多数药物自由通过。因此，药物通过毛细血管吸收（血管外注射给药）、分布，以及药物通过肾小管排泄时，采用这种细胞旁路通道转运途径，以滤过方式迅速转运进入血液。

被动转运方式有以下特点：①药物从高浓度侧向低浓度侧的顺浓度梯度转运。②不需要载体，不消耗能量，膜对药物无特殊选择性。③扩散过程与细胞代谢无关，不受细胞代谢抑制剂的影响。④不存在转运饱和现象和同类物竞争抑制现象。

2. 载体媒介转运　载体媒介转运（carrier - mediated transport）是借助生物膜上载体蛋白的作用，使药物透过生物膜而被吸收的过程。

（1）易化扩散：又称为促进扩散（facilitated diffusion）是指某些物质在细胞膜载体的帮助下，不消耗能量，有膜高浓度侧向低浓度侧扩散的过程。依据其特异性载体不同可分为离子载体转运和离子通道转运。

①离子载体转运：如细胞外液中的葡萄糖借助细胞膜上的葡萄糖通透酶进入细胞，补充细胞代谢需求；抗肿瘤药甲氨蝶呤（Methotrexate）以此方式进入肿瘤细胞。

②离子通道转运：细胞膜上存在的多种离子通道蛋白，分别选择性地允许 Na^+、K^+、Ca^{2+} 通过离子通道进行易化扩散。某些药物或毒物可选择性阻断这些离子通道，如一些局部麻醉药利多卡因（Lidocaine）、普鲁卡因（Procaine）阻断 Na^+ 通道；抗心

律失常药奎尼丁（Quinidine）同时阻断 Na^+、K^+ 通道；硝苯地平等钙通道拮抗剂能与膜上的钙通道蛋白结合，阻滞 Ca^{2+} 通道，阻止 Ca^{2+} 内流，降低细胞内 Ca^{2+} 浓度，抑制 Ca^{2+} 所调节的细胞功能。现有的钙通道拮抗剂主要作用于心血管系统，使血管扩张，缓解血管痉挛。

（2）主动转运：主动转运（active transport）是指借助载体或酶促系统的作用，药物从膜低浓度侧向高浓度侧的转运。一些本身即为内源性活性物质，或与内源性物质有极相近结构的药物，如 5 – 氟尿嘧啶（5 – fluorouracil）以主动转运的方式吸收。钙的吸收主要是通过肠黏膜的主动转运来完成，离子状态下的钙由 $Na – Ca^{2+}$ 交换体系通过主动转运完成跨膜过程。肠黏膜上有一种钙结合蛋白，与肠腔中的钙离子有较强的亲和力，充当钙离子的载体，促进钙离子吸收。少数药物可被某些组织细胞主动摄取而形成富集作用，如甲状腺腺泡膜上的碘泵能将血液中的碘以能量依赖性主动转运方式逆浓度梯度摄取，使甲状腺中碘离子浓度比血液高数十至上百倍。主动转运方式有以下特点：①逆浓度梯度进行转运，需要消耗机体能量——ATP。②需要载体参与，载体物质通常与药物有高度选择性。③主动转运的速率及转运量与载体的量及活性有关，当药物浓度较高时，存在饱和现象。④结构类似物能产生竞争性抑制作用，相似物竞争载体结合位点，影响药物的转运和吸收。⑤受代谢抑制剂影响。⑥有结构特异性和部位特异性。

近年来，药物转运蛋白载体对药物的主动外排增加是细菌耐药（如结核分枝杆菌）和肿瘤化疗耐药研究的难题，其作用机制还在进一步研究。药物外排泵可分为 ATP 水解能驱动型和跨膜质子梯度能驱动型 2 种，其中 ATP 水解能驱动型主要以 ABC 转运蛋白家族为代表，也是近些年研究的重点。

ABC（ATP – binding cassette）转运蛋白家族是一类 ATP 驱动泵，由 ATP 酶水解供能，典型的 ABC 转运蛋白由 4 个结构域组成，两个高度疏水的跨膜结构域形成底物的运输通道并决定底物的特异性；另两个结构域是高度保守的 ATP 结合匣，即 ATP 结合催化结构域。ABC 转运蛋白的作用就像一个守门员，让营养进入细胞而把毒素排除在外，其主要功能是利用 ATP 水解产生的能量将与其结合的底物运输过膜。

ABC 转运蛋白家族是一大类跨膜蛋白，是每个细胞的重要组成部分，广泛存在于从细菌到人类各种生物体细胞中，在哺乳动物的肝、小肠和肾等器官分布丰富。ABC 转运蛋白包含了 100 余种膜转运蛋白，具有底物广泛性和生物多样性等共同特征，每一种 ABC 转运蛋白专一运输一种或一类底物，所运输物质的种类极其巨大，包括外源的毒素和疏水性药物、营养物质（氨基酸、核苷酸、多糖、磷脂、胆固醇）、离子、多肽和细胞信号的转运等。此外，ABC 转运蛋白还可催化脂双层的脂类在两层之间翻转（flip），这在膜的发生和功能维护上具有重要的意义。

ABC 转运蛋白与人类疾病和药物研发与应用密切相关。一方面 ABC 转运蛋白异常引起了如囊性纤维化等疾病，另一方面 ABC 转运蛋白依赖其外排泵的作用还帮助了细胞保护自身不受伤害或降低药物对其的伤害，由此决定了细菌和其他病原体对抗生素耐药和肿瘤化疗是否能够取得成功。分布于小肠内的 ABC 转运蛋白能将药物排出肠细胞外，影响其肠内吸收，从而降低药物的口服生物利用度，除对药物有外排作用外，ABC 转运蛋白还与小肠中的代谢酶产生协同作用，尤其是 CYP3A4 酶，可共同影响药物的肠吸收。临床常用的抗真菌药物有氟康唑、酮康唑、伊曲康唑等，真菌对这些药物产生耐药性的一个重要机制是通过多药耐药蛋白（multidrug resistance protein，MDR）降低了细胞内的药物浓度。此外，引起疟疾的疟原虫对药物氯喹（chloroquine）的抗性也与病原体 ABC 转运蛋白高表达有关。正是由于一些 ABC 转运蛋白能够将抗生素或其他抗癌药物泵出细胞而赋予细胞的抗药性，在临床和药物研发应用上的重要意义十分令人瞩目。

3. 膜泡转运　是指通过细胞膜的主动变形形成膜泡将药物摄入细胞内或从细胞内释放到细胞外的转运过程。膜泡转运不仅是细胞局部对外来物质的反应，也是细胞整体的反应结果。分为入胞作用（endocytosis）和出胞作用（exocytosis）。摄取的药物为溶解物或液体的过程为胞饮作用（pinocytosis）；摄取物质为大分子或颗粒状物的过程为吞噬作用。携带药物的胞饮泡或吞噬体与溶酶体融合，被溶酶体的酸性水解酶水解并释放出药物。

（二）细胞膜与药理效应

药物通过与细胞膜相互作用而产生药效。

1. 药物改变膜的流动性　细胞膜流动性是细胞膜结构的基本特征，合适的流动性是细胞膜正常功能的必要前提。膜流动性的改变将影响膜的转运功能、膜受体功能、酶的活性和膜的信息传递等功能，膜流动性的改变也是某些药物的作用机制。采用电子顺磁共振（electron paramagnanetic resonance，EPR）和饱和迁移电子顺磁共振波谱（saturation transfer electron paramagnetic resonance spectroscopy，ST－EPRS）分别测定肌浆网的膜脂质流动性和 Ca^{2+}－ATP 酶的旋转运动情况，发现 Ca^{2+}－ATP 酶的运动直接受脂质流动性调节。

如一些全身麻醉药，不同种类结构差异很大，但却能产生相同的药理效应，是因为其药效作用原理不在于药物本身的结构，而是作用于中枢神经系统的神经细胞膜脂双层，即药物进入细胞后使细胞膜膨胀，脂质分子排列紊乱，流动性增加，影响神经冲动的传递，导致神经纤维传导抑制。

2. 药物改变膜的通透性　如戊二胺类安眠药通过与膜外层蛋白非特异结合，改变突触膜对离子的通透性而起到安眠的作用；胰岛素能使细胞交感神经节脂蛋白从片状转化成胶囊状，从而造成裂缝隙使其通过；有些药物能够增强其他药物的跨膜通透性，如两性霉素 B，一种多烯大环内酯类药物。抗真菌药物利福平，通过与细菌 RNA 聚合酶结合抑制 RNA 合成，抑制真菌的生长，另一种抗真菌的药物 2－氨基－2－脱氧－D－山梨醇－6－磷酸（ADGP）是真菌体内 6－磷酸葡萄糖胺合成酶的强烈抑制剂，但他们的抗真菌活性并不高，正是因为药物分子很难通过细胞膜。当两性霉素 B 分别与这两种药物合用时，通过改变其对细胞膜的通透性，大大提高了药物的杀菌能力。

3. 药物改变膜的正常结构与功能　如抗真菌的唑类药物能够阻止细胞膜上麦角固醇的合成而产生抗菌效果；多烯类抗生素菲律宾霉素具有羟基化的亲水性表面和不饱和共轭的亲脂表面，该结构与霉菌细胞相接触并结合在细胞膜上，引起膜完整性破坏和功能紊乱，造成细胞死亡，实现抗菌效果。

4. 药物影响膜转运载体或离子通道　很多生理物质（包括代谢物、神经递质、离子、激素等）在体内的转运需通过细胞膜上的载体或离子通道参与，干扰这些环节可以产生明显的药理效应。如利尿药抑制肾小管 $Na^+ - K^+$、$Na^+ - H^+$ 交换而发挥排钠利尿作用；硝苯地平等钙通道拮抗剂，阻滞 Ca^{2+} 通道，阻止 Ca^{2+} 内流，缓解脑血管痉挛；局部麻醉药通过抑制钠通道，阻断神经传导而起局麻作用。

（三）生物物理实验技术在药物与细胞膜相互作用研究中的应用

电子显微技术、扫描隧道显微技术的应用，使人们能直观地观察亚细胞的构造，甚至可以得到生物大分子的形象，可用来研究大分子药物和靶细胞的相互作用。中子衍射方法可用来研究药物分子在磷脂双分子层中的位置。振动光谱可用来研究生物膜与药物及其他膜外分子的相互作用。应用红外光谱（IR）、DSC、NMR 等可研究抗体与脂质体或药物和脂质体相互作用，通过原子力显微镜研究脂质体膜结构及对药物转运的影响。

重点小结

1. 细胞膜是细胞的最基本结构，围绕在细胞表面，是细胞与外界环境的屏障，在维持细胞内环境的稳定和多种生命活动中起重要作用。

2. 细胞膜主要由脂类、蛋白质和糖类组成，细胞膜的主要特点是流动性和不对称性，各种膜功能的完成是在膜的流动状态下进行的，而各种膜成分的不对称分布保证了细胞功能活动的有序性。

3. 细胞膜的物质运输是细胞膜的基本功能，分为小分子物质的跨膜运输和大分子物质和颗粒物质的膜泡运输。

4. 细胞膜结构成分的改变和功能异常，导致细胞乃至机体功能紊乱并引发疾病，如载体蛋白异常、离子通道缺陷、膜受体异常等引发的多种遗传性疾病，细胞膜组分异常与肿瘤相关。

5. 药物与细胞膜相互作用，参与药物在体内的吸收和转运。

6. 脂质体作为一种运载工具，将某些特殊生物大分子或小分子药物等定向地导入到特定的细胞中，达到诊断、治疗各种疾病的目的。

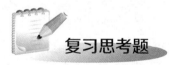

复习思考题

1. 细胞膜的化学成分主要包括哪几类物质？它们在细胞膜结构和功能中分别承担何种作用？

2. 说明细胞膜的两大基本结构特征？这些特性对细胞膜的功能有何作用？

3. 有哪几种细胞膜的分子结构模型？

4. 以 Na^+，$K^+ - ATP$ 酶（$Na^+ - K^+$ 泵）为例，说明直接耗能的细胞主动运输的过程；以小肠上皮细胞吸收葡萄糖为例，阐明协同转运的原理。

5. 以细胞摄取胆固醇为例，阐明受体介导的胞吞作用的过程及意义。

6. 叙述细胞膜对小分子和离子的运输方式。

7. 细胞膜受体跨膜信息转导有哪些体系？举例说明。

8. G 蛋白在信号通路中有何作用？

9. 胰岛素受体底物 IRS，利用这些 IRS 中间产物传递信号可能积累哪些优势？

10. 如何理解关于信号传递中的放大（amplification）？利用级联反应如何使一个信号放大？信号放大如何使代谢调控变成现实？

11. 简述不同形式的细胞膜异常引起的相关疾病？

12. 简述细胞膜组分与肿瘤耐药的关系。

13. 简述脂质体作为药物传输系统在机体内的作用机制。

（王秋雨　赵晓云）

第五章

线粒体与细胞能量转换

1. 掌握线粒体的超微结构和线粒体酶的定位，线粒体功能。
2. 熟悉氧化磷酸化分子结构基础，ATP 合酶复合体结构特点，化学渗透假说。
3. 了解线粒体的化学组成，线粒体的半自主性，线粒体毒性药物与线粒体靶标药物，线粒体的增殖、起源及线粒体疾病。

　　能量供应是生命赖以生存的基础，植物和一些细菌可通过光合作用利用太阳能合成能量；对人类和动物细胞而言，直接或间接地以自养生物（autotroph）合成的有机物为营养，在细胞的线粒体内转换成生命活动的能量分子 ATP（adenosine triphosphate，腺嘌呤核苷三磷酸/三磷酸腺苷）。细胞生命活动所需能量的 80% 是由线粒体提供的，因此线粒体被誉为细胞的"动力工厂（power station）"。线粒体是半自主性细胞器，虽具有独特的遗传系统，但其功能仍受核基因组的调控。线粒体 DNA 突变可导致产能障碍并以母系遗传的方式传递给子代。线粒体的结构、行为和遗传学特征与许多人类疾病的发生、发展密切相关。因此，探讨线粒体及细胞的能量代谢已经成为生物学、医药学研究的热点之一。

第一节　线粒体的形态结构和组成

　　线粒体（mitochondrion）作为真核细胞内一种独特的膜性细胞器，是细胞氧化磷酸化的场所，它通过磷酸化反应高效地将有机营养物储存的化学能转换为细胞的直接能源 ATP。

一、线粒体的形态、大小、数量及分布

　　1857 年，瑞士科学家 Rudolf Albert von Kölliker 在肌肉细胞中发现了颗粒状结构，1898 年德国科学家 Karl Benda 将这些颗粒命名为 mitochondrion，即线粒体。线粒体是人体细胞最重要的细胞器之一，普遍存在于除哺乳动物成熟红细胞外的所有真核细胞中，能够在光学显微镜下进行观察。激光共聚焦显微镜下线粒体形态呈线状、粒状或短棒状，一般直径为 $0.5 \sim 1.0 \mu m$，长 $1.5 \sim 3.0 \mu m$。在不同类型、不同生理状态和发育阶段的细胞中，线粒体敏感而多变，其形态、大小、数目及排列分布存在明显差异，如当线粒体处于高渗透压环境下伸长为线状，低渗时线粒体膨胀呈颗粒状；酸性时呈囊泡状，而碱性时则为粒状；人肝细胞的线粒体在发育早期为短棒状，晚期为长棒状。

不同组织在不同条件下可能产生体积异常膨大的线粒体，称为"巨线粒体（megamitochondria）"。

每个细胞含几百到几千个线粒体，线粒体数量随细胞的种类而不同，在体内的神经、骨骼肌、心肌和内分泌腺细胞内含量较高。海胆的卵母细胞中线粒体可达 30 万个，而单细胞真菌和单细胞藻类中只有一个线粒体，哺乳动物成熟红细胞不具有线粒体。植物细胞中通过叶绿体的光合磷酸化作用产生 ATP，因此，线粒体数目较动物细胞线粒体少。

线粒体是一种高度动态的细胞器，较多聚集在生理功能旺盛、需要能量供应的区域。如在蛋白质合成旺盛的细胞中线粒体被包围在粗面内质网中，为蛋白质合成提供能量；在横纹肌细胞中线粒体沿肌原纤维分布，保证细胞收缩时能量供给；在肠表皮细胞中呈两极分布，集中在顶端和基部；在精子细胞中线粒体围绕鞭毛中轴紧密排列，为精子尾部摆动提供能量等。线粒体分布方向与微管一致，常常排列成长链形，用微管解聚剂处理可导致线粒体分布的改变，说明线粒体分布与由微管网络构成的分子轨道有关。活细胞中的线粒体为一种运动活跃、柔软可塑的结构，自身不断旋转、扭曲和延伸，在细胞质中能以微管为导轨、由马达蛋白提供动力向功能旺盛的区域迁移。

二、线粒体的亚显微结构

电镜下显示线粒体是由双层单位膜套叠而成的封闭膜囊结构（图 5-1），这两层膜在功能上迥然不同，共同将线粒体分隔成两个独立的空间，构成线粒体行使其功能的支架。

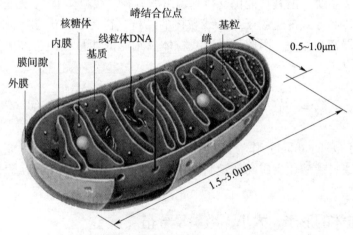

图 5-1　双层膜套叠的线粒体超微结构

1. 外膜　线粒体外膜（mitochondrial outer membrane）是位于线粒体最外围的一层单位膜，厚度约为 5~7nm，外膜较光滑平整，起细胞器界膜的作用。外膜中蛋白质和脂质约各占 50%。电镜下（磷钨酸负染）的外膜可观察到排列整齐的桶装通道，外径 6nm、内径 2~3nm、高 5~6nm 的 β 片层结构，称为孔蛋白（porin）。孔蛋白跨越脂质双层，允许相对分子量在 5kDa 以下的分子选择性通过，孔蛋白构成线粒体外膜物质转运的亲水性通道。ATP、NAD⁺、CoA 等相对分子量较小的物质可自由通过外膜，因此，外膜的通透性相对于内膜较高。

2. 内膜　线粒体内膜（mitochondrial inner membrane）位于外膜的内侧，包裹线粒体基质的一层单位膜，厚约 4.5nm。内膜通透度很低，许多物质如丙酮酸、H^+、ATP 等均不能自由通过内膜，需借助于线粒体内膜上的载体或通透酶（permeast）系统协助才能进行跨膜运输。线粒体内膜的这种通透屏障作用对线粒体行使其功能时建立的质子电化学梯度以驱动 ATP 的合成起重要的作用。内膜是线粒体进行电子传递和氧化磷酸化的主要部位。

线粒体内膜向基质内折叠形成嵴，从而增加了内膜的表面积（可达 5 ~ 10 倍），为线粒体进行高效的生化反应提供了保障。嵴是线粒体的标志性结构，嵴的形态、数量和排列与细胞种类及生理状况密切相关，需能多的细胞，不但线粒体多，嵴的数量也多。

用电镜负染技术观察到在线粒体内膜内表面及嵴膜基质面上垂直排列有许多有柄球状小体，称为线粒体基粒（elementary particle），其通过小柄与内膜相连。每个线粒体约有 10^4 ~ 10^5 个基粒。基粒中含有 ATP 合酶，能利用呼吸链产生的能量合成三磷酸腺苷，故基粒又称为 ATP 合酶复合体，是氧化磷酸化最终产生 ATP 的部位。

3. 膜间隙　线粒体膜间隙（mitochondrial intermembrane space）又称为外室（outer chamber），是内外膜之间的腔隙，腔隙宽 6 ~ 8nm，其内充满无定形液体，含有许多可溶性酶类、底物及辅助因子等。膜间隙与嵴内腔（intracristal space，是线粒体内膜向内腔突进形成的嵴的内部空间）相通。

电镜下可以观察到在线粒体的内、外膜某些部位上存在着一些内膜与外膜相互接触的地方，使膜间隙变得狭窄或没有膜间隙，此部位称为转位接触点（translocation contact site）。利用免疫电镜的方法可观察到在转位接触点处有蛋白前体的集聚，提示它是细胞质基质中合成的蛋白质等物质进出线粒体的通道。

4. 基质　线粒体基质（mitochondrial matrix）又称为内室（inner chamber），为内膜和嵴包围的空间，充满了电子密度较低的均质性胶状物，具有一定的渗透压和 pH，是发生三羧酸循环、脂肪酸氧化、氨基酸分解、蛋白质合成等生化反应的重要部位。

基质中含有线粒体独特的双链环状 DNA（mtDNA）、线粒体 RNA、线粒体核糖体，这些构成了线粒体相对独立的遗传信息复制、转录和翻译系统。

三、线粒体的化学组成和酶的定位

1. 线粒体的化学组成　线粒体的化学组分主要包括蛋白质和脂质，此外还含有少量的辅酶等小分子及核酸。蛋白质含量约占线粒体干重的 65% ~ 70%，多数分布于内膜和基质。线粒体中的蛋白质既有可溶性蛋白，也有不溶性蛋白。可溶性蛋白质主要是基质的酶类和膜的外周蛋白，不溶性蛋白质为膜镶嵌结构蛋白或酶蛋白。脂类占线粒体干重的 25% ~ 30%，大部分是磷脂，占总脂质的 3/4 以上。相对于外膜而言，内膜有很高的蛋白质/脂质比例（内膜质量比 ≥3:1，而外膜为 1:1），内膜缺乏胆固醇，富含双磷脂酰甘油（diphosphatidylglycerol），即心磷脂 cardiolpin，约占磷脂含量的 20%，这是内膜高度特化的特性之一，心磷脂与离子的不可渗透性有关。含有丰富的心磷脂和较少的胆固醇是线粒体在组成上与细胞其他膜结构的明显差别。

此外，线粒体还含有水、无机盐离子及其他组分。水是线粒体中含量最多的一种成分，以结合水形式作为线粒体的结构组分，以自由水的形式充当酶促反应的溶剂及物质分散的介质。一些含量甚微的无机离子（如 K^+、Na^+、Ca^{2+}、Mg^{2+}、Zn^{2+} 等），其浓度变化往往直接影响线粒体的功能变化。线粒体中存在有多种辅酶 [如辅酶 Q（CoQ）、黄素腺嘌呤二核苷酸（FAD）、黄素单核苷酸（FMN）和烟酰胺腺嘌呤二核苷酸（NAD^+）] 等一系列重要的小分子有机物质，参与电子传递的氧化还原过程。线粒体中还含有核外 DNA 和完整的遗传信息表达系统，赋予线粒体一定的自主性。

2. 线粒体中酶的定位分布　线粒体是细胞中含酶最多的细胞器之一（表 5 - 1），它们分布在线粒体的各个结构组分中。

表 5 - 1　线粒体中各种酶的定位

部位	酶 的 名 称
外膜	单胺氧化酶 * 、NADH - 细胞色素 C 还原酶、犬尿酸羟化酶、酰基 CoA 合成酶、磷酸甘油酰基转移酶
膜间隙	腺苷酸激酶 * 、核苷酸激酶、二磷酸激酶、亚硫酸氧化酶
内膜	细胞色素氧化酶 * 等呼吸链酶系、丙酮酸氧化酶系、亚铁螯合酶、肉碱棕榈酰基转移酶、对寡霉素敏感的 ATP 合成酶复合体
基质	三羧酸循环酶系（苹果酸脱氢酶 * ）、核酸及蛋白质合成酶系、丙酮酸脱氢酶

* 表示标志酶

外膜分布一些特殊的酶类，如单胺氧化酶等，这些酶可催化诸如脂肪酸链延伸、肾上腺素氧化以及色氨酸生物降解等生化反应，表明外膜可以对将在线粒体基质中进行彻底氧化的物质进行先行的初步分解。内膜上的酶类比外膜复杂，可以大致分为三类：运输酶类、合成酶类、电子传递和 ATP 合成酶类。基质中所含的酶类最多，包括参与三羧酸循环、脂肪酸氧化、氨基酸降解、核酸及蛋白质合成等所需的整套酶系，而膜间隙中所含酶类较少，其标志酶腺苷酸激酶的功能为催化 ATP 分子末端磷酸基团转移到 AMP，生成 ADP（adenosine - diphosphate，腺嘌呤核苷二磷酸）。

第二节　线粒体的功能

线粒体是真核细胞内高度特化的细胞器，在维持细胞正常代谢和细胞能量供应等方面发挥重要的作用。作为糖、脂肪和氨基酸最终氧化释能的场所，线粒体的主要功能是进行氧化磷酸化合成 ATP，为细胞生命活动提供直接能源。除此以外，线粒体在维持细胞内的 Ca^{2+} 稳态、信号转导以及细胞凋亡等方面发挥着重要作用，同时也参与氨基酸、核酸、脂类等重要生物分子的合成。

一、线粒体与氧化磷酸化

线粒体的主要功能是氧化磷酸化（oxidative phosphorylation），其高效地将有机物中储存的能量转换为细胞生命活动的直接能源 ATP。

机体摄入的营养物质（糖、脂肪、蛋白质等）含有大量的化学能，在细胞内好氧氧化分解生成 CO_2 和 H_2O 的过程中释放能量称为生物氧化（biological oxidation）。由于此过程需耗氧、排出 CO_2，故又称为细胞呼吸（cellular respiration）或细胞氧化（cellular oxidation）。生物氧化主要在活细胞线粒体中进行，分解代谢所释放出的能量储存于

ATP中。以葡萄糖为例，生成ATP的线粒体生物氧化分4个阶段：①糖酵解（glycolysis）在细胞质中进行，无氧酵解生成丙酮酸。②乙酰辅酶A（CoA）的生成：丙酮酸进入线粒体基质中，在丙酮酸脱氢酶体系作用下分解形成乙酰辅酶A。③三羧酸循环（tricarboxylic acid cycle，TAC cycle）：在线粒体基质中完成，乙酰辅酶A与草酰乙酸结合成柠檬酸而进入柠檬酸循环，由于柠檬酸有三个羧基，也叫三羧酸循环。整个过程中，脱下的H以NAD^+和FAD为受氢体，使它们从氧化态转变成NADH和$FADH_2$的还原态形式。④氧化磷酸化偶联与ATP形成：三羧酸循环中脱下的氢（H），先解离为质子（H^+）和电子（e^-），电子由线粒体内膜上的电子传递链（或称为呼吸链）逐级传递，最后传递给氧生成水。在此过程中所释放的能量用以驱动ADP磷酸化转变成为ATP，这个阶段就是线粒体的氧化磷酸化。

（一）电子传递链和ATP合酶复合体是线粒体氧化磷酸化的结构基础

线粒体通过氧化磷酸化作用进行能量转换，其内膜本身的理化特性和内膜上的电子传递及ATP合成的组合为氧化磷酸化提供了必要的保障，也是氧化磷酸化的细胞生物学基础。

1. 电子传递链　在线粒体氧化磷酸化过程中传递电子的酶体系是由一系列存在于线粒体内膜上的能够可逆地接受及释放质子或电子的脂蛋白复合体组成，形成相互关联、有序排列的功能结构体系，并偶联线粒体的氧化磷酸化反应，称之为电子传递链（electron transport chain）或呼吸链（respiratory chain）。电子传递链各组分脂蛋白可分为4种类型复合体（Ⅰ、Ⅱ、Ⅲ和Ⅳ）、辅酶Q（CoQ）和细胞色素c（Cyt c），其中只传递电子的酶和辅酶称为电子传递体，而既传递电子又传递质子的酶和辅酶称为递氢体。辅酶Q和细胞色素c为可移动的电子载体，辅酶Q是脂溶性蛋白，可在脂双层中从膜的一侧向另一侧移动，而细胞色素c是膜外周蛋白，可在膜表面移动。

（1）电子传递链的组分：电子传递链的组分并非独立地分布在线粒体内膜上，而是以复合物的形式包埋在线粒体内膜中，形成典型的多酶氧化还原体系（图5-2）。

复合体Ⅰ：NADH-CoQ还原酶，又称为NADH脱氢酶。作用是使NADH脱氢氧化，通过FMN和铁硫中心，催化NADH的2个电子传递至辅酶Q，同时伴随4个质子由线粒体基质侧转移至膜间隙，故复合体Ⅰ为递氢体。电子传递的方向为：NADH-FMN-Fe-S-CoQ

复合体Ⅱ：琥珀酸-CoQ还原酶，又称为琥珀酸脱氢酶。作用是催化来自琥珀酸的电子通过FAD和铁硫蛋白传递至辅酶Q，无转移质子功能。电子传递的方向为：琥珀酸-FAD-Fe-S-CoQ。

复合体Ⅲ：CoQ-Cyt c还原酶，又称为细胞色素c还原酶。作用是催化电子从辅酶Q传给细胞色素c，每转移1对电子，同时将4个质子由线粒体基质泵至膜间隙，故复合体Ⅲ也是递氢体。

复合体Ⅳ：细胞色素c氧化酶。作用是将从细胞色素c接受的电子传给氧，使之还原成水，同时在基质侧转移2个质子至膜间隙，故复合体Ⅳ也是递氢体。

任何两个复合体之间没有稳定的连接结构，而是由可扩散性分子CoQ和Cyt c连接，复合体相互协调配合，完成电子和质子的传递。其中由复合体Ⅰ、Ⅲ和Ⅳ组成一条主要的电子传递链，催化NADH的脱氢氧化；另一条电子传递链由复合体Ⅱ、Ⅲ和

Ⅳ组成，催化琥珀酸的脱氢氧化。电子传递链的形成受到两套遗传系统即核基因组和线粒体基因组的调控，而电子传递链复合体中的4个（Ⅰ、Ⅲ、Ⅳ、Ⅴ）复合物也同样含有两套基因组编码的多肽（图5-2）。

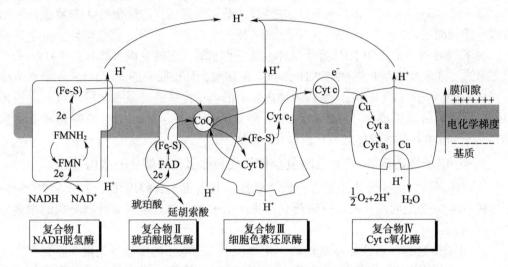

图5-2　线粒体内膜电子传递链复合体的组成及电子和质子传递示意图

（2）质子驱动力/质子动力势：作为电子传递的先决条件，细胞内生物大分子经糖酵解和三羧酸循环氧化时产生的 NADH 和 FADH$_2$，是两种还原性的电子载体，所携带的高能电子经线粒体内膜上的电子传递链逐级定向传递（图5-3）。

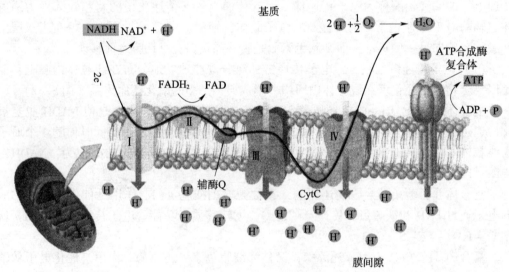

图5-3　线粒体内膜上的电子传递链及递氢体

电子传递链中各组分按照氧化还原电位（oxidation-reduction potential，ORP）从低向高的顺序排列，电子也正是从低的氧化还原电位朝向高的方向传递。氧化还原电位值越低，提供电子的能力越强，越易成为还原剂而处于传递链的前面，如 NAD$^+$/NADH 的氧化还原电位最低，而 O$_2$/H$_2$O 的氧化还原电位最高。一旦高能电子进入复合物Ⅰ或复合物Ⅱ中，即沿电子传递链传递并伴随能量逐级释放。电子传递链中的复合物Ⅰ、Ⅲ和Ⅳ为递氢体，可视为质子泵，在传递电子的过程中可将质子从线粒体基质转移到线粒体膜间隙，形成跨内膜的质子动力势（proton – motive force）或电化学梯度，包括 H$^+$ 跨膜电位差和质子浓度梯度。高能电子的能量则被用于向膜间隙转运质子，膜间隙与基质间质子动力势的形成与维持是线粒体合成 ATP 的基本前提，是线粒体进行能量转换的基础。

线粒体膜电位的质子动力势能够最直接地衡量线粒体的能量状态及其功能，与 ATP 生成、线粒体内钙离子摄取、线粒体代谢物及蛋白质转运和线粒体内活性氧生成等相关。

2. ATP 合酶复合体　在线粒体中，最终生成 ATP 的装置是 ATP 合酶复合体。ATP 合酶（ATP synthetase，ATPase）复合体是从线粒体嵴及内膜上分离出的复合物，是生物能量转换的核心酶，参与氧化磷酸化，能够在跨膜质子动力势能推动下催化合成 ATP。ATP 合酶复合体分子质量为 370kDa，属于 F 型质子泵。1997 年诺贝尔化学奖授予了三位从事 ATP 合酶研究的科学家。

（1）ATP 合酶复合体的分子结构：不同来源的 ATP 合酶复合体都是由多亚基装配形成，基本有相同的亚基组成和结构。Stasny 和 Crane 于 1964 年分离了线粒体内膜，用超声波处理成"亚线粒体小泡"后，借助电镜负染技术观察到了 ATP 合酶复合体的分布及分子构型。线粒体 ATP 合酶复合体状如蘑菇，由镶嵌于内膜内表面的 F_0 蛋白（基部）、突出于内膜外的水溶性 F_1 因子外周蛋白（头部）及柄部组成，规则性地排布在内膜下并通过其基部与内膜相连（图 5 – 4）。

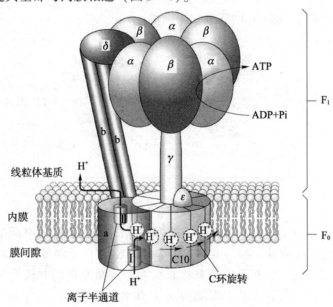

图 5 – 4　ATP 合酶复合体分子结构示意图

①头部：偶联因子 1（coupling factor 1，F_1），又称 F_1 因子，外观呈球状颗粒，由 5 种类型的 9 个亚基组成，组分为 $\alpha_3\beta_3\gamma\varepsilon\delta$。在空间结构上，3 个 α 亚基和 3 个 β 亚基交替排列，如"橘瓣"状结构，α 和 β 亚基具有核苷酸结合位点，其中 β 亚基的结合位点具有催化 ATP 合成的活性。γ 亚基贯穿 F_1 因子中央轴，并通过一结构域与其中一个 β 亚基结合，形成中央柄。ε 与 γ 亚基具有很强的亲和力，协助 γ 亚基附着于基部 F_0 蛋

白，两者结合充当"发电机"的转子，旋转于 $\alpha_3\beta_3$ 的中央，调节3个β亚基催化位点的开放与关闭。ε亚基有抑制酶水解ATP的活性及堵塞 H^+ 通道、减少 H^+ 泄露的功能。δ亚基为 F_1 和 F_0 相连所必需，其与 F_0 的a和b亚基结合，具有固定αβ复合体结构的作用。

②基部：偶联因子 F_0，又称 F_0 因子，镶嵌于线粒体内膜的疏水蛋白，形成一个跨膜的质子通道，其亚基的类型及组成在不同物种中差别很大。细菌的 F_0 因子亚基组成为 $a_1b_2c_{10-12}$，多拷贝的c亚基形成一个可动的轮状结构，a亚基中有质子通道，位于c亚基的外侧，c亚基可被a亚基提供的质子电流驱动而旋转，b亚基处于连接a亚基和δ亚基的位置。a、b和δ亚基共同组成"定子"，在一侧将 $\alpha_3\beta_3$ 与 F_0 因子连接，并使之保持固定的位置。因此，F_0 因子在ATP合酶复合体中的作用是将跨膜质子驱动力转换成扭力矩（torsion），驱动"转子"旋转。

③柄部：化学本质是寡霉素敏感授予蛋白（oligomycin sensitive conferring protein，OSCP），外观为杆状，是连接 F_0 和 F_1 的结构。OSCP的作用是调控质子通道，寡霉素与OSCP特异性结合后使寡霉素的解偶联作用得以发挥，特异性阻断 H^+ 通道，抑制ATP合成。

（2）线粒体ATP的合成机制：电子传递过程中产生的质子动力势是如何驱动ADP和磷酸（Pi，游离磷酸团，是三磷酸腺苷的高能磷酸键断裂后释放）在ATP合酶复合体的催化下合成ATP。ATP合酶复合体各个亚基是如何协同完成这一过程的呢？美国生物化学家PD Boyer（1989）提出了"结合变构机制"（binding–change mechanism）（图5–5）和"旋转催化模型"（rotational catalysis）来解释 F_1 因子在ATP合成中的作用过程，并因此获得了1997年的诺贝尔化学奖。

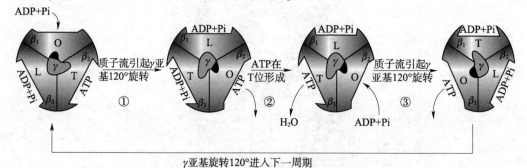

图5–5 ATP合成的结合变构机制模式图

该假说认为：①电子传递产生的质子动力势并不直接用于ADP磷酸化，而是主要用于产生构象变化，改变核苷酸与底物的亲和力。②在任意时候，F_1 因子的3个β亚基有3个催化位点，以3种不同的构象状态存在，从而使它们对核苷酸有不同的亲和力，每一个催化位点要经过3次构象改变才催化合成1分子ATP。在L构象（loose，松散结合态），ADP、磷酸与酶疏松结合；在T构象（tight，紧密结合态），ADP、磷酸与酶紧密结合，此时酶催化两者结合形成ATP；在O构象（open，空置态），ATP与酶的亲和力极低，而允许ATP被释放。③ATP通过旋转催化而生成。通过 F_0 "通道"的质子流引起c亚基环及附着于其上的γ亚基的纵轴（中央轴）在"橘瓣"状的 $\alpha_3\beta_3$ 中央旋转。旋转的动力来自于 F_0 质子通道中的质子跨膜运动，"转子"的旋转在360°范围内分3步发生，即 F_1 因子的3个催化位点在"转子"转动驱动下完成构象的周期性变化，O→L→T 态的转变不断将 ADP 和磷酸加合在一起形成 ATP 后从 T 态的核苷酸结合位点释放出来。γ 亚基的一次完整旋转（360°）可合成 3 个 ATP 并从 ATP 合酶复合体表面释放，ATP 合酶复合体被称为高效旋转的"分子马达"。

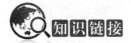

ATP 合酶复合体的发现及功能预测

1900 年，Leonor Michaelis 用染料 Janus green 对肝细胞进行染色，发现细胞消耗氧之后，线粒体的颜色逐渐消失了，从而提示线粒体具有氧化还原的作用。

在二十世纪七十年代 Hatefi 等纯化了电子传递链四个独立的复合物，Humberto - Fernandez Moran 用负染技术检查分离的线粒体时发现线粒体内膜的基质一侧的表面附着一层球形颗粒，球形颗粒通过柄与内膜相连。几年后，Efraim Racker 分离到内膜上的颗粒，称为偶联因子 1，简称 F_1，随后 Racker 发现这种颗粒的生化性质很像水解 ATP 的酶，即 ATPase，这一特别的发现带来的困惑是为什么具有氧化还原反应的线粒体其内膜需要如此多的水解 ATP 的酶？

腺嘌呤核苷三磷酸（adenosine triphosphate，ATP）是一种不稳定高能磷酸化合物，由 1 分子腺嘌呤，1 分子核糖和 3 分子磷酸组成，简称 ATP 分子。ATP 分子简式 A – P ~ P ~ P（"–"为低能磷酸键"~"为高能磷酸键），在 ATP 水解酶的作用下，ATP 远离 A（腺嘌呤）的"~"断裂，ATP 水解成 ADP + Pi（游离磷酸团）+ 能量。在细胞中，ATP 与 ADP 的相互转化实现贮能和放能，从而保证细胞各项生命活动的能量供应。

如果按照常规的思考方式分析所发现颗粒的生化特性，很难理解为什么线粒体内膜上需要 ATP 水解酶，但如果将 ATP 的水解看成是 ATP 合成的相反过程，F_1 球形颗粒的功能就显而易见了，即 ATPase 既能催化 ATP 的水解，又能催化 ATP 的合成。那么 F_1 球形颗粒到底行使何种功能？视反应条件而定，如果 F_1 颗粒处于分离状态下具有 ATP 水解酶的活性，若在结合状态下则具有 ATP 合成酶的活性。

Mitchell 提出了氧化磷酸化的化学偶联学说，从而证明了线粒体是真核生物进行能量转换的主要部位。

（二）氧化磷酸化的偶联机制

电子传递与 ATP 合成的偶联机制的问题，曾先后有过许多假说，目前被广泛接受的是英国化学家 P. Mitchell（1961）提出的化学渗透假说（chemiosmotic coupling hypothesis）（图 5 – 6），1966 年他在运用有关生物膜的概念的基础上进一步充实、完善了这一假说，也因此项研究成果获得了 1978 年诺贝尔化学奖。该学说认为当 NADH 和 $FADH_2$ 携带的高能电子沿线粒体内膜的呼吸链传递时，在能量逐级下降的过程中释放出能量，所释放的能量将 H^+ 从线粒体内膜基质侧泵到膜间隙，由于内膜的完整性和对 H^+ 的不通透性，形成跨线粒体内膜的电化学质子梯度，并在此质子梯度驱动下，H^+ 穿过线粒体内膜上的 ATP 合酶复合体 F_0 上的质子通道渗透到基质中，该酶便可利用其能量驱动 ATP 合酶复合体合成 ATP 完成氧化磷酸化过程，实现能量转换。

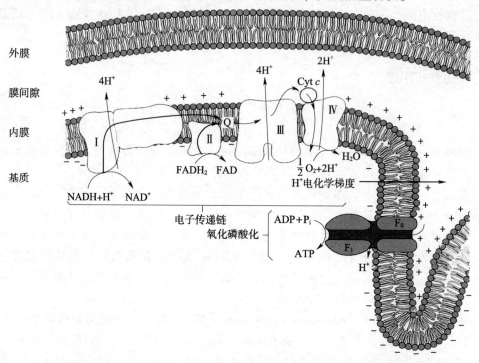

图 5 - 6　化学渗透假说

化学渗透假说的两个特点：①突出线粒体膜结构的完整性与功能的统一性。完整的线粒体内膜的结构对 H^+ 具有不能自由通透的特性，这在功能上是质子梯度形成的必要条件。在使用解偶联剂的情况下，改变了内膜对 H^+ 的通透性，则电子传递所释放的能量就不能转换合成 ATP。②强调线粒体内膜定向的化学反应。氧化时 H^+ 的跨线粒体内膜从基质向膜间隙的主动转移，随后 H^+ 在浓度梯度驱动下内向回流，同时合成 ATP。

化学渗透假说并非是氧化磷酸化偶联的唯一机制，一些学者又相继提出了许多不同的见解，如 Slater 提出的碰撞假说（collison hypothesis）。

二、线粒体的其他功能

（一）自由基的生成

线粒体既是自由基产生的源头，同时也是自由基攻击的首要靶标。活性氧（reactive oxygen species, ROS）是机体内最常见的自由基。细胞内95%以上的活性氧来自线粒体氧化磷酸化，自由基参与多种生物活性物质的合成、解毒反应和吞噬细胞杀灭细菌等过程，是机体内一种不可缺少的活性元素。正常情况下，生物体内有一套完整的抗氧化体系，可以维持自由基的代谢平衡。

（1）线粒体活性氧自由基的生成：有细胞"动力工厂"之称的线粒体好像是一个微型核反应堆，在能量代谢过程中消耗大量的氧，约有 1% ~ 2% 的氧在氧化磷酸化反应中被转换成 ROS。分子氧（O_2）接收电子传递链"泄漏电子"后还原形成的副产物—ROS，其中20%来自电子传递链复合体Ⅰ，80%来自复合物Ⅲ。活性氧包括超氧阴离子（O_2^-）、过氧化氢（H_2O_2）、羟自由基（OH）等，过量的活性氧自由基极易诱发氧化应激，对线粒体 DNA（mitochondrial DNA，mtDNA）、蛋白质和膜脂质造成损伤，这些损伤反过来又影响氧化磷酸化，激发级联反应，促成线粒体的进一步损害并产生更多的自由基，形成恶性循环，导致细胞凋亡、组织损伤。

（2）活性氧自由基的主要生理功能：①参与机体内活性物质的合成。凝血酶原前体在超氧阴离子的氧化作用下生成凝血酶原，凝血酶原是凝血酶的前体，凝血酶可激活血中的纤维蛋白原形成纤维蛋白，因而超氧阴离子参与了凝血酶在凝血过程中的作用。②肝脏的解毒作用。利用肝细胞中的酶（如细胞色素 P450 酶系等）催化各类药物或毒物的羟化反应，一定剂量内的药物或毒物可被羟化而易于排泄，即解毒，该解毒过程需要超氧阴离子的参与。③参与炎症过程。自由基可促进炎性细胞吞噬细菌或杀死细菌。如中性粒细胞利用吞噬作用（Phagocytosis）将吞噬体进行彻底的消化，这种消化需要消耗大量的氧气，称为呼吸爆发（respiratory burst）。中性粒细胞消耗氧的同时可在胞内产生大量的活性氧自由基，细菌会因自由基水平升高而逐渐被杀死。

（3）抗氧化防御体系清除活性氧自由基：细胞内多余的自由基总能被完善的抗氧化防御体系清除，保持体内自由基的动态平衡。该体系包括：①酶类抗氧化剂：正常生理条件下，ROS 可被超氧化物歧化酶（SOD）、过氧化氢酶（Catalase）、谷胱甘肽过氧化物酶（GSH－Px）等分解。其中哺乳动物细胞中的 SOD 分为两类，一类为 Cu，Zn－SOD，主要分布于细胞质中；另一类为 Mn－SOD，主要分布于线粒体内。②维生素类抗氧化剂：维生素 E 是脂溶性维生素，既能附着在膜上，又能透过膜而进入细胞，所以它对细胞膜的氧化损伤有很好的拮抗作用；维生素 C 是许多酶的辅助因子，是水溶性维生素，能很好的作用于细胞质中的极性氧自由基和被活化的中性白细胞释放的活性氧，从而起到抗氧化和抗炎作用。

（二）线粒体膜的物质运输系统

线粒体膜是胞浆与线粒体基质进行物质交换的重要屏障，线粒体内膜对物质的通透性很低，一些重要的无机离子（如 K^+、Na^+、Mg^{2+}、Ca^{2+}）在线粒体膜上有选择性离子通道蛋白，可以对细胞内离子浓度进行精确调节，影响线粒体甚至细胞的功能。而氧化磷酸化所需 H^+、底物（如 ADP、磷酸）和电子传递链底物（如丙酮酸）及氧化磷酸化产物（如 ATP）等则通过载体蛋白跨膜运输。横跨线粒体内外膜接触点处含有线粒体通透性转换孔（Mitochondrial permeability transition pore，mPTP），由电压依赖性阴离子通道（voltage dependent anion channel，VADC）、ADP/ATP 转换蛋白（Adenine nueleotide translocator，ANT）等多种线粒体内膜和外膜的蛋白复合组成，定位于内外膜接触的转位接触点。正常情况下 mPTP 限制性地允许小分子量物质在线粒体基质和胞浆间进行交换，维持细胞正常生理功能，其转运能力可被环孢霉素 A 抑制。

细胞内大部分的 Ca^{2+} 储存在肌浆网/内质网（SR/ER），而线粒体是细胞内除肌浆网/内质网外又一富含钙离子的主要"钙库"，在摄取 Ca^{2+} 和释放 Ca^{2+} 中起着重要的作用。线粒体和内质网一起共同调节细胞内钙稳态，从而调节细胞的生理活动。一旦线粒体感受到其周围形成的钙微区（calcium microdomain），线粒体能够利用膜两侧的电化学梯度通过其膜上协同转运载体将 Ca^{2+} 摄入到线粒体基质内，储存在一些较大的致密颗粒中，防止细胞内钙浓度过高；线粒体"钙库"中的 Ca^{2+} 又可以通过钠－钙交换系统（$2Na^+/Ca^{2+}$ exchanger，NCE）和大分子 MPTP 转运孔道再次释放到胞质，从而调节胞浆中钙离子的动态平衡。

（三）细胞凋亡的调控

细胞凋亡是一种重要的生物学过程，在细胞生长发育以及对外界刺激的反应中起关键的作用。线粒体处于细胞凋亡控制的中心地位，不仅是细胞凋亡的引发器，而且也是凋亡信号的放大器和细胞凋亡的"中心执行者"，许多促凋亡信号都可以通过各种机制引发线粒体途径开放。在细胞凋亡的早期，核染色体 DNA 还未改变之前，线粒体的结构和功能已经发生了改变。很多内外因素（如钙离子、活性氧、Bcl-2 家族蛋白、辐射、氧化砷等药物）能够损伤线粒体膜的完整性，促使线粒体膜间隙中含有的许多涉及细胞凋亡的因子释放进入胞浆，其中包括线粒体特有的细胞色素 c（Cyt c）、凋亡诱导因子（apoptosis-inducing factor，AIF），以及与胞浆共有的 Pro-caspase-2、3、7、9 等，启动细胞凋亡。所以维护线粒体膜的完整性及生理通透性是细胞凋亡发生与否的关键。

线粒体中的一系列代谢过程与细胞凋亡密切相关，具体表现为：线粒体内膜的跨膜电位降低，线粒体内外膜之间的通透性转运孔（mPTP）异常开放；线粒体内膜通透性增加，凋亡启动因子释放；呼吸链脱偶联，能量合成水平下降等。其中线粒体跨膜电位的下降是细胞凋亡级联反应过程中最早发生的事件，而线粒体能量代谢障碍则主要发生在细胞凋亡的晚期。mPTP 的异常开放导致的线粒体膜通透性转换（Mitochondrial permeability transition，MPT）被认为是线粒体导致细胞死亡的众多途径中的关键。

1. 与细胞凋亡相关的线粒体因素　多种细胞致死信号转导通路聚焦于线粒体，线粒体成为了细胞自杀的武器库。

（1）Bcl-2 蛋白家族调控：Bcl-2（the B-cell lymphoma gene 2）家族成员是线粒体参与的凋亡途径中的一类调节因子，调节线粒体膜的通透性。Bcl-2 家族成员大多定位于线粒体外膜或受到信号刺激后由胞浆转移到线粒体外膜上。根据其结构和功能可将 Bcl-2 蛋白家族分为 3 个亚族：抗凋亡（anti-apoptotic）因子，如 Bcl-2、Bcl-xL、Bcl-w 等，对细胞凋亡有抑制作用；促凋亡（pro-apoptotic）因子，包括 Bax、Bak 等，促进细胞凋亡；BH3 亚家族的促凋亡因子，包括 Bad，Bid 等，充当细胞内凋亡信号的"感受器"，作用是促进细胞凋亡。

Bcl-2 家族调控线粒体外膜通透性的可能机制是：在无死亡信号刺激时，大部分 Bcl-2 家族抗凋亡蛋白作为膜整合蛋白松散地结合在线粒体外膜面或存在于胞浆，具有稳定线粒体膜和 PTP 孔的作用；BH3 亚家族的促凋亡因子时常在胞浆中"巡逻"，充当细胞损伤或应激的感受器，当 Bad 受到胞内的死亡信号激活后使其去磷酸化，并从胞浆向线粒体外膜转移，与结合在膜上的 Bcl-xL 形成异二聚体，拮抗 Bcl-xL 的抗凋亡效应，同时在线粒体外膜形成跨膜通道或者开启线粒体的通透性转运孔（mPTP），释放凋亡因子，引发细胞凋亡。

（2）mPTP 开放：mPTP 的开放是凋亡早期决定性的变化。mPTP 是横跨在线粒体内外膜接触部位协同组成的一条通道，通常保持关闭状态，其对细胞内外多种离子浓度变化非常敏感，特别是对在细胞内信号转导系统有重要作用的钙离子浓度的变化非常敏感，可因钙超载或 ROS 生成而被诱发开启。此外，当 mPTP 与促凋亡蛋白 Bax 结合后，PTP 开放，可释放细胞色素 c 及 AIF 等物质，进而触发细胞凋亡的级联反应；反之，抑凋亡蛋白 Bcl－2 可阻止 PTP 与 Bax 结合及其通道的形成，阻断凋亡通路。mPTP 开放抑制剂，如环孢菌素（cyclosporin），能够阻断细胞凋亡。故 mPTP 的调控在细胞凋亡过程中起重要的作用。

（3）线粒体中细胞凋亡相关因子的释放：存在于线粒体膜间隙中的细胞色素 c（Cyt c）是线粒体电子传递链的成员之一，在细胞呼吸作用中担当电子传递的角色。在细胞凋亡时线粒体释放 Cyt c，通过依赖于 Caspase 途径导致细胞凋亡。Caspase（cysteine aspartate－specific protease，天冬氨酸特异性的半胱氨酸蛋白水解酶）是一组存在于细胞胞浆中，在细胞凋亡过程中起着关键作用的酶，Caspase 酶的活化是不同细胞凋亡途径中共同的下游事件。Cyt c 是 Caspase 酶的激活物。当细胞接受凋亡信号刺激时，Cyt c 从线粒体内外膜的腔隙中释放到胞浆中，与凋亡促进因子（apoptosis－activating factor，Apaf－1）协同作用，形成 Apaf－1/Cyt c 复合体，召集 Pro－caspase－9 形成凋亡体（apoptosome），在 dATP/ATP 参与下使 Pro－caspase－9 聚集并导致自身激活，再级联激活下游 Caspase，诱发细胞凋亡。

线粒体释放多个凋亡诱导因子（AIF），AIF 被转移到内质网，进入细胞核，引起核内 DNA 凝聚，并断裂成 50kb 大小的片段。线粒体还释放限制性内切核酸酶 G（endonuclease G），通过非依赖性 Caspase 途径导致细胞凋亡。

（4）Ca^{2+} 稳态的破坏：线粒体参与细胞内离子的跨膜转运及电解质平衡调控等重要过程，如同肌浆网/内质网共同参与细胞内 Ca^{2+} 稳态的维持。线粒体是细胞内除内质网外又一富含钙离子的主要"钙库"，线粒体和内质网在凋亡调控中存在直接的相互对话和相互作用。当细胞外 Ca^{2+} 内流或内质网 Ca^{2+} 库释放，破坏了细胞内的钙稳态，胞浆内持续升高的 Ca^{2+} 浓度，作为凋亡信号，直接作用于线粒体，诱导线粒体膜孔开放，从而导致线粒体凋亡物质的释放，启动凋亡；另一方面，打破了的细胞内 Ca^{2+} 稳态破坏了细胞内结构的稳定，也会触发细胞凋亡。

此外，线粒体产生的活性氧类物质（ROS）是细胞启动凋亡的信使分子和效应分子。

2. 线粒体在细胞凋亡中的作用　线粒体是细胞的能量转换中心，也是细胞凋亡的调控中心。目前发现细胞凋亡途径主要包括 3 条信号转导通路，即细胞表面死亡受体转导通路、线粒体转导通路和内质网应激启动的凋亡信号转导通路。每一条细胞凋亡转导通路并非孤立而是相互交叉、相互联系形成网络，即死亡受体信号和内质网应激启动的凋亡信号可以通过线粒体途径诱导细胞凋亡。线粒体在凋亡的信号转导通路中起到枢纽作用。

（1）细胞表面死亡受体转导通路：细胞表面的死亡受体通过其细胞外结构域与相应的死亡配体结合，将细胞外凋亡信号传入细胞内，激活 caspase－8，而后激活的 caspase－8 一方面激活 caspase－3，从而启动细胞凋亡，另一方面也激活 Bcl－2 家族中的促凋亡因子 Bid，后者转移入线粒体，破坏线粒体膜的稳定性，导致细胞色素 c 释放入细胞胞浆进一步加强了激活 caspase 的级联反应。

（2）线粒体途径：细胞受到一些凋亡刺激因素如射线、药物、氧自由基、钙超载等刺激后，使线粒体膜的通透性转换孔（mPTP）开放或发生变化，线粒体膜通透性增加，膜电位下降，释放细胞色素 c、凋亡诱导因子（AIF）、核酸酶 G、蛋白 Smac（second mitochondria – derived activator of caspase）和大量自由基，进而引发 caspase 级联反应，导致细胞凋亡。

（3）内质网应激启动的凋亡信号途径：过度的内质网应激也涉及线粒体和 Cyt c 的协同作用。内质网通过其钙库在凋亡信号接收和放大中起关键的作用，而线粒体在接收凋亡信号后通过释放大量的凋亡相关物质来启动和实施细胞凋亡。

（四）线粒体与脂代谢

许多重要的脂代谢过程发生在线粒体内，如脂肪酸转化为脂酰辅酶 A 的反应，在线粒体外膜或内质网上完成，之后活化脂肪酸经线粒体外膜的肉碱脂酰转移酶 I 和内膜的肉碱脂酰转移酶 II 作用，进入线粒体基质，完成 β 氧化反应。线粒体外膜还参与磷脂的合成，即生成磷脂酸的位点。另外，心磷脂合成、磷脂酰丝氨酸去羧基生成磷脂酰乙醇胺的反应也在线粒体内完成。

第三节　线粒体的起源和半自主性

在真核生物的细胞中，线粒体是一类特殊的细胞器。线粒体拥有自身的遗传物质和独立的遗传系统及其表达体系，显示出一定的自主性和独立性，但同时线粒体的结构组成、自我繁殖及一系列功能活动又依赖核 DNA 的协同作用，并受到细胞核遗传系统的影响与控制。因此，线粒体的生命活动需要细胞核以及其自身基因组两套遗传系统的相互协作和双重控制，线粒体是半自主性细胞器（semiautonomousorgan – celles）。

一、线粒体相对独立的遗传体系

线粒体 DNA（mitochondrial DNA，mtDNA）是独立于细胞核染色体外的又一基因组，它存在于大多数动物组织细胞中，一个线粒体约有 2～10 个拷贝的线粒体 mtDNA 分子。通过离体实验发现两套遗传体系的遗传机制不同。如放线菌酮是细胞质蛋白质合成抑制剂，但是对线粒体蛋白质的翻译却没有作用。另外，氯霉素、四环素、红霉素等能够抑制线粒体蛋白质合成，但对细胞质蛋白质合成没有多大影响。此外，用于线粒体基因转录的 RNA 聚合酶也不同于细胞核。虽然线粒体具有独立的遗传系统和蛋白质翻译能力，且部分遗传密码也与细胞核通用密码子有不同的编码含义，但它与细胞核的遗传系统共同构成了一个整体。

1. 线粒体基因组的结构　线粒体 DNA 分子构成了线粒体基因组。1981 年，Anderson 等人完成了人类线粒体基因组的全部核苷酸序列的测定，称为剑桥序列，全长仅为 16569bp，存在于线粒体基质中或依附于线粒体内膜。线粒体 DNA 为双链闭合环状结构（图 5 – 7），外环为富含嘌呤的重链（H），内环为富含嘧啶的轻链（L）。重链编码 2 个 rRNA（12S rRNA 和 16S rRNA，用于构成线粒体核糖体），14 个 tRNA（用于线粒体 mRNA 的翻译）和 12 个编码多肽的 mRNA［NADH – CoQ 氧化还原酶（NADH – CoQ oxidoreductase 1，ND1）、ND2、ND3、ND4L、ND4、ND5、细胞色素 c 氧化酶（cytochrome c oxidase I，COX I）、COX II、COX III、细胞色素 b 亚基、ATP 合酶的第 6 亚单位和第 8 亚单位（A6、A8）］；L 链编码另外 8 个 tRNA 和一条多肽链（ND6）。人 mtDNA 重链和轻链所编码的 13 个线粒体蛋白均为电子传递链复合体的亚单位（图 5 – 8）。

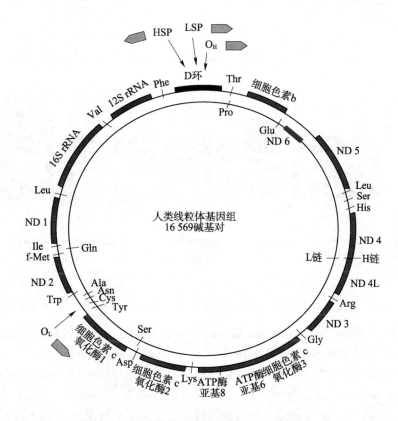

图 5 – 7 人线粒体环状 DNA 分子及其转录产物

线粒体基因组与核基因组相比，常裸露于线粒体基质中，缺少组蛋白的保护和 DNA 损伤的修复系统，并且基因排列非常紧凑，除与 mtDNA 复制及转录有关的一小段区域外，只有很少的非编码序列，甚至一些多肽基因相互重叠（即前一个基因的最后一段碱基与下一个基因的第一段碱基相衔接），如复合物 I 的 ND4L 和 ND4，另一个是复合物 V 的 ATP 酶 8 和 ATP 酶 6。所以 mtDNA 极易发生突变，且突变又容易保存。

2. 线粒体 DNA 的复制、转录与翻译 mtDNA 具有自我复制的能力，同核 DNA 一样，以自身为模板半保留复制，但也有自己的特点。mtDNA 的复制不受细胞周期的影响，^{3}H – 嘧啶核苷标记实验表明，其复制主要在细胞周期的 S 期及 G_2 期进行，复制时所需的 DNA 聚合酶、解旋酶等由核基因组编码，在细胞质核糖体上合成。人类 mtDNA 的复制同原核细胞类似，单一的复制起点，mtDNA 复制时复制起点被分为两半，重链和轻链有各自的复制起始点，重链上的位于 DNA 环的顶部，称为重链复制起始点（origin of heavy – strand replication, O_H）；轻链上的位于环的 "8" 点钟位置，称为轻链复制起始点（origin of light – strand replication, O_L）。O_H 与 O_L 分别控制重链子链和轻链子链 DNA 的自我复制，两者间相隔 2/3 个 mtDNA。与细菌 DNA 一样，mtDNA 的复制同样需要 RNA 引物作为 DNA 合成的起始，复制形式以 D – 环复制为主。线粒体 DNA 先复制，随后线粒体分裂增殖，从而保证了线粒体本身 DNA 在生命过程中的连续性。（图 5 – 7）

mtDNA 两条 DNA 单链均有编码功能，一般没有内含子，1 个基因的最后 1 个碱基与相邻的基因的第 1 个碱基邻接，很多基因没有完整的终止密码。线粒体基因的转录是从两个主要的启动子处开始转录（图 5 – 7），分别为重链启动子（heavy – strand pro-

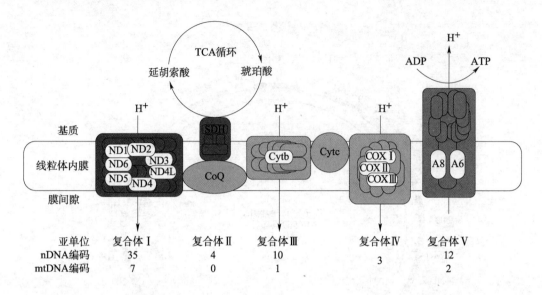

图 5 - 8　人线粒体氧化磷酸化系统中核 DNA 和 mtDNA 编码蛋白质组成示意图

moter，HSP）和轻链启动子（light - strand promoter，LSP）。线粒体的转录是在 mtRNA 聚合酶的作用下启动转录，线粒体转录因子（mitochondrial transcripition factor 1，mt-TFA）参与线粒体基因的转录调节。线粒体基因转录类似原核生物，即产生一个多顺反子（polycistronic transcription），其中包括多个 mRNA 和散布在其中的 tRNA，剪切位置往往发生在 tRNA 处。通常情况下转录物的剪切是在新生的转录链上就开始了，经剪切后释放出不同的 mRNA 和 tRNA。加工后的 mRNA 的 3' 端往往有约 55 个核苷酸多聚 A 的尾部，但是没有细胞核 mRNA 加工时的帽结构。

　　线粒体内蛋白质的合成是独立进行的，所有 mtDNA 编码的蛋白质都是在线粒体核糖体上进行合成的，所有合成蛋白所需的组分（tRNA、mRNA 和 rRNA）也都是由 mtDNA 编码的，是线粒体自身专用。线粒体编码的蛋白质和 RNA 并不运出线粒体，构成线粒体核糖体的蛋白质则是由核 DNA 编码合成后转运到线粒体内组装的。线粒体翻译系统的遗传密码与通用遗传密码存在部分差别（表 5 - 2），例如 UGA 在通用密码中为终止密码，而在人类细胞的线粒体编码系统中则代表色氨酸。线粒体 mRNA 翻译的起始氨基酸为甲酰甲硫氨酸，这点与原核细胞类似，并且线粒体 mRNA 的转录和翻译两个过程几乎在同一时间和地点进行。

表 5 - 2　哺乳动物线粒体遗传密码与通用密码的差异

遗 传 密 码	线粒体编码	通用密码编码
UGA	色氨酸（Trp）	终止信号
AGA，AGG	终止信号	精氨酸（Arg）
AUA	蛋氨酸（Met）	异亮氨酸（Ile）

　　3. 核编码的线粒体蛋白质的定向转运　　线粒体靶序列引导核编码蛋白质向线粒体转运。输入到线粒体的蛋白质在其 N - 端具有一段 20 ~ 80 个氨基酸组成的线粒体靶序列称为前导序列/导肽（leader sequence/ peptide）或基质导入序列（matrix - targeting sequence，MTS）。前导序列富含带正电荷的碱性氨基酸（精氨酸、赖氨酸等），基本不

含有带负电荷的酸性氨基酸，并具有折叠形成两性（兼具亲水性和疏水性）α-螺旋结构的倾向，前导序列的这种特征性结构有利于其穿过线粒体的双层膜进入带负电荷的线粒体基质中。前导序列含有识别线粒体的信息，即识别线粒体表面的受体，在线粒体外膜上的 GIP 蛋白（general insertion protein）协助下，促进线粒体前体蛋白通过线粒体内外膜的接触点进入线粒体内。具有识别和牵引作用的前导序列对其所牵引的蛋白质没有特异性要求，非线粒体蛋白如果连接上此导肽序列也会被转运到线粒体中。对线粒体跨膜运输机制的研究，特别是对前导序列的研究，将有助于研发新型且理想的"生物导弹"的载体。

在细胞浆核糖体上合成的线粒体蛋白为前体蛋白（precursor protein），通过蛋白质翻译后转移的形式实现单向跨线粒体膜转运，这点不同于在糙面内质网上合成的蛋白转入内质网腔时采用的共转移方式，即蛋白质边翻译边跨膜转移的方式。核编码线粒体蛋白质输入到线粒体的亚区域为线粒体外膜、线粒体内膜、膜间隙和基质，绝大多数线粒体蛋白被输入到基质，少数输入到膜间隙及插入到内膜和外膜上。

（1）核编码蛋白向线粒体基质中的转运：线粒体蛋白质前体在跨膜运送前后，需经历去/解折叠（unfolding）保持非折叠状态、分子运动协助多肽链穿过线粒体膜、在线粒体基质内重折叠（refolding）的成熟过程才能形成有活性的蛋白质（图5-9）。紧密折叠的蛋白质无法穿越线粒体膜，这个过程中需要分子伴侣的协助，分子伴侣既具有蛋白运送前的解折叠酶功能，识别暴露出的疏水面并与之结合，防止相互作用产生凝聚或错误折叠；同时又参与蛋白分子跨膜运送后的重折叠及装配过程。分子伴侣是普遍存在的进化上相当保守的一类蛋白。

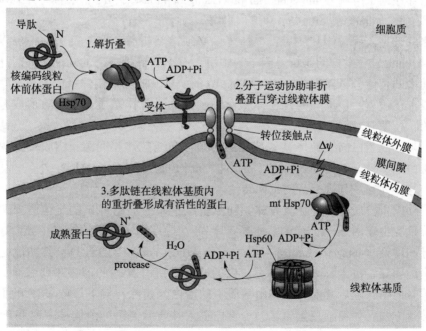

图5-9 核编码的线粒体蛋白跨膜进入线粒体基质示意图

①解折叠保持非折叠状态：线粒体蛋白在核糖体合成后与细胞质内的分子伴侣结合，如新生多肽相关复合物（nascent-associated complex，NAC）和热休克蛋白70

（constitutive heat shock protein 70，hsp70）。NAC 的作用是增加蛋白质转运的准确性。hsp70 的作用是防止前体蛋白形成不可解开的构象，也可以防止已松弛的前体蛋白聚集（aggregation），hsp70 的这种作用对于要进入线粒体的蛋白质是至关重要的。此外，胞质中还存在其他因子参与线粒体前体蛋白的转运，如前体蛋白结合因子（presequence - binding factor，PBF）和线粒体输入刺激因子（mitochondrial import stimulatory factor，MSF）。PBF 能够增加 hsp70 对线粒体蛋白的转运；而 MSF 不依赖于 hsp70，单独发挥ATP 酶的作用，为聚集蛋白的解聚提供能量。当前体蛋白到达线粒体膜表面时，前体蛋白和 hsp70 解离，继而与线粒体膜上的输入受体（如受体 Tom20、Tom22）及外膜通道蛋白（如 Tom40）结合，后者与内膜的接触点共同组成一个直径为 1.5～2.5nm 的跨膜通道，非折叠的前体蛋白通过这一通道转移到线粒体基质。

②分子运动协助多肽链穿过线粒体膜：解折叠的前体蛋白一旦与受体结合，就要与外膜及内膜上的膜通道发生作用，此时另一种存在于线粒体基质中的分子伴侣 hsp70（mthsp70）参与前体蛋白的转运。即前体蛋白在转运孔道内时，多肽链做布朗运动摇摆不定，一旦前导肽链自发进入线粒体腔，mthsp70 立即可与进入线粒体腔的前导肽链交联，防止前导肽链退回细胞质；随着肽链进一步伸入线粒体腔，更多的 mthsp70 与肽链结合，mthsp70 通过分子变构产生的拖力拖拽后续肽链快速进入线粒体腔。这种线粒体蛋白多肽链穿越线粒体膜机制由 S. M. Simon 等提出，被称为布朗棘轮模型（Brownian Rachet model）。

③线粒体基质内重折叠：前导序列在牵引前体蛋白穿过线粒体膜后，被基质中的线粒体前导序列水解酶（mitochondrial processing peptidase，MPP）和前导序列水解激活酶（processing enhancing protein，PEP）水解。

当多肽链进入线粒体基质后，前体蛋白必须重新折叠，恢复其天然构象以行使功能。此时，mthsp70 发挥的是折叠因子的作用，而不是解折叠酶的功能。同时还需要线粒体基质中的其他分子伴侣如 hsp60 和 hsp10 的协助共同完成前体蛋白的重折叠。

经过上述过程，核编码的线粒体蛋白顺利进入线粒体基质，并成熟形成有活性的天然构象，行使其功能。

（2）核编码蛋白向线粒体其他部位的转运：向线粒体膜间隙、内膜和外膜转运的线粒体蛋白除了具有基质导入序列（matrix - targeting sequence，MTS）外，一般还含有其他的信号序列完成其进一步的定向转运。

①膜间隙蛋白质的转运：线粒体膜间隙蛋白，如细胞色素 b_2 的定位需要两个导向序列，分别为位于 N 端最前面的基质导入序列/前导序列和其后的第二个导向序列——膜间隙导向序列（intermembrance - space - targeting sequence，ISTS），其功能是将线粒体前体蛋白引导定位于膜间隙。这类蛋白的前体蛋白由 N 端的前导序列引导，首先进入线粒体基质中，随后其前导序列由基质中的蛋白酶切除，接下来依 ISTS 的不同，采用两种转运方式：如细胞色素 c_1，整个蛋白进入基质后，第二个信号序列 ISTS 识别内膜的受体和转运通道蛋白进入膜间隙；另一种方式是前体蛋白（如细胞色素 b_2）的第二个信号序列 ISTS 起到转移终止顺序（stop - transfer sequence）的作用，阻止此类前体蛋白 C 端进一步向基质转运，使其锚定在内膜上，随后固定于内膜的前体蛋白发生侧向扩散运动离开转运通道，其 ISTS 部分被膜间隙蛋白酶切除，C 端则脱落释放到膜

间隙。

此外，膜间隙蛋白（如细胞色素 c）还可采用直接扩散的途径从胞质通过外膜上存在的特定通道（如类孔蛋白 P70）进入膜间隙。

②外膜和内膜蛋白的转运：外膜蛋白，如类孔蛋白（porin – like protein）P70，在 N 端的前导序列后紧随一段较长的强疏水性氨基酸序列，起到转移终止序列的作用，既防止了外膜蛋白进入到线粒体基质，又作为锚定序列将其锚定在外膜上。而内膜蛋白的转运机制尚不完全清楚。

4. 线粒体遗传系统与细胞核遗传系统之间的协同作用 从 mtDNA 复制、转录和翻译等一系列功能活动过程中都显示出线粒体 DNA 具有一定的自主性和独立性，但上述的 13 种多肽还远远不足以支撑线粒体的基本结构和功能的发挥。线粒体内含有 1500 种蛋白质，98％以上线粒体蛋白是由细胞核 DNA 编码，由细胞质核糖体合成后转运入线粒体，参与线粒体遗传系统的表达和线粒体功能。所以说线粒体只能是一个半自主性的细胞器。反过来，细胞核遗传系统也会受到线粒体遗传系统的影响。在真核细胞中，细胞核与线粒体之间在遗传信息和基因表达调控等层次上建立的分子协作机制称为核质互作（nuclear – cytoplasmic interaction）。有序的核质互作为线粒体及真核细胞的生命活动提供了必要的保证。当线粒体或细胞核内的核质互作的相关基因发生了突变引起细胞中的分子协作机制出现严重障碍，即核质冲突（nuclear – cytoplasmic incompatibility，nuclear – cytoplasmic conflict），核质冲突的细胞或真核生物个体通常会表现出一些异常的表型。人类线粒体疾病的本质就是一类典型的核质冲突，而多数为母系遗传的线粒体疾病的直接原因更多地来源于线粒体基因的突变。线粒体基因突变可能造成其编码的复合物亚基的变化，导致线粒体功能丧失。此外，mtDNA 在某些理化因素及生物学因素作用下会发生突变，产生复制错误，导致一些错配小片段游离出线粒体膜，进入细胞核并整合进核基因组中。近几年已经发现了 mtDNA 或其片段稳定整合到核基因组中的现象，如在一些肿瘤细胞中。此方面的研究需进一步深入。

二、线粒体增殖

线粒体是细胞内能量代谢的核心，线粒体平衡的维持是细胞健康的条件，主要包括两个方面，一是新线粒体的产生，即线粒体的增殖；二是老化受损线粒体及其成分如膜、蛋白质和 DNA 的清除，细胞启动线粒体自噬并与溶酶体融合降解这些受损线粒体及其组分。

自从线粒体 DNA 发现后生物学家普遍认为线粒体是通过分裂的方式实现线粒体的增殖，电镜观察和同位素示踪技术显示的结果也证实了这一观点。线粒体分裂增殖的主要形式可归纳为以下三种（图 5 – 10）：

1. 间壁分离 通过线粒体内膜的内褶或嵴的对向延伸形成分隔线粒体结构的间壁或横膜，成为被同一外膜包裹的两个一分为二的独立线粒体，然后进行线粒体外膜的分裂分离。常见于哺乳动物（鼠肝）和植物分生组织细胞中。

2. 收缩后分离 分裂时线粒体中部横缢并向两端不断拉长，整个线粒体呈哑铃状，最后在横缢部位断离为两个新线粒体。常见于蕨类和酵母细胞中。

3. 出芽分裂 先由线粒体上长出一球状膜性突起，称为"小芽"（budding），不断长大并与原线粒体脱离，发育成新的线粒体。见于藓类植物和酵母细胞。

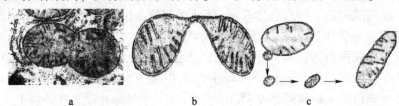

图 5 – 10　线粒体的三种增殖方式

（a）间壁分离；（b）收缩后分离；（c）出芽分离

三、线粒体的起源

线粒体的起源尚无定论。由于线粒体携带遗传物质 DNA，具有独特的半自主性，并与细胞核建立了复杂而协调的互作关系，因此它的起源一直被认为有别于其他细胞器。现存的两种截然相反的起源假说中，内共生起源学说得到广泛的认可和支持。

1970 年 Margulis 提出的内共生起源学说认为，线粒体起源于原始厌氧真核细胞中内共生的行有氧呼吸的细菌。真核细胞的祖先是一种体积较大、具有吞噬功能的厌氧细胞，通过糖酵解获取能量。而线粒体的祖先起源于一种需氧的革兰氏阴性菌，含有三羧酸循环所需的酶和电子传递链系统，能够利用氧气把糖酵解的产物丙酮酸进一步分解，获得比无氧酵解更多的能量。当线粒体的祖先被原始真核细胞吞噬后，两者间形成密切的互利共生的关系：原始真核细胞利用线粒体祖先这种菌为自身提供充分的能量，而线粒体祖先这种菌则从宿主细胞体内获取更适宜的生存环境和更多的原料。

内共生起源学说的主要论据支持：①线粒体基因组与细菌基因组具有明显的相似性。基因组的大小、形态和结构方面相似的单条环状闭合双链 DNA 分子。②具备独立、完善的蛋白质合成系统。③线粒体内、外膜的特性不同。内、外膜存在明显的性质和成分差异，并有不同的进化来源，内膜与细菌质膜相似，外膜与真核细胞的内膜系统相似。④以分裂方式进行繁殖，与细菌相似。⑤其他佐证，如线粒体的磷脂成分、呼吸类型和 Cyt c 的初级结构与反硝化副球菌或紫色非硫光合细菌非常接近，暗示其与线粒体祖先的进化有关。

1974 年 Uzzell 等提出的非共生起源学说认为，真核细胞的前身可能是一种进化上比较高等的体积较大的好氧细菌。在进化过程中细胞逐渐增加具有呼吸功能的膜表面，使细胞膜不断内陷、折叠和融合来满足呼吸功能的需要，细胞膜通过内陷、扩张和分化逐渐形成了线粒体雏形。随着漫长的进化，细胞核基因组有了高度的发展，而线粒体基因组丢失一些基因，并演变为专门具有呼吸功能的细胞器。

以上两种学说都有一定的理论依据和实验证据的支持，但存在不足之处，不能对线粒体起源与发生的所有问题做出全面解释，尚需更进一步的深入研究。

第四节　线粒体与医药学

线粒体通过合成 ATP 为机体的各项生命活动提供能量，同时还调节细胞凋亡，也是细胞内氧自由基产生的主要来源，因此维持线粒体结构和功能的正常对于细胞生命活动至关重要。这类以线粒体结构和功能缺陷为主要病因的疾病称为线粒体疾病（mitochondrial disorders）。线粒体疾病临床表现复杂多样，累及多系统，主要影响神经、肌肉系统，所以又被称为线粒体脑肌病（mitochondrial encephalomyopathy），不同的疾病或同一疾病不同个体间都有不同的临床表现。在特定条件下，线粒体与疾病的发生有着密切的关系，在病理状态下线粒体作为疾病在细胞水平上的一种表现形式，是细胞病变的一部分；同时由于线粒体 DNA 突变导致的细胞超微结构与功能异常成为疾病发生的主要动因，是疾病发生的关键。

一、线粒体 DNA 突变与疾病

线粒体 DNA（mtDNA）是真核细胞中唯一存在的独立于核 DNA 之外的遗传物质，被称为"人类第 25 号染色体"或 M 号染色体，1981 年测定人类线粒体 DNA 全长序列。由于 mtDNA 其独特的生物学环境和结构特征，使其与核基因组相比更容易发生氧化损伤和基因突变。

1962 年，Luft 等在一位出现代谢亢进但甲状腺功能正常的年轻妇女的骨骼肌细胞中发现了大量异常线粒体，这些线粒体的氧化磷酸化偶联呈松散状态，于是他们提出线粒体疾病这一概念。Anderson Holt 等（1988 年）在一些自发性神经肌肉疾病患者中发现 mtDNA 大片段缺失突变，同年 Wallace 等通过对线粒体 DNA 突变和遗传性视神经病之间关系的研究后，明确提出线粒体 DNA 突变可引起人类疾病，证实 mtDNA 突变是人类疾病的重要病因。随后，Wallace 等从一种母系遗传性视神经变性疾病（LHON）患者中发现 mtDNA 点突变，建立了有别于孟德尔遗传的线粒体遗传的新概念。这些致病性突变的发现标志着人们开始从分子水平对线粒体疾病进行认识。至今，已有 300 多种 mtDNA 点突变和不计其数的 mtDNA 重组突变被报道与人类疾病相关（http://www.mitomap.org）。

（一）线粒体 DNA 突变

1. 线粒体 DNA 有其独特的生物学环境和结构特征　①mtDNA 的易损伤性：mtDNA 缺少组蛋白的保护和完善的 DNA 损伤修复系统，易受 ROS 攻击。②mtDNA 稳定性差：mtDNA 是生物体内遗传信息最紧凑的结构之一，某些基因相互重叠并极不稳定，并且 mtDNA 在整个细胞周期中都处于不断合成状态，复制频率和次数较核 DNA 高，容易受外界因素干扰。③复制错误率高：mtDNA 的复制是单链启动，容易在 tRNA 基因部位出现发夹样结构，增加错配机会，且负责 mtDNA 复制的 DNA 聚合酶 γ，与参与 nDNA 复制的聚合酶相比，识别能力和校对功能差。④mtDNA 所处环境特殊：首先线粒体内高氧环境和高脂含量，线粒体易产生氧自由基及过氧化氢等物质，氧化损伤风险高；其次线粒体内脂肪/DNA 比值高，使嗜脂性致癌物优先聚集于 mtDNA，使其易受各类诱变因素作用而发生损伤和异常。由此可见，mtDNA 是较易受攻击的靶分子，常发生损伤与突变，其突变频率比核 DNA 高 10~20 倍。又因为 mtDNA 在体内分布非常广泛，故线粒体疾病的临床表现极为广泛，几乎涉及到所有的组织和器官，而且中枢神经系统、心脏、骨骼肌、内分泌腺等能量消耗较多的组织更易发生病变。

2. 线粒体 DNA 突变类型　造成线粒体功能损伤、能量代谢异常的原因很多，mtD-

NA 突变是其中最重要的因素。mtDNA 突变可分为 4 种类型：①错义突变：又称为氨基酸替换突变，是线粒体 DNA 中的蛋白质编码序列突变，导致所编码的氨基酸类型发生改变，合成的蛋白质出现结构和功能异常，如 Leber 氏遗传性视神经病。②蛋白生物合成基因突变：以 tRNA 突变为主，这类突变所致疾病更具有系统性的临床特征，如肌阵挛性癫痫伴有不整红边纤维病由 tRNA（lys）突变引起。③插入或缺失突变：以缺失突变更多见，这类疾病往往无家族史，有散发的特点。④mtDNA 拷贝数目突变：指拷贝数量远低于正常水平，这种突变较少见。此外，线粒体 DNA 突变具有组织特异性，因为不同组织对 ATP 的需求及对氧化磷酸化的依赖程度不同，这是线粒体病具有组织特异性的基础。

3. 突变的线粒体 DNA 具有独特的遗传规律　①母系遗传（matrilinear inheritance）：mtDNA 的传递与孟德尔遗传方式不同，人类受精卵中的线粒体几乎都来自卵细胞，来源于精子的 mtDNA 对表型无明显作用，这种双亲信息不等量决定了线粒体遗传病传递方式为母系遗传，即母亲将 mtDNA 传递给她的子女，但只有女儿能将其 mtDNA 传递给下一代。突变的 mtDNA 会沿母系连续积累，突变的积累则会增加致病风险。在疾病的家族分析中如发现疾病在受累女性中传递规律，可考虑线粒体 DNA 突变致病的可能。②随机遗传：随机遗传是线粒体基因组不同于核基因组的另一特性。正常细胞分裂可将线粒体随机分配到子细胞中。人的细胞里通常有几百至上千个 mtDNA 拷贝，发生 mtDNA 突变的细胞中，其子细胞出现三种基因型：纯合的突变体序列、纯合的正常序列和突变体和正常序列并存的杂合型。纯质性或同质性（homoplasmy）：各器官或组织中所有线粒体 DNA 具有相同的基因组，都是野生型序列或突变型序列；异质性或杂质性（heteroplasmy）：细胞或组织中既含有野生型 mtDNA，又含有突变型 mtDNA。③复制分离现象：异质性细胞在分裂时，mtDNA 随机进入子代细胞，使得子细胞的野生型和突变型 mtDNA 比例会发生漂变，这种随机分配导致 mtDNA 异质性变化的过程称为复制分离。异质性和复制分离现象表明，即使核基因组完全相同的个体，也可能具有不同的细胞质基因型，从而使表型不同，如同卵双生。④阈值效应：组织器官维持正常功能的最低能量水平称为能量阈值，同样线粒体病发病也有一阈值，在高需能组织细胞中，突变型和野生型线粒体 DNA 比例确定了细胞是否能量短缺，出现疾病症状。阈值效应（threshold effect）是指能引起特定组织器官功能障碍的突变 mtDNA 的最少数量，只有当异常 mtDNA 超过阈值时才有受损表型出现。女性携带者因突变的 mtDNA 未达到阈值或因核基因的影响而未发病，但仍可将 mtDNA 突变体向下一代传递。不同组织器官对能量的依赖程度不同，阈值效应不同。中枢神经系统和肌组织对能量依赖程度最高，因此最易受累。另外，同一组织在不同时期对氧化磷酸化的敏感性也不同，例如新生儿的肌组织中 mtDNA 的部分耗损不会引起症状，但随着生长，受损的供能系统不能满足日益增长的能量需求，表现出肌病。

（二）线粒体疾病

线粒体是与能量代谢密切相关的细胞器，人类多种遗传性疾病是由 mtDNA 突变引起的，统称为线粒体遗传病。线粒体遗传病的传递完全不同于由核基因突变引起的遗传病，表现为母系遗传，形成了遗传学研究的新领域。线粒体异常还与人类某些疾病有密切关系，如一些退行性疾病、代谢性疾病和肿瘤。

1. 与线粒体 DNA 突变相关的线粒体遗传病

（1）Leber 氏遗传性视神经病：Leber 氏遗传性视神经病（Leber hereditary optic neuropathy，LHON）是人类母系遗传病的代表。1988 年 Wallace 报道了第一例 Leber 氏遗传性视神经病人 mtDNA 的点突变，是人类首先识别的线粒体疾病，它是因电子呼吸链酶复合体 I 中的亚单位 *NADHO* 氧化还原酶基因发生突变所致。主要的病理特征为视神经和视网膜神经元退化，同时伴有周围神经的退行性病变、心脏传导阻滞和肌张力减退等病症。临床变现为急性或亚急性眼球后神经炎，导致双侧视神经萎缩和大片中心暗点而突然丧失视力为特征，同时常伴有心血管系统和神经系统病变。

LHON 的 mtDNA 突变分为两种类型：①单一 mtDNA 突变导致 LHON 表型，90% 以上病例存在有下列突变：*MTND*1 * *LHON*3460A（G3460A，存在于 *ND*1 基因）、*MTND*4 * *LHON*11778A（G11778A，存在于 *ND*4 基因）、*MTND*6 * *LHON*14484C（T14484C），而且在这些患者中 11778A 突变占 50% ~ 70%；②需要二次突变或其他变异才能产生临床表型，此类型少见。11778A 突变使 NADH 脱氢酶上第 340 位 G 突变为 A，使高度保守的精氨酸替换为组氨酸，降低了 NAD 关联底物的氧化作用效率。3460A 和 14484C 突变都会降低复合物 I 的活性。

（2）慢性进行性外眼肌麻痹：慢性进行性外眼肌麻痹（Kearns - Sayre Syndrome，KSS）又称为 KSS 综合征，是一种累及全身多系统的线粒体病。主要临床表现为眼外肌麻痹和色素性视网膜炎，伴有脑脊液蛋白含量增高、心脏传导阻滞、痴呆、耳聋和糖尿病等，大多数病人在确诊几年后死亡。

病因学基础：线粒体 DNA 存在基因结构上的改变，包括大片段缺失（> 1000 bp），缺失的大小依不同病例有较大的变异，线粒体基因组的这种异常可以通过 Southern 杂交检测。大约 1/3 的 KSS 病例与 4977bp 缺失有关，该缺失的断裂点位于 *ATP*8 和 *ND*5 基因内，并伴随 *tRNA* 基因的缺失。

（3）肌阵挛性癫痫伴不整红边纤维病：肌阵挛性癫痫伴不整红边纤维病（myoclonnus epilepsy and ragged - red fibers，MERRF）是一种罕见的、有明显母系遗传特点的线粒体脑肌病（线粒体缺陷和大脑与肌肉功能变化），具有多系统紊乱的症状：短暂发作的肌阵挛性癫痫，小脑共济失调（不能够协调肌肉运动），肌病（肌细胞减少），轻度痴呆，耳聋及脊髓神经退化等。不整红边纤维是指大量团块状异常线粒体聚集在肌细胞中，特异性染料（针对于电子呼吸链中复合物 II）将其染成红色。在严重 MERRF 患者在大脑、小脑、脑干和脊髓等部位发现神经元的缺失。

常见突变类型是线粒体基因组的 *tRNA*^{lys} 基因点突变（80% 第 8344 位点 A→G 的碱基置换，此突变名称为 *MTTK* * *MERRF*8344G），蛋白合成受阻，影响氧化磷酸化复合物的合成，氧化磷酸化功能下降。

（4）线粒体脑、肌病伴乳酸血症及脑卒中样发作综合征：线粒体脑、肌病伴乳酸血症及脑卒中样发作综合征（mitochondrial encephalomyopathy with lactic acidosis and stroke - like episodes，MELAS）又称为 MELAS 综合征，是较为常见的线粒体病。特征性的病理变化：脑和肌肉的小动脉和毛细血管管壁中有大量形态异常的线粒体聚集，由于异常线粒体不能代谢丙酮酸，导致大量丙酮酸生成乳酸，使乳酸在血液和体液中积累，导致乳酸性酸中毒。临床特征：复发性休克，肌病，共济失调，肌阵发性痉挛，痴呆，耳聋等。

　　主要突变类型是 80% *MTTL*1 ＊ *MELAS*3243G（A3243G）突变，是 mtDNA 的 *tRNA* 亮氨酸基因核苷 3243 位点 A→G 置换的点突变。

　　（5）氨基糖苷类诱发的耳聋：氨基糖苷类诱发的耳聋是指使用此类抗生素（链霉素、庆大霉素、卡那霉素和新霉素等）而引起的失聪，在我国的发病率为 0.035%，已成为我国聋病的主要病因。氨基糖苷类诱发耳聋的发病机制是氨基糖苷干扰了耳蜗内毛细胞线粒体 ATP 的产生。对常规量氨基糖苷类抗生素易感的耳聋患者具有母系遗传倾向，这些易感人群中有 30%～40% 的患者携带有 mtDNA 12S *rRNA* 1555 位点的 A→G 的突变。

　　2. 核基因突变参与的线粒体疾病　　参与线粒体功能活动的细胞核基因突变可导致相应线粒体功能的异常，与线粒体疾病相关的核基因突变包括编码线粒体结构蛋白的核基因突变、参与线粒体生物合成与物质代谢的多种酶类的核基因突变、参与线粒体蛋白转运的核基因突变等。

　　2004 年 Miller 等报道核基因编码的线粒体核糖体蛋白亚单位 16（MRPS16）纯合突变，导致先天畸形伴张力衰竭、四肢水肿、肝转氨酶活性升高并乳酸亚基中毒症，该女婴在出生 3 天后死亡。一些线粒体病是核 DNA 与线粒体 DNA 共同作用的结果。如 Leigh 氏综合征的常见病因为线粒体 DNA 上的 T8993G/C 突变（95% 以上）及核基因编码的氧化磷酸化亚单位基因突变复合物 Ⅰ（NDUFV1）、复合物 Ⅳ（SURF1）和丙酮酸脱氢酶（PDHC）异常等。临床表现为脑神经异常、呼吸功能障碍，并伴有基底神经节脑干的共济失调。因为两种基因组都存在突变，所以其遗传呈现多样性。

　　3. 与线粒体 DNA 突变密切相关的疾病　　由于环境因素或环境因素加遗传易感性原因导致不同程度的 mtDNA 突变，线粒体结构和功能障碍的临床疾病综合征。

　　（1）非胰岛素依赖性糖尿病：非胰岛素依赖性糖尿病占所有糖尿病患者的 90%，遗传因素在其发病机制中的作用日趋受到人们的重视。美国糖尿病协会（1997）/世界卫生组织（1999）制定了新的糖尿病分型标准，将线粒体基因缺陷型糖尿病列为特殊类型糖尿病，属于 β 细胞功能遗传缺陷型糖尿病。与线粒体糖尿病有关的 mtDNA 突变类型较多，*tRNA*$^{Leu(UUR)}$ 基因 3230～3304 是热点突变区域，其中 A3243G 突变最为常见。mtDNA 点突变或缺失可选择性地破坏 β 细胞，使 β 细胞变得不能感受血糖值，同时呼吸链复合物酶活性下降，ATP 合成不足，从而使 β 细胞胰岛素分泌受到抑制；β 细胞不稳定性增高，诱发自身免疫介导的 β 细胞损坏。

　　（2）神经退行性疾病：神经退行性疾病的致病因素大多涉及氧化应激和生物能量，表现为神经元的进行性损伤和功能紊乱。线粒体功能失调以及由线粒体介导的神经元凋亡在退行性疾病发生、发展中起了重要作用。帕金森病（Parkinson's disease，PD）是一种慢性神经系统退行性疾病，是由中脑黑质致密部多巴胺神经元选择性变性死亡、纹状体多巴胺减少所致。PD 患者黑质中线粒体呼吸链功能缺陷会导致自由基产生增多，ATP 合成衰竭。阿尔茨海默病（Alzheimer's disease，AD）作为老年性痴呆的一种重要类型，是中枢神经系统的一种渐进性退行性疾病。线粒体能量代谢障碍在 AD 的发生中占有重要地位。单纯的基因或环境毒物很少能直接引起这类疾病，大部分病例是基因与环境甚至更多因素间共同作用的结果。

（三）病理过程中线粒体的变化及线粒体病的诊断

1. 病理过程中线粒体的变化　　线粒体是敏感的细胞器，常作为细胞病变或损伤时最敏感的指标之一，成为分子细胞病理学检查的重要依据。在受损的细胞中常见的病理改变可概括为线粒体数量、大小和结构的改变。

损伤和衰老的线粒体可通过其他线粒体直接分裂增殖予以补充。急性病理性细胞损伤时线粒体崩解或自溶；慢性损伤时由于线粒体逐渐增生，一般不见线粒体减少，有时甚至增多，线粒体的增生实际上是对慢性非特异性细胞损伤的适应性反应。

细胞损伤时最常见的线粒体大小的改变为线粒体肿胀，由受损的部位可分为基质型肿胀和嵴型肿胀。基质型肿胀较为常见，线粒体变大变圆，基质变浅、嵴变短变少甚至消失，最终线粒体可转化为小空泡状结构；嵴型肿胀局限于嵴内隙，使扁平的嵴变成烧瓶状乃至空泡状。嵴型肿胀一般为可复性，随着膜损伤加重，可由混合型肿胀过渡为基质型肿胀。线粒体的增大有时是器官功能负荷增加引起的适应性肥大，此时线粒体的数量也常增多，如见于器官肥大；反之当器官萎缩时，线粒体则缩小、变少。

线粒体嵴是能量代谢的明显指征，嵴的增多未必伴有呼吸链酶的增加，当嵴的膜和酶平行增多，反映细胞的功能负荷加重。细胞损伤时可见线粒体基质或嵴内形成病理性包涵物，呈晶形或无定形的电子致密物，是线粒体成分崩解的产物（脂质和蛋白质），称为线粒体包涵体。这些物质的充塞往往影响线粒体的功能甚至导致细胞的死亡，此包含物被认为是线粒体不可复性损伤的表现；线粒体损伤的另一种常见的改变为髓鞘样层状结构的形成，这是线粒体膜损伤的结果。

衰老或受损的线粒体最终由细胞的自噬过程加以处理，被溶酶体酶所降解消化。

2. 线粒体病的诊断　　线粒体在细胞生命活动中有着极为重要的作用，线粒体异常必然导致整个细胞功能活动的异常，并引发一系列与之相关的疾病，因此，线粒体可以作为疾病诊断、治疗和环境测定的生理指标之一。

线粒体病可发生在任何年龄段和任何器官，出现不同程度的多种症状，在疾病诊断时注意以下方面：①基因诊断与生化检测相结合。应用 PCR 技术可对疑似病人进行 mtDNA 突变鉴定。当一个患者的基因变异不能被确定时，完整的生化检查可以辅助诊断：代谢产物（血液、尿液、脑脊液等）分析，如乳酸/丙酮酸比高提示呼吸链受到阻断；酶测定，包括氧化磷酸化（OXPHOS）系统酶活性；肌肉活检，观察线粒体病的肌肉病理改变，如 Gomori trichrome 染色呈现红色的肌细胞，即出现破碎样红纤维或称为不整红边纤维（Ragged‑red fibers，RRF），是光镜下线粒体疾病诊断的"金标准"；肌肉活检在透射电镜下可见晶格状异常线粒体，即线粒体包涵体，亦是电镜下线粒体疾病的"金标准"。②区分病理性突变和正常衰老所致的线粒体基因突变。③线粒体基因异常与临床表现严重程度之间存在的量效关系。④疾病与遗传的相关性，由线粒体DNA 突变引起的各种疾病通称为线粒体遗传病，其传递方式完全不同于核基因突变引起的遗传病，表现为母系遗传，即不同突变后代发病风险不同。

二、线粒体与肿瘤

肿瘤的发生、发展是一个复杂多因素的过程，与原癌基因激活、抑癌基因失活、细胞凋亡异常以及 DNA 损伤修复功能异常密切相关。肿瘤组织在代谢上的一个显著特征是呼吸能力减弱、糖的无氧酵解增加。近年来在多种肿瘤组织及细胞系中相继检测到线粒体 DNA 结构和功能的异常，目前趋向认为肿瘤的生物学特征不仅取决于核内遗传物质，而且与核外线粒体 DNA 密切相关，线粒体 DNA 异常与肿瘤的发生、发展及肿瘤的诊断和治疗关系密切。

（一）肿瘤细胞的线粒体 DNA 异常

1. 线粒体 DNA 突变 肿瘤细胞 mtDNA 突变包括点突变、片段缺失和插入。mtD-NA 的突变即可发生在 mtDNA 编码区也可发生在非编码区。当 ROS 产生过多或抗氧化防御系统作用减弱时，线粒体内氧自由基容易出现累积，可诱发 mtDNA 点突变，点突变是恶性肿瘤细胞中最常见的 mtDNA 变异。肿瘤 mtDNA 突变类型多数为单碱基替换（从 T→C 和 G→A），点突变可提高 DNA 双链的分离机会，促使 mtDNA 进一步发生核酸大片断丢失、断裂、碱基修饰和插入等不同形式的变异。mtDNA 片段的缺失以 mtD-NA 4977bp（np8470 ~ np13447）大片段缺失最为常见。

D – Loop 区是 mtDNA 转录、复制的调控区，同时也是 mtDNA 突变的热点区域，D – Loop 区包含一个多聚胞嘧啶区（np303 ~ np315），被命名为 D310。此序列与其他 mtDNA 区域相比对氧化损伤更敏感，是恶性肿瘤 mtDNA 最常见的突变区。研究显示不同组织发生的肿瘤 mtDNA 突变位点、突变形式和突变程度并不一致，这可能是由于不同的组织肿瘤发生所必需 mtDNA 突变率、线粒体的数目和细胞分化固有的数目存在差异。

2. 线粒体微卫星不稳 微卫星不稳是指由于复制错误导致微卫星序列中碱基插入或缺失引起简单重复序列的增加或丢失，是基因组不稳定性的主要表现和重要分子标志。人类基因组中微卫星 DNA 不仅位于核基因组，也存在于线粒体 DNA 中。肿瘤细胞呈现的线粒体微卫星不稳定（Mitochondrial Microsatellite Instability, mtMSI）或线粒体基因组不稳定（Mitochondrial Genome Instability, mtGI）形式以 D 环区的（CA）n 和 polyC 不稳定最为常见。

3. 线粒体 DNA 数目、转录和表达水平变化 mtDNA 功能的发挥不仅依赖于 mtD-NA 分子结构的完整性，还与 mtDNA 拷贝数密切相关。mtDNA 拷贝数的改变在不同类型的肿瘤中有明显差异，呈现不同程度的增多或减少。

控制着 mtDNA 复制和转录的 D – loop 区突变可引起拷贝数和基因表达的改变。神经胶质瘤细胞 mtDNA 的拷贝数明显较正常细胞增多，所有急性白血病和大部分慢性白血病患者的 mtDNA 也显著增加。肿瘤细胞 mtDNA 数目改变可能与 mtDNA D – loop 区调控区突变导致复制失控有关。由于 mtDNA 突变，线粒体氧化磷酸化功能削弱，mtDNA 拷贝数增加以补偿呼吸链功能，此外，肿瘤细胞对能量需求增多，mtDNA 拷贝数增加可能是对肿瘤细胞生长需求的一种反应。不同癌组织中出现转录水平改变的线粒体编码区基因并不一致，例如：在人结肠腺癌细胞系 HT – 29 中，ND4、ND4L、cytb、COXⅢ、ATPase6、ATPase8 以及 16S rRNA 的转录水平增高，但在乳腺癌组织中 ND2、ND4、ATPase6 的表达并未发生变化，仅 COXⅡ表达增加。

（二）线粒体 DNA 异常参与肿瘤发生的可能机制

线粒体作为机体内的重要细胞器，支持和参与诸多重要的细胞生命活动。mtDNA 损伤和突变与肿瘤形成的相关性在多种肿瘤中已得到证实，在人类多种实体瘤，包括头颈、食管、乳腺、肺、胃、肝脏、胰腺、结肠、肾、膀胱、前列腺和卵巢等处的恶性肿瘤细胞中均发现 mtDNA 突变或表达异常，在血液系统恶性肿瘤中也发现 mtDNA 异常。目前认为线粒体 DNA 突变导致细胞氧化应激和细胞凋亡抑制而诱导肿瘤发生。

1. 线粒体与活性氧损伤及氧化磷酸化　异常 mtDNA 都将直接或间接影响线粒体电子传递链的氧化磷酸化系统，通过改变细胞能量产生、线粒体氧化压力、引起线粒体酶表达异常等途径影响细胞生物学行为，使其发生癌变。大部分正常细胞生成 ATP 的主要方式是氧化磷酸化，而肿瘤细胞主要通过糖酵解途径，线粒体生物氧化功能的改变是细胞发生致癌性转化的机制之一。

异常的 mtDNA 进一步促进 ROS 增高，大量 ROS 的蓄积，造成核基因组 DNA 的损伤，使肿瘤细胞获得选择性生长优势。正常细胞中存在一系列抗氧化防御机制，可以有效抵御 ROS 的损伤，如 SOD、过氧化氢酶以及谷胱甘肽等，然而这些抗氧化物质在肿瘤细胞中常常缺失，导致肿瘤细胞中的 DNA 持久氧化损伤。

2. 线粒体 DNA 分子及其片段在核基因组中整合诱发癌变　细胞内受损伤线粒体在短期内大量崩解，产生过多游离 mtDNA 及其片段，并且当细胞内核酸降解酶活性降低，不能有效清除游离于胞质中的 mtDNA 分子时，使得 mtDNA 获得游离于线粒体外进入核膜的机会，通过类似于致瘤病毒的方式随机整合到核 DNA 中，引起核基因组的不稳定性发生癌变；另外由于 mtDNA 与核 DNA 在翻译编码蛋白过程中不是完全的共用一套遗传密码，这也有可能因两套遗传密码子混用而编码出异常蛋白质，而导致肿瘤的发生、发展。

3. 线粒体 DNA 突变致细胞凋亡抑制从而诱导肿瘤发生　肿瘤发生不仅仅是原癌基因与抑癌基因的一场战争，同时还涉及细胞凋亡异常，肿瘤发生机制之一是细胞凋亡受阻而永生化，而线粒体在细胞凋亡调控中起重要作用。mtDNA 突变导致线粒体功能异常，释放激活凋亡的诱导因子、Caspase3 家族的蛋白酶和细胞色素 c 等减少，细胞凋亡受到抑制，而线粒体产生的高 ROS 还引起 Bcl-2 和 Bcl-xL 的过表达并增强其抗凋亡作用，相反促凋亡蛋白 Bid 和 Bax 表达下降，从而诱导肿瘤发生。

4. 线粒体 DNA 突变的非随机分离引起恶性转化　各种损伤因子首先导致少量异质性 mtDNA 突变，异质性细胞在连续分裂的过程中会出现突变型和野生型的比例改变，如果突变使得细胞获得生长或是 mtDNA 复制的优势，例如 mtDNA 突变导致线粒体功能缺陷，只有过多复制使之从数量上增加才能获得补偿，致使异质性 mtDNA 突变具有选择性的生存优势，逐渐取代野生型 mtDNA 并最终转变为同质性，异质性 mtDNA 突变积累到一定程度则导致细胞向恶性转化及肿瘤发生。

此外，线粒体细胞膜异常在肿瘤发展中起重要作用。线粒体外膜含有丰富的苯二氮䓬类受体（PBR）与通透性转换通道复合物（PTPC），它们均参与细胞凋亡的调控。PBR 存在于线粒体外膜 VDAC 与 ANT 接触处，与 VDAC 密切相关。在肿瘤细胞中，PBR 的表达上调，可明显增加线粒体膜流动性、线粒体脂代谢及 DNA 合成，增加细胞分裂所需能量，使肿瘤细胞增殖。癌基因产物 c-Raf 蛋白（丝-苏氨酸激酶）与位于线粒体外膜的 Bcl-2 蛋白和构成 PTPC 通道的核心蛋白 VDAC 结合，抑制 VDAC 诱导的线粒体膜去极化，干预功能性 PTPC 通道形成，阻断细胞色素 c 自线粒体释放，抑制细胞凋亡，细胞抗凋亡能力增加，有助于肿瘤细胞持续生长。

（三）线粒体 DNA 突变与肿瘤诊断

mtDNA 突变分析为癌症的早期检测和诊断提供了分子工具。mtDNA 独特的生物学环境和结构特征使得 mtDNA 易于突变并容易将突变保存。肿瘤组织在发生病理学可见的改变之前，mtDNA 在分子水平上有改变，已在多种肿瘤组织及相应的体液标本中发现 mtDNA 突变。mtDNA 应用于肿瘤诊断方面的优势在于：首先受到环境因素的影响，mtDNA 的损伤先于核 DNA，并且线粒体缺乏损伤修复机制，使得 mtDNA 的损伤持续存在；其次 mtDNA 结构简单，数量多，复制率高，易于检测；再有从检测标本来源上体液标本易于获取。因此采用体液的非侵入性 mtDNA 检测有望成为临床无创的肿瘤诊断（特别是早期诊断）或评价的有效分子标记。

三、药物和毒物对线粒体的作用

线粒体在细胞能量供应及维持细胞正常代谢和凋亡等方面发挥举足轻重的作用。线粒体不仅结构与生化功能复杂，而且非常敏感易变。细胞内、外环境的变化及药物往往可直接引起线粒体形态、结构以及酶促代谢反应的异常，因此维持线粒体结构与功能的正常，对于细胞生命活动至关重要。

（一）药物与毒物对线粒体的损伤

1. 氧化磷酸化的抑制剂

（1）直接阻断线粒体呼吸链电子传递：能与呼吸链中某些部位的电子传递体结合，从而阻断电子传递，造成生物氧化中断，细胞死亡。①阻断电子由 NADH 向辅酶 Q 的传递，抑制 NADH 脱氢酶活性：植物杀虫剂鱼藤酮（Rotenone）、麻醉药安必妥（Amytal）、辅酶 Q 结构类似物杀粉虫蝶素（Piericidin）等；②抑制电子从细胞色素 b 向细胞色素 c1 的传递作用：抗霉素 A（Antimycin A）等；③阻断电子由细胞色素 aa3 向氧分子的传递作用：氰化物、CO 等，这也是氰化物和 CO 引起中毒的原因。

（2）直接影响线粒体氧化磷酸化：如寡霉素，特异性阻断高能状态生成 ATP 的过程。

（3）氧化磷酸化解偶联剂：解偶联剂是针对线粒体膜电位的一种氧化磷酸化抑制剂，使氧化与磷酸化解偶联，它以质子化的形式将膜间隙中的 H^+ 带回线粒体并释放到基质中，从而消除了线粒体内膜两侧的 H^+ 浓度梯度，使 ATP 合成酶丧失质子驱动力，即产能过程与储能过程相互脱离。解偶联剂并不影响呼吸链的电子传递，氧化可以发生，而磷酸化不能进行，因而无 ATP 生成，甚至还加速电子传递，促进糖、脂肪和蛋白质的消耗，并刺激线粒体耗氧，电子传递过程中释放的自由能以热量的形式散失。如 2，4 - 二硝基苯酚（2，4 - dinitrophenol，DNP）是最受关注的弱酸质子解偶联剂。

（4）离子载体抑制剂：如氨霉素，强制线粒体利用呼吸的能量将 K^+ 抽入基质腔中，而不是用来形成 ATP。

此外，有些药物或毒物是通过抑制呼吸链复合物酶活性（如布比卡因抑制复合物 I 的酶活性）、肉碱吸收障碍（如丙戊酸盐）和减少内源性辅酶 Q 的产生使呼吸链或 OXPHOS 总体活性下降。

2. 抑制线粒体 DNA 的复制、RNA 转录和蛋白质合成　低浓度的溴化乙啶和氯氨苯醇可专一性抑制线粒体 DNA 的复制与 RNA 的转录；氯霉素（Chloramphenicol）能抑制线粒体蛋白质的合成，导致线粒体数量及体积减少，它们对细胞质中 RNA 和蛋白质合成却无大的影响。一些治疗艾滋病的药物，如齐多夫定（Zidovudine）是脱氧胸腺嘧啶的类似物，属于核苷类似物，能抑制艾滋病毒和 mtDNA 复制，导致 mtDNA 缺失，用于治疗 HIV 感染时，可延缓病情发展，但对心、肝和骨骼肌等组织有较强毒性。此外，治疗艾滋病的另一药物去羟肌苷（Didanosine）也能明显抑制 mtDNA 的功能。

3. 以线粒体为次要靶点的药物　一些药物如氯丙嗪（Chlorpromazine）、环丙沙星（Ciprofloxacin）、甲状腺素（Thyroid hormones）、顺铂（Cisplatin）等，其作用原理或药物的毒副作用往往与线粒体有关。因此，在研究以线粒体作为药物作用的次要靶点时，应考虑其对线粒体结构和功能的影响，防止药物的毒副作用，对设计高效低毒药物有一定的指导意义。

（二）药物对线粒体的保护

药物对线粒体的保护作用体现在保护和完善线粒体的超微结构、健全和恢复电子传递链功能和增加 ATP 合成供给能量代谢等。列举部分对线粒体有保护作用的药物。

一些抗衰老药物，如枸杞多糖、维生素 C、维生素 E 等，能够明显改善老龄大鼠肾细胞线粒体的超微结构，增加线粒体 ATP 合成，降低脂质过氧化物丙二醛水平。

一些改善组织微循环的中药，如丹参、人参、首乌、菊花、麦角等，能够对抗氧自由基的反应性损伤、抑制钙内流、改善线粒体氧化代谢、恢复组织细胞的能量供应而发挥保护线粒体的作用。

银杏叶提取物含有银杏苦内酯和银杏黄酮等成分，有较强的抗氧化和清除自由基的作用，具有捕获多种自由基的特性及超氧化物歧化酶样的活性，因此银杏叶制剂抑制氧自由基的形成，保护膜的不饱和脂肪酸免受自由基的损伤，防止膜蛋白不可逆聚合，对于维持线粒体的正常功能具有很大作用。

丹皮酚和阿魏酸等能缓解丙二醛对线粒体氧化磷酸化过程的解偶联反应，抑制丙二醛与膜蛋白交联，缓解自由基损伤反应，保护心肌线粒体和肝线粒体膜结构和功能的稳定。

四、线粒体疾病的药物治疗

目前，线粒体疾病尚无有效的治疗方法，针对线粒体疾病病因的治疗需采用多途径、多手段的方法，既可选择在代谢水平上也可在基因水平上进行。

（一）线粒体疾病的药物治疗

1. 代谢水平的药物治疗　针对线粒体疾病的异常病理生理过程，采用的药物更多是企图纠正线粒体功能的不同障碍，并配以运动、饮食和对症治疗的方法。

（1）清除氧自由基：线粒体产生能量时，往往伴有自由基生成。在电子传递过程中任何阻碍电子流过呼吸链的因素，都能使电子从黄素脱氢酶、辅酶 Q 或细胞色素 b 直接与氧作用中产生自由基，这些自由基带有一个未配对电子，性质非常活跃，它们攻击细胞的所有组成部分，包括呼吸链蛋白质和线粒体 DNA。受损的呼吸链和突变的线粒体 DNA 再次使电子沿呼吸链的流动受阻，导致自由基增加和更多的线粒体 DNA 突变。庆幸的是，人体内部充满着智慧，细胞有自己的"防御机制"来清除活性氧自由基的攻击和伤害。辅酶 Q10、维生素 E、维生素 C 及硫辛酸、艾地苯醌等为自由基清除剂，作用于呼吸链的各个环节，保护各种复合物不被氧自由基破坏。

辅酶 Q10 （Coenzyme Q10）在人体内呼吸链中质子移位及电子传递中起作用。辅酶 Q10 不仅可作为细胞代谢和细胞呼吸的激活剂，还可作为重要的抗氧化剂和非特异性免疫增强剂，具有促进氧化磷酸化反应，保护生物膜结构完整性等作用。给予线粒体病患者辅酶 Q10 可以提高患者运动耐力，降低血肌酸激酶和乳酸水平，使线粒体病的卒中样发作和癫痫停止。在使用辅酶 Q10 的同时增加维生素 E，其抗氧化效果更好。

细胞色素 c （Cytochrome c，Cyt c），是电子传递系统中的重要成分，是一种氧化还原剂，具有对抗氧自由基作用。已被用作治疗组织缺氧的急救用药或辅助治疗用药，例如 CO 中毒、新生儿窒息、高山缺氧、心肌炎、心绞痛和肺功能不全等疾病。

有许多天然药物中含有大量抗氧化有效成分，如人参皂甙、丹参酮、银杏黄酮、茶多酚和类胡萝卜素等，这些药物在动物试验中有显著的抗氧化和保健作用。

（2）通过旁路传递电子：电子传递的介质包括辅酶 Q、醌类（艾地苯醌）、琥珀酸及维生素 K，对复合物活性缺陷的线粒体病通过旁路传递电子，起到代偿作用。在复合物Ⅰ缺陷时，琥珀酸能直接将电子传递给复合物Ⅱ，通过电子传递旁路使氧化磷酸化正常进行；对于复合物Ⅰ或Ⅱ缺陷，辅酶 Q10 和艾地苯醌起到旁路传递电子的作用将电子传递给复合物Ⅲ；维生素 K 是还原型辅酶Ⅰ（NADH）向辅酶 Q 和细胞色素 c 传递电子的重要载体，可作为电子传递的旁路对缺陷酶（复合物Ⅰ或Ⅲ）线粒体病起到代偿作用。

（3）补充性药物治疗：即利用线粒体中某些特有组分的治疗作用给患者补充代谢辅酶或辅助因子，运用较为广泛的药物有：辅酶Ⅰ、硫辛酸、肌酸、肉碱、烟酰胺和核黄素。

辅酶Ⅰ（Coenzyme Ⅰ），系体内乙酰化反应的辅酶，参与体内乙酰化反应，对糖、脂肪和蛋白质的代谢起重要的作用。硫辛酸作为辅酶，在两个关键性的氧化脱羧反应中起作用，即在丙酮酸脱氢酶复合体和 α-酮戊二酸脱氢酶复合体中，催化酰基的产生和转移；硫辛酸含有双硫五元环结构，电子密度很高，具有显著的亲电子性和与自由基反应的能力，因此它具有抗氧化性，具有极高的保健功能和医用价值。对丙酮酸脱氢酶缺陷的患者有疗效；磷酸肌酸的高能磷酸键是肌肉快速收缩过程中 ATP 合成的主要来源，摄入肌酸可以提高肌肉中磷酸肌酸的含量，如肌酸水化物可为机体提供能量增加肌肉强度、改善精细运动、呼吸肌及心肌的功能；肉碱是脂质代谢的重要辅助因子，如左旋肉碱对于 mtDNA T8993G 突变所致的 MILS 即线粒体脂肪酸氧化功能障碍有效；核黄素可以治疗戊二酸血症导致的脂肪累积症，肉碱和核黄素常联合使用。

（4）减少毒性代谢产物：线粒体病因无氧代谢增加而聚集过多的乳酸、丙酮酸和丙氨酸等，进一步损害线粒体氧化代谢。二氯乙酸作用于丙酮酸脱氢酶复合物，加速氧化代谢，减少乳酸生成。

（5）保护线粒体超微结构和防止钙内流：糖皮质激素（Glucocorticoids）能直接稳定线粒体膜，或通过稳定溶酶体膜抑制酸性水解酶的释放而间接保护线粒体；钙通道阻断剂如维拉帕米（Verapamil）、尼莫地平（Nimodipine）、氟桂嗪（Flunarizine）和新型钙增敏剂，如哒嗪酮（Pyridazinone），可阻滞过量的钙离子跨膜进入细胞，减轻细胞内钙超载，避免线粒体内钙的过度积聚，从而保护线粒体功能。

在实际应用中针对线粒体病电子传递链的缺陷环节，联合应用数种抗氧化剂和维生素及辅酶因子等多样化组合的药物联合治疗，即线粒体病的鸡尾酒疗法（Cocktail therapy）。

2. 基因治疗 采用基因治疗线粒体病的主要目标是弥补特定基因突变导致的功能缺陷。目前，基因治疗的策略包括降低突变型 mtDNA/野生型 mtDNA 的比例、输入其他同源性基因以及利用限制性内切酶修复突变型 mtDNA 等。这些方法尚停留在细胞或动物实验阶段。

（1）限制性内切酶选择性破坏线粒体 DNA。此方案的前提条件是线粒体基因突变后产生了新的特定的内切酶位点，或有差异的酶切位点。

（2）降低突变型与野生型基因组的比例。在线粒体 DNA 复制的单链期，利用反义序列特异的寡核苷酸，抑制突变线粒体 DNA 的复制，而保存野生型 mtDNA 的复制，减少突变的 mtDNA 在整个基因组中的比例；转入野生型 mtDNA 或 mtRNA 进入线粒体进行调控。此类技术的难点是如何跨越线粒体内膜到达线粒体基质中，接触到 mtDNA。

（3）输送特定的 tRNA。针对由特定 tRNA 基因突变导致的线粒体病。可利用核基因体系表达特定的 tRNA，将其转运入线粒体中。

（4）特定的线粒体多肽转运入线粒体。针对线粒体蛋白的突变输入相应的正常蛋白，修补线粒体呼吸链功能障碍。将克隆有正常线粒体 DNA 的表达载体导入到核基因组中，利用核基因编码的线粒体蛋白引导肽将目标转运多肽定向引导入线粒体，恢复呼吸链功能。

（二）线粒体靶标药物制剂

线粒体靶标药物是以线粒体作为主要靶点，药物作用后产生治疗效应，如一些抗肿瘤药物和抗氧化药物。

1. 线粒体靶点的抗肿瘤药物 随着线粒体调控细胞凋亡的发现，开始寻找一些可以通过线粒体而改变肿瘤细胞生长活性，甚至诱导肿瘤细胞凋亡的药物。如干扰线粒体氧化磷酸化、线粒体膜通透性诱导剂诱导凋亡、以 Bcl-2 或 caspase 抑制剂 IPAs 为靶点增强凋亡、通过激活细胞色素 c/caspase-9 诱导恶性增殖细胞凋亡。

氯尼达明（Lonidamine）、吲唑-3-羧酸衍生物，能够提高机体内外顺铂、环磷酸胺、阿霉素、紫杉醇引起的凋亡反应。氯尼达明不影响细胞的增生，主要作用于细胞的能量代谢，即通过改变肿瘤细胞线粒体超微结构、引起线粒体跨膜电位降低，一方面抑制恶变细胞的氧耗，达到抑杀肿瘤细胞的目的，另一方面释放凋亡因子诱导肿瘤细胞凋亡。在临床上已采用氯尼达明联合化疗药物治疗转移的乳腺癌和不能手术的非小细胞癌。亚砷酸盐，如三氧化二砷，已成为治疗急性早幼粒细胞性白血病的有效药物，人 T 细胞白血病及骨髓瘤细胞、变异淋巴细胞对亚砷酸盐非常敏感。体外研究表明，亚砷酸盐通过减少谷胱甘肽、诱导线粒体膜通透性转换孔复合物开放来参与细胞凋亡。白桦脂酸（Betulinic acid）是一种三萜类抗肿瘤药物，在体内外均具有抗黑色素瘤、神经胶质瘤、神经外胚叶瘤作用。白桦脂酸通过直接改变线粒体膜通透性而诱导凋亡。

K^+ 离子通道开放剂（potassium channel openers，KCOs）。线粒体膜上存在 K^+ 通道（mitochindrial ATP-regulated potassium channel，mito KATP），其性质与细胞膜上的 K^+ 通道相近。K^+ 离子通道开放剂是一类专一性开放 K^+ 通道、促进 K^+ 跨膜转运、血管平滑肌舒张的药物，主要用于心绞痛、高血压病的治疗和心肌缺血保护。

目前正在研制的一些对线粒体产生影响的新型抗肿瘤药，如 Bcl-2 靶向药物（Bcl-

2 反义寡核苷酸)、Bcl - 2 家族蛋白 BH3 域拟似药、线粒体外膜苯二氮䓬类受体 (peripheral benzodiazepine receptor，PBR) 配体和影响腺嘌呤核苷酸转运 (ANT) 药物。

线粒体靶点的抗肿瘤药物的重要意义在于其促细胞凋亡作用可能并不完全依赖 caspase、CD95/CD95L、p53 等介导的凋亡途径，其对耐药肿瘤细胞具有杀伤作用。因为一些肿瘤细胞往往表现出 caspase 抑制或 p53 基因突变，对传统的抗肿瘤药物产生耐药性。如氯尼达明和亚砷酸盐诱导细胞凋亡不受 caspase 抑制剂影响，且与 p53 水平无关。

2. 线粒体靶向药物转运 线粒体的两个属性可被用来进行药物转运，即高的内膜膜电位和线粒体蛋白的转运机制。

线粒体膜电位是驱动质子回流的主要能量，电位高达 180mV，是细胞内膜电位最高的细胞器，电性内负外正，内环境 pH 为 8.0，因此线粒体不仅可富集阳离子型透膜物质，而且对阴离子形式的弱酸也具有亲和性。将抗氧化剂、维生素、毒素或抗癌药物与亲脂性阳离子共价结合后，亲脂阳离子复合物能高度特异地被细胞线粒体摄入。常用的亲脂性阳离子有三苯基甲基磷 (triphenylmethylphosphonium)、四苯基磷 (tetraphenylphosphonium) 和线粒体特异性亲脂荧光指示剂罗丹明 123 (rhodamine 123)，利用亲脂性阳离子进行药物转运具有线粒体选择的作用。

利用核编码的线粒体蛋白的转运机制，可以进行药物的线粒体选择性载运。多数线粒体多肽是细胞核编码的，在胞浆中合成，由导肽序列将其导入线粒体，在线粒体特定的位置组装为成熟蛋白。核编码的线粒体蛋白的导肽序列内不仅含有识别线粒体的信息，也具有牵引线粒体蛋白质通过线粒体膜进行转运的功能。因此，线粒体蛋白多肽的导肽序列，犹如决定线粒体靶向药物运送方向的"火车头"，将线粒体靶向药物犹如"车厢"一样牵引进入到线粒体相应的部位。

重点小结

1. 能量供应是生命赖以生存的基础，线粒体在细胞能量供应及维持细胞正常代谢等方面发挥举足轻重的作用。

2. 线粒体是由双层封闭的膜包围形成的囊状结构，内膜上的嵴是其标志性结构；嵴上排列的基粒为 ATP 合酶复合体，是氧化磷酸化偶联的关键装置；线粒体基质中三羧酸循环酶系通过底物脱氢氧化生成 NADH 和 $FADH_2$，它们通过线粒体内膜上的呼吸链氧化，导致质子跨膜移位形成跨膜质子梯度；线粒体内膜上 ATP 合酶利用跨膜质子梯度的能量合成 ATP，由线粒体进入细胞质，参与细胞的各种需能过程。

3. 线粒体如一个能量转换装置，将电子传递和氧化磷酸化过程偶联在一起，通过特定的机制合成细胞的能量"货币"——ATP 分子；线粒体在细胞内 Ca^{2+} 稳态维持、氧自由基生成、细胞凋亡、物质运输以及脂类等重要生物分子合成等方面发挥着重要作用。

4. 细胞核和线粒体在功能上相互依赖，作为半自主性细胞器，线粒体具有自己相对独立的遗传体系，但又依赖于核遗传体系，其结构和功能的完整性受核基因组和线粒体基因组的双重控制。

5. 线粒体是一个结构复杂而敏感多变的细胞器，细胞内外多种因素均可引起线粒体结构与功能的异常；一些药物对线粒体有保护或损伤作用，已出现线粒体靶向药物转载技术。

6. 线粒体疾病是细胞能源生产的问题，是 ATP 合成障碍、能量来源不足导致的一组异质性病变；调控和改善线粒体功能以及修复损伤的线粒体对于线粒体疾病的预防和治疗起着重要的作用。

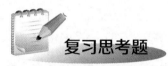

复习思考题

1. 如何理解线粒体是细胞能量转换的细胞器？电子传递链与氧化磷酸化之间有何关系？
2. 怎样看待线粒体结构与功能的相关性？
3. 为什么说线粒体是一个半自主性细胞器？
4. 什么是线粒体疾病？如何看待线粒体 DNA 与线粒体疾病的关系？
5. 哪些药物或毒物对线粒体有损伤？简述药物对线粒体的保护作用。

（赵晓云）

第六章 细胞质基质与细胞内膜系统

　　真核细胞内部被生物膜分隔成为 3 种结构区域：细胞质基质（cytoplasmic matrix）、内膜系统（endomembrane system）和其他由膜包被的细胞器，如线粒体、叶绿体、过氧化物酶体和细胞核，使得真核细胞高度区室化，这是其功能复杂化的结构基础。本章重点介绍细胞质基质和内膜系统的生物化学组成、结构和功能及其在细胞重大生命活动中的分子机制。

　　内膜系统是真核细胞特有的，在结构、功能和发生上相互关联的膜性细胞器的统称，主要包括内质网、高尔基体、溶酶体、多种液泡等。它们扩大了细胞内膜的总面积，为酶提供附着的支架；将细胞内部划分为不同的功能区域，保证各种生化反应所需的独特环境，大大提高了细胞生理生化反应的效率。研究细胞内膜系统通常采用放射自显影、荧光蛋白、亚细胞组分的生化分析、无细胞系统、遗传菌株突变等技术。

　　与原核细胞不同，光镜、电镜和生化研究都发现真核细胞具有由内膜构成的复杂的功能间隔。内膜系统的出现在细胞进化史上具有重要的意义，它使细胞的结构与功能更趋于合理完善，并增强了细胞的适应性。内膜系统的各细胞器因附着在细胞骨架（特别是微管）上，在细胞内具有相对固定的空间关系，如内质网靠近细胞核，而高尔基体则位于内质网和细胞膜之间（图 6-1）。内膜系统的出

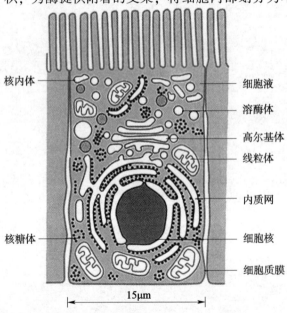

核内体

细胞液

溶酶体

高尔基体

线粒体

内质网

核糖体

细胞核

细胞质膜

15μm

图 6-1　内膜系统在细胞内分布示意图

现及其形成的房室性区域化（compartmentalization）效应，是真核细胞与原核细胞之间相互区别的重要标志之一。因此，一般认为内膜系统的产生，是细胞生物在其漫长的历史演化进程中，内部结构不断分化完善、各种生理功能逐渐提高的结果。

第一节 细胞质基质及功能

一、细胞质基质的概念

细胞质基质是真核细胞中除去可分辨的细胞器以外的胶状物质，占据着细胞膜内、细胞核外的细胞内空间。细胞质基质的主要成分包括约占总体积70%的水和溶于其中的无机离子（如 K^+，Na^+，Mg^{2+} 等）以及以可溶性蛋白质为主的大分子，其体积占细胞总体积50%以上。

在真核细胞的细胞质基质中进行着很多重要的中间代谢反应，细胞质与细胞核以及细胞器之间的物质运输、能量交换、信息传递也发生在其中。近年来发现细胞质基质还担负着多种其他的重要功能。然而对细胞质基质的认识与细胞核和其他细胞器相比起步较晚，曾赋予它诸如细胞液（cell sap）、透明质（hyaloplasm）、胞质溶胶（cytosol）等多个名称，其含义也不断地更新与完善，这既反映了从不同的侧面与层次对细胞质基质的了解，也反映了对细胞质基质认识的不断深入。用差速离心的方法分离细胞匀浆物中的各种细胞组分，在先后除去细胞核、线粒体、溶酶体、高尔基体和细胞质膜等细胞器或细胞结构后，存留在上清液中的主要是细胞质基质的成分，生物化学家多称之为胞质溶胶。细胞质基质是种黏稠的胶体，多数水分子以水化物的形式紧密地结合在蛋白质和其他大分子表面的极性部位，只有部分水分子以游离态存在，起溶剂作用。蛋白质分子和颗粒性物质在细胞质基质中的扩散速率仅为水溶液中的1/5，更大的结构如分泌泡和细胞器等则固定在细胞质基质的某些部位上，或沿细胞骨架定向运动。在细胞质基质中，各种代谢活动高效有序地进行，各种代谢途径之间协调有序，完成物质、能量与信息的定向转移和传递，这些复杂的生命代谢活动都不是简单的"酶溶液"所能完成的。

目前证据表明，细胞质基质很可能是一种高度有序的体系。在细胞质基质中多数蛋白质，其中包括水溶性蛋白，并不是以溶解状态存在的，细胞质骨架纤维对于细胞质基质高度有序结构体系的维系起着重要组织作用，多数的蛋白质直接或间接地与骨架结合，或与生物膜结合，其周围又吸附了多种分子，从而不同程度地影响和改变微环境的某些物理性质。这样一种有精细区域化的凝胶结构体系，在不同细胞的不同生理状态下，可能有所不同，以完成多种复杂的生物学功能。应用免疫荧光技术显示与糖酵解过程有关的一些酶结合在微丝上，酶与微丝结合后，酶的动力学参数也发生了明显的变化。糖酵解有关的酶类彼此之间可能以弱键结合在一起形成多酶复合体，定位在细胞质基质的特定部位，催化从葡萄糖至丙酮酸的一系列反应。前一个反应的产物即为下一个反应的底物，二者间的空间距离仅为几个纳米，各个反应途径之间也以类似的方式相互关联，从而有效地完成复杂的代谢过程。原位杂交研究结果显示 mRNA 在细胞中也呈区域性分布，在卵母细胞中不同种的 mRNA 定位于细胞质基质的不同部位，蛋白质和 RNA 在细胞质基质中的特定分布而形成的位置信息，对子代个体胚胎发育早期的细胞分化起着重要的调控作用。

细胞质基质这种结构体系的维持只能在高浓度的蛋白质及其特定的离子环境的条件之下实现。一旦细胞破裂，甚至在稀释的溶液中，这种靠分子之间脆弱的相互作用而形成的结构体系就会遭到破坏。这也正是研究细胞质基质比研究其他细胞器困难的主要原因。

也有学者主张细胞质骨架作为相对独立的主要结构体系不应纳入细胞质基质范畴。然而离开了细胞质骨架的支持与组织，细胞质基质便无法维系其复杂而高度有序的结构，也就无法完成各种生物学功能。从细胞骨架的角度来看，骨架的主要成分，特别是微管和微丝的装配和解聚与周围的液相始终处在一种动态平衡之中，离开这种特定的环境，骨架系统也难以行使其功能。

二、细胞质基质的功能

细胞质基质所担负的功能不是孤立单一的，主要体现在多种细胞生命活动过程中。目前人们对发生在细胞质基质中的代谢反应的具体步骤早已比较清楚，但对它们在细胞质基质中如何进行反应的细节，特别是反应的底物和产物如何定向转运的机制还有待进一步深入了解。

（一）蛋白质和脂肪酸合成主要场所

现已知，细胞质内所有蛋白质合成的起始步骤都发生在细胞质基质的游离核糖体上，具有特殊 N 端信号序列的分泌蛋白合成起始后多核糖体很快转移到内质网膜上，一边合成一边转运到内质网腔，然后再以膜泡运输的方式由内质网转运至高尔基体并进一步完成蛋白质分选。其他蛋白质的合成则在细胞质基质中的游离核糖体上完成，并根据蛋白质自身所携带的信号，分别转运到线粒体、叶绿体、过氧化物酶体以及细胞核中，也有些蛋白质驻留在细胞质基质中，构成其本身的结构成分。

（二）维系细胞质的组织体系

细胞质基质的这一功能与细胞质骨架相关，细胞质骨架作为细胞质基质的主要结构成分，不仅与维持细胞的形态、细胞的运动、细胞内的物质运输相关，而且也是细胞质基质结构体系的组织者，为细胞质基质中其他成分和细胞器提供锚定位点。

（三）蛋白质的修饰和选择性降解

1. 蛋白质的修饰 已发现有 100 余种蛋白质的侧链修饰方式，绝大多数的修饰都是专一性酶促反应的结果。侧链修饰对细胞的生命活动十分重要，但很多修饰的生物学意义至今尚不清楚。在细胞质基质中发生蛋白质修饰的类型主要有：

（1）辅酶或辅基与酶的共价结合：在无数酶促氧化 – 还原反应中，细胞内的辅酶将能量以氢原子的形式在酶之间传递。

（2）磷酸化与去磷酸化：用以调节细胞内多种蛋白质的生物活性，进而快速影响细胞代谢。被磷酸化的蛋白质氨基酸残基包括酪氨酸、丝氨酸、苏氨酸，组氨酸和赖氨酸也能被磷酸化。蛋白质磷酸化与去磷酸化还影响细胞信号调控级联反应和基因转录活性。已知人类基因组中有大约 2 000 个基因编码与蛋白质磷酸化有关的蛋白质激酶；1 000 个基因编码与蛋白质去磷酸化有关的蛋白质磷酸水解酶。

（3）甲基化：很多细胞骨架蛋白的 N 端发生甲基化修饰，以防止被细胞内的蛋白质水解酶降解，从而使蛋白质在细胞中维持较长的寿命。组蛋白甲基化修饰在细胞内由特异性的甲基转移酶催化完成，主要包括精氨酸甲基化和赖氨酸甲基化两种情况，组蛋白甲基化修饰既可抑制也可增强基因表达，是表观遗传学的重要研究领域之一，越来越多的证据表明组蛋白甲基化功能异常与肿瘤的发生发展密切相关。

（4）酰基化：最常见的一类酰基化的修饰是内质网上合成的跨膜蛋白在通过内质网和高尔基体的转运过程中发生的，由不同的酶催化软脂酸链共价连接到某些跨膜蛋白暴露在细胞质基质侧的结构域上。另一类酰基化发生在诸如 *src* 和 *ras* 基因这类癌基因的表达产物上，催化这一反应的酶可识别蛋白质中的信号序列，将脂肪酸链共价地结合到蛋白质特定的位点上。如 *src* 基因编码的酪氨酸蛋白激酶，与豆蔻酸共价结合后，靠豆蔻酸链结合到细胞质膜上，这一修饰是 *src* 基因导致细胞转化所必需的。

2. 控制蛋白质的寿命及降解变性和错误折叠的蛋白质　细胞中的蛋白质处于不断降解与更新的动态过程中，细胞质基质中有的蛋白质寿命较长，但也有一些寿命很短，合成后几分钟就被降解，其中包括在某些代谢途径中催化限速步骤的酶和 *fos* 等癌基因产物等。

在蛋白质分子的氨基酸序列中，既含有决定蛋白质定位和功能的靶向信号和修饰信号，还含有决定蛋白质寿命的信号。这种信号存在于蛋白质 N 端的第一个氨基酸残基，若第一个氨基酸是 Met、Ser、Thr、Ala、Val、Cys、Gly 或 Pro，则蛋白质往往是稳定的，寿命较长；如是其他氨基酸，则往往是不稳定的，寿命较短。在真核细胞每种蛋白质起始合成时，N 端的第一个氨基酸都是甲硫氨酸（细菌中为甲酰甲硫氨酸），但合成后不久便被特异的氨基肽酶水解除去，然后由氨酰－tRNA 蛋白转移酶（aminoacyl－tRNA－protein transferase）把一个信号氨基酸加到某些蛋白质的 N 端，最终在蛋白质的 N 端留下一个稳定或不稳定的氨基酸残基。

在真核细胞的细胞质基质中，有一种识别并降解错误折叠或不稳定蛋白质的机制，即泛素化和蛋白酶体所介导的蛋白质降解途径（ubiquitin－and proteasome－mediated pathway），有人将这种蛋白质降解机制比喻为"细胞给予需要降解蛋白质的死亡之吻（kiss of death）"，Aaron Ciechanover 等 3 位科学家因为发现相关机制获得了 2004 年诺贝尔化学奖。泛素化和蛋白酶体所介导的蛋白质降解途径具有多种生物学功能：包括蛋白质质量监控、影响细胞代谢、信号转导和受体调整（receptor modulation）、免疫反应、细胞周期、转录调节和 DNA 修复等。

蛋白酶体（proteasome）是细胞内降解蛋白质的大分子复合体，由约 50 种蛋白质亚基组成，相对分子质量为 $2 \times 10^6 \sim 2.4 \times 10^6$，富含 ATP 依赖的蛋白酶活性，其功能恰如细胞内蛋白质破碎机（protein shredder）。一个典型的哺乳类细胞蛋白酶体约占细胞蛋白质含量的 1%。沉降系数为 26S 的蛋白酶体为多亚基复合物，呈中空桶状结构，中间为 28 种蛋白质亚基组成的 20S 催化核心；两端各结合一个由 16～18 种蛋白质亚基组成 19S 帽子结构，起调节和识别作用，其中 6 种亚基具有 ATPase 活性，为蛋白质降解活动提供能量。

泛素（ubiquitin）是由 76 个氨基酸残基组成的相对分子质量为 8.5×10^3 的小分子

球蛋白，具热稳定性，普遍存在于真核细胞中，人和酵母细胞的泛素分子一致序列高达 96%，由于广泛存在且序列高度保守，故名泛素。泛素具有多种生物学功能。在蛋白质降解过程中，多个泛素分子共价结合到含有不稳定氨基酸残基的蛋白质的 N 端，带有泛素化标签的蛋白质被蛋白酶体识别并降解。通过该途径降解的蛋白质大体包括两类：一是错误折叠或异常的蛋白质；二是需要进行存量调控和不稳定的蛋白质。蛋白质的泛素化是多酶复合体催化完成的，包括泛素活化酶（E1）、泛素结合酶（E2，又称泛素载体蛋白）和泛素连接酶（E3）。

泛素化过程涉及以下步骤：①泛素活化酶（E1）通过形成酰基 – 腺苷酸中介物使泛素分子 C 端被激活，该反应需要 ATP；②转移活化的泛素分子与泛素结合酶（E2）的半胱氨酸残基结合；③异肽键（isopeptide bond）形成，即与 E2 结合的泛素羧基和靶蛋白赖氨酸侧链的氨基之间形成异肽键，该反应由泛素连接酶（E3）催化完成。重复上述步骤，形成具有寡聚泛素链的泛素化靶蛋白。泛素化标签被蛋白酶体帽识别，并利用 ATP 水解提供的能量驱动泛素分子的切除和靶蛋白解折叠，去折叠的蛋白质转移至蛋白酶体核心腔内被降解。

细胞质基质中的变性蛋白质、错误折叠的蛋白质、含有被氧化或其他非正常修饰氨基酸的蛋白质，依赖于泛素化修饰和蛋白酶体降解途径，很快被降解清除。推测这种蛋白质降解作用，可能涉及对畸形蛋白质所暴露出来的氨基酸疏水基团的识别，并由此启动对蛋白质 N 端第一个氨基酸残基的作用，结果形成了 N 端不稳定信号。在细胞质基质中，正在合成的蛋白质的构象与错误折叠的蛋白质有很多类似之处。实验表明，加入蛋白质合成抑制剂后，停留在不同阶段、大小不等的多肽链会很快被降解，说明细胞在正常状态下蛋白质合成的复合物对延伸中的肽链具有暂时的保护作用。

3. 帮助变性或错误折叠的蛋白质重新折叠形成正确的构象　细胞质基质的这一功能主要由热休克蛋白（heat shock protein, HSP）来承担。热休克蛋白是一类进化上高度保守的蛋白质家族，在人类、果蝇和植物中发现的 HSP 都有相似的序列和功能，特别值得注意的是它们作为分子伴侣（molecular chaperone）而发挥多种作用，协助细胞内蛋白质合成、分选、折叠与装配等。大多数分子伴侣是组成型表达，执行多种基本功能，有些是细胞在胁迫条件下高水平表达，以便在维持细胞稳态中发挥核心作用。根据相对分子质量大小、结构和功能，热休克蛋白被分为几个家族：HSP90、HSP70、HSP60 和新近发现的相对分子质量在 $1.5 \times 10^4 \sim 4.0 \times 10^4$ 的小分子 HSP。每一家族中都有由不同基因编码的数种蛋白质成员。有证据表明，在正常细胞中，热休克蛋白选择性地与畸形蛋白质结合形成聚合物，利用水解 ATP 释放的能量使聚集的蛋白质溶解，进一步折叠成正确构象的蛋白质。

第二节　内　质　网

一、内质网的基本结构特征与类型

内质网（endoplasmic reticulum, ER）是由 Porter, Claude 和 Fullam 等于 1945 年发现的。他们在电子显微镜下观察培养的小鼠成纤维细胞时，发现细胞质中存在着一些由小管、小泡和扁囊连接而成的网状结构，由于这些网状结构多位于细胞核附近的细胞质内部区域，故称为内质网。随着超薄切片和固定技术的发展，Palade 和 Porter 等人于 1954 年证实内质网是由膜围绕的囊泡所组成，虽然以后发现的内质网不仅仅存在于细胞的内质部位，但仍习惯沿用此名称。

20 世纪 50 年代，对内质网的研究主要着重于其在细胞内的分布状况及形态结构方面，并证实内质网普遍存在于动植物细胞中，只有在原核细胞与少数高度分化的真核细胞（如哺乳动物成熟的红细胞）中没有内质网。内质网不仅存在于细胞的内质部位，还常常扩展到靠近细胞膜的外质区域，与质膜和核被膜相连，并且与高尔基体关系密切，周围还常伴有许多线粒体。20 世纪 60 年代后，利用生化离心、电镜、细胞化学与免疫细胞化学等技术，对内质网的结构与功能等进行了深入研究，认为内质网不仅参与蛋白质和脂类物质的合成，而且还与其他内膜系统有密切关系。它在内膜系统中占据着举足轻重的地位。

（一）内质网的形态结构

内质网广泛分布于除成熟红细胞以外的所有真核细胞的胞质中。内质网是由封闭的管状或扁平囊状膜系统及其包被的腔形成的三维网状结构（图 6-2），是细胞内除核酸外一系列重要生物大分子的合成基地。在整体结构上，可与高尔基复合体、溶酶体等内膜系统的其他组分移行转换；在功能上则与这些结构密切相关。在不同类型的细胞中，内质网的数量、类型和形态均呈现很大的差异，同一细胞在不同的发育阶段，甚至在不同的生理状态下，内质网的结构与功能也发生明显的变化。

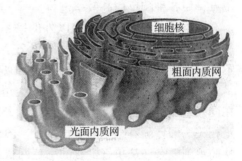

图 6-2　鼠肝细胞内质网形态结构示意图

就基本结构而言，内质网可分为扁囊（flattened sacs）、小泡（vesicle）和小管（tubule）三种基本形态：①扁囊状内质网：是最常见的内质网结构，内质网膜形成狭窄的腔，形状扁而长，扁囊宽约 50nm，平行排列呈板层状，彼此相互沟通成网。在多种分泌细胞中可观察到这种内质网，常为细胞蛋白质合成旺盛的结构特征。②小泡状内质网：内质网的形状为泡状，直径约 40～500nm，球形，常单独存在。这种泡状内质网可能是一种过渡型内质网，也出现在特殊生理状态的细胞及病变的细胞内。③管状内质网：内质网呈分支而细长的管，小管的直径约 50～100nm，常互相连通，交错成复杂的网状。

细胞中扁囊、小泡和管状内质网连成一个连续的网状膜系统，3 种基本形态可看作是构成内质网膜的单位结构（unit structure）。有些细胞中只存在其中 1 种或 2 种基本形态，而有些细胞则 3 种基本形态都具有。如鼠肝细胞中内质网由成组排列的扁囊和小管连接而成，周围分散着小泡结构；睾丸间质细胞内质网则由大量小管连成网状。内质网可与核膜相连，横跨细胞质，也可与细胞膜相连，推测与内质网的进化途径有关（图 6-3）。内质网的结构不是稳定不变的，如在一个细胞周期中，它的扁囊或管道可以缢裂成许多泡。在细胞周期的各阶段，内质网的变化极其复杂，细胞分裂时，内质网要经历解体与重建的过程。

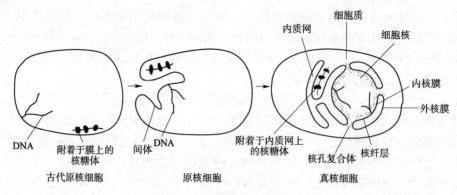

图 6-3 内质网可能的演变途径

内质网膜面积通常占细胞全部生物膜成分的一半以上，体积约占细胞总体积的 10% 以上。内质网膜与核被膜外层相连，这种连接不仅明显而且恒定。内质网在细胞内形成了一个相互沟通的片层状管网结构，将细胞基质相对分隔，使细胞内一些物质的代谢在特定环境中进行。内质网是真核细胞区域化的产物，它使细胞在有限的小空间建立起大量的膜表面，大大增加了细胞内膜的表面积。据估计，1ml 肝细胞内质网膜，若展开后大约有 $11m^2$。这样的结构为多种酶，特别是多酶体系提供了充分的结合位点，使各种酶反应高效率进行。

内质网是细胞内除核酸以外的一系列重要的生物大分子，如蛋白质、脂类、糖类等合成与代谢的重要基地，与物质交换、运输、解毒作用等密切相关。原核细胞内因不具有内质网，由细胞膜代行某些类似功能。

一般而言，在不同种生物的同类组织细胞中，它们的内质网基本是相似的。然而在同一组织的细胞中，内质网的数量及结构的复杂程度，则往往与细胞的发育进程成正相关。即伴随着细胞的生长发育，内质网的数量、结构也在逐渐地发生着从少到多、从简单到复杂、从单管少囊的稀疏网状到复管多囊的密集网状的变化。

（二）内质网的类型

内质网可分为 2 种类型，即糙面内质网（rough endoplasmic reticulum，RER）和光面内质网（smooth endoplasmic reticulum，SER）。糙面内质网的表面附着许多核糖体，光面内质网表面光滑，无核糖体附着。一般来讲，细胞内如有丰富的糙面内质网，则光面内质网的就会很少；反之亦然。但在肝细胞中两类内质网都很丰富。

1. 糙面内质网 糙面内质网又称颗粒内质网（granular endoplasmic retieulum，GER）。膜表面附着大量颗粒状核糖体，使表面变得粗糙，并因此而得名（图 6-4）。糙面内质网常由板层状排列的扁囊构成，少数为小管和小泡。核糖体多附着于板层状排列的扁囊膜的胞质面。分析糙面微粒体，发现糙面内质网上至少有两种特有的膜蛋白，它们可以将核糖体 60S 的大亚基结合到内质网膜上，称为核糖体连接蛋白（ribophorin）Ⅰ和Ⅱ，相对分子量分别为 36 000 和 65 000，2 种连接蛋白形成复合物颗粒，直径为 11nm。核糖体连接蛋白还可在糙面内质网膜表面形成支架似的网状结构，把核糖体结合位点相互连接起来，使之比光面内质网的小管、小泡结构更为坚固和稳定。

糙面内质网具有可变性，随细胞功能、分化程度以及细胞生理状态的变化，糙面内质网的大小和数量均会出现增减。如：在分泌蛋白质旺盛的胰腺细胞、唾液腺细胞、肝细胞和神经细胞中，糙面内质网非常发达；在大量分泌抗体的浆细胞质中，几乎充满了糙面内质网；未成熟或未分化的细胞与相应的分化成熟细胞相比，它们的糙面内质网则很不发达，如胚胎细胞和培养细胞等。

对肿瘤细胞来说，则具有一些独有的特点，如实验性大鼠肝癌细胞，凡分化程度高、生长缓慢的癌细胞，糙面内质网发达；反之，在分化程度低、生长快的癌细胞中，则糙面内质网很不发达甚至消失。因此糙面内质网的发达程度除可作为判断细胞分化程度和功能状态的一种形态指标之外，还可作为肿瘤细胞生长速率和恶性程度的一种判别依据。

糙面内质网的内容物也会因细胞的生理病理状况而发生变化。细胞内容物增生时，糙面内质网会发生肿胀，此时其内容物的电子密度降低，显得比较透亮；细胞内容物浓缩时，蛋白质样物质变得致密，形成颗粒、小体或结晶，储存在囊腔中，称为蛋白质样颗粒，如浆细胞中的罗氏小体（Russell body），就是一种糙面内质网囊腔中储存的蛋白样颗粒，富含糖蛋白。一般认为，它是浆细胞受免疫机制诱导而使内质网合成蛋白质功能亢进或分泌机制出现障碍而形成的产物。

附着核糖体或游离核糖体的数量多少，也是随糙面内质网的功能而变化的。例如，胰腺细胞和浆细胞内半数的核糖体附着在内质网上，而哺乳动物红细胞内的核糖体则全部游离在细胞质或在基质中形成多聚核糖体。在病理状态下，如 CO 中毒或缺氧时，脑皮质神经元糙面内质网上的多聚核糖体呈解聚状态，从内质网膜上脱落，称为脱粒。解聚和脱粒都是细胞或糙面内质网受到损伤的具体表现，导致分泌性蛋白质的合成减少。

2. 光面内质网　光面内质网又称滑面内质网或无颗粒内质网（agranular endoplasmic reticulum，AER）。膜表面不附着核糖体，无颗粒而变得光滑（图 6–5）。电镜结构示意图光面内质网通常由分支小管或小泡构成，小管直径为 50～100nm，呈网状，很少有扁囊结构，在某些位置上与糙面内质网相连。光面内质网酶的种类较复杂，其分布有种属特征。

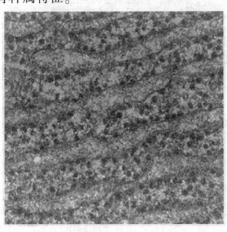

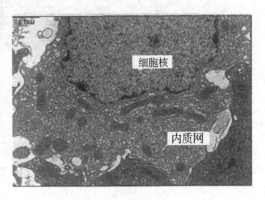

图 6–4　糙面内质网（RER）电镜图　　　　图 6–5　光面内质网（SER）

光面内质网由于没有核糖体附着，因此与蛋白质合成无关。在某些特化细胞中，光面内质网很丰富，功能复杂。例如：在肝细胞中，光面内质网为主要细胞器，其膜上有合成脂蛋白脂质部分的全套酶系，还含有药物及毒物的代谢酶。光面内质网还广泛存在于能合成类固醇的细胞中，如精巢的间质细胞、肾上腺皮质和其他分泌激素的细胞。胃壁细胞、皮脂腺细胞、横纹肌细胞等也都富含光面内质网。

用密度梯度离心技术可将肝细胞中的光面内质网和糙面内质网分离开来，发现糙面内质网上有 20 余种与光面内质网上不同的蛋白质，由于内质网是个连续的整体结构，因此在内质网膜上可能存在某些特殊的装置将光面内质网和糙面内质网分离开来，并维持其形态，否则在内质网膜这个二维的流体结构中，不同区域的脂质和蛋白质就会因侧向扩散而趋于平衡。

内质网与其他细胞器关系的研究不仅有利于阐明细胞的某些生理生化过程，对探讨细胞器的发生和进化很有意义。内质网膜常与外层核膜连接，内质网的腔与核周隙相沟通，而且外核膜有时也附着大量的核糖体，这种结构上的联系提示内质网与核膜在发生上有同源关系。光面内质网与高尔基体在结构功能和发生上的关系更为密切。此外在合成代谢旺盛的细胞内，糙面内质网总是与线粒体紧密相依，这固然与线粒体为内质网执行功能提供所需能量直接相关，但还发现这种分布上的联系与脂质的转移以及钙离子释放的调节密切相关。在间期细胞中，内质网的分布往往与微管的走向一致，且总是沿微管向细胞周缘延伸。已发现与微管运输相关的马达蛋白——驱动蛋白与内质网结合，内质网一端固定在核膜上，另一端在驱动蛋白的牵引下沿微管向外延伸形成复杂的网状结构。

3. 某些特殊组织细胞中存在内质网的衍生结构 除了上述两种基本形态结构类型的内质网之外，在某些特殊组织细胞中还存在着一些由内质网局部分化、衍生而来的异型结构。比如视网膜色素上皮细胞中的髓样体（myeloid body），生殖细胞、快速增殖细胞、某些哺乳动物的神经元和松果体细胞的孔环状片层体（annulate lamellae）（图 6 - 6）等。这些异型结构亦可被看作是内质网的第三种结构类型形式。

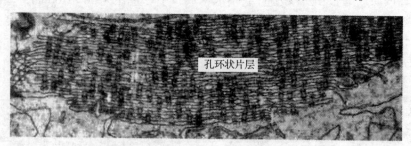

孔环状片层

图 6 - 6 异型内质网孔环状片层结构

二、内质网的化学组成

内质网通常可占到细胞全部膜相结构组成的 50% 左右，占细胞总体积的 10% 以上，相当于整个细胞质量的 15% ~ 20%。通过将组织或细胞匀浆，经低速离心除去核及线粒体后，再超速离心，分离出内质网断裂后形成的许多封闭式小泡结构，含内质网膜和核糖体两种基本成分，称为微粒体（microsome）。应用蔗糖密度梯度离心法也可从细胞匀浆中分离得到微粒体。

微粒体的直径约 100nm，表面附有核糖体的称为糙面微粒体，无核糖体的称为光面微粒体。虽然微粒体是细胞的人工分离产物，但在生化研究中，常常将其作为研究内质网的理想材料。目前对内质网的化学特征与生理功能的了解和认识，大多是通过对微粒体的分析而获得的。在体外实验中，微粒体仍保持着蛋白质合成、糖基化和脂类合成等内质网的基本功能。

通过对微粒体的生化分析，可知内质网膜与生物膜系统一样，也是由脂类和蛋白质所组成的。内质网膜含有的蛋白质含量比细胞膜高。此外内质网膜具有大量的酶，其中葡萄糖 – 6 – 磷酸酶被视为内质网膜的标志酶，另一些重要的标志酶是电子传递体系，内质网膜上的主要酶及其分布见表 6 – 1。

在内质网网腔中普遍地存在着驻留蛋白（retention protein），又称网质蛋白（reticulo – plasmin）。它们的共同特点是在蛋白质多肽链的羧基端含有 KDLE（Lys – Asp – Glu – Leu）或 HDEL（His – Asp – Glu – Leu）四氨基酸驻留信号（retention signal）。逃逸出内质网的驻留蛋白通过驻留信号与相应受体的识别被运回内质网腔。

表 6 – 1　内质网膜上主要的酶及其分布

酶	分布位置	酶	分布位置
细胞色素 P450	胞质面和腔面（跨膜蛋白）	核苷焦磷酸酶	胞质面
细胞色素 b5	胞质面	GDP – 甘露糖基转移酶	胞质面
NADH – 细胞色素 b5 还原酶	胞质面	核苷二磷酸酶	腔面
NADH – 细胞色素 c 还原酶	胞质面	葡萄糖 – 6 – 磷酸酶	腔面
ATP 酶	胞质面	β – 葡萄糖醛酸酶	腔面

三、内质网的功能

（一）糙面内质网的功能

1. 参与蛋白质的合成　核糖体是蛋白质合成的场所，每个真核细胞平均有 $10^6 \sim 10^7$ 个核糖体。电镜下，糙面内质网横截面上的核糖体尽管有大有小，但其排列是有规律的：核糖体在糙面内质网的表面呈螺旋状、玫瑰花状或环状排列，这是附着在内质网膜表面的由 mRNA 串联而成的多聚核糖体（polyribosome）。

糙面内质网参与合成的蛋白质有：①分泌蛋白，如牛奶中的酪蛋白、唾液淀粉酶、抗体、肽类激素及胞外基质蛋白，常以这种形式输送到细胞外；②膜蛋白，如细胞膜蛋白、内质网等内膜系统的细胞器膜上的蛋白，包括膜受体和膜抗原等；③间隔区域化蛋白质，如内质网、溶酶体蛋白、高尔基体中固有的蛋白；④需要进行复杂修饰的蛋白质，如某些黏液中的糖蛋白。

20 世纪 60 年代，糙面内质网的蛋白质合成功能由放射自显影实验所证实。详细的蛋白质合成过程，是在研究微粒体的实验过程中逐渐积累起来的。20 世纪 70 年代初，大量研究均发现，在体外实验中由 mRNA 编码的分泌蛋白，能在游离核糖体上合成。当合成体系中无微粒体存在时，合成的蛋白质分子量大于有微粒体存在时合成的正常蛋白质。如含有 51 个氨基酸残基的胰岛素分子，其 mRNA 在无微粒体合成体系中，合成的肽链总计 110 个氨基酸残基，称前胰岛素原。而在有微粒体合成体系中，合成的肽链总计 86 个氨基酸残基，称胰岛素原（proinsulin）。后来证实，前胰岛素原 N 末端的疏水性肽段，具有引导多肽链穿过内质网膜和促进游离核糖体附着于内质网的作用。

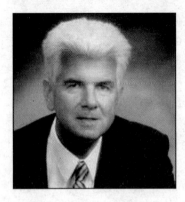

图 6 – 7　G Blobel（1936 ~）

1975 年美国分子细胞生物学家 G Blobel（图 6 – 7）等根据 70 年代初的实验结果，提出了信号假说（signal hypothesis）（图 6 – 8），他因此获得了 1999 年诺贝尔医学和生理学奖。在此将信号假说主要内容概括如下：

（1）游离核糖体上信号肽的合成：信号假说认为，核糖体在合成分泌性蛋白、膜嵌入蛋白或溶酶体蛋白时，合成蛋白质的 N 端相应的 mRNA 5′末端起始密码（AUG）之后，有一组编码特殊氨基酸序列的密码子，称为信号密码（signal codon）。蛋白质合成时，首先由游离核糖体通过信号密码翻译出一段肽链，这段肽链约由 16 ~ 26 个疏水性氨基酸组成，称为信号肽（signal peptide），或称信号序列（具体见本章第六节）。信号肽是蛋白质的分选信号，也是附着核糖体的一种标记，凡带有这段信号序列多肽链的游离核糖体都向内质网靠拢，并附着于其上。这说明糙面内质网的附着核糖体是源自细胞质中带有信号肽的游离核糖体。那些不能合成信号肽的核糖体仍散布于细胞质中，形成游离核糖体而合成其他蛋白质。

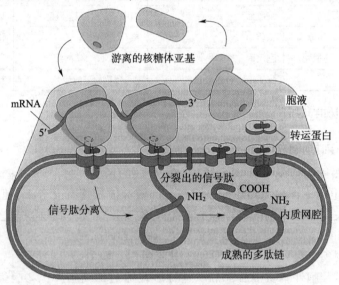

图 6 – 8　信号假说模式图

（2）信号识别颗粒识别信号肽并与核糖体结合：带有信号肽的核糖体是如何与内质网结合的？研究证明，在细胞质中有一种信号识别颗粒（signal recognition particle，SRP），主要由 6 条多肽链和 1 个由 300 个核苷酸组成的 7S RNA 分子组成（图 6 – 9）。SRP 是一种媒介分子，既可与新生肽信号序列和核糖体大亚基结合，又能识别内质网膜上的 SRP 受体，并与之结合，从而形成 SRP - 信号肽 - 新生肽链 - 核糖体复合体。此时 SRP 占据了核糖体上用于蛋白质合成的 A 位点，阻挡了携带新氨基酸的 tRNA 进入核糖体，使蛋白质的翻译过程暂时中止。

（3）SRP - 信号肽 - 新生肽链 - 核糖体复合体与糙面内质网膜结合：SRP 受体（SRP receptor）是糙面内质网膜上存在的能识别 SRP 的特异性蛋白质，也称停靠蛋白（docking protein）。当带有信号肽的核糖体与 SRP 形成复合体后，在 SRP 介导下，向糙

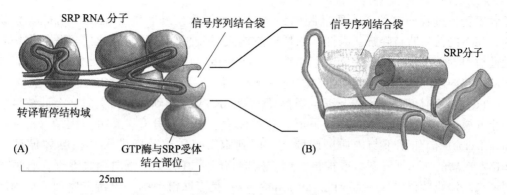

图 6 - 9　SRP 空间立体结构示意图

面内质网膜上的 SRP 受体靠近，通过受体识别而相互结合，使游离核糖体附着在糙面内质网上，形成附着核糖体。同时，核糖体大亚基与内质网膜上的核糖体结合蛋白（ribophorin）结合，从而加强了游离核糖体与内质网膜结合的稳定性。核糖体结合蛋白具有异质性，仅存在于糙面内质网上，光面内质网和原核细胞膜上并不存在这种蛋白，所以无法与游离核糖体结合。而 SRP 与 SRP 受体的结合是暂时性的，当核糖体附着于内质网膜上之后，SRP 便与膜上的受体分开，又回到细胞质基质中，进入下一轮的 SRP 介导循环（图 6 - 10）。

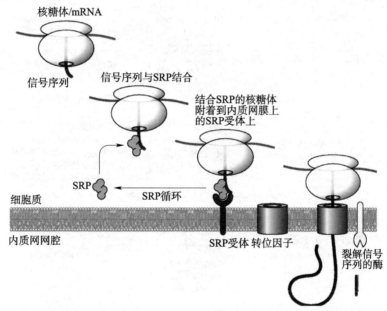

图 6 - 10　信号序列与 SRP 引导游离核糖体附着到内质网膜

　　（4）信号肽穿越内质网膜辅助蛋白质继续合成：SRP 与内质网膜上 SRP 受体分离后，处于暂停状态的肽链合成随即恢复。在核糖体以大亚基附着到内质网膜上时，信号肽还可以使内质网上的两个或多个核糖体受体蛋白结合靠拢，形成与核糖体大亚基中央管相对应的转位因子通道。这样，核糖体合成的多肽链就通过转位因子通道跨膜进入内质网腔中。转位因子（translocator），是由 3 ~ 4 个 Sec61 蛋白复合体构成的一个类似炸面圈的结构，每个 Sec61 蛋白由三条肽链组成。

　　（5）信号肽被信号肽酶的切割：当信号肽进入内质网腔后，其引导作用已完成，伴随着转位过程而被位于内质网腔面的特异性水解酶信号肽酶（signal peptidase）切掉，切下的信号肽被降解，因此在内质网腔内没有发现信号肽。因此信号肽的作用就是通过引导游离核糖体与内质网膜结合，而指导蛋白质在内质网膜上继续合成，启动多肽链向内质网腔内转移，使蛋白质进入分泌途径。

（6）核糖体与内质网膜分离：当核糖体沿 mRNA 阅读到终止密码时，多肽链合成停止并游离于糙面内质网腔中。同时，核糖体大、小亚基分开，在分离因子（detachment factor）的作用下与内质网膜脱离，回到胞质基质中重新进入"核糖体循环"。mRNA 在酶的作用下降解，或被再利用。构成临时管道的受体蛋白随之散开，管道也即消失。停止转移序列（stop transfer sequences）是多肽链上的一段特殊序列，与内质网膜的亲和力很高，能阻止肽链继续进入内质网腔，使其成为跨膜蛋白质。该序列往往含有至少 15 个连续的疏水或不带电荷的氨基酸，使从转位通道释放的肽链稳定整合到 ER 膜的脂双层处。

遗传和生化实验证明，信号假说不仅适用于真核生物，也适用于原核生物的细胞膜蛋白的转运过程。糙面内质网内合成的蛋白质差别主要取决于蛋白质上的信号序列、停止转运序列和锚定序列（stop–transfer and anchor sequence）。如从拓扑学、信号序列的存在方式和跨膜次数角度来看，膜蛋白可分为 4 种类型（图 6-11）。

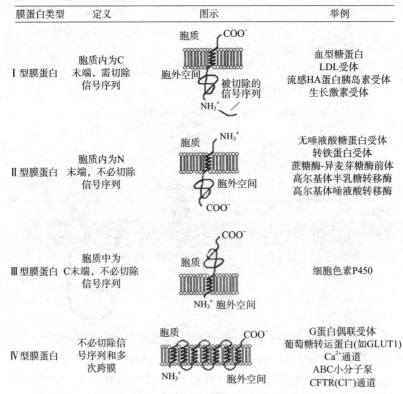

膜蛋白类型	定义	图示	举例
I 型膜蛋白	胞质内为C末端，需切除信号序列		血型糖蛋白 LDL受体 流感HA蛋白胰岛素受体 生长激素受体
II 型膜蛋白	胞质内为N末端，不必切除信号序列		无唾液酸糖蛋白受体 转铁蛋白受体 蔗糖酶-异麦芽糖酶前体 高尔基体半乳糖转移酶 高尔基体唾液酸转移酶
III 型膜蛋白	胞质中为C末端，不必切除信号序列		细胞色素P450
IV 型膜蛋白	不必切除信号序列和多次跨膜		G蛋白偶联受体 葡萄糖转运蛋白(如GLUT1) Ca^{2+}通道 ABC小分子泵 CFTR(Cl^-)通道

图 6-11　膜蛋白的拓扑学结构类型

2. 参与蛋白质的修饰与加工　在糙面内质网合成的膜蛋白和可溶性分泌蛋白在它们分选之前通常需要基本修饰与加工，分四种方式：①发生在高尔基体与内质网的蛋白质糖基化（glycosylation）；②在内质网发生二硫键的形成；③蛋白质折叠与多亚基蛋白的装配；④在内质网、高尔基体和分泌泡发生的特异性蛋白质水解。

生物体内蛋白质的糖基化是指单糖或寡糖与蛋白质共价结合形成糖蛋白的过程，它是蛋白质的一种重要的翻译后修饰过程。根据糖链和肽链的连接方式的不同，蛋白质的糖基化可分为 N－糖基化和 O－糖基化。

N－糖基化是通过糖链还原端的 N－乙酰氨基葡萄糖（Glc－NAc）和肽链中某些天冬酰胺侧链酰基上的氮原子相连。能接有糖链的天冬酰胺（Asn）必须处于 Asn－X－Ser／Thr 三个残基所构成的基序（motif）中，其中 X 为除脯氨酸以外的任意氨基酸残基，与天冬酰胺结合的糖都是 N－乙酰葡糖胺。通过 N－糖基化形成的寡聚糖蛋白是糖蛋白中最普遍的一种，主要在糙面内质网腔中合成（图 6－12）。

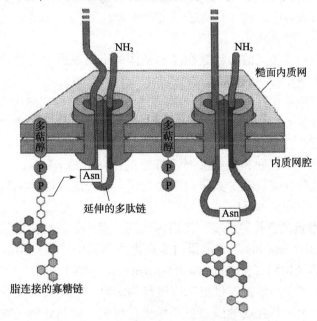

图 6－12　N－糖基化的过程空间示意图

O－糖基化的结构比 N－糖基化简单，一般糖链较短，但是种类比 N－糖基化多。肽链中可以糖基化的主要是丝氨酸和苏氨酸，此外还有酪氨酸、羟赖氨酸和羟脯氨酸，连接的位点是这些残基侧链上的羟基氧原子。通常 O－糖基化形成的寡聚糖蛋白是在高尔基体中合成的。与靶蛋白质直接结合的糖是 N－乙酰半乳糖胺。两种糖基化其寡糖链在成分上有很大不同，合成与加工方式也完全不同。

蛋白质的糖基化酶位于糙面内质网膜上，因而，蛋白质糖基化是在糙面内质网进行的。寡糖与蛋白质在通过 N－糖基化连接之前，先要与内质网膜上的多萜醇分子（dolichol）连接并被活化。多萜醇分子是一种被牢固地嵌入内质网膜中的脂质分子，在蛋白质的糖基化过程中起寡糖链供体的作用，可以将整个寡糖链转移到天冬酰胺残基上，形成糖基化的蛋白质。当核糖体上合成的肽链中天冬酰胺一旦暴露于内质网腔面，已被活化的寡糖就在糖基转移酶（glycosyl transferase）的催化下，转移到天冬酰胺的残基上（图 6－13）。

蛋白质糖基转移酶是位于内质网腔面的一种内在膜蛋白，所以蛋白质糖基化必须在内质网腔面进行。细胞质中游离核糖体合成的可溶性蛋白则不能进入内质网腔糖基

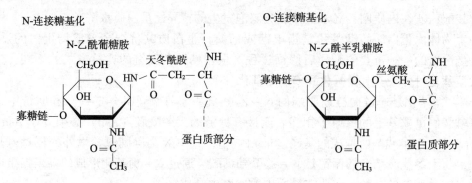

图 6-13 N-连接糖基化与 O-连接糖基化的比较

N-连接糖基化与之直接结合的糖是 N-乙酰葡糖胺；O-连接糖基化与之直接结合的糖是 N-乙酰半乳糖胺

化。内质网腔中蛋白质加工的寡糖链在高尔基体的不同膜囊中还要经过一系列复杂的修饰过程，才能形成结构功能正确的糖蛋白。

另一种蛋白质酰基化（acylation）修饰发生在内质网的胞质侧通常是软脂酸共价结合在跨膜蛋白的残基上，类似的酰基化反应也发生在高尔基体膜和质膜蛋白上，是形成脂锚定蛋白的重要方式。

此外，新生肽的脯氨酸和赖氨酸要进行羟基化（hydroxylation），形成羟脯氨酸和羟赖氨酸，不过这种反应只在少数蛋白质中发生。在合成胶原的细胞中，脯氨酸和赖氨酸羟基化则是一个主要的反应。

3. 参与新生肽链的折叠和组装 糙面内质网除合成分泌蛋白之外，还合成膜蛋白和驻留蛋白（resident protein）。驻留蛋白是在内质网腔中发挥作用的结构蛋白和酶蛋白，如蛋白二硫键异构酶（protein disulfide isomerase，PDI）和分子伴侣等，帮助新生肽链的折叠和组装成正确结构。蛋白二硫键异构酶附着于内质网膜腔面上，可以切断不正确的二硫键，帮助新合成的蛋白重新形成二硫键，使其处于正确的折叠状态。分子伴侣是一类在细胞内协助其他蛋白质多肽进行正确折叠、组装、运输和降解的蛋白质分子，大部分属于热休克蛋白（heat shock protein，Hsp）家族。具体参见本节后文。

在目前发现的 16000 种与人类疾病相关的蛋白质错义突变中，绝大多数是通过影响这些蛋白质的折叠组装及转运直接或间接造成的。蛋白质错误折叠引起疾病，究其机制大体可分为两类彼此重叠的情况，一是正确折叠和转运的蛋白质减少，无法保证功能需求，即功能丢失（loss of function）；二是错误折叠蛋白质可以异常地获得功能（gain of function），例如某些离子通道蛋白质突变致使功能异常（肺囊性纤维病），错误折叠蛋白质形成细胞毒性聚合体，导致神经退行性疾病（阿尔茨海默症 Aβ 淀粉样斑，亨廷顿舞蹈症中 Huntington 聚合体）。

4. 参与蛋白质的分选和运输 在一个普通的哺乳动物细胞里大约有 10 亿个蛋白质分子，处于合成和降解的动态过程中。细胞内合成的蛋白质经修饰加工成熟后，就会被运送到各自的工作岗位，发挥应有的生理功能。新生蛋白质是如何被分选并运输到指定地点的呢？以糙面内质网上合成的分泌蛋白质为例说明蛋白质的运输途径。Palade 等根据实验提出了分泌蛋白的运输模型，认为在某些糙面内质网的一些部位，一半有核糖体附着，一半没有核糖体附着，这种内质网称为过渡型内质网（transitional endoplasmic reticulum）。在过渡型内质网无核糖体附着的一面，可以出芽方式形成含分泌蛋白的运输小泡。由核糖体合成的分泌蛋白进入内质网腔之后，经过糖基化作用，又被包裹于内质网上的运输小泡之内。运输小泡与内质网脱离，与顺面高尔基体融合，经不同膜囊进一步加工，形成浓缩泡，再由浓缩泡浓缩成分泌颗粒而与细胞膜融合，并被排出细胞之外。这是分泌蛋白质常见的排出途径。另一种途径是含有分泌蛋白质的运输小泡由内质网脱离后直接形成分泌泡，再由分泌泡发育成分泌颗粒而排出。这种途径只在个别哺乳动物的胰腺外分泌细胞中见到。

在电镜下常可以观察到，在内质网与高尔基体之间有成群的小泡，即为运输小泡（transfer vesicle），有时甚至可以见到刚从糙面内质网芽生出来的运输小泡。这意味着分泌蛋白将被运送到高尔基体。

（二）光面内质网的功能

1. 光面内质网与解毒作用 肝细胞中的光面内质网中还含有一些酶，进行氧化、还原和水解反应，使有毒物质由脂溶性转变成为水溶性而被排出体外，此过程称为肝细胞的解毒作用。光面内质网含有参与解毒的多种酶系，如细胞色素 P450 氧化酶系、NADH – 细胞色素 c 还原酶、NADH – 细胞色素 b5 还原酶、NADPH – 细胞色素 P450 还原酶等。由肠道吸收的外源性毒物或药物以及机体代谢生成的内源性毒物，均由肝细胞的光面内质网通过氧化、甲基化、结合等方式，降低或排除毒性。光面内质网膜上集中着重要的氧化酶系。药物和毒物等经氧化酶系的作用，或被解除毒性，或被转化为易于排泄的物质。例如，研究较为深入的是细胞色素 P450 家族酶系的解毒反应，聚集在光面内质网上的水不溶性毒物或代谢产物在 P450 混合功能氧化酶（mixed – function oxidase）作用下羟基化，完全溶于水并传送出细胞进入尿液排出体外。光面内质网上的葡萄糖醛酸转移酶可使葡萄糖醛酸与类固醇、巴比妥类药物结合，生成结合性代谢物，增加了药物代谢产物的水溶性，而易于被排出细胞。若给动物服用大量的苯巴比妥，可引起肝细胞内的光面内质网增生，同时与解毒作用有关的酶含量也明显增多。

2. 固醇激素的合成与脂类代谢 绝大部分膜脂是在内质网膜上合成的，包括磷脂和胆固醇。放射自显影显示，被标记的脂类前体物能很快地掺入到内质网中，在微粒体中也发现了与脂类合成的有关酶系，这些均说明内质网与脂类的合成有关。

磷脂主要是卵磷脂（磷脂酰胆碱），其合成过程中所需要的酶位于内质网膜脂双层内，而活性部位则朝向细胞质侧。主要过程为：脂酰辅酶 A 与甘油磷酸结合成磷脂酸；磷脂酸在磷酸酶的作用下形成二酰甘油；二酰甘油在胆碱磷酸转移酶的作用下与 CDP – 胆碱结合，形成磷脂酰胆碱（图 6 – 14）。此外，磷脂酰肌醇、磷脂酰丝氨酸和磷脂酰乙醇胺也以类似方式合成。

在内质网合成的磷脂向其他膜转运主要有三种可能的机制。第一种机制是以出芽的方式通过膜泡转运到高尔基体、溶酶体和细胞质膜上（图 6 – 15，A）。第二种机制是凭借一种水溶性的小分子蛋白，磷脂交换蛋白（phospholipid exchang proteins，PEP），在膜之间转移磷脂（图 6 – 15，B）。其转运模式首先是 PEP 与磷脂分子结合形成水溶性复合物进入细胞质基质，遇到靶膜时 PEP 将磷脂卸载下来并安插在膜上，结果是从磷脂含量高的膜转移到磷脂含量低的膜上，例如从磷脂合成部位内质网转移到线粒体或过氧化物酶体膜上。第三种可能的膜转运机制是供体膜与受体膜之间通过膜嵌入蛋白直接介导（图6-15，C）。

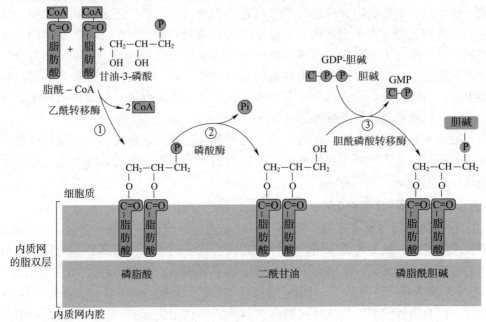

图6-14　光面内质网膜中磷脂酰胆碱的合成

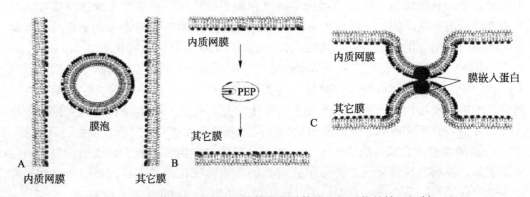

图6-15　胆固醇与磷脂的供体膜与受体膜之间可能的转运机制

A. 通过膜泡转运脂质；B. 通过PEP介导的脂质转运；C. 镶嵌入蛋白介导的膜间直接接触

新合成的磷脂分子位于内质网上，内质网以出芽方式形成运输小泡，将磷脂分子输送到高尔基体、溶酶体膜和质膜等膜性细胞器上，完成磷脂分子的转运（图6-16 A）；而膜脂从内质网运输到线粒体和过氧化物酶体时，是通过磷脂转换蛋白来实现（图6-16 B）。在肾上腺皮质细胞、睾丸间质细胞和卵巢黄体细胞等分泌类固醇激素的细胞中，光面内质网也很发达，其含有合成胆固醇的全套酶系和使胆固醇转化为皮质激素（如肾上腺激素、雄性激素和雌性激素）的酶类。

3. 糖原的分解　1959年Poeter等发现糖原颗粒常与光面内质网相伴随，附着在其上。含糖原丰富的肝细胞中，光面内质网被遮蔽而不容易辨识，当动物饥饿1~2天后，糖原减少，光面内质网变得清晰可见；若再喂食，光面内质网显著增加。故当时有人认为光面内质网与糖原合成有关，但后来的研究表明，它与糖原合成并无关系，而是与糖原分解有关。光面内质网膜上含有葡萄糖-6-磷酸酶（ER标志酶），催化由

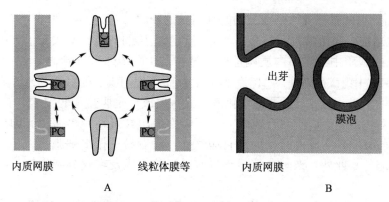

图 6-16 磷脂由 SER 向其他膜转运的方式（引自 Karp, 1999）

A. 借助磷脂转换蛋白；B. 出芽

细胞质基质中肝糖原降解所产生的葡萄糖-6-磷酸，使之分解为磷酸与葡萄糖，然后葡萄糖进入内质网腔再被释放到血液中（图6-17）。

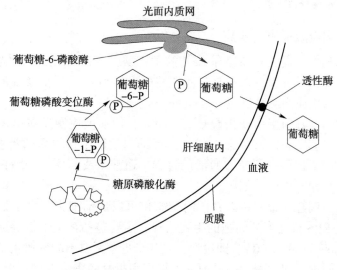

图 6-17 光面内质网在糖原分解中的作用

4. 光面内质网与肌肉收缩 肌细胞中含有发达的特化光面内质网，称肌质网（sarcoplasmic reticulum），它的功能是参与肌肉的收缩调控。肌质网具有储存 Ca^{2+} 的功能，肌质网膜上的 Ca^{2+}-ATP 酶可以将细胞质基质中的 Ca^{2+} 泵入肌质网腔中储存起来。受到神经冲动刺激后，肌质网释放 Ca^{2+} 到肌丝之间，Ca^{2+} 激活 ATP 酶，使 ATP 转变为 ADP 并释放能量，肌丝滑行，肌肉收缩。当肌纤维松弛时，肌质网又重新收回 Ca^{2+}。此过程表明，光面内质网在肌纤维中通过摄取和释放 Ca^{2+} 而参与肌肉的收缩活动。在多数真核细胞中，内质网具有储存钙离子的作用。内质网储存钙离子的功能，在于内质网上存在大量包括 Bip 在内的 4 种以上钙离子结合蛋白，其浓度可达 30~100mg/ml。每个钙离子结合蛋白分子可与 30 个左右的钙离子结合，从而致使内质网中的钙离子浓度高达 3mM。内质网是钙离子的储存库，由于高浓度的钙离子及与之结合的蛋白质，阻止了内质网以出芽的方式形成转运膜泡。因此 Ca^{2+} 浓度的变化有可能是内质网运输小泡形成的主要调节因素。内质网膜上有三磷酸肌醇（IP_3）的受体，细胞外信号通过胞内第二信使（IP$_3$）与受体结合，引起钙离子的释放。

5. 其他功能 光面内质网与盐酸的分泌和渗透压的调节也有关系。在哺乳动物胃底腺壁细胞的胞质中，光面内质网能将血浆中的 Cl$^-$ 传递到细胞内分泌小管的膜上，Cl$^-$ 可与细胞质中由碳酸解离的 H$^+$ 在膜上结合而产生 HCl，排出细胞外。光面内质网还参与胆汁的生成。胆汁是重要的消化液，其主要成分是胆盐和胆红素。约 10% 的胆盐是由肝细胞内的光面内质网合成的，而不溶性的胆红素颗粒再通过光面内质网上的葡萄糖醛酸转移酶转变成可溶性的结合胆红素，后者易于排出细胞进入毛细胆管，与胆盐结合成胆汁。此外，光面内质网还与血小板的形成及有丝分裂末期核被膜的形成有关。

许多成瘾性药物如巴比妥类等，可导致肝细胞光面内质网增生（详见本章第五节），长期口服避孕药、安眠药、抗糖尿病药等也能导致同样后果。乙肝表面抗原（HBsAg）阳性的肝炎患者，肝细胞内光面内质网明显增多，在其管道内形成 HBsAg。

四、内质网与医药学

（一）内质网应激反应与疾病

内质网是细胞加工蛋白质和储存 Ca^{2+} 的主要场所，对应激反应极为敏感。当内质网腔内出现蛋白质错误折叠、未折叠蛋白在腔内聚集和 Ca^{2+} 平衡紊乱的状态时，内质网做出应答，称为内质网应激反应（endoplasmic reticulum stress，ERS），来应对条件的变化和恢复内质网良好的蛋白质折叠环境。所以，内质网应激反应是体内的一种自我保护机制，也是一套完整的质量监控机制，帮助内质网中蛋白质的折叠与修饰。ERS是一个存活程序和凋亡程序同时被激活的过程，还涉及线粒体、细胞核等细胞器，它们既相对独立，又相互作用。细胞可以整合应激反应，调动应激反应蛋白减轻反应因素对细胞的损伤，调整细胞的稳态；同时细胞也可以启动细胞凋亡来处理不能修复的损伤细胞。因此 ERS 机制事关细胞的生死抉择，主要包括：①未折叠蛋白质应答反应（unfolded proteinresponse，UPR），即错误折叠与未折叠蛋白不能按照正常途径从内质网中释放，在内质网内堆积，引起一系列分子伴侣和折叠酶表达上调，促进蛋白质折叠，防止共聚集，从而提高细胞在有害因素条件下的生存能力。②固醇级联反应，是内质网表面合成的胆固醇消耗所致，通过固醇元件结合蛋白（sterol regulatory element binding protein，SREBP）介导的信号途径，调控特定基因表达。③内质网超负荷反应（endoplasmic reticulum overload response，EOR），正确折叠蛋白在内质网腔内的过度堆积，特别是膜蛋白的异常堆积也会启动诸如细胞核因子 NK－κB 引发的内质网超负荷反应，进而激活细胞存活、凋亡和炎性反应（图 6－18）。

内质网应激对决定应激细胞的反应和结局如抵抗、适应、损伤或凋亡等有重要作用，近年来有关其信号通路与效

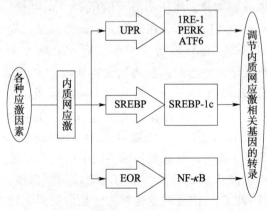

图 6－18 内质网应激反应的信号通路

应的研究非常活跃。诱发内质网应激的理化因素包括紫外线、营养物质缺乏（如氨基酸、葡萄糖或胆固醇缺乏等）、缺氧、氧化应激、高浓度同型半胱氨酸、病毒、毒性物质（如重金属）等。此外内质网 Ca^{2+} 强烈释放剂、内质网 Ca^{2+} – ATP 酶抑制剂、钙离子载体（Ca^{2+} ionophore）、蛋白质糖基化与折叠抑制剂等化学试剂也能够诱发内质网应激。

目前发现一些蛋白质构象异常的疾病与内质网功能的改变有关，例如蛋白质分子中的突变，导致蛋白折叠出现错误，使蛋白质无法与转运系统偶联，从而引发疾病。这种情况通常分为 2 类：一类是异常的蛋白分子通过降解途径被清除，避免了激活内质网应激反应，但影响了细胞的功能，此时会由于该种蛋白的缺乏而引起疾病。另一类情况相对更为严重，异常的蛋白质分子未被降解而在内质网中积累，引发内质网的应激反应，影响到整个细胞的生理功能，是某些遗传性疾病的病因。如遗传性外周神经疾病脱髓鞘病（dysmyelinating disease），病因是类脂结合蛋白（proteolipid protein）基因缺陷，内质网中积累的缺陷型类脂结合蛋白引起内质网的应激反应。患者体内通过细胞凋亡清除寡突胶质细胞，致使髓鞘减少。

内质网应激的主要不良后果是细胞凋亡，从而对机体组织或器官造成损伤。对内质网应激作用机制的深入研究，既可加深对细胞在应激状态下自我调控的了解，又获取了更多关于疾病的发病机制以及化学毒物、药物和氧化损伤等作用机制的信息，还可以对疾病或者外源性损伤采取一些新型有针对性的措施，达到预防和治疗疾病的目的。例如通过应用一些细胞毒性药物诱发内质网应激，加速癌细胞的凋亡以治疗癌症；应用一些药物或细胞因子阻断相关疾病或毒物诱导所引起的靶细胞异常的内质网应激反应，以减少甚至逆转细胞的凋亡。

（二）内质网应激的信号调控

内质网腔内未折叠或错误折叠蛋白质的超量积累，引发未折叠蛋白质应答反应（UPR）。哺乳类动物细胞有三种 ER 跨膜蛋白：需要肌醇酶 1（inositol requiring enzyme 1，IRE1）、PKR 类似的内质网激酶（PKR – like endoplasmic reyiculum kinase，PERK；PKR 为双链 RNA 激活的蛋白激酶）和激活性转录因子 6（activating transcription factor 6，ATF6），它们在 URP 信号转导途径中起着胞内感受器的作用。在正常的生理条件下，它们与内质网腔中的调控蛋白 Bip/GIP78 相结合，形成稳定的复合物，当错误或未折叠蛋白质在 ER 中超量积累时，这些感应蛋白与 Bip/GIP78 解离，感应 ERS 信号分别引发三种不同的平行信号调控途径，以保护 ERS 下的细胞，引发不同的未折叠蛋白质应答反应（UPR）。

第一条途径最先是在酵母细胞中发现，参与 UPR 的关键蛋白质是跨 ER 膜的双功能蛋白激酶/核酸内切酶 IRE1。IRE1 蛋白在内质网腔面具有 Bip/GRP78 的结合位点和核酸内切酶活性。过量的未折叠蛋白与 Bip 竞争性结合，使 IRE1 单体释放并二聚体化和交叉磷酸化，结果激活 IRE1 的核酸内切酶活性，导致基因调节蛋白基因的 mRNA 被加工，产生有活性的 mRNA。成熟 mRNA 被翻译成基因调节蛋白（如 Hac1），再转移进入细胞核内，激活未折叠蛋白应答反应的基因转录，缓解内质网的压力（图 6 – 19）。

第二种途径是超量积累的错误折叠蛋白质作为信号激活 ER 膜上的 PKR 类似的内质网激酶 PERK。和双功能的 IRE1 类似，PERK 正常情况下通过内质网腔面 N 端结构域与伴侣蛋白 Bip/GRP78 结合而保持失活状态。在内质网应激状态，未折叠蛋白或错误折叠蛋白与 Bip/GRP78 结合，使 PERK 解离并二聚体化和交叉磷酸化而活化，活化的 PERK 使翻译起始因子 eIF2α 第 51 位丝氨酸磷酸化，磷酸化的 eIF2α 不能完成 GTP – GDP 的交换作用，暂停蛋白质翻译，减轻了内质网的蛋白质负荷，有利于蛋白质折叠（图 6 – 19）。

第三种途径是从内质网到细胞核的信号通路并激活未折叠蛋白质应答反应的途径，是通过内质网应激调节的跨膜 ATF6 完成。ATF6 最初作为内质网跨膜蛋白被合成，与内质网膜共价结合。当错误折叠蛋白在内质网内积累时，ATF6 转位至高尔基体，被 S1P 和 S2P 蛋白裂解酶裂解而激活，激活后的 ATF6 进入细胞核内，促进含顺式作用元件 ERSE（ER stress response element，ERSE）的转录因子（如 XBP – 1）及 UPR 靶分子（Bip/GRP78）等基因的转录，缓解内质网的压力（图 6 – 19）。

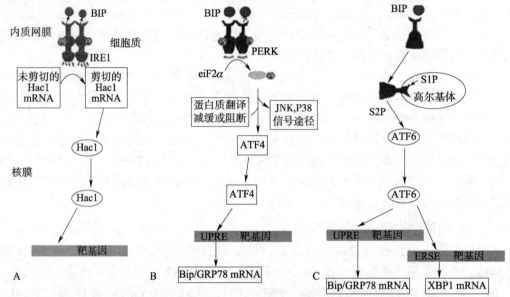

图 6 – 19　未折叠蛋白质应答反应（UPR）三条途径
A. 第一条途径；B. 第二条途径；C. 第三条途径

ERS 反应引发的细胞凋亡。ERS 介导的细胞凋亡是近些年提出的一种新的途径。尽管某些信号通路的细节尚不清楚，但在此过程中，细胞内钙稳态失衡和需钙蛋白酶、caspase – 12 的激活是关键环节。

（三）内质网的病理变化

内质网是比较敏感的细胞器，在各种因素如缺氧、射线、化学毒物和病毒等作用下，会发生病理性变化。

1. 肿胀、肥大或囊池塌陷　内质网肿胀是一种水样变性，主要是由于水分和钠的流入，使内质网形成囊泡，这些囊泡还可互相融合而扩张成更大的囊泡。如果水分进一步聚集，便可使内质网肿胀破裂。肿胀是粗面内质网发生的最普遍的病理变化，内质网腔扩大并形成空泡，继而核糖体从内质网膜上脱落下来，这是粗面内质网蛋白质合成受阻的形态学标志。

2. 有形或无形的包涵物的出现　在药物中毒、肿瘤和某些遗传性疾病所致的代谢障碍情况下，可观察到一些有形或无形的包涵物在内质网中的形成或出现；而在某些遗传性疾病患者，由于内质网合成蛋白质的分子结构异常，则有蛋白质、糖原和脂类物质在内质网中的累积，这些都是某种疾病或病理过程的表现特征。

3. 内质网在不同肿瘤细胞中呈现多样性的改变　具有不同生物学特性的癌变细胞中，内质网的形态结构与功能也呈现出多样性的改变。通常，在低分化癌变细胞中，内质网比较稀少；在高分化癌变细胞中，其比较丰富发达的内质网遍布细胞质中。低侵袭力癌细胞中内质网较少，葡萄糖－6－磷酸酶活性呈下降趋势，但分泌蛋白、尿激酶合成相对明显增多；高侵袭癌细胞中，内质网相对发达，分泌蛋白、驻留蛋白等的合成均比低侵袭癌细胞显著增高。

（四）内质网与药物引起的肝损伤

肝脏是人体内最大的"化工厂"，它不但处理体内正常的代谢产物，同时还是药物代谢与解毒的重要器官。临床所用的绝大多数药物，尤其是口服的非极性药物，经消化道吸收进入肝脏后，在肝中代谢。由于内质网中含有多种肝药酶，因而大部分的药物代谢反应都是在肝细胞中的内质网内完成的。

许多药物对肝脏都具有直接或间接的毒害作用，这是因为肝脏虽然是药物代谢的主要场所，但它同时也是药物毒性反应的主要靶器官，如果某类药使用时间过长、剂量过大，或属于特异体质的病人，都可能导致肝损害；尤其是肝功能不全的病人其受损害的可能性更大，产生的危害性也更大，甚至由药物引起肝组织损害而发生药物性肝炎。

药物对机体产生肝损害乃至引起药物性肝炎时，内质网等细胞器会随之表现出形态与功能上的变化。例如，常用的抗甲状腺药物丙基硫氧嘧啶（Propylthiouracil）和甲巯咪唑（Thiamazole）的主要不良反应有粒细胞减少、皮疹和肝损害等。动物实验发现，丙基硫氧嘧啶抑制鼠肝脏细胞色素 P450 的生成，可能形成丙嘧活性代谢产物，后者与内质网的大分子相互作用，引起肝细胞坏死。还有一些药物性肝炎患者的细胞，电镜下观察可见内质网扩张、囊性变化、核蛋白颗粒脱失等现象。因此内质网等相关细胞器的超微结构变化就成为药理与药效学研究的对象之一。有文章说肝炎患者给予治疗药物白芍总苷后，可使 D－半乳糖胺所致的肝细胞或线粒体肿胀、内质网扩张、空泡变性等超微结构变化明显减轻。

（五）分子伴侣与疾病及其药用价值

越来越多的研究证实，"辅助性组装学说"比经典的蛋白质折叠"自组装"学说更加符合体内蛋白质折叠的特点和途径，分子伴侣与折叠酶一起，是两种重要的辅助折叠分子。

1987 年 Ellis 正式提出分子伴侣在功能上的定义，认为分子伴侣是一类相互之间没有联系的蛋白，功能是帮助含多肽结构的物质在体内进行正确的非共价组装，但它们自身并不是组装结构发挥其正常生物功能的组成部分，凡是具有此功能的蛋白质都是分子伴侣，如热休克蛋白（Hsp）。通常情况下，细胞的一些生物学功能有赖于细胞浆内游离核糖体所合成的特殊酶蛋白，而这些蛋白均需通过内质网，才能进入其他细胞器发挥作用。分子伴侣通过辅助蛋白折叠作用而参与蛋白质向内质网的移位，也利于维持酶的动力学特征，维护细胞功能。在内质网和分泌路径的下游细胞器中，有多种质量控制机制可以保证在细胞生命过程中的蛋白质表达。内质网中的分子伴侣，还组建成一个蛋白质折叠调控的"质控系统（quality control system）"，防止非活性产物的产生，并通过激活蛋白水解酶来降解那些未能正确折叠的中间产物。

细胞进行蛋白质生产的质量控制对细胞的生存是非常重要的。在内质网中，分子伴侣保证只有正确折叠的蛋白才能到达目的地，错误折叠的蛋白则通过内质网的蛋白质降解途径（ER - associated degradation，ERAD）被降解（图6 - 20）。分子伴侣参与机体正常的细胞活动，与机体异常的病理条件相关。它是一把"双刃剑"，既具有免疫保护作用，在一定条件下也有致病作用。如已证实一些热休克蛋白在细菌或寄生虫感染中具有免疫保护作用，甚至与肿瘤免疫有关，由其构成的"质控系统"可以防止蛋白质非活性产物干扰细胞的正常功能；另一方面，分子伴侣也可以导致疾病的发生，如蛋白产物极细微的折叠异常，虽然对活性影响不大，却可以被"质控系统"滞留在内质网，不能实现正常的转位、转运或分泌，导致疾病发生。

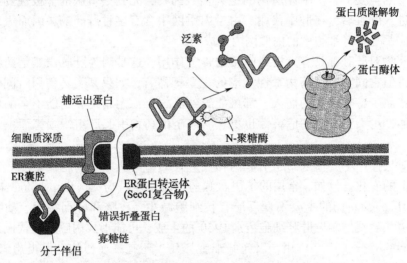

图6 - 20　真核细胞中翻译后的质量控制

Hsp作为分子伴侣可促进细胞内蛋白质的合成、折叠、装配，与类固醇、干扰素、癌基因、细胞因子等重要生物活性物质有着密切关系，控制着细胞的生长、发育和调节过程。幽门螺杆菌（Helicobacter pylori，Hp）的Hsp就可能是一种致病因子，而人胃黏膜又是热休克反应的重要部位，感染幽门螺杆菌后可刺激胃黏膜细胞产生Hsp70、Hsp72、Hsp60等多种Hsp，在幽门螺杆菌相关性胃疾病中发挥不同的作用。

Grp94（glucose regulation protein）是内质网分子伴侣家族的重要成员，属于Hsp90家族，具有50%的同源性，是内质网标志性分子伴侣，具有多种重要的生物学功能，如分子伴侣特性、维持体内Ca^{2+}的平衡，Mg^{2+}依赖性的ATP酶活性，Ca^{2+}、Mg^{2+}依赖性自身磷酸化作用以及Mg^{2+}依赖性的丝氨酸激酶活性等。它可参与蛋白质的折叠、装配和转运，主要是在新生肽链合成的早期阶段，Grp94与之形成稳定的复合物协助其折叠和装配；Grp94也能与尚未装配或错误折叠的蛋白质形成复合物，同时在肿瘤细胞中具有抗原呈递作用。

既然分子伴侣具有免疫保护作用，说明它有作为疫苗应用的潜力，可用来抵抗微生物的感染，并用来治疗肿瘤和自身免疫疾病。例如，动物疾病模型中的胰岛素依赖型糖尿病、风湿病等可被分子伴侣 Cpn60 抑制。某些情况下，分子伴侣 Cpn10 中的妊娠早期因子（early pregnancy factors，EPF）具有免疫抑制作用，具有安胎、防止习惯性流产等治疗价值。

第三节 高尔基体

高尔基体（Golgi body）又称高尔基器（Golgi apparatus）或高尔基复合体（Golgi complex），是真核细胞内普遍存在的一种细胞器。虽然早在 1867 年就有学者在研究蜗牛的两性细胞时提到过它，但学术界还是一致认为高尔基体最早是由意大利医师 Camillo Golgi（图 6-21）于 1898 年发现的。Camillo Golgi 用镀银法首次在神经细胞内观察到一种网状结构，命名为内网器（internal reticular apparatus）。后来在很多细胞中相继发现了类似的结构并称之为高尔基体。在普通光学显微镜技术中，高尔基体不被苏木素－伊红染色，使用银盐或锇酸处理标本时，因其可还原金属盐形成黑色沉淀，从而显示出该细胞器的结构特征。Camilo Golgi 于 1898 年首次绘出了小脑浦肯野细胞中存在的“内网器”结构图（图 6-22）。为了纪念高尔基的这一发现，就将其命名为高尔基体，他于 1906 年因对神经系统结构研究所作的开创性工作而获得诺贝尔生理或医学奖。

高尔基体从发现至今已有百余年历史，其中几乎一半时间是进行关于高尔基体形态乃至是否真实存在的争论。正方认为高尔基体结构是一种真实的细胞器，在不同类型的细胞中有着不同的形态和分布。反方则认为高尔基体是在染色固定或金属浸染过程中所造成的人为假象，即是锇或银盐在囊泡周围沉积的结果。20 世纪 50 年代后，随着电镜技术的使用，发现用四氧化锇染色能清晰地观察到细胞内含有常规高尔基体染色法所看到的由大泡、扁平囊及囊泡团所组成的结构，肯定了它的真实存在。因高尔基体是由几部分膜性结构共同构成的，故又将其称为高尔基复合体（图 6-23）。20 世纪 60 年代后，由于超速离心、放射自显影及电镜技术的发展，高尔基体参与细胞内蛋白质加工、修饰和糖基化的功能逐渐得到证实。

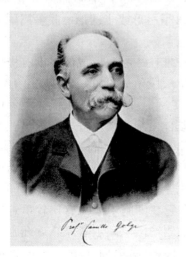

图 6-21　Camillo Golgi（1843～1926）

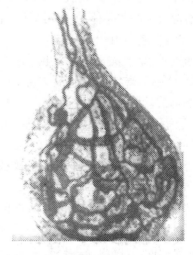

图 6-22　Camilo Golgi 于 1898 年绘制的小脑浦肯野细胞“内网器”结构图

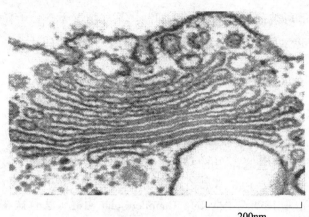

200nm

图 6 - 23　植物细胞中的高尔基体结构电镜图

目前研究已把高尔基体从静态的特征性结构推向了动态的、不断变化的结构模式，可以将其形象地比喻为指挥细胞内大分子物质运输的"交通警察"。通常由内质网合成的生物大分子进入高尔基体，在其中完成共价修饰，然后被分送至细胞内或细胞外的适当场所。虽然近年来学界对高尔基体的结构与功能有了较清晰的认识，但目前积累的资料仍不足以彻底地在分子水平上阐明高尔基体的结构与功能。

一、高尔基体的形态结构

（一）高尔基体的形态结构与极性

高尔基体由大小不一、形态多变的囊泡体系组成，其形态会随着细胞不同的发育阶段而变化，但其基本形态仍有一定特点。在光学显微镜下，大多数脊椎动物细胞中高尔基体呈特征性的网状外观，但具多样性。既可以是一种微小的紧密结构，也可以是由很多微小结构汇聚而成的簇，或者是一种大的类网状结构。在电子显微镜下，高尔基体特征性结构是由排列较为整齐的扁平膜囊（saccules）堆叠而成（常常 4 ~ 8 个），囊堆构成了高尔基体的主体结构，扁平膜囊多呈弓形或半球形。膜囊周围又有许多大小不等的囊泡结构。

数个扁平膜囊（saccules，又称 Golgi saccules）堆在一起而形成的高度有极性的结构是高尔基体中最富特征性的形态特征。膜囊由单层膜组成，直径约 1μm，膜厚 6 ~ 7nm，中间形成囊腔，周缘多呈泡状，通常为 3 ~ 15 个，某些藻类细胞中可达 10 ~ 20 个，相邻囊间隔 20 ~ 30nm。在动物细胞中，高尔基体由细胞质中许多分散存在的扁平膜囊堆积而成，故也称高尔基堆（Golgi stack），并由其构成了高尔基体的主体结构。细胞学家们将高尔基体的平坦中空膜状细管和球形囊，或者由小泡包围着的结构称为潴泡（cisternae），这样，高尔基体又可以被称为由潴泡所构成的扁平膜囊堆。

高尔基体是有极性的细胞器。这不仅仅表现在它在细胞中往往有比较恒定的位置与方向，而且物质从高尔基体的一侧输入，从另一侧输出。高尔基体靠近细胞核的一侧，其凸面对着内质网与核，称为形成面（forming face）或顺面（*cis* face）；凹面对着质膜并远离核，称为成熟面（maturation face）或反面（*trans* face）。顺面高尔基网（*cis* Golgi network，CGN）、反面高尔基网（*trans* Golgi network，TGN）和中间膜囊（medial

Golgi stack）共同组成了高尔基体（图6-24），被视为高尔基体的三个结构域。顺面和反面膜厚度不同，其膜囊内的化学反应也不同。

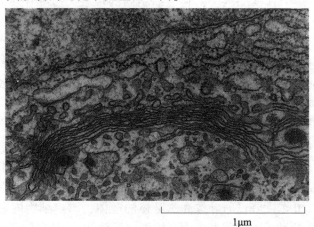

1μm

图6-24 高尔基复合体的结构

扁平膜囊的大小和形状可以反映细胞代谢的活动情况。一般认为顺面小泡是由附近的内质网芽生而来，行使运输的功能，如把内质网合成的蛋白质运送到高尔基体，因此被称为运输小泡（transportation / transition vesicle）。这些小泡也可能会融合成更大的囊泡。在高尔基体的反面常有数目不等、体积较大的球形大囊泡，又称大泡，即分泌泡（secretory vesicle）或浓缩泡，它与反面参与颗粒或囊泡形成的功能相适应。大泡直径为100~500nm，膜厚约8nm，多见于反面高尔基网状结构的末端。1954年，Dalton和Filix首次详细描述了电镜下高尔基体的形态，并指出高尔基体就是由扁平膜囊、小泡和大泡这三种基本功能成分组成的，因而将其命名为高尔基复合体。

一些电镜连续摄影照片显示高尔基体的有些膜囊与内质网相连，一些小泡可以连接并融入扁平膜囊，成为其中的一部分，扁平膜囊也可以在末端膨大处脱落，形成小泡。此外扁平膜囊也可在囊腔中积累物质，逐渐膨大而形成大泡。由此可见，组成高尔基体的小泡、层状扁平膜囊和大泡三部分之间并不是固定的结构，而是相互关联、常处于动态之中的，是高尔基体完成不同功能阶段的形态体现。来自放射性前体标记研究的结果，也证实高尔基体是一个动态的结构，在多种细胞内均可在短时间对其膜组分进行更新与补充（图6-25）。

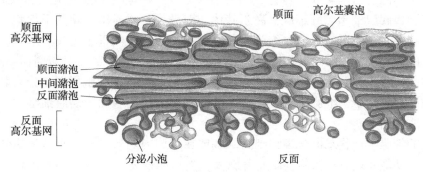

图6-25 高尔基体的空间结构和三个结构域示意图

（二）高尔基体的位置与分布

高尔基体只存在于真核细胞中，它在细胞内的位置与分布主要取决于细胞类型。在某些细胞中，它的形态和位置相对固定，如哺乳动物细胞内，一般围绕着细胞核或核附近，紧靠中心粒。胰腺外分泌细胞，高尔基体位于细胞核顶部上方和细胞游离端之间；神经元细胞则位于核的周围呈网状结构。肝细胞的高尔基体多位于细胞核与毛细胆管之间的区域。原生动物、真菌、无脊椎动物中，则有许多分散型高尔基体，它们分布于整个细胞中。总之，高尔基体的分布与其功能相适应。

在一项新的研究中，对高尔基体为何定位于中心粒周围做了一些探索。Rios 等人发现，在哺乳动物细胞中存在着高尔基体微管连接蛋白（Golgi microtubule - associated protein，GMAP）。GMAP - 210 是一种外在膜蛋白，羧基端与高尔基体的顺面（面向细胞核一侧）相连接，氨基端则附着在微管上，从而将高尔基体与中心粒联系起来。研究证实，GMAP - 210 浓度降低时导致高尔基体的解体，影响细胞内膜系统间的信息传递。GMAP - 210 的这种吸引细胞器到中心体区域的功能还可以转移，即当 GMAP - 210 或仅仅是它的 C - 末端区域被插入到线粒体膜中，这个线粒体就会吸引微管蛋白，并移向中心粒。由此可见，GMAP - 210 在形成和维持独立与非独立型高尔基体的过程中起着组织者的作用。

（三）高尔基体的数量与大小

高尔基体的数量与细胞的功能发育有关。低等真核细胞内，高尔基体有时只是 1 ~ 2 个；有时可达 1 万多个以上，如藻类的假根细胞达 25 000 个。肝细胞约有 50 个高尔基体，约占细胞质体积的 2%。而在肌细胞和淋巴细胞中，高尔基体较少见。在分泌功能旺盛的细胞内高尔基体数量很多，可达几千个，常见高尔基体围成环状或半环状，如杯状细胞、胰腺外分泌细胞、唾液腺细胞和小肠上皮细胞等。

高尔基体的大小还随细胞类型和分泌功能的不同而有所变动，在分泌细胞内如产生黏液的肠上皮细胞、浆细胞和脑垂体细胞等中很发达。研究发现，在细胞功能亢进状态下，高尔基体变得肥大。在大鼠肾上腺皮质再生实验中，腺垂体分泌促肾上腺皮质激素。在功能亢进的情况下，高尔基体分泌活动旺盛，整体结构显著增大。当再生结束时，促肾上腺皮质激素分泌减少，高尔基体又恢复到正常状态，说明高尔基体形态大小与细胞功能状态密切相关。

高尔基体的发达程度还与细胞的分化程度相关。一般来说，分化程度高的细胞，如神经细胞、胰腺细胞、肝细胞，高尔基体相对较发达；而未分化的干细胞，高尔基体较少。在一些生长迅速的培养细胞和肿瘤细胞内，由于侧重于生长与增殖，造成形态和功能的分化较差，因而这些细胞内的高尔基体很不发达。处于分裂周期中的细胞，高尔基体的数目少，而且不断分解成许多小泡均匀地分布于细胞周围，分裂后期，这些小泡被平分到两个子细胞中去。在成熟的红细胞、粒细胞和骨骼肌细胞中，高尔基体则消失或萎缩。

不同的细胞生理状态也会影响到高尔基体在细胞内的数量与大小。某些分泌激素的细胞，在功能亢进时，高尔基体显著肥大，当功能恢复至正常水平时，高尔基体又恢复到正常大小。此外，由于高尔基体与脂蛋白的形成与分泌有关，当四氯化碳中毒或出现脂肪肝的病理状态时，肝细胞中充满大量脂质，此时高尔基体萎缩、破坏甚至消失。在骨关节炎患者的滑膜中，一部分细胞内的高尔基体明显少而小，而在附近另一些滑膜细胞中，又可以大而多，但在这两种高尔基体的大泡中，分泌物均很少，说明一些细胞虽然高尔基体代偿性肥大，但其功能减退，导致这类患者关节滑液中透明质酸的含量下降。

二、高尔基体的化学组成

高尔基体中大约含60%的蛋白和40%的脂类。凝胶电泳分析显示，高尔基体中含有某些与内质网相同的蛋白成分，但其蛋白质电泳条带数量及其复杂程度低于内质网膜而高于细胞膜，介于两者之间。高尔基体内的中性脂类主要包括胆固醇、胆固醇酯和三酰甘油，这与其他膜性结构略有不同。经离心分析证明，高尔基体膜的类脂质成分的含量也介于细胞膜与内质网膜之间，体现出高尔基体是一种过渡型的细胞器。高尔基体含有多种酶，主要有糖基转移酶、氧化还原酶、磷酸酯酶、蛋白激酶、甘露糖苷酶、转移酶和磷脂酶等（表6-2）。

表6-2　动物细胞高尔基体中所含有的酶举例

酶的类型	具体例子	功能
糖基转移酶	唾液酸转移酶 UDP-半乳糖：N-乙酰葡萄糖胺半乳糖基转移酶 β-半乳糖基转移酶 UDP-N-乙酰葡萄糖胺：N-乙酰葡萄糖胺氨基转移酶	参与糖蛋白合成
磺基糖基转移酶	半乳糖脑苷脂硫酸转移酶 CMP-NANA：GM1唾液酸基转移酶 CMP-NANA：GM3唾液酸基转移酶 UDP-GalNAC：GM2 N-乙酰葡萄糖氨基转移酶	参与糖脂的合成
转移酶	溶血卵磷脂酰基转移酶 磷酸甘油磷脂酰基转移酶	参与磷脂合成
氧化还原酶	NADH-细胞色素C还原酶 NADPH-细胞色素还原酶	
磷酸酶	5′-核苷酸酶 腺苷三磷酸酶 硫胺素焦磷酸酶	
激酶	酪氨酸磷酸激酶	
甘露糖苷酶	α-甘露糖苷酶	
磷脂酶	磷脂酶A1 磷脂酶A2	

高尔基体不具有同质性，它在形态结构、化学组成以及功能上均显示出一定的异质性或极性。在形态结构方面，通常由3~15个扁平膜囊组成的高尔基堆中，形成面一般靠近细胞核或内质网，囊小而狭窄，膜较薄，厚约6nm，近似于内质网膜。随着形成面向成熟面的过渡，囊变得大而宽，膜也逐渐加厚，成熟面膜厚约8nm，与细胞膜相似。因此从高尔基体的发生和分化角度分析，扁平膜囊是内质网膜和细胞膜的中间分化阶段；在化学组成方面，高尔基体膜脂与蛋白明显介于内质网和细胞膜之间。

电镜细胞化学证实，高尔基体的多糖分布从形成面到成熟面逐渐增高。高尔基体成熟面的膜囊较形成面的膜囊含有更多的酶，并呈现区域性分布，对从内质网运输来的蛋白质，不同膜囊在加工和修饰上都有不同的分工。反面高尔基网是高尔基体"芽生大泡"的分选站，如溶酶体酶就是在网状膜囊中成熟、出芽，并在附近的囊泡中浓缩的。

根据高尔基体的各部分膜囊特有成分，可用电镜组织化学染色方法对高尔基体的结构组分做进一步的分析，常用的三种标志性细胞化学反应是：

（1）嗜锇反应，经锇酸浸染后高尔基体的顺面膜囊被特异地染色。

（2）焦磷酸硫胺素酶（TPP 酶）的细胞化学反应，可特意地显示高尔基体反面的 1 ~ 2 层膜囊。

（3）烟酰胺腺嘌呤二核苷磷酸酶（NADP 酶）的细胞化学反应，是高尔基体中间几层扁平囊的标志反映。

三、高尔基体的功能

高尔基体的主要功能是将内质网合成的多种蛋白质进行加工、分类与包装，然后分门别类地运送到细胞特定的部位或分泌到细胞外。多年来研究证明，高尔基体是细胞内大分子加工、分选和运输的一个重要交通枢纽：①将内质网合成的蛋白质和脂类进行加工、分选与包装，然后送到细胞特定的部位或分泌到细胞外。②在完成物质转运的同时，对膜性细胞器与质膜的膜成分不断更新与补充。因此，高尔基体不仅是物质分泌的运送和接收中心，而且也是膜物质传递到细胞表面及膜上的运送和接收中心。

高尔基体的各部分结构具有不同的功能与分工：①顺面高尔基网：是高尔基体的入口区域，具有蛋白质分选站功能。②中间膜囊：可实现多数糖基的修饰、糖脂的形成，以及与高尔基体有关的糖类合成等。③反面高尔基网：是高尔基体的出口区域，主要参与蛋白质的分选、包装和输出。④周围囊泡：主要进行膜囊之间的物质运输。

（一）蛋白质的分选和运输

高尔基体对蛋白质的分类，依据的是蛋白质上的信号肽或信号斑。信号肽在细胞内其他因子（如信号识别蛋白、信号识别蛋白受体等）的共同作用下，在糙面内质网上一边合成一边插入内质网腔中。新合成的蛋白质中，除了少数 C 末端具有 4 个特殊氨基酸序列驻留在内质网中外，其余将进入高尔基体内。在靠近高尔基体顺面的某些区域，内质网膜以出芽形式形成的运输小泡与高尔基体顺面的潴泡膜囊相融合，运输小泡中多种混合蛋白质即转入高尔基体，随后在各个膜囊中进行一系列有序的加工与修饰。

有实验显示，蛋白质在高尔基体中分选与运输的信息仅存在于编码这个蛋白质的基因本身。如流感病毒和水疱性口炎病毒可同时感染上皮细胞，这 2 种有囊膜病毒的囊膜蛋白均在内质网上合成，然后经高尔基体转运到细胞膜上。流感病毒的囊膜蛋白特异性地转运到上皮细胞游离端的细胞膜上，而水疱性口炎病毒的囊膜蛋白则转运到基底面的细胞膜上。经研究认为，这 2 种蛋白的分选信号（sorting signal）存在于其蛋白质氨基酸序列位于细胞膜外肽段的结构域中（图 6 - 26）。

高尔基体在糖蛋白的分选与运输中，具有很重要的作用。应用密度梯度离心与组织细胞化学等手段，证实高尔基体不同部位的膜囊含有不同种类的寡糖链加工酶。如

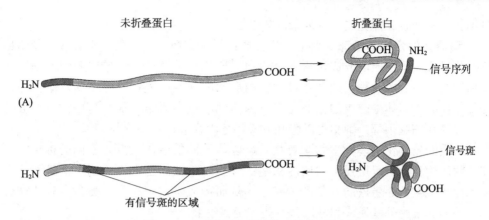

图 6-26 两类蛋白质的分选信号示意图

在顺面高尔基网内含有使甘露糖磷酸化的酶；N－乙酰葡萄糖胺转移酶Ⅰ只存在于中央部位的 2~3 个扁平膜囊内；而反面高尔基网则含有向寡糖链转移唾液酸、半乳糖的酶。Rothman 认为高尔基体扁平膜囊具有不同的生化区室，各由一个或多个扁平膜囊组成，每个区室中含有蛋白质修饰所需的特定酶。不同区室可对蛋白质的寡糖链按顺序依次修饰，这种区室化的顺序加工方式有利于糖蛋白的分选，成为分泌蛋白、膜蛋白、溶酶体酶蛋白，经包装后，通过不同途径运输到各自部位，执行其特定的功能（图 6-27）。

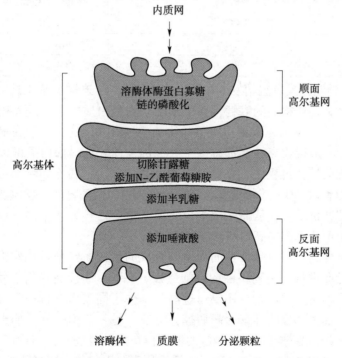

图 6-27 高尔基体功能区室化与糖蛋白的分选过程示意图

（二）蛋白质的修饰与加工

高尔基体除完成蛋白质的分选与转运功能外，还具有糖蛋白的糖基化及对糖链进行一系列修饰的功能，大多数蛋白质或膜脂的糖基化修饰与高尔基体有关，这不仅需要将某类特定的糖蛋白在高尔基体中有序地转运，而且还要在高尔基体的不同部位经多种酶类相互配合才能完成这种复杂的加工过程。

1. 糖蛋白的合成与修饰　糖蛋白的合成包括蛋白质与多糖的分别合成以及蛋白质的糖基化过程。蛋白质的合成过程参见蛋白质合成有关章节，而蛋白质的糖基化是糖与蛋白质共价结合的过程。糖基化过程在内质网的网腔内进行，并在高尔基体中进一步修饰。在高尔基体中合成的糖类与来自内质网的蛋白质结合成糖蛋白，并形成分泌颗粒，聚集在细胞顶部，细胞再以胞吐方式将分泌物输送到细胞外。

蛋白质的糖基化有多种生物学意义：可以使不同的蛋白质打上不同的标记；可以改变多肽的构象；可以增强蛋白质的稳定性等。高尔基体还可将一到多个氨基聚糖链通过木糖装配在核心蛋白的丝氨酸残基上，从而形成蛋白聚糖。这类蛋白有些被分泌到细胞外形成细胞外基质或黏液层，有些锚定在膜上。

糖蛋白有两种寡糖链，一种是 N - 连接寡糖链，另一种是 O - 连接寡糖链（表 6 - 3），从而有两种不同的蛋白质糖基化修饰方法：N - 连接糖基化和 O - 连接糖基化。

表 6 - 3　N - 连接寡糖与 O - 连接寡糖的区别

特征	N - 连接寡糖	O - 连接寡糖
连接基团	$-NH_2$	$-OH$
连接的氨基酸残基	天冬酰胺	丝氨酸、苏氨酸、酪氨酸等
第一个糖残基	N - 乙酰葡萄糖胺	N - 乙酰半乳糖胺、半乳糖
糖链长度	5 ~ 25 个糖残基	1 ~ 4 个寡糖残基，最多 5 ~ 6 个
合成部位	糙面内质网	高尔基体
糖基化方式	合成的寡糖链一次性连接	单糖/糖残基依次添加

N - 连接的糖基化反应起始发生在糙面内质网。N - 连接糖基化是由 N - 乙酰葡萄糖胺、甘露糖和葡萄糖构成的寡糖，共价地结合到蛋白质中天冬酰胺残基侧链所带氨基基团的 N 原子上，从而完成蛋白质糖基化的一种方式。这一过程在糙面内质网腔内进行，所有的 N - 连接的寡糖链都有一个共同的前体，在糙面内质网以及在通过高尔基体各膜囊间隔的转移过程中，寡糖链经过一系列加工，切除和添加特定的单糖，最后形成成熟的糖蛋白。O - 连接糖基化是寡糖与蛋白质的酪氨酸、丝氨酸或苏氨酸残基侧链的羟基基团共价结合，从而完成蛋白质糖基化的一种方式。这一过程中糖的合成与糖基化过程全部或主要在高尔基体内进行。

进入高尔基体的糖蛋白是由糙面内质网合成的蛋白质经糖基化修饰后形成的。高尔基体对寡糖链要进行一系列精确的修饰过程。在 N - 连接糖基化过程中，大部分已在糙面内质网内糖基化的产物，还要通过高尔基体不同膜囊进行一系列的修饰，即去除一些糖残基，如大部分的甘露糖被切掉，更换上另一些糖残基，如半乳糖、唾液酸等，从而使具有相同寡糖结构 N - 侧链的糖蛋白在成熟过程中，结构产生明显的变化，寡糖链结构呈现出多样性。这一过程经酶活性测定、生化分析试验已经得到了证实。

对细胞进行放射性核素标记和放射自显影电镜研究，同样证实了细胞对糖蛋白的合成和修饰过程具有一定的区域性。将细胞用 ^3H - 标记的甘露糖进行短期培养，经放射性自显影电镜观察，发现只在内质网中出现银颗粒；同理，^3H - 标记半乳糖和唾液酸后，银颗粒仅存在于高尔基体中；而用 ^3H - 标记 N - 乙酰葡萄糖胺，在糙面内质网和高尔基体中同时发现颗粒。说明 N - 乙酰葡萄糖胺、甘露糖存在于糖蛋白寡糖链的核心部分，是经糙面内质网内糖基转移酶的作用而加到肽链上的。这些未完全糖基化的蛋白质经运输小泡转运到高尔基体扁平膜囊中，在糖链的远端加入半乳糖、唾液酸，组成糖链的端部区域。寡糖中的糖残基都是按特定的顺序连接起来的，具有严格的顺序性。

2. 特异蛋白质的水解与加工　有些多肽，如某些生长因子和某些病毒囊膜蛋白，在糙面内质网切除信号肽后便成为有功能的成熟多肽，还有很多肽激素和神经多肽经过特异性水解才成为有生物活性的多肽。

来自内质网的某些肽类激素（如胰岛素、甲状旁腺激素等）的前体物，起初是无活性的，被运送至高尔基体经加工改造后才成为有活性的激素。如胰岛素，先在糙面内质网合成胰岛素原，由 86 个氨基酸残基组成，包括 A、B、C 三条肽链。当被运送至高尔基体时，被高尔基体的转化酶（converting enzyme）切去起连接作用的 C 肽，而后 A 肽和 B 肽以二硫键相连，成为有活性的胰岛素（图 6 - 28）。

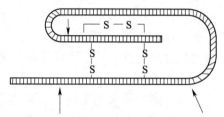

图 6 - 28　胰岛素原活化成胰岛素过程示意图（箭头所指处为肽段断裂位点）

（三）参与细胞的分泌活动

在高尔基体的早期研究中，发现在动物神经细胞和腺细胞中，高尔基体非常丰富，细胞的分泌颗粒常出现在高尔基体附近。因而，推测高尔基体与细胞的分泌活动有关，并进行了大量实验加以证实。实验结果对高尔基体在动物细胞分泌过程中的作用有了进一步的认识，其主要功能是将内质网送来的蛋白质进行一系列的加工、修饰与分泌，其流程概况为：SER 上合成蛋白质→进入 ER 腔→以出芽形成囊泡→进入顺面膜囊→在高尔基体中间膜囊中加工→在反面膜囊形成囊泡→囊泡与质膜融合、排出（图 6 - 29）。

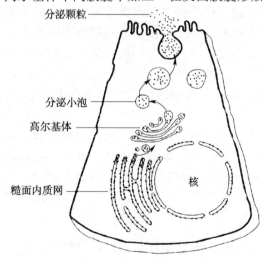

图 6 - 29　胰腺浆液细胞的分泌及转运过程示意图

下面以细胞分泌蛋白质为例，说明通常的细胞分泌过程。电镜下观察，蛋白质分泌细胞所合成的蛋白质大部分属于分泌蛋白。在这些细胞的基底部有密集平行排列的糙面内质网，并有许多线粒体位于内质网之间，核上方有发达的高尔基体。胰腺浆液细胞在摄入合成分泌物所需的氨基酸等材料后，利用这些材料在糙面内质网的核糖体上合成蛋白质，然后通过以下方式运输到胞外：①内质网以出芽方式形成小泡，将蛋白质输送到高尔基体。②蛋白质进入高尔基体的不同膜囊后，经过加工、分选与浓缩，在反面高尔基网上形成分泌泡，并经分泌泡膜上的酶作用，形成膜包裹着的分泌颗粒。③分泌颗粒聚集在分泌细胞顶部一侧，当分泌物释放时，脱离反面高尔基网向细胞表面移动。④最后分泌颗粒的膜与细胞质膜融合，以胞吐方式，将分泌物释放到细胞外。整个分泌过程所需要的能量由线粒体产生的 ATP 供给。胰腺浆液细胞的分泌物含有多种酶，包括各种消化酶与酶原，如胰蛋白酶原、糜蛋白酶原、淀粉酶、脱氧核糖核酸酶、核糖核酸酶等。

不同的细胞有不同的分泌方式，在非调节型分泌细胞中（如浆细胞和纤维原细胞），分泌是连续式的，且受高尔基体衍生的分泌泡的影响；在调节型分泌细胞中（如胰腺腺泡细胞），分泌是间歇式的，且依赖于激素或其他因子的调控。此时，分泌颗粒在顶点的细胞质中累积，且体积增大，直径甚至可能达到 1500nm。在这样的细胞中，高尔基体浓缩分泌蛋白的能力是特别明显的。堆积的囊泡末梢是不规则型的大囊泡，也称"浓缩空泡"。这些部位可进一步将其中的内容物浓缩为酶原或储存颗粒。在激素触发的分泌过程中，分泌颗粒膜与细胞膜融合。在融合部位，分泌颗粒内容物从细胞中被释放出来。

观察蛋白质在细胞内的运输过程常采用脉冲示踪电镜放射自显影技术（pulse - chase electron microscopic autoradiography）：将一种合成生物大分子的小分子原料（如氨基酸或糖）进行放射标记，以单剂量将标记物快速注射入实验动物体内（脉冲）。短时间后，快速注射大量未进行放射标记的同一小分子原料，这样，当放射性化合物参与合成和代谢时，就可以清楚地观察到其在细胞内的位置（追踪）。在适当的时间对组织取样并进行放射自显影，可对细胞内大分子产物进行动态追踪。

采用放射自显影技术，证实了细胞内分泌蛋白从合成到胞吐的全过程。用 ^{3}H - 亮氨酸对胰腺的腺泡细胞进行脉冲标记，标记 3min 后，放射性颗粒主要集中在细胞基部富有糙面内质网的区域，表明带有放射标记的亮氨酸已掺入到该区合成的蛋白质中；20min 后，放射性颗粒绝大部分集中在高尔基体的扁平膜囊及周围的囊泡中，这一运输过程是耗能的，若阻断 ATP 供应，分泌蛋白就不能从内质网运至高尔基体；90min 后，放射性颗粒则位于分泌浓缩泡中。

最初浓缩泡内的分泌蛋白是较稀的溶液，随时间的推移逐渐被浓缩，因而称为浓缩泡，它们最终形成成熟的分泌泡，也可称为酶原颗粒。电镜下分泌泡内容物的电子密度增高，显示浓缩泡的不同成熟阶段。分泌蛋白浓缩过程不消耗能量。就胰腺分泌细胞来说，浓缩的机制可能是由于带正电的分泌蛋白与带负电的蛋白聚糖之间产生静电作用，形成无渗透活性的沉淀物，导致水分外溢。浓缩的分泌蛋白储存于分泌泡，等待释放。

通过 ^{3}H - 标记的亮氨酸追踪实验充分证明：分泌蛋白质在糙面内质网合成后，被运送到高尔基体修饰加工，然后被转入分泌泡，最后被分泌到细胞外。可见，高尔基体在细胞分泌活动中起着主要的运输作用，还在分泌颗粒的形成过程中起着浓缩、修饰、加工等作用。

（四）参与溶酶体的形成

初级溶酶体的形成过程与分泌颗粒的形成相似，也是从高尔基体扁平膜囊出芽形成的。已知溶酶体中含有 60 多种水解酶类，那么高尔基体中的这些酶类是怎样与其他蛋白质区分开来而进入溶酶体中的呢？研究发现，溶酶体中的酶蛋白在糙面内质网上合成时，就发生了糖基化修饰，形成 N - 连接糖蛋白。进入高尔基体顺面膜囊后，在 N - 乙酰葡萄糖胺磷酸转移酶和 N - 乙酰葡萄糖胺磷酸糖苷酶的作用下，蛋白质糖基上的甘露糖残基被磷酸化，形成甘露糖 – 6 – 磷酸（mannose – 6 – phosphate，M6P）。在高尔基体反面膜囊上存在着甘露糖 – 6 – 磷酸受体（mannose – 6 – phosphate receptor），可以专一地与甘露糖 – 6 – 磷酸结合，由于受体只集中分布在反面高尔基网的某些区域，从而起到对溶酶体中水解酶的分类与浓缩作用，进而以出芽形式将这些酶送入溶酶体中，其受体仍可返回反面高尔基网上，反复使用。这是高尔基体对蛋白质进行分选的方式之一。

甘露糖 – 6 – 磷酸受体是一种被研究得很深入的溶酶体酶分选信号（sorting signal），其识别的标记物（recognition marker）就是甘露糖 – 6 – 磷酸。因而，缺乏这种识别标记物的溶酶体酶既不能被受体识别，也无法转运到溶酶体囊泡中，只能以通常的方式分泌。由于溶酶体酶的许多位点上都可形成甘露糖 – 6 – 磷酸，从而大大增加了溶酶体酶与甘露糖 – 6 – 磷酸受体的亲和力，因而可使溶酶体酶与其他蛋白质分离并起到局部浓缩作用。动物精细胞的顶体就是一个特异的大溶酶体，也是在高尔基体中形成的。

（五）参与膜的转化和更新

高尔基体参与了细胞内膜的转化，并起了重要的枢纽作用。

高尔基体膜的厚度介于内质网膜与细胞膜之间。顺面高尔基网的厚度与内质网膜接近，而反面与细胞膜相似。从膜磷脂、胆固醇和蛋白质组分看，高尔基体膜也介于两者之间。说明膜从内质网到高尔基体，再到细胞膜存在着逐渐变化的过程，也说明了高尔基体在膜转化中的地位。

细胞膜外的大分子和颗粒状物质或液体状物质，通过吞噬或吞饮作用，在外源性物质以膜泡方式进入细胞内的同时，将细胞膜转化为细胞内膜。通过细胞的胞吐作用，胞内运输小泡的膜组分融入细胞膜中。细胞内存在各种复杂的膜泡运输途径，使膜性结构不断发生着移位、融合或重组。例如，由内质网"芽生"的小泡，不断与高尔基体扁平膜囊的顺面融合，形成新的膜囊；高尔基体扁平膜囊在接受内质网芽生小泡内容物的同时，也使自身的膜组分得到更新与补充；与此同时，在高尔基体扁平膜囊的反面又不断"芽生"出分泌泡，进而形成分泌颗粒，并移动到细胞表面或与细胞膜融合，成为细胞膜的一部分；有些溶酶体的膜也以残余溶酶体胞吐的方式融入细胞膜中。由于细胞的胞吞和胞吐以及小泡运输，使膜处于动态平衡状态，生物膜就实现了不重新合成，却可不断更新的过程。

在这些过程中，细胞膜的面积并没有无限制地扩展。研究证实，膜具有一个再循环的现象，即细胞以内膜系统为主的各种膜性结构可发生相互联系和转移的现象，又称为膜流（membrane flow）。细胞的这种由高尔基体参与的膜流不仅在物质运输上起重要作用，而且还使膜性细胞器的膜组分不断得到补充与更新。

高尔基体在膜流的调控中起着重要的中间站作用。膜泡运输的每一步都可能是通过信号与特异受体的相互作用来完成的。蛋白分子上某些信号可使其长期驻留在内质网或高尔基体中，另一些信号可使蛋白质不断地转移。因此，很多蛋白分子的表面可能含有多种用于转移和分选的信号。运输小泡的形成或出芽主要发生在膜的特异部位，即蛋白信号与受体结合的部位。

膜流动也表明细胞始终处于活跃的生命运动状态，并与内外环境相互联系，维持着一个活细胞的动态平衡。这也从结构与功能相适应的角度，说明细胞是一个统一的整体。

四、高尔基体与医药学

（一）病理状态下的高尔基体

高尔基体在被发现后的 100 多年间，学术界对它的形态、结构、功能以及生理和病理进行了广泛细致的研究与探索，发现该细胞器在机体细胞中随分化阶段的不同，会发生生理和病理的改变，常见的高尔基体病理变化包括以下三种情况：①高尔基体肥大见于细胞分泌物和酶的产生旺盛时。例如，巨噬细胞在吞噬活动旺盛时，高尔基体扁平膜囊增多，末端膨大，形成许多高尔基体小泡。②高尔基体萎缩见于各种细胞萎缩时，高尔基体变小和部分消失的现象。③高尔基体损伤大多出现扁平膜囊的扩张以及扁平膜囊、大泡和小泡的崩解。

下面列举几种特殊病理状态下高尔基体异常表现：

1. 中毒细胞的高尔基体 脂蛋白可在高尔基体中合成，并由分泌小泡排到细胞外。当肝细胞中毒引起脂肪肝时，病理状态下，肝细胞高尔基体的功能活动受到严重影响，脂蛋白合成发生障碍，以至高尔基体中的脂蛋白颗粒消失。高尔基体本身也产生很大变化，形态萎缩，结构受到损坏，甚至消失。

2. 癌细胞的高尔基体 在癌细胞中，高尔基体的发达程度和结构复杂程度随癌细胞的分化程度不同而呈现显著差异。分化程度低的癌细胞，高尔基体不发达，如人的低分化胃癌细胞和低分化的直肠癌细胞中，高尔基体仅转变为一些分泌小泡聚集在一起，位于细胞核周围。而分化程度较高的癌细胞，高尔基体较为发达，如在高分化的直肠癌细胞中，可观察到高尔基体完整的结构，如顺面高尔基网、中间膜囊和反面高尔基网。有时在人的肝癌细胞内还可见到高尔基体的肥大与变形。

3. 感染 SARS 病毒细胞的高尔基体 细胞感染 SARS 病毒后，高尔基体在其正常生理功能的基础上也出现了一些异常功能。SARS 病毒属冠状病毒的一个新种，冠状病毒核酸是单股正链 RNA。冠状病毒进入宿主细胞胞质后，利用宿主细胞中的蛋白质合成系统，首先合成冠状病毒 RNA 聚合酶；然后在此 RNA 聚合酶作用下，以正链 RNA 为模板合成出负链 RNA；再以负链 RNA 为模板合成出无数子代正链 RNA 和多种病毒结构蛋白 mRNA。病毒 mRNA 在宿主细胞高尔基体内合成出多种病毒结构蛋白。其中 N 蛋白将子代冠状病毒 RNA 包裹起来，保护病毒的 RNA，再在 M 蛋白等病毒结构蛋白作用下，进入高尔基体内部，包裹上一层高尔基体的膜，在宿主细胞内形成成熟的冠状病毒颗粒。高尔基体不断产生一些分泌小泡，子代病毒可以轻易随之溢出细胞，开始新的生命循环，而宿主细胞却逐渐衰败、死亡。这样，SARS 病毒凭借着宿主细胞内的高尔基体，合成并组装出自身的病毒蛋白，并最终实现自身的生命旅程。

4. 功能亢进导致高尔基体的代偿性肥大 当细胞分泌的功能亢进时，往往伴随着高尔基体结构肥大。有人在大鼠肾上腺皮质的再生实验中注意到：再生过程中，腺垂体细胞分泌促肾上腺皮质激素的高尔基体处于旺盛分泌状态时，其整个结构显著增大；再生结束后，随着促肾上腺皮质激素分泌的减少，其高尔基体结构又恢复到常态。

（二）高尔基体与药学研究

高尔基体在细胞生理学方面有重要功能，它最重要的功能是糖复合物中寡糖链的合成和蛋白质与脂类的分选。这些功能影响着机体对药物的处置与药物药效学的发挥，因而成为药学基础领域研究的重点内容。高尔基体的研究有利于了解药物的作用机制，了解药物在体内的运输机制，了解药物的药理毒理反应等。尤其是现代生物技术大分子类药物，如糖蛋白疫苗等的研究与开发，离不开对高尔基体知识的了解与把握。

药物可以影响高尔基体的超微结构与功能，以下举例说明药学研究与高尔基体的关系。

1. 高尔基体用于药物的药理筛选与毒理学机制研究　药物研究过程中，首先需要解决的是寻找到具有良好生物活性与药理功能的新药。在揭示药物的作用机制方面，要对细胞中各个细胞器的主要生理功能进行深入细致的研究与剖析，以找寻可作用的药物靶点，然后进行后期药物的临床前与临床试验。由于高尔基体是细胞内大分子加工、分选和转运的主要交通枢纽，因而，成为药理与毒理学基础研究的关注对象，常通过观察高尔基体的电镜照片来确定某些药物的疗效。

环孢素（CsA）已广泛地用于器官移植及自身免疫性疾病的治疗，但是其器官毒性限制了它的临床应用。实验发现，CsA 是蛋白磷酸酶的抑制剂，可引起肝细胞超微结构中高尔基体的体积密度降低。这说明 CsA 在改变肝脏的代谢功能的同时，也改变了肝细胞高尔基体的超微结构。这启发了 CsA 器官毒性机制研究的思路。又如，一种在治疗癌症与艾滋病方面有效的药物苦马豆素（Swainsonine），可改变高尔基体的超微结构与功能，经研究发现，该药是高尔基体中 α - 甘露糖苷酶的专一性抑制剂。

南美的一种寄生虫 Trypanosoma cruzi 感染人类之后，会渐进性侵害心肌，引发心脏病，称为查格斯病（Chagas' disease），又称南美锥虫病。研究发现，Trypanosoma cruzi 中主要的半胱氨酸蛋白酶为 Cruzain，其是一种糖蛋白，可以完成该寄生虫体内的蛋白水解功能，因而成为治疗查格斯病的药物先导化合物设计的合理靶点。基于对半胱氨酸蛋白酶抑制作用的一些药理试验，通过对高尔基体超微结构观察，发现这种半胱氨酸蛋白酶抑制剂可使该寄生虫体内正常细胞的高尔基体增大，并出现肿胀。因而，可以预期能够研制出针对该寄生虫有效的治疗药物。

2. 高尔基体与药剂学研究　由于高尔基体是药物运输的重要执行者，药剂学研究领域中的定向给药技术也把研究方向与高尔基体等细胞器联系到了一起。例如，利用纳米容器发送药物是近年来的研究热点。为了探究将药物有目标地发送到亚细胞中的可能性，研究人员跟踪了一种称为胶粒的微小分子进入活细胞的过程。球形的胶粒可以做成纳米容器，通过细胞膜运输难溶于水的药物。加拿大 McGill 大学的 R. Savic 等使用荧光标识方法标记胶粒发现，当胶粒进入细胞后，不进入细胞核，却进入了线粒体和高尔基体等细胞器，而这些细胞器都是药物传送的重要目标，直接给药可以最大程度地减少药物的毒性。因而，这样的研究对改善给药途径，从而有效地将携带的药物发送到各种细胞器中，有了更深层次的意义。

3. 某些药理活性分子与高尔基体的基础理论研究　某些药理活性分子可以阻断或诱导从高尔基体到内质网的逆行运输，因而被视为分析高尔基体中蛋白运输途径的有力探针。对这些药理活性分子探针的筛选无疑会有助于促进高尔基体的基础理论研究，最终有利于了解更多的药物作用机制，成为药物作用机制研究的新型平台。

综上所述，通过研究药物与高尔基体相互关系，了解高尔基体的功能与形态变化特征，可获得药物对机体组织和细胞治疗的更多信息，深入了解药物作用机制，合理用药，达到最终防治疾病的目的。

第四节　溶　酶　体

溶酶体（lysosome）是 de Duve 等在 1949 年采用差速离心法研究大鼠肝组织细胞中细胞器时发现的，1955 年 de Duve 和 Novikoff 用电子显微镜证实了溶酶体的存在。

一、溶酶体的形态结构与类型

溶酶体是由单层单位膜包裹而成的囊泡状结构小体，内含多种酸性水解酶，电镜

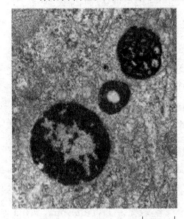

200nm

图 6 – 30　溶酶体的电镜图

下一般呈圆形或椭圆形，大小不一，直径一般为 0.2 ~ 0.8μm，最小仅为 0.05μm，最大可达数微米（图 6 – 30）。动物细胞中几乎都有溶酶体（哺乳动物成熟红细胞除外），植物和原核细胞中也有功能类似的细胞器或结构存在，不同细胞中溶酶体的数量、大小和形态差别很大，即使是同一种类的细胞，由于所处的发育和生理功能阶段不同而含有的溶酶体的数量和形态也不同。

不同的溶酶体大小、形态以及含有的酶的种类和数量都有可能不同，属于一种异质性（heterogeneous）的细胞器。根据溶酶体完成其生理功能的不同阶段，溶酶体可分为初级溶酶体（primary lysosome）、次级溶酶体（secondary lysosome）和残体（residual body）（图 6 – 31）。

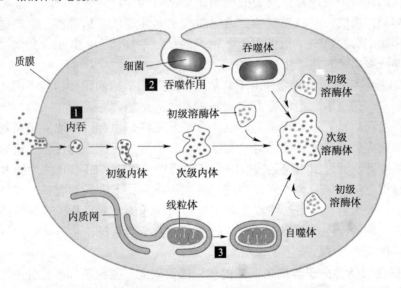

图 6 – 31　溶酶体的类型及在细胞消化过程中的作用

（一）初级溶酶体

初级溶酶体直径 $0.2 \sim 0.5\mu m$，内容物均一，不含明显的颗粒物质，含有多种酸性水解酶，酶的最适反应 pH 为 5 左右，这些酶均没有活性，处于贮存状态。

（二）次级溶酶体

初级溶酶体与来自细胞内外的消化物结合后就形成次级溶酶体。次级溶酶体是正在进行或完成消化作用的溶酶体，内含水解酶、相应的底物以及分解产物。因此次级溶酶体形态不规则，内部结构复杂多样，含有多种生物大分子、颗粒甚至某些细胞器。根据作用底物来源不同次级溶酶体又可分为自噬溶酶体和异噬溶酶体。次级溶酶体中的物质被消化后，小分子物质可转运到细胞质中供细胞利用，未消化的物质留在溶酶体中形成残质体或称后溶酶体，再通过胞吐的方式排至细胞外。

自噬溶酶体（autophagolysosome, autophagic lysosome）是一种自体吞噬泡，作用的底物是内源性的，即细胞内的蜕变、破损的某些细胞器或局部细胞质。这种溶酶体广泛存在于正常的细胞内，在细胞内起"清道夫"作用。另外当细胞处于紧急状态时，溶酶体也可以对正常细胞器进行消化，在不损伤细胞本身的前提下可将部分自身成分降解，以产生营养物质供细胞急需。

异噬溶酶体（phagolysosome, heterophagic lysosome）又称异体吞噬泡，作用底物是外源性的，即细胞经吞噬、胞饮作用所摄入的胞外物质。异噬性溶酶体实际上是初级溶酶体同内吞泡融合后形成的，如果内吞泡来自吞噬泡，则可称为吞噬溶酶体；如果内吞泡来自胞饮泡，则可称为多泡小体。

（三）残体

残体又称后溶酶体（post‑lysosome）和三级溶酶体（tertiary lysosome），此时溶酶体的酶已失去活性，仅留未消化的残渣。残体可通过外排作用排出细胞，也可能留在机体生理状态不佳的细胞内，如表皮细胞的老年斑（即脂褐质小体）。

二、溶酶体的化学组成与酶类

溶酶体分布在胞质溶胶中，溶酶体中已发现有 60 多种水解酶，主要包括蛋白酶、核酸酶、酯酶、糖苷酶、磷酸酶和溶菌酶等，能分解机体中几乎所有的生物活性物质。这些酶作用的最适 pH 为 $3.5 \sim 5.5$，故称为酸性水解酶。在酸性条件下溶酶体中的酶可将蛋白质降解为肽或氨基酸，将糖蛋白或糖脂的糖降解成单糖，将核苷酸降解为核苷和磷酸，将脂类降解为游离脂肪酸。

溶酶体中的酶除了可溶性的水解酶之外，还有一些结合在膜上的酶，如葡糖脑苷脂酶以及一些溶酶体膜上的特异性蛋白酶，这些膜上的酶也是在内质网上合成，经过高尔基体加工分选的，但这些膜蛋白酶无需 M6P 化即可进入溶酶体，机理尚不清楚。溶酶体中的酶的加工常发生在它们进入溶酶体之后，不同酶的加工方式不同，但有些加工（如糖侧链的部分水解）可能不是活性所必需的。

溶酶体的膜厚约 6nm，有以下特点：①膜上有 V‑型质子泵，能水解 ATP 将质子逆浓度梯度地泵入溶酶体中，维持溶酶体的酸性环境，类似的 V‑型质子泵也存在于一些其他细胞器膜上，如内体、部分高尔基体的膜囊及各种运输小泡；②膜蛋白高度糖基化，寡糖链朝向溶酶体内，保护溶酶体膜不受水解酶的作用；③膜上有多种转运蛋白，可将消化产物及时运出溶酶体，供细胞利用或排出细胞外。

三、溶酶体的生物发生

溶酶体的形成是一个相当复杂的过程，涉及的细胞器有内质网、高尔基体和内体等，比较清楚的是甘露糖 – 6 – 磷酸途径（mannose 6 – phosphate sorting pathway）。

（一）依赖甘露糖 – 6 – 磷酸（M6P）的溶酶体分选途径

M6P 分选途径是通过对一类称为溶酶体贮积症（lysosomal storage diseases）的遗传病研究而发现的，此类病是由于溶酶体中缺少一种或几种酶所致。

在糙面内质网表面的核糖体上合成的溶酶体蛋白进入内质网腔，进行 N – 连接的糖基化修饰，随后进入高尔基体顺面（cis）膜囊，寡糖链上的甘露糖残基磷酸化成M6P，与高尔基体反面（trans）膜囊和反面网状结构膜上的 M6P 受体结合后以出芽方式转运到前溶酶体，溶酶体酶进入前溶酶体，而 M6P 受体返回高尔基体。

这一途径的两个关键是：M6P 标记和 M6P 受体蛋白。6 – 磷酸甘露糖这一标记是溶酶体酶合成后在粗面内质网和高尔基体通过糖基化和磷酸化添加上去的；M6P 受体蛋白（M6P receptor protein）是反面高尔基网络上的膜整合蛋白，能够识别溶酶体水解酶上的 M6P 信号并与之结合，从而将溶酶体的酶蛋白分选出来。M6P 受体蛋白主要存在于高尔基体的反面，但在一些动物细胞的质膜中发现有很多 M6P 受体蛋白的存在，这是细胞的一种保护机制，可防止溶酶体的酶不正确地分泌到细胞外。

（二）溶酶体蛋白的其他分选途径

虽然依赖 M6P 的途径是目前研究高尔基体分选机制中较为清楚的途径，但是这条途径的分选效率似乎不高，部分含有 M6P 标志的溶酶体酶仍然会通过运输小泡而直接被运输到细胞外。似乎为了弥补这一不足，细胞质外膜上存在有依赖钙离子的 M6P 受体，可以与胞外的溶酶体酶结合，在网格蛋白 AP 协助下通过受体介导的内吞作用，将溶酶体酶送回前溶酶体中，而 M6P 受体则再返回细胞质膜上，可以反复循环使用。被分泌到细胞外的溶酶体酶多数以前体形式存在，也具有一定的活性，但蛋白酶例外，其前体没有活性。

M6P 途径是溶酶体酶分选的主要途径，但不是唯一的途径，这主要是通过对一种遗传病的研究而发现的。黏脂病（mucolipidosis）是一种遗传病，病人的成纤维细胞中含有很多细胞质小泡，小泡中有大量的未被消化的大分子，这些大分子在正常情况下应该是由溶酶体降解的，由于甘露糖不被磷酸化意味着大多数溶酶体酶不能正确地进入溶酶体。但同时在黏脂病病人细胞的溶酶体中发现有未被磷酸化的水解酶，推测这些酶可能是通过非 M6P 依赖分选途径进入溶酶体的，这种推测从 I – 细胞病人的肝细胞溶酶体酶分析中得到证实。I – 细胞病人的肝细胞中溶酶体的酶也没有 M6P 标记，但是能够进入溶酶体，这说明这些溶酶体必然是通过非 M6P 依赖的途径进入溶酶体的，但机理尚不清楚。非 M6P 途径的可能有两种可能：一是作为膜蛋白，合成时就插在膜上；另一种可能就是作为前体合成并结合在膜上，进入溶酶体膜后水解释放到溶酶体腔中。

实际上，溶酶体的发生过程很复杂，有多条途径，不同种类的细胞采取不同的途径，同一种类的细胞也可能采取不同的方式，甚至同种酶也会有不同的途径进入溶酶体。

四、溶酶体的功能

溶酶体在细胞内就像一个装满消化酶的袋子，提示它具有许多可能的功能。借助其内的多种酸性水解酶对细胞内外物质起消化作用，同时这种消化功能作为机体分解代谢的途径之一，在机体的生理、发育、免疫等诸多活动中起重要作用。

（一）清除细胞内衰老细胞器及生物大分子

溶酶体的主要功能是消化作用，通过降解外源性或内源性物质产生营养物质供细胞利用。体内的各类细胞及细胞中的细胞器均有一定的寿命，衰老的细胞及细胞器如线粒体、内质网等分别形成异噬体和自噬体，溶酶体通过消化作用清除衰老的细胞及细胞器，起到"清道夫"的作用。这既保证了细胞内环境的相对稳定，也有利于细胞器的更新，当细胞处于应激状态时，自噬作用会大大加强，在饥饿、损伤或快要死亡的细胞中常出现大量的自噬泡。这可能是细胞自我保护的一种措施，即消化掉机体一小部分，以维持整体的生存。同时细胞可通过胞吞作用将一些大分子营养物质包进内体，最后与溶酶体融合，将吞进的营养物质消化形成可直接利用的小分子用于合成代谢。

（二）免疫防御作用

中性粒细胞和巨噬细胞等具有吞噬作用，能吞噬入侵的细菌或病毒，经消化降解杀灭有害病菌，对机体起到防御功能。

（三）器官发育

无尾两栖类发育过程中蝌蚪尾巴的退化，哺乳动物断奶后乳腺的退行性变化，骨组织的发生及骨质更新等都涉及某些特定细胞程序性死亡，死亡后的细胞被周围吞噬细胞溶酶体消化消除。

在受精过程中的顶体反应，精子的顶体（acrosome）是一个特化的溶酶体，含多种水解酶类，如透明质酸酶、酸性磷酸酶、β–N–乙酰葡糖胺酶及蛋白水解酶等，它能溶解卵细胞的外被及滤泡细胞，使精子进入卵细胞，精子冷冻保存中的技术难题之一就是防止顶体的破裂。有性生殖过程中，精卵结合时精子释放溶酶体酶，溶解卵细胞的放射冠和透明带并形成孔道，使精子核顺利进入卵细胞。由此可见溶酶体的功能伴随生物的个体发生和整个发育过程。

（四）激素的合成与分泌调节

甲状腺素是在溶酶体的参与下形成的。甲状腺滤泡上皮细胞合成的甲状腺球蛋白，分泌到滤泡腔内被碘化后，又被滤泡上皮细胞重吸收，形成大脂滴。大脂滴与细胞内溶酶体相融合，溶酶体内的蛋白酶将碘化的甲状腺球蛋白水解成甲状腺素。甲状腺素经细胞基部进入血液中。

五、溶酶体与疾病

鉴于溶酶体在细胞中的重要作用，因此当溶酶体的结构和功能被破坏时就会引发各类疾病。

（一）溶酶体膜失常与疾病

如果溶酶体膜受损，内含的水解酶就会进入胞质或细胞间质导致疾病。如矽肺、痛风等疾病的发生就与溶酶体膜遭受破坏有关。

1. 溶酶体与矽肺 矽肺（silicosis）是一种职业病，临床表现为肺弹性降低，肺功能损害。矽肺是肺部吸入矽尘后，矽粉末（SiO_2）被肺部的吞噬细胞吞噬，但无法被溶酶体降解，却能导致溶酶体膜破坏，使水解酶释放引起吞噬细胞死亡；释放出的矽粉末再被健康的吞噬细胞吞噬，重复这个过程，导致大量巨噬细胞死亡，死亡的巨噬细胞释放出巨噬细胞纤维化因子，刺激成纤维细胞分泌胶原，胶原纤维在肺部沉积形成纤维化结节，使肺的弹性降低，导致肺功能受损。可用克矽平类药物中的聚 $α_2$ 乙烯吡啶氧化物控制矽肺病程，当克矽平和矽粒进入溶酶体时，克矽平上的氢原子立即与矽酸分子结合，阻止矽酸分子对溶酶体膜结合引起的破坏作用。

2. 溶酶体与类风湿关节炎 类风湿关节炎（rheumatoid arthritis，RA）的发病机制还不十分清楚，但疾病导致的关节骨膜组织的炎症及关节软骨细胞的坏死，被认为是细胞内的溶酶体的局部释放所致引。可能是某种类风湿因子如抗 IgG，被巨噬细胞、中性粒细胞等吞噬，使这些细胞中的溶酶体酶外泄，而其中的一些酶如胶原酶，能腐蚀软骨，产生关节的局部损害，而软骨消化的代谢产物，如硫酸软骨素，又能促使激肽的产生而参与关节的炎症反应。当前临床上用膜稳定剂如消炎痛及肾上腺皮质激素等进行治疗效果较好。

3. 溶酶体与休克 休克时，机体微循环发生紊乱，组织缺血、缺氧，影响供能系统，使膜不稳定，引起溶酶体酶外漏，多在肝和肠系膜等处引起细胞和组织自溶，造成细胞与机体的损伤，同时细胞内溶酶体增多，体积增大，吞噬体显著增加。休克引起溶酶释放的机制可能有两种：第一可能是休克导致缺血缺氧，细胞内的三羧酸循环受阻，细胞能量供应不足，钠和水进入细胞过多，细胞内渗透压降低，溶酶体膜通透性增高，溶酶体酶释放，导致细胞自溶。第二可能是休克时细胞缺血缺氧，导致细胞内 pH 降至 5.0 左右，促使溶酶体酶活化，水解溶酶体膜，溶酶体酶释放，导致细胞自溶，而溶酶体酶释放所致的组织细胞损伤又加剧了休克发展，形成恶性循环。因此在治疗休克时，除了纠正缺血缺氧外，维持溶酶体膜的稳定也非常重要。糖皮质激素是一种有效的膜稳定剂，在抢救缺血缺氧性休克时，可根据实际情况大剂量使用。

此外，溶酶体还与细胞老化及心脏、肝脏的某些疾病有密切关系。

（二）溶酶体与先天性疾病

先天性溶酶体病（inborn lysosomal disease）是指遗传所致溶酶体内的酶（主要是酸性水解酶）、激活蛋白、转运蛋白或溶酶体蛋白加工校正酶等缺乏而引起溶酶体功能缺陷，造成次级溶酶体内相应底物不能被消化，底物积蓄，代谢障碍，故又称贮积性疾病（lysosomal storage disorders，LSDs）。目前已发现有近 50 种不同的蛋白与溶酶体的功能相关，并且仍有很多相关蛋白不断被发现，同时新的溶酶体贮积性疾病也不断发现。

遗传性溶酶体疾病影响机体许多组织和器官，其中约三分之二的疾病对大脑功能有显著影响，导致患者反应迟钝、痴呆、精神分裂以及抓狂等症状。患者在神经细胞营养失调、溶酶体内蛋白质变性、新生细胞凋亡的同时，细胞代谢产物堆积，机体的稳态受到破坏。目前已发现先天性溶酶体病有 40 种以上，主要可分为糖原贮积病、脂质沉积病和黏多糖沉积病等几大类。

1. 糖原贮积病　糖原贮积病（glycogen storage disease，GSD），又名 Pompe 病，是由于肝和肌细胞的溶酶体缺乏酸性 α - 葡萄糖苷酶，溶酶体吞噬的过剩糖原无法降解，大量堆积在次级溶酶体内使其肿胀，最终导致溶酶体破裂，酶漏出而严重破坏组织细胞。该病是一种常染色体隐性遗传病，多发生于婴儿，表现为肌无力、心脏增大、进行性心力衰竭，多于两岁前死亡。

2. 脑苷脂沉积病　脑苷脂沉积病（glucocerbroside lipidcsis），又名 Gaucher 病，是巨噬细胞和脑神经细胞的溶酶体缺乏 β - 葡萄糖苷酶（β - glucocerehrosidase）造成的，大量的葡萄糖脑苷脂、神经鞘磷脂等沉积在溶酶体内，巨噬细胞变成 Gaucher 细胞，患者表现为肝、脾肿大，神经系统症状（如失明、瘫痪和痴呆等），此病多发生于婴儿，常在 1 岁内死亡，若幼年后发病则最多可活至 10 多岁。

3. 台 - 萨氏综合征　台 - 萨氏综合征（Tay - sachs diesease），溶酶体缺少氨基己糖酯酶 A（β - N - hexosaminidase），导致 GM2 神经节苷脂不能水解而贮积在溶酶体中，细胞功能受损。该病在德系犹太人中发病率最高，我国极少见。患者表现为家族性痴呆，大脑黄斑变性。本病以神经细胞受损较明显，表现为渐进性失明、痴呆和瘫痪。

4. 黏多糖沉积病　黏多糖沉积病（mucopolysacchafidosis，MPS）是一组黏多糖代谢障碍性遗传病，可分为 7 个类型，大多属于常染色体隐性遗传病。原因是溶酶体内缺乏黏多糖降解酶，因而不能分解黏多糖类（氨基葡聚糖）而堆积在次级溶酶体内。患者的症状有面容粗犷、骨骼异常、智力发育不全、内脏功能普遍受损、角膜混浊等。患儿的脑、心、肝、脾等有大量的糖胺聚糖沉积。

目前发现，出生时非免疫性胎儿水肿患儿的 10% 为先天性溶酶体病患者，如黏多糖病Ⅶ、黏脂（mucolipidoses）Ⅱ、GM1 神经节苷脂贮积症、唾液酸贮积症、半乳糖唾液酸贮积症、戈谢病（gaucher disease）以及播散性脂质肉芽肿病（Farber 病）等。目前通过绒毛及羊水细胞培养，可对几乎全部的先天性溶酶体病进行可靠的产前诊断。

（三）溶酶体与癌症

肿瘤细胞内溶酶体增多，活性增强，目前对溶酶体与癌细胞之间的关系也进行了大量研究。目前认为，某些致癌物能引起溶酶体膜稳定性降低、通透性改变以及酶的释放，导致核膜破损、DNA 损伤、细胞分裂异常和突变等，可能与细胞癌变有关。但溶酶体与肿瘤发生是否有直接关系，尚待进一步研究。

在溶酶体疾病治疗方面，改变酶活性或改变溶酶体膜稳定性的药物均可用于疾病的治疗，临床上以治疗因溶酶体膜稳定性降低所致的一些疾病已成为现实。而另一方面，通过使用溶酶体活化剂来降低溶酶体膜的稳定性而抑制肿瘤生长的治疗方案也正引起人们的关注；通过脂质体运载，将溶酶体缺失的酶移入有关细胞的溶酶体中，以达到治疗先天性溶酶体病的治疗方法也正在探索之中。当个别溶酶体酶作用亢进时，也可通过脂质体将特异性抑制剂导入溶酶体中降低此酶的活性。

第五节　过氧化物酶体

一、过氧化物酶体的形态和结构

过氧化物酶体（peroxisome），又称微体（microbody），是由 J. Rhodin 于 1954 年首次在鼠肾小管上皮细胞中发现的，后来发现普遍存在于动植物细胞内，被发现时由于不知道这种颗粒的功能，将它称为微体，由单层膜围绕的内含一种或几种氧化酶，普遍存在于包括人等高等动物细胞中，在不同生物及不同发育阶段有所不同，是一种异质性的细胞器。过氧化物酶体直径约 $0.2 \sim 1.5 \mu m$，通常为 $0.5 \mu m$，多呈圆形、椭圆形或哑铃形不等。

电镜下的微体只是一个形态学概念，实际上包括外形相似而内容物（主要指酶）不同的几种膜性细胞器。目前已知微体包括过氧化物酶体、乙醛酸循环体、氢酶体及糖酶体 4 种。其中乙醛酸循环体仅见于植物细胞内，而氢酶体和糖酶体只见于一些原生动物细胞。

根据光学显微镜的分辨率，在理论上应该可以观察到过氧化物酶体，但由于普通染色后该细胞器的折射系数与细胞质接近，故在普通染色的光镜切片上看不到这种细胞器。用 3，3 - 二氨基联苯胺染色，则能在光镜下看到过氧化物酶体内含有棕褐色的颗粒。在电镜下，其不同于溶酶体等类似的膜泡结构小体，常常含有电子致密度较高、排列规则的尿酸氧化酶结晶，被称作类核体（nucleoid）或类晶体（crystalloid），但人和鸟类细胞中的过氧化物酶体不含尿酸氧化酶，故见不到类核体。哺乳动物中只有肝细胞和肾细胞中可观察到典型的过氧化物酶体，如大鼠每个肝细胞中约有 70 ~ 100 个过氧化物酶体（图 6 - 32）。

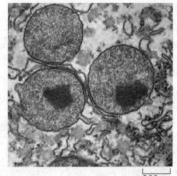

200nm

图 6 - 32　大鼠肝脏细胞内三个过氧化物酶体的电镜照片

过氧化物酶体虽然在大小形态上与初级溶酶体类似，但过氧化物酶体中的尿酸氧化酶等常常形成晶格状结构，在电镜下可作为过氧化物酶体的特征，另外它们在成分、发生以及功能等方面均有很大差异。

二、过氧化物酶体的化学组成和酶

迄今为止已在过氧化物酶体中鉴定出 40 多种酶，但是至今尚未发现一种过氧化物酶体含有全部 40 多种酶。虽然在不同的细胞内酶的总数和种类不尽相同，但大致可分为三类，即氧化酶、过氧化氢酶和过氧化物酶。

（一）氧化酶

包括尿酸氧化酶、D - 氨基酸氧化酶、L - 氨基酸氧化酶、L - α - 羟基酸氧化酶等黄素依赖氧化酶类。氧化酶占过氧化物酶体中酶总量的 $50\% \sim 60\%$。各种氧化酶的作用底物不同，但共同特征是：氧化底物的同时，能把氧还原成过氧化氢，反应通式为

$RH_2 + O_2 \rightarrow R + H_2O_2$。

（二）过氧化氢酶

过氧化氢酶约占过氧化物酶体中酶总量的 40%，作用是将氧化酶催化底物产生的过氧化氢还原成水和氧气，反应通式为 $2H_2O_2 \rightarrow 2H_2O + O_2$。过氧化物酶体是一种高度异质性的细胞器，但由于几乎所有的过氧化物酶体都含有过氧化氢酶，因此，过氧化氢酶成为过氧化物酶体的标志性酶。

（三）过氧化物酶

目前认为，过氧化物酶可能仅存在于少数几种细胞（如血细胞）的过氧化物酶体中，作用与过氧化氢酶一样，催化过氧化氢还原成水和氧气。

除上述三类酶以外，过氧化物酶体中还含有柠檬酸脱氢酶、苹果酸脱氢酶。

三、过氧化物酶体的生物发生

原来以为过氧化物酶体的发生过程与溶酶体类似，后来发现与线粒体或叶绿体类似，但不含核酸。目前发现过氧化物酶体的发生有 2 种途径：一是细胞内已有的成熟过氧化物酶体经分裂增殖而产生子代细胞器，二是在细胞内从头发生（*de novo*），过氧化物酶体重新发生包括 3 个阶段的装配过程（图 6-33）：①过氧化物酶体的装配起始于内质网，即由内质网出芽衍生出前体膜泡，然后由游离核糖体合成的过氧化物酶体的膜蛋白掺入，形成过氧化物酶体雏形（peroxisomal ghost），其中 Pex19 蛋白作为过氧化物酶体膜蛋白靶向序列的胞质受体而发挥作用，另两种蛋白质 Pex3 和 Pex16 辅助过氧化物酶体膜蛋白正确插入新形成的前体膜泡，待所有过氧化物酶体膜蛋白都插入后，形成过氧化物酶体雏形，为基质蛋白输入提供基础。②具有 PTS1 和 PTS2 分选信号的基质蛋白，分别以 Pex5 和 Pex7 为胞质受体，各自靶向序列与相应受体结合再与膜受体（Pexl4）结合，在膜蛋白复合物（Pex10、Pex12 和 Pex2）的介导下完成基质蛋白输入产生成熟的过氧化物酶体。③成熟的过氧化物酶体经分裂产生子代过氧化物酶体，分裂过程依赖于 Pex11 蛋白。过氧化物酶体发生过程中所有的酶和蛋白质都由核基因编码并在游离核糖体上合成，所需要的脂类在内质网中合成。

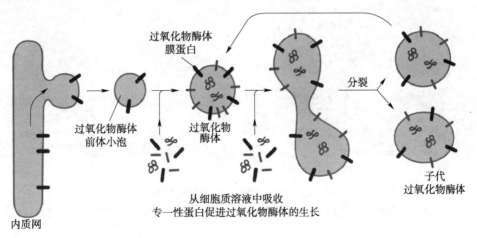

图 6-33　过氧化物酶体的生长和分裂方式

通过研究酵母发现有 20 多种基因对过氧化物酶体的生物发生是必要的，过氧化物酶体膜上存在几种可与信号序列相识别的受体蛋白。

四、过氧化物酶体的功能

过氧化物酶体是一种异质性细胞器，不同生物的细胞中，甚至单细胞生物的不同个体中所含酶的种类及功能也有差异，主要包括下面几个方面：①解毒作用，动物细胞（肝细胞或肾细胞）中过氧化物酶体可氧化分解血液中的有毒成分，起解毒作用。过氧化物酶体中常有两种酶：依赖于黄素的氧化酶和过氧化氢酶，分别利用分子氧和过氧化氢进行氧化反应，不但将氧化酶催化底物产生的过氧化氢还原成水，同时还能对多种其他底物（如酚、甲醛、甲酸和醇等）进行分解。反应通式为：$RH_2 + H_2O_2 \rightarrow R + 2H_2O$，这种反应对于消除细胞代谢过程中产生的过氧化氢以及其他有害物质，防止细胞中毒，起非常重要的作用。如饮酒时进入体内的乙醇就是通过这种方式氧化的。②分解脂肪酸等高能分子为细胞直接提供热能，过氧化物酶体中的氧化反应的主要作用是打断脂肪酸链，被称为 β - 氧化，将脂肪酸链的烷基链按顺序每次降解两个碳原子，将脂肪酸氧化成乙酰辅酶 A。过氧化物酶体将乙酰辅酶 A 释放到细胞质中用于构建细胞的其他化合物而再利用，或者向细胞直接提供热能。③调节细胞氧张力，尽管过氧化物酶体只占到细胞内氧耗量的 20%，但其氧化能力会随氧浓度的增高而增强。因此即便细胞出现高浓度氧状态时，也会通过过氧化物酶体的强氧化作用而得以避免细胞受损。④乙醛酸循环体，过氧化物酶体在植物组织中除了含有过氧化物酶体有关酶外，还含有乙醛酸循环有关的酶，从而将其称为乙醛酸循环体。其中过氧化物酶体在叶片中和线粒体、叶绿体相互接近，并促进光合作用时相互之间物质的交换（图 6 - 34A）。而乙醛酸循环体被认为参与萌发的种子中脂肪酸链进行脂肪的 β - 氧化，产生乙酰辅酶 A，经乙醛酸循环，由异柠檬酸裂解为乙醛酸和琥珀酸，然后离开过氧化物酶体在细胞质中转化成糖（图 6 - 34B）。动物细胞没有乙醛酸循环，所以无法将脂肪中的脂肪酸转化为糖。

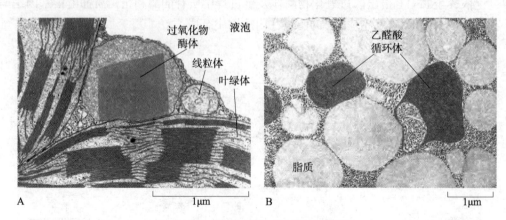

图 6 - 34　植物组织中的过氧化物酶体

A. 烟草叶片中的过氧化物酶体；B. 番茄种子萌发 4 天后存储脂肪的叶肉细胞中的过氧化物酶体

五、过氧化物酶体与疾病

过氧化物酶体的病理性改变可表现为数量、体积、形态等多种异常。如在患甲状腺功能亢进、慢性乙醇中毒或慢性低氧症等疾病时，可见患者肝细胞中过氧化物酶体数量增多，而在甲状腺功能低下、肝脂肪变性或高脂血症等情况下，过氧化物酶体数量减少、老化或发育不全。这提示甲状腺激素与过氧化物酶体的产生、形成和发育具有一定的关系。过氧化物酶体数目、大小以及酶含量的异常变化亦常见于病毒、细菌及寄生虫感染、炎症或内毒素血症等病理情况以及肿瘤细胞中，基质溶解是过氧化物酶体最常见的异常形态学变化，主要形式是在过氧化物酶体内出现片状和小管状结晶包涵物，此种改变往往发生于缺血性组织损伤。

一般将过氧化物酶功能缺陷引起的疾病分为两类：一类为过氧化物酶生物发生缺陷引起的疾病，这类患者是由于过氧化物酶的蛋白不能正常组装，从而导致功能缺陷产生相应的疾病。如 Zellweger 综合征、新生儿 ALD、婴儿 Refsum 症、高呱胺酸酸血症和肢根点状软骨营养障碍等。另一类是由于单个酶分子缺乏而导致的疾病，如 X - 连锁 ALD、氧化酶缺陷、双功能酶缺陷、硫解酶缺陷、烷基 DHAP 合成酶缺陷和 DHAP 酰基转移酶缺陷等。Zellweger 综合征是这类疾病的典型病例，是严重危害婴儿健康的疾病之一。

1. Zellweger 综合征　该病是由于过氧化物酶体膜上 35KD 转运蛋白分子异常，导致过氧化物酶体的功能缺陷，是危害婴儿最严重的疾病之一。Zellweger 综合征是一种常见染色体隐性遗传病，患儿编码过氧化物酶体膜上 35KD 蛋白的基因在第 355 位点的碱基由 C 突变为 T，导致无义突变，使患儿新合成的酶分子不能运入过氧化物酶体内，导致过氧化物酶体不能对极长链脂肪酸（very long chain fatty acid，VLCFA）（ > C22）进行氧化，这些极长链脂肪酸积累在细胞质内，成为片层状内含物，对细胞产生毒性，影响早期胚胎细胞的正常迁移，使患儿发生畸形。导致神经细胞的迁移发生障碍，是癫痫病、脑部畸形的主要原因。

患儿典型面部特征是高前额，上眼眶发育不全，内眦皱折。眼睛症状为先天性白内障、青光眼、色素退化、视神经发育不全。新生儿张力低下，具有癫痫病。脑部多种异常，肝脏增大，肾上腺皮质呈网状，细胞内具有片层状内含物。在细胞水平上可见到两点明显的异常：①缺少过氧化物酶体。②具有血影样过氧化物酶体。所谓血影即人血红细胞在低渗处理后，内部的蛋白渗出所留下的白色细胞膜空壳。

2. X - 连锁 ALD　研究表明过氧化物酶体是极长链脂肪酸（very long chain fatty acid，VLCFA）β - 氧化的唯一场所。VLCFA 在进行氧化之前需 VLCFA - CoA 合成酶催化形成 VLCFA - CoA。X - 连锁 ALD 是由于过氧化物酶体膜 70KD 转运蛋白功能的缺陷，不能将 VLCFA - CoA 合成酶转运入过氧化物酶体所引起的疾病，症状表现与 Zellweger 综合征患儿类似。从儿童到成人都可见到 X - 连锁 ALD 患者，以儿童期脑型患儿最为严重，约为全部 ALD 的一半。患儿在 4 ~ 8 岁之前发育正常，随年龄的增长出现多动现象，性格孤僻，早期约有 1/3 患儿有视觉障碍，包括视野缩小、斜视；约 1/3 患儿有癫痫病，继而出现痴呆、失语、致盲、听力丧失等症状。

第六节　内膜系统与细胞内蛋白质的分选

一、内膜系统区域化

内膜系统（endomembrane system）是真核细胞细胞质中在结构、功能及发生上紧密相关的膜性细胞器及结构的总和，包括细胞核膜、内质网、高尔基复合体、溶酶体及内体和各种转运小泡等膜性包裹结构。过氧化物酶体是否属于内膜系统目前存有争议。

真核细胞一个显著特点就是除细胞膜外还存在由细胞膜内陷而成的复杂内膜系统。内膜系统的形成对于细胞生命活动的重要意义如下：①在细胞内形成了一些特定的功能区域和微环境，如酶系统的隔离与衔接，细胞内不同区域形成 pH 差异、离子浓度的维持、扩散屏障和膜电位的建立等，以便在蛋白质、脂类、糖类的合成代谢、加工修饰、浓缩过程中完成其特定的功能。②内膜系统通过小泡分泌的方式完成膜的流动和特定功能蛋白的定向运输，这不仅保证了内膜系统中各细胞器膜结构的更新，更重要的是保证了一些具有杀伤性的酶类在运输过程中的安全，并能准确迅速到达作用部位。③扩大了膜的表面积，提高了表面积与体积的比值。④内膜系统中各细胞器膜结构的合成和装配是统一进行的，这不仅提高了合成的效率，更重要的是保证了膜结构的一致性，特别是保证了膜蛋白在这些膜结构中方向的一致性。⑤区室的形成，提高了重要分子的浓度，提高了反应效率；同时因细胞内的许多酶反应是在膜上进行的，内膜系统的形成，使这些酶反应互不干扰。内膜系统将细胞分成许多微环境（膜结合的区室），这些区室具有各自独立的结构和功能，从而提高细胞生命活动效率。

细胞被内膜系统分隔成不同的功能区室，蛋白质作为膜成分的重要组成，也是内膜系统结构和功能实现的重要基础。一个哺乳动物细胞包含约 10^{10} 个蛋白质分子。除了少数蛋白质在线粒体中的核糖体上合成外，绝大部分蛋白质是由细胞核 DNA 编码、并在细胞质中的核糖体上合成的。这些蛋白质有 $1/2 \sim 2/3$ 定位于细胞质，其他新合成的蛋白质将被以特有的方式运输到各自的目的区室中，使得每个区室都含有自己的蛋白质系统，形成自己的结构和功能特点。

二、蛋白质的分选

在细胞质基质中开始合成后，新合成的蛋白质通过自身的氨基酸序列决定蛋白质在细胞内的去向，这些特殊的氨基酸序列被称为分选信号（sorting signal），也称为信号序列（signal sequence）。蛋白质穿越不同的膜结构、定位到各自的膜性细胞器的过程称为蛋白质分选（protein sorting）或蛋白质靶向运输（protein targeting）。细胞外的蛋白质经胞吞作用进入细胞内部，也需要经过分选和靶向运输。

（一）蛋白质分选信号

蛋白质的分选信号至少有两种类型（图 6 - 26），一类是信号肽（signal peptide），另一类是信号斑（signal patch）。信号肽是指被合成肽链 N - 端的一段连续的氨基酸序列，其可指导蛋白多肽链在糙面内质网上合成。信号肽由不同数目、不同种类的氨基酸残基组成。典型的信号肽包括 3 个功能区域：由 6~10 个氨基酸残基组成的 N - 端；中间有 6~15 个疏水或中性氨基酸残基组成的疏水区；含有 5~7 个氨基酸残基的羧基端。其中的 -1 和 -3 位氨基酸（成熟蛋白的第 1 位氨基酸残基是 +1）是不带电荷氨基酸，其在信号肽酶特异性切除信号肽中起重要作用。信号斑是位于蛋白质不同部位的几个氨基酸序列在多肽链折叠后形成的一个斑块区，是一种三维结构。当多肽链伸展时，组成信号斑的不同氨基酸序列可散在分布于多肽链上，在完成分选任务后，这些氨基酸序列不被酶切水解、继续存在（见图 6-26）。信号斑可识别某些以特异性糖残基为标志的酶蛋白，并指导它们的定向转运。

蛋白质的合成是从胞质中游离的核糖体上开始的，如果待合成蛋白质 N - 端无信号肽，那么其将继续在胞质中合成，直至蛋白质合成结束。包括：①非定位分布或定位分布的细胞质溶质驻留蛋白。②细胞核中的核蛋白（nucleoprotein），如：组蛋白、非组蛋白等，核输入信号（核定位信号）指导蛋白通过核孔复合体转运入核。③线粒体的由核基因组编码的蛋白。

信号肽通常引导蛋白质从细胞质基质一边翻译一边进入内质网，经过各种加工和修饰，使不同去向的蛋白质带上不同的标记，最后在高尔基复合体反面网状结构进行分拣，包装到不同类型的小泡，运送到内质网、高尔基复合体、溶酶体、细胞质膜、细胞外等。通过这一过程，蛋白质完成分选。信号斑则引导一些其他分选过程，如在内质网合成的溶酶体酶蛋白上存在一种信号斑，在高尔基复合体的顺面高尔基网中可被 N - 乙酰氨基葡萄糖磷酸转移酶所识别，从而使溶酶体酶蛋白上形成新的分选信号甘露糖 -6- 磷酸（mannose -6- phosphate，M6P），进一步在反面高尔基网中被 M6P 受体识别，并分选进入运输小泡最终送到溶酶体。

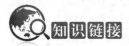

知识链接

信号肽假说

在 20 世纪 70 年代初有一个著名的实验：在体外无细胞系统中进行由 mRNA 编码的分泌蛋白在核糖体上的合成，当合成系统中有微粒体存在时，所合成的蛋白质与体内合成的相同；如果在合成系统中去除微粒体，合成蛋白质的 N - 末端会多出一段短肽。基于这一实验，1975 年 Blobel 等人提出了信号假说（signal hypothesis），即在新合成蛋白质的 N - 末端有一段信号序列，称为信号肽（signal peptide），作用是引导多肽链在合成过程中到达内质网膜上，并在内质网中完成蛋白质的合成，而信号肽本身则在蛋白质合成完成前被内质网内的信号肽酶切除。这一假说可以说明为什么没有微粒体存在时合成的蛋白质比有微粒体时合成的蛋白质要长，长出的一段肽链就是信号序列。进一步的实验表明，存在于新合成分泌蛋白前体的 N - 末端信号序列也存在于膜蛋白和溶酶体酶蛋白的前体，它们都是在粗面内质网上的核糖体上合成的。把这种信号序列用重组 DNA 技术连接到原来不进入内质网的蛋白质上，就可引导它们进入内质网。除了输入内质网的蛋白质有信号序列外，由细胞质基质直接输入细胞核、线粒体和过氧化物酶体的蛋白质都带有各自的信号序列，引导它们的运输。

用分子克隆技术可证明信号序列对引导蛋白质运输的重要性。例如把引导蛋白质进入内质网的 N - 端信号肽连接到细胞质中其他蛋白质上，就会引导这些蛋白质进入内质网。实验还证明，具有同样目的地的各种信号肽是可以互换的，尽管它们的氨基酸序列有很大的不同，接在任何蛋白质上都可引导它们到达目的地。在信号肽的识别过程中，物理特性（如疏水性）往往比氨基酸序列更重要。

目前对信号斑的结构了解得还很少，因为实验分析信号斑比信号肽困难得多，信号斑是蛋白质折叠后的三维结构，不能把它们从一个蛋白质转接到另一个蛋白质上，而且实验性改变很容易破坏信号斑的三维结构。

（二）蛋白质运输途径

细胞内的蛋白质分子在细胞质基质的核糖体上开始合成，然后根据氨基酸序列中的分选信号决定它们的运输途径；细胞外的一些蛋白质分子也可经胞吞作用进入细胞内，进入特殊的运输途径。因此细胞内蛋白质有多种运输途径，将蛋白质在细胞质中与细胞器或细胞核之间、细胞器与细胞器之间以及细胞内与细胞外之间的运输分为三种不同的方式，即门控运输（gated transport）、跨膜运输（transmembrane transport）和小泡运输（vesicular transport）。

1. 门控运输　门控运输是指蛋白质通过核孔复合体在细胞质与细胞核之间的运输。核孔复合体像一扇门，选择性调控核质之间双向性的物质交换。详细内容参见第七章"细胞核"。

2. 跨膜运输　跨膜运输是指蛋白质通过细胞器膜上的蛋白质转运子（protein translocator）从细胞质基质直接进入细胞器内。一般情况下跨膜的蛋白质以非折叠状态完成跨膜运输，但也有一些蛋白质可以在折叠状态下跨膜。跨膜转运又可分为翻译后转运（post - translational translocation）和共翻译转运（co - translational translocation）。翻译后转运的蛋白质运输途径是指大多数蛋白质在细胞质基质翻译合成后，将按其分选信号种类分别转运到细胞的不同部位。由于这种转运是在蛋白质分子完全合成后进行的，因此称为翻译后转运。属于这种蛋白质运输途径的主要有：①蛋白质从细胞质基质到线粒体的运输；②蛋白质从细胞质基质到过氧化物酶体的运输。共翻译转运的蛋白质运输途径是指蛋白质在核糖体上合成过程中转移到内质网，即在核糖体上多肽链开始合成不久，在 N - 末端形成的信号肽引导核糖体附着到内质网膜上，信号肽穿入内质网腔并继续合成，新合成的多肽链可游离于内质网腔内成为可溶性蛋白，也可插入内质网膜成为跨膜蛋白。以这种方式合成的蛋白质除一部分留在内质网外，大部分将运送到高尔基复合体，在那里作进一步分选和运输。由于这种转运是在蛋白质合成过程中进行的，因此称为共翻译转运。属于这种蛋白质运输途径的主要有：①蛋白质从内质网经高尔基复合体到细胞外的运输，称为生物合成 - 分泌途径（biosynthetic secretory pathway）；②蛋白质从内质网经高尔基复合体到溶酶体的运输。

3. 小泡运输　细胞器之间通过运输小泡（transport vesicle）或大的非规则形状的细胞器断片进行的蛋白质运输称为小泡运输。从内质网到高尔基复合体、高尔基复合体膜囊间、从高尔基复合体到晚期内体和细胞表面以及从细胞表面到溶酶体的蛋白质运输都是通过小泡运输方式来实现的。小泡运输从一个细胞器以出芽或夹断方式形成转运小泡。小泡内装着所运输的可溶性蛋白质，小泡的膜内嵌着膜蛋白。当它到达指定位点后即可与膜融合并将内含的蛋白质释放进细胞器内部，在小泡膜与靶细胞器膜融合后，小泡膜上的膜蛋白变为靶细胞器膜上的跨膜蛋白。

蛋白质在细胞内的运输方式是由蛋白质分子上的分选信号决定的。每种信号序列可引导蛋白质到达细胞内一个特定的目的地（表6-4），但信号序列还需与靶细胞器膜上相应受体结合后才能将蛋白质运输到靶细胞器内。

表6-4　几种典型的信号序列

信号序列的功能	信号序列
输入到细胞核	– Pro – Pro – Lys – Lys – Lys – Arg – Lys – Val –
从细胞核输出	– Leu – Ala – Leu – Lys – Leu – Ala – Gly – Leu – Asp – Ile –
输入到线粒体	$^{+}H_3N$ – Met – Leu – Ser – Leu – Arg – Gln – Ser – Ile – Arg – Phe – Phe – Lys – Pro – Ala – Thr – Arg – Thr – Leu – Cys – Ser – Ser – Arg – Tyr – Leu – Leu –
输入到过氧化物酶体	– Ser – Lys – Leu – COO^{-}
输入到内质网	$^{+}H_3N$ – Met – Met – Ser – Phe – Val – Ser – Leu – Leu – Leu – Val – Gly – Ile – Leu – Phe – Trp – Ala – Thr – Glu – Ala – Glu – Gln – Leu – Thr – Lys – Cys – Glu – Val – Phe – Gln –
回输到内质网	– Lys – Asp – Glu – Leu – COO^{-}

三、蛋白质进入线粒体的运输

线粒体除氧化磷酸化合成 ATP 外，也参与细胞凋亡和其他代谢功能，包括脂肪酸代谢、血红素合成、钙平衡维持等。作为一个功能复杂而活跃的细胞器，线粒体内的蛋白质不仅数量大而且种类多。线粒体内大部分蛋白质是在细胞质基质合成后再运送到其中的，属于翻译后转运。由线粒体自身合成的少数蛋白质主要位于线粒体内膜中，在内膜与从细胞质基质输入的蛋白质共同组成复合体。

（一）输入线粒体蛋白质的分选信号及蛋白质转运子

线粒体是由双层膜构成的细胞器，内膜包裹的腔为基质腔，内、外膜之间的腔为膜间腔，不同的信号序列决定蛋白质定位于线粒体中的不同部位。

1. 线粒体蛋白的分选信号　在细胞质合成的线粒体前体蛋白（precursor protein）需要一个或多个信号序列指引进入相应的线粒体亚区室。进入线粒体基质的前体蛋白信号序列通常位于多肽链的 N - 端，在基质中被蛋白酶切除。而进入内外膜和膜间腔的蛋白质其信号序列位于蛋白质内部，不被切除。这些信号序列既是运输信号，也是正确的定位信号。

2. 线粒体蛋白转运子和能量来源　线粒体蛋白通过跨膜转运进入线粒体，其跨膜过程称为蛋白质转位（protein translocation），介导蛋白质转位过程的是线粒体膜上的蛋白质转运子。线粒体的蛋白质转运子是几种多亚基的复合体：外膜上有 TOM 复合体（translocase of the outer mitochondrial membrane，TOM complex）和 SAM 复合体（sorting and assembly machinery of the outer membrane，SAM complex），内膜上有两个 TIM 复合体（translocase of the inner mitochondrial membrane，TIM complex）和一个 OXA 复合体（图6-35）。TOM 复合体的功能是帮助蛋白质穿过线粒体外膜，介导线粒体蛋白质进

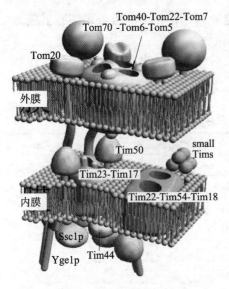

图 6 – 35　TOM 复合体和 TIM 复合体

入线粒体膜间腔，并帮助已跨膜的蛋白质插入线粒体外膜。TIM 复合体（包括 TIM23 和 TIM22 两种）的功能是使蛋白质穿过线粒体内膜。TIM23 复合体转运蛋白质到线粒体基质，并帮助跨膜蛋白插入线粒体内膜；TIM22 复合体可帮助跨膜蛋白插入线粒体内膜。OXA 复合体位于线粒体内膜，也帮助由 TOM 和 TIM 输入到线粒体基质的一些蛋白质插入线粒体内膜。蛋白质转位同时需要线粒体内外的能量和分子伴侣的帮助。

蛋白质的运输需要能量，在线粒体的蛋白质输入过程中，ATP 水解提供能量发生在两个部位，一个部位在线粒体外面的细胞质基质中，另一个在线粒体基质腔。此外线粒体的蛋白质输入过程还需要跨线粒体内膜的 H^+ 电化学梯度。

在细胞质基质的蛋白质输入到线粒体基质腔的过程中，新合成的非折叠线粒体蛋白质与胞质分子伴侣 Hsp70 家族的伴侣蛋白一起结合到 TOM 复合体的输入受体上，这种结合与之后从伴侣蛋白上解离所需要的能量是由 ATP 水解来提供的（图 6 – 36）。线粒体蛋白的信号肽通过 TOM 复合体后即与 TIM 复合体结合，能量由跨内膜的膜电位，即电化学 H^+ 梯度提供。跨内膜的电化学 H^+ 梯度不仅用来帮助细胞的 ATP 生成，而且驱动带有正电荷的信号肽以电泳方式通过 TIM 复合体进入线粒体基质腔。当线粒体蛋白质通过 TIM 复合体刚暴露至线粒体基质腔时，基质腔内的线粒体 Hsp70 伴侣蛋白就结合到多肽链上，把蛋白质牵拉进入基质腔内。这种结合与之后从伴侣蛋白上解离所需要的能量也由 ATP 水解来提供。

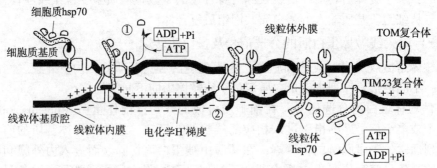

图 6 – 36　蛋白质输入到线粒体基质腔的能量来源

线粒体 Hsp70 伴侣蛋白在蛋白质输入过程中起重要作用。与胞质 Hsp70 伴侣蛋白一样，线粒体 Hsp70 伴侣蛋白也对非折叠多肽链有高度亲和力，输入蛋白质一旦进入线粒体基质腔，Hsp70 伴侣蛋白即与其结合，然后再经 ATP 依赖方式与多肽链解离。Hsp70 是结合 TIM23 复合体基质侧的多亚基蛋白成分的一部分，起到牵引前体蛋白进入基质的马达作用。输入蛋白质与 Hsp70 伴侣蛋白的这种结合和解离不断循环，提供了把蛋白质最终被牵引进入线粒体基质腔的驱动力。

（二）蛋白质到线粒体的运输

线粒体蛋白质是以非折叠状态跨膜的。线粒体蛋白质在细胞质基质内合成后通过与其他蛋白质的相互作用而保持非折叠状态。这些蛋白包括属于热休克蛋白 Hsp70 家族的伴侣蛋白和一些能直接与线粒体蛋白质信号肽结合的蛋白质。它们的作用是防止线粒体蛋白质在与 TOM 复合体作用前产生聚集或自发折叠。当线粒体蛋白质的信号肽被 TOM 复合体中的受体蛋白识别并结合，这些蛋白质就脱离，使非折叠的线粒体蛋白质进入转运通道，它们不是组成线粒体蛋白质的一部分。

1. 蛋白质到线粒体外膜的运输　线粒体外膜上含有大量的孔蛋白（porin）。孔蛋白可形成通道使离子和 <5kDa 的物质自由渗透到线粒体膜间隙。其首先通过 TOM 复合体被输入，但不能将孔蛋白整合到线粒体外膜的脂双层，而是在膜间腔与特化的"tiny Tim"家族的分子伴侣蛋白短暂结合以防止聚合，然后再与外膜的 SAM 复合体结合，在其帮助下插入外膜并正确折叠。

2. 蛋白质到线粒体基质的运输　输入到线粒体基质腔的蛋白质在 N–端带有信号肽，到达基质腔后信号肽即被信号肽酶切除。线粒体蛋白质的信号肽被 TOM 复合体中的受体识别后，即移动至线粒体内外膜接触部位，蛋白质首先通过 TOM 复合体的转运通道进入膜间腔，并立即与 TIM 复合体结合，通过 TOM 与 TIM23 偶联的开放通道进入线粒体基质腔或进一步插入内膜。在整体状态下，TOM 和 TIM23 在功能上通常是偶联的，使蛋白质同时穿过线粒体外膜和内膜。但在体外分离的线粒体内膜和外膜中，TOM 复合体和 TIM23 复合体可单独工作，都可以进行跨膜转运。

3. 蛋白质到线粒体内膜或膜间腔的运输　许多线粒体蛋白质需要插入线粒体内膜或进入膜间腔行使其功能。这些蛋白质最初转位过程也是利用 TOM 和 TIM23，然后通过多种不同的方式进一步转运到线粒体内膜或膜间腔。

（1）第一种方式：线粒体蛋白质 N–端信号肽之后紧接着有一段疏水氨基酸序列，作为停止转移序列，可阻止蛋白质进一步穿越内膜转移至线粒体基质。当 N–端信号肽通过 TIM23 进入基质腔后被信号肽酶切除，其后的停止转移序列与 TIM23 复合体结合并停止转运蛋白质进入基质腔。蛋白质从 TIM23 释放出来镶嵌锚定在内膜上，剩下的肽链从 TOM 复合体拉入膜间腔。

（2）第二种方式：TIM23 复合体将完整的蛋白质转位至基质腔，信号肽酶切除 N–端信号肽后暴露出新的 N–端一段疏水序列。此序列可引导蛋白质从基质腔通过 OXA1 复合体插入到线粒体内膜。OXA1 复合体主要是用于将线粒体内部编码、翻译的蛋白质插入到内膜上，只有少量的输入蛋白利用这一途径。

（3）第三种方式：有些蛋白质先通过第一种或第二种方式插入线粒体内膜，然后被膜间腔内的信号肽酶切除疏水序列，从而成为膜间腔内的可溶性蛋白质。

（4）第四种方式：有些中间代谢产物的载体蛋白是多次跨膜蛋白，功能是转运三羧酸循环等产生的中间代谢产物如 ADP、ATP 和磷酸盐等。这些载体蛋白的 N–端没有可被切除的信号肽，信号序列位于蛋白质内部。它们穿过线粒体外膜的 TOM 复合体后，膜间腔的分子伴侣蛋白引导这些蛋白质到 TIM22 复合体，借助内膜的电位插入线粒体内膜，这一过程不需要 Hsp70 和 ATP 的帮助。TIM22 复合体已特化为插入内膜的多次跨膜蛋白的专用复合体。

第七节　膜流与囊泡转运

膜流（membrane flow）指细胞的生物膜成分在质膜与内膜系统之间以及内膜系统各结构之间流动的现象。膜流实质就是膜脂和膜蛋白在细胞内的转移与重组的过程，由于这个过程是通过膜性小泡出芽与融合来实现的，因此又称为小泡流（vesicle flow）。

在从外界环境摄取营养并对环境变化迅速做出反应的过程中，细胞需不断地调整膜的组成以及时应对外界。包括利用内膜系统增减膜上的蛋白质，如受体、离子通道和运输载体等；通过胞吞作用摄取营养成分，如维生素、脂质、胆固醇等。物质在膜性区室之间穿梭而不是跨膜，依靠大量膜包裹的运输器来完成。这些运输小泡携带着内部可溶性分子从一个膜性区室出芽离开，在与另一个膜性区室融合。这种膜性流动使得细胞得以分泌或从外界摄取营养。随着运输小泡的膜性结构与靶细胞器膜的融合，靶细胞器的膜结构得以重塑。

细胞的膜流是通过囊泡转运来完成的。不断生成和穿梭于质膜及内膜系统各结构之间的囊泡转运，在介导细胞物质定向运输功能的同时，又不断地被融合更替，形成以细胞膜和内质网为主要发源地，以高尔基复合体为中转站的源源不断的膜流。囊泡，也称为小泡（vesicle），是真核细胞中十分常见的膜泡结构。囊泡转运（vesicular transport）指囊泡从一种细胞器膜芽生、脱离后，定向与另一种细胞器膜或质膜相互融合的过程。囊泡的形成、转运往往伴随着细胞内物质的定向运输活动。囊泡运输是真核细胞特有的一种细胞内外物质转运的形式。内吞和外吐作用过程中的囊泡转运使得质膜与内膜系统间进行膜的循环运动，局部处于分离与融合的动态变化中。而内膜系统的最大特点是动态性质，即在各内膜结构之间常常看到一些小泡来回穿梭。这些小泡分别是从内质网、高尔基复合体和细胞质膜上产生的，这就使内膜系统的结构处于一个动态平衡。正是这种流动状态，将细胞的合成活动、分泌活动和内吞活动连成了一种网络结构。

一、囊泡的类型

囊泡是内膜系统的重要组成成分，但与内质网、高尔基复合体、溶酶体等膜性细胞器不同的是其并不是一种稳定的固有结构，而是伴随着细胞内物质的定向运输过程中的物质载体和功能表现形式。目前研究推测，囊泡的类型至少有 10 种以上，了解比较深入的有三种，它们分别是：网格蛋白有被小泡（clathrin – coated vesicle）、COP Ⅰ有被小泡（COP Ⅰ – coated vesicle）和 COP Ⅱ有被小泡（COP Ⅱ – coated vesicle）。

（一）网格蛋白有被小泡

50~100nm 的网格蛋白有被小泡表面覆盖网格蛋白纤维构成的网架结构，在网格蛋白结构与囊膜之间填充着大量的衔接蛋白（adaptin）。网格蛋白（clathrin）是由二聚体组成的，三个二聚体可组成衣被的结构单位——三脚蛋白复合体（triskelion）。网格蛋白有被小泡可产生于高尔基复合体，介导从高尔基复合体向溶酶体、胞内体或细胞分泌过程的物质运输转运。网格蛋白有被小泡也可由细胞膜受体介导的胞吞作用而形成，将外来物质转送到细胞质，或从胞内体输送到溶酶体。

（二）COPⅠ有被小泡

COPⅠ有被小泡是一类表面覆盖衣被蛋白Ⅰ（coatomer protein Ⅰ，COPⅠ）的运输小泡，主要负责内质网逃逸蛋白的捕捉、回收转运以及高尔基复合体膜内蛋白的逆向运输（retrograde transport）。有研究显示COPⅠ有被小泡也可行使从内质网到高尔基复合体的顺向转移（anterograde transport）。COPⅠ衣被的主要成分是衣被蛋白Ⅰ（coatmer protein Ⅰ，简称COPⅠ），是一种由7个亚基组成的多聚复合体，分别为 α，β，β'，γ，δ，ε，ζ 几种蛋白亚基成分，分子量从 20kDa 到 160kDa。其中的 α 蛋白也称 ARF 蛋白（ADP – ribosylation factor），作为 GTP 结合蛋白，可调节控制衣被蛋白复合物的聚合、装配及膜泡的转运。

COPI 衣被小泡形成的过程是：①在细胞质中处于游离的 ARF 蛋白与 GDP 解离后与 GTP 结合形成有活性的 GTP – ARF 复合体；②GTP – ARF 复合体与高尔基复合体膜上的 ARF 受体结合；③COPⅠ蛋白亚基聚合与 ARF 一起结合高尔基复合体囊膜表面其他相关蛋白，诱导转运囊泡芽生。在 COPⅠ衣被小泡形成的过程中 GTP 是 COPⅠ衣被蛋白聚合与解离的必要条件。而当 COPⅠ衣被小泡从高尔基复合体膜囊出芽断裂后，COPⅠ衣被蛋白即解离。

（三）COPⅡ有被小泡

COPⅡ有被小泡是一类表面覆盖衣被蛋白Ⅱ（coatmer protein Ⅱ，COPⅡ）的运输小泡，由粗面内质网所产生，参与从内质网到高尔基复合体的运输。COPⅡ衣被蛋白是由 5 个亚基组成的复合体。其中的 Sar 蛋白可通过与 GTP 或 GDP 的结合，调节囊泡外被的装配与去装配。当 COPⅡ有被小泡从内质网膜上芽生时，Sar1 – GDP 与位于内质网膜中的 GEF 结合，使 Sar1 释放 GDP 并与 GTP 结合，成为 Sar – GTP，这一变换使 Sar1 蛋白发生构型变化，使原先位于蛋白质内部的一个脂肪酸尾巴暴露出来并插入内质网膜中，结合到内质网膜上的 Sar1 – GTP 就募集 COPⅡ衣被蛋白附着到内质网膜上，启动小泡芽生，形成 COPⅡ有被小泡（图 6 – 37）。

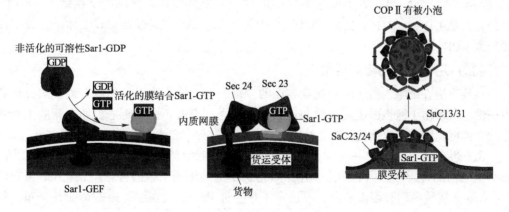

图 6 – 37 COPⅡ有被小泡的形成

COPⅡ有被小泡的物质转运具有选择性。内质网膜蛋白受体在内质网腔侧与腔中的可溶性蛋白结合的同时，内质网膜蛋白受体的胞质侧的信号序列可被 COPⅡ蛋白识别。因此在受体介导的囊泡运输中 COPⅡ蛋白起重要作用。

二、囊泡转运

在囊泡运输过程中，首先供膜（细胞器或细胞膜）通过芽生方式形成运输小泡，运输小泡的膜和腔中分别包含要运输的膜成分（膜蛋白和膜脂）和可溶性分子。然后运输小泡按其特殊的表面标志在细胞内高度有序地定向运输。最后通过靶膜表面相应的受体识别停靠到靶膜，小泡膜与靶膜融合，把小泡内容物输送到靶细胞器或细胞外。

（一）运输小泡的形成

人们在研究受体介导胞吞过程中有被小泡的形成时，发现网格蛋白、衔接蛋白、膜受体和发动蛋白等多种蛋白质参与了小泡的芽生。首先，位于细胞膜中的膜受体与相应配体分子结合，这类受体分子的尾部有一个由四个氨基酸残基（$Y-X-X-\psi$，其中 Y 是酪氨酸，X 是任何氨基酸，ψ 是疏水氨基酸）组成的胞吞信号暴露于细胞质基质面，它们可特异地与衔接蛋白结合，衔接蛋白同时与网格蛋白结合，形成一种配体-受体-衔接蛋白-网格蛋白复合物；然后，当多个这种复合物集中在细胞膜上的一个部位时，网格蛋白的三腿复合体就装配成凸面多边形网格结构，在细胞质基质面形成有被小凹（coated pit），这种有被小凹的形成是由网格蛋白和衔接蛋白在胞质面装配时产生的力所驱动的；最后，在小泡芽生过程中，发动蛋白呈环状包围有被小凹的颈部，发动蛋白是一种 GTP 酶，通过水解与其结合的 GTP 提供能量使颈部缢缩，结果两层膜逐渐靠拢并融合，封闭起来形成有被小泡。有被小泡从细胞膜释放后，网格蛋白衣被会很快脱离小泡并进入细胞质基质被重新使用。并非所有的运输小泡都是球形的。当 COPⅡ有被小泡在内质网生成后，向高尔基复合体转移的过程中多个小泡彼此融合，形成不同大小和形状的"内质网-高尔基复合体中间体"（ER-to-Golgi intermediate compartment）。

近年来对 COPⅠ和 COPⅡ有被小泡的研究进一步发现有一类单体 GTP 酶，称为外被募集 GTP 酶（coat-recruitment GTPase），在有被小泡的衣被装配和去装配过程中起重要作用。像其他单体 GTP 酶一样，衣被募集 GTP 酶具有分子开关作用，可在活性状态（与 GTP 结合）和非活性状态（与 GDP 结合）之间变换，鸟嘌呤交换因子（GEF）可催化其从 GDP 到 GTP 的变换，GTP 酶激活蛋白（GAP）则可启动 GTP 水解，使 GTP 转换成 GDP。

（二）运输小泡的靶向运输

运输小泡在细胞内的运输是高度有序的，每一种运输小泡对其靶膜有高度选择性和专一性。在运输小泡表面按其来源和运送货物的类型有着不同的标志，而在靶膜上有相应的受体可识别小泡表面的标志。这种特异的识别过程主要由 Rab 蛋白来完成。

Rab 蛋白属单体 GTPase，它们是 GTP 酶最大的亚家族，约有 70 个成员。Rab 蛋白在小泡运输的特异性方面起中心作用，可指引小泡到正确靶膜的特殊位点。Rab 蛋白的 C-末端氨基酸序列有很大差异，它决定了每一种 Rab 蛋白在细胞内的特征性分布，每一种细胞器的细胞质基质面至少有一种 Rab 蛋白（表6-5）。

像衣被募集 GTP 酶一样，Rab 蛋白也在膜与细胞质基质之间循环，并调控膜上蛋白复合体的可逆性组装。在细胞质基质中 Rab 与 GDP 结合呈非活性状态，在 GEF 作用下使 Rab 与 GTP 结合，Rab 蛋白发生构型变化，以 Rab-GTP 形式进入运输小泡的膜中。当运输小泡靠近靶膜时，呈活性状态的 Rab-GTP 就可与靶膜上相应的 Rab 效应子

（Rab effector）结合，介导小泡停靠过程，帮助小泡运输、膜栓系和融合。当小泡与靶膜融合后，Rab 蛋白水解与其结合的 GTP，将 Rab – GDP 释放到细胞质基质中循环使用。在细胞质基质中，Rab – GDP 与 GDP 解离抑制物（GDI）结合，防止 Rab 与 GDP 解离。

表 6 – 5　一些 Rab 蛋白的细胞内定位

Rab 蛋白	细胞器
Rab1	内质网与高尔基复合体
Rab2	顺面高尔基网
Rab3 A	分泌颗粒
Rab4	早期内体
Rab5 A	细胞膜、网格蛋白有被小泡
Rab5 C	早期内体
Rab6	高尔基复合体中间膜囊和反面膜囊
Rab7	晚期内体
Rab8	分泌小泡（细胞基侧面）
Rab9	晚期内体、反面高尔基网

不同靶膜上的 Rab 效应子结构不一样，细胞膜上的 Rab 效应子是一种大的蛋白复合体，当分泌小泡上的 Rab 蛋白与其结合时，在小泡融合局部进行胞吐作用；高尔基复合体膜上的 Rab 效应子是一种丝状蛋白，它与运输小泡上的 Rab 蛋白结合后可限制小泡在高尔基复合体膜囊间的运动；还有一些 Rab 效应子是马达蛋白，可驱动运输小泡沿着微丝或微管移动以到达靶膜的合适部位。尽管 Rab 蛋白与它们的效应子采用不同的方式来影响小泡运输，但它们的共同点都是把小泡栓住在靶点附近，帮助两膜中 v – SNAREs 与 t – SNAREs 配对，并进一步把小泡锁在靶膜上，为两膜融合作准备。

（三）运输小泡与靶膜融合

小泡一旦形成，将移向目的膜并与之融合，随着小泡膜和靶膜的合并，小泡的可溶性蛋白和目的细胞器的内容物成分混合。膜融合需要两种膜的脂质双层靠近至 1.5 nm 时才能发生。为达到这一距离，需要特殊的融合蛋白催化两种膜的融合过程。SNAREs 在小泡运输过程中可催化膜融合反应的发生，保证运输小泡在靶膜上停靠和融合的专一性。

SNAREs 是一类跨膜蛋白。动物细胞中至少有 35 种不同的 SNAREs，每一种 SNAREs 都与一种特定的细胞器或细胞区室相联系。SNAREs 都成对存在，v – SNAREs 通常存在于运输小泡膜上（v 表示 vesicle），t – SNAREs 存在于靶膜上（t 表示 target）。v – SNAREs 和 t – SNAREs 有特征性的螺旋形结构域。两者相互作用时，它们的螺旋形结构域相互环绕形成一个稳定的反式复合体，把两层膜锁在一起。SNAREs 相互作用的专一性决定了小泡运输的专一性，并以这种方式保证了小泡运输的有序进行。在小泡芽生过程中，v – SNAREs 与衣被蛋白一起装配在运输小泡膜中，当运输小泡到达靶膜时即与靶膜上的 t – SNAREs 互相结合形成反式复合体，使小泡膜与靶膜融合。

膜融合可在小泡停靠后立即发生，也可以停留一段时间再发生，例如在调节型分泌过程中，要等到胞外信号作用时才触发膜融合。因此，停靠和融合是两个分开的过程，停靠只需要小泡膜与靶膜足够靠近，使突出于脂双层的膜蛋白能相互作用；而融合需要两膜更加靠近，当两个脂双层靠近到 1.5nm 以内时，脂分子可从一个脂双层流到另一个脂双层，水分则从两膜的亲水表面离开。v – SNAREs 与 t – SNAREs 的螺旋状结构域相互缠绕形成复合体的过程起着绞车的作用，释放出的能量使两膜的脂双层靠近，并把水分子挤出界面。当两膜非常靠近时，脂分子可在两个脂双层的内侧单层间流动，彼此融合形成两个柄，而两个外侧单层相互靠近形成新的脂双层，最后新的脂双层断裂，完成融合过程。除了其自身外，还可能有一些其他蛋白与 SNAREs 合作，一起启动膜的融合过程。

三、生物合成 – 分泌途径

在生物合成 – 分泌途径中，蛋白质从在细胞质的游离核糖体上合成过程中转移至内质网表面，新合成的蛋白质一部分定位于内质网腔内成为可溶性蛋白，另一部分插入内质网膜成为跨膜蛋白。接下来的转运是从内质网到高尔基复合体、再从高尔基复合体到细胞表面或其他地方。在这一途径中蛋白质经过一系列细胞质区室，不断进行加工和修饰。区室间的蛋白质转运是通过运输小泡来完成的，它包括从一个区室到下一个区室的正向小泡运输（anterograde vesicle transport），还包括从后一个区室到前一个区室的逆向小泡运输（reterograde vesicle transport）。因此，从内质网到细胞表面包含了许多分选步骤，不断地选择膜蛋白和可溶性蛋白进行包装和靶向运输。

（一）内质网与高尔基复合体之间的蛋白质运输

1. 正向小泡运输 作为生物合成 – 分泌途径的开始，内质网新合成的蛋白质先要包装到 COPⅡ有被小泡中。这些小泡从特殊的内质网输出部位（ER exit sits）芽生，内质网输出部位没有核糖体附着，以前称为过渡区域（transitional elements）。在大多数细胞中，内质网输出部位不仅位于靠近高尔基复合体的区域，而且随机分布于整个内质网网络。在内质网合成的蛋白质中，有些是属于内质网自身的蛋白质，称内质网驻留蛋白；还有些是其他细胞器的蛋白质或分泌蛋白质，统称为非内质网驻留蛋白。非驻留蛋白进入 COPⅡ有被小泡是一个选择性的过程，这些蛋白质有输出信号，可被相应受体识别而分选进入 COPⅡ有被小泡。内质网输出信号及其受体的性质目前还不清楚，但有一种遗传性疾病的研究对此提供了线索，这种病人由于编码 ERGIC53 蛋白的基因突变，结果血液中凝血因子Ⅴ和凝血因子Ⅷ很低，造成过度出血。这是因为 ERGIC53 是一种能与甘露糖结合的凝集素，它是内质网中能识别凝血因子Ⅴ和Ⅷ的受体，从而把它们包装到 COPⅡ有被小泡中，这是目前唯一知道的一种内质网输出信号的受体。内质网驻留蛋白没有输出信号，不能被选择性地输出。它们在内质网中有很高的浓度，彼此相互作用形成复合体，复合体体积大而不能进入运输小泡，因此大多数内质网驻留蛋白不进入分泌途径。但是一部分内质网驻留蛋白也会慢慢地漏入 COPⅡ有被小泡，被运送到高尔基复合体，称为逃逸蛋白。

COPⅡ有被小泡从内质网输出部位芽生后，很快脱去衣被，并彼此融合形成管泡状结构，这些管泡状结构在马达蛋白作用下沿着微管从内质网移向高尔基复合体，最后与顺面高尔基网融合把蛋白质送到高尔基复合体（图 6 – 38）。

2. 逆向小泡运输 在管泡状结构沿着微管向高尔基复合体的移动过程中以及与顺面高尔基网融合后，不断从管泡状结构和顺面高尔基网芽生 COPⅠ有被小泡，把逃逸的内质网驻留蛋白及相关蛋白运回到内质网，这种回输过程就是逆向小泡运输。蛋白质的逆向小泡运输也是一种选择性的过程，回输蛋白质上存在回输信号（retrieal signal）。例如内质网驻留膜蛋白的 C – 末端有 2 个赖氨酸和 2 个其他氨基酸，称为 KKXX序列，是一种回输信号，能直接与 COP I 衣被蛋白结合被装入 COP I 有被小泡回输到内质网；可溶性内质网驻留蛋白 C – 末端也含有回输信号，它由 Lys – Asp – Glu – Leu或相似序列组成，称为 KDEL 序列。KDEL 序列必须先与 KDEL 受体结合才能与 COP I衣被蛋白作用并装入 COP I 有被小泡。KDEL 受体是一种多次跨膜蛋白，它不断地在内质网与高尔基复合体之间循环，它对高尔基复合体中的 KDEL 序列有高度亲和性，而对内质网中的 KDEL 序列亲和性很低。因此，KDEL 受体能在高尔基复合体中把低浓度的逃逸蛋白捉住，并能到有高浓度驻留蛋白的内质网中把它们卸掉。KDEL 受体对KDEL 序列的亲和性与区室的 pH 有关，KDEL 受体在高尔基复合体相对较酸性的环境中结合 KDEL，而在中性的内质网中释放它们，这种 pH 敏感的蛋白质 – 蛋白质相互作用是许多分选过程的基础。

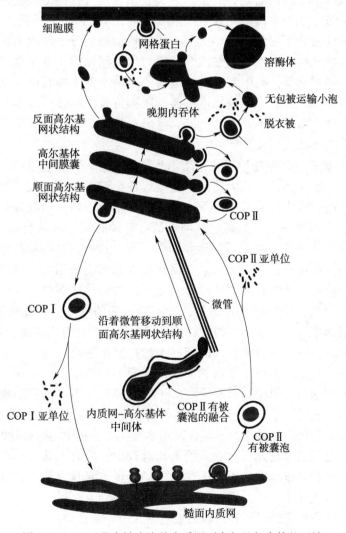

图 6 – 38　COP II 有被小泡从内质网到高尔基复合体的运输

（二）高尔基复合体膜囊之间的蛋白质运输

高尔基复合体从顺面到反面有多层膜囊，现在还不清楚蛋白质是如何在膜囊之间运输的。长期以来有两种不同的假设，一种假设认为高尔基复合体膜囊之间是由运输小泡来转运蛋白质等大分子的，称小泡运输模式（vesicular transport model）；另一种假设认为高尔基复合体的物质运输是由膜囊逐渐成熟来实现的，称膜囊成熟模式（cisternal maturation model）。

1. 小泡运输模式 根据这种假设，高尔基复合体是一种相对稳定的结构，从顺面到反面各层膜囊有其特有的形态结构和酶分布。膜囊之间的蛋白质运输是通过运输小泡来进行的，运输小泡从一个膜囊芽生、再与另一个膜囊融合，把蛋白质等大分子从一个膜囊运送到另一个膜囊。在前向运输中，由运输小泡将大分子从顺面高尔基网到反面高尔基网依次经各层膜囊转运；在逆向运输中，由运输小泡将内质网或高尔基复合体的逃逸蛋白回输到原先的膜囊或内质网（图6-37）。对于高尔基复合体膜囊之间小泡运输的方式还有不同的看法，一般认为，它们也是选择性的过程，正向运输和逆向运输都是由 COP I 衣被小泡来完成的，但两者的衔接蛋白可能不同；另一种看法是，在高尔基复合体膜囊间穿梭的运输小泡没有方向性，把大分子随机来回运输，由于蛋白质等大分子不断从顺面高尔基网输入和反面高尔基网输出，结果自然形成了膜流的方向性；还有一种看法是，高尔基复合体之间的运输小泡不能自由运动，它从一个膜囊芽生后被一种蛋白丝栓着，运输小泡只能与靶膜融合。尽管对高尔基复合体膜囊之间小泡运输的具体细节还有不同看法，但大量形态学证据和体外实验都支持小泡运输模式的观点，并为多数人所接受。

2. 膜囊成熟模式 根据这种假设，高尔基复合体是一种动态结构，高尔基复合体膜囊是在移动中不断成熟的。从内质网芽生的运输小泡互相融合成为管泡状结构，管泡状结构再彼此融合成为顺面高尔基网，顺面高尔基网不断成熟变成顺面膜囊，进而成为中间膜囊、反面膜囊、反面高尔基网，最后各种有被小泡从反面高尔基网芽生，直至一个反面高尔基网消失被后面的反面膜囊替代。这样，在高尔基复合体顺面，新的顺面高尔基网不断生成；在反面，老的反面高尔基网不断消失，蛋白质等大分子随着高尔基复合体膜囊的不断成熟而从顺面运送到反面，并从那里经分选被送往细胞表面和其他部位。因此，高尔基复合体是一个不断更新的细胞器。在膜囊成熟模式中，如何解释不同膜囊中高尔基复合体的特征性分布比较困难，有人提出：在正向运输中，所有东西包括酶都是随着膜囊成熟而向前移动的；但在逆向运输中，是依靠 COP I 有被小泡来进行的，它把酶不断地带回到前面的膜囊，在那里行使功能，同时 COP I 有被小泡还把各种逃逸蛋白回输到原来的地方（图6-39）。有一些形态学证据支持膜囊成熟模式的观点，电镜观察发现一些大的结构如成纤维细胞合成的杆状胶原蛋白前体，由于体积太大而不能装入运输小泡，是在高尔基复合体膜囊中不断移动的。

总的说来，接受膜囊成熟模式观点的人相对较少。但有人认为小泡运输模式和膜囊成熟模式并不是相互排斥的，大分子在高尔基复合体膜囊之间的运输可能是两种机制的结合，即多数大分子很快地通过小泡运输向前移动，而另一些大分子则慢慢地随着高尔基复合体自身的更新过程通过膜囊成熟模式而向前移动。

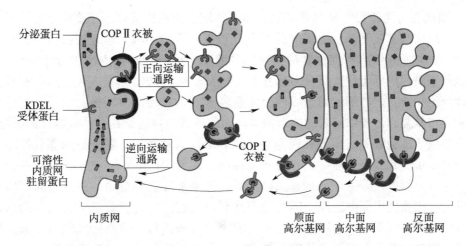

图 6-39 高尔基复合体膜囊之间的蛋白质运输

（三）从高尔基复合体到细胞表面的蛋白质运输

在生物合成–分泌途径中，高尔基复合体是蛋白质加工和修饰的主要部位，也是蛋白质分选和发送的部位。蛋白质从内质网送到高尔基复合体，经加工、修饰后在反面高尔基网部位分选。其中带有 M6P 标志的溶酶体酶被反面高尔基网中 M6P 受体识别，分选进入网格蛋白有被小泡，运送到晚期内体、参与溶酶体的形成（见本章第四节）；带有回输信号的内质网和高尔基复合体驻留蛋白被反面高尔基网中相应受体识别，分选进入 COP I 有被小泡，回输到原来的高尔基复合体膜囊或内质网；除此之外，大部分蛋白质被分选进入运输小泡，运送到细胞表面，运输小泡与细胞膜融合后将蛋白质分泌到细胞外，称为胞吐作用（exocytosis）。细胞分泌的途径有两种（图 6-40），一种是从高尔基复合体到细胞表面不断进行的组成性分泌途径（constitutive secretory pathway）；另一种是将分泌物质装在分泌颗粒中，在细胞接到胞外信号后再分泌，称调节性分泌途径（regulated secretory pathway）。

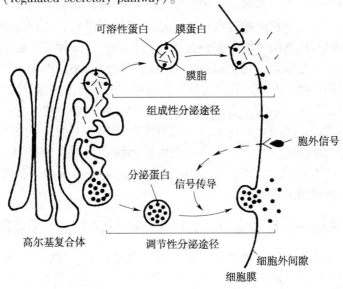

图 6-40 从高尔基复合体到细胞表面的蛋白质运输

1. 组成性分泌途径　从高尔基复合体到细胞表面的组成性分泌途径是连续不断工作的。在反面高尔基网部位把蛋白质等大分子装入运输小泡，运送到细胞表面与细胞膜融合，一方面为细胞膜提供新的膜蛋白和膜脂，同时把小泡内容物分泌到细胞外，为细胞外基质提供糖蛋白、蛋白多糖和其他物质。哺乳动物绝大多数的细胞都有这种组成性分泌功能，多数细胞的组成性分泌途径是非选择性的，即蛋白质不需要分选信号，从高尔基复合体到细胞表面的运输是自动地进行的；但是在一些有极性的细胞中，如上皮细胞，细胞膜分成顶部和底侧部，两者由环状紧密连接隔开，两部分细胞膜含有不同的膜蛋白和膜脂，糖蛋白和糖脂只存在于顶部细胞膜中。在这种有极性的细胞中，有一部分组成性分泌途径是有选择性的，细胞常常需要分泌一些产物到顶部细胞膜，另一些产物到底部细胞膜，因此细胞必须对这些产物进行分选，装入不同的运输小泡分别送到不同部位。这种选择性的运输需要分选信号，现在已经知道一部分送到底侧部细胞膜的膜蛋白有两种分选信号，一种分选信号是位于膜蛋白胞质面尾部的一个特征性赖氨酸，另一种是同样位于尾部的两个相邻亮氨酸。在反面高尔基网中它们可被相应受体识别，被选择性地装入有被小泡，送往底侧部细胞膜。

2. 调节性分泌途径　在一些特殊的分泌细胞中，除了组成性分泌途径外，还存在一种调节性分泌途径。它们把一些可溶性分泌蛋白，如激素、神经递质和消化酶等，先贮存在分泌颗粒中，只有在胞外信号（激素、动作电位、钙流等）作用下才通过胞吐作用分泌到细胞外。这些分泌蛋白的分选和浓集是有选择性的，需要分选信号，但分选信号的具体性质还不清楚，一般认为可能是信号斑。把编码某种分泌蛋白的基因转染到一种不产生这种蛋白的分泌细胞中，结果细胞会把这种外源性蛋白质包装到分泌颗粒中。表明尽管每个细胞表达并包装到分泌颗粒中的蛋白质不同，但它们都含有共同的分选信号，即使在一个原来不生产这种蛋白质的细胞中表达，也能进行适当的分选和包装。

刚从高尔基复合体形成的未成熟分泌颗粒比较大，界膜比较疏松地包在分泌蛋白外面，形态上很像反面高尔基网上膨出的小囊。随着分泌颗粒的成熟，颗粒变小，内容物变得更浓缩。分泌颗粒浓缩过程可能通过两种机制进行，一种是分泌颗粒膜中质子泵的作用，使颗粒内部酸度增加促使分泌蛋白浓缩；另一种是未成熟颗粒不断芽生网格蛋白有被小泡，把膜回收到反面高尔基网而使颗粒缩小。因为成熟的分泌颗粒非常致密，充满分泌产物，当细胞收到胞外信号时可一下子分泌大量物质。

在细胞分泌过程中，运输小泡或分泌颗粒与细胞膜融合，把大量膜结构加入到细胞膜中，使细胞膜表面积增加。但实际上细胞膜表面积并不明显增加，这主要是细胞在胞吐同时，有大量膜结构通过胞吞作用经内体回输到反面高尔基网，在那里被重新利用，这一过程称为胞吞–胞吐循环（endocytic–exocytic cycle）。这种膜的回输，保证了细胞中各种膜结构成分的稳定分布。

四、胞吞途径——从细胞表面到细胞内的蛋白质分选和运输

细胞外的蛋白质等大分子物质不能直接透过细胞膜进入细胞内，细胞摄入细胞外大分子是通过胞吞作用（endocytosis）来完成的。胞吞时细胞膜下陷形成胞吞小凹，小凹颈部细胞膜融合，把细胞外大分子装入胞吞小泡，胞吞小泡进一步在细胞内定向运

输，使胞吞物质经由内体（endosome）到达溶酶体，在那里被消化降解，降解产物进入细胞质基质为细胞利用。细胞外蛋白质等大分子物质从细胞表面到溶酶体的分选和运输途径称为胞吞途径，这一途径中的物质运输是通过小泡运输来完成的。根据胞吞物质的大小，可把胞吞途径分为吞噬作用（phagocytosis）和吞饮作用（pinocytosis）两大类。吞噬作用是指细胞吞噬大的颗粒状物质如细菌、红细胞等，在光学显微镜下就可以观察到。吞饮作用是指细胞吞入小颗粒物质和水溶性大分子如蛋白质、酶、激素、毒素等，一般在电子显微镜下才能看到，哺乳动物所有的细胞都有吞饮功能。吞饮作用包括非特异性的固有胞吞作用和受体介导的特异性胞吞作用（receptor - mediated endocytosis）两种，后者的内化率是前者的1000多倍。

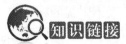知识链接

吞 噬 作 用

　　单细胞生物如原虫中，吞噬作用也是其饮食过程；但在多细胞生物如哺乳动物中，食物是在肠道中消化分解的，吞噬作用不再仅仅是饮食。在哺乳动物中，只有少数几种细胞如嗜中性粒细胞、巨噬细胞和树突状细胞等具有吞噬功能。这些细胞多数由造血干细胞发育而来，它们通过吞噬入侵的微生物来保护机体，巨噬细胞还有消除衰老或凋亡细胞的作用，人体巨噬细胞每天可吞噬10^{11}个衰老的红细胞。

　　细胞吞噬有一个激发的过程。巨噬细胞表面存在着各种特异性受体，一旦它们被相应配体结合而激活、将信号传入细胞内启动反应，吞噬活动就开始了。例如当外来微生物入侵机体时，相应的抗体会结合在微生物表面形成一层外衣，每一抗体分子的尾部（Fc段）显露在外面，从而被巨噬细胞或嗜中性粒细胞表面的 Fc 受体识别和结合，启动了吞噬该微生物的过程。除了抗体 Fc 段受体外，还有一些受体能激发细胞吞噬，如有些受体可识别补体成分，有些受体能识别微生物表面的多糖，还有些能识别凋亡细胞。由于凋亡细胞的细胞膜失去其磷脂的不对称性，使原来位于脂双层胞质面的磷脂酰丝氨酸暴露到细胞外，从而激发巨噬细胞吞噬凋亡细胞。

　　细胞表面受体被激活后，引发细胞伸出伪足，把细胞外大颗粒物质包围起来形成吞噬小体。吞噬小体的大小随摄入颗粒大小而定，但最小不会小于250nm，最大的可与吞噬细胞自身一样大。吞噬小体很快与溶酶体融合，形成异源吞噬泡，溶酶体酶把吞噬物质消化分解。消化后的小分子水解产物可进入细胞质基质为细胞利用，不能消化的残留物质则成为各种残余体。巨噬细胞可吞噬入侵的微生物和凋亡细胞，但不会吞噬健康的动物细胞，表明在活细胞表面有一种抗拒吞噬的信号，它可能以一种表面蛋白的形式存在，并可与巨噬细胞表面的抑制受体结合，从而抑制了吞噬作用。因此，吞噬作用与其他细胞活动一样，可被正信号激活，也可被负信号抑制。

重点小结

1. 细胞质基质是真核细胞中除去可分辨的细胞器以外的胶状物质，占据着细胞膜

内、细胞核外的细胞内空间，是一种高度有序的结构体系。在细胞质基质中不仅进行着很多重要的中间代谢反应，还承担着蛋白质修饰、降解和质量控制等功能。

2. 内质网呈扁囊状、管状和小泡状网络结构，是细胞内除核酸外一系列重要生物大分子的合成基地。糙面内质网负责特定蛋白质的合成、修饰、加工与运输，光面内质网负责脂质的合成、糖原代谢、药物和有机毒物的解毒、钙离子的存储。

3. 高尔基体是具有极性的细胞器，由扁平囊和大、小囊泡组成，是细胞内大分子加工、分选和运输的主要交通枢纽，负责加工内质网中合成的物质，然后运输到目的地。

4. 内膜系统具有以下几个方面的生物学意义：首先，有效地增加了细胞内有限空间的表面积，使细胞内不同的生理、生化过程能够彼此相对独立、互不干扰的在一定的区域中进行，从而极大地提高了细胞整体的代谢水平和功能功效；其次，内膜系统各组分在功能结构上持续发生的相互移行转换，不仅构成了它们彼此以及与细胞内不同功能区域之间的进行物质转运、信息传递的转移途径，保证了胞内一系列生命活动过程的有序稳定性，而且也使得膜内系统的各种结构组分在这一过程中得到了不断的代谢更新；最后，通过由穿梭于内膜系统与细胞膜之间的各种膜性运输小泡介导的物质转运过程，沟通了细胞与其外环境的相互联系，最终体现为细胞生命有机体内在功能结构的整体性及其与外环境之间相互作用的高度统一性。

5. 溶酶体可分为初级溶酶体、次级溶酶体和残体，在机体的生理、发育、免疫等活动中起重要作用，参与激素的合成与分泌调节，免疫防御作用，器官发育，清除细胞内衰老细胞器及生物大分子。

6. 过氧化物酶体是一种异质性细胞器，含有的酶分为氧化酶、过氧化氢酶和过氧化物酶等三类。

7. 细胞内蛋白质的运输方式可分为三类：门控运输、跨膜运输和小泡运输。

8. 线粒体蛋白质是以非折叠状态跨膜运输的。其在细胞质中由游离核糖体合成后，通过线粒体膜上的 TIM 和 TOM 复合体根据不同的信号序列决定蛋白质定位于线粒体的不同部位。

9. 细胞的膜流是通过囊泡转运来完成的。囊泡转运指囊泡从一种细胞器膜芽生、脱离后，定向与另一种细胞器膜相互融合的过程。囊泡的形成、转运往往伴随着细胞内物质的定向运输活动。不断生成和穿梭于质膜及内膜系统各结构之间的囊泡转运，在介导细胞物质定向运输功能的同时，又不断地被融合更替，形成以细胞膜和内质网为主要发源地，以高尔基复合体为中转站的源源不断的膜流。

10. 囊泡的类型了解比较深入的有三种，它们分别是：网格蛋白有被小泡、COPⅠ有被小泡和COPⅡ有被小泡。囊泡类型与运输方向见下表：

衣被类型	运输方向
Clathrin	质膜→内体
	高尔基复合体→内体
	高尔基复合体→溶酶体
COPⅠ	高尔基复合体→内质网
COPⅡ	内质网→高尔基复合体

11. 从一个区室出芽的运输小泡必须摄入某些特定的分子并与特定的靶膜融合。通过细胞内各种不同的有被小泡选择适当的分子转运。Rab 蛋白引导小泡靶向，再通过 SNAREs 介导膜的融合以完成小泡移动、小泡栓系和小泡融合的囊泡运输过程。

12. 在真核细胞内部，运输小泡携带着膜整合蛋白和内部可溶性分子，不断从膜出芽离开，与另一种膜融合。在生物合成－分泌途径外向运行，从 ER 到高尔基复合体，再到细胞表面，中途有个旁路通向溶酶体。而入胞途径从细胞膜内向运行。在任何情况下，两个区室之间膜的流动都维持着平衡。

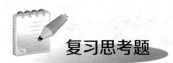

复习思考题

1. 何谓内膜系统？它包括哪些细胞器或结构？

2. 内膜系统各成员在结构上有何异同？

3. 比较糙面内质网与光面内质网的结构与功能。

4. 何谓信号肽？信号假说的主要内容是什么？有何意义？

5. 为什么说高尔基体是一种极性细胞器？

6. 结合高尔基体的结构特征，简述其是怎样行使生理功能的？

7. 细胞向外分泌蛋白质的过程中，内膜系统的成员在哪些方面相互配合、是如何配合的？

8. 溶酶体的结构有何特点？这类细胞器有哪些基本功能？

9. 溶酶体是怎样形成的？它在结构、功能上与内质网和高尔基体有何联系？

10. 哪些治疗疾病的药物与溶酶体有关？

11. 简述蛋白质糖基化的基本类型、特征及生物学意义。

12. 举例说明细胞内膜系统的各种细胞器在结构和功能上的联系。

13. 概述微粒体与细胞色素 P450 的关系。

14. 简述细胞色素 P450 的生物学意义。如何理解细胞色素 P450 的诱导、抑制与合理用药的关系？

15. 简述药物代谢的含义与相关反应的分类。

16. 常用于药物代谢体外研究的模型有哪些？列举出两个重要的药物代谢体外模型的特点及用途。

17. 简述分子遗传学技术在内膜研究中的应用。

18. 如何利用荧光蛋白研究蛋白质分拣与运输过程？

19. 简述囊泡及其转运的分子基础？

20. 哪些蛋白与转运囊泡融合有关？

21. 囊泡类型有哪些？

（王秋雨　赵芝娜　郭　薇）

第七章 细胞核

1. 掌握细胞核的基本结构与主要功能，核被膜与核孔复合体的结构。
2. 熟悉染色质与染色体的组成、结构及分类，核仁的结构与功能。
3. 了解核基质与核骨架。

  细胞核（nucleus）的出现是细胞进化的重要证据之一。原核生物不具备完整的细胞核，真核细胞的遗传物质由核被膜所包裹，才形成真正意义的细胞核。除红细胞外，人体细胞均具有细胞核。细胞核是细胞内体积最大、最重要的细胞器，也是遗传物质储存、复制与转录的主要场所，更是完成细胞生长、繁殖与分化等功能的指挥控制中心。凡是有核细胞，一旦去除核便失去其固有的生活机能，并很快死亡。红细胞是比较特殊的无核存活细胞，但其寿命仅约120天。

  细胞增殖有其周期性，一般分为间期和分裂期两个阶段。不同的阶段，细胞核的形态与结构有很大差异。在分裂期看不到完整的细胞核，只有在间期才能看到细胞核的全貌。正常的人体细胞，大部分处于间期状态，因而本章主要叙述间期细胞核的形态、结构和功能。

  细胞核的形状、大小及数目随细胞的种类不同而有区别。细胞核的形状往往与细胞的形态相适应：球形、方形的细胞，核的形态多呈圆球形或椭圆形；梭形的细胞如平滑肌细胞，其核为杆形；扁平的细胞如表皮的上皮细胞，其核为卵圆形或扁圆形。少数细胞的核为不规则形，如白细胞，细胞核有分叶现象。一些异常的细胞，如肿瘤细胞，核是不规则的，称异型核。

  细胞核的大小因细胞的种类、发育的情况不同而有很大差异，大多数细胞核的直径为 $5\sim30\mu m$。通常，细胞核与细胞质的体积之间呈一定比例，称核质比（nucleoplasmic index，NP），分化程度较低的细胞如胚胎细胞、淋巴细胞以及肿瘤细胞的核质比较大；分化程度较高的细胞（如表皮角质化细胞）以及衰老的细胞，核质比较小。相对而言，刚刚分裂形成的年幼细胞较年老的细胞核质比增大。完全分化的细胞，核质比有一个较恒定的数值，一般来说 $NP=0.5$。临床上有时可将此数值的变化视为细胞病变的指标之一，如衰老的细胞 NP 小于0.5，肿瘤细胞的 NP 大于0.5。

  一般真核细胞只有一个细胞核，但肝细胞、肾小管上皮细胞中也可见双核，肌细胞中有上百个核，破骨细胞则是目前发现含核最多的细胞，核的数量可达几百个。

  活细胞在光镜下只能见到细胞核的轮廓及核仁，而在染色的间期细胞核中，可见到网状的染色质。在电子显微镜下观察，间期细胞核基本由四部分所构成：核被膜、染色质、核仁、核骨架（图7-1）。

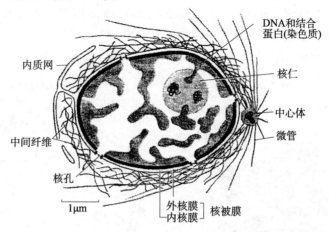

图7-1 电镜下细胞核的立体结构模式图

第一节 核 被 膜

核被膜（nuclear enclear）又称核膜（nuclear membrane），是整个内膜系统的一部分。它的产生是细胞区域化的结果，可将核内物质包围在一个相对稳定的环境，成为相对独立的系统。

一、核被膜的化学成分

核被膜主要的化学成分是蛋白质和脂类，其中蛋白质约占65%～75%。可能还有少量的DNA和RNA。

核被膜的某些组分与内质网相似。内质网膜上和电子传递有关的酶，如NADH细胞色素C还原酶、NADH细胞色素b5还原酶等，以及内质网的标志酶G6PD也存在于核被膜上。核被膜和内质网均含有不饱和脂肪酸卵磷脂酰乙醇胺、胆固醇和三酰甘油等，只是浓度不同而已。如核被膜上的胆固醇和三酰甘油浓度较高，但不饱和脂肪酸却较低。核被膜与内质网结构成分的这种相似性，说明它们联系密切，但它们作为内膜系统的不同部分，又具有各自的结构与特点。

二、核被膜的亚显微结构

核被膜围绕在细胞核外周，由内外两层单位膜所构成（图7-2）。在未经染色的情况下，光镜下较难分辨间期细胞核的核被膜，若用显微解剖针可探知核被膜有一定的弹性。在相差显微镜下，由于细胞核与细胞质的折光率不同，可看出核被膜的界面。利用电子显微镜可观察到核被膜的超微结构，它是由外核膜、内核膜、核周间隙和核孔复合体等结构构成的（图7-2）。

1. 外核膜 外核膜（outer nuclear membrane）在核被膜的最外层，面向细胞质，在其表面附有大量的核糖体颗粒，常见与糙面内质网相连接。实际上，外核膜可以被看作是内质网膜的一个特化区域。间期细胞核的外核膜还可见到中间纤维与微管形成的细胞骨架网络，其与细胞核在细胞内的定位有关。

2. 内核膜　内核膜（inner nuclear membrane）面向核质，表面没有核糖体颗粒，其内侧面附有致密的纤维蛋白网络（厚约 10～20nm），称为核纤层（nuclear lamina）（图 7-3），活性的核纤层再与凝集的染色质紧密接触。

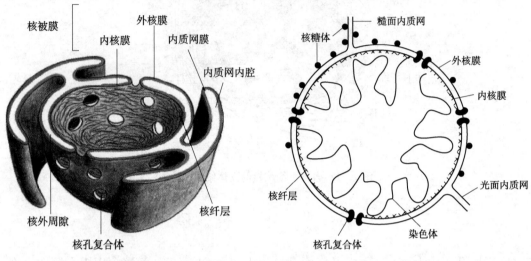

图 7-2　核被膜的超微结构空间示意图　　　　图 7-3　核纤层

紧贴内核膜内层由高电子密度纤维蛋白网形成的核纤层，在横切面呈片层结构，整体呈球形网络结构，广泛存在于高等真核细胞中（图 7-4）。其厚薄随细胞的不同而有差异，大多数细胞的核纤层很薄，约 10～20nm，但厚时可达 30～100nm。在细胞核内，核纤层与核骨架和染色质相连，在细胞核外则与中间纤维相连接，使细胞核骨架与细胞质骨架相通。

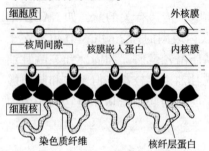

图 7-4　核纤层蛋白与核内膜及染色质的关系图解

组成核纤层的纤维蛋白称核纤层蛋白（lamin），此外还有一些核纤层相关蛋白（lamina associated protein，LAP）。免疫化学和蛋白质化学方法分析证明，多种高等动物的核纤层属于同一蛋白质家族。在哺乳类，构成核纤层的核纤层蛋白有 4 种，分别称为核纤层蛋白 laminA、laminB1、laminB2 和 laminC，相对分子质量为 60 000～75 000。laminA 和 laminC 由同一基因转录的不同 mRNA 编码。核纤层蛋白是中间纤维蛋白超家族的成员，中间纤维蛋白 α 螺旋区与 laminA 和 laminC 分子有一段长约 350 个氨基酸残基的序列在组成上同源性可达 28%，这两种核纤层蛋白经组装后可形成与中间纤维相类似的纤维。组装好的核纤层纤维直径约为 10nm，并具较大的刚性。

核纤层与核膜、核孔复合体及染色质在结构上联系密切。由于核纤层蛋白具有较大的刚性，可通过与内核膜上的镶嵌蛋白连接，再进一步与核骨架一起组成有弹性的网络支架，共同支撑着核膜，维持核孔的位置和核膜的形状。核纤层的内侧面又可通过与染色质上的一些特殊位点结合，为染色质提供附着的位点，对染色质的高度有序性起重要作用。

　　细胞分裂时，核纤层对于核膜的重建起重要的作用。核纤层蛋白的磷酸化与去磷酸化，可使核膜崩溃和重新建立。在细胞有丝分裂的前期，核纤层蛋白磷酸化后发生解聚，核被膜裂解，其中 laminA 和 laminC 分散到细胞质中，laminB 由于与核膜结合力最强，解聚后即与核膜小泡结合，这些小泡在细胞分裂末期就成为了核膜重建的基础。有丝分裂末期，核纤层蛋白发生去磷酸化，进而聚合，在电镜下可观察到核纤层又重新聚集到细胞核的周围，核被膜重新建立。用微量的核纤层蛋白抗体注入分裂期的培养细胞，核纤层蛋白抗体不仅抑制末期核纤层的重聚，也可阻断细胞分裂末期染色体的解旋，这说明核纤层在细胞的有丝分裂中，与核被膜的崩解、重组以及染色质的螺旋化、解螺旋等过程密切相关。

　　细胞分裂中染色质凝集的调节也离不开核纤层。核纤层蛋白和染色质蛋白在分子结构上存在有相互作用的结构域，通过此结构域，细胞分裂间期的染色质可与核纤层的内面紧密结合，从而不能螺旋化成染色体。在细胞分裂前期，随着核纤层蛋白的解聚与核纤层蛋白的连接丧失，染色质逐渐凝集成染色体。

　　另外，在细胞核的构建中核纤层也具有一定的作用。在间期细胞中，核纤层和核膜内层紧密结合，染色质紧贴于核纤层内面，核纤层和核骨架也相互连接，他们一起组成了核的支架。若利用免疫学方法与手段选择性地除去 laminA、laminB 和 laminC，就可以广泛地抑制核膜和核孔复合体围绕染色体的组装，这表明核纤层在间期核的组装中起着重要的作用。

　　3. 核周间隙　外核膜和内核膜之间的腔隙称为核周间隙（perinuclear space），宽 20～40nm，腔隙间散布着一些纤维、脂滴、晶状沉淀物、酶以及各种电子致密的物质等。糙面内质网的腔隙常与核周间隙相通。因此，核周间隙是细胞质和细胞核之间物质交流的重要通道。双层膜结构的优点使两层核膜各自特化，分别与核质或细胞质中的组分发生相互作用，而核周间隙则成为两层核膜中间的缓冲区。

　　4. 核孔复合体　真核细胞的核被膜上分布着许多由内外两层核被膜融合而形成的核孔（nuclear pore），核孔的孔径约为 40～70nm。孔径的大小随不同的组织类型及观察方法而有一些差异。

　　通常，每平方微米核被膜上有 35～65 个核孔，核孔面积总和占整个细胞核表面的 5%～10%。核孔的数目与细胞的种类和代谢状态有关，核仁大的细胞及核机能旺盛的细胞核孔较多。

　　不同生物的核孔大体有相同的构造。核孔是由一组颗粒性和纤维性物质所构成的复合结构，称为核孔复合体（nuclear pore complex，NPC）。关于核孔复合体的结构目前有较多的学说，其中捕鱼笼式模型颇为多人接受。该模型认为核孔复合体的基本结构包括几个部分：胞质环（cytoplasmic ring）：又称外环，位于核孔边缘的胞质面一侧，与外核膜相连。环上有 8 条长 30～50nm 的细纤丝（fibril），对称分布伸向胞质。核质环（nuclear ring）：又称内环，位于核孔边缘的核质面一侧，与内核膜相连。环上也对称地向核内伸入 8 条长约 100nm 的细纤丝，被一直径约 60nm 的端环（terminal ring）连接在一起，形成一种捕鱼笼式或篮网式结构，称为核篮（nuclear cage），故也有人称该模型为核篮模型。中央栓（central plug）：位于核孔中央的一个粒状或棒状颗粒，它在核质交换中可能具有重要的作用。轮辐（spokes）：位于核孔内，将胞质环、核质环和中央栓连接在一起（如图7-5）。核孔复合体在核质面与胞质面两侧的结构明显不对称，与其功能不对称性相一致。

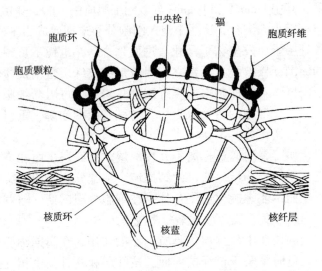

图7-5　核孔复合体模式图

三、核被膜的功能

核被膜一方面可稳定细胞核的形态和成分，作为细胞核与细胞质的界膜；另一方面则可以调控细胞核和细胞质之间的物质交换。此外，在生命物质合成和细胞分裂中，核被膜也起着一定的作用。

1. 区域化作用　核被膜的出现及其区域化作用是细胞进化的一个关键环节。原核细胞由于没有核被膜，RNA转录与蛋白质合成只能是在同一时间、同一地点中进行，当RNA分子的3'端尚处于转录过程中时，5'端就已被核糖体结合并开始了蛋白质的生物合成。因此，在RNA被翻译成蛋白质之前，细胞再没有机会改变自身的RNA转录本。而在真核生物，由于核被膜的出现，除可以作为细胞核与细胞质的界膜，使细胞核有了自己相对稳定的内环境去完成核内代谢外，还可以使DNA复制、RNA转录和蛋白质合成在时间和空间上分隔开来，也就是说，细胞核内转录的前体RNA可先进行加工修饰，再输入细胞质中指导和参与蛋白质的生物合成，使细胞内遗传物质的复制与转录更加精确高效。

2. 控制核内外物质的运输　①通过核孔复合体的被动运输：每一核孔复合体有一到多个开放的水通道，直径约为9nm，小的水溶性分子、离子可通过其进行被动的自由扩散。相对分子质量低于5000的物质原则上可以自由通过核膜。②通过核孔复合体的主动运输：核孔的大小限制了细胞质内许多大分子物质、颗粒和纤维进入细胞核。绝大多数大分子物质及一些小颗粒主要是通过核孔复合体进行主动运输（图7-6）。例如，DNA和RNA聚合酶（分子质量为$1 \times 10^5 \sim 2 \times 10^5$Da）在细胞质中合成后，通过核孔复合体进入细胞核；细胞核内新合成的核糖体亚单位和mRNA，通过核孔复合体输

出细胞质。此外，核孔复合体对大分子和颗粒物质
的运输有时还具有双向性，即将某些物质由细胞质
转运入细胞核的同时，也由细胞核向细胞质对另一
些物质进行转运。如将包裹了 RNA 的胶体金颗粒及
包裹了核定位信号的胶体金颗粒分别注射到细胞核
及细胞质中，在同一个核孔复合体中可观察到上述
物质的双向运输：包裹了 RNA 的胶体金颗粒向细胞
质转运，包裹了核定位信号的胶体金颗粒则向细胞
核转运。

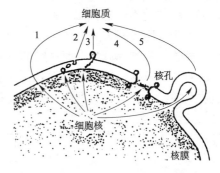

图 7-6　物质通过核被膜的几种方式

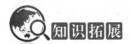

核定位信号的性质及功能

　　核定位信号（nuclear localization signal，NLS）是引导大分子物质蛋白质选择性地输
入到核内的信号，NLS 首先是在 SV40 病毒的 T 抗原中被发现。T 抗原是一种大分子质
量（90kDa）的蛋白质，是病毒 DNA 在宿主细胞的细胞核内复制所需要的。正常情况
下，T 抗原在细胞质中合成后即进入核内。因为在编码 T 抗原的多肽中有一个八肽的入
核信号，它可以与核孔复合体上的特异性受体相结合，并主动输入到细胞核内。但若
该入核信号顺序中有一个氨基酸残基发生突变，突变了的蛋白质就不能通过核孔复合
体输入到细胞核内了。

　　有关核质蛋白的实验也充分证明了核定位信号的存在。核质蛋白（nucleoplasmin）
是一种核内蛋白质，用酶可以把其切成头、尾两部分，同位素标记后，可利用显微照
射法分别将其注入到非洲爪蟾母细胞的细胞质中，电镜下观察，可见核质蛋白的尾部
由细胞质进入到细胞核，而其头部则仍留在细胞质中；如果把直径 20nm 的胶体金颗粒
用尾部包裹，虽然它们的直径已大大超过核孔复合体的孔径，电镜下观察，仍可看到
胶体金颗粒从核孔中通过进入细胞核内。实验表明，核质蛋白的尾部存在有核定位信
号，核定位信号可与核孔边缘的受体结合，使核孔暂时性扩大，允许较大的蛋白质分
子进入细胞核。

　　现在人们已通过 DNA 重组技术，阐明了许多核蛋白具有核定位信号。这种信号通
常是一小段含有 4~8 个氨基酸的短肽序列，可以位于蛋白质分子的任何部位。核定位
信号在不同的核蛋白虽存在一些差异，但都富含带正电荷的赖氨酸和精氨酸，且一般
都含有脯氨酸。有的核蛋白还含有多个核定位信号。

　　3. 合成生物大分子　核被膜的外核膜和糙面内质网在结构上相似，膜上都附有核
糖体和多聚核糖体，因此，外核膜也参与了蛋白质的生物合成。免疫电镜技术发现，
抗体的形成最先是在核被膜外层出现的。核周间隙中存在有多种酶和结构蛋白，它们
可以合成少量的膜蛋白、脂质及组蛋白等。也有报道认为核被膜可以合成糖类。

　　4. 在细胞分裂中参与染色体的定位与分离　细胞间期，染色质紧贴于核膜内面。
进入分裂前期，当染色质发生螺旋化形成染色体时，常见染色体紧贴在核膜内面的一

定区域并随不同物种而有其特异性。进入细胞分裂后期，核膜崩溃并形成断片或小泡，分散于细胞质并进入内质网中。有人指出，分散于细胞质中的断片或小泡与染色体片段相连，为细胞分裂末期核膜的重新形成奠定基础。减数分裂早期，联合复合体出现，成对的染色体以末端附着在核膜内面。因此，人们认为，核膜与染色体在细胞中的定位有关系，在减数分裂中，与核膜和染色体平均分配到细胞核的两极有关。

第二节 染色质与染色体

在细胞核内，易被碱性染料着色并呈现网状不规则排列的遗传物质，称为染色质（chromatin）。在细胞增殖周期的运转过程中，核内的染色质会完成复制加倍，构建成在光镜下能看到的棒状或点状结构，即染色体（chromosome）。染色质和染色体在化学组成上并没有多大区别，但在构象和形态上却有一定的差异。染色质是间期细胞核内伸展开来的 DNA - 蛋白质纤维，而染色体则是经过高度螺旋化和折叠的 DNA - 蛋白质纤维在细胞有丝分裂期表现出来的形态。染色体与染色质的关系可概括为：细胞周期不同功能阶段可以相互转变的遗传物质的形态结构，二者具有基本相同的化学组成，但包装程度不同。

一、染色质和染色体的化学组成

染色质和染色体的主要化学组成是 DNA 和蛋白质，此外还有非组蛋白和少量的RNA。其中 DNA 与组蛋白含量之比接近 1:1，是稳定成分，RNA 与非组蛋白之比则变化很大，约 1:(0.5~1.5)。

（一）DNA

DNA 是染色质和染色体中最重要的化学组分，是细胞指挥机构的物质基础，携带有大量的遗传信息，性质稳定，数量恒定，称之为脱氧核糖核酸（deoxyribonucleic acid, DNA）。DNA 是细长的链状或丝状分子，人类体细胞有 46 个 DNA 分子，因此细胞核中有 46 条染色质丝。

DNA 是脱氧核苷酸的聚合体。脱氧核苷酸由磷酸、脱氧核糖和含氮碱基三种小分子物质组成。含氮碱基分为两类 4 种：一类是双环的含氮杂环化合物嘌呤，如腺嘌呤（adenine, A）和鸟嘌呤（guanine, G）；另一类是单环的含氮杂环化合物嘧啶，即胞嘧啶（cytosine, C）和胸腺嘧啶（thymine, T）（图 7-7）。在形成脱氧核苷酸时，首先由脱氧核糖第一位碳原子上的羟基（-OH）与碱基第 1 位氮原子（嘧啶）或第 9 位氮原子（嘌呤）的氢脱水形成糖苷键，连接而形成核苷，然后核苷与磷酸通过戊糖第 5 位碳原子上的羟基同磷酸分子上的一个氢脱水形成酯键并连接而成脱氧核苷酸。

脱氧核苷酸是构成 DNA 的基本结构单位。脱氧核苷酸可通过分子结构中脱氧核糖3 位碳原子上（3′）的羟基与另一个分子脱氧核苷酸磷酸上的氢结合脱去一分子水形成磷酸二酯键，从而使单脱氧核苷酸聚集成链状的脱氧核糖核酸分子。

DNA 是重要的核酸分子，有关 DNA 的研究是现代分子生物学的中心课题。1953年，Watson 和 Crick 用 X - 射线衍射法证明了 DNA 的双螺旋结构模型，为分子生物学、分子遗传学的建立以及细胞生物学的形成和发展奠定了基础。DNA 的双螺旋结构模型提示 DNA 分子是由两条多核苷酸链所组成，两条链之间的结合有如下几个特征：①两条脱氧核苷酸长链以反向平行的方式围绕同一中心轴形成双螺旋。所谓反向是指一条脱氧核苷酸长链的 5′端与另一条脱氧核苷酸长链的 3′端相对。②DNA 双螺旋结构中，所有脱氧核苷酸的碱基都位于内侧，脱氧核糖和磷酸则位于外侧。③两条多核苷酸链的碱基之间通过氢键有规律地互补配对，A 与 T 形成两个氢键（A＝T，T＝A），C 与 G 之间形成三个氢键（G≡C，C≡G）。因此，互补链中嘌呤碱基的总数与嘧啶碱基的总数相等，即 A＋G＝C＋T。④每一对碱基对位于同一平面，并垂直于螺旋轴，相邻碱基对旋转 36°，10 个碱基对旋转 360°，间距 3.4nm（图 7 - 8）。一条多核苷酸链的开始和终端即脱氧核苷的第

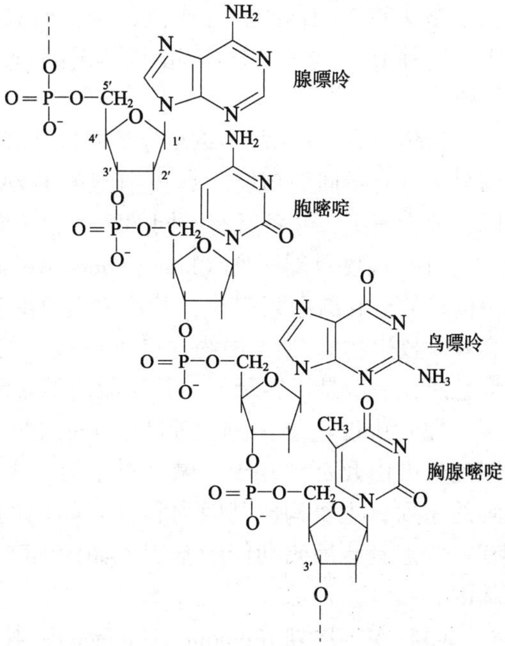

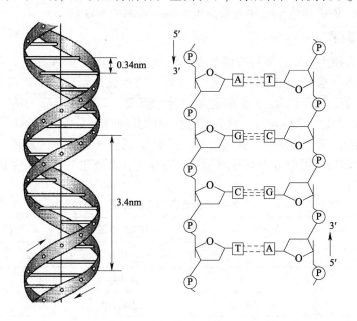

图 7 - 7　DNA 链上嘌呤和嘧啶的结构示意图

5 或第 3 位结合着一个一端游离的磷酸时，如果游离磷酸的结合位点在第 5 位就叫 5′端，在第 3 位就叫 3′端，习惯上将前者在左侧表示，将后者在右侧表示。

图 7 - 8　DNA 的双螺旋形成（示互补碱基对）

　　通常，两条多核苷酸链形成的双股螺旋是一种平滑的右向螺旋形结构，亦称 B - DNA。1980 年发现了另一种 DNA 构型，该构型是左向双股螺旋分子，其 DNA 的碱基排列特点是嘌呤和嘧啶交替出现。由于这种构型的螺旋方向与标准的右向螺旋相反，而且两链骨架呈"之"字型排列，故称其为 Z - DNA。有人认为，天然 DNA 分子中全

长都是这种 Z – DNA 的可能性较少，而只是在 DNA 分子的某个片段出现的可能性较大。这种 DNA 与 B – DNA 相比，稳定性较差，易遭受致癌物质的攻击或细胞内某些酶的修饰。

遗传信息是蕴藏在 DNA 分子的核苷酸排列顺序中，不同的核苷酸序列组成不同的信号，具有不同的功能。真核细胞的 DNA 序列可根据其在基因组中出现的拷贝数不同，分为三类，并各具有不同的特性和功能。

（1）高度重复序列（highly repetitive sequence）：重复出现的次数达到 10^6 以上，多由简单的核苷酸序列组成，长度约为 $2 \sim 300bp$。分布在染色体的端粒区和着丝粒区。高等真核生物的 DNA 中约含有 20% 以上的高度重复序列。高度重复序列构成了结构异染色质，一般是不转录的，其功能还不太清楚。

（2）中度重复序列（middle repetitive sequence）：出现的次数在 $10^2 \sim 10^5$ 之间，序列长度由几百到几千个碱基对不等，平均长度为 300bp。中度重复序列多数是不编码的序列，主要构成基因内和基因间的间隔序列，在基因调控中起重要作用。但亦有一些是具有编码功能的基因，如为 rRNA 编码的基因，编码各种 tRNA 和组蛋白的基因。

（3）单一序列（unique sequence）：其序列在基因组中只出现一次。真核生物绝大多数结构基因（具有编码功能的基因）都属于单一序列。

真核生物的 DNA 含量高，除含有比原核生物更多的遗传信息外，还含有许多重复序列，原核生物的 DNA 中没有重复序列。所以，人的基因组 DNA 虽然是大肠埃希菌 DNA 的 800 倍，但遗传信息却并没有高出大肠埃希菌的 800 倍。

（二）组蛋白

组蛋白是真核生物染色体特有的基本结构蛋白，总量与 DNA 相当。组蛋白分子量很小，富含碱性氨基酸，如赖氨酸、精氨酸等，故称碱性蛋白，带正电荷。根据精氨酸和赖氨酸含量比例的不同，人们将组蛋白分为五类（以小牛胸腺为例），分别是 H_1、H_2A、H_2B、H_3、H_4（表 7 – 1）。这五类组蛋白的共同特点是不含色氨酸，含少量的胱氨酸和半胱氨酸，碱性氨基酸的含量很高。其中 H_4 的分子量最小，只有 102 个氨基酸。除 H_1 外，其余四种组蛋白都没有种属和组织特异性，在进化上呈现保守状态，尤以 H_3 和 H_4 最为保守。

表 7 – 1　组蛋白的主要特征

组蛋白	分子量（kD）	氨基酸组成	种类的变异
H_1	21.5	特富赖氨酸	广泛
H_2A	14.7	富含赖氨酸	保守
H_2B	13.7	富含赖氨酸	保守
H_3	15.3	富含精氨酸	高度保守
H_4	11.8	富含精氨酸	高度保守

组蛋白与 DNA 紧密结合可抑制 DNA 的复制与转录，组蛋白在细胞增殖周期的 S 期与 DNA 同时合成，合成后移入核内与 DNA 紧密结合，构成 DNA – 组蛋白复合体。

组蛋白可以进行甲基化、磷酸化、乙酰化等的化学修饰。甲基化可增强组蛋白和DNA 的相互作用，降低 DNA 的转录活性；磷酸化可以改变赖氨酸所带的电荷，从而降低组蛋白与 DNA 的结合，使 DNA 解旋，有利于复制或转录的进行。乙酰化的作用也与它们相类似。

（三）非组蛋白

除组蛋白外，其他与染色质相结合的蛋白质统称为非组蛋白。非组蛋白的数量少但种类多，利用双向凝胶电泳可分离得到 500 多种不同的组分，但每种含量均很少。50% 的非组蛋白是结构蛋白，包括微管蛋白和肌动蛋白等，几乎所有生物的非组蛋白成分中均含有这些结构蛋白。其他的非组蛋白成分则主要是各种酶，包括 DNA 聚合酶、RNA 聚合酶等。由于非组蛋白成分中含天冬氨酸、谷氨酸等酸性氨基酸较多，故又称之为酸性蛋白质，带负电荷。

与组蛋白不同，非组蛋白具有种属和组织特异性。在不同种属的细胞染色质中，非组蛋白的类型是不同的；即使是同一机体的不同组织与器官中，其种类也是不尽相同的。一般来说，功能活跃组织的染色质中非组蛋白的含量高于不活跃组织的染色质。

非组蛋白在整个细胞增殖周期中均能合成，在细胞质中合成的最高速率是在 DNA 合成前，在细胞质中合成以后就转移到细胞核中。非组蛋白与 DNA 的关系是能与 DNA 双链分子外部的某些片段结合（暂时性或长期性）。这是因为它们能识别特定的碱基排列并与其形成氢键。因而，有人又将非组蛋白称之为序列特异性 DNA 结合蛋白（sequence – specific DNA – binding protein）。非组蛋白的主要功能是：①参与构建染色体。组蛋白把 DNA 双链分子装配成由核小体珠串连而成的纤维，而非组蛋白则在此基础上将纤维进一步的整理、折叠、盘曲，有利于 DNA 形成相对独立的复制、转录区域。②对基因的复制有启动作用。非组蛋白的组分中含有启动蛋白、DNA 聚合酶、引物酶等，它们能以复合物形式结合在某段 DNA 分子上以推动其进行复制。③对 DNA 的基因表达具有调控作用。非组蛋白可能是一种特异的转录活动调控因子，它能特异地解除组蛋白对 DNA 的阻遏作用，从而使 DNA 具有模板活性，基因表达有正调控作用。非组蛋白可以被磷酸化，这是调控基因表达的重要环节。

（四）RNA

染色质的化学组分中，也含有少量的 RNA，称之为核糖核酸（ribonucleic acid，RNA）。RNA 由 DNA 转录而来，是一种单链结构的核苷酸，一般为线型，但也有些单链可自身折叠成为假双链。细胞中的 RNA 主要有 3 种：信使核糖核酸（messenger RNA，mRNA）、转移核糖核酸（transfer RNA，tRNA）和核糖体核糖核酸（ribosomal RNA，rRNA）。RNA 在组成、功能上与 DNA 的区别见表 7 – 2 和表 7 – 3。

表 7 – 2 DNA 和 RNA 的区别

类别名称	主要碱基	戊糖	结构	存在部位	功能
DNA	AGCT	脱氧核糖	双链	细胞核	遗传信息的载体
RNA	AGCU	核糖	单链	细胞质	与遗传信息表达有关

表 7 - 3　三种 RNA 分子的结构特征和功能作用

项目	mRNA	tRNA	rRNA
细胞中的含量 分子量	$5\% \sim 10\%$ $2 \times 10^2 \sim 5 \times 10^5$ 大小悬殊	$5\% \sim 10\%$ $(2.4 \sim 3) \times 10^4$ 有 70 ~ 90 个单核苷	$80\% \sim 90\%$ $(0.6 \sim 12) \times 10^8$
结构特征	基本呈线形，部分节段可能绕成环形	三叶草形，柄部和基部可呈双螺旋形，柄末端有 CCA 三个碱基，其相对的一端呈环形。有三个碱基形成反密码子	线形。某些节段可能成双螺旋结构
存在场所	细胞质的可溶部分	细胞质中或核糖体上	细胞质核糖体和核仁中
功能作用	转录 DNA 的遗传信息	运输活化的氨基酸到核糖体特定的部位	为核糖体的组成部分

　　染色质的化学组分中，除包括 tRNA、rRNA 和 mRNA 外，还可见到核不均一 RNA（heterogenous nuclear RNA，hnRNA）和核内小 RNA（small nuclear RNA，snRNA）。前者是 mRNA 的前体，后者则被认为有剪接、加工 mRNA 的能力，也可以帮助 DNA 的转录。

　　细胞核内核酸（DNA 和 RNA）常与蛋白质结合成为超大分子的复合物，这种复合物称为核蛋白。在讨论染色质化学组分时，多以核蛋白形式描述。

（五）其他

　　除上述组分外，核内尚有少量脂类、水和无机盐。动物细胞核内的脂类主要是磷脂，常与蛋白质结合形成脂蛋白。

二、染色体的组装

　　染色质与染色体是同一种物质的不同存在形式。然而，关于染色质是如何包装成染色体的，至今还不是十分清楚。现在人们普遍认同染色质的基本结构单位是核小体，并在此基础上，接受了关于染色体构建的四级结构模型（multiple coiling model）和染色体的骨架 - 放射环结构模型（scaffold - radial loops structure model）。

（一）染色体构建的四级结构模型

　　1. 染色质的基本结构单位核小体　　早期人们认为染色质丝是组蛋白包裹在 DNA 的外面所形成的"铅笔"状结构。直到 1974 年，Kronberg 等采用一系列核酸内切酶结合电镜研究，提出了染色质结构的念珠状模型，才改变了人们对染色质结构的传统看法。Kornberg 认为，染色质的一级结构就是这种由一系列核小体（nucleosome）相互连接而组成的念珠状结构。

　　每一个核小体由 200 个碱基对的 DNA 和五种组蛋白组成。其中四种组蛋白（H_2A，H_2B，H_3，H_4）中每种各 2 个分子结合起来形成一个八聚体。组合形式是：H_3 和 H_4 各 2 分子缔合成四聚体位于中间，H_2A 和 H_2B 各 2 分子形成的两个二聚体分别排列在四聚体两侧，然后在八聚体的外表缠绕了 1.75 圈的由 140 个碱基对组成的 DNA 分子。

八聚体及其外面缠绕的 DNA 分子称为核小体的核心颗粒，其余的 60 个碱基对的 DNA 形成两个核小体核心颗粒间的连接部分，称为连接线，组蛋白 H_1 位于连接线上。组蛋白 H_1 与 DNA 的结合，锁住核小体 DNA 的进出口，从而稳定了核小体的结构。一般认为，核小体核心颗粒与含 1 分子 H_1 的连接线共同组成一个完整的核小体结构（如图 7-9）。

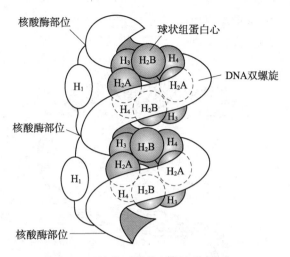

图 7-9　染色质结构的核小体模型

核小体是染色质的基本结构单位，若干个核小体重复排列，便形成了直径约 10nm 的串珠状纤维，即染色质的基本结构，也称染色质的一级结构。长约 60nm 的 DNA 形成核小体后，其长度被压缩 7 倍左右。

2. 螺线管　染色体的一级结构如何形成更高级的二级结构呢？1976 年，Finch 和 Klug 用小球菌核酸酶轻度消化鼠肝细胞核，制备出含 10～100 个核小体的染色质，置于电镜下观察时发现，当 Mg^{2+} 浓度达到 0.2mmol/L 时，10nm 的染色质螺旋化，并缠绕成直径为 30～50nm 的细线。为此，他们提出了螺线管模型。所谓螺线管，是核小体串珠围绕一个空心轴，以 6 个核小体为一圈缠绕而成的中空管状结构，管外径 30nm，内径 10nm。在螺线管结构的形成与稳定过程中，组蛋白 H_1 和二价阳离子起重要作用（组蛋白 H_1 位于螺线管内侧）。在形成二级结构过程中，由于每圈螺旋由 6 个核小体组成，因此整个 DNA 长度又被压缩了 6 倍（如图 7-10）。

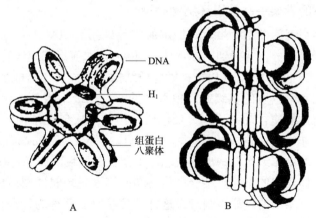

图 7-10　螺线管模型

A. 正面观；B. 侧面观

3. 超螺线管　螺线管还需要进一步的折叠和盘曲。但究竟怎样构建，现在还不是十分清楚。有人认为 30nm 的螺线管再进一步螺旋化，形成直径约为 0.4μm，长 11～60μm 的圆筒状结构，称为超螺线管。超螺线管是染色质的三级结构。由螺线管到超螺线管，DNA 的长度压缩了约 40 倍。

4. 染色单体　超螺线管再进一步完成螺旋化盘曲和折叠，压缩形成长度约为 2～

10μm 的染色单体，这一过程使 DNA 的长度又压缩了 5 倍。染色单体是染色质的四级结构（图7－11）。

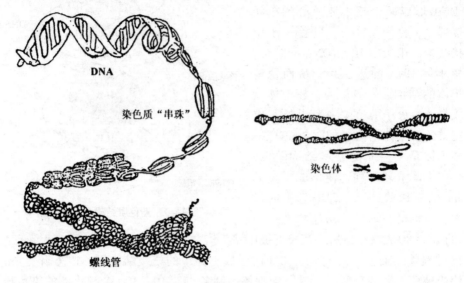

DNA

染色质"串珠"

螺线管

染色体

图 7－11　染色体形成的模式图

　　根据四级结构模型，从 DNA 到染色体经过了 4 个层次的包装共压缩了 8400 倍。人的每条染色体 DNA 分子平均长 5cm（5×10^4 μm），而细胞核的直径约 5μm，这就意味着在染色体里 DNA 需要压缩将近 1 万倍。染色体构建的四级结构模型能较好地解释了 DNA 分子的压缩率问题。由于此模型四个等级的演变都是通过螺旋化和盘曲折叠实现的，因此又称为多级螺旋模型（multiple coiling model）。

（二）染色体的骨架——放射环结构模型

　　关于染色质多级螺旋模型，虽然有一定的实验证据和观察结果给予证实（其中以核小体模型的依据最充分，并得到广泛承认），但仍在如何形成螺线管和染色单体的问题解释上有争议。20 世纪 80 年代以来，染色质结构的"放射环结构"模型，引起了人们的重视。此模型和染色质的多级螺旋模型中的一、二级结构基本相同，但从螺丝管到如何包装成染色体的途径却有不同。染色质结构的"放射环结构"模型认为：在染色体中，有一个由非组蛋白构成的并称之为染色体支架（chromosome scaffold）的纤维网。两条染色单体的由非组蛋白构成的染色体支架在着丝粒区域相连接。直径 30nm 的螺线管一端与染色体支架的某一点结合，另一端向周围呈环状迂回后再回到结合点处。两个结合在染色体支架上的点靠得很近，这样的环状螺线管称为袢环。每个 DNA 袢环包含有 315 个核小体，约有 63 000 个碱基对，长度为 21μm。这些螺线管折叠形成的袢环沿染色单体纵轴由中央向四周伸出，构成了放射环。每 18 个袢环在同一平面散开形成一个单位，叫做微带。再由微带沿纵轴构建成染色单体（见图 7－12）。

（三）染色体的结构

　　从上述可知，染色质主要是指细胞在间期的形态表现，而当细胞进行分裂时，核内染色质就会在分裂前也就是间期的 S 期进行 DNA 复制，然后在分裂期高度凝集形成一种在光镜下清晰可见的粗棒状或点状结构，即染色体。每一种生物细胞都含有固定

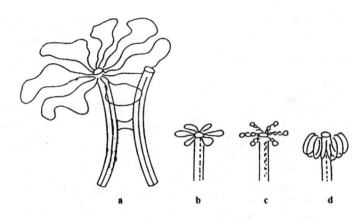

图 7 - 12 染色体骨架——放射环结构模型

a. 非组蛋白在着丝粒处结合形成稳定的染色体支架，DNA 袢环由此伸出；b - d. 袢环 DNA 与非组蛋白交互作用形成各种结构

数目的染色体，如人体染色体数为 46 条。由于细胞有丝分裂中期染色体形态结构清晰，数目和形态结构稳定，染色体的形态结构一般以此作为标准。

1. 细胞分裂中期染色体的结构 染色体各部的成分和结构，用以下术语表示。

（1）染色单体：中期染色体由两条染色单体组成，两者在着丝粒（centromere）的部位相互结合。每一染色单体是一条 DNA 双链经过紧密的盘旋折叠而成，后期时两条染色单体分开。

（2）着丝粒：每条染色体都有一个凹陷的部位，称为主缢痕（primary constriction）。主缢痕的染色质部位称着丝粒，中期之前两条染色单体以着丝粒相连。主缢痕将每条染色单体分成两部分，短的称短臂（p），长的称长臂（q）。着丝粒有染色体纤丝通过，该处的 DNA 序列是高度重复的。着丝粒的位置是分辨染色体类型的一个重要标志。根据着丝粒在染色体上的位置可将染色体分为四种类型（图 7 - 13）：①中央着丝粒染色体，着丝粒位于染色体纵轴 1/2 ~ 5/8 处。②亚中着丝粒染色体，着丝粒位于染色体纵轴 5/8 ~ 7/8 处。③近端着丝粒染色体，着丝粒位于染色体纵轴的 7/8 或靠近末端处。④端着丝粒染色体，着丝粒位于染色体的末端，故染色体只有一臂。在人类，没有端着丝粒染色体。

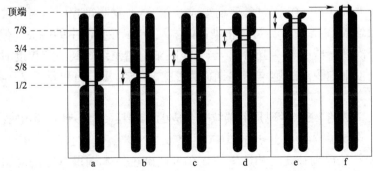

图 7 - 13 根据着丝粒位置确定的染色体类型示意图

a - b. 中央着丝粒染色体；c - d. 亚中着丝粒染色体；e. 近端着丝粒染色体；f. 端着丝粒染色体

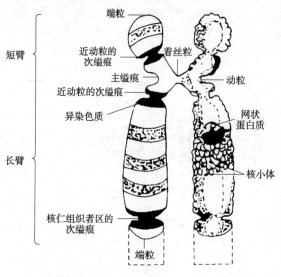

图 7-14　着丝点与着丝粒的模式图

（3）动粒（kinetochore）：过去称为着丝点。用电镜观察哺乳类染色体时，可发现主缢痕两侧各有一个由蛋白质组成的三层盘状或球状结构，此结构与染色体的移动相关，称为动粒。在分裂前期和中期，着丝粒把两个姊妹染色单体连在一起。到后期，两个染色单体的着丝粒分开，动粒微管把两条染色单体拉向两极（图 7-14）。

动粒与染色体的分离有密切关系。如果用 X 射线打断染色体，则无动粒的染色体片段在细胞质分裂时会停留在子细胞的胞质中，形成微核或退化。

（4）次缢痕：某些染色体上可存在有另一种缢缩的部位，称为次缢痕（secondary constriction）。次缢痕也可作为分辨某些染色体的标志。多数染色体的次缢痕部位是核仁组织区。

（5）随体（satellite）：指染色体在末端部分呈圆形或圆柱形的结构，该结构通过次缢痕区与染色体的臂相连，是识别染色体的重要特征之一。同种生物的随体及次缢痕的形状和大小是相似的。在人类染色体上，随体位于第 13、14、15、21、22 号染色体上。

（6）端粒（telomere）：是染色体端部的特化部分，可防止染色体之间互相黏在一起，维持染色体的稳定性，保证染色体 DNA 的完全复制及参与核内的空间分布。如果用 X 射线将染色体打断，断端不具端粒，则染色体具有黏性，将会导致染色体之间或断片互相连接，或同一染色体的两端连接成环状，形成各种畸变染色体。人类染色体末端普遍存在端粒结构。各种类型细胞端粒长度互有差异。体细胞端粒长度比生殖细胞要短。

端粒由端粒 DNA 和端粒结构蛋白组成，端粒结构蛋白质属非组蛋白，可使端粒免受酶或化学试剂降解，端粒 DNA 是 5~8bp 并富含 G 的串联重复顺序，如人类染色体端粒由一种"TTAGGG"DNA 重复序列组成。在 DNA 复制过程中，引物被切除后留下的 5′端空隙由端粒 DNA 填补，可防止染色体末端 DNA 在复制中的丢失。但是，端粒核苷酸每复制一次就会减少 50~100bp，当端粒随细胞增殖缩短到一定程度时，可能会发出某种信号，使细胞脱离细胞增殖周期而死亡。端粒缩短，有可能是人类细胞丧失复制能力的原因之一。

端粒这段特殊的 DNA 序列是由端粒酶合成的。端粒酶是一种自带 RNA 引物的逆转录酶，由蛋白质和端粒 DNA 互补的 RNA 所组成。端粒酶能以自身的 RNA 为模板合成端粒 DNA，使端粒得到补充。端粒酶的存在可使染色体末端得以完全复制，保持端粒的长度不变。有研究表明，正常体细胞中端粒酶缺乏活性，人类体细胞的端粒随年龄增高而缩短；肿瘤细胞中端粒酶被激活，在细胞分裂中保持端粒的长度，使细胞得以逃避死亡而获得永生性。因此，对端粒酶的研究已成为近年来国内外医药学界研究的热门领域之一。抑制端粒酶活性在抗癌方面，激活端粒酶活性在延缓人类体细胞衰老方面各有价值。

从以上所述的细胞分裂中期染色体的结构中可看出，要确保在细胞世代中的稳定性，染色体必须具备三个基本的结构要素，这三个基本的结构要素就是染色体 DNA 关键序列。首先要有一个 DNA 复制起始点，确保染色体在细胞周期中能够自我复制，维持染色体在细胞世代传递中具有连续性；其次是一个着丝粒，使细胞分裂时复制好的染色体能平均分配到子细胞中；第三，在染色体的两个末端必须要有端粒，使 DNA 圆满完成复制，并保持染色体的独立性和稳定性。近几年，有人已采用分子克隆技术把真核细胞染色体的三个 DNA 关键序列——复制起点、着丝粒和端粒分别克隆成功，并把它们相互搭配或改造成"人造微小染色体"（artificial minichromosome），用以研究这三种成分的结构和功能。例如，酵母人工染色体就是利用在基因工程中常用到的 YAC 载体，将四膜虫的端粒与酵母的部分染色体（包括着丝粒 DNA 序列和自主复制 DNA 序列）拼接起来再导入酵母细胞而成为酵母人工染色体（yeast artificial chromosome，YAC）的。

2. 染色体数目与核型 在每种生物的细胞中，染色体数目是相对恒定的。在体细胞中染色体成对存在，称二倍体；在生殖细胞中，染色体数目为体细胞的一半，称为单倍体。一个体细胞中的全套染色体，根据染色体的相对大小、着丝粒的位置、臂的长短、随体的有无等特征，按一定顺序分组排列起来，叫做核型（karyotype）。人类体细胞的正常核型包括 46 条染色体，其中 44 条染色体是常染色体，2 条是性染色体。染色体数目和形态在一定的条件下会发生改变，如癌变细胞。人体细胞 46 条染色体可相互配成 23 对。每 23 条染色体构成一个染色体组，所以人类体细胞中有 2 个染色体组。这 23 对染色体，可分为 A ~ G 七组（Danver 体制）（如图 7 – 15）。

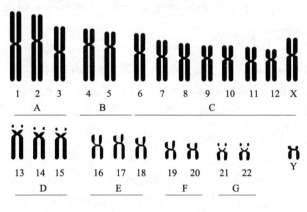

图 7 – 15 正常核型

A 组：包括 1 ~ 3 号 3 对染色体。一号最大，三号稍小，均为中央着丝粒染色体。第二号为亚中着丝粒染色体。

B 组：包括 4 ~ 5 号 2 对染色体，较 A 组染色体小，亚中着丝粒染色体，短臂较短。

C 组：包括 6 ~ 12 号 7 对染色体和 X 染色体。中等大小，均为亚中着丝粒染色体，彼此间不容易区分。因为女性体细胞中有 2 条 X 染色体，故这组的染色体总数为 16 条（8 对）；男性体细胞中只有 1 条 X 染色体，故这组的染色体总数为 15 条（7 对半）。

D 组：包括 13 ~ 15 号 3 对染色体，中等大小，全都是近端着丝粒染色体，短臂末端可看到随体。

E 组：包括 16 ~ 18 号 3 对染色体，体积较小。16 号染色体是中央着丝粒染色体，其余 2 对是亚中着丝粒染色体。

F 组：包括 19 ~ 20 号 2 对染色体，体积小，全都为中央着丝粒染色体，彼此间不易区分。

G 组：包括 21 ~ 22 号和 Y 染色体，体积最小，全都为近端着丝粒染色体。21 号和 22 号染色体的长臂往往呈二分叉状，短臂末端有随体；Y 染色体比 21 号和 22 号染色体略大，长臂的两条染色单体平行伸展，短臂末端无随体。

核型的表示方法，一般要求先写出染色体总数，然后标出性染色体组合。正常男性核型是 46，XY；正常女性是 46，XX。

20 世纪 70 年代，出现了染色体显带技术（chromosome banding technique）。此项技术能正确无误地辨别各对染色体。显带技术是用特殊方法，使染色体在其长轴上显示出一条条明暗相间的横纹带（band）。用 Giemsa 染色法所显示的带叫 G 带，它是将染色体用胰蛋白酶处理后，经 Giemsa 染料染色所呈现的染色体区带；用芥子阿的平（QM）或盐酸阿的平（QH）等荧光染料所显示的带叫 Q 带，它是将染色体用经荧光染料喹吖因染色后，在紫外线照射下呈现出的荧光亮带和暗带。一般来说，G 带与 Q 带相符。还有一种带叫 R 带，它是一种与 G 带明暗相间带型正好相反的带型，故又称为反带。此外，还有主要显示着丝粒结构异染色质及其他染色体区段的异染色质部分的 C 带法、显示染色体端粒部位的 T 带法和显示核仁组织者区酸性蛋白质的 N 带法等。而以同步化技术为基础而产生的高分辨显带技术，更能显示出更多更细的带纹。染色体显带技术和高分辨显带技术在研究染色体的结构和功能、分析染色体的微细变异和染色体病带型、基因定位、物种的起源及其进化等研究领域具有重要的应用价值。

三、异染色质和常染色质

用高分辨率的电镜观察，染色质是长而弯曲、微小的细丝状结构，平均每条细丝的长度在 5cm 左右，直径为 2 ~ 3nm。生化分析表明，每一条细丝是一个 DNA 分子和相应蛋白质的结构复合体。间期细胞核中的染色质根据其形状和功能状态的不同可分为异染色质和常染色质。

（一）异染色质

异染色质（heterochromatin）：指间期细胞核中，染色质纤维折叠压缩程度高的一种染色质类型。当染色质纤维高度螺旋、盘曲时，在光镜下可以看到染色后较深的块状或颗粒状结构，称为异染色质或浓缩染色质（condensed chromatin）。异染色质直径为 20 ~ 30nm，是处于凝集状态的 DNA 和组蛋白的复合物，因其结构比较紧密，故对碱性染料着色较深，一般位于核的边缘或围绕在核仁的周围，或呈小块状存在于细胞核的中央。异染色质在 S 期晚期复制，一般无转录活性，不能合成 mRNA。但近年发现它能转录合成 5S rRNA 和 tRNA。

根据功能的不同，异染色质又可分为结构异染色质和兼性异染色质两种类型。结构异染色质染色很深，含有高度重复的 DNA 序列，在所有的细胞类型和机体的整个发育过程中都处于凝集状态，没有转录活性，在分裂期细胞常形成染色体端粒和着丝粒。

这种异染色质类型可能与细胞分裂以及控制结构蛋白质的基因表达有关。兼性异染色质也称为功能异染色质，是在特定细胞中或在细胞的特定发育阶段，由常染色质转变而成的异染色质类型。兼性异染色质的总量随不同的细胞类型而有变化，一般在胚胎细胞中含量很少，在高度特化的细胞中含量很多，这说明，随着细胞分化，较多的基因依次以凝聚状态而关闭。因此，染色质的紧密浓缩与折叠，可能是关闭基因活性的一种途径。例如女性细胞含两条 X 染色体，在胚胎发育的前 16 天，两条 X 染色体在间期细胞都属于常染色质，但发育 16 天以后，其中一条仍为有转录活性的常染色质，而另一条则转变成无转录活性的异染色质，呈现凝集状态。这条失活的 X 染色体常常凝集成核膜边缘的一块可被碱性染料深染的异固缩小体，称为 X 染色质（X chromosome）或巴氏小体（Barr body）。由于这种异染色质类型可向常染色质转变，恢复转录活性，故称为兼性异染色质。

（二）常染色质

除异染色质外，染色质纤维的某些片段无明显螺旋和盘曲，呈相对伸展状态，它们虽然经过染色，在光镜下仍然看不到，这样的染色质结构称之为常染色质（euchromatin）或伸展染色质（extended chromatin）。构成常染色质的 DNA 主要是单一序列 DNA 和中度重复序列 DNA（如组蛋白基因和酵母 rRNA 基因）。常染色质一般位于细胞核的中央，电镜下，异染色质之间的浅亮区以及核仁相随染色质中的一部分，均为常染色质。常染色质伸展充分，结构疏松，对碱性染料着色浅。在细胞分裂期，常染色质包装成为染色体的臂。常染色质在 S 期早期复制，是有转录活性的染色质，其中的 DNA 可转录合成 RNA。但是，常染色质也并非所有的基因都具有转录活性，处于常染色质状态只是基因转录的必要条件，而不是充分条件。

第三节 核 仁

核仁（nucleolus）是真核细胞才具有的结构，原核细胞中没有核仁。核仁位于细胞核的中央位置，无膜包裹，为电子密度较高的球形海绵状结构。除了精子和早期卵裂的细胞外，绝大多数细胞都有核仁。核仁的大小、形状、数目随生物种类、细胞的类型以及生理状况不同而有差异。一般来说，合成代谢旺盛的细胞（如卵细胞、分泌细胞及肿瘤细胞）核仁较大，反之较小（如肌细胞、精子等）。此外，核仁还随细胞的增殖周期而发生变化，间期细胞核仁存在，分裂期核仁可随染色体的形成而消失，待到下一个周期的间期又重新出现。

一、核仁的结构

核仁是由转录产物的前体 rRNA、DNA 和蛋白质相互缠绕而成的网状结构。由核仁相随染色质、纤维成分、颗粒成分及核仁基质四部分组成，属非膜相结构（图 7-16）。

（一）核仁相随染色质

核仁相随染色质由直径 10nm 的纤维组成，分为两部分：一是包围在核仁周围的染色质称为核仁周围染色质（perinucleolar chromatin），主要由异染色质组成。这部分就像外壳紧贴于核仁之外；二是深入到核仁内的染色质，称核仁内染色质（intranucleolar

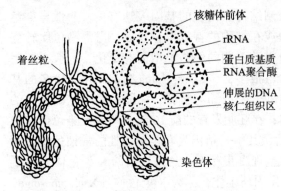

图 7 – 16 核仁的结构及其与染色体的关系模式图

chromatin），主要是常染色质，其中 DNA 分子以环袢形式伸展到核仁的纤维部分，内含 rRNA 的重复基因，是形成核仁的关键部分，因此又称为核仁组织区。核仁组织区的染色质在细胞分裂时期位于染色体的次缢痕处。

（二）纤维成分

位于核仁的中央区域，由直径 5 ~ 10nm，长 20 ~ 40 nm 的纤维状物质（也称为核仁丝）组成。核仁丝紧密排列并交织成网，主要成分是 RNA 和蛋白质。

（三）颗粒成分

颗粒成分电子密度较高，在核仁的周边分布，直径达 15 ~ 20nm，颗粒成分也是 RNA 和蛋白质。一般认为颗粒成分是核糖体亚基的前体物质，这些前体物质经过修饰后将成为核糖体的大小亚基。

（四）核仁基质

核仁基质电子密度较低，为无定形的蛋白质液体物质，含组蛋白和一些酶类成分。由于核仁无膜包裹，其基质是与核基质相通的。

但是，核仁不是固定的结构，它随细胞的周期性变化而变化。核仁的形成过程是：在细胞分裂前期消失，到了细胞分裂后期末，它又在核仁组织染色体（nucleolar organizing chromosome）的特定区域即核仁组织区（nucleolar organizing region，NOR）重新出现。核仁组织染色体是指能合成核仁的染色体，它们都是一些短臂带有随体的染色体，人类中只有 D 组 13、14、15 号三对染色体和 G 组 21、22 号两对染色体上有随体，因此也只有这 5 对染色体属于核仁组织染色体。核仁组织者染色体的短臂末端与随体之间由一染色质细丝（实际上是次缢痕）相连，此细丝就是核仁组织区。此段 DNA 分子主要含转录 rRNA 的基因，即 rRNA 是由这里的 DNA 指导合成的。

由于人类有 5 对（10 条）染色体可以形成核仁，因此从理论上说，人类体细胞中应该有 10 个核仁，但实际上一般只观察到 1~2 个核仁。这是由于在间期，核仁组织区的染色质紧密接触甚至融合所致。也有人认为全部 10 条染色体的核仁组织区可以整合在一个区域共同构成一个核仁。

细胞分裂进入后期的末期时，染色体开始逐渐解聚伸展成为染色质，核仁组织区也不例外，等到细胞分裂结束细胞又重新进入间期阶段时，核仁组织区的 DNA 可伸展成袢样，在 RNA 聚合酶等多种酶的参与下，开始转录 rRNA，转录出来的 rRNA 成熟需有一个过程，最早是纤维状，随后是颗粒状，待加工成熟时才离开核仁到细胞质中去。这时，那些没有完全成熟的各阶段的 rRNA、加上这一段转录出来 rRNA 的 DNA 分子、周围的一些异染色质以及各种蛋白质、酶类就一起共同构成了一个圆形小体，即核仁。而后，细胞又从间期进入分裂期，染色质再次折叠盘曲成为染色体，核仁组织区这一段 DNA 分子也同样高度螺旋，袢样结构回缩，转录功能停止，纤维状、颗粒状的

rRNA 分子没有了，这样，原来看到的核仁也就随之消失了。

二、核仁的化学组成

核仁的化学组成以蛋白质为主，约占核仁干重的 80%，如核糖体蛋白、组蛋白、非组蛋白及 DNA 聚合酶、RNA 聚合酶、ATP 酶等多种酶系。其次是 RNA，约占核仁干重的 10%，RNA 多与蛋白质结合，以核蛋白的形式存在。RNA 转录及蛋白质合成旺盛的细胞，其核仁的 RNA 含量较高。此外还含有 8% 左右的 DNA，主要存在于核仁相随染色质中。脂类的含量极少。

三、核仁的功能

核仁是细胞核中 rRNA 合成、剪接、加工以及核糖体大、小亚基装配的重要场所。在 RNA 聚合酶等参与下，核仁组织区的 rDNA 开始转录 rRNA，最初级的产物呈纤维状，以后与蛋白质结合呈颗粒状，最后加工形成核糖体大小亚基，然后通过核膜核孔转运到细胞质中，参与细胞中蛋白质的生物合成（图 7 – 17）。

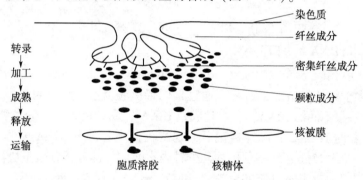

图 7 – 17　核仁的结构与功能

（一）45S rRNA 的转录

定位在核仁组织区的 rDNA 是呈串联重复排列的。已知几乎所有的细胞中都含有多拷贝的 rRNA 基因（rDNA）。如人类的细胞每个单倍体基因组上约有 200 个 rRNA 基因拷贝，每个基因之间由间隔 DNA（spacer DNA）分开。

Miller 等（1969）最早观察到由 rDNA 转录合成 rRNA 的形态学过程。电镜下观察用低渗处理过的非洲爪蟾卵母细胞制备铺展开来的 rRNA 基因标本，一根长 DNA 纤维上有许多重复的箭头状结构单位，所有箭头统一指向同一个方向（如图 7 – 18）。每个箭头状结构其实就代表一个 rRNA 基因的转录单位，箭头的尖端相当于 rDNA 转录 rRNA 的起点，许多新生的 RNA 链从 DNA 长轴两侧垂直伸展出来，长度逐步增加，基部则为转录的终点。

在箭头状的结构之间存在有裸露的不被转录的 DNA 片段，称为间隔 DNA。不同生物的间隔 DNA 片段长度不同，人的间隔片段长约 30kb。

每个 rDNA 转录一个 45SrRNA 分子。在一个转录单位上约有 100 多个 RNA 聚合酶 I 颗粒，位于 DNA 与 RNA 纤维相连接的部位，它们先是从 rDNA 起点开始转录，一边读码一边沿着 DNA 分子移动，致使合成的 rRNA 慢慢延长，形成明显的箭头状，直至转录终点。

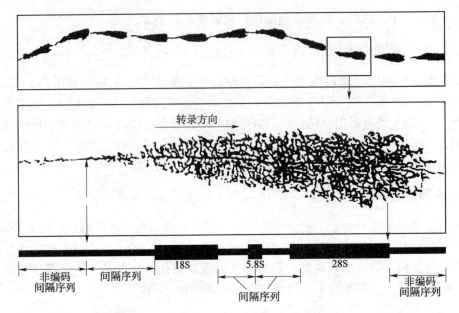

图 7 - 18　rDNA 转录 rRNA 电镜照片图解

（二）前体 rRNA 的加工

45S rRNA 是 18S、5.8S 和 28S 三种 rRNA 的前体。从 45S rRNA 剪切出三种成熟的 rRNA 是一个多步骤的复杂加工过程。通过聚丙烯酰胺凝胶电泳，可从核仁 RNA 中分离出许多沉降系数不同的 rRNA，它们是成熟 rRNA 生成途径中的中间产物。用 ^3H – 尿嘧啶核苷对培养的 Hela 细胞脉冲标记后，观测核仁中各部分 rRNA 前体分子的变化，可见 45S rRNA（约 13kb）在核仁中约几分钟内被合成，部分核苷酸很快被甲基化，随后 45S rRNA 裂解为较小的组分 20S rRNA 和 32S rRNA，但是，20S rRNA 很快再被裂解为 18S rRNA，而 32S rRNA 中间产物保留在核仁颗粒组分中约 40 分钟后，再被剪切为 28S rRNA 和 5.8S rRNA 两种组分（图 7 - 19）。加工后，成熟的 rRNA 的核苷酸序列约为 45S rRNA 的一半。

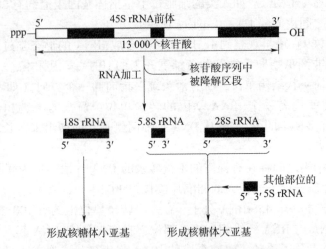

图 7 - 19　在人细胞中 rRNA 加工过程示意图

人类的 5S rRNA 基因定位在 1 号染色体上，也是串联重复序列，具有较高的保守性，但 5S rRNA 基因的转录是在核仁以外的场所进行的，5S rRNA 约含有 120 个核苷酸，5S rRNA 合成后被转运至核仁中，参与核糖体大亚基的组装。

(三) 核糖体亚单位的组装

真核生物中，核糖体亚基的组装发生在核仁中。细胞内 rRNA 前体的加工成熟过程是以核蛋白形式进行的。电镜下观察，每个前体 rRNA 5′端都含有蛋白质颗粒。当 45S rRNA 被转录出来后，便与进入核仁的蛋白质结合，形成 80S 的核糖核蛋白颗粒（约含 80 种蛋白）。伴随着这一加工过程的进行，80S 的核糖核蛋白颗粒将会逐渐丢失一些 RNA 和蛋白质，最后由 18S rRNA 和约 33 种蛋白质组成核糖体的小亚基，沉降系数为 40S；而 28S rRNA 则与 5.8S rRNA 结合，再与来自核仁外的 5S rRNA 和约 50 种蛋白质相融合，就组成了核糖体的大亚基，沉降系数为 60S。完成组装后的核糖体大、小亚基分别通过核孔复合体被转运至细胞质。在蛋白质生物合成过程中，大、小亚基才结合形成核糖体，其沉降系数为 80S。

第四节　核　骨　架

核骨架（nuclear skeleton）又称为核基质（nuclear matrix），是间期细胞核中除去核被膜、染色质、核仁以外的非组蛋白组成的纤维网架体系，其基本形态与细胞骨架相类似，在结构上与核孔复合体、核仁、核纤层、染色质以及细胞质骨架等结构密切联系。核骨架在真核细胞染色体的空间构建、DNA 复制、损伤修复、基因表达调控、RNA 转录以及转录后的加工和运输过程都起着重要的作用。

一、核骨架形态结构与组成成分

把间期核进行一系列的生化抽提，当除去 DNA、RNA、组蛋白及脂类等成分后，电镜下可观察到核骨架是一个复杂而有序的三维网络结构，由 3～30nm 粗细不均匀的纤维蛋白和颗粒状的结构相互联络构成，充满整个核空间。核骨架、核纤层与细胞质中的中间纤维在结构上相互联系，它们共同组成了一个贯穿于细胞核与细胞质之间的复合网络系统，即核骨架–核纤层–中间纤维统一体系。核骨架的结构可随核功能状态以及细胞生理状态的不同而表现出动态变化。

核骨架的组成组分主要是蛋白质，含量可达 90% 以上。但是核骨架的蛋白成分比较复杂，在不同类型的细胞以及不同生理状态的细胞中都有显著的差异。用双向凝胶电泳对核骨架蛋白成分进行分离分析，已发现有 200 种以上的蛋白质分子，一部分为各种类型细胞共有，称核基质蛋白，存在于核骨架上，呈纤维颗粒状分布；一部分则是与细胞类型、分化程度、生理和病理状态相关，称核基质结合蛋白，如与核基质结合有关的酶、细胞调控蛋白、核糖核蛋白（ribonucleoprotein，RNP）等。

此外，核骨架还含有少量的 RNA 和 DNA。用 RNase 消化核骨架，可见核骨架的三维结构发生很大改变，由此可认为核骨架中，RNA 对保持核骨架三维网络结构的完整性起着重要的作用。现认为，DNA 不是核骨架的成分，而仅仅是功能性的结合。

二、核骨架的功能

核骨架可以为间期细胞核内组分提供一个结构支架，细胞核内许多重要的生命活动也与核骨架相关。

1. 核骨架是 DNA 复制的空间支架 电镜放射自显影表明 DNA 复制的位置遍布于核骨架上。一个 DNA 袢环中有数个复制起始点，只有起始点结合到核骨架时，DNA 复制才能开始。DNA 袢环上特定的核骨架结合序列存在 DNA 拓扑酶 II 作用位点，而 DNA 拓扑酶 II 就是核骨架其中的组成成分，DNA 袢环可能是通过核骨架结合序列与此酶结合锚定于核骨架上调节复制及转录的。此外，DNA 多聚酶也结合于核骨架上，可能在核骨架上具有其特定的结合位点，并通过与核骨架的结合而被激活。DNA 袢环、DNA 复制的酶及因子锚定于核骨架上，形成了 DNA 复制复合体（DNA replication complex），dNTP 的合成与 DNA 新链的合成都是在 DNA 复制复合体中完成的。

2. RNA 的转录也在核骨架上进行 核骨架上有 RNA 聚合酶的结合位点，具有转录活性的基因只有结合在核骨架上才能进行转录。D. A. Jachson 等用 ^{3}H – UdR 脉冲标记 HeLa 细胞，发现 95% 以上新生转录本与核骨架紧密相连。此外，转录形成的 hnRNA 也是在核骨架上进行加工与修饰的。

此外，核骨架与细胞分裂过程中染色体的构建、核形态的消失和重建等也是密切相关的。在细胞分裂过程中，染色质与染色体各级水平上的构建都是以核骨架为支架。染色体的定位与行为也和核骨架有关。

第五节 细胞核的功能

细胞核是细胞中最大的细胞器，遗传物质绝大部分存在于此细胞器中。细胞核的功能主要是围绕核内遗传物质的活动来展开的。细胞核是遗传物质贮存、DNA 复制、RNA 转录、核糖体大小亚基组装的场所，也是细胞代谢、生长、增殖、分化、遗传和变异的调控中心。

遗传信息的贮存、复制及传递

（一）遗传物质的贮存

遗传的物质基础是核酸，一般为 DNA，在某些生物中可能是 RNA。遗传信息实际上是指 DNA 分子（或 RNA）上多核苷酸链的一级结构即四种核苷酸的排列顺序。真核细胞中，DNA 分子通过有序的包装以及高度的折叠压缩，与组蛋白结合形成复合体存在于染色体中。DNA 上的一段有功能片段可构成基因，是携带遗传信息的结构单位。与原核生物不同，真核细胞的基因组中（包括人类），90% 以上的 DNA 是没有编码功能的，即便是有编码功能的基因，其内部也存在着非编码的序列，这些非编码的序列称为内含子（intron），真正能编码氨基酸，并能转录和翻译的序列，称之为外显子（exon）。因此，真核细胞的结构基因也称为断裂基因（split gene）。细胞核内转录下来的前体 RNA 分子往往包含内含子和外显子的序列，需要经过内含子的剪接、外显子的拼接等过程，才能成为成熟的 mRNA 去作为指导蛋白质合成的模板。人的一个体细胞中有 46 条染色体，即有 46 个 DNA，46 个 DNA 分子上共有 3.2×10^9 bp，总重量约为 5.16ng（肠上皮细胞）。人类各种各样的遗传现象、细胞活动的各项指令都是以这 5ng 的 DNA 作为物质基础来完成的。

（二）遗传信息的复制

遗传信息在亲代与子代细胞间的传递是以 DNA 复制作为基础来进行的。DNA 分子合成一个与其自身相同的 DNA 分子的过程称为 DNA 复制（图 7-18）。复制的结果使细胞核内 DNA 的含量增加了一倍。DNA 含量的增加将驱使细胞分裂，从而将复制的遗传物质传递给子代细胞。在这样的传递过程中，保证了遗传物质的恒定性和不变性。所以 DNA 的复制有着十分重要的生物学意义，生殖细胞的 DNA 复制是个体繁殖的物质基础；受精卵的 DNA 复制则是个体发育的开始；体细胞的 DNA 复制将导致同类细胞的增殖。

真核细胞中，DNA 的复制有五个特点：半保留性、多起点性、双向性、不连续性和不同步性。

1. 半保留性 前面已介绍过，DNA 分子是两条脱氧多核苷酸链通过碱基配对原则，由氢键连接而成的双股螺旋链结构。复制时，双螺旋解开，氢键断裂，使原来两条相连接的链变成两条单链。形成的两条单链，分别按照碱基配对的原则，合成一条互补的子链，于是形成了两个与亲代 DNA 分子完全相同的子代 DNA 分子（图 7-20）。每个子代 DNA 分子中，一条脱氧多核苷酸链是亲代 DNA 分子来的（又叫模板），另一条是按碱基互补原则合成的，这样的合成方式即称为半保留复制。

2. 多起点与双向性 在真核细胞中，由于 DNA 分子较长，复制时是在多个复制起点开始同时进行的。一条 DNA 分子中，含有一个复制起始点的单位称为一个复制子（replicon），每个复制子约含 30 000～300 000 个碱基对。现已证明，每个复制子只有起点，没有终点，从每个起点开始 DNA 向两个方向同时复制，即双向复制，故在起点两边各形成一个复制叉（replication fork），随着子链的延长，复制叉扩展，当相邻复制子汇合连接成为两条连续的 DNA 分子链时，复制即告结束（图 7-21）。

3. 不连续性 在真核细胞中，由于 DNA 聚合酶只能将单核苷酸连接到多核苷酸链的游离 3′端脱氧核糖的 -OH 上，所以新合成的 DNA 链只能沿 5′→3′的方向进行。由于 DNA 双螺旋是逆向平行的两条链，因而在 3′→5′的模板链上，DNA 可沿

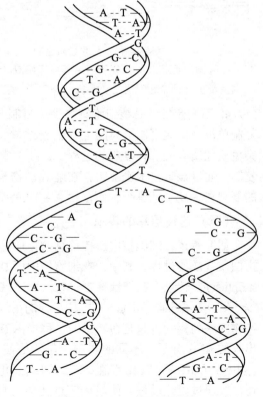

图 7-20 DNA 复制图解

5′→3′方向连续复制，其复制的速度快，完成得比较早，被称为前导链（leading strand）；而另一条5′→3′的模板链，DNA复制不能顺方向连续复制，只能逆方向进行，因此复制速度较慢，被称为延迟链（lagging strand）。现已证明，延迟链的复制是不连续的，它首先要复制成一个个小的片断，这些片断称为冈崎片断（Okazaki fragment）。冈崎片断通过DNA连接酶连接，才能形成一条完整的子链（图7-22）。冈崎片断的合成也是沿着5′→3′的方向进行，但它不能直接合成，而是要先合成一小段RNA引物（约含有10个左右的核苷酸），引物的作用是为DNA聚合酶提供连接3′-OH的末端，当冈崎片段形成后，RNA引物即被切除。

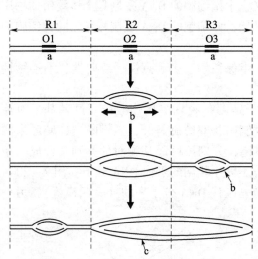

图7-21 真核生物DNA的双向复制
a. DNA双螺旋起点；b. 复制子由起点开始双
向复制；c. 两个相邻复制子汇合

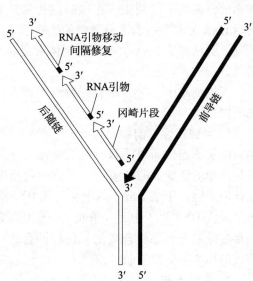

图7-22 真核生物DNA半不连续复制

4. 不同步性 真核细胞有多少个复制起始点决定了它有多少个复制子，但不同的复制单位彼此在复制的时间上存在着差异，这主要是与复制单位的碱基组成及所在的染色质性质有关。在复制的过程中，往往常染色质的DNA先复制，异染色质的DNA后复制。通过显带技术也证明，在哺乳动物早期的G带染色体上，富含G-C的浅色带的复制在S期早期进行，而富含A-T的深色带则在S期的后期进行复制。

（三）遗传信息的转录

如前所述，细胞核内遗传信息的传递是指DNA分子的信息流向RNA，RNA再指导蛋白质合成的过程。其中，在细胞核中以DNA为模板合成RNA的过程称为转录（transcription）。转录是在细胞核中进行。DNA双链中，作为转录模板的链称为模板链或反编码链（antisense strand），与其互补的另一条链称为编码链或有义链，编码链与转录产物的序列相同，只是在转录的过程中由DNA中的T变成了RNA中的U。由转录合成出来的RNA分子有不同的类型，包括信使RNA（mRNA）、转运RNA（tRNA）、核糖体RNA（rRNA）以及其他具有结构或催化功能作用的RNA分子。对结构基因而言，还需要通过翻译过程以使遗传信息转化为具有功能的多肽链和蛋白质，但对于某些特殊基因，如tRNA基因和rRNA基因，转录形成的产物即为基因终产物，可执行功能。

RNA 聚合酶是转录过程中很重要的功能蛋白，有相当复杂的分子结构，由 10 个或 10 个以上不同的多肽链亚基组成。原核细胞和真核细胞的转录过程是由不同的转录酶和转录因子催化完成的。真核细胞有三种 RNA 聚合酶：RNA 聚合酶 I （位于细胞核核仁中）、RNA 聚合酶 II 和 RNA 聚合酶 III （均位于细胞核基质中），它们在细胞内的功能及定位各不相同。mRNA 的转录由 RNA 聚合酶 II 催化合成，其初级转录产物是不均一核 RNA （hnRNA），要在核内再经一系列的加工过程才成为成熟的 mRNA。mRNA 的作用是作为蛋白质合成的模板。除 5S rRNA 外，核糖体的其余 rRNA 均在核仁内由 RNA 聚合酶 I 催化转录，并在核仁内加工成熟，最后和 5S rRNA 以及相关的蛋白质一起装配成核糖体，作为蛋白质合成的场所。5S rRNA 和 tRNA 的转录则由 RNA 聚合酶 III 催化，在核内合成。但 tRNA 前体的加工修饰主要在细胞质中完成。tRNA 的功能是在蛋白质合成中起转运氨基酸的作用。

转录是 RNA 聚合酶催化的 RNA 合成过程，在这个过程中，RNA 必须以 DNA 的两条多核苷酸链中的一条链作为模板，使新合成的 RNA 分子的方向由 5′ 端向 3′ 端。不过，RNA 聚合酶的催化作用会受到许多转录因子的调节，从而决定细胞中哪些基因可以转录，哪些基因处于关闭状态。

整个转录过程包括了 RNA 聚合酶与启动子的结合、转录的起始、延长与终止等步骤。当 RNA 合成启动部位和 RNA 合成开始信号的启动子这段 DNA 特定顺序遇到 RNA 聚合酶时，RNA 聚合酶即与启动子牢固地结合。结合后的 RNA 聚合酶识别转录起始点，打开 DNA 双链间氢键（约 4 个 bp），以 DNA 的模板链（3′→5′ 反编码链）为模板，利用核基质内的 4 种核苷酸（ATP、GTP、CTP、UTP）为原料，通过碱基互补配对原则，合成单链的 RNA。值得注意的是，DNA 模板链的启动子顺序和 RNA 聚合酶走向互补，当 RNA 链合成开始后，RNA 聚合酶就沿着 RNA 链继续向前滑动，不断地形成新的磷酸二酯键，使 RNA 链增长。转录是以 5′→3′ 方向进行的，直到 DNA 模板上出现终止信号后才停止转录。新合成的 RNA 和多聚酶从 DNA 链上释放出来。每个 RNA 分子代表基因组中相应的 DNA 多核苷酸单链拷贝，这个转录的 DNA 片段称为转录单位。

DNA 转录后产生不同类型的 RNA，这些转录的初始产物多数无生物活性，必须在细胞核中经过进一步的加工处理后，才能成为成熟的 RNA 分子。例如 mRNA 是三种 RNA 分子中唯一具有编码蛋白质功能的分子，它的转录是由 RNA 聚合酶 II 催化合成，其初级转录产物是不均一核 RNA （hnRNA），hnRNA 需要在核内经一系列剪切修饰加工过程才成为成熟的 mRNA。加工剪切过程主要包括戴帽、加尾和剪接三个过程。戴帽是对 hnRNA 的 5′ 端进行化学修饰，首先在 mRNA 5′ 端的第一个核苷酸上接上一个三磷酸鸟苷酸，然后在甲基酶的作用下，在鸟苷酸的第七位的氮上进行甲基化，形成一个 7 - 甲基鸟苷三磷酸 （m7G） 的帽子结构，同时在原来的第一个核苷酸的 2′ 氧上也进行甲基化，这样一个帽带有 2 个甲基。mRNA 的戴帽作用之一是可以封闭 mRNA 5′ 端，同时也可以防止在转运时被核酸酶水解，加强 mRNA 的稳定性；其次是帽子结构能被核糖体小亚基所识别，从而有利于 mRNA 最初翻译的准确性。加尾是指 mRNA 3′ 端的修饰过程。在腺苷酸聚合酶的作用下，在 3′ 端加上由 200~250 个腺苷酸组成的 PolyA 尾。加尾的作用除可使 mRNA 3′ 端稳定，防止被核酸酶水解外，还可以有利于 mRNA

由核到细胞质的转运。hnRNA 中的绝大多数核苷酸序列在成熟过程中被切除。剪接是将前体分子中的不编码序列内含子切除掉，保留编码序列外显子，并将外显子拼接起来，形成由连续编码的碱基序列组成的模板序列来指导蛋白质的合成。在对真核生物的外显子和内含子的相邻序列进行研究时发现，内含子常常以 GT 开始，而以 AG 结束，故被认为是真核生物基因特有的剪接信号，也称为剪切点（splicing site）。几乎所有真核细胞基因的内含子都遵循这种 GT - AG 法则，表明在细胞中这类内含子存在着共同的剪接机制。又例如真核生物的 tRNA 前体，约有 100 个核苷酸的长度，在它的 5′端存在有附加序列或内含子序列，需经过剪接加工才能成为成熟的 tRNA 功能分子。在加工的过程中，首先在核酸酶的作用下，剪掉 5′端的先导序列，再由核酸内切酶剪掉内含子序列，然后通过两步需消耗 ATP 的反应再将两侧的外显子连接起来，最后才形成成熟的 tRNA 分子。此外，tRNA 分子的加工还需要一些化学修饰，如将 3′端残基用 CCC 序列取代，以便为蛋白质合成过程中携带氨基酸提供结合位点。

真核细胞的 RNA 转录在细胞核内进行，转录形成的 RNA 也都是在核内进行加工修饰，当细胞需要时，才通过核孔复合体，转运到细胞质中进行蛋白质的生物合成，这样可使 RNA 转录和蛋白质合成从时间和空间上分隔开，互不干扰。

第六节　细胞核异常及相关疾病

细胞核是遗传物质的贮存、复制、转录与加工的场所，是细胞生命活动的控制中枢，细胞核中的 DNA 对各细胞器的中心控制是最重要的，它影响细胞的各种能力，如生化代谢活动、能量转换、各种细胞信息的传递、物质运送、细胞增殖等。如果细胞核的结构或者功能受损，将会导致严重的后果。遗传性疾病和恶性肿瘤就是细胞核异常所导致的两大类疾病。

一、遗传物质异常与遗传病

染色体或基因的数目、结构和功能出现异常，称为遗传物质异常，由此所导致的疾病称为遗传性疾病。可分为染色体病（chromosomal disease）和基因病（genetic disease）两大类。

（一）染色体病

染色体的数目或结构发生改变而产生的疾病称为染色体病。目前发现涉及到染色体畸变的疾病约有 400 多种，通过染色体检查，有助于疾病的诊断。

1. 先天愚型　先天愚型是人类最常见的一种染色体病。1866 年英国医生 Langdon Down 首次对此病作了临床描述，故称之为 Down 综合征。1959 年法国 Lejeune 发现此病的患者体内多了一条 21 号染色体，故又称此病为 21 三体综合征（trisomy 21 syndrome）。

患者的主要临床特征是呈特殊面容：圆平脸、眼距宽、睑裂上斜、鼻根低平、颌小、腭狭、面容呈伸舌样痴呆。此外，患者智能低下，发育迟缓，常伴有先天性心脏病，而且极易患上肺炎等呼吸道疾病。患者核型多为 47，XX（或 XY），+21。产生的原因是在生殖细胞的形成过程中，减数分裂时第 21 号染色体发生不分离，结果形成染色体数目异常的精子（24，X 或者 24，Y）或卵子（24，X），与正常的卵子（23，X）或精子（23，X 或 23，Y）受精后，即可产生 21 三体的患儿。此病的发生率随着母亲年龄的增长，生出患儿的风险逐渐增高。因此，35 岁以上的高龄孕妇应做产前诊断。本病无特殊治疗，长期耐心细致的教育及训练是提高智商、改善运动机能的最有效措施。有报道，叶酸 10～30mg/次，3 次/天口服，可促使该类患者智力发育。

2. Turner 综合征（Turner syndrome）　本病症又称性腺发育不全症，在 1938 年首先由 Turner 报道，因此又称杜纳综合征。核型为 45，XO，缺少一条性染色体。本病发生率约占女性新生儿的 1/10000，在女性群体中患病率约占 1/2500～1/4000。女性患者外观身材矮小，成人时身高一般不超过 140cm，性腺呈条索状，原发性闭经，子宫小，外生殖器发育不良，成年后仍呈幼儿状。胸宽呈盾状，乳距宽，乳腺不发育，缺乏女性第二性征。头面部畸形表现为上颌狭窄、下颌后缩，眼裂稍向外下倾斜，双内眦赘皮，耳位低，后发际低，蹼颈。指（趾）骨与掌跖骨短或畸形。常伴发先天性心脏病。患者无生育能力。本病的发生多是在减数分裂时，卵子或精子性染色体发生不分离，使一无性染色体的卵子与带一条 X 染色体的精子结合；或一个正常卵细胞与一个无性染色体的精子结合而成。本病多用雌激素进行补充替代疗法，一般从 13～15 岁时开始治疗，促进第二性征的发育。

3. 先天性睾丸发育不全　本病症也称 XXY 综合征，在 1942 年首先由 Klinefelter 报道，因此又称克利弗脱综合征，核型为 47，XXY，核性别检查 X 染色质阳性，Y 染色质阳性。患者为男性，在儿童期无任何症状，不易发现。青春期后才出现临床症状，表现为身材瘦高，乳房女性化，皮肤较细嫩，睾丸微小，体毛稀少，无须或须毛稀短，喉结小，有不同程度的无睾（去势）征象。性功能减退，睾丸组织活检可见曲细精管萎缩，无精子生成，不能生育。其产生原因可能是在生殖细胞产生时，减数分裂中卵子的性染色体 XX 不分离，含 2 条 X 染色体的卵子与一含 Y 染色体的精子相结合；或精子的染色体 XY 不分离，而卵子正常，均可结合成 XXY 受精卵。本病发生率较高，约占男性活产新生儿的 1‰ 左右。应自 11～12 岁开始治疗，雄性激素补充替代疗法或绒毛膜促性腺素，可促进性器官发育。

4. 5P⁻ 综合征　本病 1963 年首先由 Lejeune 报道，染色体总数 46 条，但第 5 号染色体短臂缺失，核型为 46，XX（XY），del（5P⁻），故称 5P⁻ 综合征（5P⁻ syndrome）。患儿因出生后啼哭声高调悲哀，如小猫叫声，又称猫叫综合征。病儿头小而圆，满月脸，两眼间距过宽及小下颌，生长缓慢，智力发育障碍，有 50% 的患儿伴有先天性心脏病。此种病例较少见，只占新生儿的 1/50 000。病儿如无严重心血管畸形，多数可以活到成人。因重度智力低下，多发畸形及体格发育落后，不宜结婚。

（二）基因病

染色体是基因的载体，当位于染色体上的基因在结构上发生碱基对组成或排列顺序的改变时，均会导致遗传性疾病和肿瘤的发生，此类遗传性疾病也称基因病，可分为单基因病和多基因病两大类。

单基因病是指某种遗传病的遗传主要受一对等位基因所控制。

1. 白化病 I 型（albinism type I）　本病发生率为 1/10 000～1/20 000。患者皮肤呈白色或淡红色，毛发银白色或淡黄色，虹膜及瞳孔呈淡红色。有畏光、视力减低、眼震，斜视等症状。患者皮肤经日光晒后易发生日光性皮炎，并可诱发基底细胞癌。本病产生的原因是酪氨酸酶功能障碍，不能把酪氨酸转变成多巴，从而不能形成黑色素。致病基因（OCA1）已定位于 11q14 - q21，长 50kb，有 5 个外显子。已发现 OCA1 的多种突变，例如第 81 密码子由 CCT 变为 CTT，编码的脯氨酸变成亮氨酸，即可导致酪氨酸酶的功能缺陷而致白化病。因该病患者对日光敏感，且有皮肤癌变的可能，故可用 5% 对氨苯甲酸护肤液涂暴露皮肤部分，以避免日光照射。

2. 抗血友病球蛋白缺乏症　本病又称血友病 A（hemophilia A）或称第Ⅷ因子缺乏症，为 X 连锁隐性遗传病。抗血友病球蛋白是一种复合物，由第Ⅷ因子抗原部分、血管性假血友病因子与第Ⅷ因子活性部分（促凝成分）所组成，血友病 A 患者 10% ~ 15% 是因第Ⅷ因子功能障碍所造成，85% 则是因为第Ⅷ因子活性部分缺乏或功能不足而引起。患者若受到轻微外伤都会引起出血不止，皮肤出血可形成皮下血肿，关节肌肉出血累及膝、踝时，可导致跛行。致病基因现已定位于 Xq28，长度大约 186kb，有 26 个外显子，mRNA 长 9026bp，编码 2351 个氨基酸。当基因突变时，如外显子 26 中第 2326 密码子由 CGA 变为 TGA，则编码的精氨酸就会变成终止密码子而导致血友病。治疗一般用替代疗法：输入新鲜血液或人类血浆浓缩第Ⅷ因子；应用抗纤溶药物、肾上腺皮质激素、女性激素及中草药等，对减轻出血、改善症状有一定的疗效。

3. 苯丙酮尿症Ⅰ型（phenylketonuria，PKUⅠ）　　本病为常染色体隐性遗传的代谢性疾病。我国发生率约为 1/16 500。患儿出生时正常，毛发淡黄，皮肤白皙，虹膜黄色，尿有"鼠尿样"气味或"霉臭味"。到了 3 ~ 4 个月后，逐渐出现智力发育障碍，肌张力高，常有痉挛发作，行走时步态不稳的现象。据统计，约有 1/2 患胎早期流产，1/2 患儿生长迟缓，头小并有严重的智力低下。本病是由于苯丙氨酸代谢异常所致。正常时，在苯丙氨酸羟化酶（phenylalanine hydroxylase，PAH）的作用下，苯丙氨酸羟化为酪氨酸，再经酪氨酸酶（tyrosinase）的作用后转变成多巴，并形成黑色素。如果 PAH 缺陷，则苯丙氨酸将转变为苯丙酮酸等，并积累于血、尿中而导致苯丙酮尿症发生。PAH 基因现已定位于 12q24.1，长度约 85kb，有 13 个外显子。该基因的突变可导致 PAH 功能缺陷而发生苯丙酮尿症。对本病患者应尽早开始饮食治疗，可给予低苯丙氨酸饮食，以避免脑损害，预防智力低下。如在出生后 2 ~ 3 个月内即进行饮食疗法，可使智力发育接近正常。治疗中需定期观察患儿血清中苯丙氨酸的水平，并作饮食调整。一般认为苯丙氨酸浓度保持在 2.5 ~ 8mg/dl 较为合适。治疗时间从婴儿时期开始至 4 ~ 6 岁为宜。

多基因病中不少病是一些常见病，是由几对基因共同作用引起的，受遗传因素和环境因素的双重影响。多基因遗传病发病率远比单基因遗传病发病率低，约为 1% ~ 10%。常见的病种有：先天性心脏病、先天性髋关节脱位、精神分裂症、重症肌无力、脊柱裂、糖尿病、唇裂、先天性肥大性幽门狭窄、先天性巨结肠、先天性哮喘、地方性呆小病等。

二、细胞核异常与肿瘤

细胞核是一个复杂而又非常精确的结构，它对细胞内外的多种作用因子敏感，细胞核的形态结构和功能受损的程度，可反映出细胞病变的状态，把肿瘤细胞与正常细胞相比较，肿瘤细胞的细胞核有如下特点：

（1）细胞核较大，核质比较高，并且表现为核伸长、核边缘呈锯齿状、核有凹、核长芽、核分叶、核呈桑葚状、核呈弯月形等多形性特征。

（2）染色质有增多的现象。肿瘤细胞的染色质沿核的周边分布，呈粗颗粒或团块状，分布也不均匀。当染色质折叠形成染色体时，可出现正常或异常的有丝分裂时相。肿瘤细胞有丝分裂相数目增多的现象，或可作为诊断某些类型恶性肿瘤的辅助指标。

（3）常规染色的肿瘤细胞核仁深染，核仁数目增多且较大。核仁的形态变化反映肿瘤细胞活跃的 RNA 代谢变化。

（4）一些淋巴瘤细胞的核被膜往往增厚而且呈不规则状态，还可出现小泡、小束状等突起。与其他一些病变状态下核孔的数目明显减少（如恶性营养不良病的患者，蛋白质严重缺乏，胰腺腺泡核核孔的数目下降）相反，肿瘤细胞的核孔数目反而增多。

（5）恶性肿瘤细胞的组蛋白在生化方面有改变，主要表现为组蛋白的磷酸化程度增高。磷酸化可以改变组蛋白中的赖氨酸所带电荷，降低组蛋白与 DNA 结合，从而有利于转录的进行。

几乎所有的肿瘤细胞都有染色体畸变，故染色体异常常被认为是癌细胞的特征。恶性肿瘤的染色体通常为非整倍体，尤其是超二倍体。对患者细胞进行染色体检查时，若出现非整倍染色体和标记染色体（marker chromosome）时，即可确定为恶性转化，此时染色体的变化是肿瘤早期诊断的客观指标，具有重要的临床价值。也有证据证明肿瘤细胞染色体的变化并非是随机的，具有某些基因型的个体更容易患上恶性肿瘤。肿瘤的常见异常核型见表 7－4。

表 7－4　肿瘤的异常核型

疾　　病	染色体异常
恶性淋巴瘤	14q$^+$，+12
慢性粒细胞白血病	Ph[1] 染色体
视网膜母细胞瘤	13 染色体缺失
小细胞肺癌	3q-
Wilms 瘤	11 号染色体缺失
脑膜瘤	22q-

另外，在多种血液病中，1 号、17 号染色体可能都会出现变化。例如，血液异常的患者，包括急性白血病、真性红细胞增多症和骨髓纤维化等，它们都分别显示出 1q25（1 号染色体长臂 2 区 5 带）到 1q32（1 号染色体长臂 3 区 2 带）的三体。17 号染色体则是出现整个长臂重复畸变或者部分长臂易位到 15 号染色体上。

恶性肿瘤也常伴有特异染色体的畸变。最经典的例子是费城染色体（Philadelphia chromosome，Ph），因首先在美国费城发现而得名。它是由于 G 组 22 号染色体的长臂易位到 9 号染色体长臂末端而导致的结果，常见于慢性粒细胞白血病，Ph 是此病的标记染色体。此外，很多 Burkitt 淋巴瘤病 8 号染色体和 14 号染色体发生相互易位。较多实体瘤包括脑膜瘤和结肠癌也都有染色体的异常。

三、端粒异常与疾病

在本章的第二节中我们已对染色体结构中的端粒进行了叙述。大量研究表明，端粒的异常与人体衰老、肿瘤、心血管疾病的产生密切联系。

（一）严重缩短的端粒是细胞老化的信号

端粒长度是决定细胞增殖能力和寿命的分子标志，因此被称作细胞衰老的生物钟。组织培养的细胞证明，端粒在决定动植物细胞的寿命中起着重要作用，经过多代培养的老化细胞端粒变短，染色体也变得不稳定。1990年起，凯文·哈里（Calvin Harley）将端粒与人体衰老联系起来：①细胞愈老，它的端粒长度愈短；细胞愈年轻，它的端粒愈长，端粒与细胞老化有关系。衰老细胞中的一些端粒丢失了大部分端粒重复序列。当细胞端粒的功能受损时，就出现衰老，而当端粒缩短至关键长度后，衰老加速，临近死亡。②正常细胞端粒较短。细胞分裂会使端粒变短，分裂一次，缩短一点，就像磨损铁杆一样，如果磨损得只剩下一点残根时，细胞就接近衰老。细胞分裂一次其端粒的DNA丢失30～200bp（碱基对）。也就是说，细胞分裂次数越多，其端粒磨损越多，寿命越短。通常情况下，运动加速细胞的分裂，运动量越大，细胞分裂次数越多，因此寿命越短。所以体育运动一定要适可而止。

（二）端粒与心血管疾病

近年来的研究显示，心血管疾病发生发展过程中伴随氧化应激及持续炎症反应，这些病理过程均可促进端粒进一步缩短。临床研究证实，动脉粥样硬化、高血压、心力衰竭等心血管疾病患者外周血白细胞端粒长度较健康对照人群显著缩短。此外，端粒长度和心血管事件之间也有一定的相关性，提示端粒可能参与了心血管疾病的发生发展，也可能是心血管疾病治疗的新靶点。但端粒缩短和心血管疾病之间的因果关系仍不明确，目前的研究结论仍有争议，需要更多的研究明确端粒在心血管疾病中扮演的角色。

重点小结

1. 真核细胞间期细胞核由核被膜、染色质、核仁和核骨架四部分构成。

2. 核被膜是整个内膜系统的一部分，其产生是细胞区域化的结果。核被膜包括内外两层单位膜。核被膜上分布着许多由内外层核膜融合而形成的核孔，核孔及环孔周缘的环孔结构称为核孔复合体。

3. 染色质和染色体均能被碱性染料着色，是遗传信息的载体，相互关系可概括为：细胞周期不同功能阶段可相互转变的同种物质的两种不同的存在形式。染色质是间期细胞核内伸展开来的DNA-蛋白质纤维，可分为常染色质和异染色质，前者分子结构疏松，功能活跃，具转录RNA功能；后者分子紧密折叠，功能不活跃，没有转录RNA功能。染色体是高度螺旋化和折叠的DNA-蛋白质纤维在细胞有丝分裂期的表现形态。

4. 染色质的基本结构单位是核小体，并在此基础上，接受了关于染色体构建的四级结构模型和染色体的骨架-放射环结构模型。

5. 细胞分期中期，染色体形态稳定而且特征明显，主要结构包括染色体臂、着丝粒和动粒、次缢痕、随体、端粒、核仁组织区等。一个体细胞的全套染色体按其形态特征进行分组排列，称为核型。人类正常核型包括 22 对常染色体和 1 对性染色体，分为 7 组。

6. 核仁位于细胞核的中央位置，由纤维中心和致密纤维组分、颗粒组分、核仁组织者以及核基质组成，是细胞内合成 rRNA、装配核糖体亚基的重要场所。在细胞周期中，核仁随 DNA 的状态和 NOR 的活动而发生周期性的消失和重新建立。

7. 核骨架是间期细胞核中除去核被膜、染色质、核仁以外的非组蛋白组成的纤维网架体系，基本形态与细胞骨架相似，在真核细胞染色体的空间构建、DNA 复制、损伤修复、基因表达调控、RNA 转录以及转录后的加工和运输过程中起重要的作用。

8. 细胞核是细胞内最大的细胞器，是遗传物质的贮存、复制、转录与加工的场所，也是细胞生命活动的控制中枢。细胞核的结构或功能受损，将会导致严重后果，如出现遗传性疾病和恶性肿瘤。

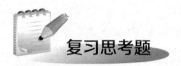

复习思考题

1. 试述核被膜及核孔复合体的超微结构。核被膜的出现对生物的进化有何意义？从核纤层的组成阐述其在核膜重建中的作用。

2. 试述核小体的结构。比较染色质组装的多级螺旋化模型与放射环模型的异同？

3. 常染色质和异染色质在结构与功能上有何不同？

4. 简述人类染色体的数目、形态特征及核型分类的依据。

5. 简述核仁的超微结构。核仁组织者在核仁的结构、周期性变化以及功能方面有何作用？为什么 rRNA 基因在核仁中转录时会形成"箭头状"样的结构？

6. 细胞核在结构上是如何与其储存和传递遗传信息的功能相适应的？

7. 细胞核有哪些功能？

8. 举例说明细胞核异常所导致的人类疾病。

（李红枝）

核糖体与细胞蛋白质合成

1. 掌握核糖体的组成结构与存在类型；核糖体的功能。
2. 熟悉核糖体的活性部位；蛋白质的生物合成；真核细胞与原核细胞的核糖体在组成结构上的异同。
3. 了解核糖体的自组装过程，异常情况下核糖体的变化。

核糖体（ribosome）最先由 Robinson 和 Brown 在 1953 年对植物细胞进行的电镜观察中被发现。1955 年，Palade 在动物细胞中也观察到了与之相类似的结构小体，一度称之为"Palade 颗粒"。直到 1958 年，Roberts 才建议将其命名为核糖核酸蛋白体，简称核糖体或核蛋白体，并一直沿用至今。

核糖体是一种非膜性细胞器，由核糖核酸和蛋白质组成，是细胞内蛋白质生物合成的重要场所。除了非细胞形态的病毒和哺乳动物成熟的红细胞外，核糖体普遍存在于所有原核细胞和真核细胞的细胞质内或附着于真核细胞的糙面内质网上。此外，核仁与核质中也能看到类似的颗粒，核外膜、线粒体基质和叶绿体基质中也存在有核糖体。

第一节　核糖体的结构与类型

一、核糖体的形态结构

电镜下观察，核糖体是一类直径约为 25~30nm 的不规则颗粒状结构小体。对核糖体结构研究得比较清楚而且意见比较一致的是大肠埃希菌（E. coli）。其核糖体是一种葫芦形的小体，由大、小 2 个亚基组成。大亚基的体积为小亚基的 2 倍，略呈圆锥形，侧面观其两侧稍隆起，底边为扁平状，并在底面有一条很窄的沟。小亚基略呈弧形，侧面观一面略外凸，一面凹陷，弧形中段似有一条分界线，将其分成 2 个不等的部分。在完整的核糖体中，小亚基以凹面与大亚基的扁平底面相贴，而小亚基的中间分界线正好与大亚基底面的沟相吻合。在大、小亚基的结合面上有一条隧道，是 mRNA 穿过的通道，在大亚基的中央有一条中央管，是新合成的多肽链释放的通道（图 8-1）。

与新生肽链的合成功能相适应，在核糖体上还存在着与蛋白质合成有关的结合位点和催化位点（图 8-2）。①mRNA 的结合位点；②与新掺入的氨酰-tRNA 的结合位点——氨酰基位点（A 位点）；③延伸中的肽酰-tRNA 的结合位点——肽酰基位点（P 位点）；④肽酰转移后与将释放的 tRNA 的结合位点——E 位点；⑤肽酰 tRNA 从 A 位点转移到 P 位点有关的转移酶（即延因子 EF－G）的结合位点；⑥肽酰转移酶的催化位点；⑦蛋白质合成有关的其他起始因子、延伸因子和终止因子的结合位点。

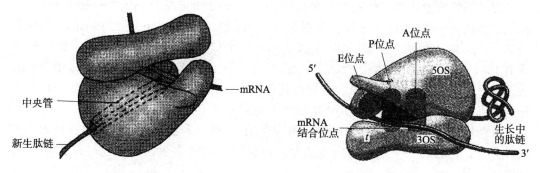

图 8－1　核糖体的形态结构示意图
示意图中表示核糖体 2 个亚基以及 mRNA 可能的
位置所在。新生的肽链通过大亚基的中央管释出

图 8－2　核糖体活性位点示意图

二、核糖体的存在形式

核糖体可以单体的形式存在，称为核糖体单体，无蛋白质合成功能。多个核糖体单体由 mRNA 串联在一起，则称为多聚核糖体（polyribosome），是合成蛋白质的功能单位。多聚核糖体可以游离的形式存在于细胞质中，称为游离核糖体（free ribosome）；多聚核糖体也可以附着在内质网膜表面，称为附着核糖体（fixed ribosome）（图 8－3）。核糖体的大小亚基分别由核仁合成，通过核孔释放到细胞质中。因此，细胞质成为了一个核糖体亚基的储存库。在活细胞中，核糖体的大小亚基、核糖体单体以及多聚核糖体处于一个不断解聚和组合的动态平衡中（图 8－3）。

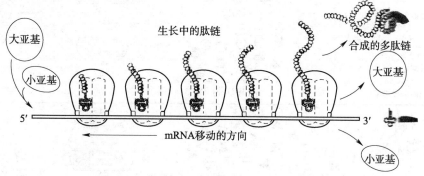

图 8－3　核糖体在细胞质中的动态存在形式

三、核糖体的基本类型与化学成分

标准的核糖体含有 50% ~ 60% 的核糖体 RNA（rRNA），其余为蛋白质。蛋白质与 rRNA 之间具有一定的空间位置关系，以非共价键相结合，蛋白质主要分布在核糖体表面，rRNA 则主要分布在核糖体内部。在原核细胞和真核细胞中，核糖体的理化性质不完全相同。根据核糖体的来源和沉降系数不同，可将核糖体分成 3 种类型：原核细胞核糖体、真核细胞质核糖体和真核细胞器核糖体。

原核细胞核糖体的化学成分中 65% 是 rRNA，35% 是蛋白质。rRNA 是细胞各种 RNA 中含量最多的，可占细胞中 RNA 含量的 85%。

原核细胞核糖体的沉降系数为 70S，其中大、小 2 个亚基分别为 50S 和 30S。组成原核细胞核糖体的 rRNA 有 3 种，分别为 5S、16S 和 23S。其中 5S 和 23S rRNA 组成大亚基，16S rRNA 组成小亚基。5S rRNA 含有 120 个核苷酸，已测得其顺序。16S rRNA 含有 1541 个核苷酸，已知其一级结构。这两种 RNA 的二级结构与几种核糖体蛋白质的关系也已决定。至于 23S rRNA，也知道其包含 2904 个核苷酸，顺序已测定。rRNA 分子的二级结构呈发夹形，其中 70% RNA 的碱基配对成双螺旋。

大肠埃希菌核糖体中的蛋白质在小亚基上有 21 种，大亚基上有 34 种。这些蛋白质已被分离，它们的一级结构也已经清楚，而且其中的许多蛋白质也已经在核糖体内定位。

真核细胞中的 rRNA 与蛋白质之比约为 1:1，核糖体中的蛋白质有 70 ~ 80 种，其中大多数蛋白质不同于原核细胞。真核细胞质核糖体的沉降系数为 80S，大、小 2 个亚基分别为 60S 和 40S。组成真核细胞核糖体的 rRNA 有 4 种，分别为 5S、5.8S、18S 和 28S，其中 5S、5.8S 和 28S rRNA 组成大亚基，18S rRNA 组成小亚基。5S、5.8S rRNA 的顺序已经测定，5S rRNA 的顺序与原核细胞中的 5S rRNA 的顺序相同，但功能不同。除 5S rRNA 是由核仁外的 DNA 转录外，其他的 28S、5.8S、18S rRNA 均由核仁形成区合成（图 8 - 4）。

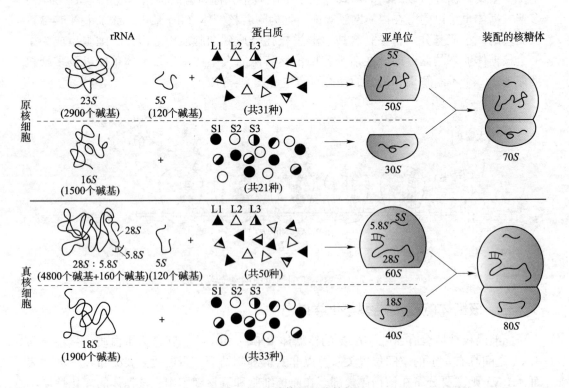

图 8 - 4 核糖体的理化特性

真核细胞器核糖体主要存在于线粒体，其沉降系数因物种不同而有差异。

第二节　核糖体的分离与自组装

核糖体是由 rRNA 和蛋白质组成的复合体。研究证明，真核细胞核糖体的 rRNA 是在染色体的核仁组织区（nucleolus organizer region，NOR）内合成的，编码 rRNA 的基因（rDNA）转录产生 45S rRNA，45S rRNA 是 28S rRNA、5.8S rRNA 和 18S rRNA 的前体分子。45S rRNA 剪接成三种 rRNA 是一个多步骤的复杂加工过程。通过聚丙烯酰胺凝胶电泳，可从核仁中分离出许多沉降系数不同的 rRNA，它们是成熟 rRNA 生成途径中的中间产物。用 ^{3}H–尿嘧啶核苷对培养的 HeLa 细胞脉冲标记后，观测核仁中各部分 rRNA 前体的变化，45S rRNA（约 13kb）在核仁中约几分钟内被合成，部分核苷酸很快被甲基化，随后，45S rRNA 经过几个中间阶段裂解为较小的组分 20S rRNA 和 32S rRNA。20S rRNA 很快裂解为 18S rRNA。32S rRNA 中间产物保留在核仁颗粒组分中约40min，再次被剪接为 28S rRNA 和 5.8S rRNA。18S rRNA 与蛋白质整合，形成 40S 的小亚基，迅速地从核仁进入细胞质。5S rRNA 由核仁外的 DNA 合成，而后转运入核仁。在核仁内，28S rRNA、5.8S rRNA 和 5S rRNA 与蛋白质整合形成 60S 的大亚基，然后进入细胞质。

在细胞内 rRNA 前体的加工成熟过程是以核蛋白的形式进行的。电镜下可见每条前体 rRNA5′端都含有蛋白质的颗粒。当 45S rRNA 从 rDNA 上被转录后，很快与进入核仁的蛋白质结合，形成 80S 的核糖核蛋白颗粒（约含 80 种蛋白）。伴随 45S rRNA 分子加工过程，80S 的核糖核蛋白颗粒逐渐丢失一些 RNA 和蛋白质，由 18S rRNA 和约 33 种蛋白质组成核糖体的小亚基，其沉降系数为 40S。28S 和 5.8S rRNA 结合。再与来自核仁外 5S rRNA 和约 50 种蛋白质组成核糖体的大亚基，其沉降系数为 60S。完成组装的核糖体大、小亚基通过核孔复合体被转运到细胞质（图 8–5）。

细胞质中的核糖体大、小亚基组装形成核糖体单体的过程也是一种自组装的过程。在蛋白质合成过程中，核糖体大、小亚基结合形成核糖体，其沉降系数为 80S。但单个核糖体是没有合成蛋白质功能的。核糖体单体可以根据细胞功能的需要，与 mRNA 结合形成多聚核糖体从而行使合成蛋白质的功能，当特定蛋白质的合成完成之后，mRNA 便发生降解，多聚核糖体又解聚成为核糖体单体或亚基返回到亚基储存库中待用。

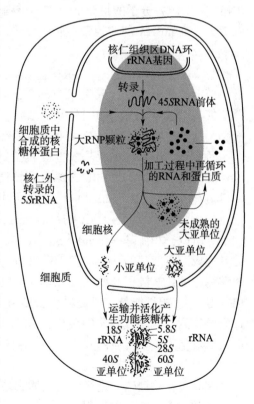

图 8–5　核糖体大小亚基的合成组装过程

第三节　多聚核糖体与蛋白质合成

一、多聚核糖体

如前所述，蛋白质在进行生物合成时，核糖体并不是单独工作的，而是以多聚核糖体（polyribosome）的形式存在。多聚核糖体是指蛋白质进行生物合成时，多个甚至几十个核糖体串联附着在一条 mRNA 分子上，形成像念珠状样的结构。多聚核糖体中的核糖体个数是由 mRNA 分子的长度决定的，一般情况下，mRNA 的长度越长，上面可供附着的核糖体数量就越多。如血红蛋白的 mRNA 长度约为 150nm，由 450 个核苷酸碱基组成，可形成 6 个直径约为 22nm 的核糖体结合起来的多聚核糖体。在多聚核糖体中，每个核糖体都分别进行多肽链的合成。从一个核糖体与 mRNA 结合开始，核糖体沿着 mRNA 每滑动一个密码子的位置，就可以在肽酰基上加上一个氨基酸残基，当核糖体滑动到终止密码子时，一条多肽链的合成随即完成，然后核糖体从 mRNA 上脱落下来，重新参加新的肽链的合成循环。当 mRNA 与第一个核糖体结合启动肽链合成后，核糖体滑动约 80 个核苷酸的距离，第二个核糖体又结合到 mRNA 上，按此继续下去，mRNA 上的核糖体就会不断地增加数目，直到 mRNA 满额为止。这种在一条信使 RNA（mRNA）分子的指导下，多个核糖体分别进行同一种多肽链合成的组织形式，可以大大提高 mRNA 的功效和多肽链合成的速率，既节省遗传信息量，又减轻核的负担。

二、蛋白质合成

核糖体是细胞内合成蛋白质的重要场所，它在蛋白质生物合成中执行两项任务：一是使 mRNA 不断地与 tRNA 分子结合，二是控制着正在生长中的肽链。核糖体沿着 mRNA 分子链移动，按 mRNA 上的遗传密码，将 tRNA 运来的氨基酸连接成多肽链。

目前认为，大、小亚基在蛋白质生物合成中分工协作，各自执行其特定的功能。小亚基的功能是：①将 mRNA 结合到核糖体上，稳定 mRNA 与核糖体的结合；②当 tRNA 的反密码"阅读"mRNA 上的密码时，小亚基提供阅读部位 5S 蛋白质的部位（R 位点），并提供一部分 tRNA 的结合部位—A 位点；③提供 tRNA 被释放的部位，即 E 位点。所以，小亚基提供 mRNA、tRNA、密码—反密码相互作用的部位（裂缝处）并促其完成。大亚基的功能是：①提供另一部分 tRNA 的结合部位—P 位点；②提供肽基转移酶，催化肽链；与肽酰 tRNA 从 A 位点转移到 P 位点有关的转移酶（即延长因子 EF－G）；③提供能量；④提供生长肽链的释放通道（中央管），新合成的肽链可能通过它转移到细胞质或内质网腔中；⑤携带新形成的、不断增长的肽链；⑥附着核糖体以其大亚基附着在内质网膜上。对核糖体上功能位点可以概括为：小亚基掌握遗传信息，大亚基进行蛋白质合成。

因此，在核糖体上进行的蛋白质合成，是一个有 mRNA、tRNA 及诸多功能性的生物分子共同参与的复杂过程。

（一）mRNA 模板与遗传密码

mRNA 称为信使 RNA，是蛋白质合成的模板。mRNA 的核苷酸排列顺序带着从基因传递来的遗传信息。mRNA 模板的作用则是通过其中的遗传密码（genetic code）来体现，在 mRNA 分子中，每三个相邻的核苷酸决定某一氨基酸。mRNA 分子上可决定某一相应氨基酸的三个相邻的碱基称为三联体密码或密码子（codon）（如表 8-1）。

表 8-1　遗传密码表

第一碱基 (5′)	第二碱基				第三碱基 (3′)
	U	C	A	G	
U	苯丙氨酸	丝氨酸	酪氨酸	半胱氨酸	U
	苯丙氨酸	丝氨酸	酪氨酸	半胱氨酸	C
	亮氨酸	丝氨酸	终止密码	终止密码	A
	亮氨酸	丝氨酸	终止密码	色氨酸	G
C	亮氨酸	脯氨酸	组氨酸	精氨酸	U
	亮氨酸	脯氨酸	组氨酸	精氨酸	C
	亮氨酸	脯氨酸	谷氨酰胺	精氨酸	A
	亮氨酸	脯氨酸	谷氨酰胺	精氨酸	G
A	异亮氨酸	苏氨酸	门冬酰胺	丝氨酸	U
	异亮氨酸	苏氨酸	门冬酰胺	丝氨酸	C
	异亮氨酸	苏氨酸	赖氨酸	精氨酸	A
	甲硫氨酸 + 起始	苏氨酸	赖氨酸	精氨酸	G
G	缬氨酸	丙氨酸	门冬氨酸	甘氨酸	U
	缬氨酸	丙氨酸	门冬氨酸	甘氨酸	C
	缬氨酸	丙氨酸	谷氨酸	甘氨酸	A
	缬氨酸	丙氨酸	谷氨酸	甘氨酸	G

遗传密码子具有以下几个特性：

1. 三联性　在 mRNA 分子链上，除了 5′端和 3′端的末端非翻译序列外，无论是决定或是代表某一个氨基酸的特定功能结构，还是作为蛋白质合成结束信号的终止密码，任何一个遗传密码子都是由三个相邻的核苷酸组成。上表所示 64 个密码子中，其中有 3 个是为编码氨基酸的终止密码（UAA，UAG，UGA），它们是肽链合成的终止信号。其余 61 个密码子分别代表各种氨基酸。

2. 兼并性　是指同一种氨基酸可以拥有 1~6 个不同的密码子的现象。例如，AUG 不仅是甲硫氨酸的密码子，也是一种"起始"信号，位于 mRNA 的起动部位。

3. 通用性　表中所示 64 个遗传密码子，从原核生物到真核生物几乎都是相同和通用的，但在植物的叶绿体、动物的线粒体以及极少数生物体中，有个别例外。例如，在线粒体的 mRNA 分子中，CUG 密码子编码的不是亮氨酸，而是苏氨酸。

4. 方向性　mRNA 转录基因的遗传信息有一定的方向性（5′→3′），因此，密码子的阅读也有方向性。密码子的翻译总是从 5′端的起始密码 AUG 开始，沿着 5′→3′的方向一个接着一个地阅读，直到遇到了 3′末端的终止信号为止。从中可以看出，mRNA 分子中遗传信息具有方向性的排列决定了其翻译过程的方向。

5. 连续性　在 mRNA 分子 5′端起始密码子到 3′端终止密码子之间的翻译序列，都是以三联遗传密码子作为单位组成的连续结构，相邻的遗传密码子之间没有任何间隔形式的存在。因此，以 mRNA 作为模板指导合成的蛋白质多肽链也是由连续的氨基酸序列构成的。

（二）tRNA

tRNA 称为转运 RNA，是一种小分子的 RNA，含有 73～93 个核苷酸，其中有多种是其他 RNA 分子所没有的稀有碱基如二氢尿嘧啶、假尿嘧啶等。一般每个分子有 7～15 个稀有碱基。tRNA 的种类较多，同一种细胞中可分离出 60～80 种 tRNA。成熟的tRNA 溶解并分布在细胞的胞质中，故以前曾被称为可溶性 RNA。tRNA 的主要功能是在蛋白质合成中特异性地转运氨基酸。tRNA 与细胞质中的氨基酸结合后定向地转运到与 mRNA 结合的核糖体上，所携带的氨基酸与 mRNA 分子的密码子形成对号入座式互补结合。一般一种 tRNA 只能结合并转运一种特定的氨基酸。例如丙氨酰 tRNA 只能结合和转运丙氨酸，甘氨酰 tRNA 只能运输甘氨酸等。但同一种氨基酸可被多种 tRNA 携带转运，这些 tRNA 称为同功受体 tRNA（isoacceptor – tRNA），简称同功 RNA。如大肠埃希菌中能转运亮氨酸的同功 tRNA 就有五种。

在蛋白质合成中，tRNA 作为译员，必然精通两种语言：①一种是 mRNA 的核苷酸语言。tRNA 执行这一功能是用它的反密码子（anticodon）来识别的。tRNA 二级结构是三叶草型（图 8 – 6），3′末端 CCA 是氨基酸接受的位点，在氨基酸臂的对面有一反密码子环，此环中央有三个碱基（第 34、第 35、第 36 位）构成反密码子，它与 mRNA相应密码子的三个碱基反向互补配对。密码子与反密码子的配对并不十分严格，因为密码子的第三位碱基与反密码子的第一位碱基可以摆动配对，即除 A – U，G – C 配对

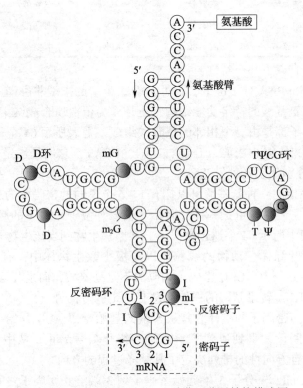

图 8 – 6 酵母丙氨酸 tRNA 三叶草型分子结构模式图

外，U–G，I–C，I–A 也可以配对。②tRNA 还能识别蛋白质的氨基酸语言。这是通过氨酰–tRNA 合成酶（aminoacyl–tRNA synthetase）的桥梁作用间接完成。要把 mRNA 密码子的位置译成相应的氨基酸，就必须在 tRNA 氨基酸臂的 3′–CCA 末端挂上相应的氨基酸，这一过程需要借助氨酰–tRNA 合成酶的催化。先把氨基酸连接在对应 tRNA 的 3′末端，这样，当 tRNA 以反密码子和 mRNA 的密码子配对时，处于 tRNA 分子另一边的相应氨基酸，便被带到密码子相应序列的位置上。

（三）rRNA

rRNA 是核糖体的重要组成成分，约占核糖体相对分子质量的 2/3。核糖体上的各种结合位点，如氨酰基位点、肽酰基位点、GTP 酶位点和肽酰基转移酶位点等，都具有一定的空间构型，但是决定这些空间构型的主要因素却是 rRNA，亦即 rRNA 决定着核糖体的空间结构。此外，rRNA 还在核糖体的某些酶活性位点（或结构域）中发挥着重要的作用。如原核细胞核糖体 GTP 酶位点的肽酰基转移酶活性就是 23S rRNA 起的作用。核糖体中，蛋白质的作用主要是协助 rRNA 形成特定的空间结构，并对其整体结构起重要的稳定作用。

（四）蛋白质的合成基本过程

蛋白质的生物合成是基因表达的第二步，在此以前，基因通过转录把遗传信息传递给 mRNA 分子，mRNA 携带着能指导蛋白质多肽链合成的信息到细胞质中进行翻译。

蛋白质的合成是一个连续的过程，通常分成四个阶段：氨基酸的活化；肽链合成的起始；肽链的延伸；肽链合成的终止。后三个阶段称为核糖体循环（图 8–7）。

1. 氨基酸的活化 氨基酸必须活化才能与 tRNA 结合，每一种氨基酸均由一种特异的氨酰–tRNA 合成酶激活。氨酰–tRNA 合成酶具有高度的特异性，它既能识别特定的氨基酸，又能识别特定的 tRNA，从而将特定的氨基酸转移给特定的 tRNA。

该反应分两步进行：在氨酰–tRNA 合成酶催化下，氨基酸（aa）上的羧基与 ATP 反应，形成一种高能中间产物——氨酰–腺苷酸，此为活化了的氨基酸；同样在氨酰–tRNA 合成酶的催化下，氨酰–腺苷酸的羧基结合到特定的 tRNA 3′端–CCA 的 A 残基上，形成氨酰–tRNA。

氨基酸（aa）+ATP+酶 $\rightleftharpoons$ 氨酰–腺苷酸［酶·aa·AMP］+PP

［酶·aa·AMP］+tRNA $\longrightarrow$ 氨酰–tRNA（aa·tRNA）+AMP+酶

2. 肽链合成的起始

（1）三元复合物的形成：在起始因子 IF_3（initiation actor, IF_3）促使下，核糖体的 30S 小亚基附着于 mRNA 起始部位上形成 IF_3–mRNA–30S 三元复合物。

（2）30S 前起始复合物的形成：在起始因子 IF_2 的作用下，甲酰甲硫氨酰–tRNA（$fMet–tRNA_f$）与 mRNA 中的起始密码子结合，即密码子与反密码子相互结合。这时，IF_3 从三元复合物中脱落。这样就形成了 30S 前起始复合物：IF_2–30S–mRNA–fMet–$tRNA_f$。此步骤需 GTP 参与。

（3）70S 起始复合物的形成：30S 前起始复合物与 50S 大亚基结合，同时 GTP 水解成 GDP 和 Pi，IF_2 脱落，形成一个有着生物学功能的 70S 起始复合物，即 30S–mRNA–50S–fMet–$tRNA_f$。这时，fMet–$tRNA_f$ 占据了核糖体的 P 位点，空着的 A 位点准备

接受下一个氨基酰 – tRNA。

$IF_2 – 30S – mRNA – fMet – tRNA_f + 50S$ 大亚基 $\rightarrow 30S – mRNA – 50S – fMet – tRNA_f + IF_2$

　　起始复合物在肽链的形成过程中，只是起带头作用，当整个肽链合成完毕后，它就在脱甲酰酶的作用下被除去，甲酰甲硫氨酰并不构成肽链的一部分。

　　真核细胞翻译起始过程与原核细胞相似，但比其复杂得多。其中有几点是不相同的：①真核细胞起始 tRNA 中的氨基酸是甲酰蛋氨酸；②真核细胞有更多的可溶性蛋白起始因子参与其中，目有已发现 10 种；③翻译起始机制也不尽相同。其中最为特别的是原核细胞 30S 小亚基首先是与 mRNA 结合的，而真核细胞的 40S 小亚基首先是与 tRNA 结合的。

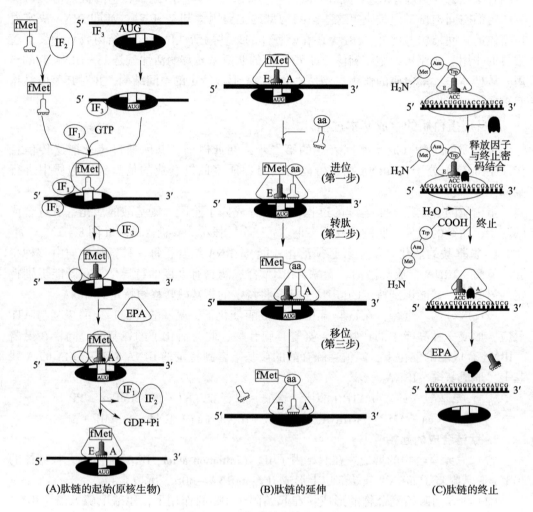

(A)肽链的起始(原核生物)　　　　　(B)肽链的延伸　　　　　(C)肽链的终止

图 8 – 7 蛋白质的生物合成过程

　　3. 肽链的延伸　原核细胞和真核细胞的肽链延伸过程基本相同，这一过程需要肽酰转移酶、GTP 和三种延长因子。主要包括以下三个步骤：

　　（1）氨酰 tRNA 结合到核糖体的 A 位——进位：翻译起始时，起始 tRNA 占据了核糖体的 P 位（又称给位），而 A 位（又称受位）是空着的。与 GTP 结合的延长因子 EF 携带着氨酰 tRNA 通过其反密码子与 mRNA 链互补配对结合到核糖体的 A 位上，由

GTP 水解提供能量。

（2）P 位 tRNA 的肽链转移到 A 位的 tRNA 上——转肽：在转肽酰酶的催化下，P 位上 f – Met – tRNA 把所携带的甲氨甲硫酰基（或肽链）转移给 A 位上新进入的氨酰 tRNA，两者通过肽键缩合在 A 位上生成二肽（或多肽）。

（3）核糖体沿着 mRNA 移动——移位：核糖体沿着 mRNA 移动一个密码子的位置，使带有肽链的 tRNA 从 A 位移到 P 位。上述肽链形成后，原来 P 位上脱去了氨基酸（或多肽）的脱酰 tRNA 从 P 位进入 E 位，这时，在 GTP 和延长因子 EF 参与下，核糖体沿着 mRNA 分子向 3′端的方向准确地移动一个密码子的位置，带有二肽的 tRNA 从 A 位移到 P 位，A 位空缺，随着 E 位上脱酰 tRNA 从核糖体的离去，A 位又可以再接受下一个氨酰 tRNA 的进入。

以后肽链每增加一个氨基酸残基，就按照进位→转肽→移位三个步骤不断重复进行，肽链不断延长。

4. 肽链合成的终止　当核糖体 A 位上的 mRNA 链出现终止密码（AUG、UAG、UGA）时，就意味着肽链合成的终止。释放因子 RF 能识别 mRNA 分子上的终止密码，并进入 A 位与核糖体结合，RF 能促使转肽酰酶把 P 位上 tRNA 所携带的多肽链水解、释放，最终使核糖体脱离模板，解离成大、小亚基，又可重新参与核糖体循环。

应当指出，上述仅仅讲的是在单个核糖体上的蛋白质合成过程。实际上，细胞内蛋白质合成是由多聚核糖体合成的。当一个个核糖体先后从同一个 mRNA 的起始密码子开始移动，一直到终止密码子时，每个核糖体可独立合成一条多肽链，所以这种多聚核糖体可以在一条 mRNA 链上同时合成多条相同的多肽链，大大提高了蛋白质合成的效率。

细胞内核糖体所合成的蛋白质，从功能上可以分为结构蛋白质（structural protein）和输出蛋白质（export protein）两类（图 8 – 8）。结构蛋白质又称内源性蛋白质（endogenous protein），是指用于细胞本身或参与组成细胞自身结构的蛋白质。地球上已发现的近 200 万种动、植物之所以存在形态与功能的差别，其实都是由于结构蛋白质结构的不同。结构蛋白质主要由游离核糖体合成，多分布于细胞质基质，如供细胞自身生长代谢所需要的酶、组蛋白、肌球蛋白、核糖体蛋白等。若一个细胞中游离核糖体含量多，说明该细胞在积极合成结构蛋白质，以供细胞生长所需要。凡是幼稚的未分化的细胞、胚胎细胞、培养细胞甚至一些恶性肿瘤细胞，都是快速生长的细胞，在其细胞质中一定存在有大量的游离核糖体，并且分布往往比较均匀。光镜下可见细胞质嗜碱性物质很多，染色深。输出蛋白质又称分泌蛋白质（secretory protein）是指专门输送到细胞外面发挥作用的蛋白质。例如，部分激素或蛋白质类激素、抗体和载体蛋白都属于输出蛋白质。胰腺分泌的酶可输送到小肠消化食物；浆细胞分泌各种抗体，可被输送到血液等组织中，与抗原结合产生免疫反应；脑垂体前叶和嗜碱性细胞可产生各种激素，被输送到相对应的靶组织中发挥作用。这些都说明了输出蛋白质与细胞以及整个机体的功能相关。输出蛋白质的合成，主要由附着在内质网膜上的核糖体来完成，这种核糖体称膜旁核糖体（membrane – bound ribosome）或附着核糖体（fixed ribosome）。分泌输出蛋白质的这类细胞，当分泌功能旺盛时，电镜下可见细胞质中糙面内质网很多，并且很规则地平行排列着。不过，这种划分也不是很绝对的，有实验证明，附着核糖体也能合成结构蛋白质，游离核糖体也可以合成输出蛋白质，游离核糖体和附着核糖体也可以共同合成同一类型的蛋白质。例如，有些附着核糖体同样可以合成细胞膜上的整合膜蛋白以及某些细胞器如高尔基复合体、溶酶体和内体（endosome）等的结构蛋白质。大鼠肝细胞所合成的白蛋白（输出蛋白质），85%由附着核糖体产生，而15%则可由游离核糖体所合成。

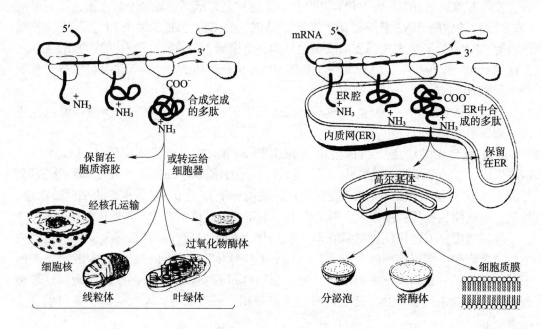

图8-8 真核细胞合成的蛋白质分类

（五）多肽链合成后的加工与组装

由mRNA翻译出来的多肽链，大部分都没有生物学活性，新生的多肽链要经过各种方式的"加工修饰"才能转变为具有一定生物学功能的蛋白质。新生肽链的加工修饰是多方面的，最常见的加工形式是水解去除部分肽段，新生肽链才具有正常的生理活性。如有活性的胰岛素，就是在具有84个氨基酸残基的前身物——胰岛素原的基础上，切除内部33个氨基酸残基的肽段形成的。近年发现的血浆蛋白的主要成分——白蛋白，其前身物前白蛋白也需要在氨基端去掉5~6个氨基酸残基才成为有功能的白蛋白。又如大多数分泌蛋白和跨膜蛋白的氨基端都有一段15~30个氨基酸残基顺序组成的信号肽，信号肽能识别并引导新合成的蛋白质到特定的细胞器中，当这些蛋白质转运到所需部位时，蛋白质的信号肽就被特定的信号肽酶切除。

蛋白质的一级结构合成后，多肽链必须要卷曲折叠成特定的二级结构或空间构型才能发挥其功能。例如核糖核酸酶，它是由24个氨基酸组成的一条多肽链，多肽链必须通过链内4个二硫键结合成α-螺旋和β-折叠才有催化RNA分解的功能。又例如，人体中运输氧气和二氧化碳的血红蛋白，它是由4条多肽链和4个血红素分子组成。每一条多肽链分别和一个血红素分子盘曲折叠成一个亚基（三级结构），4个亚基相互聚合才成为一个有功能的血红蛋白分子。

由上述可知，蛋白质的生物合成除核糖体是必需外，还需要细胞内多种细胞器的密切配合。我们可将细胞比作一个大工厂，细胞核的染色体则是工厂中制造产品的图纸设计室，染色体的 DNA 遗传信息就是一张原始的许多产品的总设计图，设计室按照总设计图的模板，可复制出某种产品的特定图纸，即 mRNA。细胞质中的核糖体相当于工厂的装配车间，它接受由设计室（染色体）送来的图纸（mRNA），按照 mRNA 上的密码顺序，把氨基酸作为原材料以装配出各种各样的产品。细胞质中有大量游离的氨基酸，作为一个工厂的仓库。tRNA 作为运输车间，专门负责将细胞质中的氨基酸运输到核糖体上，以供装配成蛋白质。线粒体为蛋白质合成提供所需能量。在以上各部分的密切配合下，蛋白质才能顺利地制造出来。

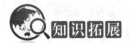

异常情况下核糖体的变化

多聚核糖体的形成及其附着于完整的糙面内质网膜上，是核糖体合成蛋白质的必要条件。但是如果细胞处于不同的生理状态，核糖体的存在形式就会发生明显的改变。假若游离的多聚核糖体解聚或大量形成就会分别伴随着内源性蛋白质生成的减少或增加，例如，幼红细胞（normoblasts）和网织红细胞（reticulocytes），两者在需要合成较大量的血红蛋白时，其细胞质中充满多聚核糖体。但是随着细胞逐渐成熟，血红蛋白的合成会逐步减弱，这些成簇的多聚核糖体也随之解聚为分散孤立的单体。当细胞完全成熟时，红细胞被血红蛋白充填，血红蛋白的合成活动停止，核糖体从细胞质中完全消失。同样，在培养细胞以及一些分化较低的肿瘤细胞和胚胎细胞中，蛋白质生物合成活动旺盛，均可见到细胞质中充满着多聚核糖体，但是当这些细胞处于有丝分裂时期时，蛋白质合成会明显下降，此时多聚核糖体也解聚。

核糖体受到外界一些有害因素的影响时，附于糙面内质网膜上的多聚核糖体将解聚，结果是输出蛋白质形成减少，将会出现相应的病理性改变。如当豚鼠缺乏维生素 C 引起坏血病时，其成纤维细胞中的糙面内质网膜上的多聚核糖体解聚为单体，但不脱落下来，此时蛋白质合成减少。相反，在创伤愈合过程中的成纤维细胞，因其需要合成大量的蛋白质以修复创伤组织，故其糙面内质网膜上就会附着有大量平行线状或螺旋状的多聚核糖体，表明蛋白质合成有增强的趋势。四氯化碳中毒后可引起动物的肝细胞损害，仔细观察可见糙面内质网膜上多聚核糖体解聚并脱粒，此时蛋白质合成也急剧下降。

核糖体是细胞合成蛋白质的分子机器，目前发现生物体所需要的绝大多数蛋白质都是由其合成的。蛋白质是生命维持正常结构和功能所必需的重要的物质基础，因核糖体出现结构异常和功能障碍而引起的蛋白质肽链合成异常，对任何生物体来说都是致命的。我们在存活的生物个体中很难发现蛋白质多肽链合成的全面障碍者，在临床上也很难找到这样的就诊者。但是核糖体也与其他细胞结构一样，面对复杂的细胞内外环境的影响，会出现敏感多变异常变化，这些变化特性就有可能导致细胞结构和功能的相应改变，甚至引起某些疾病的发生。

第四节 核糖体与医药学

一、核糖体蛋白及其相关疾病

核糖体是细胞内合成蛋白质的重要细胞器。核糖体组成成分中的核糖体蛋白（ribosomal protein，RP）（根据来源的大小亚基分别被命名为 RPL 和 RPS）除了参与蛋白质的生物合成外，还表现出一些其他的生理功能，如参与 DNA 复制、转录和损伤修复，调控细胞生长、增殖、凋亡和发育以及细胞转化等。近年来，随着高通量技术的发展与应用，发现某些先天性遗传性疾病的发生与某些核糖体蛋白的表达不足或缺失以及核糖体蛋白基因（ribosomal protein geng，RPG）发生突变有关。

（一）Diamond – Blackfan 贫血（DBA 贫血）

DBA 是一种罕见的先天性再生障碍性贫血，是以红细胞发生发展过程中选择性受损为特征。特点是红细胞腺苷脱氧酶水平升高，胎膜抗原 " i " 的出现；网状细胞减少、红细胞前体选择性减少或缺失，呈大红细胞血症表现；众多患者以贫血、苍白和嗜睡为主要症状，约 40% ~ 60% 的患者存在身体缺陷或畸形，表现为身材矮小，拇指三节指畸形，颅面缺损或者心脏受损等。DBA 常见于出生一年内的婴儿，疾病多有家族史，属常染色体显性遗传。

研究表明，该疾病多是由于核糖体蛋白基因突变，使得该基因编码的核糖体蛋白表达不足或缺失，或者阻碍核糖体蛋白发挥作用，进而引起核糖体大、小亚基的合成障碍，最终导致成熟核糖体蛋白的数量显著下降，细胞发生一系列变化，表现出与之相关的众多临床症状。目前已发现有多个核糖体蛋白突变基因，如 PRS19、PRS24、PRS17、PRL35A 等，其中 PRS19 是发生突变频率最高的基因。目前治疗 DBA 的方法中，最有效的措施是骨髓移植，其次是应用甾体类药物、输血输液。

（二）Shwachman Diamond 综合征

Shwachman Diamond（SDS）综合征以造血系统受损以及中性粒细胞减少为主要特征，是一种由于胰腺外分泌功能不全，造血系统受损引起多个器官受累的综合征。疾病极易向白血病方向转化，属常染色体隐性遗传病。近年来，随着对核糖体功能的深入研究，发现在 SDS 患者的细胞中有多种核糖体蛋白基因的表达缺失或者减少，如 RPS9、RPS20、RPL6 等，这些基因通过影响核糖体的合成通路最终导致该疾病的发生。

二、核糖体与肿瘤发生

在许多恶性肿瘤细胞中也发现有某些核糖体蛋白基因异常表达。不少学者在对结直肠癌、肝癌、卵巢癌等恶性肿瘤进行研究时发现，这些肿瘤存在有核糖体蛋白基因高表达或低表达的现象。例如 2001 年，Kondon 等利用抑制性消减差异技术和 Northerm 印迹发现肝癌患者肿瘤组织中的 RPS8、RPL12、RPL27 和 RPL30 等与其相邻组织相比较，这些基因 mRNA 表达水平上调。2003 年，Kasai 等发现结肠癌中 RPS11 和 RPS17 的表达水平远高于正常的结肠黏膜组织。2006 年，Wang 等首次发现了 RPL15 在胃癌中高表达。但 Bertucci 等将 50 例结肠腺癌和与其配对的癌旁黏膜组织通过 DNA 芯片进行对比时，则发现部分 RPG（RPL5、RPL6、RPL5、RPL15、RPL29、RPL31、RPL39）表达水平下调。因此，有人认为，RPS 在不同的肿瘤组织中表达具有时空特异性，即同一种 RP 在不同的肿瘤或者正常组织中表达水平是不一样的，不同的 RP 在同一种肿瘤中表达也是不同的，即便是同一种 RP 在同一种肿瘤的不同分期，不同分化级别，表达量也是有所差异的。肿瘤发生是许多基因共同作用的结果，基因表达异常或者突变与肿瘤表型之间不是简单的对应关系。究竟是核糖体蛋白的表达异常导致了肿瘤的发生还是肿瘤的形成导致了核糖体蛋白的表达变化？目前还没有找到很明确和合理的解释。近年来，较多学者偏向于 RPS 通过执行某些核糖体外功能能促使细胞癌变这一理论。首先，在 DNA 复制、转录和翻译过程中，RPS 能够调控某些癌基因或者抑癌基因的表达；其次，RPS 能与某些保护因子结合产生致癌作用。RPG 可作为肿瘤诊断标记物或者治疗靶点应用于临床，为恶性肿瘤的防御和治疗提供新的理论根据。

三、血红素对血红蛋白合成的调节

血红蛋白的辅基血红素，氧化成高铁血红素后，能促进网织细胞中血红蛋白的合成。这是由于 cAMP 通过蛋白激酶及 eIF-2 激酶使细胞内起始因子2（eIF-2）磷酸化，从而导致起始因子2失活。高铁血红素能抑制 cAMP 对蛋白激酶的激活作用，使起始因子2不致失活而有利于血红蛋白的合成。除了血管蛋白外，许多其他蛋白质的合成也会受到血红素的促进。

四、干扰素对蛋白质合成的抑制

干扰素（interferon）是病毒感染后，宿主细胞释放出来的蛋白质因子，能作用于自身和邻近细胞，诱导产生抗病毒蛋白，从而抑制病毒的繁殖。病毒进入动物细胞，在繁殖过程中复制产生的双链 RNA（dsRNA）能诱导宿主细胞转录并翻译生成干扰素，人工合成的由次黄嘌呤核苷酸及胞嘧啶核苷酸组成的多聚 I-C（polyI-C），也有类似的诱导作用。

干扰素作用于细胞膜受体后，诱导生成的抗病毒蛋白，有真核细胞起始因子2激酶及2-5寡聚腺苷酸合成酶，这二种酶皆需双链 RNA 激活。如有病毒侵入，eIF-2激酶能使 eIF-2磷酸化而使其失活，从而抑制蛋白质合成，2-5寡聚腺苷酸合成酶则可催化 ATP 以2′,5′-磷酸二酯键缩合生成特殊的2-5寡聚腺苷酸（2-5A），寡聚2-5A 则可激活内切核酸酶，促进 mRNA 的降解，从而减少蛋白质的合成。由于干扰素具有抗病毒作用，在临床上已广泛应用。

五、抗生素对蛋白质生物合成的影响

现有某些抗生素类药物对蛋白质合成具有明显的抑制作用。

（一）四环素族

四环素族（tetracycline family）抗生素可抑制氨基酰-tRNA 与原核细胞核糖体的结合，从而抑制多种细菌的蛋白质合成。

（二）氯霉素

氯霉素（chloromycetin）能与原核细胞核糖体的50S 亚基结合，阻断肽键的形成。

高浓度时，对哺乳动物线粒体内核糖体 50S 亚基也有作用。

（三）链霉素与卡那霉素

链霉素（streptomycin）与卡那霉素（kanamycin）能与原核细胞的核糖体 30S 亚基结合，改变核糖体的构象，引起读码错误，以致合成错误的蛋白质。

（四）嘌呤霉素

嘌呤霉素（puromycin）的结构与酪氨酸 – tRNA 末端相似，带有游离氨基，可以取代氨基酰 – tRNA 进入核糖体受位，使正在延长中的肽链转移到嘌呤霉素的氨基上，这种异常肽链很容易从核糖体上释放下来，从而终止肽链的延长。该药物对真核细胞和原核细胞都有作用。

（五）放线菌酮

放线菌酮（cycloheximide）对真核细胞有作用，是一种非常有效的抗多种酵母和真菌的抗生素，该药能抑制真核生物核糖体上的多肽转移酶，通过作用于真核细胞 60S 核糖体而抑制蛋白质合成的起始和延长过程。常被作为抑制剂用于研究真核生物无细胞系的蛋白质合成，也被用于阻断体外核糖体依赖的多肽合成。

（六）大环内酯类抗生素

目前用于临床的 14 元环大环内酯类抗生素药物有红霉素、克拉霉素和罗红霉素；15 元环的有阿奇霉素；16 元环的有麦迪霉素、乙酰螺旋霉素、交沙霉素等。大环内酯类抗生素的抗菌机制是通过阻断转肽作用和 mRNA 的移位，抑制蛋白质的合成。此外，大环内酯类抗生素的耐药机制之一是抗生素与核糖体结合部位的改变：耐药菌可合成甲基化酶，使核糖体 50S 亚单位的 23S rRNA 的腺嘌呤甲基化，导致抗生素不能与核糖体的结合部位结合。

重点小结

1. 核糖体是一种非膜性细胞器，普遍存在于原核细胞和真核细胞内（哺乳动物成熟的红细胞等除外），是细胞合成蛋白质的重要场所。

2. 组成核糖体成分的 rRNA 位于核糖体的内部，蛋白质分布于核糖体的表面，二者通过非共价键结合。原核细胞与真核细胞及真核细胞器中的核糖体在大小、组成成分上均有差异，原核细胞的 70S 核糖体由 3 种 rRNA（23S、5S、16S rRNA）和约 55 种蛋白质组成，真核细胞的 80S 核糖体由 4 种 rRNA（28S、5S、5.8S、18S rRNA）和约 83 种蛋白质组成。真核细胞器中的核糖体与原核细胞核糖体相似。

3. 每个核糖体包括大小两个亚基，大小亚基通常处于分离状态。只有当与 mRNA 结合进行翻译或细胞浓度发生改变时才能聚合，肽链合成终止后，大小亚基解离，重新游离于细胞质中。核糖体可以单体的形式存在，也可以多聚核糖体的形式存在，后者是合成蛋白质的功能单位。每种多聚核糖体所含核糖体的数量由 mRNA 分子的长度来决定的。

4. 核糖体是细胞中翻译 mRNA 上的遗传信息，合成蛋白质的重要场所。核糖体有

6 个功能活性部位与蛋白质合成有关，同 mRNA、tRNA 等其他细胞组分相互配合，通过氨基酸的活化、肽链合成的起始、肽链的延长、肽链合成的终止等过程准确地翻译 mRNA 上的遗传密码，将 tRNA 运来的氨基酸连接成多肽链。

5. 核糖体蛋白作为其重要组成成分之一，其表达不足或缺失会阻碍核糖体的正确组装和生成。在蛋白质的基因转录、转录后加工、翻译及翻译后加工的各个环节中，许多因素都会影响或调节蛋白质的合成，其中具有重要作用的临床药物有血红素、干扰素、抗生素等。

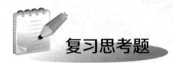 **复习思考题**

1. 说明核糖体的基本形态结构及存在类型。

2. 简述原核生物与真核生物核糖体的特征。真核细胞的核糖体有几种类型？它们合成的蛋白质有何不同？

3. 何谓核糖体的自组装？简述核糖体自组装的过程。

4. 为什么说核糖体的生物发生是一个向量的过程？

5. 试述核糖体在蛋白质生物合成过程中所具有的功能。

6. 多肽链在核糖体上是如何延长的？

7. 哪些药物对蛋白质的合成产生影响？其作用机理如何？

（李红枝）

第九章 | 细胞骨架

学习目标

1. 掌握细胞骨架的概念、组成；微丝和微管的结构；细胞骨架形成的调控因子；靶向细胞骨架的基本药物以及新型药物筛选。
2. 熟悉肿瘤药物研发中常用的细胞骨架相关靶标；细胞骨架研究中常用的方法和新工具。
3. 了解细胞骨架主要成分的结合蛋白；翻译后修饰在细胞骨架功能中的作用。

细胞骨架（cytoskeleton）是真核细胞中细丝状蛋白纤维交织而成的网络状结构，具有广泛的生理功能。由于一般电镜制样需采用低温（0℃~4℃）条件固定，而细胞骨架会在低温下解聚，所以细胞骨架的发现较晚。直到20世纪60年代后，电镜制样采用了戊二醛进行常温固定，人们才逐渐认识到细胞骨架的客观存在。

传统的观点认为细胞骨架是真核生物所特有。最近的研究发现，细菌存在真核生物细胞骨架组分的同源分子（homolog），并且参与细胞主要功能如生长、形态建成（morphogenesis），细胞分裂（cell division），DNA分离（DNA partitioning），以及细胞运动（cell motility）。最早发现 FtsZ 和 MreB 分别是微管蛋白（tubulin）和肌动蛋白（actin）的同源分子，随后发现 crescentin 是中间丝样蛋白（intermediate filament – like protein）。原核生物也具有一些真核生物中未发现同源分子的细胞骨架组分如链霉菌（Streptomycetes）中的 Walker A – type ATPases，bactofilins。结构成像技术（Structural imaging techniques）如冷冻电镜（cryo – electron tomography），结合先进的光学显微镜（light microscopy）有助于揭示原核生物细胞结构。

随着荧光显微镜、电子显微镜的出现，以及图像显微技术（video microscopy）、聚焦激光束体外运动分析法（focused laser beams for *in vitro* motility assays）以及遗传学等技术和方法的引入，对细胞骨架的认识和研究水平逐渐得到深化。目前，已对构成细胞骨架的蛋白质家族及其亚单位、参与细胞运动的分子马达，以及细胞骨架的空间分布、装配和解体的动态性等有了更深入的了解。细胞骨架已经成为现代细胞生物学研究的热点和药物开发的重要内容之一。

第一节 细胞骨架概述

一、细胞骨架的概念与主要功能

细胞骨架（cytoskeleton）是指广泛存在于细胞内的蛋白质纤维网络系统。

　　狭义的细胞骨架指细胞质骨架，可简称为细胞骨架，由微丝（microfilament，MF）、微管（microtubule，MT）和中间纤维（intermediate filament，IF）等三种细丝纤维结构所构成（图9-1），它们均由单体蛋白以较弱的非共价键结合在一起，构成纤维型多聚体，很容易进行装配和解聚，这也正是实现其功能所必需的特点。广义的细胞骨架则包括细胞质骨架、细胞核骨架（nucleoskeleton）、细胞膜骨架及细胞外基质（extracellular matrix），形成贯穿了细胞核、细胞质和细胞外的整合的网络结构。

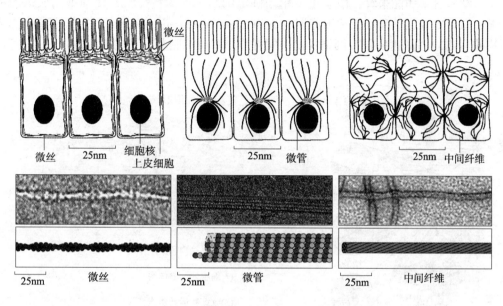

图9-1　三种细胞骨架的基本纤维结构示意图

　　细胞骨架在维持细胞形态、承受外界压力等方面具有重要的作用。许多培养细胞呈扁平、圆形，这主要与细胞质中微管的辐射状排列有关。细胞骨架负责细胞内部结构的有序性。例如，细胞骨架负责维持上皮细胞内不同细胞器的极性分布。此外，细胞骨架还参与许多重要的生命活动，如：在细胞的减数分裂、有丝分裂以及胞质分裂阶段，细胞骨架可牵引染色体的分离，并将亲代细胞分成两个子代细胞；在细胞物质运输中，各类小泡和细胞器可沿着微管轨道定向转运，如将 mRNA 分子运送到细胞的不同部位、将运输小泡从内质网运送到高尔基体、而含有神经递质的运输小泡则可沿着神经细胞轴突中的微管进行运输；在肌肉细胞中，细胞骨架及其结合蛋白组成了动力系统。图9-2 显示了细胞骨架纤维在上皮细胞与正在分裂的细胞中的主要功能。细胞骨架重建与免疫应答有关，例如免疫应答中关键的 T 细胞的细胞骨架重建，与抗原递呈细胞（antigen presenting cell，APC）形成免疫突触（immunological synapse），在突触界面 T 细胞受体受控聚集、分离和运动。肌动蛋白细胞骨架和 T 细胞受体（T cell receptor，TCR）信号传递之间的相互作用，使得形成的免疫突触可以调控 T 细胞的激活以及对抗原肽的应答。免疫突触的形成、成熟以及最终解聚都离不开肌动蛋白的参与。致病菌如人类免疫缺陷病毒（human immunodeficiency virus，HIV-1）则可以劫持细胞骨架参与的免疫突触形成和功能发挥。单核细胞增生李斯特菌（*Listeria monocytogenes*）也可以劫持宿主细胞的肌动蛋白组装和解聚机器，促进致病菌传播。肌动蛋白网络解聚机器缺陷导致肌动蛋白尾部周转降低，但不影响胞浆中细菌的运动速率。

细胞骨架是一种动态结构。单细胞生物依靠在固体表面爬行或在纤毛、鞭毛等运动性细胞器的帮助下向前推进。多细胞生物则具有独立的运动系统，其运动功能的实现都与细胞骨架有关，如：白细胞的迁移、精子的游动、成纤维母细胞、神经细胞轴突和树突的伸展等。另外，细胞骨架还是 mRNA 分子的锚定位点，可帮助实现蛋白质或多肽的翻译过程，还可指导植物细胞合成细胞壁。

从细胞骨架功能来看，微丝主要用来确定细胞表面的特征，并使细胞完成运动和收缩；微管主要能够确定膜性细胞器（membrane – enclosed organelle）的位置和作为膜内物质运输的"高速公路"网络；而中间纤维则赋予细胞张力和抗剪切力。

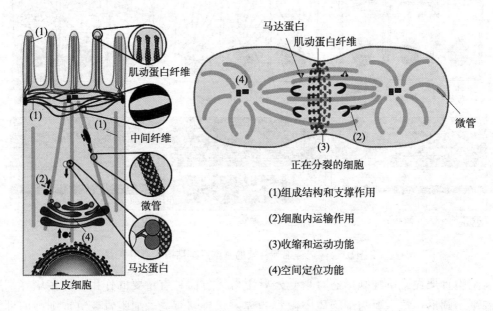

图 9 – 2　细胞骨架在上皮细胞和正在分裂细胞中的主要功能示意图

二、细胞骨架的遗传学研究方法

细胞骨架由各种蛋白纤维所构成，而确定某种蛋白质或多肽功能的最佳途径是使该蛋白或多肽发生突变，然后研究突变后或无功能细胞的各种表型。随机突变和重组DNA 技术所产生的定点突变均可用来构建目标蛋白或多肽的编码基因改变后的 DNA 分子，将此 DNA 分子导入实验动物或培养细胞的基因组，即可用来进一步研究蛋白或多肽在细胞中所具有的功能。目前部分真核生物的全基因组序列已测定，这为细胞骨架特定蛋白编码基因的功能研究奠定了坚实基础。例如，从基因组序列可知，果蝇基因组中具有大约 100 个编码分子马达或与其相互作用的基因，可以对这些基因进行分离、修饰和使其失活。其中，失活基因对细胞骨架中相应蛋白功能的影响主要可以采用下列两种方法进行研究。

（一）过量表达显性失活突变蛋白

如果细胞过量表达（overexpression）显性失活（dominant negative）的突变蛋白，往往会产生突变蛋白所对应的生理功能的缺失或改变。其过程一般是先将显性失活的基因转染特定细胞，筛选得到含有显性失活基因的细胞，然后使这些经遗传改造后的细胞过量地表达突变蛋白，突变蛋白与细胞中低水平表达的正常蛋白竞争并占据优势地位，细胞即呈现突变蛋白的表型。根据转染细胞的表型就可以确定目标蛋白的功能。例如，给予激素可使非洲爪蟾控制色素的细胞将色素颗粒分泌到细胞外周，使其皮肤表面富有光泽；而过量表达显性失活的驱动蛋白Ⅱ（kinesin Ⅱ）的细胞给予同样的激素，色素颗粒则不能分泌，这从其皮肤表面的色泽即可识别。该实验说明驱动蛋白Ⅱ负责细胞内的色素颗粒运输和分泌。

（二）实验动物的基因敲除

基因敲除（knockout，KO）技术可以使动物缺乏特定的基因，从而研究特定基因敲除后的效应。常采用小鼠为基因敲除的实验对象，并称其为敲除小鼠。该敲除小鼠有可能根本不表现出缺失基因后的任何显性效应，这就很难从实验中得到其相应的功能信息。但也有可能敲除某个基因后的小鼠出现高度特异性的缺陷，这种情况即说明敲除的基因在缺陷涉及的活动中具有重要的作用。基因敲除小鼠往往在发育早期死亡，即便如此，也可以从畸胎中分离细胞，培养这些细胞以进一步发现分子缺陷。例如，敲除细胞质中动力蛋白（dynein）的小鼠在出生后8天即死亡，在其死亡之前，研究从该小鼠胚胎中分离出的细胞发现，小鼠细胞中的高尔基体发生断裂，分散在细胞质中。这说明细胞质动力蛋白是高尔基体在细胞内正确定位的必需分子。

CRISPR（Clustered Regularly Interspaced Short Palindromic Repeats）–Cas 技术是继锌指核酸酶（ZFN）、ES 细胞打靶和 TALEN 等技术后可用于定点构建基因敲除动物的第四种方法，效率高、速度快及简单经济。这是细菌和古菌的一种适应性免疫机制。入侵噬菌体和质粒 DNA 的片段被整合到 CRISPR 中，crRNA（CRISPR–derived RNA）通过碱基配对与 tracrRNA（trans–activating RNA）结合形成 tracrRNA/crRNA 复合物，引导核酸酶 Cas9 蛋白在与 crRNA 配对的序列处剪切双链 DNA，指导同源序列的降解。Cas9 核酸酶是第一个研究比较透彻的使 RNA、DNA 和蛋白共定位的整合因子（unifying factor），具有 RNA 导向的 dsDNA 结合蛋白，具有巨大的改造潜力。将蛋白与无核酸酶的 Cas9（Cas9 nuclease–null）融合，并表达适当的人工设计具有引导作用的 sgRNA（short guide RNA），可靶向任何 dsDNA 序列，而 sgRNA 的末端可连接到目标 DNA，不影响 Cas9 的结合，这为生物体的研究和改造带来巨大潜力。冠蛋白（coronin）是一种高度保守的肌动蛋白结合蛋白。利用该技术发现线虫（C. elegans）的冠蛋白在神经发育中具有功能。

第二节　微　丝

微丝（microfilament，MF）最初在肌肉中发现，是以肌动蛋白（actin）作为基本单位而组成直径约7nm 的纤维骨架，故又称肌动蛋白纤维（actin filament）。微丝广泛存在于真核细胞中，呈束状、网状（图9-3）或散在形式。微丝在细胞的特定空间位置上与微管以及中间纤维相配合，共同构成细胞内骨架体系，其主要参与细胞形态的维持、细胞内外物质的运输以及细胞间连接等，以及一些特殊功能，如与肌球蛋白（myosin）组成的微管配合完成机械运动等。

一、微丝的分子结构

(一) 微丝的成分与基本结构

根据等电点不同，可将高等动物细胞内的肌动蛋白分为 α、β 和 γ 三类。其中，α 分布于各种肌肉细胞中，β 和 γ 分布于肌细胞和非肌细胞中。肌动蛋白纤维则是由两条线性排列的肌动蛋白链形成的螺旋状结构，状如双线捻成的绳子（9-4）。肌动蛋白的单体为球形肌动蛋白 G-actin（globular actin），其多聚体称为纤维形肌动蛋白 F-actin（fibrous actin）。

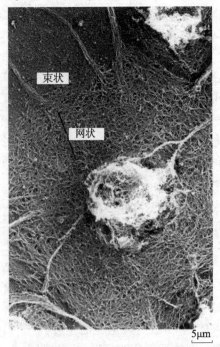

图 9-3 微丝的电镜照片　　　　图 9-4 微丝的分子结构模型

肌动蛋白在进化上高度保守，酵母和兔子骨骼肌肌动蛋白的同源性高达 88%。不同类型肌肉细胞的 α-肌动蛋白分子的一级结构（约 400 个氨基酸残基）仅相差 4～6 个氨基酸残基，β-肌动蛋白或 γ-肌动蛋白与 α-横纹肌肌动蛋白也仅相差约 25 个氨基酸残基。不同来源的肌动蛋白分子可以相互聚合，形成杂合纤维。

(二) 微丝的组装

多数简单真核生物，如酵母或粘菌，含单个肌动蛋白基因，仅合成一种肌动蛋白。复杂的真核生物则含有多个肌动蛋白基因，如海胆有 11 个，网柄菌属（*Dictyostelium*）有 17 个，某些植物有 60 个。肌动蛋白往往需要经过翻译后修饰过程，如 N-端乙酰化或组氨酸残基的甲基化、泛素化等。在适宜的温度、并存在 ATP、Mg^{2+}、高 K^+、Na^+ 等条件下，肌动蛋白单体可自装配为纤维。ATP-肌动蛋白（结合 ATP 的肌动蛋白）对微丝纤维末端的亲和力高，ADP-肌动蛋白（ATP 水解成 ADP）对纤维末端的亲和力低，容易脱落。体外实验显示，溶液中 ATP-肌动蛋白的浓度可影响微丝装配的速度。当溶液中 ATP-肌动蛋白浓度高时，微丝快速生长，在微丝纤维的两端形成 ATP

－肌动蛋白"帽子"，这样的微丝稳定性较高。伴随着 ATP 水解，微丝结合的 ATP 就变成了 ADP，当 ADP－肌动蛋白暴露出来后，微丝就开始解聚而变短。

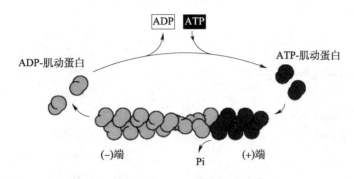

图 9 – 5　肌动蛋白纤维的装配与解聚示意图

微丝具有极性，肌动蛋白单体加到（＋）极的速度要比加到（－）极的速度快 5～10 倍。当处于达到平衡时的临界浓度时，ATP－肌动蛋白可能继续在（＋）端装配、而在（－）端开始解聚，表现出一种类似"踏车"的行为（图 9 –5）。

细胞中微丝参与形成的结构中，除肌原纤维、微绒毛等属于稳定结构外，其他大都处于动态的装配和解聚过程中，并通过这种方式实现其功能。细胞松弛素（cytochalasin）可结合于微丝末端，促进微丝纤维解聚，抑制肌动蛋白加入到微丝纤维上，从而特异性地抑制微丝功能。鬼笔环肽（phalloidin）能够与微丝特异性结合使之稳定，发挥抑制微丝解聚的作用。鬼笔环肽只与 F 肌动蛋白结合，故荧光标记（如罗明丹）的鬼笔环肽可通过特异性地结合微丝而对其定位。

二、微丝结合蛋白

纯化的肌动蛋白可以在体外聚合，形成肌动蛋白纤维，但是这些纤维不能相互作用，不具有活性。活细胞中的肌动蛋白纤维的组织和行为需要与肌动蛋白结合的其他蛋白相互作用，这些蛋白可协助完成肌动蛋白纤维的装配和解聚、相互作用、物理性质以及与其他细胞器的连接功能等。已从不同类型的细胞中分离出几十种微丝结合蛋白（actin – binding protein），根据其功能，基本上可分为以下几种类型（图 9 –6，表 9 –1）。

表 9 –1　微丝结合蛋白

蛋白质	相对分子量（kDa）	分布
成核蛋白（nucleating protein）		
Arp2/3 复合体（complex）	7 个亚基	分布广泛
单体隐蔽蛋白（monomer sequestering protein）		
胸腺肽（thymosins）	5	分布广泛
单体聚合蛋白（monomer polymerizing protein）		
G 肌动蛋白结合蛋白（profilin）	12～15	分布广泛
封端蛋白（end – blocking protein）		
－辅肌动蛋白（ – actinin）	35～37	肌肉和肾脏
capZ 蛋白（与免疫细胞的运动有关）	32，34	肌肉

续表

蛋白质	相对分子量（kDa）	分布
成帽蛋白（capping protein）	28～31	棘阿米巴
网络形成蛋白		
丝蛋白（filamin）	250	平滑肌
肌动蛋白结合蛋白（actin–binding protein）	250	巨噬细胞
gelactin 蛋白	23～28	变形虫
交联蛋白（cross–linking protein）		
肌动蛋白丝束蛋白（fimbrin）	68	小肠
绒毛蛋白（villin）	95	小肠
fascin 蛋白	57	海胆卵
–肌动蛋白（–actinin）	95	肌肉
纤丝切割蛋白（filament severing protein）		
凝胶溶素（gelsolin）	90	分布广泛
短杆菌素（brevin）	93	血浆
肌丝解聚蛋白（actin–filament depolymerizing protein）		
肌动蛋白解聚因子（cofilin）	21	分布广泛
ADF 蛋白	19	分布广泛
蚕食蛋白（depactin）	18	海胆卵
膜结合蛋白（membrane–binding protein）		
营养不良素（dystrophin）	427	骨骼肌
粘着斑蛋白（vinculin）	130	分布广泛
膜桥蛋白（ponticulin）	17	网柄菌

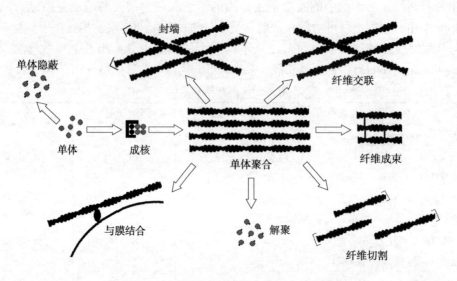

图 9 – 6　主要的微丝结合蛋白作用方式示意图

（一）成核蛋白

成核现象（nucleation）是纤维装配的第一步，也是最慢的一步。首先，2～3个肌动蛋白单体装配成多聚体核心，然后其他单体陆续添加到核心上，形成肌动蛋白纤维。肌动蛋白相关蛋白（actin‐related protein，Arp）复合体分子由 Arp2、Arp3 和 ARPC1 至 ARPC5 构成，与肌动蛋白在结构上具有同源性。该类分子在体内和体外都可以促进肌动蛋白的成核（图9‐7）。成核促进因子（nucleation promoting factors，NPFs）对于 Arp2/3 的作用很关键。比较著名的 NPF 是威‐奥德里奇综合征蛋白（Wiskott‐Aldrich syndrome protein，WASP）及其广泛表达的神经同源分子（neural WASP，N‐WASP）。来自（enabled/vasodilator‐stimulated phosphoprotein，Ena/VASP）家族的肌动蛋白延伸因子（actin elongation factors）和成蛋白（formin）对于纤维延长非常必要。哺乳动物组织至少具有15中 formin 以及不同的剪切异构体，可能是数量最多的 Rho‐GTPase 效应分子。Fascin（54～58 kDa）蛋白也是一种肌动蛋白结合蛋白，广泛分布于间叶组织和神经系统，在许多肿瘤组织中高表达，在肿瘤的增殖、侵袭和转移的过程中起重要作用，是许多肿瘤预后的独立因素，未来可以作为肿瘤治疗的新靶点，从而改善肿瘤患者的预后。其他肌动蛋白结合蛋白如 junction‐mediating and‐regulatory protein（JMY）和腺瘤性结肠息肉病（adenomatous polyposis coli，APC）基因与肿瘤进展有关。成核在肿瘤的转移（metastasis）中具有重要作用。靶向其中调控因子的化合物日益成为抗肿瘤药物研发的热点。

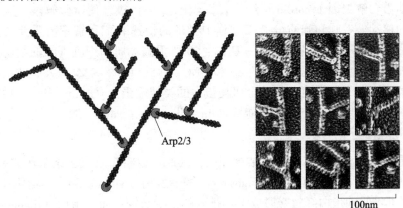

图9‐7　Arp2/3 在装配中的作用示意图与电镜照片

（二）单体隐蔽蛋白

细胞中约50%的肌动蛋白为球形肌动蛋白（G‐actin），浓度（50～200 mM）大大高于肌动蛋白装配时所需的临界浓度。这些蛋白质与其他蛋白结合，构成一个隐蔽的蛋白库。当细胞需要装配肌动蛋白纤维时这些球形肌动蛋白才被释放出来。胸腺肽（thymosin）与肌动蛋白结合可阻止其向纤维上装配。这些蛋白可以与 G‐肌动蛋白结合并且维持其单体的稳定，蛋白的浓度或活性变化还可以调整单体‐聚合物纤维之间的平衡，决定是否进行装配或解聚。

（三）封端蛋白

其作用是调节肌动蛋白纤维的长度，封端蛋白结合在（＋）或（－）极形成"帽子"，阻止其他单体的继续装配。例如，原肌球调节蛋白（tropomodulin）可以封闭骨骼肌细肌丝的（－）端，而capZ蛋白可以封闭其（＋）端（图9－8）。

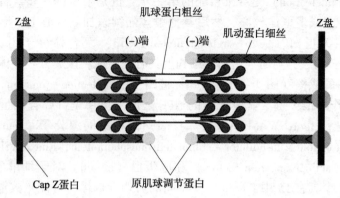

图9－8　封端蛋白的空间结构示意图

（四）单体聚合蛋白

如G－肌动蛋白结合蛋白（profilin）结合在肌动蛋白ATP结合位点的另一侧，能与胸腺肽竞争性结合肌动蛋白，G－肌动蛋白结合蛋白可将所结合的单体组装到微丝纤维的（＋）极。细胞运动时，G－肌动蛋白结合蛋白可促进肌动蛋白的装配。

（五）微丝解聚蛋白

如肌动蛋白解聚因子cofilin可结合在微丝的（－）极，使微丝解聚。这种蛋白与涉及细胞的移动、吞噬和胞质分裂等过程中微丝的快速装配和解聚有重要关系。线虫cofilin/actin解聚因子家族的成员之一UNC－60严重破坏肌肉细胞纤维的装配。筛选具有不协调表型的线虫时发现了UNC－60和UNC－115。UNC－115是人肌动蛋白结合蛋白abLIM的同源分子，含有负责结合肌动蛋白的类绒毛蛋白（villin－like）功能域以及与其他蛋白相互作用的三个LIM功能域（lin－Ⅱ，isl－1，mec－3）。

（六）交联蛋白

交联蛋白含有2个或多个微丝结合部位，因此可以将2条或多条微丝联系在一起，形成纤维束或网络。如丝束蛋白（fimbrin）、绒毛蛋白（villin）和α－辅肌动蛋白（α－actinin）可将肌动蛋白纤丝交联成平行排列的束状结构；而丝蛋白（filamin）则可促使肌动蛋白形成微丝网。

（七）纤维切割蛋白

此类蛋白能结合在微丝一侧，将微丝切断，缩短微丝长度，降低细胞质黏度。如最早发现的凝胶溶素（gelsolin）可以使胶状的细胞质提取物液化。这种情况下，新的蛋白单体可以装配，也可以给片段加帽。

（八）膜结合蛋白

非肌肉细胞的收缩部件主要位于质膜下面。膜结合蛋白包括粘着斑蛋白（vinculin），ERM家族（ezrin，radixin，moesin），spectrin家族（dystrophin）。粘着斑蛋白可将肌动蛋白纤维连接到膜上，参与构成粘着带。

三、肌肉收缩系统

肌肉由肌原纤维组成，肌原纤维由粗肌丝和细肌丝组成，粗肌丝的主要成分是肌球蛋白，而细肌丝的主要成分是肌动蛋白、原肌球蛋白和肌钙蛋白。关于肌小节的构造（图9-9），请参阅生理学或组织学书籍。

（一）肌球蛋白

肌球蛋白（myosin）属于马达蛋白，它可利用ATP产生机械能，促成趋向微丝的（+）极运动，因而被喻为肌动蛋白的"发动机"。肌球蛋白最早发现于肌肉组织（如肌球蛋白Ⅱ），20世纪70年代以后逐渐发现动物和植物等的许多非肌肉细胞中也有肌球蛋白，目前已知的15种类型（myosin Ⅰ-ⅩⅤ）中，至少14种属于Ⅱ型肌球蛋白。

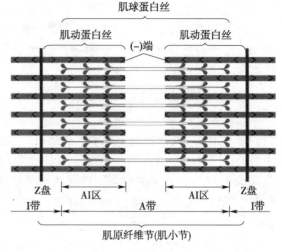

图9-9　肌小节模式图

肌球蛋白Ⅱ是构成肌纤维的主要成分之一，研究得最为透彻。肌球蛋白Ⅱ由两条重链和4条轻链组成，重链形成一个双股α螺旋，一半呈杆状，另一半与轻链折叠成两个球形区域，位于分子一端，球形的头部具有ATP酶活性，负责运动（图9-10）。

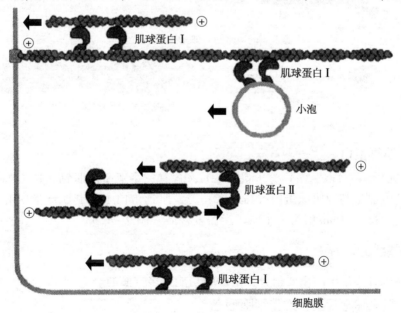

图9-10　肌球蛋白Ⅱ的功能

肌球蛋白Ⅴ的结构类似于肌球蛋白Ⅱ，但重链有特异形尾部，颈部较长（可达到23nm），是肌球蛋白Ⅱ的3倍，其步长可达30nm。

肌球蛋白Ⅰ由一条重链和两条轻链组成，1973年由美国国立卫生研究院（NIH）

的 Thomas Pollar 等从棘阿米巴（*Acanthamoeba*）中获得。对网柄菌 *Dictyostelium* 的肌球蛋白 I 研究得最为清楚。该菌的肌球蛋白 II 基因可以缺失，突变的细胞只表达肌球蛋白 I。这种突变的细胞仍然可以执行肌动蛋白相关的多种功能，如正常的运动和吞噬，但不能正常分裂，因为胞质分裂需要肌球蛋白 II。

除了肌细胞外，其他细胞中也都含有肌球蛋白 I、II 和 V（图 9-11）。肌球蛋白 II 参与形成应力纤维和胞质收缩环，肌球蛋白 I 和 V 则与膜泡运输有关，神经细胞中更富含肌球蛋白 V。

（二）原肌球蛋白

原肌球蛋白（tropomyosin，Tm）的分子量为 64 kDa，由两条平行的多肽链扭成螺旋，每个 Tm 的长度相当于 7 个肌动蛋白，呈长杆状。原肌球蛋白与肌动蛋白结合，位于肌动蛋白双螺旋的沟中，主要作用是稳定肌动蛋白丝，抑制肌动蛋白与肌球蛋白结合（图 9-12）。许多肿瘤细胞特异性上调原肌球蛋白的表达，因此，可以开发特异性靶向原肌球蛋白的化合物，治疗肿瘤。

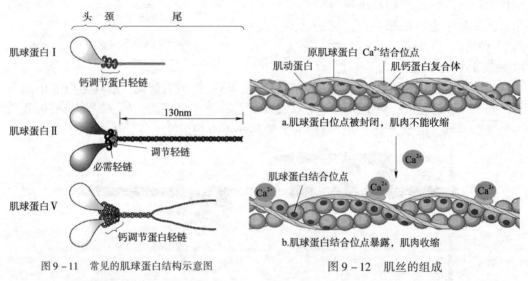

图 9-11 常见的肌球蛋白结构示意图   图 9-12 肌丝的组成

（三）肌钙蛋白

肌钙蛋白（troponin，Tn）分子量 80kDa，含有三个亚基。肌钙蛋白 C 特异性与钙结合，肌钙蛋白 T 与原肌球蛋白有高度亲和力，肌钙蛋白 I 抑制肌球蛋白的 ATP 酶活性。细肌丝中每隔 40nm 就有一个肌钙蛋白复合体（图 9-12）。

四、微丝的功能

作为细胞骨架系统的重要组分，微丝的功能是多方面的。

（一）组成细胞骨架、维持细胞形态

在大多数的细胞膜下的胞质溶胶中都存在着由微丝及其结合蛋白共同组成的细胞皮层（cell cortex）的网状结构，这一结构可以增加细胞膜的韧性与强度，对维持细胞的形态具有重要作用。

非肌细胞中的张力纤维（stress fiber）由大量平行排列的微丝组成，其成分与肌原

纤维有很多类似之处，都含有肌球蛋白、原肌球蛋白、丝蛋白和 α - 辅肌动蛋白。张力纤维与细胞间或细胞与基质表面的粘着有关。培养的成纤维细胞中具有丰富的张力纤维，并通过粘着斑固定在基质上。在体内，张力纤维赋予细胞抗剪切力（图 9 - 13），从而也能保证细胞形态的维持。

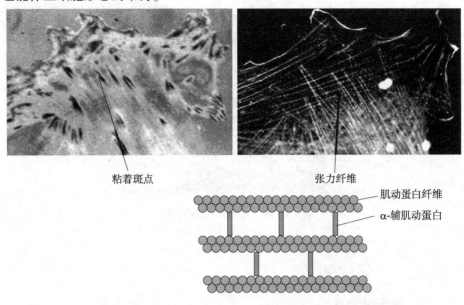

粘着斑点　　　张力纤维

肌动蛋白纤维

α-辅肌动蛋白

图 9 - 13　张力纤维示意图与显微照片

（二）形成微绒毛

非肌肉细胞中，高度有序微丝束的代表是肠上皮细胞微绒毛（microvilli）的轴心微丝。微丝呈同向平行排布，微丝束下端终止在终端蛛网状组织（terminal web）处。微绒毛中心的微丝束维持微绒毛的形状。微丝结合蛋白在微丝束形成、维持和与微绒毛细胞膜连接中起重要作用。

（三）细胞的变形运动

细胞的变形运动可分为四步：① 微丝纤维生长，使细胞表面突出，形成扁平足（lamellipodium）；②在扁平足与基质接触的位置形成粘附位点；③在肌球蛋白的作用下微丝纤维滑动，使细胞主体前移；④解除细胞后部的粘附点。如此不断循环，细胞向前移动（图 9 - 14），阿米巴原虫、白细胞、成纤维细胞都能以这种方式运动。

（四）肌肉收缩

肌细胞上的动作电位引起肌质网 Ca^{2+} 电位门通道开启，肌浆中 Ca^{2+} 浓度升高，肌钙蛋白与 Ca^{2+} 结合，引发原肌球蛋白构象改变，暴露出肌动蛋白与肌球蛋白的结合位点（图 9 - 12）。肌动蛋白通过结合与水解 ATP、不断发生周期性的构象改变、引起粗肌丝和细肌丝的相对滑动。肌动蛋白的工作原理可概括如下：①肌球蛋白结合 ATP，引起头部与肌动蛋白纤维分离；②ATP 水解，引起头部与肌动蛋白弱结合；③释放磷酸分子（Pi），头部与肌动蛋白强结合，头部向 M 线方向弯曲（微丝的负极），引起细肌丝向 M 线移动；④释放 ADP，ATP 结合上去，头部与肌动蛋白纤维分离。如此循环（图 9 - 15）。

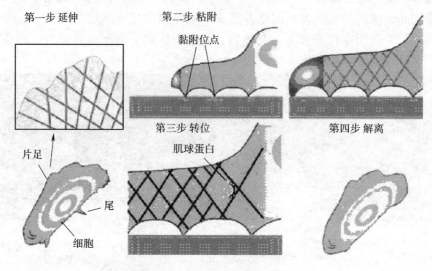

第一步 延伸　　第二步 粘附
黏附位点
第三步 转位　　第四步 解离
肌球蛋白
片足
尾
细胞

图 9 - 14　细胞的变形运动

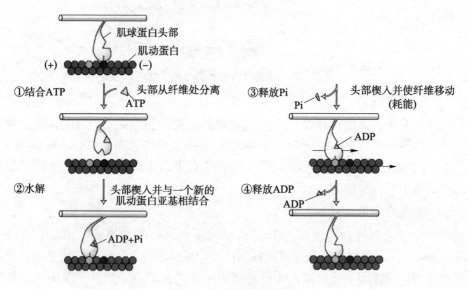

肌球蛋白头部
肌动蛋白
(+)　　(−)
①结合ATP　　头部从纤维处分离　　③释放Pi　　头部楔入并使纤维移动（耗能）
ATP　　Pi
ADP
②水解　　头部楔入并与一个新的肌动蛋白亚基相结合　　④释放ADP
ADP+Pi　　ADP

图 9 - 15　肌肉收缩图解

（五）胞质分裂（cytokinesis）

细胞有丝分裂末期，两个即将分离的子细胞内产生收缩环（图 9 - 16）。收缩环由平行排列的微丝和肌球蛋白 II 组成微丝束。随着收缩环的收缩，两个子细胞开始胞质分离。细胞松弛素处理后，细胞不能形成胞质分裂所需的收缩环，形成双核细胞。APC 结合 CDC20 后，胞质分裂才开始，以确保染色体分离和肌球蛋白同步。

（六）顶体反应（acrosomal reaction）

精卵结合时，微丝使顶体突出，穿入卵子的胶质中，精卵融合后，受精卵细胞的表面积增大，微丝参与形成微绒毛，有利于营养的吸收。

（七）其他功能

一些细胞器的运动、质膜的流动性以及胞质的环流等均与微丝有关。抑制微丝的药物（如细胞松弛素）可增强膜的流动、破坏胞质环流。微丝发挥作用往往与微管相互协作，典型的例子是色素细胞中色素颗粒的运输。肌球蛋白Ⅴa负责将色素颗粒运输到外周，进入毛囊，最终掺入毛发。肌球蛋白Ⅴa基因突变后的小鼠不能运输色素到毛囊，小鼠毛色变浅，神经功能紊乱。这种情形在人体中也存在，如位于内耳毛细胞的肌球蛋白Ⅶa突变将导致耳聋和失明。

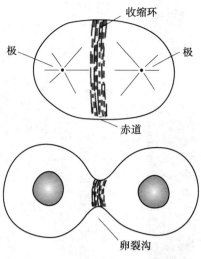

图 9 – 16 收缩环与胞质分裂示意图

五、研究微丝的遗传学新方法

目前开发了一系列在小鼠模型中研究微丝的遗传学新方法（表 9 – 2）。CRISPR – Cas 见前第一节。

表 9 – 2 在小鼠模型中研究微丝的遗传学新方法

技　术	特　征
Cre/loxP 系统	与胚胎干细胞同源重组技术相结合，该系统可以对基因组进行复杂的修饰，如基因或基因组区域的缺失、替代或颠换。组织或发育阶段特异性启动子控制下表达 Cre 重组酶的小鼠株系使得该系统应用更为广泛
FLP/FRT 系统	与 Cre/loxP 系统配合使用或单独使用，可以先后或同时修饰胚胎干细胞或小鼠基因组。热稳定、具有活性的 Flp 重组酶可以在胚胎干细胞或动物整体中使用
四环素控制的交叉激活系统（Tetracycline – controlled transactivator system）	最初在培养细胞中作为诱导型基因表达系统，现已经在小鼠中使用。通过改变四环素水平，剂量依赖性控制基因表达。可以获得特定组织中表达 tTA 的一系列小鼠
UAS/GAL4 系统	果蝇中应用广泛，小鼠中的应用正在开发。目标是构建一系列组织特异性表达 GAL4 – VP16 的小鼠，组织特异性表达 UAS 控制下的任何基因
诱导型蛋白质	将细胞核蛋白如 GAL4 – VP16，Cre 和 Flp 重组酶与激素结合功能域融合，时间控制这些细胞核蛋白质的表达。添加激素，蛋白质具有活性；融合基因在组织特异性启动子调控下，则还表现空间控制特征。蛋白质也可以由诱导型启动子控制

第三节　微　管

微管是由微管蛋白组成的中空管状结构，几乎每个真核细胞中都存在微管，其在细胞质中形成网络结构，作为运输通道并起支撑作用。该结构对低温、高压和秋水仙碱敏感。

一、微管的分子结构

（一）微管分子结构概述

微管是由 13 条原纤维（protofilament）纵向排列而构成的中空圆柱状结构（图 9 –

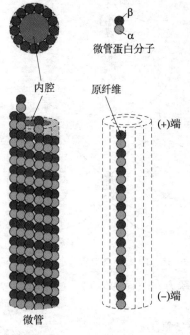

β
α
微管蛋白分子

内腔

原纤维

(+)端

(-)端

微管

图 9 – 17 微管与微管蛋白的模式图

17），外径约为 22～25nm。每一条原纤维由微管蛋白异二聚体线性排列而成。微管蛋白二聚体由结构相似的球形 α 和 β 微管蛋白（tubulin）亚基构成，两种亚基均可结合 GTP。结合在 α 亚基上的 GTP 往往不发生水解或交换，是 α 亚基的固有组成部分。结合在 β 亚基上的 GTP 可发生水解，水解产生的 GDP 还可与 GTP 进行交换。原纤维有极性的结构，一端为 α 微管蛋白，另一端为 β 微管蛋白。构成微管的 13 根原纤维的极性相同，因此，整个微管具有极性。

微管的（＋）极（plus end）装配速度快，（－）极（minus end）装配速度慢。总体上，微管蛋白在（＋）极的装配速度高于（－）极。（＋）极的最外端是 β 微管蛋白，（－）极的最外端是 α 微管蛋白。微管的延伸和参与定向运动与其极性密切相关。微管和微丝一样具有类似"踏车"的行为。

微管形成的部分结构如神经细胞轴突、纤毛和鞭毛中的微管纤维比较稳定。这主要是微管结合蛋白的作用和酶修饰的结果。大多数微管纤维处于动态的装配和解聚状态。这也是实现其功能所必需的过程（如纺锤体）。结合秋水仙碱（colchicine）的微管蛋白可添加到微管上，并阻止其他微管蛋白单体的继续装配，从而破坏纺锤体结构。长春碱具有类似功能。紫杉醇（taxol）促进微管的装配，并稳定已形成的微管，但稳定后的微管却失去了原有的正常功能。以上药物均可以抑制细胞分裂，用于治疗肿瘤。

（二）微管蛋白的结构与功能特征

自从微管蛋白异二聚体晶体结构得到解析后，人们对微管结构和功能的认识日益深入和全面。目前发现的微管蛋白有 α，β，γ，δ，ε，ζ 和 η 等 7 种亚型。δ，ε，ζ 和 η 等亚型从衣藻、草履虫等单细胞生物中发现，在真核细胞中并不常见，其氨基酸序列的同源性和功能尚有待研究。认识比较深入的是 α，β 和 γ 等三种亚型的微管蛋白。

α 和 β 微管蛋白均是 450 个氨基酸组成的酸性蛋白，分子量 55 kDa 左右，氨基酸序列同源性为 40%。二者结构相似，均分为 3 个区：N 端区、中间区和 C 端区。N 端区包括 1～205 氨基酸残基，是鸟嘌呤核苷 GTP 或 GDP 结合区。两种蛋白的 GTP 结合位点有差异。α 微管蛋白位于 αβ 微管蛋白异二聚体之间的界面，不易与胞质中的 GTP 交换，称为 N 位点。β 微管蛋白位于异二聚体的表面，可交换，称为 E 位点。镁离子对 EN 位点的亲和力高，与 E 位点结合可促使微管蛋白装配，结合 N 位点可提高异二聚体稳定性。中间区包括 206～381 氨基酸残基。其中 279～287 的 8 个氨基酸残基构成 M – loop，位于各亚单位的中部内侧，维持微管各原纤维侧面之间的相互作用。C 端区的 10～18 个氨基酸位于微管表面，多为酸性氨基酸。C 端还与微管结合蛋白相互作用。

γ 微管蛋白由 455 个氨基酸组成，分子量 50 kDa，与 α 和 β 微管蛋白同源性为

30%。所有真核生物都具有该蛋白。该蛋白主要位于微管组织中心，对微管的形成和极性确定非常关键。γ 微管蛋白的功能区可能是 N 端的 10 个氨基酸残基和 C 端的 19 个氨基酸残基。

二、微管结合蛋白

在体外，纯化的微管蛋白可以装配为微管。但是，细胞中的微管的装配还需要其他称为微管相关蛋白（microtubule associated proteins，MAP）的分子（图 9 - 18）。多数 MAP 只发现分布在脑部。MAP4 则广泛分布于非神经性哺乳动物细胞中。电镜下可见部分 MAP 与微管联系。微管结合蛋白分子至少包含一个结合微管的结构域和一个向外突出的结构域。突出部位伸到微管外与其他细胞组分（如微管束、中间纤维、细胞质膜）结合。

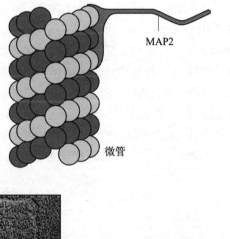

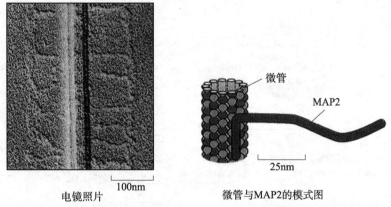

电镜照片　　　　　　　微管与MAP2的模式图

图 9 - 18　MAP2 与微管结合的示意图

微管相关蛋白的主要功能：①促进微管聚集成束；②增加微管稳定性或强度；③促进微管装配。MAP 包括 I 型和 II 型两大类：I 型 MAP 对热敏感，如 MAP1a、MAP1b，主要存在于神经细胞；II 型 MAP 热稳定性高，包括 MAP2a、b、c，MAP4 和 τ 蛋白。其中 MAP2 只发现存在于神经细胞。MAP2a 的含量影响树突的生长。MAP 的活性主要受磷酸化调控，由磷酸酶和去磷酸酶来完成这一调控过程。τ 蛋白过度磷酸化与几种神经退化性疾病有关。患者脑细胞中具有罕见且成团的神经原纤维结节（neuro-fibrillary tangles）。这些纤维结节就是由于 τ 蛋白过度磷酸化、不能结合微管而形成的，神经细胞死亡可能与其有关。这种患者称为 FTDP - 17。其 τ 蛋白编码基因出现了突变。

三、微管组织中心

活细胞中微管的功能取决于其位置和方向。微管的装配分成两个阶段：较慢的成核阶段，开始形成少量的微管集结所需的核心，随后是快速延伸阶段。体内微管的成核与多种特殊结构有关，将这些特殊结构统称为微管组织中心（microtubule organizing center，MTOCs）。微管组织中心是微管在生理状态和实验处理解聚后重新装配的区域。着丝粒、成膜体、中心体、基体均具有微管组织中心的功能。所有微管组织中心都具有 γ 微管球蛋白。这种球蛋白的含量很低，可聚合成环状复合体，参与微管蛋白的成束，帮助 α 和 β 微管蛋白聚合为微管纤维。

中心体（centrosome）是研究最为透彻的微管组织中心，位于细胞的中心部位，由两个相互垂直的中心粒（centriole）构成（图 9 - 19），周围是一些无定形或纤维状、高电子密度的物质，称为中心粒旁基质（PCM，pericentriolar material，图 9 - 20）。中心粒直径 0.2 mm，长 0.4 mm，由 9 组 3 联体微管构成，不直接参与微管蛋白的成核，具有聚集中心粒旁基质的作用。中心体往往位于细胞核以外的细胞中心处。在上皮细胞内，中心体位于顶部皮层下面。不论中心体位于何处，它都是微管成核的地方，而且微管的极性都相同，（－）端结合于中心体，延伸的（＋）端朝向相对的方向（图 9 - 21）。动物细胞并非所有微管都与中心体结合。例如，轴突的微管就不与中心体结合。轴突微管可能最初在中心体处形成，然后从微管组织中心释放，马达蛋白随后将其运输到轴突所在的位置。

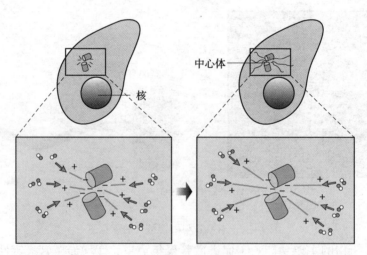

图 9 - 19　中心体及其在细胞内的位置示意图

微管蛋白以环状的 γ 微管蛋白复合体为核心成核、先装配出（－）极，然后开始生长，因此中心体周围的微管（－）极指向中心体，（＋）级远离中心体（图 9 - 21）。γ 微管蛋白占细胞总蛋白的含量不到 0.005%，是所有微管成核的关键因子，而 α 和 β 微管蛋白占细胞总蛋白含量的 2.5%。

1972 年 R. Weisenberg 证明：提纯的微管蛋白，在微酸性环境（pH 6.9）、适宜的温度、存在 GTP、Mg^{2+} 和去除 Ca^{2+} 的条件下能自发的装配成微管。但这种微管只有 11

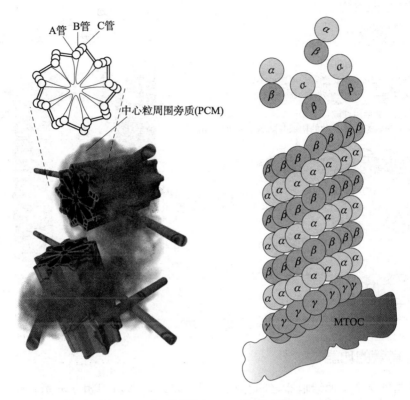

图 9-20　中心体结构与 MTOC 的位置示意图

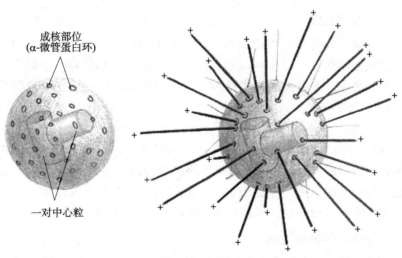

微管在中心体上从成核部位开始延伸

图 9-21　微管在中心体上的成核与延伸示意图

条原纤维。这可能与 γ 微管蛋白有关。

　　β 微管蛋白结合的 GTP 水解并非微管装配所必需的步骤，但是结合 GTP 的微管蛋白二聚体能加合到微管纤维上，在快速装配延长的纤维两端，微管球蛋白结合的 GTP 来不及水解，形成"帽子"，使微管纤维较为稳定。一旦暴露出结合 GDP 的微管亚基，则开始解聚（图 9-22）。

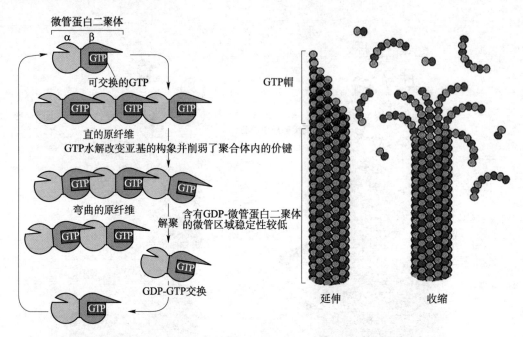

图 9 – 22　GTP 水解与微管蛋白的装配和解聚的关系示意图

四、微管的功能

微管与细胞中其他细胞器之间存在着很多复杂而密切的相互关系，并最终实现结构与功能的整体性，微管的功能是多方面的，具体如下：

（一）细胞内的支架

细胞中的微管就像混凝土中的钢筋一样，起支撑作用。在体外培养的细胞中，微管呈放射状排列在核外，其（+）端指向质膜，形成平覆在培养皿上的形状。在神经细胞的轴突和树突中，微管束沿长轴排列，起支撑作用。在胚胎发育阶段可帮助轴突生长，延伸到周围组织中。轴突成熟后，微管则成为物质运输的轨道。培养细胞中，微管也具有类似功能。如果用破坏微管的药物如秋水仙碱处理，轴突则停止生长，缩回并围绕着细胞。细胞内部结构组织的维持也需要微管。作用于微管的药物会明显改变细胞内膜性细胞器的位置。高尔基体对作用于微管的药物也特别敏感。动物细胞中，高尔基体往往位于细胞核外、靠近细胞中心的位置。秋水仙碱处理后，高尔基体处于细胞外周。当去除秋水仙碱后，高尔基体又恢复到原来的中心位置。

（二）参与细胞内物质运输

微管在细胞内的物质运输中发挥轨道作用（图 9 – 23），破坏微管则会抑制细胞内的物质运输。与微管结合而在运输中起主动作用的是马达蛋白。马达蛋白可分为 3 大类：驱动蛋白（kinesin）、动力蛋白（dynein）以及肌球蛋白（myosin），前两者均需ATP 提供能量，将化学能转化为机械能，驱动马达蛋白转运细胞内的货物。肌球蛋白沿着微丝运动，而目前尚未发现沿着中间纤维运动的马达蛋白。小泡、线粒体、溶酶体、染色体和其他细胞骨架相关纤维都由马达蛋白负责运输。

驱动蛋白是分子量最小、研究得最为深入的马达蛋白。1985 年，在枪乌贼巨大

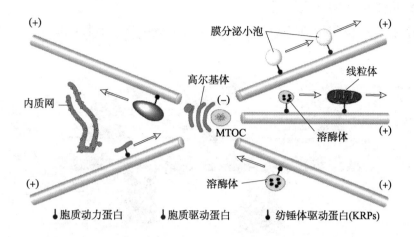

图 9-23 细胞中微管介导的物质运输

的轴突中发现驱动蛋白，它是由两条轻链和两条重链所构成的四聚体，外观具有两个球形的头部（具有 ATP 酶活性，起"发动机"作用）、一个螺旋状杆和两个扇形的尾（图 9-24）。通过结合和水解 ATP，导致其颈部构象发生改变，使两个球形头部交替与微管结合，从而沿微管轨道"行走"，将尾部结合的"货物"（如运输泡或细胞器）转运到其他地方（图 9-25）。根据基因组序列预测，哺乳动物中类似于驱动蛋白的蛋白（kinesin - like protein, KLP or kinesin - related protein, KRB）超过 50 余种。KLP 的头部氨基酸保守，在沿着微管的运动中具有

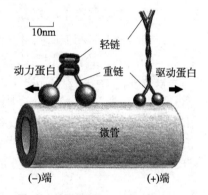

图 9-24 两种马达蛋白的结构示意图

类似作用。其尾部变化较大，可能与运送不同的货物有关。大多数 KLP 能向着微管（+）端传递运输小泡等物质，因此又称为正端导向的微管马达（plus end - directed microtubular motor）。神经轴突的所有微管正端朝向突触末端，由驱动蛋白介导顺轴突运输。驱动蛋白分子沿着微管原纤维运动的速度与 ATP 浓度正相关，最大速度为每秒 1 微米。也有些蛋白，如果蝇的 Ncd 蛋白（一种与着丝点相关的蛋白）趋向微管的（-）极。运动方向相反的马达蛋白差异仅仅表现在颈部。KLP 家族的另外一类分子如 XKCM1 则与微管运输物质无关，可能有促进微管解聚的功能。

1963 年，发现了第一个微管结合的马达蛋白，即动力蛋白。其得名与鞭毛和纤毛的运动有关。它在哺乳动物脑部组织和其他真核细胞中也广泛存在。动力蛋白分子量巨大（接近 1.5 MD），由两条相同的重链、种类繁多的轻链以及结合蛋白构成（鞭毛二联微管外臂的动力蛋白具有三个重链）。其作用主要有：在细胞分裂中推动染色体的分离、驱动鞭毛的运动、向着微管（-）极运输高尔基体、细胞器和小泡（图 9-25）。中等大小的多亚基复合体动力蛋白激活蛋白（dynactin）可以调控动力蛋白活性，帮助其结合到微管。

（三）形成纺锤体

纺锤体是一种微管构成的动态结构，其作用是在分裂细胞中牵引染色体到达分裂极。

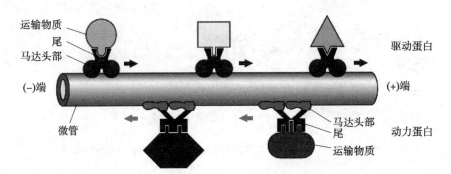

图 9 - 25　两种马达蛋白介导的转运示意图

（四）纤毛与鞭毛的运动

纤毛与鞭毛是相似的两种细胞表面特化而凸起的结构，具有运动功能。前者较短，约 5 ～ 10 μm；后者较长，约 150 μm，两者直径相似，均为 0.15 ～ 0.3 μm。

鞭毛和纤毛均由基体和鞭杆两部分构成，鞭毛中的微管为 "9 + 2" 结构（图 9 - 26），即由 9 个二联微管和一对中央微管构成，其中二联微管由 AB 两个管组成，A 管由 13 条原纤维组成，B 管由 10 条原纤维组成，两者共用 3 条。A 管对着相邻的 B 管伸出两条动力蛋白臂，并向鞭毛中央发出一条辐。基体的微管组成为 "9 + 0" 结构，并且二联微管为三联微管所取代，结构类似于中心粒，属于 MTOC。

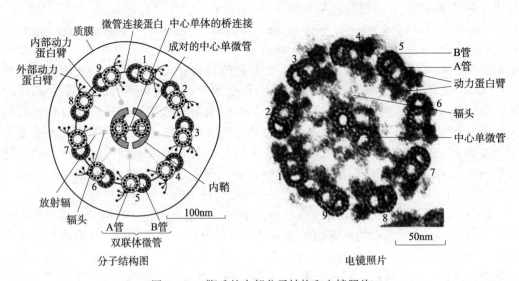

图 9 - 26　鞭毛的内部分子结构和电镜照片

纤毛和鞭毛的运动依靠动力蛋白水解 ATP，使相邻的二联微管相互滑动。有一种男性不育症是由于精子没有活力造成的，原因即是精子轴索中缺少动力蛋白臂，因而造成精子缺乏运动性。这种病人同时还患有遗传性慢性支气管炎，主要也是鞭毛和纤毛缺少动力蛋白臂，不能排出侵入肺部的异物颗粒所造成的。

第四节　中间纤维

中间纤维（intermediate filaments，IF）直径 10nm 左右，介于微丝和微管之间。与微管不同的是，中间纤维是最稳定的细胞骨架成分，它主要起支撑作用。中间纤维在细胞中围绕着细胞核分布，成束成网，并扩展到细胞质膜，与质膜相连结。目前只发现动物细胞中存在着中间纤维。

一、中间纤维的类型

中间纤维由一类形态上非常相似，而化学组成上有明显差异的蛋白质所组成，至少由 50 多个基因编码，成分较微丝和微管都复杂，组成蛋白可根据其分布、生化、遗传和免疫学性质分为几大类：角蛋白（keratin）、结蛋白（desmin）、胶质原纤维酸性蛋白（glial fibrillary acidic protein）、波形蛋白（vimentin）、神经丝蛋白（neurofilament protein）。此外，核纤层蛋白（lamin）、外周蛋白（peripherin）和巢蛋白（nestin）也属于中间纤维类结构（表 9 – 3）。绝大多数中间纤维蛋白的功能域具有类似的排列，这也是其形态相似的基础。图 9 – 27 显示了几种中间纤维蛋白的分子结构模式。

表 9 – 3　哺乳动物主要中间纤维组成蛋白的性质和分布

中间纤维蛋白	序列类型	平均分子量	估计的多肽数	主要的组织分布
酸性角蛋白	I	40 ~ 56.5	15	上皮细胞
中性与碱性角蛋白	II	53 ~ 67	15	上皮细胞
弹性蛋白	III	57	1	中胚层细胞
结蛋白	III	53 ~ 54	1	肌肉细胞
胶质原纤维酸性蛋白	III	50	1	神经胶质细胞
外周蛋白	III	57	1	外周神经元
神经丝蛋白				中枢和外周神经
NF – L	IV	62	1	神经元
NF – M	IV	102	1	神经元
NF – H	IV	110	1	神经元
核纤层蛋白			1	各种类型细胞
核纤层蛋白 A	V	70		
核纤层蛋白 B	V	67		
核纤层蛋白 C	V	60		
巢蛋白	VI	240		神经干细胞

中间纤维具有组织特异性，不同类型细胞含有的蛋白质种类也不同。肿瘤细胞转移后仍保留原发灶细胞的中间纤维，因此可用中间纤维的抗体来鉴定肿瘤细胞的组织来源。如在其他非上皮细胞肿瘤中发现角蛋白，可以为癌发生转移的提供证据。

大多数细胞含有一种中间纤维，但也有少数细胞含有两种以上的中间纤维，如骨骼肌细胞含有结蛋白和波形蛋白。

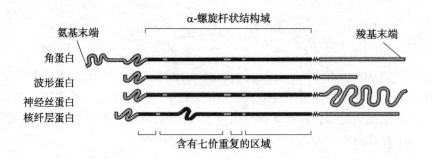

图 9 - 27 四种中间纤维的分子结构模式图

(一) 角蛋白

角蛋白分子量为 40 ~ 70 kDa，分布在表皮细胞（包括上皮细胞、肝细胞、胰脏顶部细胞）中，人类上皮细胞中有 20 多种不同的角蛋白，分为 α 和 β 两类。β 角蛋白又称胞质角蛋白（cyto - keratin），分布于体表、体腔的上皮细胞中。α 角蛋白为头发、指甲等坚韧的结构所具有。

根据氨基酸组成亦可将角蛋白分为：酸性角蛋白（Ⅰ型）、中性或碱性角蛋白（Ⅱ型）。角蛋白装配时，必须由 Ⅰ 型和 Ⅱ 型以 1:1 的比例组成异二聚体，才能进一步形成中间纤维。多数角蛋白终止于细胞浆的桥粒（desmosome）或半桥粒，桥粒使细胞之间联系，并与基底膜结合。

(二) 结蛋白

又称骨骼蛋白（skeletin），分子量约 52 kDa，存在于肌肉细胞中，它的主要功能是使肌纤维连在一起。

(三) 胶质原纤维酸性蛋白

又称胶质原纤维（glial filament），分子量约 50 kDa，存在于星形神经胶质细胞和周围神经的许旺细胞中，主要起支撑作用。

(四) 波形蛋白

分子量约 53 kDa，广泛存在于间充质细胞及中胚层来源的细胞中，波形蛋白一端与核膜相连，另一端与细胞表面处的桥粒或半桥粒相连，将细胞核和细胞器维持在特定的空间。

(五) 神经丝蛋白

这是由三种分子量不同的多肽组成的异聚体，三种多肽是 NF - L（low，60 ~ 70 kDa），NF - M（medium，105 ~ 110 kDa），NF - H（heavy，135 ~ 150 kDa）。神经丝蛋白的功能是提供弹性，使神经纤维易于伸展和防止断裂。NF - H 和 NF - M 具有侧臂，侧臂的功能是使平行的神经纤丝维持一定间隔。轴突向靶细胞延伸分化的早期，神经纤丝较少，存在大量支撑性微管。神经细胞延伸到达靶细胞后，随着轴突直径的增加，神经纤丝变得比较多。对神经纤丝功能的认识基本来自于自发性突变。研究不能产生神经纤丝的日本鹌鹑时发现，这些突变鹌鹑的轴突较正常的细，导致鹌鹑肌肉无法自控的颤抖，因此，该突变基因也称为颤抖突变（quiver）。

二、中间纤维的分子结构

中间纤维蛋白分子由一个 310 个氨基酸残基形成的 α－螺旋杆状区，以及两端非螺旋化的球形头（N 端）尾（C 端）部构成。杆状区是高度保守的，由螺旋 1 和螺旋 2 构成，每个螺旋区还分为 A、B 两个亚区，它们之间由非螺旋式的连接区连在一起。头部和尾部的氨基酸序列在不同类型的中间纤维中变化较大，可进一步分为：H 亚区：同源区；V 亚区：可变区；E 亚区：末端区。

中间纤维的装配过程与微管、微丝相比较为复杂。根据 X 衍射，电镜观察和体外装配的实验结果推测，中间纤维的装配过程概括如下（图 9－28）：①两个单体，形成两股超螺旋二聚体（角蛋白为异二聚体）。②两个二聚体反向平行组装成四聚体，四聚体首尾相连形成原纤丝。③两根原纤丝组成原纤维。④4 根原纤维组成中间纤维。

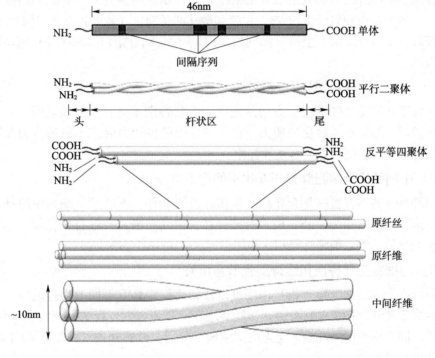

图 9－28　中间纤维组装模型

纤维由反向平行的 α－螺旋组成，因此，中间纤维没有极性。细胞内绝大部分的中间纤维蛋白均装配成中间纤维而存在，而不像微丝和微管那样存在蛋白库，仅约 50% 左右的处于装配状态。中间纤维的装配与温度和蛋白浓度无关，不需要 ATP 或 GTP。

三、中间纤维结合蛋白

中间纤维结合蛋白（intermediate filament associated protein，IFAP）的功能是使中间纤维交联成束、成网，并将中间纤维交联到细胞质膜或其他骨架成分上。已知的 IFAPs 约 15 种左右，分别与特定的中间纤维结合，如：flanggrin 蛋白使角蛋白交联成束；网格蛋白（plectin）将波形蛋白与微管交联在一起；锚蛋白（ankyrin）把结蛋白纤维与质膜连在一起。IFAPs 的共同特点是：①具有中间纤维特异性。②表达有细胞专一性。

③不同的 IFAP 可存在于同一细胞中，与不同的中间纤维组织状态相联系。④在细胞中，某些 IFAP 的表达与细胞的功能和发育状态相关联。

四、中间纤维的功能

中间纤维在细胞质中形成精细发达的纤维网络，向外侧与细胞膜和细胞外基质相连，在细胞中与微管、微丝和细胞器相连接，向内侧与细胞核内的核纤层相连，中间纤维具有多种功能。

（一）在细胞内形成一个完整的网状骨架系统

中间纤维在胞浆内可形成广泛的网络，从细胞核放射状延伸到细胞表面，这也使其在细胞浆各区相互作用的协调中具有优势。不同类型中间纤维分别优先与微管或微丝相互作用。中间纤维与其他细胞骨架系统相互作用的主要介导分子是马达蛋白中的驱动蛋白、动力蛋白和肌球蛋白 Va。微管和微丝的运动负责装配和维持中间纤维网络，由中间纤维、中间纤维结合蛋白（如网格蛋白）、微管结合蛋白（如 τ 等）的磷酸化调控上述运动。

（二）增强细胞抗机械压力的能力

中间纤维在容易受到机械压力的细胞之中含量特别丰富，体外实验研究表明，中间纤维比微丝、微管更加耐受剪切力，在受到较大的剪切力时产生机械应力而不易断裂，在维持细胞机械强度方面有重要作用。

（三）中间纤维是细胞骨架相互作用的重要组分

中间纤维及其结合蛋白是介导相互作用的重要元件。不同类型细胞中间纤维的表达丰度不同，表达出的蛋白分子也具有差异性，因此细胞具有独特的骨架，产生具有不同细胞类型特异性的细胞骨架相互作用。

（四）与细胞生理特性和维持细胞形态相关

中间纤维介导的细胞骨架相互作用可以使特化细胞具有不同的生理活性，不同细胞形状的决定及其维持也与其有关。神经细胞在发育和再生过程中迅速发生多种变化，同时表达不同类型的中间纤维。定点突变中间纤维后，微管和微丝网络方式明显改变，细胞形状也显著变化。

（五）与细胞运动有关

中间纤维和基于中间纤维的细胞骨架相互作用与细胞的运动性有关。波形蛋白（vimentin，又称弹性蛋白）缺陷小鼠的伤口愈合能力明显降低，其成纤维母细胞的运动性减弱。波形蛋白与粘附复合体（adhesion－complex）的元件如丝束蛋白（fimbrin）和网格蛋白发生相互作用，丝束蛋白和网格蛋白则与其他细胞骨架元件如肌动蛋白相互作用，网格蛋白缺陷细胞的运动性也受损。

（六）参与细胞内信息传递及物质运输

中间纤维是细胞骨架通过信号通路相互作用的高度敏感性介导因子，其中间纤维网络的装配或解聚与磷酸化密切联系。它是信号通路中的关键因子，在细胞运动和细胞分裂中调控微管/微丝的功能与组织。中间纤维与细胞内微管、微丝一起发挥物质的定向运输作用。

（七）与 mRNA 的运输有关

近年来研究发现中间纤维与 mRNA 的运输有关，并对 mRNA 在细胞内的定位和是否翻译起重要作用。

五、三种细胞骨架的比较

脊椎动物和许多无脊椎动物细胞骨架系统的三种主要形式是中间纤维、微丝和微管，分别由不同的蛋白质组成，它们之间始终相互作用并进行紧密的通讯联系，其主要组成和性质的比较结果见表 9 − 4。通过对细胞骨架相互作用的分子机理研究可以帮助我们认识许多细胞的生命现象。

表 9 − 4　细胞质骨架 3 种组分的主要特征比较

内容	微丝	微管	中间纤维
蛋白质组成	球形肌动蛋白	α β 异二聚体	中间纤维杆状蛋白
结合核苷酸	ATP	GTP	无
纤维直径	~ 7nm	~ 24nm	10 nm
纤维结构特点	2 条原纤维组成双股螺旋	13 根原纤丝组成空心管状纤维	8 个 4 聚体或 4 个 8 聚体组成的管状纤维
极性	有	有	无
组织特异性	无	无	有
单体蛋白库	有	有	无
踏车行为	有	有	无
动力结合蛋白	肌球蛋白	动力蛋白，驱动蛋白	无
特异性药物	细胞松弛素 鬼笔环肽	秋水仙碱，长春花碱，紫杉醇	无

第五节　核　骨　架

核骨架（nucleoskeleton），也称核基质（nuclear matrix），是真核细胞核内由纤维蛋白构成的网络结构，指除核被膜、染色质、核纤层及核仁以外的核内网架体系。核骨架与 DNA 复制，RNA 转录和加工，染色体组装及病毒复制等生命活动密切相关。

一、核骨架的成分与结构

核骨架中只发现角蛋白和肌蛋白质成分，在某些原生动物核骨架中还发现含有微管，少量 RNA。核骨架组分的进化趋势是由多样化走向单一，特化。其组成较为复杂，主要组分有三类：①非组蛋白性纤维蛋白，分子量 40 ~ 60 kDa，占 96% 以上，其中相当一部分是含硫蛋白，其二硫键具有维持核骨架结构完整性的作用；除纤维蛋白外，还有 10 多种次要蛋白质，包括肌动蛋白和波形蛋白，后者构成核骨架的外壳；核骨架碎片中还存在三种支架蛋白（scaffold proteins，SC Ⅰ、SC Ⅱ、SC Ⅲ），SC Ⅱ、Ⅲ的功能尚不明确，SC Ⅰ是 DNA 拓扑异构酶 Ⅱ。②少量 RNA 和 DNA，RNA 对维持核骨架的三维结构是必需的，DNA 称为基质或支架附着区（matrix ∕ scaffold associated region，MAR

或 SAR），通常为富含 AT 的区域。③少量磷脂（1.6%）和糖类（0.9%）。

核骨架纤维粗细不等，直径为 3～30 nm，形成三维网络结构与核纤层，与核孔复合体相接，将染色质和核仁网络在其中。细胞浆中，肌动蛋白聚合体、中间丝、微管等锚定在细胞表面，并且相互联系，形成复杂的网络。核骨架－核纤层－中间纤维三者相互联系形成一个贯穿于核、质间的统一网络系统，较微管、微丝的稳定性更高。细胞浆的细胞骨架与细胞核通过 LINC（links the nucleoskeleton and cytoskeleton）复合体联系。LINC 跨越细胞核包被（nuclear envelope），锚定到细胞核的纤维网络上，也负责细胞核－细胞质之间的机械力传递。后生动物的核骨架包括核孔联系的纤维（nuclear pore－linked filaments）、A 型和 B 型核纤层蛋白（lamin）中间丝（intermediate filament）、细胞核有丝分裂器（nuclear mitotic apparatus，NuMA）网络、血影蛋白（spectrins 也称幽灵蛋白；红膜肽），肌联蛋白（titin），肌动蛋白的非常规聚合物，至少十个不同的肌球蛋白（myosin）和驱动蛋白（kinesin）。这构成了一个在有丝分裂过程中动态重组的复杂的"网中网"，负责基因组组织与完整性。

二、核骨架的功能

核骨架的功能：①DNA 复制支架，DNA 以复制环的形式锚定在核骨架上的，核骨架上有 DNA 复制所需的酶，如：DNA 聚合酶 α、DNA 引物酶、DNA 拓扑异构酶Ⅱ等。DNA 的自主复制序列（ARS）也是结合在核骨架上。②基因转录加工的场所，RNA 的转录同样需要 DNA 锚定在核骨架上才能进行，核骨架上有 RNA 聚合酶的结合位点，使之固定于核骨架上，RNA 的合成是在核骨架上进行的。新合成的 RNA 也结合在核骨架上，并在这里进行加工和修饰。③与染色体构建有关，现在一般认为核骨架与染色体骨架为同一类物质，30nm 的染色质纤维就是结合在核骨架上，形成放射环状的结构，在分裂期进一步包装成光学显微镜下可见的染色体。

LINC 复合体组分包括 emerin，lamin A/C，SUN1，SUN2，esprin－1 和 nesprin－2等。各组分之间相互作用，并与肌动蛋白纤维（actin filament）和 B 型核纤层蛋白（B－type lamins）相互作用。LINC 复合体的功能包括机械力支撑与传递（mechanotransduction）、细胞核迁移（nuclear migration）、染色体定位（chromosome positioning,）、信号传递（signaling）、减数分裂（meiosis）和调控基因表达等。导致 EDMD（Emery－Dreifuss muscular dystrophy）的 STA/EMD（编码 emerin）突变会破坏 emerin 与 Btf（Bcl－2－associated transcription factor），GCL（germ cell－less）和 BAF（barrier to autointegration factor）的相互作用。nesprin－4（NESP4）和 SUN1（SUN domain－containing protein 1）与遗传性听力缺失（hereditary hearing loss）有关，其他 nesprin 与肌肉萎缩（muscular dystrophies）、心肌疾病（cardiomyopathies）有关。

三、细胞骨架和运动系统的功能基因组学研究

人类基因组序列的测定为解码生命系统的分子硬件奠定了基础。利用基因组序列信息可以了解细胞骨架、相关分子马达和其他系统的复杂性。关于这些系统的研究来自生化分离、基因克隆或随机互补 DNA 等。人类和其他高等动物的细胞骨架系统包括微丝、微管和中间纤维。肌球蛋白牵动被运输物质沿微丝运动，动力蛋白和驱动蛋白

则驱动微管或使其所携带的运输物质沿微管运动。

传统的生化和遗传学方法已经鉴定了这些系统中的多个蛋白质组分：6 个哺乳动物的肌动蛋白，70 多个家族的肌动蛋白结合蛋白（actin - binding protein）；6 个脊椎动物的形成微管异二聚体的亚基 α - 微管蛋白和 β - 微管蛋白，以及多个微管结合蛋白；31 个人类中间纤维蛋白和 5 个家族的结合蛋白质。与细胞骨架聚合物之一结合的蛋白质家族往往包括几个异构体，这与多个基因、可变剪切等因素有关。肌动蛋白结合蛋白或 Arps2 具有特殊功能，这与该系统的多样性有关。在人类基因组序列中具有大量编码细胞骨架的新基因：如 7 个肌动蛋白基因和 7 个新的 Arp。但这些基因是否具有功能尚有待研究。基因组中编码复杂、多功能域蛋白如肌球蛋白和驱动蛋白的基因比简单、单功能域蛋白如 G 肌动蛋白结合蛋白和肌动蛋白更难拼接。

基因组中具有 40 个肌球蛋白基因和 40 个驱动蛋白基因。最初用生化分离、定向克隆等方法发现了这些基因。大多数驱动蛋白和肌球蛋白具有由多个不同功能域组成的羧基末端，部分还具有氨基末端和内含子。WASp/Scar 家族分子是信号转导蛋白，通过 Arp2/3 复合物 4 调控微丝的装配，对它的研究还不如肌球蛋白或驱动蛋白深入。这些蛋白质较小，但具有多个不完全保守的功能域，都具有结合肌动蛋白单体的 WH2 功能域、结合 Arp2/3 的 A 功能域以及结合 G 肌动蛋白结合蛋白的 SH3 功能域。并且，这些功能域中均具有富含脯氨酸的序列（proline - rich sequence）结构。WASPs 还具有结合 WIP/verprolin 的 WH1 功能域，以及结合 Cdc42 的 GTPase 结合功能域，但 Scar（也称为 WAVE）没有这些功能域。传统方法已经鉴定了人编码 WASp，N - WASP 和 3 个 Scars 的基因。阐明一个蛋白质的功能往往需要多年，多个实验室的协作，从蛋白质的结构、相互作用、生理功能等方面进行研究。基因组序列可以提供细胞骨架中可能作为药物靶标的分子。但尚未有作用在心血管和肌肉 - 骨骼系统细胞骨架或马达蛋白结合蛋白的药物投入临床使用。

第六节　细胞骨架蛋白与新药开发

一、细胞骨架蛋白异常表达与疾病

细胞骨架蛋白的异常表达与多种疾病有关，特别是神经系统疾病。以下介绍两种与细胞骨架蛋白的异常表达有关的疾病。

（一）肌营养不良蛋白与 Duchenne 型肌营养不良症

Duchenne 型肌营养不良症（Duchenne's muscular dystrophy，DMD）又称杜氏肌营养不良症，为一种 X 连锁隐性遗传病，由 X 染色体短臂 p21 区上的基因突变所引起，结果造成肌细胞膜内部的一种细胞骨架蛋白质（即肌营养不良蛋白）的缺失而引致。其特征为进行性近端肌肉无力，伴肌纤维的破坏与再生，以及为结缔组织所取代。

肌营养不良蛋白（dystrophin）为一种具有抑癌作用（tumor suppressor）的膜蛋白，分子量 427 kDa，与 α - 辅肌动蛋白的 N 末端高度同源，包括 4 个功能域即 N 端区域、杆状区域、脯氨酸区域、半胱氨酸区。而 utrophin 蛋白（87 kDa）则是一种常染色体编码的肌营养不良蛋白基因所表达的多种产物之一，与肌营养不良蛋白同源，大小、组成相类似。在神经肌肉接头的突触后膜，这两种蛋白分布具有互补性：utrophin 位于突触折叠区的嵴部，即乙酰胆碱受体集中区；而肌营养不良蛋白位于折叠区的受体缺乏区。多数 DMD 患者的肌营养不良蛋白 C 端发生断裂。体外实验证明，dystrophin 可以有效结合微管，而 utrophin 无此结合功能。

肌营养不良蛋白在机体内含量极微，仅占全部肌肉蛋白量的 0.001% ～ 0.002%。突变基因 mRNA 中约含 2×10^6 个碱基对，并分散在约 60 个短链的外显子中，其中部分外显子已能用抗体方法证实。从应用的角度看，当今已有人应用肌营养不良蛋白的 mRNA 来鉴定各型肌病，还有人试图用胎儿肌细胞培养和移植，认为可以改善此蛋白的先天性结构缺陷。肌营养不良蛋白的发现是对 50 年代以来所推测的"膜缺陷"学说的有力支持，因此，今后的策略可能是应用 DMD 的 cDNA 顺序来进一步分析 DMD 的异常分子结构，以及通过免疫方法利用 cDNA 表达蛋白的多肽片段在肌细胞中寻找和分离 DMD 的基因产物，来探索这些蛋白的正常功能和在结构变异后对发病机制的影响，从而可能为日后的基因治疗铺平道路。还有学者正在筛选 utrophin 基因的激动剂，以开发出能够治疗肌营养不良的新型药物。用 TALEN 和 CRISPR – Cas9 校正来自病人的诱导多能干细胞（Patient Induced Pluripotent Stem Cells）可能用于患者治疗。

（二）微管相关 τ 蛋白与 Alzheimer 病

阿尔茨海默病（Alzheimer's disease，AD）又称老年性痴呆，是一原因不明的中枢神经系统原发性、退行性的脑变性疾病。AD 常起病于老年期或老年前期，多缓慢起病，病程呈进行性发展，以进行性智能缺损为主要临床表现。该病的病理学特征表现为脑内大量老年斑、神经原纤维缠结及选择性神经元和突触缺失。与之相应的形成了以淀粉样 β 蛋白（Aβ）、τ 蛋白及神经元缺失机制三大研究领域。其中，Aβ 和 τ 蛋白异常磷酸化在 AD 发病中起重要作用（图 9 – 29）。

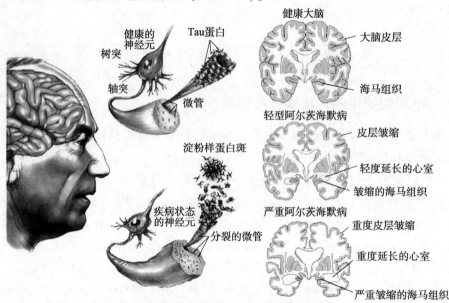

图 9 – 29　阿尔茨海默病的发病机理示意图

τ 蛋白是脑内一种功能蛋白，分子量约 50 ~ 68 kDa，在中枢神经系统中具有一系列的异构体，均由同一分子经不同剪切而形成。τ 蛋白、微管相关蛋白（microtuble – associated protein，MAP）都有高度同源的微管结合区，该区位于 C 末端，由 3 ~ 4 个同源的 18 个氨基酸短链组成的重复区构成。这些重复区通过可逆磷酸化调控微管的聚集和解聚状态。τ 蛋白在成熟脑内与微小管结合，使其本身趋于稳定，不易被磷酸化，磷酸化位点也很少。相反，AD 脑内 τ 蛋白磷酸化位点却很多，而且不与微小管结合，极易磷酸化。异常磷酸化和异常糖基化的 τ 蛋白是脑内神经原纤维缠结（NFT）中双股螺旋丝的主要成分之一。老年性痴呆患者脑内的异常磷酸化 τ 蛋白水平较正常人及其他类型痴呆患者脑内的水平要高得多。因而，可以将脑脊液中异常磷酸化 τ 蛋白水平的高低作为诊断老年性痴呆症的指标之一，它也是神经元变性的一个敏感指标。

二、微管抑制剂作为抗肿瘤药物的研究与开发

微管是一系列细胞生命活动的重要结构，其中包括形成有丝分裂的纺锤体。纺锤体被破坏导致染色体不能分离，细胞分裂被抑制，细胞死亡。结合微管蛋白的药物可选择性破坏肿瘤内的血管。微管的装配与解聚处于动态平衡，微管动态取决于微管稳定蛋白、微管结合蛋白（MAPs：τ，MAP1，MAP2，MAP4，XMAP215）和负责微管解聚的动态调控蛋白（dynamic regulatory protein）（stathmin，XKCM1，XKIF2，katanin）之间的竞争。

利用微管装配与解聚的动力学特性，可以进行抗微管化合物筛选以及以微管为靶标的药物作用机理研究。微管装配与解聚随时间变化的动力曲线可以表现微管的动力学特性。能够干预微管装配与解聚生物学过程的化合物均可作以微管为靶标的药物候选化合物（表 9 - 5）。人们越来越重视将真核细胞中微管系统作为开发抗有丝分裂和抗癌药物的一种非常有用的靶标。微管装配动态在细胞有丝分裂过程中发挥着重要作用，同时也是研究作用于微管蛋白药物先导化合物的结构学基础。微管蛋白抑制剂与微管蛋白结合可促进或抑制微管的装配而干扰微管的正常结构与功能。

表 9 - 5　以微管蛋白为靶标的化合物

化合物	开发商	性质
微管稳定剂		
BMS 247550	Bristol Myers Squibb	Epothilone（一种大环内酯类抗肿瘤药）类似分子
BMS 184476	Bristol Myers Squibb	Taxane（紫杉醇）
BMS 188791	Bristol Myers Squibb	Taxane
LEP	Pharmacia Corp	Liposomal paclitaxel（紫杉醇脂质体）
RPR 109881A	Aventis	非 MDR 底物
EPO 906	Novartis	Epothilone 类似分子
TXD 258	Aventis	Taxane
微管去稳定剂		
Combretastatin A - 4 phosphate	Bristol Myers Squibb	抗血管生成
ZD 6126	AstraZeneca	抗血管生成
Vinflunine	Pierre Fabre	新长春碱
LU 103793	BASF	Dolastatin（多拉司他汀）类似分子
Dolastatin 10	NCI	Dolastatin 类似分子
E7010	Abbott	合成分子
T138067 和 T900607	Tularik	合成分子

（一）作用于微管蛋白的药物类别

结合在 β 微管蛋白亚基不同位点的多个药物可封闭微管装配和解聚的动态过程。体外实验证明，一些药物干扰微管的功能后，可使细胞有丝分裂停滞，最终通过凋亡或坏死导致细胞死亡。作用于微管蛋白的药物主要为天然产物如秋水仙碱、长春碱和紫杉醇及其结构改造后的合成或半合成衍生物。迄今发现的微管蛋白结合功能域主要包括：靠近 α 或 β 界面的秋水仙碱的结合功能域、长春碱的结合功能域、紫杉醇的结合功能域，以及功能未知的结合功能域。正在进行临床或临床前研究的相关药物有几十种，部分药物的结合功能域不止一个。

1. 秋水仙碱类　秋水仙碱（图 9 - 30）是分离自 *Colchicum autumnale* 的天然产物，也是经典的微管蛋白结合药物，亲和力高，结合于可溶性微管蛋白靠近二聚体内的界面，形成秋水仙碱 - 微管蛋白复合物，改变微管内的侧面接触面，使二者的构象发生改变，然后削弱微管末端的连接键，妨碍下一个微管蛋白分子连接于微管，封闭微管的装配，使微管的延长停止。研究表明，秋水仙碱结合于微管蛋白，使围绕第 39 位精氨酸的部位解旋，这一过程使得有丝分裂中期的纺锤体微管解聚。秋水仙碱还有另一个亲和力较低的微管蛋白结合位点。尽管秋水仙碱是最早的抗有丝分裂药物之一，但其毒性限制了它的应用。近年来，研发了许多与秋水仙碱结构类似候选药物，其中有些已用于临床，如乙酰秋水仙碱（demecolcine，也称地美可辛，秋水仙胺）。该药物抑制细胞分裂过程中的纺锤体形成，将细胞阻滞在中期（metaphase），临床上，可以将细胞同步化在放疗敏感的中期。多数秋水仙碱衍生物在微管蛋白分子上具有共同的结合位点并发挥着相同的药理作用。应用计算机自动结构鉴定程序研究这些候选药物的构效关系，结合以往的研究结果发现，秋水仙碱结合于微管蛋白时，秋水仙碱芳香环上三个甲氧基是保证其结合亲和性和抑制微管装配所必需的结构。

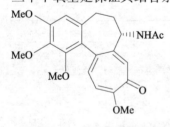

图 9 - 30　秋水仙碱的结构

Combretastatin A - 4（图 9 - 31）是从南非垂柳 *Combretum caffrum* 分离的天然产物。该分子对多种肿瘤细胞株具有很强的毒性，显示很好的抗有丝分裂活性，抑制体外的微管蛋白聚合，刺激依赖微管蛋白的 GTP 水解，竞争性抑制秋水仙碱与微管蛋白的结合。目前正在研究与其生物活性具有重要关系的结构基序（motif）。该化合物可选择性地破坏肿瘤血管。与多数抗有丝分裂药物的有效浓度接近或等于其最大耐受剂量（maximum tolerated dose，MTD）不同的是，该化合物的有效剂量仅为其 MTD 的 10%。Combretastatin A - 4 本身不溶，其磷酸二钠盐活性较好，目前正在进行 II 期临床试验。

ZD6126（图 9 - 32）是 N - acetylcolchinol chalcones（NAC）的磷酸衍生物类前药（prodrug），后者是秋水仙碱经过 4 步合成的衍生物。ZD6126 分子具有理想的微管蛋白结合性质，同时也能够选择性破坏肿瘤血管。其抗肿瘤活性在给药后 15min 内起效，在小鼠中的有效剂量仅为 MTD 的 20%。单独使用具有抗肿瘤活性，与顺铂联合使用则可以增强其抗肿瘤活性。该分子含有的苯环取代了秋水仙碱的环庚三烯酚酮环。与秋水仙碱不同，colchinol 衍生物可以迅速可逆地结合微管蛋白。NAC 具有的酚羟基（phenolic hydroxy group）使其可能像其他苯环化合物一样，通过形成葡萄糖苷酸结合物

（glucuronidation）被迅速消除。

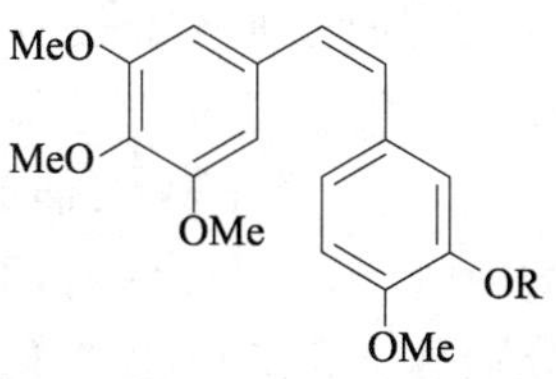

图 9 - 31 Combretastatin A - 4 的
结构（R = H）

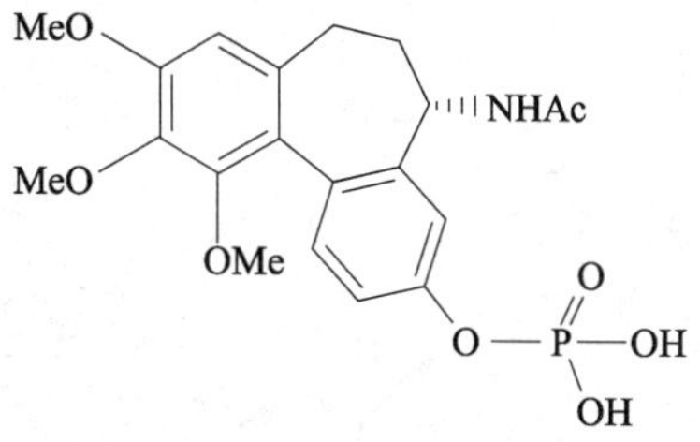

图 9 - 32 ZD6126 的结构

Phenstatin（图 9 - 33）是 combretastatin A - 4 衍生物经 Jacobsen 氧化意外获得的分子，抑制微管蛋白的装配，对多种细胞株具有细胞毒性。其水溶性盐衍生物抑制微管蛋白聚合的效力与 combretastatin A - 4 相当，取代秋水仙碱在微管蛋白上的结合位点。

查耳酮（芳基烯丙酰芳烃苯丙烯酰苯，图 9 - 34）是一系列双芳香基的化合物，对几种肿瘤细胞株具有很强的毒性，与微管蛋白在其秋水仙碱结合部位相互作用。其中，在一个芳香环上具有三个甲氧基的化合物活性最强。

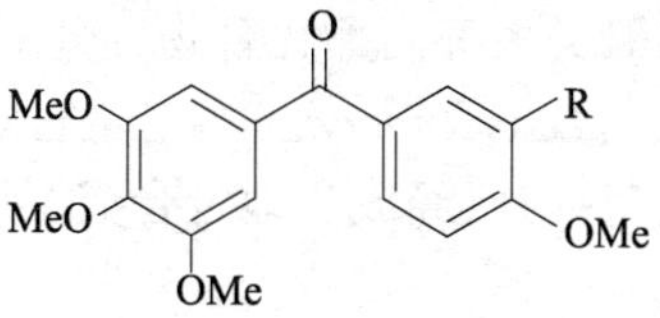

图 9 - 33 Phenstatin 的结构（R = OH）

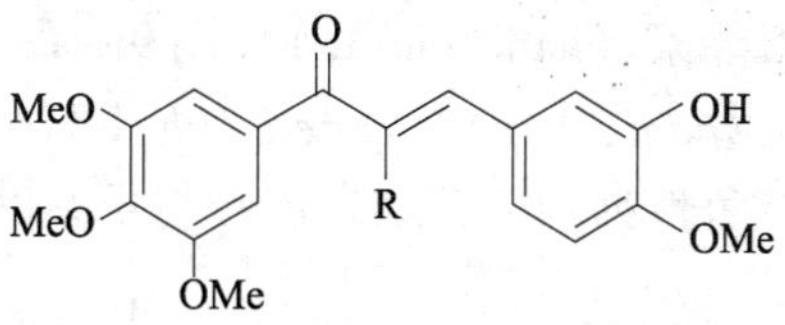

图 9 - 34 查耳酮的结构

鬼臼毒素（Podophyllotoxin，图 9 - 35）结合在微管蛋白的秋水仙碱结合部位，是秋水仙碱的竞争性抑制剂。鬼臼毒素抑制有丝分裂纺锤体中的微管装配，从而封闭细胞分裂。鬼臼毒素已经有几百年治疗肝硬化、风湿关节炎和肿瘤的历史，但其临床毒性较大。在此基础上开发了毒性较小的两个鬼臼毒素衍生物：鬼臼乙叉苷（etoposide）和鬼臼噻吩苷（teniposide）（图 9 - 35）。鬼臼乙叉苷目前在临床上用于治疗肿瘤，尤其是小细胞肺癌和睾丸癌。但这两个衍生物并不抑制微管的装配，而是抑制 DNA 拓扑异构酶 Ⅱ。

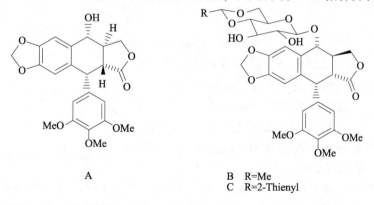

A

B R=Me
C R=2-Thienyl

图 9 - 35 鬼臼毒素（A）、etoposide（B）和 teniposide（C）的结构

2. 长春碱类 长春碱在微管蛋白二聚体之间的界面进行交联，抑制微管装配，改变原纤维的空间构象，诱导微管蛋白形成交替的螺旋状聚合物。这是目前临床常用的一类抗有丝分裂抗肿瘤药物，包括长春新碱（vincristine）（图 9 - 36）、长春碱（vinblastine）和长春地辛（vindesine）。它们具有广泛的抗癌谱和可逆的毒性反应，作用于纺锤体微管而抑制有丝分裂。与秋水仙碱（colchicine）的区别在于长春碱可快速、可逆、温度非依赖性地结合于微管蛋白，其结合位点也完全不同于秋水仙碱。实验发现，每分子的微管蛋白二聚体有两个长春碱结合位点，分别具有高亲和性（$K_D = 0.2 \sim 0.5$ μmol/L）和低亲和性（$K_D = 10$ μmol/L）。但在微管蛋白二聚体上确切的位点尚未被阐明。近来的研究表明，长春碱的结合位点可能位于围绕 α - 微管蛋白第 339 位和 β - 微管蛋白第 390 位残基的一级结构中。长春碱可能结合于已聚合的微管上，抑制微管装配；也可能结合于微管多聚体，形成凝集。为了提高抗癌活性、降低毒性，特别是神经毒性，进行了许多分离、合成及广泛筛选长春碱类似药物的工作。

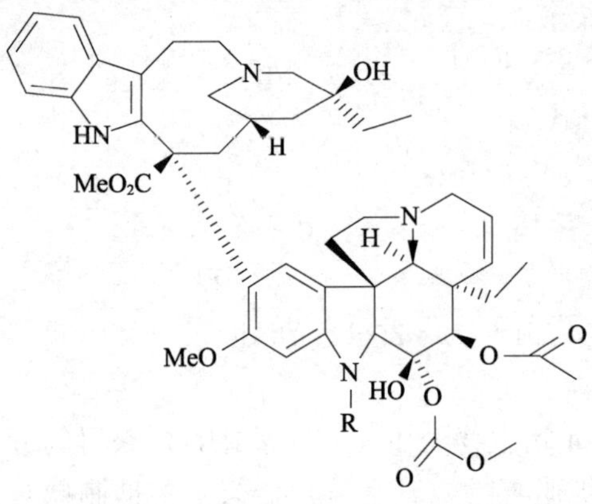

图 9 - 36　长春新碱和长春碱的结构

长春新碱：R = CHO；长春碱：R = Me

软海绵素（halichondrin）（图 9 - 37）是聚醚类大环内酯化合物，分离自海绵 *Halichondria okadai*, *Axinella carteri*, *Phakellia carteri* 和 *Lissodendoryx n. sp.*。它们是长春碱结合的非竞争性抑制剂，结合位点与长春碱相同，目前已经成功地全合成了该化合物。

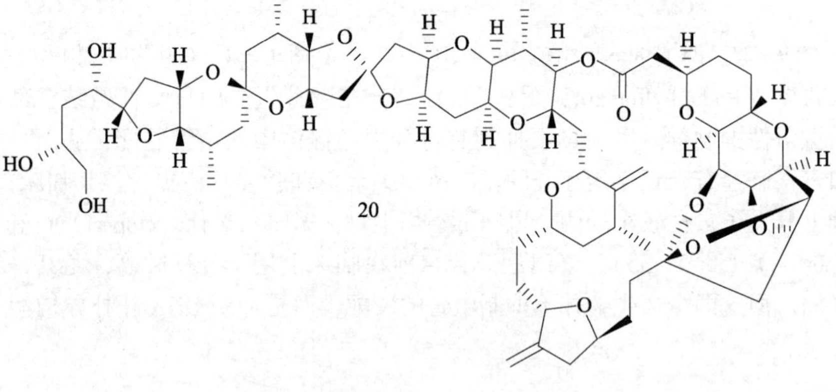

图 9 - 37　halichondrin 的结构

pironetin（图 9 - 38）是从链霉菌分离的吡喃酮衍生物和植物生长调节剂，目前已经成功实现全合成。该化合物抑制微管蛋白的聚合，结合在长春碱的微管结合位点，促进秋水仙碱与微管蛋白结合。该分子以剂量依赖和可逆方式诱导微管解聚，也通过微管解聚方式诱导凋亡。

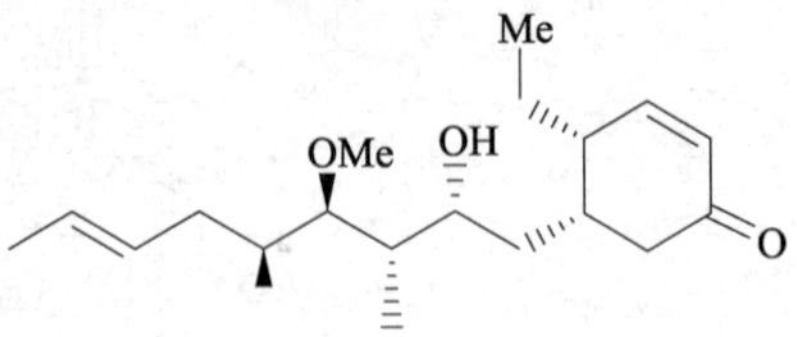

图 9 - 38　pironetin 的结构

3. 紫杉醇类　紫杉醇（paclitaxel，taxol，图 9 - 39）是另一类抗有丝分裂的抗肿瘤药物。1964 年从太平洋短叶红豆杉分离到紫杉醇，1971 年确定紫杉醇结构，1979 年报道具有稳定微管的功能，1993 年 FDA 批准用于治疗卵巢癌。紫杉醇促进微管的装配，形成高度稳定、无功能的微管蛋白聚合物。紫杉醇结合在 β 亚基的 M 环上，稳定原纤维之间的侧向接触面（图 9 - 40）。但紫杉醇在微管蛋白上的具体结合位点尚未明确，最近的研究表明在其 3 位上的衍生物之一主要结合于 β－微管蛋白 N 端第 31 位残基上。紫杉醇结合于微管，而不是未聚合的微管蛋白；这一过程是可逆的，无需 GTP 水解。紫杉醇衍生物 paclitaxol 具有高效的抑制微管解聚的活性，IC$_{50}$ 可达（0.31 ± 0.01）μmol/L，而紫杉醇的 IC$_{50}$ 为（0.42 ± 0.03）μmol/L。

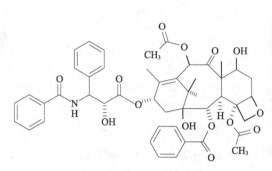

图 9 – 39 紫杉醇的结构

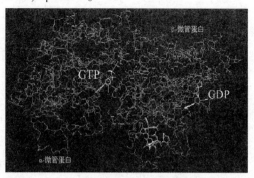

图 9 – 40　微管蛋白的 X 射线衍射晶体结构（图示相关的结合区域）

埃坡霉素（epothilone）（图 9 – 41）属于细胞毒性大环内酯类天然产物，1993 年分离自粘杆菌（*myxobacterium*）、纤维堆囊菌（*Sorangium cellulosum*），当初作为高效抗真菌剂。1995 年才发现它具有类似紫杉醇的作用机理，诱导微管蛋白聚合，稳定微管。其水溶性是紫杉醇的 30 ~ 50 倍，对耐多药细胞株具有活性。通过构效关系研究发现了其药效基团，合成了缺失环氧基团、活性更强的脱氧埃坡霉素（deoxyepothilone）分子，该化合物已经进入 I 期临床研究。epothilone analog BMS – 748285 与叶酸结合构建的 BMS – 753493，靶向许多肿瘤细胞高表达的叶酸受体（folate receptor），目前进行了 I 期临床实验。

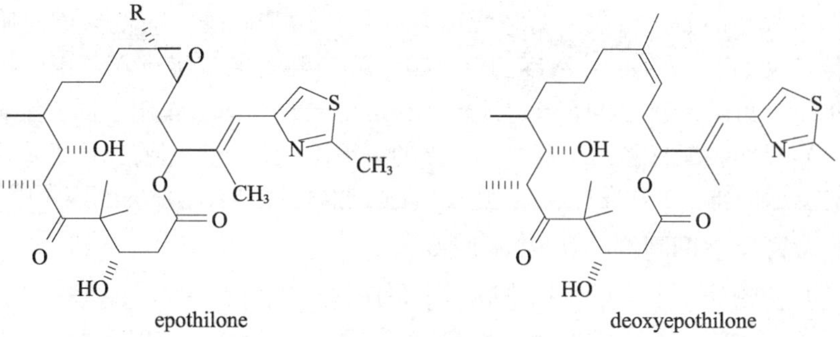

epothilone

deoxyepothilone

图 9 – 41　epothilone 和 deoxyepothilone 的结构

FR182877（图 9 – 42）是微管稳定剂家族中新分子，诱导 G2/M 期抑制，促进微管装配。众多结构多样化的分子都能够以类似的作用方式干扰细胞周期，据此推测可能存在被微管蛋白的紫杉醇结合功能域所识别的共同药效基团或重合的结合位点。如果该推测属实，就可能设计结合更好，效果更佳的微管稳定药物。

4. 其他　cobras（图 9 – 43）结构属于比较简单的四氢呋喃衍生物，是合理设计的抗癌药物，靶标是 α－微管蛋白的富含亮氨酸的功能域。该分子可以治疗人乳腺癌和神经胶质母细胞瘤，破坏微管结构，引起凋亡。

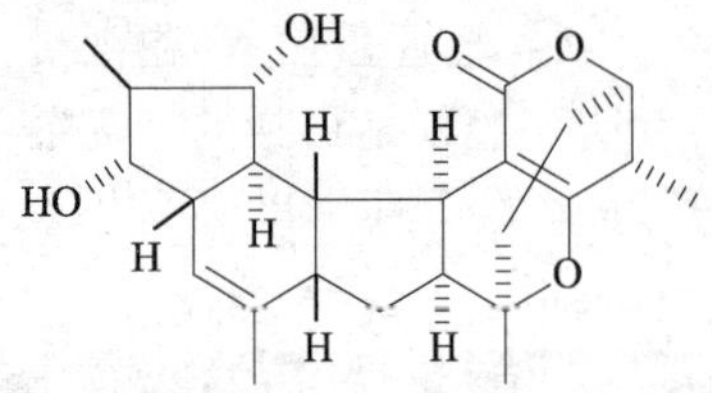

图 9 - 42　FR182877 的结构

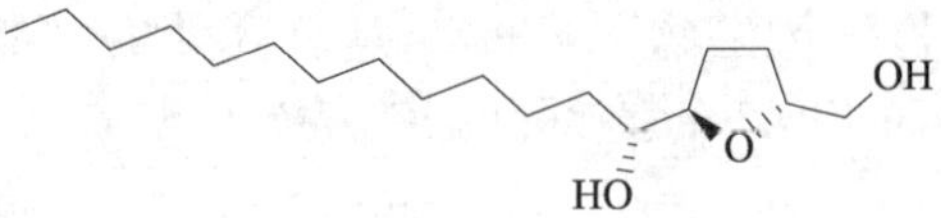

图 9 - 43　cobras 的结构

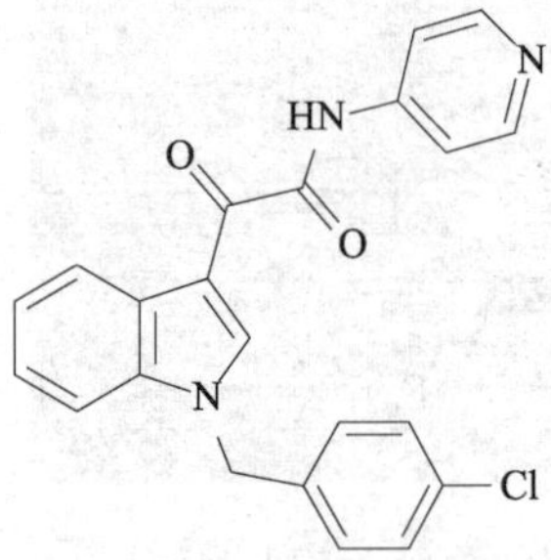

图 9 - 44　吲哚 D - 24851
的结构

Indole D - 24851（图 9 - 44）是合成的药物分子，与微管蛋白相互作用的位点未知，可以使微管去稳定。该分子对多种人肿瘤细胞具有细胞毒性，可以使荷瘤大鼠的肿瘤完全消失。该分子适宜口服，对耐多药肿瘤有效，没有神经毒性。因此，该分子及其衍生物可能适合治疗多种恶性病变。

（二）作用于微管的药物动态性抑制微管装配

微管的动力活动在细胞分裂间期较缓慢，而当细胞进入有丝分裂期时则增加 20 ~ 100 倍。当细胞进入有丝分裂期时，网状微管骨架逐渐消失，双极纺锤体形成并附着于染色体，然后牵引染色体向两个纺锤体极运动。纺锤体的动态特性在染色体的复杂运动中起着关键性作用。

许多化合物特别是一些天然产物主要结合于有丝分裂期纺锤体微管蛋白，阻止细胞从有丝分裂中期向后期的转化，从而抑制细胞分裂。这类药物有秋水仙碱、长春碱，它们分别以较高浓度抑制微管装配，破坏有丝分裂纺锤体。另一类药物如紫杉醇、多西紫杉醇（泰索帝，taxotere）、discodermolide 和埃坡霉素（epothilone）则通过促进微管蛋白聚合，稳定微管，抑制细胞分裂。最新研究表明，以上两类药物影响纺锤体微管的动态稳定性，而不影响微管的装配与解聚。而且，抗微管药物抑制微管装配的过程也具有动态性。例如，高浓度紫杉醇能有效地使微管解聚，而低浓度时则具有稳定微管的特性。又如 1 ~ 2 mol/L 浓度的长春碱结合于微管的正极，在不影响微管形成多聚体的前提下，可降低微管的不稳定性。紫杉醇对微管的两极作用不同，紫杉醇主要影响微管（+）极的装配与解聚，而（-）极的解聚不受影响。因此，探索作用于纺锤体微管药物的动态特征，对开发抑制细胞增殖的抗肿瘤药物具有重要的临床应用价值。

（三）微管蛋白抑制剂的抗肿瘤机制

肿瘤治疗药物的一个重要靶标是肿瘤生长所需的血管系统。与正常毛细血管比较，肿瘤细胞的毛细血管具有不成熟性，结合微管蛋白的药物可以破坏这些不成熟的毛细血管，从而破坏肿瘤血管赖以生存的关键部位。开发微管蛋白结合类药物是靶向细胞骨架系统药物开发的一个重点方向。理想的这类药物具有结合动力学可逆性，可在体内被迅速清除。这类药物可以迅速进入内皮细胞，几分钟即可破坏血管。抑制细胞从有丝分裂中期/后期的转化，诱导细胞凋亡。微管蛋白在有丝分裂中期的快速装配与解聚在有丝分裂过程中发挥着重要作用。高浓度抗微管药物稳定或破坏微管结构，干扰纺锤体的正常功能，阻断细胞周期于有丝分裂的关键点，即前期/中期向后期的转化。有丝分裂阻断的后果将依不同的细胞而异。多数细胞退出有丝分裂而进入凋亡过程。研究表明由作用于微管的药物诱导的细胞凋亡常常伴有蛋白激酶 Raf - 1 和凋亡调节因子 Bcl－2 的磷酸化。正常细胞、转化细胞及突变细胞对药物诱导引起的有丝分裂期中断的反应性是不同的。此外，紫杉醇对非转化细胞只引起短暂的 G1 期阻断，而转化细胞不受其影响。

靶向肌动蛋白细胞骨架的抗肿瘤药物的细胞毒性机理研究。利用乳腺癌细胞株（MCF7，MDA－MB－231）和荧光漂白恢复（fluorescence recovery after photobleaching，FRAP）研究来自粘细菌的靶向肌动蛋白细胞骨架的抗肿瘤化合物 Chondramide 的细胞毒性机理。凋亡、线粒体通透性转变（mitochondrial permeability transition，MPT）、己糖激酶Ⅱ（Hexokinase Ⅱ）、电压依赖性阴离子通道（voltage－dependent anion channel，VDAC）等发生变化。促进存活的蛋白激酶 C－varepsilon（protein kinase C－varepsilon，PKCvarepsilon）具有结合肌动蛋白的位点，调控己糖激酶/VDAC 相互作用，以及 Bad磷酸化，进而连接肌动蛋白细胞骨架和凋亡诱导。从细胞毒性研究结果发现，选择性抑制促肿瘤的 PKCvarepsilon 可以开发稳定肿瘤的药物。

（四）微管蛋白亚型及其突变与耐药

作用于微管的抗有丝分裂的抗肿瘤活性具有组织特异性，耐药现象也较严重，因此要注意这两方面的研究。微管蛋白的亚型是影响药效发挥的重要因素。目前已发现微管蛋白有 α、β、γ、δ、ε、ζ 和 η 7 种亚型，从衣藻、草履虫等单细胞生物中新发现的 δ、ε、ζ 和 η 4 种微管蛋白在真核细胞中并不普遍，还不清楚其氨基酸序列的同源性及功能，而对于 α、β 和 γ 3 种亚型微管蛋白的认识较为深入。人体细胞中微管蛋白分别有 6 个亚型。特别是 β 微管蛋白表型在其与药物结合的动态过程中，以及在不同肿瘤组织的表达都有极大的差异。紫杉醇对由纯化的 αβⅢ 或 αβⅣ 微管蛋白组成的微管只有较弱的抑制作用。因此，αβⅢ 和 αβⅣ 微管蛋白的表达将可能导致对紫杉醇的抗性。药物吸收相同时，耐紫杉醇的卵巢癌组织、白血病、前列腺癌以及培养的肺癌细胞过量表达 αβⅢ 和 αβⅣ 微管蛋白；而耐紫杉醇的肉瘤细胞则低表达 αβⅢ 和 αβⅣ 微管蛋白。另一类常被忽略的抗药性机制则是微管蛋白的突变，研究表明，微管蛋白表型的变化是肿瘤组织对抗有丝分裂药物产生耐药的主要机制。因此，针对特定表型的抗癌药物开发可提高抗肿瘤药物的特异性。

Richards L 等用基因扫描突变的方法，系统研究了酵母编码微管蛋白的基因突变所引起的相应氨基酸残基功能的变化，发现编码 β－微管蛋白的基因 TUB2－201 突变与一种用于抗真菌的微管蛋白抑制剂苯菌灵（benomyl）的耐药性密切相关。TUB2－201编码的氨基酸位于异二聚体界面内侧，β－微管蛋白核心，推测该位点可能是苯菌灵潜在的结合位点。目前对这些新出现的微管结合位点还不是很清楚，随着人们对微管的结构和功能了解的进一步深入，必将促使更多新型微管蛋白抑制剂的产生。

（五）微管作为抗癌药物靶点与新药开发

以微管为靶标的药物研发工作应包括对原有药物的结构改造以提高抗有丝分裂活性，降低毒性；联合应用作用于不同结合位点的药物增强疗效；广泛筛选天然产物及合成半合成化合物以获得有活性的先导化合物；运用现代分子与细胞生物学手段进行作用机制与结合位点的研究等。cryptophylin 是新发现的对小鼠实体瘤有效的化合物，其作用机制在于紧密结合于微管蛋白，抑制细胞增殖。极微量的 cryptophylin 能阻断细胞有丝分裂诱导凋亡；而高浓度时可抑制微管蛋白聚合。研究表明 cryptophylin 在微管蛋白上的结合位点临近长春碱的结合位点，与长春新碱和紫杉醇相比具有更强的抑制微管装配动态特性，同时不影响网状微管的解聚。

与微管成分相互作用的药物既是阐明微管在细胞中功能和微管蛋白结构的研究工具，也是治疗人类肿瘤血管形成的重要化合物。为此，开发了多种发现抗微管蛋白的新化合物的生物检测方法，以及在分子水平认识这些化合物生物学活性和作用机理的新技术。

1. 基于微管蛋白晶体结构的药物合理设计（tubulin crystal structure – based rational drug design）

根据开发的算法对接程序（computational docking protocol）和从结合微管的 2 – p – 氟苯甲酰基紫杉醇的 REDOR – NMR 实验推测的构象信息，确定紫杉醇独特的微管蛋白结合结构。设计并合成构象限制、在 C – 14 和 C – 3′N 位间具有接头分子的大环紫杉烷类化合物 SB – T – 2053。该化合物抑制野生型和耐药型人乳腺癌细胞 MCF – 7 和 LCC – 6 的生长，作用浓度与紫杉醇相同。SB – T – 2053 也可以体外诱导微管蛋白聚合，效果与紫杉醇相同。根据药物 – 微管蛋白复合体的精细结构信息、典型的酶 – 抑制剂药物化学理念，可能设计新一代微管稳定药物和紫杉烷类似分子。

2. 基于卵母细胞表型的抗微管药物筛选系统　筛选抗微管药物的标准方法是体外微管聚合实验。该系统的局限在于只能选择作用于微管蛋白的化合物，不能筛选针对其上游靶标或未知靶标的化合物。开发新的、基于表型的药物筛选系统比较有前途，基于卵母细胞的抗微管药物筛选系统（oocyte – based screening system for anti – microtubule agents）是其中之一。用抗微管药物如紫杉醇或长春花碱处理卵母细胞后，细胞会呈现明显的表型变化。卵母细胞与待测样品孵育 5h 后，进行免疫染色、荧光显微镜观察。在基于卵母细胞的筛选系统中，紫杉醇使微管聚合的 ED_{50} 大约是 5nM，长春花碱使微管解聚的 ED_{50} 大约是 2.5nM。利用该系统一次就可以同时检测长春花碱样和紫杉醇样先导化合物。

3. 微管药物开发常用的方法

（1）测定候选药物对培养的人肿瘤细胞生长的影响：不论是数量增加、减少还是不变，也不论源于坏死、凋亡还是抑制细胞，细胞扩增实验可以定量确定细胞群体对候选药物的反应。抗肿瘤药物的常规筛选方法是 MTT 法和硫罗丹明 B（sulforhodamine B）法。这两种方法都可以反映细胞的生长情况和存活方面的信息。作用在微管蛋白的抗有丝分裂药物（antimitotic agents）能够抑制肿瘤细胞株的扩增。

（2）细胞周期分析：通过测定碘丙啶染色的真核细胞中 DNA 含量，流式细胞仪可以准确定量处于细胞周期不同阶段如 G_1、S 和 G_2/M 期的细胞的比例。流式细胞仪分析表明用抗微管蛋白药物处理后的肿瘤细胞被抑制在细胞周期的 G_2/M 期。

（3）间接免疫荧光：该方法可以观察药物处理后微管在胞内的分布情况。紫杉醇及其衍生物处理后，细胞在整个胞浆内形成特征性的随机分布、散在的微管束。秋水仙碱类药物处理后，微管消失，胞浆呈颗粒状。

（4）微管蛋白的分离和纯化：37℃，存在 GTP 时，微管蛋白装配成微管；4℃，钙离子存在时，微管解聚，重新形成 α/β – 微管蛋白异二聚体。利用微管蛋白的该特性，通过反复的装配 – 解聚过程，可以纯化微管蛋白，收集微管蛋白和微管，同时降低其他蛋白质的含量。

（5）检测微管蛋白的装配：抗微管蛋白药物分为两类：微管装配的促进剂和抑制剂。微管的体外聚合与浊度有关。通过分光光度计测定 350nm 处微管蛋白溶液的 OD 值的增加可以定量测定聚合情况。这个固有的过程可以控制体外实验条件来完成。例如，存在 GTP，镁离子，甘油和（或）生理温度 37℃时，促进微管蛋白装配成为微管。存在钙离子和低温 4℃则促进微管解聚为微管蛋白异二聚体。缺乏聚合促进剂时，微管稳定类药物能够启动微管蛋白的聚合。微管去稳定剂则可以抑制热和 GTP 诱导的微管蛋白的聚合。

（6）沉淀实验：比较离心前后上清液中蛋白质的浓度，可以确定微管蛋白装配过程中所形成的微管的数量。该结果还可以与存在 GTP 时形成的微管数量进行比较。

（7）竞争性结合实验：根据与微管蛋白结合的部位，与微管蛋白结合的药物可以分为 3 大类。液体闪烁计数仪可以检测并定量抗微管蛋白药物与微管蛋白结合的能力。这主要是检测抗微管蛋白药物与 ^3H – 标记的秋水仙碱、长春碱或紫杉醇竞争结合微管蛋白的能力。例如，可以利用秋水仙碱（colchicine）结合位点竞争实验（colchicine – binding – site competition assay）和研究微管蛋白动力学的试剂盒（Cyto DYNAMIX Screen 01 – 11）进行以微管为靶标的药物研究。不同浓度的待测化合物在 37℃与纯化的 1 mg/ml 牛脑微管蛋白孵育 30 min，只含培养基和过量的秋水仙碱（1M）的对照结合微管蛋白，产生的荧光最多。荧光标记的秋水仙碱（0.5M）加到待测化合物与微管蛋白的混合物中，37℃再孵育 30 min，孵育后，样品转移到 G25 Sephadex 柱，收集含有结合秋水仙碱的微管蛋白的洗脱液，置于 96 孔板，荧光光度计测定（激发波长 485 ±20 nm，发射波长 530 ±20 nm）与微管蛋白作用后洗脱液中残留标记的秋水仙碱的体积摩尔浓度。该方法适合筛选抗肿瘤药物。利用该方法发现 BAL27862 是一种新的微管去稳定药物，正在以前药 BAL101553 的方式进行 I 期临床研究。该化合物抑制微管组装的 IC_{50} 为 1.4 mμmol/L，与未组装的微管结合的化学计量为 1 mol/mol tubulin，解离常数为 244 ± 30 nmol/L。其结合位点与秋水仙碱具有竞争性，但是对于微管组织具有不同的作用。

（8）电子显微镜观察：这可以观察存在微管稳定剂时，微管蛋白聚合物的形成。该方法可以区分微管蛋白聚合实验中，浊度增加的原因究竟是形成了微管样结构还是其他结构。

（9）细胞印记实验（cytoblot assay）：基于表型的化学遗传学方法（chemical genetic），可以鉴定影响细胞周期的细胞通透性物质。该方法利用了单克隆抗体 TG – 3 可以识别有丝分裂过程中蛋白质核仁素特异性磷酸化形式的性质，从而间接反映细胞有丝分裂的进程。

寻找与发现新的抗肿瘤药物是一项非常有现实意义的工作。微管蛋白不失为一种有效的靶蛋白。因此，利用编码微管蛋白的基因、这些基因的产物以及微管蛋白动力学不稳定性均可作为研发高通量筛选抗癌药物的方法，促进以微管蛋白为靶点的抗有丝分裂剂和抗肿瘤药物的开发与应用。关于微管作为抗癌药物作用靶点的研究进展不仅更新了对微管蛋白结构与功能的认识，还使对微管蛋白抑制剂的设计与合成、构效关系的研究、生物活性与作用机理的深入探讨，以及临床研究等诸多方面产生更浓厚的兴趣。另外，微管参与细胞增殖和胞内物质运输等多种生理活动，阻断微管功能的药物应用除了抗肿瘤外，在细胞核型诊断试剂、抗痛风、抗寄生虫以及农业杀虫剂等方面都有广泛用途。

除了微管外，细胞骨架相关的其他组分，也是药物，尤其是抗肿瘤药物研发的重要靶标。例如 fascin 是成核现象所需的关键调控因子之一。Migrastatin 是来自链霉菌（*Streptomyces* sp.）的具有大环内酯结构的天然产物，明显抑制肿瘤细胞迁移，其靶标是 fascin。

重点小结

1. 古菌、细菌和真核生物的细胞都具有细胞骨架。不同生物体的细胞骨架的蛋白质组成较为类似。

2. 细胞骨架早期主要指细胞内细胞质中的由蛋白质构成的纤维的网络结构，包括微管、微丝和中间丝。后来发现细胞核内也存在着细胞骨架，主要包括核基质、核纤层和染色体骨架等，称为细胞核骨架。

3. 细胞骨架赋予细胞以一定的形状，也是一种高度有序的动态结构，能在细胞活动中不断重组，在细胞的各种运动、细胞的物质运输、能量和信息传递、基因表达和细胞分裂中起着重要作用。

4. 细胞骨架的结构、功能和动态行为与生物体和细胞类型有关。

5. 细胞骨架及其调控因子是重要药物（尤其是肿瘤治疗药物）作用靶标。

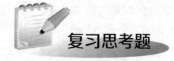

复习思考题

1. 如果要选择性标记微管，而不会标记到细胞骨架的其他成分，请列出三种不同的放射性标记物质。

2. 中心粒和纤毛分别含有多少完整的微管？

3. 中心体能否决定动物细胞微管的长度？理由何在？

4. 请比较驱动蛋白（kinesin）和动力蛋白（dynein）的区别。

5. 分别将荧光标记的微管蛋白和放射性标记的微管蛋白注射到细胞中研究微管动态，哪种标记获得的信息量大？还有比放射性标记更好的方法吗？

6. 假设研究发现缺乏 kinesin 基因家族成员的小鼠无严重的副作用，存活时间也与野生型小鼠无区别，从这个现象可以推测 kinesin 在胞内运输中有哪些作用？

8. 微管蛋白、肌动蛋白和角蛋白含量丰富的组织分别是哪些？其中哪一个最难溶解，提取最困难？制备微管蛋白时，最容易污染哪种蛋白？制备肌动蛋白时，最容易污染哪种蛋白？

9. 如何将 CRISPR – Cas 应用到细胞骨架组分的功能研究中？

（谢建平 宋 明）

第三篇

细胞的基本生命活动
XIBAODEJIBENSHENGMINGHUODONG

第十章 | 细胞增殖、细胞周期与调控

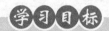

学习目标

1. 掌握细胞周期的概念；细胞周期检验点。
2. 熟悉细胞周期各个时相的主要事件、细胞同步化、细胞周期调控的机制。
3. 了解细胞周期异常与肿瘤发生、细胞周期与医药学的关系。

细胞增殖（cell proliferation）是生命活动的一个基本特征。母细胞通过细胞分裂形成两个子细胞实现增殖的目的，从而完成机体的修复、个体的发育及种族的繁衍。低等的单细胞生物是通过细胞分裂直接产生新的个体，如酵母、眼虫、变形虫等。而多细胞生物可由一个受精卵，经过细胞的分裂和分化，最终发育成一个新的多细胞个体。

细胞周期（cell cycle）调控着整个细胞分裂的过程，是生物体保持正常机能的重要机制。有机体对细胞增殖精确的自我调节机制，使得细胞增殖完全按照机体生命活动的需要进行，表现出严格的时空有序性。细胞周期失控将导致细胞无限增殖，对个体而言则意味着恶性肿瘤。因此，探讨细胞增殖及增殖的调控机制，对于了解人体正常的生命活动，掌握医药学基础理论和实践均具有重要意义。

第一节　细胞分裂

一、无丝分裂

无丝分裂（amitosis）是最早发现的一种细胞分裂方式，早在 1841 年就在鸡胚的血细胞中看到了这种分裂方式，后来又在各种动植物细胞中见到。无丝分裂过程简单、迅速，没有染色体的变化和纺锤体的形成，所以叫做无丝分裂（图 10 - 1）。又因为这种分裂方式是细胞核和细胞质的直接分裂，没有核膜、核仁的消失与重建，所以又称直接分裂（direct division）。

无丝分裂早期，球形的细胞核和核仁都伸长，进行 DNA 复制。细胞进入无丝分裂后，细胞核进一步伸长呈哑铃形，中央部分逐渐缢缩断裂成两个细胞核，同时细胞中部也形成环状缢缩、逐渐变细断裂形成两个新细胞。无丝分裂是低等生物繁殖的主要方式。

无丝分裂的子代细胞核来自亲代细胞核

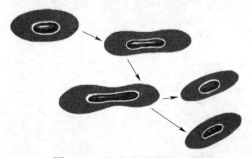

图 10 - 1　蛙红细胞的无丝分裂

的断裂，因此不能完全保证两个子代细胞获得的遗传物质与亲代完全一致，这涉及到遗传的稳定性，无丝分裂可能不会出现在正常组织中，可事实似乎不是这样，无丝分裂在高等动物的正常组织中还是比较常见的，如上皮组织、疏松结缔组织、肌肉组织及肝脏组织。在人体的创伤修复（伤口附近）和病理性代偿（肝炎、肝癌）等情况下，也能观察到无丝分裂的方式。其他细胞在体外培养状态下，有时也可能发生无丝分裂。尽管无丝分裂的两个子代细胞的遗传物质并不是均等的，但其分裂迅速，能量消耗少，分裂中细胞仍能继续执行生理功能，对于细胞适应外界环境变化具有重要的意义。

二、有丝分裂

有丝分裂（mitosis）是细胞周期的分裂期进行的分裂活动。"Mitosis"来源于希腊文"mitos"，是"丝线"的意思。1870 年首次使用该词描述细胞在一分为二前，显微镜下观察到的细胞中的丝状染色体。通过有丝分裂，每条染色体复制的 DNA 分子被忠实地分配到两个子细胞核中保证了遗传的连续性和稳定性。通常有丝分裂是指整个细胞的分裂，包括了核分裂和胞质分裂两个过程，一般在核分裂之后随之发生胞质分裂。

根据光学显微镜所观察到的细胞在不同时期的形态，细胞周期可分为两大时期：分裂间期（interphase）和有丝分裂期（mitotic phase，M 期）。单倍体和二倍体细胞都可以进行有丝分裂。下面将主要以动物细胞为例详细介绍有丝分裂的各个时期（图10 – 2）。

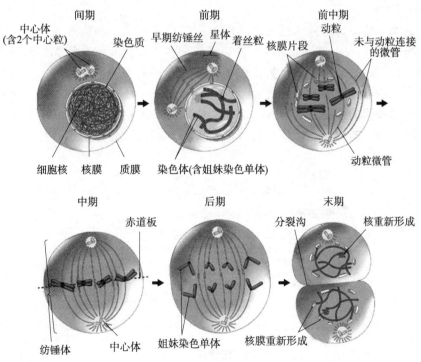

图 10 – 2 动物细胞有丝分裂过程

（一）前期

有丝分裂的第一个时期，该期的主要特征是染色质凝聚成由完全相同的两条染色单体链接而成的具有明显特征的染色体。另外，形成有丝分裂的细胞器——纺锤体以及核膜消失、核膜崩解也是前期重要特征。

1. 染色质凝集 染色质纤丝在细胞间期弥散存在，不利于分裂期的分离。因此，前期的染色质会凝集（condense）。

2. 纺锤体的形成 动物细胞分裂极的确定与中心粒的移动方向有关。当前期开始时，在 S 期复制的两对中心粒（两个中心体）分离，向细胞的两极运动，到达两极后开始组装纺锤体。

（二）前中期

核膜解体消失后，细胞进入前中期。前中期指核膜崩解到染色体排列到赤道板（equatorial）的阶段。这一时期染色体进一步凝集浓缩，变粗变短，形成明显的 X 形染色体结构。此时，染色体开始往中央地带聚集。当纺锤体的微管蛋白伸入细胞的中央地带时，构成纺锤体的微管的正极并不是静止不动的，而是在动态地收缩或延伸，通过这种振荡方式来搜寻染色体。当微管与着丝粒靠近时，微管就会被动粒"捕获"，形成动粒微管。另一侧的染色单体上动粒会"捕获"来自另一极的微管。最终每个染色体都与来自两极的微管相连接，并以动荡的方式向纺锤体的中央地带移动。染色体向有丝分裂纺锤体中部运动时，微管处于伸缩中，长的微管变短，短的微管变长。这个过程中，微管的正极一直与动粒牢固结合，动粒上的马达蛋白可能负责将微管束缚在染色体上。

（三）中期

中期的主要特征是染色体排列在细胞中央形成赤道板。动物细胞中纺锤体由三类微管组成极微管（polar microtuble），贯穿于两个中心体之间，又称为级间微管，从中心体发出，延伸超过染色体的位置。极微管不会到达另一个中心体附近，但会与另一侧中心体发出的极微管形成指装交叉。动粒微管（kinetochore microtuble），又称为染色体微管，由纺锤体的一极发出，另一端与染色体的动粒相连接。在后期，染色体会被动粒微管的拉力拉向两极。星体微管（astral microtuble），是围绕中心粒向四周辐射的微管（图 10-3）。

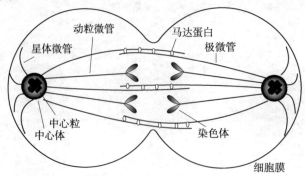

图 10-3 纺锤体中三类微管

（四）后期

后期是指每条染色体在着丝粒处纵裂，姐妹染色单体分开，两组染色体分别向两极移动，当到达两极后，标志这一时期结束。当染色体在赤道面上完成整列后，在各种调节因素的共同作用下，细胞有丝分裂由中期向后期转换，姐妹染色单体分离并逐渐向两极移动。

（五）末期

两组子染色体到达细胞两极，即进入末期。末期的主要特点是细胞核重建。后期结束后，两组染色体到达细胞的两极，围绕每一组染色体重组新的核膜。核膜小泡首先与染色体表面相结合，然后融合形成新的核被膜，两组染色体分别被包围起来，形成两个子细胞的核。在核被膜形成过程中，核孔也重新组织起来，在前期被磷酸化的核纤层蛋白，在末期去磷酸化重新形成核纤层。细胞核重新组装后，染色体去螺旋化形成间期状态的染色质，同时，基因的转录活性得到恢复，核仁重新出现，RNA 合成能力逐渐恢复，新的细胞核形成。

（六）胞质分裂

胞质分裂是细胞分裂的最后一个环节，开始于分裂后期较晚的时候，完成于细胞分裂末期。胞质分裂开始时，细胞赤道面周围细胞表面开始下陷，形成环形缢缩，称为分裂沟（furrow）。随着细胞由后期向末期转化，分裂沟逐渐加深，直至两个子细胞完全分开。

三、减数分裂

减数分裂（meiosis）是一种特殊的有丝分裂形式，仅发生在有性生殖细胞形成过程中的某个阶段。它有别于有丝分裂的最大特征是：细胞进行了一次 DNA 复制，随后细胞连续分裂两次，减数分裂 I 和减数分裂 II，结果形成的四个只含单倍（n）染色体组的配子，染色体数目只有亲本的一半。分别来自父本和母本的单倍体精卵细胞经受精后，形成的受精卵的染色体数又恢复到原来的二倍体数目（2n）。这样复杂的过程的意义在于既能有效地获得父母双方的遗传信息，保持了后代的遗传性，又通过遗传重组的机制增加了后代更多的变异机会，保证了生物的多样性，增强了适应环境变化的能力。

与有丝分裂相似，在减数分裂之前也有一个间期阶段，间期结束就进入减数分裂阶段。

（一）减数分裂 I

减数分裂 I 与体细胞有丝分裂有许多相似之处。主要有两个特点，首先，同源染色体配对，随后同源染色体分开，分别进入两个子细胞，同源染色体分开之前通常要发生交换和重组；其次，在染色体组中，同源染色体的分离是随机的，即染色体组要发生重组合。整个过程被人为划分为前期 I、中期 I、后期 I 和末期 I。

1. 前期 I　持续时间较长，细胞变化复杂。在高等动物，其时间可持续数周、数月、数年，甚至数十年。在低等生物，其时间虽相对较短，但也比有丝分裂前期持续的时间长得多。减数分裂所特有的过程如染色体配对、交换等均发生于此期。根据细胞形态变化的特点可将前期 I 细分为以下五个不同阶段（图 10-4）。

（1）细线期（leptotene stage）：又称之为凝缩期（condensation stage），已在间期完成复制的染色质开始凝集，染色质纤维逐渐螺旋化、折叠，在光学显微镜下可以观察到一条细线状染色体结构。

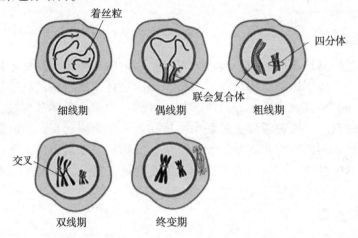

图 10 - 4　减数分裂前期 I 的各期

（2）偶线期（zygotene stage）：也称为配对期（pairing stage），染色质进一步凝集，分别来自父母双方的、形态及大小相同的同源染色体间两两配对，称为联会（synapse）。配对从同源染色体上的若干不同部位的接触点开始，沿其长轴迅速扩展到整个染色体。同源染色体完全配对后形成的复合结构即为二价体（bivalent），因其共有四条染色单体，又称为四分体（tetrad）。联会复合体是同源染色体配对过程中细胞临时生成的特殊结构，其装配最早发生于偶线期，在粗线期完成，双线期解聚，与同源染色体间的配对过程密切相关。

（3）粗线期（pachytene stage）：又称为重组期（recombination stage），开始于同源染色体配对完成之后。这一过程可以持续数天至数个星期甚至几个月。染色体继续缩短，变粗，同源染色体非姐妹染色单体间出现染色体片段的交换及重组。

（4）双线期（diplotene stage）：重组阶段结束，同源染色体相互分离，仅留几处相互联系，这些在非姐妹染色单体之间的残留接触点，称为交叉（chiasma）。

此期第一个重要特点是同源染色体或多或少地要发生去凝集，RNA 转录活跃。某些特殊的染色体合成于此期，如灯刷染色体（lampbrush chromosome）。在许多动物，尤其是鱼类、两栖类、爬行类和鸟类的雌性动物，都能形成这种巨大的、形似灯刷的染色体。

（5）终变期（diakinesis）：又称再凝聚期（recondensation stage），是前期 I 的最后一个阶段，此期染色体重新开始凝集，被压缩成短棒结构。

当前期即将结束时，像有丝分裂一样，中心粒已经加倍，中心体移向两极，并形成纺锤体，核被膜破裂和消失，标志前期 I 的结束。

2. 中期 I　在此过程中，纺锤体要进行组装，纺锤体结构和形成过程与有丝分裂中该过程几乎相同。中期 I 的开始标志是核膜的破裂，随后纺锤体微管侵入核区，捕获分散于核中的四分体，四分体开始向中部赤道方向移动。此时，四分体上有 4 个动粒，一侧纺锤体只和同侧的两个动粒相连，最终排列在赤道面上。

3. 后期 I　进入后期 I 后，同源染色体分离并向两极移动，标志着后期 I 的开始。由于每条染色体仍然含有两条染色单体，因而每个极仍然含有两套染色体。解除配对的同源染色体向两极移动是一个随机分配、自由组合的过程，因而到达两极的染色体会出现众多的组合方式。

4. 末期Ⅰ及分裂间期　在末期，每一个极接受一套随机组合的染色体组。

（二）减数分裂Ⅱ

减数分裂Ⅱ过程与有丝分裂过程完全相似，即经过分裂前期Ⅱ、中期Ⅱ、后期Ⅱ、末期Ⅱ和胞质分裂Ⅱ等几个过程，最后形成4个单倍体细胞。每个过程中细胞形态变化也与有丝分裂过程相似。经过减数分裂Ⅱ，共形成4个子细胞。

第二节　细　胞　周　期

一、细胞周期的概念和意义

（一）细胞周期

任何细胞都是一个生命，从某种意义上说就如同一个"生命体"，细胞的生命开始于产生它的母细胞的分裂，结束于它的子细胞的形成，或是细胞的自身死亡。细胞只有经过各种必要的物质准备，才能进行细胞分裂。经过分裂产生的子细胞，再经过新的物质积累，才能进行下一轮的细胞分裂。总之，细胞经过物质准备与细胞分裂，完成一个循环过程，即完成一个细胞周期。1953年，Howard和Pelc首次提出了细胞周期的概念。细胞周期（cell cycle）是指连续分裂的细胞从上一次有丝分裂结束到下一次有丝分裂完成所经历的整个过程。细胞周期是一个十分复杂而又必须精确的生命活动过程，在细胞周期中至少有三个对于细胞来说必须解决好的根本问题：一是细胞分裂前遗传物质DNA的精确复制；二是复制完全的DNA如何在细胞分裂过程中确保准确分配到两个子细胞中去；三是物质准备与细胞分裂是如何精确调控的。细胞在解决这三个根本问题的过程中，任何环节都容不得出现错误，因为这种错误如果不能及时纠正或终止，就会影响到细胞的生死存亡，或导致细胞周期调控紊乱，如组织细胞过度增殖后形成赘生物——肿瘤，就是一类细胞周期疾病。

根据DNA的合成情况，细胞间期可分为三个时期：G_1期（gap1）、S期（DNA synthesis）、G_2期（gap2）。G_1期又称DNA合成前期，指从有丝分裂完成到DNA复制之前的间隙时间；S期指DNA合成的时期，对细胞周期的早期研究是在50年代初，Howard对^{32}P-磷酸盐培养的RNA酶处理过的蚕豆根尖细胞的研究发现的，借助放射自显影技术，他首次证明了被标记的细胞不是分裂细胞，而是间期细胞，表明DNA合成是在间期完成的。20世纪50年代末Quastler和Sherman发现放射性核素标记物^3H-胸腺嘧啶核苷（^3H-TdR）只有在这一时期才能掺入新合成的DNA中，TdR是DNA的特有前身物，S期细胞能摄取TdR合成DNA。如果将^3H-TdR或^{14}C-TdR放入实验培养体系中，它们虽能被S期细胞摄取，但不会改变DNA分子的生物化学特性；G_2期又称DNA合成后期，指DNA复制完成到有丝分裂开始之前的一段时间。20世纪50年代，人们将^3H-TdR短期标记后，固定细胞，进行放射自显影研究。结果发现，只有部分细胞的细胞核中带有放射性标记。固定时正在进行有丝分裂的细胞中无放射性标记。标记后几个小时取样，有些细胞的有丝分裂染色体也无放射性标记。根据这些实验结果可以确定，从 DNA 合成结束到 M 期启动之前还有一段间隔，即 G_2 期。加上 M 期，细胞周期通常被人为划分成 4 个连续的时相，即 G_1 期、S 期、G_2 期和 M 期（图 10-5）。绝大多数真核细胞的细胞周期都包含了这 4 个时相，通常将含有这 4 个连续的不同时相的细胞周期称之为标准的细胞周期（standard cell cycle）。

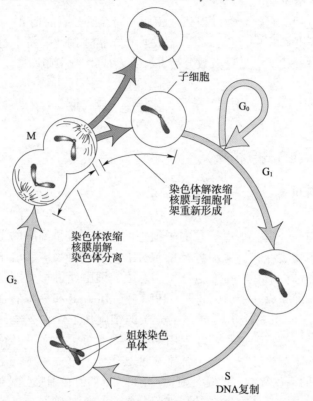

图 10-5　细胞周期组成示意图

细胞周期普遍存在于高等生物中，持续的时间在 12~32h 左右，同种细胞之间，细胞周期时间长短相似或相同，但因物种或组织的差异，细胞周期的时间范围往往呈现较大的变化。有的细胞每增殖一次仅需要几十分钟（如大肠埃希菌和蛙胚细胞），有的需要十几个小时或几十小时（如小肠上皮细胞），有的长达一年至数年（如高等动物体内的某些组织细胞）。就高等生物细胞体的细胞而言，细胞周期长短主要取决于 G_1 期（表 10-1）。在细胞周期中，细胞分裂期所需的时间较短，常为 30~60min，而且 S 期、G_2 期和 M 期的总时间相对较为恒定。

表 10-1　哺乳动物细胞周期的时间（单位：小时）

细胞类型	T_C	T_{G1}	T_{S+G2+M}
人胃上皮细胞	24.0	9.0	15.0（12.0）
人结肠上皮细胞	25.0	9.0	16.0（14.0）
人直肠上皮细胞	48.0	33.0	15.0（10.0）
人骨髓细胞	18.0	2.0	16.0（12.0）
大鼠十二指肠隐窝细胞	10.4	2.2	8.2（7.0）
大鼠内釉质上皮细胞	27.3	16.0	11.3（8.0）

细胞类型	T_C	T_{G1}	T_{S+G2+M}
大鼠淋巴细胞	12.0	3.0	9.0 (8.0)
大鼠干细胞	47.5	28.0	19.5 (16.0)
小鼠结肠上皮细胞	19.0	9.0	10.0 (8.0)
小鼠小肠隐窝细胞	13.2	4.6	8.6 (6.9)
小鼠皮肤上皮细胞	101.0	87.0	14.0 (11.8)
小鼠乳腺上皮细胞	64.0	37.7	26.3 (21.7)

注：T_{S+G2+M} 项下括号内数值表示 S 期所需时间

　　多细胞生物，尤其是高等生物，一般是由一个受精卵经过多次分裂、分化所形成的细胞社会。在这个细胞社会中，根据细胞的分裂行为，可将真核生物细胞分为三类：①周期中细胞（cycling cell），这类细胞有丝分裂活性高，可持续分裂，在周期中连续运转，又称为持续分裂细胞。机体内某些组织需要不断地更新，组成这些组织的细胞就必须通过不断分裂产生新细胞。如性细胞（卵母细胞和精原细胞），它们要不断地产生配子；造血干细胞需要不断地产生红细胞和白细胞；上皮组织的基底层细胞，需要通过分裂来不断补充表面磨损老化、脱落的细胞。②终末分化细胞（terminally differentiated cell），机体内另有一类细胞，由于分化程度高，一旦特化定型后，执行特定功能，则终生不再分裂，不可逆地脱离了细胞周期，直到细胞死亡，但终末分化细胞保持了生理活性机能。如哺乳动物的红细胞、神经细胞、多形核白细胞、横纹肌细胞。③G_0期细胞，又称休眠期细胞或静止期细胞，这类细胞会暂时脱离细胞周期，停止细胞分裂，此时不进行 DNA 复制和分裂。但它们可在某些信号的刺激下，快速返回细胞周期重新开始 DNA 合成，进行分裂增殖。如肝细胞，外科手术切除部分肝组织后可诱导肝细胞进行细胞分裂。再如结缔组织中的成纤维细胞，平时并不分裂，一旦所在部位受到伤害，它们立即返回细胞周期，分裂增殖产生大量的成纤维细胞，在伤口部位促进伤口愈合。体外培养的细胞，在某些营养物质缺乏时，也可进入休眠期。此时的细胞仅仅可以生存，但不能进行分裂。一旦得到营养物质的补充，这些 G_0 期很快会快返回细胞周期，开始细胞分裂。如通过降低培养液中的血清浓度，使培养细胞因缺乏血清生长因子而不能分裂，均处于 G_0 期，一定时间后再加入血清，细胞就开始同步生长分裂了，这就是血清饥饿同步化法。对于 G_0 期细胞的研究越来越受到人们的重视，这不仅涉及到对细胞增殖和细胞分化的探讨，而且在医药学中，对肿瘤的发生与治疗、组织再生、药物设计和药物筛选等，都具有重要的意义。

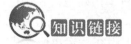知识链接

鼠类肝脏部分肝切除术——人类肝再生机制及治疗相关疾病药物研发的平台

　　人类的肝再生非常迅速，在活体肝脏移植中，捐助者的剩余肝脏在 7 天内增生了 1 倍，而受助者接受移植的肝叶后，仅需要 14 天就增生了 1 倍，两者都在手术后 1 个月左右恢复到原始肝质量。

　　肝再生的速度和肝切除的比例呈现一定正相关，切除比例越大，肝再生速度越快。

但肝切除的比例过大（＞85%）或过小（＜30%）都会导致肝细胞再生减缓。

哺乳动物肝再生的过程和人类相似，从动物模型中获得的某些结论也能很好地应用到人类肝脏的研究中。所以，鼠类肝脏部分肝切除术是研究肝再生机制及药物研发过程中最常用的实验手段。

（二）细胞周期的意义

细胞周期是一切生命活动的基础，没有细胞周期就没有新细胞，生命就无法延续。单细胞生物的一生就是一个细胞周期。多细胞生物由一个受精卵通过分裂增殖和分化而形成，机体的发育、成熟和衰亡都是在细胞周期的基础上完成的。成体生物依然需要细胞增殖，用以弥补代谢过程中的细胞损失。如人体每天都会有大量的细胞衰老死亡，如皮肤细胞、血细胞、肠上皮细胞等。另外，机体创伤的愈合、组织再生、病理组织修复等，也都依赖于细胞增殖，即细胞周期的运转。

从生物进化历史来看，生命起源过程其实就是地球上首次出现细胞周期的过程，持续不断的细胞周期实现了细胞数量的扩增，在过度繁殖、生存竞争和自然选择机制的作用下，演化出丰富多彩的生物界，展现出生长、发育、生殖、遗传、变异、进化和疾病等生命现象。

（三）细胞周期同步化

不同时相的细胞对药物干预的反应不同，会影响实验的重复性，因此，就需要获得时相统一的细胞。细胞周期同步化（synchronization）是指自然发生的或人为处理造成的使细胞处于同一细胞周期时相的过程。前者称之为自然同步化，后者称为人工同步化。经同步化后的细胞具有形态和生化上相似的特点，是研究细胞周期各时相发生的变化以及细胞周期调控机制等方面的实验基础。

人工同步化是利用细胞培养的方法，用各种理化因素处理获得的同步化生长的细胞。

1. 选择同步化

（1）有丝分裂选择法：此方法仅适用于贴壁培养细胞。处于对数生长期的单层培养细胞，细胞分裂活跃，大量处于 M 期的细胞变圆，从培养瓶（Ⅲ）壁隆起，与附着部位之间的接触面积变小，与培养瓶（Ⅲ）的贴附性降低。定时轻轻震荡培养瓶（Ⅲ），处于 M 期的细胞即会脱落，并悬浮于培养液中，收集培养液中的细胞，即可获得一定数量的 M 期细胞。此法优点是同步化率高，细胞未经任何药物处理，能够真实反应细胞周期情况。缺点是同步化细胞数量少。如要获得大量的同步化细胞，要进行多次收集，成本反而更高。

（2）细胞沉降分离法：不同时期的细胞具有不同的体积，而细胞在特定离心场中沉降的速度与其半径的平方成正比，可用离心沉降法分离。此法优点是简单省时，效率高。缺点是对大多数种类的细胞并不适用。

2. 诱导同步化

（1）DNA 合成阻断法：选用 DNA 合成的抑制剂，可逆地抑制 DNA 合成，而不影响其他时期细胞的运转，最终可将细胞群阻断在 S 期或 G_1/S 交界处。5－氟脱氧尿嘧啶、羟基脲、阿糖胞苷、甲氨蝶呤、高浓度腺嘌呤核苷（AdR）、鸟嘌呤核苷（GdR）

和胸腺嘧啶核苷（TdR），均可抑制 DNA 合成，而使细胞同步化。其中高浓度 TdR 对 S 期细胞的毒性较小，因此 TdR 双阻断法是目前常用的抑制 DNA 合成的同步化方法。其原理是：TdR 是细胞 DNA 合成不可缺少的前体，但向培养基中加入过量 TdR，可形成过量的三磷酸腺苷，后者能反馈抑制其他核苷酸的磷酸化，从而抑制 DNA 合成。具体做法是：将过量的 TdR 加入细胞培养液，凡处于 S 期的细胞立刻被抑制，而其他各期的细胞照常运转，培养一段时间（$G_2 + M + G_1$）后，所有这些细胞均被抑制在 G_1 期和 S 期的交界处。随后将 TdR 洗脱，更换新鲜培养液后，阻断于 S 期的细胞，开始复制 DNA 并沿细胞周期运转。再向培养液中第二次加入 TdR，经过一定时间培养，所有细胞都会被抑制在 G_1/S 期交界处（图 10 - 6）。这样做就可以解决一步法时的细胞同步于 S 期不同时间点的缺点（因为 S 期的时间区段较宽）。

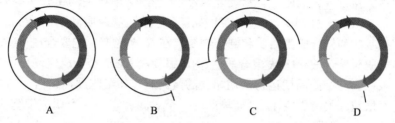

图 10 - 6　应用过量的 TdR 阻断法进行细胞周期同步化

A. 细胞处于对数生长期；B. 第一次加入 TdR，处于 S 期的细胞均被抑制，其他细胞运行到 G_1/S 期交界处被抑制；C. 将 TdR 洗脱，接触抑制，被抑制的细胞沿细胞周期运行；D. 在解除抑制的细胞到达 G1 期终点前，第二次加入 TdR，继续培养，所有的细胞被抑制在 G_1/S 期交界处

　　TdR 双阻断法同步化程度高，适用于任何培养体系，可将几乎所有的细胞同步化，但是容易产生非均衡生长。

　　（2）分裂中期阻断法：有丝分裂抑制剂可抑制细胞中微管的聚合和纺锤体的形成，使细胞阻断在 M 中期，可将细胞同步化在 M 中期。秋水仙素和秋水酰胺能够有效抑制微管聚合，阻止纺锤体的形成。该方法与 DNA 合成阻断法相比，由于细胞在 M 期时，细胞内的大分子合成活动基本停止，细胞非平衡生长问题不明显，但阻断的可逆性较差，所以阻断时间不能过长。

（四）特殊的细胞周期

　　1. 早期胚胎细胞的细胞周期　早期胚胎细胞的细胞周期与一般体细胞的细胞周期明显不同，尤其是两栖类、海洋无脊椎动物类和昆虫类的早期胚胎细胞。最显著的特点是卵细胞在成熟过程中已经积累了大量的物质基础，基本可以满足早期胚胎发育的物质需要，其细胞体积也比其他体细胞显著增加；受精以后，受精卵便迅速卵裂，卵裂球（受精卵发育过程所经历过的一个阶段，指由受精卵分裂而生成的形态上尚未分化的细胞）数量增加，但其总体积并未增加，所以，卵裂球体积越分越小。与体细胞相比，每次卵裂所持续的时间，即一个细胞周期所持续的时间大大缩短。早期胚胎细胞周期的 G_1 期和 G_2 期非常短，几乎可以认为早期胚胎细胞周期只包括 S 期和 M 期。

　　2. 人的卵裂期　细胞周期 G_1 期很短，没有 R 点（限制点，R 点是 G_1 期细胞能否顺利进入 S 期的关键检查点），几乎检测不到 cyclin D（见本章第三节）的活性，细胞周期调控机制高度简化。

3. 酵母细胞的细胞周期　酵母细胞周期持续时间较短，通常只有90分钟左右。细胞分裂过程属于封闭式，即在细胞分裂时，细胞核膜不解体。与染色体分离直接相关的纺锤体不是在细胞中，而是位于细胞核内，这点与许多单细胞生物相同。当然，酵母在一定环境因素下，也可进行有性繁殖。

二、细胞周期的主要事件

（一）G_1期

G_1期的主要事件是细胞生长、分裂决定和复制准备。分裂产生的子细胞，体积只有母细胞的一半左右，通常要生长到体积接近母细胞以后才会启动再次分裂相关事件。G_1期细胞摄取大量营养，细胞生化活动非常活跃，在G_1期早期的生长主要是合成三种RNA（tRNA、mRNA、rRNA），这些RNA决定着特异性蛋白质和酶的合成。G_1期早期也迅速利用氨基酸和糖合成蛋白质和糖类物质。在G_1期晚期，主要合成DNA复制所需要的原料，如脱氧核苷酸、DNA聚合酶、DNA解旋酶和DNA合成启动因子等。此外，G_1晚期还合成一些与细胞周期运行密切相关的蛋白质，如细胞周期蛋白、钙调蛋白等。

细胞是否增殖，关键决定于G_1期早期的一个时间，它是一个调节细胞增殖周期开和关的"关卡"，称为限制点（restriction point，R点）或检验点（checkpoint）（图10-7）。几乎所有的动物细胞，尤其是哺乳动物细胞都有R点。细胞只有在内外因素共同作用下才能完成这一基本事件，顺利通过G_1期，进入S期合成DNA。任何因素阻碍了细胞通过R点，都将严重影响细胞从G_1期向S期转换。影响细胞通过R点的因素主要包括：内部的生长状况、周围营养供给和相关的激素刺激等，决定细胞是否启动基因组复制。动物细胞如果缺乏生长因子，将不能通过R点，无法完成从G_1期向S期转换，但是如果已经过了R点，即使生长因子缺乏也不能再阻止细胞完成G_1期过渡到S期。R点是生长因子和药物等因素影响细胞周期的敏感点，不能越过的细胞将离开细胞周期，进入等待、分化或凋亡的程序。

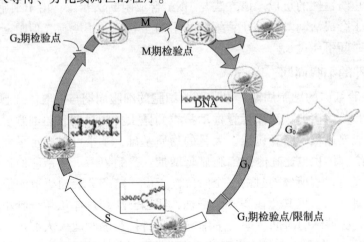

图10-7　细胞周期部分检验点

检验点是目前细胞周期研究领域中用得较多的一个术语，是细胞存储器的一系列监控机制。检验点（checkpoint）是指细胞周期的某些关键时刻，存在一套监控机制，用以调控细胞周期各时相有序而适时地进行更迭，并使细胞周期过程中后一个事件的开始依赖于前一个事件的精确完成，从而保证细胞周期事件高度有序地完成。这些特异的监控机制可以鉴别细胞周期进程中的错误，并诱导产生特异性抑制因子，阻止细胞周期进一步运转。同时还可启动 DNA 修复、分化、细胞凋亡等应对机制。

（二）S 期

S 期的主要事件是 DNA 复制、组蛋白和非组蛋白合成、染色质组装和中心粒复制。在 S 期结束时，细胞中 DNA 含量增加一倍。每条丝状的染色质包含两条 DNA 分子，即两条姐妹染色单体。S 期对肿瘤的治疗具有重要意义，临床上有些化疗药物专门作用于 S 期，阻断 DNA 合成。

尽管细胞在 G_1 期已经为 DNA 合成进行了准备，但是进行 DNA 合成还需要一个启动过程。实验证明，S 期细胞含有 DNA 复制起始的启动因子，它能催化处于感受态的 G_1 期细胞提前完成 DNA 复制，使 G_1 期细胞提早进入 S 期。但是 G_2 期细胞的 S 期启动因子消失，所以 G_2 期细胞不能再次重新启动 DNA 复制（见本章第三节）。

中心体的复制和分离从 S 期开始。在细胞质中，中心体内两个相互垂直的中心粒彼此分开，分别合成两个新的中心粒，形成两个中心体。在 S 期和 G_2 期，两个中心体逐渐向细胞两极移动，形成纺锤体两极的微管组织中心。

（三）G_2 期

G_2 期主要进行 DNA 复制检查和分裂准备。细胞经过 S 期，DNA 复制完成，DNA 含量增加了一倍。细胞进入 G_2 期，S 期启动因子活性消失，保证了一个细胞周期中 DNA 只能复制一次。在 S 期完成的 DNA 复制和染色质组装，需要在 G_2 期进行检查，以保证基因组复制的准确性和完整性。大量的实验证明，在 G_2 期也有检验点，G_2 期检验点需要检查 DNA 是否完成复制，细胞是否已生长到合适大小，环境因素是否有利于细胞分裂等，其中最主要的作用是限制没有经过 DNA 复制的细胞进入 M 期。如射线可引起 DNA 损伤，DNA 在复制过程中可能会越过这些不易修复的 DNA 损伤片段，以使复制又能够继续前进。遗留的未复制片段需要在 G_2 期进行修复。在修复前，因为 G_2 期检验点的存在，抑制了细胞 M 期的启动，以保证错误的遗传物质和信息不遗传到子代细胞中去，或给细胞足够的时间进行错误修正。G_2 期检验点对蛋白质合成抑制剂、各种射线及其他环境因子等均有高度敏感性。如果复制和修复失败，细胞将不启动分裂，而是趋向分化或凋亡。

G_2 期细胞为分裂作了很多准备，如与有丝分裂装置相关的微管蛋白、染色质凝集相关蛋白和 M 期调控蛋白等。由于随后的 M 期细胞内许多结构成分都发生剧烈运动，消耗大量的能量，因此，G_2 期细胞还储备了一定的能量。如果在 G_2 期抑制细胞呼吸或氧化磷酸化，则有丝分裂就会受到抑制。

（四）M 期

M 期在细胞周期中所占时间最短，但细胞形态结构变化最大。细胞在 M 期主要完成染色体分离和胞质分裂。细胞经过分裂，将其经过 S 期复制的染色体平均分配到两个子细胞中。M 期的中期有一个限制点，即纺锤体组装检验点，该检验点是一种进化上高度保守的机制，它保证了中期染色体在赤道面上完全排列整齐以前染色单体不会彼此分离，从而确保遗传物质分配的准确性。

第三节　细胞周期调控

细胞周期受到精密调控。真核生物和原核生物细胞周期调控具有不同的特点。真核生物细胞周期调控涉及细胞周期蛋白、细胞周期蛋白抑制因子、细胞周期关卡、细胞因子、生长因子、小 RNA、磷酸化等。细胞周期失控与肿瘤和其他疾病的发生、发展密切相关。调控细胞周期的关键分子是新药研发的重要靶标。

一、细胞周期调控研究采用的模式生物

1. 细菌细胞周期调控　新月柄杆菌（*Caulobacter crescentus*）是一种无毒、单细胞革兰阴性、寡营养（oligotrophic）细胞，广泛分布在水等养分少的环境中，单个环状染色体，基因组含有 4 016 942 碱基对，编码 3 767 个基因。单个新月柄杆菌细胞可分裂成两个不同类型的细胞 - 游动细胞（swarmer cell）和柄细胞（stalked cell）。新月柄杆菌是一个简单、易操作的单细胞模型系统，用来研究细菌细胞分化、非对称分裂和它们与细胞周期进程的协调关系。

2. 哺乳动物的细胞周期分析　Rao 和 Johnson 将 Hela 细胞同步于不同阶段，然后与 M 期细胞混合，在灭活仙台病毒介导下，诱导细胞融合，发现与 M 期细胞融合的间期细胞产生了形态各异的染色体，这种使其他期细胞的染色质提早包装成染色体的现象叫作早熟染色体凝集（prematurely condensed chromosome，PCC）。由于 G_1、S、G_2 的 DNA 复制状态不同，早熟凝集的染色体的形态各异。G_1 期 PCC 为单线状，因 DNA 未复制。S 期 PCC 为粉末状，因 DNA 由多个部位开始复制。G_2 期 PCC 为双线染色体，说明 DNA 复制已完成（图 10 - 8）。

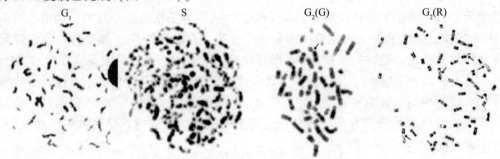

图 10 - 8　不同形态的 PCC

除了同类 M 期细胞可以诱导 PCC，不同类的 M 期细胞也可以诱导 PCC 产生，如人和蟾蜍的细胞融合时也有该效果，这种提示 M 期细胞具有某种促进间期细胞进行分裂的因子，即成熟促进因子（maturation promoting factor，MPF）。

早在 20 世纪 60 年代，Yoshio Masui 发现成熟蛙卵的提取物能促进未成熟卵的胚胞破裂（germinal vesicle breakdown，GVBD），后来 Sunkara 将不同时期 Hela 细胞的提取液注射到蛙卵母细胞中，发现 G_1 和 S 期的抽取物不能诱导 GVBD，而 G_2 和 M 期的抽取物则具有促进胚胞破裂的功能，它将这种诱导物质称为有丝分裂因子（mitogenic factor，MF）。

后来在 CHO 细胞，酵母和粘菌中也提取出相同性质的 MF。这类物质被统称为 MPF。

3. 酿酒和裂殖酵母的生活周期及细胞周期调控的遗传分析 酿酒酵母（*Saccharomyces cerevisia*），其无性生殖方式为芽殖，故又称芽殖酵母（*budding yeast*）（图 10 – 9），为单细胞真菌，属半子囊菌亚纲（*Hemiascomycetes*）内孢霉目（*Endomycetales*）酵母菌科（*Saccharomycetaceae*）。

酿酒酵母的主要特点：

（1）酵母易于培养和操作、增殖快，是研究真核生物生命活动的首选模式生物。

（2）酵母在单倍体和二倍体的状态下均能稳定生长，单倍体和二倍体之间的相互转换容易控制。单倍体细胞可以是两个交配型中的任何一个，分别被称为 a 和 α，二倍体细胞（a/α）由 a 细胞和 α 细胞融合而成，并可进一步通过有丝分裂进行无限期增殖。这有利于研究基因功能，如在单倍体状态下，只需一次基因替换，就能得到某个特定基因缺失的酵母株；而对于一些缺失后致死的基因，人们可以在二倍体菌株中进行基因替换，然后通过孢子筛选，获得带有基因缺失的单倍体菌株。

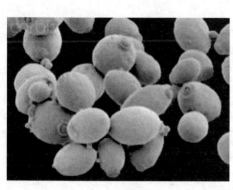
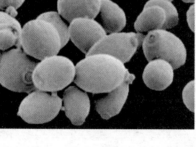

图 10 – 9 芽殖酵母　　　　　　　图 10 – 10 粟酒裂殖酵母

（3）容易构建出更适合真核生物基因表达的载体系统和大片段序列克隆系统如酵母人工染色体（YAC）。

（4）酵母的生命周期很适合经典的遗传学分析。酵母基因组中约 6000 个基因中的任何一个基因均被突变的等位基因取代或者建立缺失基因的菌株库，为分析提供了有利条件。1960s Leland Hartwell 以芽殖酵母（图 10 – 11）为实验材料，利用阻断在细胞周期不同阶段的温度敏感突变株在许可温度下和野生型一样，仅在某个温度范围内显示与野生型不同表型的突变型，包括在某个温度以上显示出和野生型不同表型的高温敏感突变型及在某个温度以下才显有与野生型不同表型的低温敏感突变型。一般来说，高温敏感突变型是由于突变基因的产物（某种特定的蛋白质或 RNA）在高于某种温度时不稳定，失去了其原有功能。如果发生这类突变的基因控制的特性是生长繁殖不可缺少的，那么就会形成条件致死突变型。只要改变培养温度就可观察到野生型如何变化为突变型，这是分析生物体内基因功能的有效手段，为此，人们分离出了几十个与细胞分裂有关的基因（cell division cycle gene，CDC gene）。如芽殖酵母的 Cdc28 基因，在 G2/M 转换点发挥重要的功能。Hartwell 还通过研究酵母菌细胞对放射线的感受性，提出了 checkpoint（细胞周期检验点）的概念（DNA 损伤时，细胞周期停滞）。

裂殖酵母（*Schizosaccharomyces pombe*）含有 4824 个编码蛋白质的基因，其营养体为单倍体（图 10 – 10）。无性生殖方式为裂殖，1970s Paul Nurse 等人以粟酒裂殖酵母为实验材料，同样发现了许多细胞周期调控基因，如：裂殖酵母 Cdc2、Cdc25 的突变型和在限制的温度下无法分裂；wee1 突变型则提早分裂，而 Cdc25 和 wee1 都发生突变的个体却会正常地分裂（图 10 – 11）。进一步的研究发现 Cdc2 和 Cdc28 都编码一个 34 kDa 的蛋白激酶，促进细胞周期的进行。而 wee1 和 Cdc25 分别表现为抑制和促进 Cdc2 的活性。这也解释了为何 cdc25 和 wee1 双突变的个体可以恢复野生型的表型（图 10 – 12）。

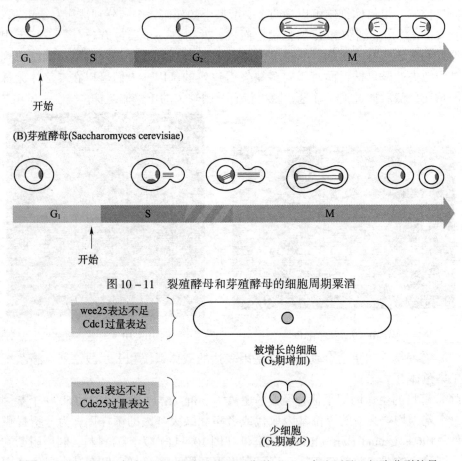

图 10 – 11　裂殖酵母和芽殖酵母的细胞周期粟酒

图 10 – 12　Cdc25 表达不足，细胞过长而不分裂；wee1 表达不足，细胞分裂较早

海胆（Sea urchin）是生物学研究中最早使用的模式生物。1983 年，Evans、James Maller、Tim Hunt 等人发现海胆卵细胞中存在两种特殊蛋白质，其含量随着细胞周期的进程而剧烈振荡，在每一轮间期开始合成，G_2/M 时达到高峰，M 结束后突然消失，下轮间期又重新合成。他们将这两种蛋白命名为细胞周期蛋白（cyclin）。后来在青蛙、爪蟾、海胆、果蝇和酵母中均发现类似的情况。周期蛋白的分离和克隆实验发现它们广泛存在于从酵母到人类的各种真核生物中。各类动物来源的细胞周期蛋白 mRNA 均能诱导蛙卵的成熟。周期蛋白 B 是卵细胞促成熟因子（MPF）的调节亚基，它与 Cdc2，即 MPF 的调节亚单位结合形成有功能的 MPF。早期用海洋无脊椎动物和两栖类的卵为实验材料的好处是卵的量比较大，而且在胚胎发育的早期，

细胞分裂是同步化的。

4. 非洲爪蟾（*Xenopus laevis*）的早期胚胎 非洲爪蟾是细胞周期调控研究的重要模式生物。它们约需 1～2 年的时间才达到性成熟，有四套染色体，胚胎大且容易处理，其卵的抽取物可以支持 DNA 复制及其他相关的反应，适合作为无细胞体系研究 DNA 复制与修复，以及分子生物学的重要表达系统。1988 年 M. J. Lohka 纯化了爪蟾的 MPF，经鉴定由 32kDa 和 45kDa 两种蛋白组成，二者结合可使多种蛋白质磷酸化（图 10 – 13）。后来 Paul Nurse（1990）进一步的实验证明^{32}P 实际上是周期蛋白 Cdc2 的同源物，而^{45}P 是 Cyclin B 的同源物，周期蛋白对蛋白激酶起激活作用，周期蛋白依赖性蛋白激酶是催化亚基，它能够将磷酸基团从 ATP 转移到特定底物的丝氨酸和苏氨酸残基上，从而将细胞周期三个领域的研究联系在一起。酵母细胞周期中只有一种 CDK，而哺乳动物的细胞周期中有多种 CDK，所以哺乳动物的 MPF 是由 CDK1 和周期蛋白 B 组成的复合物。细胞周期的每一环节都是由一特定的细胞周期依赖性蛋白激酶（cyclin – dependent kinase，CDK）和周期蛋白（cyclin）结合和激活调节的。MPF 为首先发现的细胞周期蛋白依赖性激酶家族成员（也称 CDK1）。在成熟的卵母细胞核中，至少有 7 种 CDK。同时发现有十多种细胞周期蛋白。MPF 由催化亚基 P34Cdc2（小亚基）和调节亚基 Cycling B（大亚基）组成，其核心部分是 P34Cdc2。2001 年 10 月 8 日美国人 Leland Hartwell、英国人 Paul Nurse、Timothy Hunt 因对细胞周期调控机理的研究而荣获诺贝尔生理和医学奖。

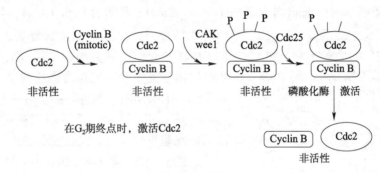

图 10 – 13 MPF = Cdc2 + Cyclin B

5. 黑腹果蝇（*Drosophila melanogaster*） 果蝇是双翅目昆虫，生活史短，易饲养，繁殖快，染色体少，突变型多，个体小。黑腹果蝇是一种原产于热带或亚热带的蝇种，是一种很好的遗传学实验材料和模式生物。利用突变株研究基因和性状之间的关系已近一百年。包括探讨基因是如何调控动物体胚胎的发育。

二、周期蛋白依赖性蛋白激酶

周期蛋白依赖性蛋白激酶（cyclin – dependent protein kinases，CDK）主要在细胞周期调控中起作用的丝氨酸/苏氨酸蛋白激酶，受周期蛋白的激活，是真核生物细胞周期调控的中心组件。CDK 可以和 cyclin 结合形成异二聚体，其中 CDK 为催化亚基，cyclin 为调节亚基。CDK 的活性依赖于其正调节亚基 cyclin 的顺序性表达和其负调节亚基 CDI（cyclin dependent kinase inhibitor，CDK 抑制因子）的浓度，调节不同 CDKs 底物保守的苏氨酸残基的磷酸化，推动细胞周期进行。同时，CDK 的活性还受到磷酸化和去磷酸化，以及癌基因和抑癌基因的调节。Cdc2 与细胞周期蛋白结合才具有激酶的活性，Cdc2 又称为 CDK1。激活的 CDK1 可将靶蛋白磷酸化而产生相应的生理效应，如将核纤层蛋白磷酸化导致核纤层解体、核膜消失，将 H_1 磷酸化导致染色体的凝缩等。CDK 激酶和其调节因子又被称作细胞周期引擎。

CDKs 有三个重要功能域。第一个是 ATP 的结合部位和该酶的活性部分；第二个是调节亚基（Cyclin）的结合部位；第三个是 P13suc1 的结合部位（P13suc1 能抑制激酶活性，阻止细胞进入或退出 M 期）。哺乳动物中至少存在 9 种 CDK，即 CDK1 - 9，各种 CDK 分子均含有一段相似的激酶结构域，其中含有一段可与 cyclin box 结合的保守序列，即 PSTAIRE。

三、细胞周期蛋白依赖性激酶抑制因子

细胞中还具有细胞周期蛋白依赖性激酶抑制因子（CDK inhibitor, CKI），通过与周期蛋白 - CDK 复合物相互作用来阻断其激酶活性，对细胞周期起负调控作用，常见于 G_1 期或对 DNA 损伤及环境信号的响应目前发现的 CKI 分为两大家族：

1. Ink4（Inhibitor of CDK 4） 如 $P16^{ink4a}$、$P15^{ink4b}$、$P18^{ink4c}$、$P19^{ink4d}$，特异性抑制 CDK4·cyclin D1、CDK6·cyclin D1 复合物。$P16^{ink4a}$ 和 $P15^{ink4b}$ 在大多数肿瘤细胞和细胞株中有基因突变。$P18^{ink4c}$ 和 $P19^{ink4d}$ 在肿瘤中的基因突变的报道较少。

$P16^{ink4a}$ 是人类发现的第一个最直接抑制肿瘤发生的细胞固有成分肿瘤抑制基因。$P16^{ink4a}$ 与类似癌基因的细胞周期蛋白 D（cyclin D）竞争性结合 CDK4，当 $P16^{ink4a}$ 同 CDK 4 结合时，阻止细胞生长分裂，当 cyclin D 同 CDK4 结合时，刺激细胞生长分裂；相反，当 $P16^{ink4a}$ 由于突变而不能正常表达时，一方面不能竞争结合 CDK4 阻止细胞分裂，另一方面增加 cyclin D 同 CDK4 结合，进一步刺激细胞的分裂，从而使细胞失去控制，向癌变发展。

2. Kip（Kinase inhibition protein） 包括 $P21^{cip1}$（cyclin inhibition protein 1）、$P27^{kip1}$（kinase inhibition protein 1）、$P57^{kip2}$ 等，能抑制大多数 CDK 的激酶活性，$P21^{cip1}$ 还能与 DNA 聚合酶 δ 的辅助因子增殖细胞核抗原（proliferating cell nuclear antigen, PCNA）结合，直接抑制 DNA 的合成（图 10 - 14）。P21 广泛抑制 CLND - CDK4、CLNE - CDK2、CLNA - CDK2、CLNB - CDC2 等，对 G_1/S 转换中所需 CDK 均有抑制作用，可抑制哺乳动物细胞过度繁殖。P21 功能丧失可使细胞在负生长信号存在条件下继续增殖。$P27^{kip1}$ 是一种化学剂量抑制物。其表达水平与细胞周期进程密切相关，在肿瘤细胞中与肿瘤的恶性程度密切。它能够以剂量方式抑制不同类型 Cyclin 与

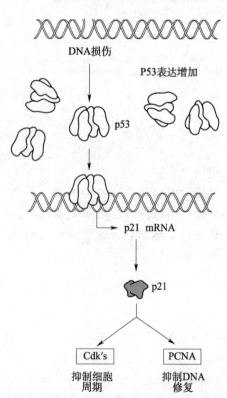

DNA损伤

P53表达增加

p53

p21 mRNA

p21

Cdk's　　PCNA
抑制细胞　　抑制DNA
周期　　　　修复

图 10 - 14　$P21^{cip1}$ 抑制 CDK 和 PCNA

CDK 的结合或复合物的激活，阻碍 G_1 期进入 S 期，其表达受 TGF-β 和接触抑制所诱导，属翻译后水平的调节，P15 可使 P27 竞争性释放而加强 TGF-β 的相滞留作用。

四、细胞周期蛋白及其选择性降解

周期蛋白（cyclin）不仅仅起激活 CDK 的作用，还决定了 CDK 何时、何处、将何种底物磷酸化，从而推动细胞周期的前进。目前从芽殖酵母、裂殖酵母和各类动物中分离出的周期蛋白有 30 余种，在脊椎动物中为 A_{1-2}、B_{1-3}、C、D_{1-3}、E_{1-2}、F、G、H 等。分为 G_1 型、G_1/S 型 S 型和 M 型 4 类（见表 10-2）。各类周期蛋白均含有一段约 100 个氨基酸的保守序列，称为周期蛋白框，介导周期蛋白与 CDK 结合。

表 10-2　不同类型的周期蛋白

激酶复合体	脊椎动物		芽殖酵母		执行功能期
	Cyclin	CDK	Cyclin	CDK	
G_1-CDK	Cyclin D*	CDK4 CDK6	Cln 3	CDK1（CDC28）	G_1 $G_1 \to S$
G_1/S-CDK	Cyclin E	CDK2	Cln 1、2	CDK1（CDC28）	$G_1 \to S$
S-CDK	Cyclin A	CDK2	Clb 5、6	CDK1（CDC28）	S
M-CDK	Cyclin B	CDK1（CDC2）	Clb 1-4	CDK1（CDC28）	$S/G_2 \to M$ 或 $G_2 \to M$、早期 M

*包括 D_{1-3}，各亚型 cyclin D，在不同细胞中的表达量不同，但具有相同的功效

细胞在生长因子的刺激下，G_1 期 cyclin D 表达，并与 CDK4、CDK6 结合，使下游的蛋白质如 Rb 磷酸化，磷酸化的 Rb 释放出转录因子 E2F，促进许多基因的转录，如编码 cyclinE、A 和 CDK1 的基因（图 10-15）。

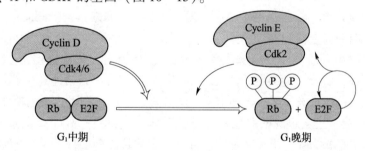

G_1 中期　　　　　　　　　　　　　　　G_1 晚期

图 10-15　Cyclin D 与 CDK 结合使 Rb 释放结合的转录因子 E2F

在 G_1-S 期，Cyclin E 与 CDK2 结合，促进细胞通过 G_1/S 限制点而进入 S 期。向细胞内注射 Cyclin E 的抗体能使细胞停滞于 G_1 期，说明细胞进入 S 期需要 Cyclin E 的参与。同样将 Cyclin A 的抗体注射到细胞内，发现能抑制细胞的 DNA 合成，推测 Cyclin A 是 DNA 复制所必需的。

在 G_2-M 期，Cyclin A、Cyclin B 与 CDK1 结合，CDK1 使底物蛋白磷酸化、如将组蛋白 H_1 磷酸化导致染色体凝缩，核纤层蛋白磷酸化使核膜解体等下游细胞周期事件。

细胞分裂从中期向后期转化也受到精密调控。在中期当 MPF 活性达到最高时，周期蛋白 B/A 与 CDK1 分离，在后期促进因子（anaphase promoting factor/cyclome，APC/C）的介导下，将泛素连接在 Cyclin B 上，导致 Cyclin B 被蛋白酶体（proteasome）降解。

CDK1 激酶活性消失，细胞由分裂中期向后期转化，完成一个细胞周期（图 10 - 16）。

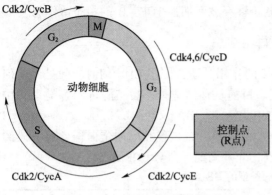

图 10 - 16　Cyclin 的周期性变化

1995 年，Sudakin 等从青蛙卵中分离到分子量 1500 的蛋白质称为 Cyclosome。在 E1、E2、泛素和 ATP 再生体系存在下，Cyclosome 可以在体外将 Cyclin A 和 Cyclin B 泛素化并降解（图 10 - 17）。同时，King 等从非洲爪蟾卵中分离出一个 20 S 的蛋白质复合体，称为后期促进因子，参与 Cyclin B 的泛素化的降解过程。此后证明，cyclosome 与后期促进因子为同源物，因此，后期促进因子（简称 APC）便广为应用，并成为细胞周期领域中的又一大进展。APC 的功能也从标记被降解的蛋白质，发展为细胞信号传递的通用调控系统（universal regulatory system）。APC 的成分至少有 15 种，分别称为 APC 1 至 APC 15。其中至少包括 Cdc16，Cdc23，Cdc 27 以及 Bim E。APC 活性被多种因子调控。APC 的晶体结构在 2014 年阐明。APC 活性受磷酸化和去磷酸化的调节。激活 APC 的正调控因子有 Cdc20/Fizzy 和 Cdh1/Fzy 等，负调控因子有 Mad2、Bub1等。APC 各成分在分裂间期表达但只到达 M 期才表现出活性，即受到纺锤体组装关卡的监控。Cdc20 为 APC 有效的正调控因子，主要位于染色体动粒上，为姐妹染色单体分离所必需。在分裂中期之前，位于动粒上的 Mad2 可以与 Cdc20 结合并抑制后者的活性。进入 M 期时 Cdc20 基因大量表达，Mad2 从动粒（kinetochore）上消失，解除对 Cdc20 的抑制作用，促使 APC 活化，使细胞从中期向后期转化。APC/C 的重要底物包括分离酶抑制蛋白（securin，由垂体肿瘤转化基因 pituitary tumor transforming gene，PTTG 编码）、S 期周期蛋白和 M 期周期蛋白。Securin 是一种抑制分离酶（separase）的蛋白质，与分离酶结合后，使分离酶失活释放分离酶。Cohesin 粘连蛋白 cohesin 在姐妹染色单体分离前，存在于姐妹染色单体多个位点上、将它们粘连在一起的蛋白质复合物，cohesin 是染色体正确分配到子细胞中去的必要条件。它将姐妹染色单体（sister chromatids）捆在一起，直至正确的时刻姐妹染色单体发生分离。APC/C 泛素化 securin，释放降解 cohesin 的 separase，姐妹染色单体得以在后期自由向两极迁移。APC/C 降解并失活 M - CDK（mitotic cyclin - dependent kinase），促进从有丝分裂逃逸，进行胞质分裂。

泛素 - 蛋白酶体通路（ubiquitin - proteasome pathway，UPP）　20 世纪 70 年代末和 80 年代初，以色列技术工程学院（Technion - Israel Institute of Technology）阿夫拉姆·赫什科的实验室发现泛素 - 蛋白酶体通路，获得了 2004 年度的诺贝尔化学奖。UPP 主要由泛素、各种连接酶及蛋白水解酶复合体组成，参与细胞内 80% 以上蛋白质的降解，是目前已知的所有真核生物体内具有高度选择性的最为重要的蛋白质降解途径，能高效快速并高度选择性降解细胞周期中关键因子，如细胞周期蛋白、细胞周期蛋白依赖激酶抑制因子等细胞周期调控因子，从而促进细胞周期运转。泛素连接酶的作用是将泛素共价交连到靶蛋白赖氨酸 epsilon 氨基上。该酶包括泛素活化酶 E1（ubiquitin - activating enzyme）、泛素交联酶 E2（ubiquitin - carrier proteins or ubiquitin - con-

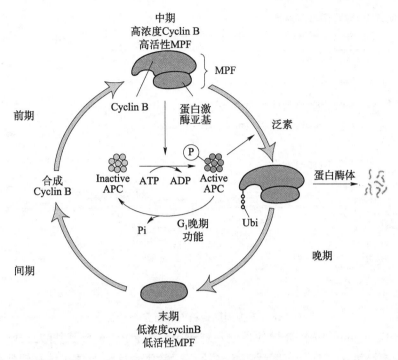

图 10 - 17　Cyclin B 的降解途径

jugating enzymes，UbcS) 和泛素连接酶 E3 (ubiquitin ligase)，APC 已证明是 E3 连接复合体，每一类又有不同的亚类，其功能不同。蛋白质的泛素标签并不一定是一个死亡信号。真核细胞蛋白质翻译后的泛素化修饰后的靶蛋白的命运不仅仅是被降解、还可能被转移到细胞或细胞外的特定部位，也可能导致靶蛋白的功能发生变化。这主要取决于靶蛋白所加的泛素链的结构，以及泛素链的长短。泛素连接酶 E3 决定靶蛋白的特异性识别，在泛素途径中具有重要的作用。泛素连接酶 E3 通过调控调节蛋白的泛素化过程参与细胞内的多种生理过程。所有的 E3 都具有连接靶蛋白和特定 E2 的能力。蛋白质特定的翻译后修饰往往是其相应的泛素连接酶 E3 识别的标志。例如，泛素连接酶 SCFc 识别细胞周期蛋白依赖性蛋白激酶 CDK (cyclin—dependent kinase) 抑制因子 Sicl 时需要 Sicl 在其特定位点的磷酸化，否则不能被 E3 中的 SCFc ~4 识别和被泛素途径降解。这可能导致生物体不能对细胞周期进行精确调控，引起某些细胞组织或器官发生癌变。泛素连接酶 E3 的主要类型：HECT (homologous to E6AP C - terminus，HECT) 结构域家族、RING 结构域家族 (Ring finger domain，环指结构域，氨基酸序列为：$C - X_2 - C - X_{[9-39]} - C - X_{[1-3]} - H - X_{[2-3]} - C - X_2 - C - X_{[4-48]} - C - X_2 - C$ 并且每一环指结构域连有两个锌离子)、U - box 蛋白家族。HECT 结构域主要通过与泛素形成催化作用所必需的硫酯键发挥作用，而 RING 结构域为 E2 和底物提供停靠位点，从而使 E2 催化泛素转移到底物上。RING E3S 家族成员包括原癌基因 c - Cbl、SCF、APC 和一些 IAP 家族分子等。

　　分裂期周期蛋白 N 端有一段序列与其降解有关，称降解盒 (destruction box，图 10 - 18)。当 MPF 活性达到最高时，通过泛素连接酶催化泛素与 cyclin 结合，cyclin 随之被 26S 蛋白酶体水解。G_1 周期蛋白 Cyclin B 也通过类似的途径降解，但其 N 端没有降解盒，C 端有一段 PEST (脯氨酸 – 谷氨酸 – 丝氨酸 – 苏氨酸)，与 Cdc2 结合，并使 Cdc2 激活，定时降解或恒定地迅速周转，从而调节这些蛋白质的水平。

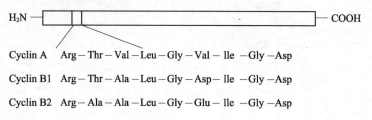

(a)有丝分裂周期蛋白破坏盒

H₂N 〔 〕 COOH

Cyclin A   Arg—Thr—Val—Leu—Gly—Val—Ile—Gly—Asp

Cyclin B1   Arg—Thr—Ala—Leu—Gly—Asp—Ile—Gly—Asp

Cyclin B2   Arg—Ala—Ala—Leu—Gly—Glu—Ile—Gly—Asp

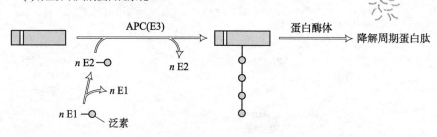

(b)有丝分裂周期蛋白泛素化

图10-18　细胞周期蛋白的降解盒与降解途径

泛素（Ubiquitin，Ub）介导的蛋白水解作用　泛素由76个氨基酸组成，从酵母到哺乳动物中都高度保守且分布广泛，故名泛素。单独的泛素本身并没有任何生物功能，它只是一种分子标记蛋白，发挥作用必须在ATP提供能量，依靠泛素途径的相关酶类及蛋白酶体。周期蛋白、周期蛋白依赖性蛋白激酶抑制剂（如P27）以及其他细胞周期调节蛋白均可通过泛素介导的蛋白酶水解作用而被降解。这些精准进行的蛋白水解反应在细胞周期的不同阶段起着重要的调节作用。K48泛素相当于蛋白质被降解的标签，共价结合泛素的蛋白质能被蛋白酶体识别和降解，是蛋白质合成过程中错误折叠的蛋白和其他蛋白的主要降解途径。26S蛋白酶体由20S的核心蛋白与19S的调控复合物组成。19S的伴侣蛋白能将泛素标记的蛋白底物展开，并送进20S的柱型核心中，在柱型核心内有三对蛋白水解活性位点。这三对位点的命名分别对应其糜蛋白酶、胰蛋白酶和半胱天冬酶的裂解特异性的相似度。蛋白酶体小分子抑制剂通常是通过其COOH端的反应基团利用蛋白酶体亚基独特的催化机理来实现其特异性的肽类模拟分子。

在蛋白质的泛素化过程中（图10-18），E1（ubiquitin-activating enzyme，泛素激活酶）水解ATP获取能量，通过其活性位置的半胱氨酸残基与泛素的羧基末端形成高能硫酯键而激活泛素，然后E1将泛素交给E2（ubiquitin-conjugating enzyme，泛素结合酶），最后在E3（ubiquitin-ligase，泛素连接酶）的作用下将泛素转移到靶蛋白上。参与细胞周期调控的泛素连接酶至少有两类，其中SCF（skp1-cullin-F-box protein，三个蛋白构成的复合体）负责将泛素连接到G_1/S期周期蛋白和某些CKI上，APC（anaphase promoting complex）负责将泛素连接到M期周期蛋白上。

UPP途径也是一个被严格调控的可逆过程，其中去泛素化酶（deubiquitinating enzymes，DUBs）的调节是一个重要的环节。目前研究证实，细胞内广泛存在许多去泛素化酶，水解泛素羧基末端的酯键、肽键或异肽键，将泛素分子特异性地从连接有泛素的蛋白或者前体蛋白上水解下来。主要分为以泛素羧基末端水解酶家族和泛素特异性加工酶家族为主的5种类型。在数以百计的泛素连接酶或去泛素化酶（deubiquitinase，

DUBs）中存在的新靶点。阐明其反应机制和底物特异性，筛选并设计小分子抑制剂，抑制 E3 连接酶引起的底物泛素化及 DUBs 催化的逆反应也是肿瘤药物研发的方向。

五、DNA 复制且仅一次

不论细胞中只含有一条染色体（原核生物）还是有多条染色体，细胞每次分裂时每一条染色体都要精确地复制一次，也就是构成染色体的 DNA 分子要复制一次。复制时，双链 DNA 分子的每一条单链成为新生成的 DNA 单链的模板链，即新合成的 DNA 双链分子中，一条单链是原来的亲链，另一条单链是新合成的子链，这就是 DNA 的半保留复制。发生复制的单个 DNA 单元称为复制子（replicon）。每个复制子在每次细胞分裂期间只发动一次复制事件。复制子有控制启动复制的元件，称为复制起点（origin of replication），有的还有一个复制终点（terminus）。DNA 的复制是由起始复制点开始，起始复制点也称自主复制序列，散布在染色体上。原核细胞染色体只有一个复制子；在一个复制起点上启动复制整条染色体。细菌细胞里的质粒也有自己的复制子，有的受控于细菌细胞而与细菌染色体同步复制，这种质粒称为严紧型质粒；有的则独立于细菌细胞而自主复制，称为松弛型质粒。真核生物染色体上有多个复制子，每一复制子的复制速率低于原核生物。在整个细胞周期中，起始复制点上结合有起始点识别复合体（Origin recognition complex，ORC），其作用就像一个停泊点，供其他调节因子停靠。起始点识别复合物是人们最早在酵母菌中发现的蛋白质复合体。ORC 是启动 DNA 复制的关键因子，是真核细胞 DNA 复制的起始蛋白。ORC 包含六个不同的亚基，即 ORC1、ORC2、ORC3、ORC4、ORC5、ORC6，它们最初是在酵母菌中发现，以 ATP 依赖形式结合在 DNA 复制起始点上，该起始点由含 11 对保守序列的碱基和有关的其他元件组成。后来其同源复合体被发现存在于所有的真核生物中。人类 ORC 也由 6 个亚单位（ORC1~6）组成。其中最小的亚单位为 ORC6，ORC6 参与复制和细胞周期。

Cdc6 是其中的一个调节因子，在 G_1 期 Cdc6 含量瞬间提高，Cdc6 结合在 ORC 上，在 ATP 供能下，促进 6 个亚基构成的 MCM 复合体和 Tah11（aka Cdt1）结合到 ORC 上，形成前复制复合体（pre-replicative complex，pre-RC），MCM 实际上就是 DNA 解旋酶（helicase）。

细胞周期依赖性调控 CDK Cdc28 磷酸化 Orc2，Orc6，Cdc6 和 MCM 控制 DNA 复制起始，包括阻断在 G_2/M 期的再启动。S-CDK 触发 pre-RC 的启动，同时阻止了 DNA 再次进行复制，因为 S-CDK 将 Cdc6 磷酸化，使其脱离 ORC，磷酸化的 Cdc6 随后被 SCF 参与的泛素化途径降解；S-CDK 还可以将某些 MCM 磷酸化，使其被输出细胞核。其他一些 CDK 也参与阻止 pre-RC 的再次形成，从而保证了 DNA 的复制且仅复制一次（图 10-19）。

六、M 期 CDK 的激活

M 期 CDK 的激活起始于分裂期 cyclin 的积累，在胚胎细胞周期中 cyclin 一直在合成，其浓度决定于降解的速度；但在大多数细胞的有丝分裂周期中，cyclin 的积累是因为在 G_2-M 期 M-cyclin 基因转录的增强。

随着 M-cyclin 的积累，结合周期蛋白的 M-CDK（CDK1）增加，但是没有活性，

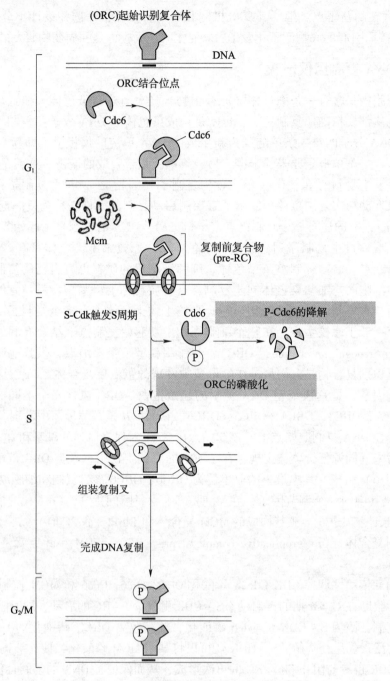

图 10-19　每个细胞周期启动一次 DNA 复制

这是因为 wee1 激酶将 CDK1 的 Thr^{14} 和 Tyr^{15} 磷酸化的缘故，这保证了 CDK-cyclin 能够不断积累，然后在需要的时候爆发性释放。

　　在 M 期，一方面 wee1 的活性下降，另一方面 Cdc25 使 CDK 去磷酸化，去除了CDK 活化的障碍。Cdc25（cell division cycle 25，细胞分裂周期 25）是 CDK1 上游的酪氨酸磷酸酶，是细胞周期中 Cdc2/Cdc13 二聚体中的去磷酸化所必需的。Cdc25 执行关卡功能，确保其在 M 期被激活前的 S 期已完成。Cdc25 可被两种激酶激活，一是 polo 激酶（polo – like kinase），另一个是 M – CDK 本身。激活的 M – CDK 还可以抑制它的抑制因子 Wee1（丝氨酸/苏氨酸蛋白激酶家族的一员，其主要通过抑制 Cdc2 的活性，对细胞周期进行调控，进而抑制细胞进行有丝分裂）的活性，形成一个反馈环。因此，只要有少量的 CDK 被 Cdc25 或 polo 激活，立即就会有大量的 CDK 被活化。

CDK 的激活还需要 Thr^{161} 的磷酸化，它是在 CDK 激酶（CDK activating kinase CAK）的作用下完成的（图 10 – 20）。

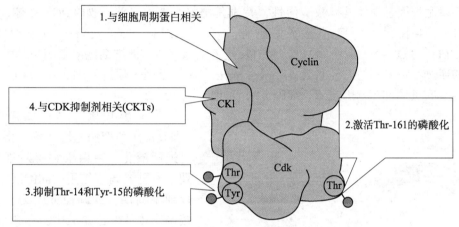

1.与细胞周期蛋白相关

Cyclin

4.与CDK抑制剂相关(CKTs)

CKl

2.激活Thr-161的磷酸化

Cdk

Thr

Tyr

3.抑制Thr-14和Tyr-15的磷酸化

Thr

图 10 – 20 CDK1 的激活需要 Thr^{14} 和 Tyr^{15} 去磷酸化和 Tyr^{161} 的磷酸化

七、细胞周期检验点

细胞分裂的前提是正确复制 DNA 和达到一定的体积，获得足够物质支持分裂。细胞周期的运行受到一系列称为检验点（checkpoint）的严格调控。细胞周期检验点包括 DNA 损伤检验点、DNA 复制检验点、纺锤体组装检验点及染色体分离检验点。各个检验点对细胞周期的调节机制与细胞内周期蛋白、周期蛋白依赖性激酶及各种抑制因子组成的生化路径相关。

八、生长因子对细胞增殖的影响

单细胞生物的增殖取决于营养是否足够，多细胞生物的增殖取决于机体是否需要。细胞通信是调控多细胞生物增殖所必需的。

生长因子（growth factor）是一大类通过与细胞跨膜受体特异、高亲和结合，调节增殖、分化，维持组织和细胞有序的生长发育等的多肽类物质。如果这种调控失去功能或失去平衡，细胞的增生和分化过程就会出现不协调，由此就可能产生肿瘤。培养细胞的生长通常需要多种生长因子的顺序协调作用，肿瘤细胞则自主性生长，不依赖于生长因子。目前发现的生长因子多达几十种，多数有促进细胞增殖的功能，也称有丝分裂原（mitogen），如表皮生长因子（EGF）、神经生长因子（NGF），少数具有抑制作用如抑素（chalone）、肿瘤坏死因子（TNF），个别如转化生长因子 β（TGF – β）具有双重调节作用，能促进一类细胞的增殖，而抑制另一类细胞。

生长因子主要属于自分泌（autocrine）和旁分泌（paracrine）。已经发现了至少 60 余种生长因子及受体。根据其作用的靶细胞及与它们作用有关的肿瘤类型，可以分成两大类：①作用于上皮、内皮和间叶细胞的生长因子，与实体性肿瘤的形成有关；②作用于造血和淋巴细胞的生长因子，与血液及淋巴系统恶性肿瘤的形成有关。许多生长因子已被提纯并确定了结构。生长因子的分子量大小各异，如：肝细胞生长因子（HGF）由 674 个氨基酸组成，分子量达 80kDa，内皮素仅由 21 个氨基酸组成。大多数生长因子仅由一条肽链组成，如 EGF、TGF – α、FGF，而 PDGF、NGF、TGF – β，肝细胞生长因子 HGF 由两条肽组成。

不少生长因子受体具有激酶活性，特别是酪氨酸激酶活性（如 PDGF 受体、EGF 受体等）。生长因子的信号通路主要有：JAK – STAT、Smad、Wnt、ras、cAMP – MAPK/PI3K/PLC – γ、激活 MAPK，MAPK 进入细胞核内，促进细胞增殖相关基因的表达。如通过一种未知的途径激活 c – myc，myc 作为转录因子促进 Cyclin D、SCF、E2F 等 G_1 – S 有关的许多基因表达，细胞进入 G_1 期（图 10 – 21）。

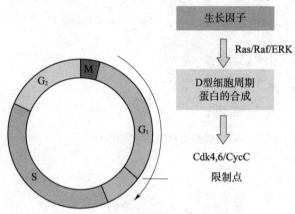

图 10 – 21　生长因子的作用机理

除了生长因子外，原癌基因（如 myc）和抑癌基因产物、蛋白质可逆磷酸化、蛋白水解等对细胞周期也有重要调节作用。miRNAs 也调控细胞周期。其调控方式为：①直接调控转录因子如 E2F，cyclin – dependent kinases（Cdks），cyclins 和 Cdk 抑制剂；②miRNAs 本身也被细胞周期调控。

Argonaute（Ago）是一大的蛋白质家族，是组成 RISCs 复合物的主要成员。Argonaute 蛋白都是多结构域蛋白，包括 N 末端结构域、PAZ 结构域、MID 结构域和 PIWI 结构域。RNA 诱导沉默复合体（RNA – induced silencing complex，RISC）是一种由 siRNA 与 Argonaute 蛋白和 Dicer 酶复合形成的复合物。在 RNAi 中，利用 siRNA 的反义链切割靶 mRNA，达到基因沉默。Ago 和 RISC 与小的非编码 RNAs（siRNAs，miRNAs，piRNAs）生物发生和细胞周期功能密切相关，也调控细胞周期。

九、细菌细胞周期的调控

细菌等的细胞周期研究在经典的细胞生物学教材中不涉及。但是，随着抗生素耐药性的日益严重，开发新抗生素的要求越来越迫切。深入了解细菌的细胞周期，有利于从新的角度揭示抗生素研发靶标。细菌细胞周期研究较为透彻的是新月柄杆菌和大肠埃希菌。

新月柄杆菌细胞周期调控的核心为 5 个调控蛋白：DnaA，GcrA，CtrA，SciP 和 CcrM。约 200 个基因直接受其调控。细胞周期中，CtrA 蛋白的产生和适时降解非常重要，其染色体在每个细胞周期中复制且仅复制一次。而大肠埃希菌则是多轮染色体复制可以同时进行。染色体的准确复制与 DnaA 和 CtrA 两种蛋白质的相克作用密切相关。DnaA 蛋白作为复制起点，启动染色体复制。而 CtrA 蛋白则阻断染色体复制。染色体复制要启动，则必须去除 CtrA。磷酸信号传递和蛋白质降解都参与该菌的细胞周期控制。细胞周期中的重要事件都涉及一系列的反应。其中，反应链最长的是 DNA 复制。新月柄杆菌每次染色体复制涉及 200 万 DNA 合成反应，需要 40～80 分钟（图 10－22）。

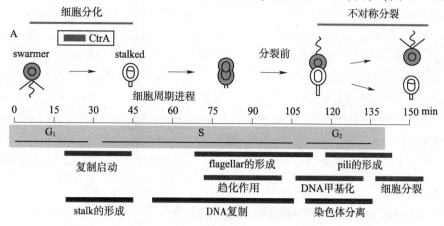

图 10－22　新月柄杆菌细胞分裂与细胞周期

大肠埃希菌的细胞周期可分为三个阶段，即 B、C 和 D 期，分别对应真核细胞的 G_0、S 和 M 期。B 期指从细胞诞生到染色体复制起始所用时间；C 期为整个染色体复制所需要的时间；D 期指复制终止到完成细胞分裂的时间。快速生长的大肠埃希菌细胞周期至少由两个独立的不同阶段组成，即染色体复制和细胞分裂。参与协调这两个细胞过程的已知因子有：①dnaA、gidA、mioC 和 ftsQAz 等参与复制起始和细胞分裂；②FtsK 和 Min 系统决定了细胞分裂发生位置，确保使其发生在细胞中部而不是在细胞的端点；③营养条件和细胞代谢状态可能协调细胞生长、染色体复制和细胞分裂。丰富营养导致细胞快速生长和细胞体积的增加，而营养缺乏产生相反效果。DnaA 蛋白引导复制起始，FtsZ 和 FtsA 蛋白参与细胞分裂，Min 系统和 FtsK 能够决定细胞分裂发生位点（图 10－23）。

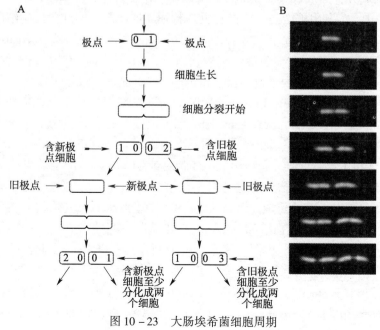

图 10－23　大肠埃希菌细胞周期

第四节　细胞周期异常与肿瘤

细胞的正常分裂、增殖、分化与衰老维持着机体自身的稳定，细胞周期异常会导致上述过程紊乱。影响细胞周期是许多生长因子、细胞因子、激素及癌基因产物调节 DNA 代谢的途径。细胞周期也制约许多基因的表达。细胞周期的调控是一个精细的平衡过程。目前通过对多种调控因子及其调控机制的研究，为肿瘤的发生及发展机制提供了坚实的理论基础。细胞周期调控的核心因子是与不同的细胞周期蛋白形成多种复合物的细胞周期蛋白依赖性激酶（CDK, cyclin dependent kinase）。它作用于细胞周期的不同时相，决定着细胞周期进程。多种细胞周期蛋白依赖性激酶抑制蛋白（CKI, cyclin dependent kinase inhibitor）的发现也加深了对肿瘤发生机制的了解。

一、与肿瘤形成相关的细胞周期调控基因突变

1. 原癌基因（oncogene）　原癌基因是细胞遗传物质的一部分，是细胞内与细胞增殖相关的基因，在进化上高度保守，它们参与细胞从正常生长状态到肿瘤的过程。它们通过诱导或突变被激活。当原癌基因的结构或调控区发生变异，基因产物增多或活性增强时，使细胞过度增殖，从而形成肿瘤。下列因素都可能激活原癌基因：①点突变：原癌基因的产物能促进细胞的生长和分裂，点突变的结果使基因产物的活性显著提高，对细胞增殖的刺激也增强，从而导致癌症。②DNA 重排：原癌基因在正常情况下表达水平较低，但当发生染色体的易位时，处于活跃转录基因强启动子的下游，而产生过度表达。如 Burkitt 淋巴瘤和浆细胞瘤中，c－myc 基因移位至人类免疫球蛋白基因后而活跃转录。③启动子或增强子插入：病毒基因不含 v－onc，但含有启动子、增强子等调控成分，插入 c－onc 的上游，导致基因过度表达。④基因扩增：在某些造血系统恶性肿瘤中，瘤基因扩增是一个极常见的特征，如前髓细胞性白血病细胞系和这类病人的白血病细胞中，c－myc 扩增 8～32 倍。⑤原癌基因的低甲基化。（图 10－24）

2. 原癌基因的产物　主要包括：①生长因子，如 sis，sis 的产物是一种分泌蛋白。1983 年 Waterfeld M. D 等发现了血小板生长因子（PDGF）与猿猴肉瘤病毒的假定转化蛋白 p28 结构相似性。Doolittle 等进一步确定 v－sis 癌基因来源于 PDGF 基因。它们之间有 87% 相同。后来发现 c－p28c－sis 与 PDGF 顺序只有 3% 的差异。而人类 c－sis 基因产物则与 PDGF－β 链完全相同。表明病毒癌基因是来源于动物和人类细胞中的一类正常基因。PDGF 与 p28V－sis 结构上的相似性表明 p28V－sis 可能模拟 PDGF 的作用，作为配基与膜上的受体结合，通过细胞内信号的传递，对细胞产物刺激作用，导致细胞的癌变。②生长因子受体，如 fms、erbB。③蛋白激酶及其他信号转导组分，如 src、ras、raf。④细胞周期蛋白，如 Bcl－1。⑤细胞凋亡调控因子，如 Bcl－2，Bcl－6。Bcl－6 属于抗细胞凋亡家族，主要功能是转录抑制作用，受 Bcl－6 调控的靶基因主要与细胞活化、分化和增生相关。⑥转录因子，如 myc、fos、jun（图 10－25）。

1911 年劳斯（P. Rous）发现鸡肉瘤无细胞滤液能引起鸡产生新的肉瘤，他证实病原体为罗氏病毒（Rous's sarcoma virus, RSV），又称为 Rous 相关病毒（Rous associated

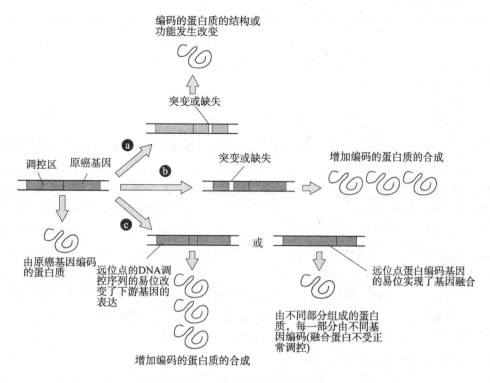

图 10-24 癌基因突变的形式

viruses，RAVs），为此获得 1966 年的诺贝尔奖。属于引起肉瘤的致癌 RNA 病毒，在体内引起非上皮性实体肿瘤（肉瘤），而在细胞培养系中转化为成纤维细胞。1970 年 Temin 和 Batimore 证实 RSV 是一种反转录病毒，获 1975 年诺贝尔奖。1970s，H. Varmus 和 J. M. Bishop 研究小组发现 RSV 中的致瘤基因是 src 基因，但用 src 的 cDNA（complementary DNA）和其他基因组 DNA 杂交，发现 src 的同源物普遍存在于动物细胞（如鸡、鸭、果蝇）。从小鼠白血病的材料以各种方式所分离得到的病毒，都称为小鼠肉瘤病毒（murine sarcoma virus，MuSV）。除此之外还分离得到猫肉瘤病毒（feline sarcoma virus，FeSV）。src 编码一种胞质酪氨酸激酶，参与细胞增殖相关的信号转导，是细胞的正常组分。由于 RSV、ASV 等反转录病毒的基因组整合在宿主基因组

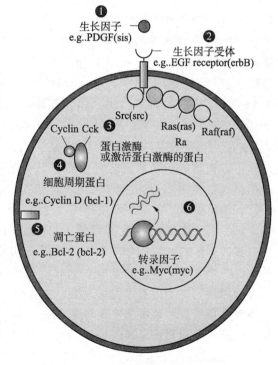

图 10-25 原癌基因的产物

上复制，会将宿主的某些基因复制到自身的基因组中，因此被这些病毒感染的细胞，

src 基因拷贝增多，细胞过度增殖。为了区别，将存在于正常细胞中的癌基因序列称为 c – onc，存在于病毒中的称为 v – onc。从结构上看 c – onc 是间断的，存在内含子，这是真核基因的特点。而 v – onc 是连续的，基因较小。Src 激酶视为肿瘤治疗的重要靶点之一，其抑制剂已经在临床肿瘤治疗中。

二、抑癌基因

1. 抑癌基因　抑癌基因也称为抗癌基因，早在 1960s，有人将癌细胞与同种正常成纤维细胞融合，所获杂种细胞的后代只要保留某些正常亲本染色体时就可表现为正常表型，但是随着染色体的丢失又可重新出现恶变细胞。这一现象表明，正常染色体内可能存在某些抑制肿瘤发生的基因，它们的丢失、突变或失去功能，使激活的癌基因发挥作用而致癌。抑癌基因的产物是抑制细胞增殖、促进细胞分化和抑制细胞迁移，因此起负调控作用，通常认为抑癌基因的突变是隐性的。抑癌基因的产物主要包括：①转录调节因子，如 Rb、p53；②负调控转录因子，如 WT；③周期蛋白依赖性激酶抑制因子（CKI），如 p15、p16、p21；④信号通路的抑制因子，如 ras GTP 酶活化蛋白（NF – 1），磷脂酶（PTEN）；⑤DNA 修复因子，如 BRCA1、BRCA2。⑥与发育和干细胞增殖相关的信号途径组分，如 APC、Axin 等。

2. 抑癌基因失活的途径

（1）等位基因隐性作用：位于一对同源染色体的相同位置上控制某一性状的不同形态的基因称为等位基因（allele，代表 each other 的意思）。不同的等位基因产生例如发色或血型等遗传特征的变化。等位基因之间存在相互作用。当一个等位基因决定生物性状的作用强于另一等位基因并使生物只表现出其自身的性状时，就出现了显隐性关系。作用强的是显性，作用被掩盖而不能表现的为隐性。一对呈显隐性关系的等位基因，显性完全掩盖隐性的是完全显性（complete dominance），两者相互作用而出现了介于两者之间的中间性状，如红花基因和白花基因的杂合体的花是粉红色，这是不完全显性（incomplete dominance）。有些情况下，一对等位基因的作用相等，互不相让，杂合子就表现出两个等位基因各自决定的性状，这称为共显性（codominance）。失活的抑癌基因之等位基因在细胞中起隐性作用，即一个拷贝失活，另一个拷贝仍以野生型存在，细胞呈正常表型。只有当另一个拷贝失活后才导致肿瘤发生，如 Rb 基因。

（2）抑癌基因的显性负突变（dominant negative）：凡一对等位基因中因其中一个突变或丢失所致的另一个正常等位基因的功能活性丧失，都称为显性负突变。即杂合的突变产生了纯合突变的效应。例如，在某些肿瘤中，抑癌基因 p53 的一个等位基因的失活导致另一个正常等位基因也失去活性。显性负性作用（dominant negative effect）：又称显性负效应，某些信号转导蛋白突变后不仅自身无功能，还能抑制或阻断同一细胞内的野生型信号转导蛋白的作用。具有显性负性作用的突变体被称为显性负性突变体（dominant negative mutant）。机理是突变型蛋白和相关蛋白形成无功能的二聚体（或四聚体，如乳糖操纵子），野生型蛋白功能被抑制。具体到抑癌基因则是，抑癌基因突变的拷贝在另一野生型拷贝存在并表达的情况下，仍可使细胞出现恶性表型和癌变，并使野生型拷贝功能失活。这种作用称为显性负作用或反显性作用。如近年来证实突变型 p53 和 APC 蛋白分别能与野生型蛋白结合而使其失活，进而转化细胞。

（3）单倍剂量不足（haploinsufficiency）：是指某些抗癌基因的表达水平十分重要，一个等位基因突变后，另一个等位基因能正常表达。但这只有正常水平 50% 的蛋白质不足以维持细胞正常的生理功能，从而导致肿瘤发生。如 DCC 基因一个拷贝缺失就可能使细胞黏膜附功能明显降低，进而丧失细胞接触抑制，使细胞克隆扩展或呈恶性表型。

Rb（Retinoblastoma，人类视网膜细胞瘤）是婴幼儿时期眼内恶性程度最高的肿瘤，俗称"眼癌"。早期肿瘤局限于眼球内，大部分会造成视力损害；晚期肿瘤突破眼球，通过视神经和血液转移，危及生命。Rb 基因是第一个被克隆的抑癌基因。Rb 的突变导致视网膜瘤。散发性 Rb 发生较晚，一般只危及一眼，遗传性 Rb 往往危及双眼，3 岁左右发病形成多个肿瘤（图 10 - 26）。在 G_1 期 Rb 与 E2F 结合，抑制 E2F 的活性，在 G_1/S 期 Rb 被 CDK2 磷酸化失活而释放出转录因子 E2F，促进蛋白质的合成（图 10 - 27）。

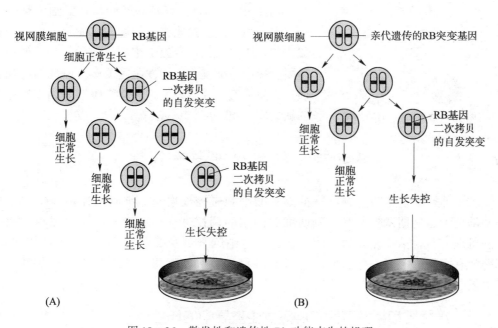

图 10 - 26 散发性和遗传性 Rb 功能丧失的机理

结肠直肠腺瘤泛指直肠黏膜表面向肠腔突出的隆起性病变，包括有腺瘤（其中有绒毛状腺瘤），儿童型息肉、炎症息肉及息肉病等。APC 基因 1986 年最初由 Herrera 在一位患有直肠肿瘤及智力缺陷的 Gardner 综合征的结肠腺瘤样息肉（adenomatous polyposis coli）患者染色体中发现并以此命名。APC 基因定位于染色体 5q21 - 22，属于 Wnt 信号途径的负调控因子。APC 基因是一个很大的管家基因（housekeeping gene），全长 8538 bp，共 15 个外显子，6 个可变剪切体。其中第 15 外显子独自含有 6571 个 bp，组成 77% 的编码区，是人类已知最大的外显子，它共编码 2843 个氨基酸，转录产物 mR-NA 分子为 8.9 kb，在很多细胞和组织中均有表达。APC 蛋白可与 β - catenin（β - 连环素）连接，促进 β - catenin 降解，而 β - catenin 在细胞内积累后，可进入细胞核，

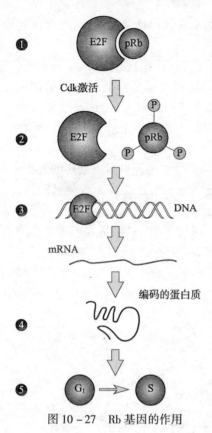

Cdk激活

DNA

mRNA

编码的蛋白质

图 10 - 27　Rb 基因的作用

与转录因子 TCF（T cell factor）结合，促进相关基因的表达。APC 基因突变类型主要有点突变和框架移码突变，前者包括无义突变，错位突变和拼接错误，后者包括缺失和插入。APC 基因突变有 300 多种，这些突变遍及整个基因，60% 以上的突变位于第 15 号外显子的 5′ 端。其中密码子第 1286～1513 号之间的 10% 左右的编码区集中了约 65% 的体细胞突变，被称为突变密集区（MCR）。大部分突变属于错位突变，由缺失或 1～8 个碱基对的插入引起，大约 95% 的突变结果是在下游形成提前的终止密码子，使 APC 蛋白呈截短改变，这可能削弱了 APC 蛋白固有的抑制细胞增殖功能，从而导致 APC 蛋白功能的障碍。调节细胞增殖、迁移、粘着及染色体稳定等。

DCC 基因亦称结直肠癌缺失基因（deleted in colorectal carcinoma），氨基酸顺序与神经细胞粘附分子（N - CAM）及其他相关的细胞表面糖蛋白十分相似。该基因失活，可导致细胞的生物学行为，如细胞粘附、接触性抑制及运动发生重要改变，使细胞朝恶性化方向演变，并容易发生转移，DCC 基因在胃癌中的缺失率为 40%～60% 左右。

第五节　细胞周期与医药学

恶性肿瘤最基本的生物学特征是肿瘤细胞失控性增殖。细胞失控性增殖的生物学基础是细胞周期调控紊乱。阐明细胞周期的调控方式，有助于认识癌细胞周期失控的机理，寻找治疗癌症的方法。衰老也与细胞分裂次数的上限有关。细胞周期与医药学有密切的关系。在疾病，尤其是肿瘤的发生、发展、诊断和治疗中都具有重要关系。

一、细胞周期相关基因在肿瘤发生发展中的作用

Cyclin D 和 Cyclin E 分别于 CDK4/6 和 CDK2 形成复合体，促进细胞从 G_0/G_1 期进入 S 期。通过 G_1/S 关卡的细胞就能完成整个细胞周期。因此，Cyclin D 和 Cyclin E 是肿瘤增殖的关键性因素。其过表达能缩短 G_1 期，加快细胞周期进程和细胞增殖，导致肿瘤发生。Cyclin D 家族分为 3 个亚型：Cyclin D1、Cyclin D2 和 Cyclin D3。其中 Cyclin D1 的研究最为广泛，在正常组织中，Cyclin D1 不表达或者表达较低，而在肿瘤组织中，Cyclin D1 经常出现基因扩增，基因重排及突变，导致基因产物增加。Cyclin E 能够控制细胞周期进入 S 期，被视为 S 期的标志物，Cyclin E 介导的 G_1/S 期决定和限速作用在细胞周期的运转过程中起到中心调控作用。Cyclin E 过表达主要由其基因扩增所诱导，这些过表达的 Cyclin E 能够形成大量畸形的中心体，有利于细胞的转化和肿瘤

恶性增殖。在肺癌、乳腺癌、卵巢癌、结肠癌、食管癌、胃癌、膀胱癌及白血病等临床研究中 Cyclin E 均过度表达。因此，Cyclin E 在恶性肿瘤发生发展中的作用日益被认同，在临床上逐渐被作为一种独立或者联合指标用来判断疾病进展程度和患者预后的标志物。

二、肿瘤相关基因在肿瘤细胞周期调控中的生物学作用

1. *p53* 细胞周期失调、增殖异常、基因组不稳定是肿瘤的三大基本特征。当细胞受到损伤时，*p53* 能够上调 $p21^{cip/waf}$、Gadd45 alpha 和 Bax 等基因的表达；并通过 $p21^{cip/waf}$ 上调引起细胞周期阻滞，为 DNA 修复提供充足的时间；Gadd45 上调促进 DNA 修复，如果修复成功细胞周期进程继续，否则通过上调的 Bax 途径发生细胞凋亡，避免细胞恶变。*p53* 可以通过下游基因调节细胞周期进程，抑制细胞增殖，维护基因组稳定，抑制肿瘤发生发展。Gadd45 alpha 是 Gadd45 家族成员之一，是第一个被检出的 *p53* 下游靶基因，编码 DNA 损伤诱导蛋白，参与和促进损伤 DNA 的修复。

2. BRCA（breast cancer susceptibility Gene） BRCA1 是第一个被分离和克隆的家族性乳腺癌抑癌基因，位于人类第 17 号染色体上，负责编码一个 1863 个氨基酸组成的核蛋白。该蛋白有多个功能区，可与许多重要蛋白结合，从而在多种细胞活动中发挥作用，包括抑制细胞生长，细胞周期调控、基因转录调节，凋亡、DNA 损伤修复。该基因可以直接与 p53 蛋白结合，并通过 p53 激活 p21 的转录，而 p21 作为细胞周期抑制因子在 DNA 损伤应激过程中，通过抑制 CDK2/Cyclin E 的活性，从而引起 G_1 期阻滞。Gadd45（growth arrest and DNA – damage inducible gene）是一种无核定位信号（nuclear localization signal）的核蛋白，可能通过一种特殊的核转运机制被其他载体蛋白带入核内，在电离辐照、紫外线、多种 DNA 碱基损伤剂和诱变剂等的刺激下诱导表达，抑制细胞生长并参与 DNA 修复和细胞周期关卡的调控。Gadd45 可以与 Cdc2 蛋白结合，从而抑制 Cdc2/Cyclin B1 复合物活性，引起 G_2 期阻滞。

三、细胞周期与药物设计

细胞周期的异常运转是肿瘤细胞恶性增殖的核心环节，其中 S 期的 DNA 合成和 G_2/M 期的细胞有丝分裂对维持肿瘤细胞的恶性增殖尤为重要。各种抗肿瘤药物对肿瘤细胞的生长抑制大都体现在对于细胞周期这 2 个时相的调控上。因此，针对这 2 个时相以及相应药物的研究对于了解细胞周期和化疗药的相互关系起到重要的作用。

1. 作用于 S 期化疗药物 主要有喜树碱和氟尿嘧啶。喜树碱作为从中国珙桐科植物喜树中分离出来的化合物能够通过抑制拓扑异构酶 I（TopoI）活性，进而抑制 DNA 的复制和转录，使细胞阻滞在 S 期。喜树碱在多种肿瘤，如小细胞肺癌、非小细胞肺癌、卵巢癌、直肠癌、乳腺癌及皮肤癌等中具有抗肿瘤活性。氟尿嘧啶是一类广谱的抗肿瘤药物，在肿瘤细胞中氟尿嘧啶转化为氟尿嘧啶脱氧核苷酸，并与还原型四氢叶酸及胸腺嘧啶核苷酸合成酶结合，使胸腺嘧啶核苷酸合成酶失活，进而抑制 S 期的 DNA 合成，达到抗肿瘤的效果。

2. 作用于 G_2/M 期化疗药物 主要有紫杉醇和长春新碱。紫杉醇作为临床常用的化疗药能够用来治疗多种实体瘤，如肺癌、胃癌、肝癌、头颈肿瘤、食管鳞癌等。通

过破坏微管的聚合，使肿瘤细胞阻滞在 G_2/M 期，导致 Cyclin/CDK 复合体，特别是 Cyclin B1/CDK1 复合体难以形成，最终阻止细胞的有丝分裂，促进肿瘤细胞的凋亡。另外，长春新碱亦可通过作用于微管，抑制微管聚合进而使细胞阻滞于 G_2/M 期，进而对多种肿瘤，如胃癌、肝癌、小细胞肺癌等起到杀伤作用。

四、细胞周期检验点和药物靶标

细胞周期检验点是新型抗癌药物的靶点，检验点抑制可以增加肿瘤对化疗和放疗的敏感性。

1. CDK 和细胞周期检验点取消剂　细胞周期检验点调控基因直接影响抗肿瘤药物的疗效。阐明这些基因在药物处理肿瘤细胞过程中的变化，从中找出药物的作用靶点，对提高抗癌药物的疗效和寻找新的抗肿瘤物质具有重要意义。影响细胞周期检验点增强药物可以杀伤肿瘤细胞。肿瘤细胞缺乏 G_1 期关卡。CDK 抑制剂中，第一代 CDK 抑制剂来自微生物和植物，如 flavopiridol 和 UCN201 通过对 CDK 的直接抑制作用使细胞阻断在 G_1 期，随后引起肿瘤细胞的凋亡。因此，从细胞周期和关卡调控着手是开发新肿瘤药物的一个切入点（图10 – 28）。

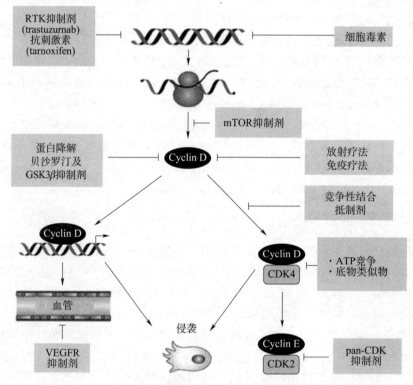

图 10 – 28　细胞周期关卡和主要细胞周期蛋白作为药物靶标

2. 蛋白酶体抑制剂　由英国剑桥的千年制药公司（Millennium Pharmaceuticals）开发，市场名称为 Velcade 的二肽硼酸盐类药物硼替佐米（bortezomib），也被称为 PS – 341，万珂，或者 MG – 341，是第一种用作化学治疗药物的蛋白酶体抑制剂，缓慢可逆抑制糜蛋白酶位点，对 IκB – α 降解具有明显的抑制作用，是一种 FDA 批准的多发性骨髓瘤和套细胞淋巴瘤治疗药物。对于硼替佐米在治疗 B 细胞相关癌症，特别是一些非霍奇金淋巴瘤（non–Hodgkin's lymphoma）的临床前和早期临床研究已经开始。它也可以用于在实验室研究中，用以抑制蛋白酶体的活性。其他蛋白酶体抑制剂也已被开发为药物或正在不同阶段的临床试验如双硫仑、表没食子儿茶素–3–没食子酸酯、Salinosporamide A、carfilzomib、ONX0912、CEP–18770 以及 MLN9708。研究试剂 MG–132（Z–Leu–Leu–Leu–al，又称苄氧羰基–L–亮氨酰–L–亮氨酰–L–leucinal，Z–LLL–CHO）是一种肽醛，不同类型蛋白酶的活性，包括丝氨酸蛋白酶、钙蛋白酶。

3. 乳胞素（lactacystin） 一种从链霉菌分离的抗生素，在细胞内和体内可水解成 clasto–lactacystinβ–内酯，它可能是通过共价修饰哺乳动物 20S 蛋白酶体 X 亚基 N–末端的苏氨酸活性发挥抑制作用。这一共价结合是高度特异的，因此它不影响半胱氨酸或丝氨酸蛋白酶活性，而更像是通过类似 MG132（图 10–29）那样的肽醛发挥作用。乳胞素已被用于细胞培养中。带有荧光基团的抑制剂也已经被开发应用于特异性标记组装好的蛋白酶体上的活性位点。

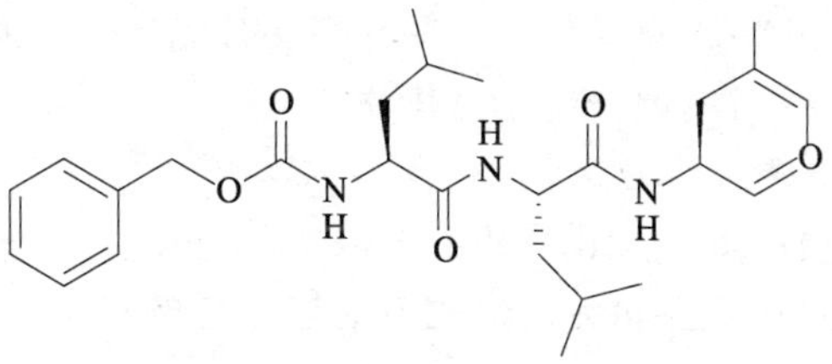

图 10–29 MG132 化学结构

重点小结

1. 细胞增殖是生命活动的一个基本特征。母细胞通过细胞分裂形成两个子细胞实现增殖的目的，从而完成机体的修复、个体的发育及种族的繁衍。

2. 多细胞生物的细胞增殖具有一定周期。细胞周期是指连续分裂的细胞从上一次有丝分裂结束到下一次有丝分裂完成所经历的整个过程。

3. 细胞周期可分为细胞分裂期和分裂间期。细胞分裂期包括有丝分裂和胞质分裂。有丝分裂确保了两个子细胞核获得完整和完全相同的遗传物质，包括前期、前中期、中期、后期和末期5个阶段。胞质分裂将细胞质分离到两个子细胞中。分裂间期包括 G_1 期、S 期和 G_2 期。

4. 减数分裂局限在配子发育的某些阶段，特点是 DNA 复制一次，细胞连续分裂两次，形成单倍体的子细胞，保证了生物物种的稳定性和多样性。

5. 检验点是指细胞周期的某些关键时刻，存在一套监控机制，用以调控细胞周期各时相有序而适时地进行更迭，并使细胞周期过程中后一个事件的开始依赖于前一个事件的精确完成，从而保证细胞周期事件高度有序地完成。

6. 细胞周期受到严格调控。细胞周期蛋白、细胞周期检验点、细胞周期蛋白抑制因子、生长因子、细胞因子、小 RNA、翻译后修饰等表观遗传因素都参与了细胞周期调控。细菌的细胞周期调控具有与真核生物不同的特点。

7. 细胞周期异常与肿瘤发生密切相关。

8. 靶向细胞周期调控的关键分子是研发新的抗肿瘤药物的重要方向。

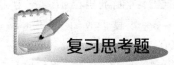

复习思考题

1. 试比较有丝分裂与减数分裂的异同点?
2. 细胞周期同步化有哪些方法? 比较其优缺点。
3. 细胞周期分哪几个时期? 各有何特点? 细胞周期受到哪些因素的调控?
4. 简述减数分裂前期Ⅰ染色体的变化。
5. 何为细胞周期检验点? 通常有哪些细胞周期检验点? 有何意义?
6. 举例说明 CDK 在细胞周期中如何执行调节功能的。
7. 研究细胞周期调控因子的常用方法学?
8. 泛素 – 蛋白酶体在细胞周期调控中发挥哪些功能? 如何发挥功能?
9. 如何筛选靶向细胞周期调控因子的药物?
10. 常用的研究细胞周期调控的模式生物有哪些?
11. 细胞周期调控相关基因与肿瘤的关系?
12. 如何筛选出与肿瘤发生相关的细胞周期调控基因?

（宋　明　谢建平）

第十一章 | 细胞分化

学习目标

1. 掌握细胞分化的概念和特点，细胞分化的分子机制；细胞的分化潜能；干细胞的概念、特征及其分类。
2. 熟悉影响早期胚胎细胞决定的因素，细胞分化的影响因素；细胞分化异常与细胞癌变关系；肿瘤干细胞与肿瘤发生；肿瘤诱导分化的药物靶标。
3. 了解肿瘤细胞的分化特征；干细胞与医药。

第一节 细胞分化的概念

一、细胞分化的概念

多细胞高等生物的个体由不同的组织和器官组成，各种组织、器官由不同形态与功能的细胞组成。细胞分化是多细胞生物体发育的基础和核心。人体至少由200种不同类型的细胞构成不同的组织、器官和系统。一个有机体的形成是通过细胞的增殖和细胞分化这两种有联系的变化形式来实现的。

（一）细胞分化的基本概念

多细胞高等生物体的所有不同类型的细胞都是由受精卵发育而成的，这种由一种细胞增殖产生的后代，在形态结构和生理功能上发生稳定性的差异的过程称为细胞分化（cellular differentiation）。细胞分化不仅发生在胚胎发育中，而且贯穿生物的整个生命过程，以补充衰老、死亡、凋亡、损伤的细胞。

细胞分化是发育生物学（developmental biology）的一个核心问题。一个细胞在不同的发育阶段，可以有不同的形态和机能，即存在时间上的分化；同一种细胞的后代，由于所处的环境不同，可以有相异的形态和机能，即有空间上的分化。出现不同类型的细胞，有的是发育的需要，有的则是生活条件所决定的。多细胞生物的细胞不但有时间上的分化，而且由于在同一个体上的各个细胞所处的位置不同，因而发生机能上的分工，于是就有空间上的分化，表现在一个生物体的前端与后端、内部与外部、背面与腹面等部位，可以有不同的细胞。随着多细胞生物体细胞数量的增多，其分化程度也必然越来越复杂。例如，某些低等生物只有两种细胞的区别，而高等生物则由若干种不同的细胞组成（表11-1）。细胞分化的结果是在空间上、时间上出现可识别的形态和功能的差异，是多细胞生物个体形态发生的基础。

表 11 − 1　不同结构水平的生物组成细胞的数目和种类的比较

生物种类	组成细胞的数目	组成细胞的种类
人	6×10^{13}	200
涡虫	10^9	100
水螅	10^5	10 ~ 20
海绵	10^3	5 ~ 10
线虫	3×10^3	2
中生动物	$n \times 10$	2
团藻	10^2	2

在动物组织中，细胞分化的一个普遍原则是：一个细胞一旦转化为一个稳定的类型之后，如果没有外界的影响就不能逆转到未分化状态。例如，一个离体培养的皮肤上皮细胞，保持为上皮细胞，而不转变成肌肉细胞或其他类型的细胞。细胞分化是一种持久性的变化，它的发生是在生物体的整个生命进程之中。但在胚胎时期达到最大限度，成为一个囊胚。许多物种到胚胎时期为止，还是细胞数目的增加，在囊胚形成以后，囊胚细胞经过原肠胚形成，自身重新排列，形成三个胚层，未来的器官也就确定下来了。组织分化从原肠胚开始，并通过组织发生和器官发生的过程继续下去。

（二）动物和人类胚胎的三胚层细胞的分化走向

受精卵经卵裂、桑椹胚形成胚泡后，桑椹胚进一步发育，形成一个中空的细胞球，这个具有空腔的胚胎叫囊胚。在囊胚细胞迁移、囊胚不断向内凹陷的过程中，胚胎细胞迅速增长分化为三胚层，形成外、中、内三个胚层，内胚层中间的空间是原肠腔。原肠胚是由外胚层（ectoderm）、中胚层（mesoderm）、内胚层（endoderm）组成。外胚层和内胚层最终形成组织的鞘，即上皮（epithelia），覆盖在器官的外表面和内表面。原肠胚外胚层发育成神经系统、感觉器官、表皮及其附属结构；中胚层发育成骨骼，肌肉，循环、排泄、生殖系统等；内胚层发育成肝、胰等腺体，呼吸道，消化道的上皮（图 11 − 1）。

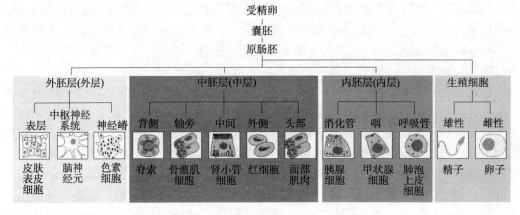

图 11 − 1　脊椎动物细胞分化示意图

（三）细胞决定

胚胎细胞在显示特有的形态结构、生理功能和生化特征之前，需要经历一个称作决定的阶段。多细胞个体起源于一个受精卵,从受精卵衍生出整个机体的各种组织器官。在胚胎三胚层期,虽然在形态上没有可见的差异,但各胚层在分化潜能上开始出现一定的局限性,只趋向于发育为本胚层的组织器官,细胞已经具备按特定的方向分化、最终形成一定表型的细胞的能力,这种细胞在形态、结构与功能等分化特征未出现以前就已决定了细胞分化命运的发育选择称为细胞决定(cell determination)。胚胎发育过程中,逐渐由全能细胞发育为较局限的多能细胞,最后成为稳定的单能细胞的趋向,是分化的普遍规律。细胞决定可看为分化潜能逐渐限制的过程,细胞决定先于细胞分化。例如,在两栖类,把神经胚早期的体节从正常部位移植到同一胚胎的腹部还可改变分化的方向,不形成肌肉而形成肾管及红细胞等。但是到神经胚晚期移植体节,就不能改变体节分化的方向(图11-2)。可见,这时期体节的分化已稳定地决定了。

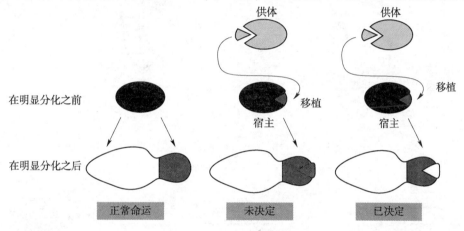

图11-2　细胞决定实验示意图

现认为影响细胞决定的有两方面的因素:①卵细胞的极性与早期胚胎细胞的不对称分裂。细胞的不对称分裂是指存在卵细胞中的 mRNA 并非均匀分布,而是位于特定的空间,因此在细胞分裂时这些决定因子不均匀的分配到子细胞中,造成两种子细胞命运的差异,因此卵细胞质的特性决定了子细胞核的分化命运,如高等脊椎动物卵中的生殖质,在卵裂开始时就不均等的分配到不同的卵裂球中,有生殖质的卵裂球将发育成原生殖细胞,无生殖质的卵裂球就发育成成体细胞。②发育早期细胞间的相互作用。一个细胞的命运可由相邻细胞决定,例如囊胚中的内细胞团可以分化为胚体结构,而位于外层的滋养层细胞则分化为胎膜成分,细胞间的相互作用会影响细胞内某些基因的关闭或某些基因的表达。

细胞决定一般是稳定的,例如在人体骨髓、肠道与皮肤的细胞。在体外,一个离体培养的皮肤上皮细胞,保持为上皮细胞而不转变为其他类型的细胞。细胞决定还表现出遗传稳定性,果蝇成虫盘细胞的移植实验就是一个典型的例子,成虫盘是幼虫体内处于未分化状态的细胞团,变态后由成虫盘产生相应的腿、翅、触角等成体的不同结构(图11-3),分化为某种特定类型的细胞团。如将成虫盘移植到成虫果蝇腹腔中,成虫盘可以保持未分化状态不断增殖,即使在果蝇腹腔中移植多次,经历1800代以后再移植到幼虫体内,当幼虫变态时,被移植的成虫盘仍能发育成相应的成体结构(图11-4),说明果蝇成虫盘细胞的决定状态是非常稳定并可遗传的,并不受增殖代数的影响。

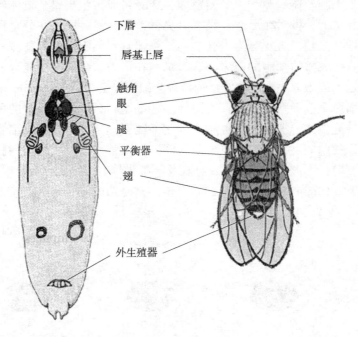

下唇

唇基上唇

触角

眼

腿

平衡器

翅

外生殖器

图 11 - 3　果蝇成虫盘的定位和发育的命运

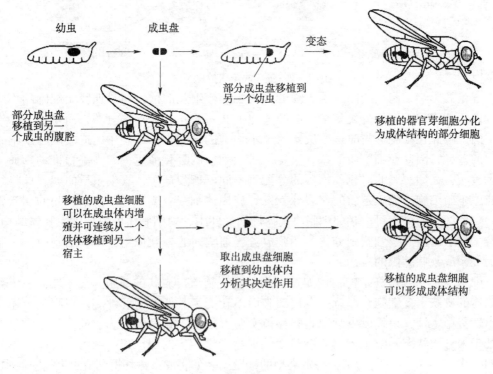

幼虫　　　　成虫盘

变态

部分成虫盘移植到
另一个幼虫

部分成虫盘
移植到另一
个成虫的腹腔

移植的器官芽细胞分化
为成体结构的部分细胞

移植的成虫盘细胞
可以在成虫体内增
殖并可连续从一个
供体移植到另一个
宿主

取出成虫盘细胞
移植到幼虫体内
分析其决定作用

移植的成虫盘细胞
可以形成成体结构

图 11 - 4　果蝇成虫盘移植实验

细胞功能决定分化的早晚，因动物及组织的不同而有差异，但一般情况下都是渐进的过程。

细胞决定从本质上讲是发育阶段特异基因表达的结果。以成肌细胞的决定为例说明细胞决定与发育阶段特异基因表达。哺乳类骨骼肌细胞的分化经历三个阶段。首先是神经管及侧面外胚层周围组织发出的特异性细胞外信号，使体节中部分间充质细胞获得决定，发育为成肌细胞（myoblast）并激活细胞内与肌细胞分化发育进程有关的因子。例如，家族蛋白（myoblast determination，MyoD），包括 MyoD、Myf5、Myogenin 及 Mrf4，它们都是转录调控因子，统称为肌肉调节因子（muscle regulatory factor，MRF）。MyoD 和 Myf5 两者作用相似，可以相互代偿，如果同时存在，起功能叠加作用。MRF 形成同源二聚体，与 DNA 亲和力低，但是，E2A 蛋白与 MRF 结合成异源二聚体，则与 DNA 亲和力大大增加。如果 MRF/E2A 异源二聚体与肌肉增强子结合因子（muscle enhancer binding factor，MEF）结合，加强 MEF 对肌细胞分化的决定作用。在这一阶段，外部信号使体节中一部分细胞选择性表达 MyoD 和 Myf5，使细胞处于决定状态。第二阶段，成肌细胞保持增殖能力，其中部分细胞迁移至肢芽，被决定的成肌细胞在 Myogenin、MEF 等因子的作用下分化为肌细胞。第三阶段，肌细胞融合成多核的合胞体（syncytium），称为肌管（myotube），最终分化为骨骼肌细胞（图 11−5）。

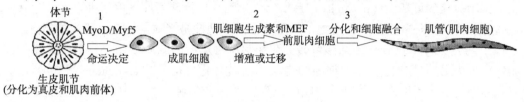

图 11−5 脊椎动物骨骼肌细胞分化机制

（四）转决定

在认识到细胞决定的同时，人们也在果蝇研究中发现了某种突变体或培养的成虫盘细胞中有时会出现不按已决定的分化类型发育，而生长出不是相应的成体结构，发生了转决定（transdetermination）。转决定同基因突变不同，它不是单一细胞而是一群细胞发生变化。转决定的细胞可以回复到决定的原初状态，但更多的是分化成表型上的突变体，形成其他类型的结构，如触角成虫盘细胞变成翅或腿等。研究转决定的机制对了解胚胎细胞命运的决定具有重要意义。

二、细胞分化的特点

（一）细胞分化的普遍性和持久性

细胞分化是生物界中十分普遍的一种生命现象，是生物个体发育的基础。所有高等动物都由同一来源的受精卵发育而成，通过细胞分化，具有相同遗传组成的细胞，选择性地表达不同的基因，产生不同的蛋白质、执行不同的功能，共同参与构成一个复杂的个体。

细胞分化贯穿于生物体整个生命进程中，对于动物体而言，细胞分化始于原肠胚形成之后，并贯穿于个体发育的整个过程，但以胚胎期最为典型。在胚胎发育过程中，细胞分化与形态发生（morphogenesis）是相互联系在一起的，后者是指通过细胞的增殖、分化和行为（如粘附、迁移、凋亡）塑造组织、器官和个体形态的过程；在出生后仍然存在着细胞分化，成年有机体需要有一系列分化成熟的细胞来执行成年身体的各种特殊功能，保持各种类型细胞的细胞数量以维持机体正常功能，所以细胞分化发生于生物体的整个生命过程。

（二）细胞分化的稳定性

在正常的生理条件下，已分化为特异的、稳定类型的细胞一般不可能逆转到未分化状态或者成为其他类型的分化细胞，直到死亡，表现出高度的稳定性。例如：造血干细胞分化为红细胞，红细胞最终衰老、死亡；细胞分化的稳定性同样表现在离体培养的细胞，例如，一个离体培养的皮肤上皮细胞保持为上皮而不转变为其他类型的细胞；黑色素细胞体外培养30多代仍能合成黑色素。正常情况下，细胞分化是稳定、不可逆的。一旦细胞受到某种刺激发生变化，开始向某一方向分化后，即使引起变化的刺激不再存在，分化仍能进行，并可通过细胞分裂不断继续下去。

生物界在细胞分化的基因调节上存在进化上的保守性。细胞分化是伴随着细胞分裂进行的，亲代与子代细胞的形态、结构或功能发生改变，但细胞内的遗传物质不变。

（三）细胞分化的可塑性

细胞分化的可塑性（plasticity）是指已分化细胞在特殊条件下重新进入未分化状态或转分化为另一种类型细胞的现象。细胞分化的可塑性是当前生物医学研究的热点。

1. 特定条件下已分化的细胞可转分化为另一种类型的细胞　由一种分化状态的细胞转变成为另一种分化状态的细胞的现象称为转分化（transdifferentiation）。转分化的特点是细胞发生了形态、表型及功能的改变，即一种细胞失去其特有的细胞表型和特征，获得新的表型和内部功能，转化为另一种细胞以适应新环境的需要，发挥新的作用。

在高度分化的动物细胞中可见到这种现象。如水母横纹肌细胞经转分化可形成神经细胞、平滑肌细胞、上皮细胞，甚至可形成刺细胞。分化程度低的神经干细胞也可形成骨髓细胞和淋巴样细胞。在大鼠胆管结扎试验中发现，肝细胞可发挥兼性干细胞功能，30天后肝细胞转化为胆管上皮细胞，其新生小管道数量是原来的36倍，可修复部分胆管损伤带来的功能缺陷。

体外培养的肾上腺嗜铬细胞，在正常生理条件下，体积较小的嗜铬细胞源于神经嵴并且分泌肾上腺素进血；在培养条件下，加入糖皮质激素可以维持嗜铬细胞的表型，但当去除甾体激素并在培养基中加入神经生长因子之后，嗜铬细胞转化成交感神经元，这些神经元比嗜铬细胞大，并带有树突样和轴突样突起，且分泌去甲肾上腺素而不是分泌肾上腺素（图11-6）。

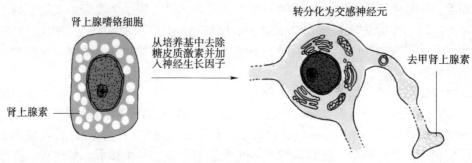

图11-6　细胞转分化示意图

2. 已分化细胞可发生去分化　正常情况下，细胞分化是稳定、不可逆的。1962年，约翰·戈登彻底改变了这一观点，他给一只分化成熟的青蛙肠上皮细胞细胞核植入了无核卵子后，这个细胞发育成了一个功能健全的蝌蚪。这种在某些情况下，分化细胞失去特有的结构和功能变为具有未分化细胞的特性，这一变化过程称为去分化（dedifferentiation）。

在植物细胞中高度分化的植物细胞可以失去分化特性，重新进入未分化状态，成为发育成完整植株的全能性细胞，这种过程可以在实验室培养条件下完成，也可以在营养体繁殖过程中出现。在植物中，去分化细胞成为薄壁细胞，称为愈伤组织（callus）。去分化往往随之又发生再分化（redifferentiation）。动物蝾螈的体细胞部分去分化形成胚芽细胞后能够再生肢体，还能再生体内新的骨骼、肌肉与神经组织。

研究发现，一些"诱导"因子能够将小鼠和人成熟细胞的体细胞重新编程去分化变为多能性，细胞通常稳定的分化状态能够被解除，这使我们对细胞分化的有了进一步的认识（见本章第五节）。

无论是动物还是植物，细胞分化的稳定性是普遍存在的，而分化的可逆性（即转分化或去分化）是有条件的。

（四）细胞分化的时空性

一个细胞在不同的发育阶段可以有不同的形态和功能，这是时间上的分化。在多细胞生物中，同一细胞的后代由于所处的位置不同，微环境也有一定的差异，表现出不同的形态和功能，这是空间上的分化。从基因表达角度看，细胞分化是基因选择性表达的结果，这种表达具有时空特征，即各种不同类型的细胞，其特异性基因在生物体（包括其胚胎）内的一定部位和一定时间内才表达。那么在什么条件下、何种信号、通过什么途径和方式启动特异性基因的表达是细胞分化研究的核心问题，也是细胞分化研究的热点。

（五）细胞分化与细胞分裂状态和速度相适应

细胞分化和细胞分裂是多细胞生物个体发育过程中两个密切相关的重要事件。一般细胞在分裂的基础上进行分化，细胞分化发生于细胞分裂的 G_1 期，在早期胚胎发育的卵裂阶段，细胞快速分裂，G_1 期很短或几乎无 G_1 期，此时细胞分化减慢。个体发育过程中常常表现出细胞分裂旺盛时细胞分化变缓，分化较高时细胞分裂速度减慢的规律。例如，高分化的神经元和心肌细胞很少分裂或完全失去分裂能力，哺乳动物的表皮角质化层细胞等分化程度较高，分裂的频率也明显减慢。在人的一生中，皮肤、小肠和血液等组织需要细胞分裂和细胞分化相适应来达到不断地更新。

三、细胞的分化潜能

细胞的分化潜能随个体发育进程而逐渐变窄。

（一）全能性细胞

一个细胞在一定条件下具有发育成完整个体的潜能，称为细胞的全能性（totipotency）。具有这种潜能的细胞称为全能性细胞。这种细胞能够分化为这个生物体内任何一种类型的细胞，也具有表达其基因组中任何一种基因的能力。

　　多细胞有机体起源于一个受精卵，从受精卵衍生出整个机体的各种组织器官，因此，受精卵的分化潜能具有全能性。受精卵经过卵裂形成囊胚到16细胞前的阶段，细胞基本是全能性的。从囊胚开始，细胞出现分化。例如，哺乳类囊胚开始分化成为两种类型的细胞，一种是滋养层细胞，另一种是内细胞团。前者将发育成为胚胎附属结构，而内细胞团将发育成为个体。但是，如果没有滋养层细胞的存在，内细胞团不会发育成为个体。

　　植物的枝、叶、根都有可能长成一株完整的植株，细胞培养的结果也证明即使高度分化的植物细胞也可以培养成一个完整的植株，因此可以说绝大多数植物细胞具有全能性。

　　理论上，每个具有完整基因组的细胞，包括生殖细胞和体细胞，都应该是全能性的。但实际并非如此，往往体细胞表达基因的能力比性细胞要低得多。生殖细胞，尤其是卵细胞，尽管其分化程度很高，仍然具有较大的潜在全能性。在某些条件下，它可以进行孤雌生殖，由一个卵细胞分化成各种类型的细胞。

（二）多能性细胞

　　动物个体从原肠胚细胞重新排列发育为三胚层后，随着细胞空间关系的改变和微环境的差异，各胚层在分化潜能上开始出现一定的局限性，倾向于发育成本胚层的组织器官。外胚层只能发育成为神经、表皮等，中胚层只能发育成为肌肉、骨骼等，内胚层只能发育成为消化道及肺的上皮。三胚层细胞的分化潜能虽然局限，但仍具有发育成多种类型细胞的能力，这种细胞称为多能细胞（pluripotent cell）。经过器官发生，各种组织、细胞的发育命运最终确定，最后形成在形态上特化、功能上专一化（specialization）的终末分化细胞。胚胎发育过程中逐渐由"全能"局限为"多能"，最后趋向于"稳定的单能（unipotency）性"细胞方向分化，这种分化能力逐渐降低的趋向，是细胞分化过程中的一个普遍规律。细胞决定可以视为是细胞分化潜能逐渐限制的过程，细胞决定先于细胞分化。

四、体细胞分化潜能

　　在个体发育过程中，细胞分化不断进行，逐渐失去可塑性而发育成高度分化的细胞，此时不仅丧失继续分化能力，也失去再分裂能力，最终衰老死亡。在成体中有许多组织，如皮肤、血液和肠上皮细胞，寿命都很短，需要不断更新。成体产生新的分化细胞有两种方式：①通过已存在的分化细胞经分裂产生完全类同的新细胞，如血管中新的内皮细胞就是通过这种方式产生的；②由未分化的干细胞产生。成体的许多组织中都保留了一部分未分化的细胞，一旦需要，这些细胞便进行细胞分裂，经过分化产生新的子细胞。组织中这部分未分化的细胞称为成体干细胞（adult stem cell）。

　　在个体发育过程中，细胞的分化潜能也逐渐受限并最终不再具有多能性。大多数细胞发育成熟为分化完整的细胞，尽管有着一定多能作用的干细胞仍然会存在于身体的某些特定部位来满足细胞更替的需要，例如在骨髓、肠道与皮肤。分化完整的细胞是非常稳定的，因此通常来说他们不会变为其他分化完整的细胞或转化为胚胎早期才有的未分化的细胞。

　　受精卵以及早期合子细胞都是全能的。随着生长发育不断进行，胚细胞的特异性开始变得越来越明显：内细胞群发育为胚体，反之周围细胞组成滋养层系统同时也是胚胎外组织的主要来源。内细胞团内的细胞是多能的，例如他们可以发育为各种体细胞，也可以发育为生殖系统细胞，这些细胞最终分化为生殖细胞（卵子与精子）。

五、成熟细胞可以通过重组而具有多能性

绝大部分分化的特化细胞（除马蛔虫外），都保留有全套基因组，并在特殊条件下可表现出全能性：细胞核全能性。约翰·戈登等人在1964年成功地将非洲爪蟾肠上皮细胞核移植入去核的爪蟾卵细胞中，这个重组细胞发育成了一个功能健全的蝌蚪，第一次证明了成体分化完整细胞的细胞核在被放在卵细胞质环境中时是有能力发育成为所有类型成体细胞以及组织的。我国著名科学家童第周（1978）也曾将黑斑侧褶蛙（*Pelophylax nigromaculata*）的红细胞核移入去核的黑斑侧褶蛙卵，发育成正常蝌蚪。1996年7月，英国科学家威尔姆特（Wilmut）等利用体细胞克隆技术培育出世界上第一只克隆动物——"多莉羊"。这些例子证明了已分化的细胞核仍保持着受精卵细胞核的全部遗传信息，而卵细胞质则可能对细胞的决定和分化起关键的作用。

2006年，日本的山中伸弥（Shinya Yamanaka）通过一个令人惊讶的简单程序证明了给一个分化成熟的细胞注入一组转录因子就足以让分化细胞恢复多能状态。通过这种程序得出的细胞被称为诱导多能干细胞（Induced Pluripotent Stem Cells，IPS）。证明了通常状况下非常稳定的分化成熟状态可以被打破。因为这种状态隐藏着恢复多能状态的潜能。2015年1月，北京大学邓宏魁教授与其他研究机构合作，在《Cell Research》发表的一项研究中指出了GATA家族在重编程中的重要性，GATA转录因子家族的所有6个成员都能取代Oct4，促进小鼠体细胞重编程。来自格拉斯通研究所（Gladstone Institutes）的研究人员通过研究将皮肤细胞重编程为产生胰岛素的胰腺细胞，其成果发表在《Cell Stem Cell》上，这项研究中，研究者首先收集实验小鼠皮肤成纤维细胞，随后利用特殊分子和重编程因子的混合物对其进行处理，进而将皮肤细胞转化成为内胚层样细胞，最终分化为机体的胰腺，这为开发新型的Ⅰ型糖尿病的治疗法提供了一定思路和希望。

第二节 细胞分化的分子基础

一、细胞分化的本质是基因选择性表达

多细胞生物在个体发育过程中，细胞分化使同一来源的细胞产生形态结构、生化特性、生理功能上的差异。通过细胞分化，具有相同遗传组成的细胞选择性地表达不同的基因，产生不同的结构蛋白、执行不同的功能，共同参与构成一个复杂的细胞社会：个体。

从分子层次看，在细胞内与分化有关的基因按其功能分为两类：一类是管家基因（housekeeping gene），这是维持细胞基本活动所必需的基因，是生物体各类细胞中都表达，为维持细胞存活和生长必须的蛋白质编码的基因。例如，核糖体蛋白、细胞骨架蛋白、染色质组蛋白、膜转运蛋白糖酵解酶蛋白的编码基因等。另一类为组织特异性

基因（tissue specific gene），也叫奢侈基因（luxury gene），这类基因编码细胞特异蛋白质，它对细胞的生存无直接影响，但在细胞分化、决定细胞特异性方面起着重要作用，不同的组织特异性基因的选择性表达赋予了分化细胞的不同特征。因此，基因调控是细胞分化的核心问题。例如，水晶体细胞合成晶体蛋白、红细胞中的血红蛋白、表皮细胞的角蛋白、肌肉细胞的肌动蛋白和肌球蛋白等。而这些组织特异性蛋白质的合成是通过细胞内组织特异性基因在一定的时期的选择性表达实现的。

早期实验结果提示，在哺乳动物基因组中，多数基因为管家基因。然而，随着DNA 芯片实验技术的发展以及检测的细胞类型的增多，发现真正意义的管家基因可能仅占基因总数的很少一部分（估计不超过3%），组织特异性基因占基因总数的绝大部分，它们调控并参与了细胞分化。

二、细胞分化的基因表达调控

细胞分化中基因表达的调节控制是一个十分复杂的过程，在蛋白质合成的各个水平，从 mRNA 的转录、加工到翻译，都会有调控的机制。在 DNA 水平也存在调控机制（如基因的丢失、放大、移位重组、修筛以及染色质结构的变化等）。不同的细胞在其发育中的基因表达的调节控制不同；相同的细胞在其发育的各阶段中，调节控制的机制不同。不同的基因在发育过程中，按照时间、空间顺序启动和关闭，互相协调，对胚胎细胞的生长和分化进行调节。

目前，对细胞分化的研究，已经从单纯形态学的研究，进入到细胞及分子层次。从分子层次的意义上来看，分化细胞之所以能合成特异的蛋白质，就是由于细胞核内的基因组有选择地表达，这是细胞分化的基础。只有了解细胞中的基因调控机制，才能从分子层次上解释细胞的分化。

由受精卵发育而来的不同分化类型细胞中，基因表达特性差异很大，某个基因在一种细胞中表达，而在另一种细胞中不表达，是什么因素在调控分化细胞中的组织特异性基因表达呢？细胞分化的调控可以发生在转录、翻译以及蛋白活性修饰等不同水平。研究证明，细胞分化的基因表达调控主要发生在转录水平。

（一）细胞特异性转录因子和活性染色质区决定细胞特异性蛋白的表达

在细胞分化过程中被激活的基因常常存在复杂的调控区域，这些区域中含有转录因子和转录因子调节蛋白的结合位点，在调控区域不同转录调节因子的相互作用决定了基因是否被激活。

研究显示，与基因表达的调控区相互作用的转录因子分为通用转录因子与组织特异性转录因子两大类。在许多细胞类型中均存在，为大量基因转录所需要的是通用转录因子，而组织特异性转录因子是组织特异性基因表达所需要的，并在特异的细胞中存在。例如：红细胞中表达血红蛋白所需要的 EF-I 因子、骨骼肌细胞中表达肌球蛋白所需要的 MyoD I 因子、胰岛中表达胰岛素所需要的 IsI-I 因子等。这些组织特异性转录因子与奢侈基因的调控区相互作用来调控奢侈基因的表达。

活性染色质结构的特异调控区在细胞特异性蛋白表达过程中的作用、在红细胞中血红蛋白的表达和形成过程中有较深入的研究。血红蛋白的形成以及正确执行运输氧气的功能是红细胞分化的主要特征。脊椎动物不同发育阶段基因表达变化研究较多的是珠蛋白基因（globingene）。珠蛋白基因分为 α 和 β 两种类型，人类 β 珠蛋白基因家族位于 11 号染色体短臂，α 珠蛋白基因位于 16 号染色体上。它们分别编码 7 种不同的多肽链：2 种 α 肽链（ζ、α），2 种 β 肽链（ε、$^G\gamma$、$^A\gamma$、δ、β）。各类肽链的氨基酸顺序基本相同。例如，β 与 δ 和 β 与 γ 分别有 90% 和 80% 以上的氨基酸序列相同，它们构成了 α 或 β 珠蛋白家族。位于 11 号染色体短臂的人类 β 珠蛋白基因家族的 5 个结构基因（图 11 - 7）：ε、$^G\gamma$、$^A\gamma$、δ、β，和 β 基因按 5′ 至 3′ 方向依次排列，全长约 60kb，每种珠蛋白基因均含有 3 个外显子和 2 个内含子。这些基因在不同的发育时期表达：ε 在早期胚胎的卵黄囊中表达；$^G\gamma$ 和 $^A\gamma$ 基因在胎儿肝脏中表达；δ 和 β 基因在成人骨髓红细胞前体细胞中表达。所有这些基因的蛋白产物都与 α - 珠蛋白基因编码的 α - 珠蛋白结合。因此，在人体发育的各个阶段，分别形成血红蛋白的组成。在胚胎发育早期，首先是 ζ 和 ε 基因开始在卵黄囊的血岛中表达，几乎同时或随后 α 基因开始表达，构成早期胚胎型血红蛋白 $\zeta_2\varepsilon_2$、$\alpha_2\varepsilon_2$。发育到第 2 个月，ζ 和 ε 基因开始关闭，α 和 γ 表达量增加，形成胎儿型血红蛋白 $\alpha_2\gamma_2$。到妊娠第 3 个月，β 和 δ 基因开始表达。到妊娠末期，γ 基因活性逐渐下降，成年型 β 基因活性渐次上升。到出生后这一转变加快，胎儿型血红蛋白 $\alpha_2\gamma_2$，被成体型 $\alpha_2\beta_2$ 替代，出生 12～18 周以后，主要是 α 和 β 基因表达（图 11 - 8），故成体中 $\alpha_2\beta_2$ 型占 97%，$\alpha_2\delta_2$ 约占 2%，$\alpha_2\gamma_2$ 仅为 1%。胎儿型与成体型血红蛋白在生理功能上有所不同，前者与氧的亲和力强。

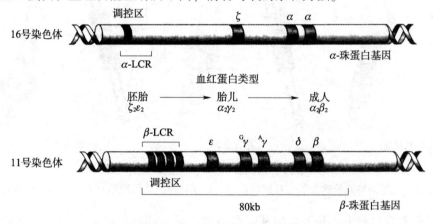

图 11 - 7 人珠蛋白结构基因

研究发现，在个体发育过程中不同的 β 蛋白基因打开和关闭与在 ε 基因上游 10kb 以上有一段调控区有关，这一调控区称为座位控制区域（locus control region，LCR），该区域含有 4 个 DNA 酶 I 超敏感位点，它们对珠蛋白基因具有特异作用，不同类型的哺乳动物 LCR 有高度同源性，而且空间分布也有高度保守性。有可能它们在进化过程中来自于同一祖先，稳定地存在于红系组织中。研究发现，LCR 可使任何与它相连的 β - 家族基因呈高水平表达，即使 β - 珠蛋白基因本身距离它约 50kb，LCR 也能知道转基因小鼠中整个 β - 珠蛋白基因簇的顺序表达。研究认为，LCR 和珠蛋白基因启动子之间的 DNA 呈袢环状，结合到 LCR 的蛋白就比较容易与结合到珠蛋白基因启动子上的蛋白发生相互作用。例如，在胚胎的卵黄囊细胞中，LCR 将与 ε 基因的启动子相互作用；在胎肝中与两个 γ 基因启动子相互作用；最后在骨髓来源的红细胞中与 β 基因启动子相互作用（图 11 - 9）。表现出组织特异性基因在时空上差异表达的调控。如果

LCR 突变或缺失，会导致贫血症。

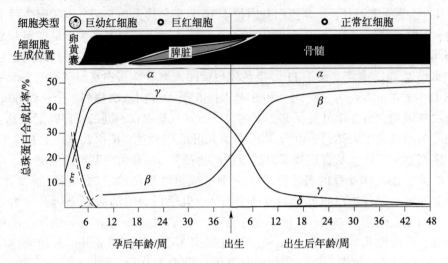

图 11 - 8　人体发育过程中血红蛋白的差异表达过程

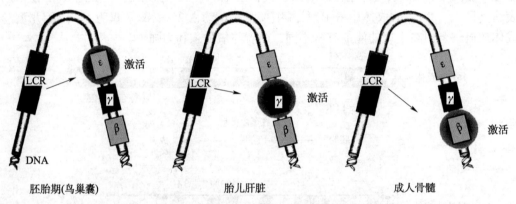

图 11 - 9　LCR 控制的 β - 珠蛋白基因活化的可能机制

（LCR 基因的不同阶段依次与每个基因的启动子相互作用，从而控制它们的时间顺序性表达）

在胚胎发育过程中，基因组的基因严格按照时空顺序相继活化，这一现象称为基因的差别表达（differential expression）或顺序表达（sequential expression）。

动物的胚胎发育从受精卵开始，在整个过程中，严格按照特定的时间、空间顺序，基因选择性地表达，表现出时空性顺序、组织特异性和发育阶段专一性的特点。

在哺乳动物的成肌细胞向肌细胞分化的过程中，*myoD* 基因起重要作用。*myoD* 在肌前体细胞和肌细胞中表达，它的表达将引起级联反应，包括 *mrf*4、*myogenin* 基因的顺序活化，导致细胞分化（图 11 - 10）。

对于肌细胞的发育，在原肠胚形成时，整个胚胎各细胞都能合成肌球蛋白，但在原肠胚以后，随着细胞分化形成组织、器官，肌球蛋白的合成便发生变化，仅在心区的细胞表达，而其他部位的细胞则沉默。在较晚期，随着肌肉收缩纤维的形成，肌细胞便增强了肌球蛋白的合成。事实上，分化细胞基因组中 90% 以上的基因被抑制，只有少部分基因选择性地表达。

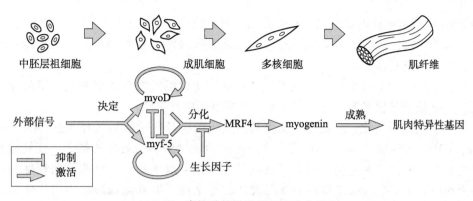

图 11 – 10　脊椎动物骨骼肌细胞分化机制

（二）染色质成分的化学修饰制约基因的转录

1. DNA 甲基化调控细胞分化基因的表达　真核生物基因组中存在广泛的甲基化。真核生物 DNA 大约 2% ~ 7% 的胞嘧啶（C）存在甲基化修饰。DNA 甲基化是由 DNA 甲基转移酶催化 S – 腺苷甲硫氨酸作为甲基供体，将胞嘧啶转变为 S – 甲基胞嘧啶（mC）的反应。CG（即 CpG）二核苷酸是最主要的甲基化位点。它在基因组中呈不均匀分布并广泛存在。基因启动子区的 CpG 岛在正常状态下一般是非甲基化的，当其发生甲基化时，常导致基因转录沉寂。

研究显示：脊椎动物一些基因的活性与基因调控区域或其周围特定胞嘧啶的甲基化有关，甲基化使基因失活，相应地非甲基化和低甲基化能活化基因的表达。与细胞内组织特异性表达有关的基因，在特定组织中保持非甲基化或低甲基化状态，而在其他组织中呈甲基化状态。例如，在人类红细胞发育中，与珠蛋白合成有关的 DNA 几乎无甲基化，而在其他不合成珠蛋白的细胞中，相应的 DNA 部位则高度甲基化。在胚胎卵黄囊中，ε 珠蛋白基因的启动子未发生甲基化，而 γ 珠蛋白的基因启动子则甲基化，因此在该时期 ε 珠蛋白基因表达，而 γ 珠蛋白的基因关闭（图 11 – 11）。在胎儿肝细胞中，γ 珠蛋白的基因没有甲基化，但在成体肝细胞中这一基因被甲基化。在发育过程中，甲基化可能有助于某些基因的关闭。利用 5 – 氮胞苷可人为造成去甲基化，用它处理细胞，可以改变基因表达与细胞分化状态。

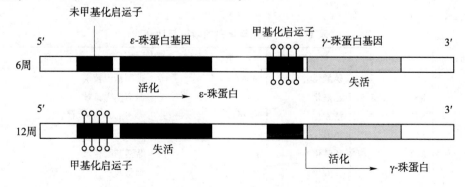

图 11 – 11　人类胚胎红细胞中珠蛋白基因的甲基化

2. 组蛋白的化学修饰调控转录因子与基因表达调控区的结合　组蛋白是真核生物染色体的结构蛋白，是一类小分子碱性蛋白质，它们富含带正电荷的碱性氨基酸，能够同 DNA 中带负电荷的磷酸基团相互作用。只有改变组蛋白的修饰状态，使 DNA 和组蛋白的结合变松，才能使相关基因表达，因此组蛋白是重要的染色体结构维持单位和基因表达的负控制因子。

组蛋白修饰主要以共价键形式发生，包括组蛋白的乙酰化、甲基化、磷酸化、泛素化、ADP 核糖基化等等，这些修饰都会影响基因的转录活性。

（1）组蛋白甲基化：组蛋白甲基化是由组蛋白甲基化转移酶（Histone methyltransferase，HMT）完成的。甲基化可发生在组蛋白的赖氨酸和精氨酸残基上，赖氨酸残基能够发生单、双、三甲基化，而精氨酸残基能够单、双甲基化，这些不同程度的甲基化极大地增加了组蛋白修饰和调节基因表达的复杂性。甲基化修饰可使染色体的结构发生变化，也可以通过其他转录因子来调控基因的表达。研究表明，组蛋白精氨酸甲基化是一种相对动态的标记，精氨酸甲基化与基因激活相关，而 H_3 和 H_4 精氨酸的甲基化丢失与基因沉默相关。赖氨酸甲基化是基因表达调控中一种较为稳定的标记。例如，H_3 第 4 位的赖氨酸残基甲基化与基因激活相关，而第 9 位和第 27 位赖氨酸甲基化与基因沉默相关。甲基化数与基因沉默和激活的程度相关。

组蛋白甲基化对 DNA 甲基化有指导作用，DNA 的 CpNpG 甲基化依赖于组蛋白甲基化；H_3K_9 组蛋白甲基化转移酶的突变，会引起 DNA 甲基化的丢失。

（2）组蛋白乙酰化：组蛋白乙酰化是由组蛋白乙酰转移酶和组蛋白去乙酰化酶协调进行，主要发生在 H_3、H_4 的 N 端比较保守的赖氨酸位置上。组蛋白乙酰化呈多样性，核小体上有多个位点可提供乙酰化位点，但特定基因部位的组蛋白乙酰化和去乙酰化是以一种非随机的、位置特异的方式进行。乙酰化可能通过对组蛋白电荷以及相互作用蛋白的影响，来调节基因转录。高乙酰化与激活基因表达有关、低乙酰化与抑制基因表达有关。通过组蛋白的乙酰化与去乙酰化，会使与组蛋白结合的基因表达受到精确的调控。

（3）组蛋白的磷酸化与泛素化：组蛋白的磷酸化是通过改变组蛋白的电荷、修饰组蛋白的结合表面，在基因转录过程中起调控作用。

泛素化主要通过对被降解组蛋白进行泛素标记，使部分蛋白启动基因表达来实现。H_2B 的泛素化可以影响 H3 - K4 和 H3 - K79 的甲基化，各种修饰间也存在着相互的关联（表 11 - 2）。

表 11 - 2　常见组蛋白的修饰与功能

组蛋白	修饰位点	修饰类型	蛋白复合体	主要功能
H_2A	S1	磷酸化	MSK1	抑制基因转录
	K5	乙酰化	p^{300}	激活基因转录
	K119	泛素化	hPRC1L	参与 polycomb 沉默
H_2B	K5	乙酰化	p^{300}	激活基因转录
	K12	乙酰化	p^{300}	激活基因转录
	S14	磷酸化	Mst1	细胞凋亡、DNA 修复
	K15	乙酰化	p^{300}	激活基因转录
	K20	乙酰化	p^{300}	激活基因转录
	S33	磷酸化	TAF1	细胞周期推进和发育
	K123	泛素化	Ubc2	调节 H3K4 甲基化

组蛋白	修饰位点	修饰类型	蛋白复合体	主要功能
H3	R2	甲基化	CARM1	
	T3	磷酸化	Haspin	细胞分裂染色体排列
	K4	甲基化	Sct1/M1L/Ash1	激活基因转录
	R8	甲基化	PRMT5	调节细胞生长和增生
	K9	甲基化	SUv39h1/2	激活基因转录
	S10	磷酸化	RSK2/MSK1	激活基因转录
	T11	磷酸化	D1K/ZIP	激活基因转录
	K14	乙酰化	P^{300}/PCAF	激活基因转录
	R17	甲基化	CARM	激活基因转录
	K18	乙酰化	p^{300}	激活基因转录
	K23	乙酰化	p^{300}	激活基因转录
	K27	甲基化	Ecd – E2h2	X 染色体失活
	S28	磷酸化	Aurora/PKA	细胞分裂、细胞凋亡
	K36	甲基化	NSD1	激活基因转录
	K79	甲基化	Dot1 L/Dot1 p	端粒沉默
H4	S1	磷酸化	CK11	DNA 损伤修复
	R3	甲基化	PRMT1/PRMT5	活化染色质
	K5	乙酰化	p^{300}	激活基因转录
	K8	乙酰化	P^{300}/PCAF	激活基因转录
	K12	乙酰化	p^{300}	激活基因转录
	K16	乙酰化	hMOF	激活基因转录
	K20	甲基化	PR – Sct7/NSD1	基因沉默，DNA 修复

3. 非组蛋白与基因的选择性转录　Gilmour 和 Paul 的染色质重组实验，取兔的胸腺和骨髓细胞的染色质，分别从中分离出 DNA、组蛋白和非组蛋白蛋白质，用重组的染色质做模板，加入 RNA 聚合酶和各种前体核苷酸即可合成 RNA。其结果如下：未分离的胸腺染色质和骨髓染色质能分别合成胸腺 mRNA 和骨髓 mRNA。胸腺染色质和骨髓染色质的 DNA、组蛋白和非组蛋白重组后，也能分别合成胸腺 mRNA 和骨髓 mRNA。胸腺 DNA 和组蛋白与骨髓 DNA 和组蛋白混合在一起，加入胸腺非组蛋白时，重组后合成胸腺 mRNA。如果加入骨髓非组蛋白，则重组后合成的是骨髓 mRNA，说明特异的非组蛋白可能决定着相应的特定基因的转录，即调节细胞中转录过程的因素是非组蛋白。因此，非组蛋白与基因的选择性转录有密切关系。

（三）组合调控引起组织特异性基因的表达

人体有 200 多种不同细胞类型，只有少量类型调控蛋白启动这些细胞分化，其机制就是组合调控（combinational control）。即每种类型的细胞分化是由多种调控蛋白共同调控完成的（图 11 – 12）。如果调控蛋白的数量是 n，则启动分化的细胞类型是 2^n，当有 3 种调控蛋白存在，则启动 8 种不同细胞类型的分化。在启动细胞分化的各类调控蛋白组合中，有 1 ~ 2 种调控蛋白起关键作用。它们能够将不同的调控因子进行特殊的组合，调节细胞类型特异基因的表达。这种依靠一种或两种关键性基因调节蛋白，通过特定的调节蛋白组合引发产生其他调节蛋白的级联反应，不断地启动细胞分化，通过形态建成，完成复杂有机体的发育。在有机体中，虽然有不同类型的细胞，实际上仅需相对较少基因调节蛋白便可启动为数众多的不同细胞类型的分化。其机制就是通过基因调节蛋白的组合调控。

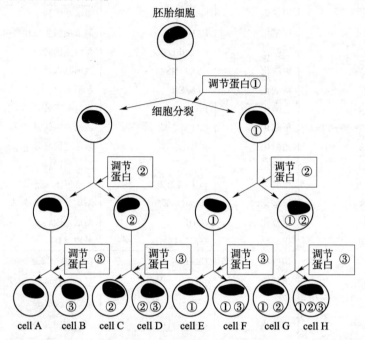

图 11-12　细胞分化过程的组合蛋白调控机制

（3 种基因调节蛋白通过不同的调节蛋白组合可引发出 8 种不同类型的分化细胞）

（四）基因组的变化与细胞分化

早期研究结果显示一些细胞的分化过程中基因组发生了量的变化。如，染色体丢失、基因扩增和 DNA 重排等。

某些原生动物、昆虫和甲壳动物在细胞分化过程中有部分染色体丢失的现象。例如，马蛔虫的一个变种（Ascaris equorum），当个体发育到一定阶段时，在将要分化为体细胞的细胞中，染色体断裂，含有着丝粒的碎片在细胞分裂中保留，不具有着丝粒的碎片在分裂中丢失。只有生殖细胞得到了完整的染色体。在摇蚊的发育中，许多体细胞丢失了最初 40 条染色体中的 38 条；哺乳动物（除骆驼外）的红细胞以及皮肤、羽毛和毛发的角化细胞则丢失了完整的细胞核。

哺乳动物能产生 $10^6 \sim 10^8$ 种抗体，但并不意味细胞内具有相应数量的基因，免疫球蛋白是异四聚体结构，除重链和轻链的随机组合以外，免疫球蛋白的多样性主要来源于基因的重新组合。脊椎动物和人类免疫细胞发育过程中，B 淋巴细胞分化的本质是由于编码抗体分子的基因发生了重排（rearrangement）。抗体分子由两条重链和两条轻链组成，重链和轻链的氨基酸序列均含有一个恒定区（constant region，C）和一个可变区（variable region，V），V 区结构具有多样性，是识别和与抗原结合的部位，赋予抗体分子对抗原的特异性。恒定区是由 C 基因编码，轻链可变区分别由 V、J 基因编码，重链可变区则由 V、D、J 基因编码。在 B 淋巴细胞分化过程中，胚细胞 DNA 发生重排，如轻链部分 *V* 基因片段、部分 *J* 基因片段和恒定区 *C* 基因连接在一起，组成编码抗体 mRNA 的 DNA 序列。重链和轻链具有数百个 *V* 基因片段，根据免疫应答需要可以选择性的与 *C* 基因组合形成多种 DNA 序列，可产生多种抗体分子。从这一点来看淋巴细胞的分化是不可逆的。

基因扩增是指细胞内特定基因的拷贝数专一性大量增加的现象。例如，爪蟾在卵裂和胚胎发育过程中，卵母细胞中的核糖体 DNA（rDNA）基因扩增而形成大量核糖体，以供大量合成蛋白质所需；在果蝇的唾腺细胞中，由于 DNA 复制而核不分裂，很容易观察到多线染色体。

基因组的变化现象并不是细胞分化的普遍规律。

（五）小 RNA 通过调控蛋白质基因的表达来决定细胞分化

小 RNA 是一类长度约为 20～30 个核苷酸长度的具有调控功能的非编码 RNA。包括微 RNA 即 MicroRNA（miRNA），它是一类内生的、长度约 20～24 个核苷酸的小 RNA，是由 70～90 个碱基大小的单链 RNA 前体的发夹结构，经过 Dicer 酶加工后生成。其在细胞内具有多种重要的调节作用。每个 miRNA 可以有多个靶基因，而几个 miRNAs 也可以调节同一个基因。第二类是小干扰 RNA 即 small interfering RNA（siRNA），有时称为短干扰 RNA（short interfering RNA）或沉默 RNA（silencing RNA），是一个长 20～25 个核苷酸的双股 RNA，siRNA 主要参与 RNA 干扰（RNAi）现象，以带有专一性的方式调节基因的表达。第三类是与 Piwi 相互作用的 RNA 即 Piwi – interacting RNA（piRNA），它是一类小型 RNA 分子，长度大约是 29～30 个核苷酸。piRNA 主要存在于哺乳动物的生殖细胞和干细胞中，通过与 Piwi 亚家族蛋白结合形成 piRNA 复合物（piRC）来调控基因沉默途径。

在动物体内通过基因敲除方法所进行的研究表明了 miRNA 参与了胚胎早期发育、神经发育、肌肉发育和淋巴细胞发育等。miRNA 影响生物发育的最初证据来源于对线虫（*Caenorhabditis elegans*）发育进程的研究。最早发现的两个 miRNA 即 lin – 4 和 let – 7 在线虫幼虫的发育进程中发挥重要的时间控制作用。这些 miRNA 的基因突变能阻滞幼虫特定细胞的分化。随后对无脊椎动物的研究进一步揭示了 miRNA 广泛参与了发育的多个过程。例如，miR – 61 和 miR – 84 参与了线虫生殖腺开口的发育过程，这两个 miRNA 能分别调控两个基因的表达，这两个基因分别与人的原癌基因 vav 和 ras 同源。此外，还发现在线虫 ASE 感化性神经元不对称性的建立过程中，lys – 6 和 miR – 273 参与了其中复杂的基因表达调控。在果蝇（*Drosophila melanogaster*）的发育过程中，也发现了 miRNA 的参与。由基因组上的 iab – 4 位点编码的两个 miRNA，能通过调控 *Ultrabithorax* 基因的表达，影响果蝇平衡杆向翅的同源异形转化过程。

miRNA 在动物胚胎早期发育以及在各组织的发育过程中发挥着重要的作用。如缺失 miRNA 加工成熟过程中重要的酶，如 Dicer – 1 或 Dger8（Drosha 的重要辅助因子），小鼠的早期发育就会受到阻滞，而且多能干细胞的增殖也受到影响，导致胚胎早期死亡。

在体外成肌细胞分化模型中，在分化培养基中培养能诱导 miR – 1 的表达，过表达 miR – 1 能促进细胞分化并抑制细胞增殖。在心脏的发育过程中也观察到类似的现象。过表达 miR – 1 能抑制细胞增殖，控制心室壁的厚薄。miR – 1 在骨骼肌和心肌发育过程中具有调控作用。

miRNA 能促进神经细胞的分化。例如，神经元特异表达的 miR－124，能通过直接沉默靶基因的 mRNA，抑制靶基因编码蛋白的合成，使得神经细胞的特性得以获得并维持。在小鼠的脑组织和由多能干细胞分化而来的神经样细胞中 miR－124 高表达。而在正常生理情况下，这些基因在神经组织中都是低表达的。

肌肉形成是成肌细胞退出细胞周期、表达肌肉特异性基因并阻止其他细胞或组织特异性基因表达的一个过程。miRNA 参与这一过程的最初证据是发现特定的 miRNA 在肌细胞中的富集，在心脏中特异性敲除 Dicer 而阻止 miRNA 的加工成熟后，在胚胎阶段就能观察到心脏异常和心室肌肉发育不完全的现象，但心室的总体架构以及早期心脏分化的标志基因的表达大体上正常。miRNA－145 参与了调控平滑肌细胞的分化。

miRNA－150 特异表达于成熟的淋巴细胞，影响淋巴细胞的发育与应答反应；miRNA－223 特异表达于骨髓，对祖细胞的增殖和粒细胞的分化及活化进行负调控。

迄今，在线虫、果蝇、小鼠和人等物种中，已经发现的数百个 miRNA 中的多数具有和其他参与调控基因表达的分子一样的特征（表 11－3），即在不同组织、不同发育阶段中，miRNA 的水平有显著差异。miRNA 具有分化的位相性和时序性（differential spatial and temporal expression patterns）的表达模式提示，作为参与调控基因表达的分子可能在细胞分化中起重要作用。

表 11－3　部分已知功能的 miRNA

miRNA	靶基因	功能作用
Lin－4	Lin－14，lin－28	线虫早期时序发育
Let－7	Lin－41，RAS	线虫晚期时序发育
Lsy－6	Cog－1	线虫神经系统发育
miR－273	Die－1	线虫神经系统发育
bantam	Hid	果蝇细胞凋亡
miR－14	未知	果蝇细胞凋亡及脂代谢
miR－430	未知	斑马鱼神经发育
miR－196	Hoxb8	人 HL－60 细胞系髓系分化
miR－181	未知	小鼠 B 淋巴细胞分化
miR－375	Mtpn	小鼠胰岛素分泌
miR－15/16	BCL－2	人 B 淋巴细胞慢性白血病
miR－155	未知	人弥散性大 B 淋巴瘤
miR－17－92	E2F1	人 B 细胞淋巴瘤和肺癌
miR－223	NF1A	人粒系分化
miR－23b	Hes1	小鼠神经分化
miR－206	Connexin43	鸡骨骼肌发育
miR－125a/b	ERBB2，ERBB3	调节原癌基因的表达
miR－1	未知	影响人脂肪基质细胞成肌潜能
miR－133a	未知	人肌细胞发育
miR－9a	Sens	调节果蝇感官发育
miR－122	未知	人肝癌发生

第三节　细胞分化的影响因素

影响细胞分化的因素，包括细胞内及细胞外的因素。因此，研究细胞内外因素和基因之间的调节体系，也成为探索细胞分化问题的重要途径。

一、细胞内因素

（一）在细胞分化中细胞核起着决定作用

低等生物以及植物较易受外界环境的影响，而高等动物则因其胚胎发育的外环境以及成体发育的内环境比较恒定，所以细胞的分化更多地直接由基因所支配。在细胞分化过程中，细胞核起着重要的作用。实验表明，在没有细胞核的情况下，卵裂不会发生，也没有细胞明显分化，并且细胞在早期死亡。

虽然目前还无法使已分化的高等动物细胞直接再生成一个完整个体，但许多研究表明，高等动物已分化细胞仍保持着全套基因组，并在特殊条件下可能表现出具有全能性——细胞核全能性。约翰·戈登等（1962，1974，1975）用非洲爪蟾进行核移植，证明了已分化的细胞核仍保持着整套的基因组。我国著名科学家童第周（1978）也曾将黑斑侧褶蛙（Rananigromaculata）的红细胞核移入去核的黑斑侧褶蛙卵，核即分裂，卵发育为正常的蝌蚪，红细胞核便成为各种有功能的细胞核。"多利"（Dolly）诞生和上述实验证明，分化成熟的体细胞核完整地保存着卵和精子的细胞核的全部遗传信息，这些基因在适当条件下能正常表达出来，促使卵发育成一个有生殖力的正常个体。因此说明动物（含核）体细胞的核是具有全能性的。

（二）细胞质中细胞分化决定因子与传递方式对细胞分化的影响

许多动物卵细胞质的分布有明显的区域性。这种区域性虽然不影响染色体的行为，但对于以后胚胎器官发育却有决定性作用。中国胚胎学家童第周等利用核移植的技术，也证实了卵细胞质在性状发生中的作用。他们把金鱼囊胚期细胞核移到去核的鳉鲅鱼卵子中；虽然发育到幼鱼的例子极少，但是发育的过程都比较正常，一些基本的发育特点，如胚胎的背腹性，对称性以及早期的卵裂进程等都和鳉鲅鱼一样，幼鱼的体形也和鳉鲅鱼的幼鱼没有区别。这些性状的出现表明细胞质起着一定作用。

细胞质对细胞核的作用，还表现在对核功能活动的影响。例如，培养的人宫颈上皮癌 HeLa 细胞的 DNA 和 RNA 合成都很活跃；鸡的红细胞虽然有核，但是处于不活跃状态，不进行 DNA 合成，RNA 合成也很微弱。用细胞融合的方法，使去掉细胞核的 HeLa 细胞的细胞质和鸡的红细胞融合，便可使后者的细胞核体积增大，浓缩的染色质变得松散，原来已经失去的合成 RNA 和 DNA 的功能在寄主 HeLa 细胞质的影响下，重新恢复了。

细胞质对细胞分化的影响主要有以下几方面：

1. 受精卵细胞质母体效应基因产物的不均一性对细胞分化的影响　成熟卵母细胞中储存有 20000～50000 种 RNA，其中大部分为 mRNA。mRNA 和蛋白质的分布是不均匀的，各种 mRNA 在细胞中都有定位分布，其中多数 mRNA 与蛋白质结合处于非活性状态，成为隐蔽 mRNA，不能被核糖体识别。在卵细胞中呈不均匀分布，在受精后卵细胞质重新定位，少数母体 mRNA 被激活，合成早期胚胎细胞发育所需的蛋白质。这些 mRNA 显示出两个显著的特点：①在卵质中的分布不均；②这些储存的 mRNA 在细胞发育命运的决定过程中起重要作用。随着受精卵早期细胞的分裂，隐蔽 mRNA 并随卵裂不均一地进入不同的子细胞中，才被翻译为蛋白质，从而决定未来细胞分化的命运，产生分化方向的差异。在受精后胚胎发育中起重要作用的转录因子和翻译调节蛋白的 mRNA 分子称为母体效应因子。编码母体因子的基因称之为母体效应基因（maternal effect gene）。这种不均质性对胚胎的早期发育有很大影响，在一定程度上决定细胞的早期分化。细胞能够识别并记忆这种信息，从而使细胞决定与细胞的记忆发生联系。由于细胞具有记忆能力，这样最初的信息不断被修饰并逐渐形成更为精细和复杂的指令，随着分化信息不断积累使成为"决定子"的细胞最终产生分化各异的细胞类型。这一现象普遍存在于动物界。

果蝇的卵呈明显极性，其卵裂的特点是经历 13 次细胞核分裂，但细胞质不分裂，形成一个典型的合胞体（syncytium）。一些母体 mRNA 在果蝇卵和合胞体中的分布不均，提供了启动前后轴发育的位置信息。例如，母体效应基因 bicoid 编码转录因子，其 mRNA 分布在卵的前端，受精后被翻译为蛋白质，并在合胞体中扩散形成从前到后的浓度梯度（图 11 - 13）。前端高浓度的 BICOID 蛋白启动了头部发育的特异性基因的表达，而低浓度的 BICOID 蛋白则与形成胸部的特异性基因表达有关。另一个母体效应基因 nanos 的 mRNA 分布在卵的后端，在受精后形成从后向前的蛋白质浓度梯度，抑制 hunchback 基因的 mRNA 翻译，控制果蝇后部组织结构的形成。

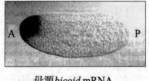
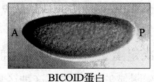
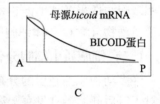

图 11 - 13　受精前后 bicoid 基因 mRNA 及翻译蛋白的浓度梯度分布
（A：果蝇胚胎原位杂交；B：免疫组化；C：受精前后浓度梯度分布）

图 11 - 14　细胞质中 Numb 蛋白的不对称分布能够影响果蝇神经细胞的发育

2. 早期胚胎细胞的不均等分裂影响细胞分化

在胚胎发育早期，细胞质中的部分成分分布具有区域性。当细胞分裂时，细胞发生不对称分裂，细胞质成分被不均等地分配到子细胞，这种不均一细胞质调控细胞核基因表达的不均一性，在一定程度上调控细胞的早期分化。果蝇周围神经系统感觉刚毛由一个前体细胞按固定的程序不对称分裂而形成。膜相关蛋白 Numb 是细胞命运决定因子。在前体细胞有丝分裂期，Numb 选择性地分布于细胞的一侧，在胞质分裂后则被分配于一个子细胞。而含有 Numb 蛋白的细胞则只分裂一次，产生感觉神经元和鞘层细胞而不再分裂。不含 Numb 蛋白的细胞则生成支持细胞（图 11 - 14）。

二、影响细胞分化的细胞外因素

影响细胞分化的有温度、光线等环境因素，细胞间的相互作用和激素等。这些都可视为细胞外因素对分化细胞的基因表达的影响。

（一）环境因素对细胞分化的影响

环境中的各种因素对机体的发育有较大的影响，包括物理的、化学的和生物的因素。由环境因素的影响可能造成第一次不均等分裂，从而决定了细胞的分化。例如，孵化温度可以决定某些爬行动物（如鳄鱼）的性别，在受精卵发育的一个特定时期，温度是性别分化的决定因素，在低温下和高温下分别孵化将产生两种不同的性别。在两栖类动物中，其受精卵的背－腹轴决定除了取决于精子穿透进入卵的位点之外，还和重力的影响有关。哺乳动物（包括人类）B 淋巴细胞的分化与发育依赖于外来抗原的刺激；碘缺乏将引起人甲状腺肿大、神经发育和生长发育迟缓；妊娠时感染风疹病毒可引起发育畸形，该病毒主要作用于胚胎的视觉器官和心脏，引起先天性白内障和心脏发育畸形。目前有关环境因素对细胞分化与发育的调控机制研究成为生物医学研究领域的一个热点。

（二）细胞群之间的相互作用对细胞分化的影响

胚胎发育中，随着细胞数量的不断增加，细胞分化与细胞间的相互作用越来越紧密。在原肠胚以后，三个胚层的进一步发育还有赖于细胞群之间的相互作用，这种作用可视为细胞外的因素对细胞分化的调节。

1. 胚胎诱导　动物在一定的胚胎发育时期，一部分细胞对相邻细胞产生影响使其向一定方向分化的作用称为胚胎诱导（embryonic induction），或称为分化诱导。胚胎发育过程中，对邻近细胞产生影响，并决定其分化方向的细胞称为诱导者或组织者（organizer），起诱导作用的组织称为诱导组织，被诱导而发生分化的细胞或组织称为反应细胞或反应组织。胚胎诱导现象最初是由 Spemann 在胚胎移植（embryonic graft）实验过程中发现的，他因此而获得了诺贝尔生理学或医学奖。

胚胎诱导可以发生在不同胚层之间，也可以发生在同一胚层的不同区域之间。眼球的发育过程中，不同胚层细胞通过进行性相互作用实现胚胎细胞的分化，在原肠胚晚期，中胚层

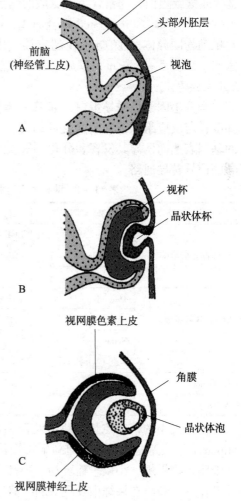

图 11 - 15　眼球发育过程中的多级诱导作用
A. 初级诱导；B. 次级诱导；C. 三级诱导

首先独立分化，这一启动对邻近胚层有很强的诱导分化作用，它促进内胚层、外胚层各自向相应的组织器官分化。例如，在眼球发育过程中，中胚层脊索诱导其表面覆盖的外胚层形成神经板，发生初级诱导；神经板卷成神经管后其前端膨大进一步形成原脑，原脑两侧突出的视杯诱导其上方的外胚层形成晶状体，此为次级诱导；晶状体又诱导覆盖在其表面的外胚层形成角膜，此为三级诱导。经过进行性诱导，最后发育形成眼球（图 11 - 15）。

胚胎诱导具有严格的组织特异性和发育时空限制特性。

研究表明，胚胎诱导是通过诱导组织释放的各种旁分泌因子（paracrine factor）实现的。这些旁分泌因子以诱导组织为中心形成由近及远的浓度梯度，它们与反应组织细胞表面的受体结合，将信号传递至细胞内，通过调节反应组织细胞的基因表达而诱导其发育和分化。发育过程中常见的旁分泌因子有：①成纤维细胞生长因子（fibroblast growth factor，FGF）；②Hedgehog 家族蛋白，脊椎动物中至少有三个果蝇 Hedgehog 基因同源体：shh（sonic hedgehog）、dhh（desert hedgehog）和 ihh（indian hedgehog）；③Wnt 家族蛋白，为富含半胱氨酸的糖蛋白，在脊椎动物中至少有 15 个家族成员，其名称由 wingless 和 integrated 融合而成，wingless 为果蝇分节极性基因，integrated 是它的脊椎动物同源体；④TGF - β 超家族，由 30 多个结构相关的成员组成，包括 TGF - β 家族、活化素（activin）家族、骨形成蛋白（bone morphogenetic protein，BMP）家族、Vgl 家族等。

旁分泌因子是诱导蛋白，起着配体作用，以诱导组织为中心形成由远而近的浓度梯度，与反应组织细胞表面受体结合，将信号传递至细胞内，通过调节翻印组织细胞的基因表达而诱导其发育和分化。表 11 - 4 列出了胚胎发育过程中常见旁分泌因子介导的信号转导通路。

表 11 - 4　动物发育过程中常见的胚胎诱导的信号通路

信号通路	配体家族	受体家族	细胞外抑制或调节因子
受体酪氨酸激酶	EGF	EGF 受体	Argos
	FGF（Branchless）	FGF 受体（Breathless）	
	ephrins	Eph 受体	
TGF - β 超家族	TGF - β	TGF - β 受体	chordin（Sog），noggin
	BMP（Dpp）	BMP 受体	
	Nodal		
Wnt	Wnt（Wingless）	Frizzled	Dickkopf，Cerberus
Hedgehog	Hedgehog	Patched，Smoothened	
Notch	Delta	Notch	Fringe

器官大小的精确控制是动物发育和再生过程中的关键。过去的十年研究中发现了 Hippo 信号通路是一条细胞抑制生长性信号通路，该信号通路在进化过程中非常保守，多细胞动物果蝇、小鼠、哺乳动物中都存在 Hippo 信号通路。在器官大小的调节中发挥关键作用。最早在果蝇中发现 Hippo 信号传导路径是调节细胞大小和器官体积的主要信号通路。后来证实 Hippo 信号通路具有高度保守型，果蝇中 Hippo 信号通路的成员都能在高等生物中找到对应的同源物。新的证据表明，Hippo 通路由细胞极性，细胞粘附和

细胞连接蛋白调节。在哺乳动物中，Hippo 信号通路上游的膜蛋白受体感受到胞外的生长抑制信号后，经过一系列激酶复合物的磷酸化级联反应，最终磷酸化下游的效应因子 YAP。磷酸化的 YAP 与细胞骨架蛋白相互作用，被滞留在胞质内，不能进入细胞核行使其转录激活功能，从而实现对器官大小和体积的调控。此外，近年的研究证实 Hippo 信号传导通路还在癌症发生、组织再生以及干细胞的功能调控上发挥重要的作用。有研究发现 Hippo 信号通路是成年人心肌细胞更新和再生的一个内源性阻抑物。该途径失调导致组织的过度生长。

研究表明，旁分泌因子在不同发育阶段及处于不同位置的胚胎细胞中的表达有差异。提供了胚胎发育过程中的位置信息（positional information）。

从鸡胚肢体的形态发生研究中说明位置信息的存在和在胚胎诱导中的作用。在鸡胚发育过程中，其胚胎长轴两侧形成凸起状肢芽，肢芽将发育成腿和翅。肢芽由外层的外胚层细胞和外胚层细胞所包围的间充质细胞组成。间充质细胞将分化为腿和翅的骨和肌肉组织。在间充质细胞分化骨和肌肉组织之前，如果将翅芽的顶部切除，以腿芽的顶部替代，移植胚芽细胞形成的肢体结构就不像正常的翅，而是像趾、爪及鳞片组成的腿部结构。说明在组织学上相同的腿芽和翅芽在发育上并不等效，在胚胎发育过程中它们已形成了不同的位置信息。

位置信息的本质可能是源于不同位置胚胎细胞中的信号分子，可能影响邻近细胞的分化方向。典型的例子是含有产生 Sonic hedgehog 蛋白的胚胎细胞团的移植实验。原位杂交结果显示，Sonic hedgehog mRNA 也存在于胚胎的翅芽中，但仅定位于将来发育为翅膀小趾的翅芽后部，如果把另一个产生 Sonic hedgehog 蛋白的翅芽后部细胞团移植到翅芽的前部，那么在以后发育成的翅膀上将出现镜像的趾重复（图 11-16）。位置信息还表现在不同部位胚胎细胞对同一种旁分泌因子的分化效应不同，如 Sonic hedgehog 蛋白诱导翅芽细胞发育为趾，而由脊索产生的 Sonic hedgehog 蛋白则诱导邻近的神经管细胞分化成底板（floor plate）和运动神经元。

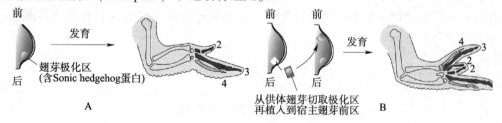

图 11-16　位置信息（sonic hedgehog 信号）在翅膀发育中的作用

A. 正常翅芽的发育；B. sonic hedgehog 的正常表达部位在翅芽后部极化区，将该极化区细胞植入宿主翅芽前区，产生了额外的翅趾

2. 胚胎细胞间相互作用还表现在对细胞分化的抑制　胚胎发育过程中，已分化的细胞抑制临近的细胞进行相同的分化而产生负反馈调节作用，这种现象即为分化抑制。例如，把发育中的蛙胚置于蛙心组织碎片的培养液中，胚胎将受到抑制不能产生正常的心脏。表明，已分化的细胞产生某一种抑制临近细胞分化的物质，这些已分化的细胞产生抑制化学信号称为抑素。

具有相同分化命运的胚胎细胞还存在另一种抑制现象，如果一个细胞"试图"向其他特定的方向分化，那这个细胞在启动分化信号的同时会发出另一个信号去抑制临近细胞的分化，这种现象称为侧向抑制（lateral inhibition）。在脊椎动物的神经板细胞向神经前体细胞分化过程中，虽然这些神经板细胞具有发育成神经前体细胞的潜能，但只有部分细胞可发育为神经前体细胞，其余的则分化为上皮性表皮细胞，这种现象是由神经板细胞间的侧向抑制决定的。

正是由于有诱导分化和抑制分化两个双向调控机制的存在，胚胎发育才能有序地进行，使发育的器官间得以相互区别。

三、激素对细胞分化的调节

在个体发育过程中，随着多细胞生物发育的复杂化和体积的增大，机体对个体发育和细胞分化的控制，除相邻细胞间发生相互作用外，远距离细胞间的相互作用也由经血液循环输送到各个部位的激素起着十分重要的作用。激素所引起的反应是按预定的分化程序进行的，是个体发育晚期的细胞分化调控方式。

激素分为甾类激素和多肽类激素两大类，甾类激素如类固醇激素、雌激素和昆虫的蜕皮素等为脂溶性，分子较小，可穿过靶细胞的细胞膜进入细胞质，与细胞质中的特异受体结合，形成激素－受体复合物，该复合物进入细胞核后，作为转录调控物，直接结合到 DNA 调控位点上激活（或抑制）特异基因的转录；多肽类激素如促甲状腺素、肾上腺素、生长激素和胰岛素等属水溶性，分子量较大，只能通过与细胞膜上的受体结合，通过胞内信号转导，将信号传到细胞核，影响 DNA 的转录。和其他信号转导途径一样，这个过程包括蛋白激酶的激活。

激素影响细胞分化与发育典型的例子是动物发育过程中的变态效应。变态（meta-morphosis）是指动物从幼体变为在形态结构和生活方式有很大差异的成熟个体的发育过程。如蝇类和蛾类昆虫的蜕皮，其幼虫身体被一层坚硬的角质层所覆盖，运动能力受到限制，它需要进过多次蜕皮，幼虫化蛹，变为成虫，才能在空中飞舞，而这一过程受其胸腺所分泌的一种蜕皮素的激素影响，成虫期又开始合成保幼激素，促进性腺的发育；在哺乳动物和人类中，乳腺发育自胚胎期已开始，但直到青春期受雌激素的作用才开始迅速发育。

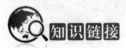
知识链接

甲状腺激素与蝌蚪的变态

在两栖类中，水中生活的有尾蝌蚪需要经过变态形成陆地生活的无尾的蛙，这一变态过程与甲状腺激素（T_3、T_4）有关。有研究证据表明，甲状腺激素在转录水平对蝌蚪变态发育进行调控。甲状腺激素受体有两个 T_3 受体类型，即 TRα 和 TRβ。在蝌蚪变态反应之前 TRα 和 TRβ 呈低表达，但在变态发育开始时，表达快速上调。当 T_3 和 T_4 进入细胞之后，便与染色体上的甲状腺激素受体结合，这种激素－受体复合物解除了对甲状腺激素受体的抑制作用而促进其活化，使甲状腺激素受体快速合成，这与变态发育相一致。

第四节　细胞分化与医药

细胞分化是多细胞生物个体发育的重要事件。许多疾病和多种出生缺陷都与细胞分化和发育异常有关。细胞分化状态的转变也与再生医学关系密切。

一、细胞分化异常与疾病

肿瘤细胞是由正常细胞转化而成的，不受控制的恶性增殖细胞，这种正常细胞转变为恶性肿瘤的过程称为癌变或恶性病变。肿瘤细胞的形态、代谢和功能都与正常细胞截然不同。研究肿瘤细胞的分化特征以及诱导肿瘤细胞分化，不仅为肿瘤类疾病提供合理的治疗策略，还有助于增强人们对正常细胞分化机制的认识。

肿瘤细胞是异常分化的细胞。肿瘤细胞处于去分化状态，缺乏分化成熟细胞的形态与功能，即癌细胞回复到未分化的状态，原有的分化特征趋于消失，分化障碍是肿瘤细胞的一个重要的生物学特性。在肿瘤向不成熟方向退行性发育过程中，出现了原来细胞没有的特征。高度恶性的肿瘤细胞，其形态结构显示出迅速增殖细胞的特征，细胞核大、核仁数多、核仁和核膜轮廓清晰。电镜下显示，细胞质呈低分化状态，含有大量的游离核糖体和部分多聚核糖体；内膜系统，尤其是高尔基复合体不发达；微丝排列不规则；细胞表面微绒毛增多变细；细胞间连接减少。分化低或未分化的肿瘤细胞缺乏正常分化细胞的功能。例如，胰岛细胞瘤无胰岛素合成，结肠癌细胞不合成黏蛋白，肝癌细胞不合成血浆白蛋白。而乳腺癌细胞表现低分化状态，分泌雌二醇、睾酮等。

一般情况下，体外培养的大部分正常细胞需要黏附于固定的表面生长，增殖细胞达到一定密度，汇合成单层以后即停止分裂，这一过程称为接触抑制或密度依赖性抑制。但肿瘤细胞缺乏这种生长限制，可持续分裂。在半固体琼脂中可呈悬浮生长，不需要依附于固定表面，不受密度限制，出现堆积生长，形成高出单层细胞的细胞灶。从细胞周期调控来看，肿瘤细胞去分化的一个重要特征就是 $G_1 - S$ 期控制点失控，进入 S 期细胞异常增多，因此 G_1 期称为细胞分化期，G_1 期停滞可作为细胞分化的指标。在体外培养正常细胞的培养基中必须含有一定浓度的血清（5%以上）才能维持培养细胞分裂增殖，但肿瘤细胞对血清的依赖程度较低，甚至在缺乏生长因子或低血清（2%）状态下也可生长、分裂。由于基因突变，肿瘤细胞增殖相关的信号转导途径异常；肿瘤细胞能自生合成或分泌生长所需的生长因子（自分泌）；以及细胞表达的一些受体增高，在低浓度配体的情况下，也将有较大活性，这些将导致恶性肿瘤可以无限传代成为"永生"的细胞系。在体内，肿瘤细胞不仅增殖失控，而且侵袭破坏周围的正常组织，进入血管和淋巴管中，转移到其他部位产生继发性肿瘤，这个过程在不断重复进行，进一步破坏植入部位的组织。肿瘤细胞的这种转移特性与胚胎细胞的迁移具有共性。

从细胞分化的角度，肿瘤本身就是一种分化疾病，是由于正常基因功能受控于错误的表达程序所致。分化是按一定方向、具有严密调控程序的过程，在这一过程中基因按一定时空顺序有选择的被激活或抑制。一般情况下，终末分化细胞不再具有增殖能力，而肿瘤细胞在不同程度上缺乏分化成熟细胞的形态和完整的功能，丧失某些终末分化细胞的性状，并常对正常分化调节机制缺乏反应。有学者认为，恶性肿瘤是细胞分化和胚胎发育过程的一种异常表现。

癌细胞膜上出现的癌胚抗原，被认为是胚胎时曾经活动过的而细胞分化后被关闭的基因在癌变时又重新开放。

恶性肿瘤细胞普遍具有分化障碍，它们停止在分化过程的某一个阶段。并非所有肿瘤细胞的分化程度都很低。肿瘤细胞分化程度不同。所谓分化程度就是指肿瘤细胞接近于正常细胞的程度。分化得越好（称为"高分化"）就意味着肿瘤细胞越接近相应的正常发源组织；而分化较低的细胞（称为"低分化"或"未分化"）和相应的正常发源组织区别就越大，肿瘤的恶性程度也相对较大。

二、肿瘤诱导分化的药物靶标

细胞癌变是正常分化失去控制所致，故控制肿瘤细胞恶性分化，促进肿瘤细胞逆转，为当前临床治疗和研究的方向之一。

肿瘤的诱导分化就是应用某些化学物质使不成熟的恶性细胞逆转，向正常细胞分化。这些物质称为分化诱导剂。在分化诱导剂的作用下，肿瘤细胞的形态特征、生长方式、生长速度和基因表达等表型均向正常细胞接近，甚至完全转变为正常细胞，这种现象称为诱导分化（induced differentiation）。采用这一策略进行恶性肿瘤的治疗，称为分化治疗（differentiation therapy）。目前，诱导分化治疗的研究非常活跃，已成为国际肿瘤研究的新热点。

细胞的增殖和分化均与信号转导途径有关，分化诱导剂作用于肿瘤细胞后，通过信号转导机制诱导肿瘤细胞分化，封闭或抑制肿瘤细胞中与细胞增殖有关的受体；降低蛋白质的磷酸化水平，促进细胞分化基因的表达；启动细胞凋亡程序；逆转肿瘤细胞的多药耐药性。有些表现为先分化后凋亡，有些表现为分化与凋亡同时发生。

从上个世纪 70 年代开始，人们就开始发现肿瘤细胞的诱导分化现象，先后发现多种肿瘤的诱导分化剂。目前诱导分化剂按照来源分为内源性分化诱导剂和外源性分化诱导剂。内源性分化诱导剂是指肿瘤或宿主细胞所产生的具有分化诱导作用的化学物质，例如集落刺激因子、糖皮质激素、前列腺素及一些细胞因子等。外源性分化诱导剂是指肿瘤或宿主不能产生而必须依赖外界补给的分化诱导剂，包括：①维生素类，如维甲类、维生素 C、维生素 E 等；②核苷及其类似物，如环丁酰 cAMP、8 - 氯环腺苷酸；③抗癌抗生素类，如丝裂霉素、放线菌素 D、蒽环类抗癌抗生素；④有机化合物类，如 DMSO、六亚甲基二乙酰胺（HMBA）、二甲基甲酰胺（DMP）、丁酸钠、溴脱氧尿核苷、5 - 氮杂 - 2 - 脱氧核苷；⑤中草药类，如人参、乳香等；⑥无机化合物，如砷剂（As_2O_3 和 As_3O_4 等）、硒；⑦茶碱、干扰素、生长因子受体抗体；⑧分化诱导的增强剂，本身对细胞增殖及分化无影响，但可显著增强分化诱导剂的作用，如环化酶激活剂、亚硒酸钠等。

维甲酸（retinoic acids，RA）又称视黄酸或维生素 A 酸，是维生素 A 的衍生物。机体内一定浓度的维甲酸可调节细胞的增殖、分化、成熟，是机体正常生长发育和各种生理活动必不可少的重要因子。维甲酸已成功地应用于急性早幼粒细胞白血病

（APL）的治疗，有学者证明全反式维甲酸可诱导白血病细胞沿着粒细胞系进行终末分化。维甲酸对多种肿瘤细胞有明显的诱导分化作用。全反式维甲酸对多种胶质瘤具有诱导分化效应。经其处理后胶质瘤细胞增殖减慢，并出现了特异的形态学改变和分化标志物－胶质纤维酸性蛋白（glial fibrillary acidic protein，GFAP）含量的增高、胶质瘤细胞的表皮生长因子受体的活性降低等特征。

二甲亚砜（DMSO）为无色液体，是较早发现的一种分化诱导剂。20世纪70年代初，首次在体外观察到DMSO可诱导小鼠红白血病细胞（MEL）分化为正常网织红细胞，增殖停止，并合成血红蛋白。此后，其他实验室相继证明，DMSO对多种癌细胞系有诱导分化作用，如鼠神经母细胞瘤、鼠胚胎癌细胞系、大鼠乳腺癌细胞、人HL－60细胞系、人类食管癌上皮细胞株、人结肠癌细胞、人直肠癌细胞及黑色素瘤。

维生素D在骨髓细胞、乳腺和结肠上皮细胞等发现有维生素D_3受体，维生素D_3可降低白血病、乳腺癌、结肠癌和前列腺癌细胞系的生长，促进细胞凋亡。维生素D_3还能降低某些肿瘤的发病率。1，25－二羟基维生素D_3是维生素D_3的活性形式。已有报道，1，25－二羟基维生素D_3能诱导白血病细胞株细胞向单核细胞分化，对人类急慢性髓系白血病细胞也有分化作用。

8－氯环腺苷酸（8－Chloro－cyclic－adenosine monophosphate，8－Cl－cAMP），是近年发展起来的一种很有价值的分化诱导剂，对恶性肿瘤具有广谱抑制作用（如：白血病、乳腺癌、直肠癌、肺癌、胃癌、纤维肉瘤、神经胶质瘤等）。8－Cl－cAMP通过蛋白激酶A（PKA）发挥促进分化的作用。根据调节亚基（RⅠ、RⅡ）不同，PKA又分Ⅰ、Ⅱ两型，RⅠ能刺激细胞增殖和去分化，RⅡ可使细胞停止增殖并促进分化。恶性肿瘤细胞中Ⅰ型蛋白激酶升高，Ⅱ型蛋白激酶降低，Ⅰ型和Ⅱ型的比值明显升高，因此选择性调节两种蛋白激酶以恢复cAMP受体蛋白的生理平衡，是应用cAMP类似物治疗肿瘤的一个新的理论依据。8－Cl－cAMP及其类似物能选择性地与Ⅱ型蛋白激酶特异性结合，从而提高Ⅱ型蛋白激酶的表达，减少Ⅰ型蛋白激酶的表达，以抑制细胞增殖和促进分化。

诱导肿瘤细胞分化是肿瘤治疗的一个方向，通过这种方式改变肿瘤细胞恶性生物学行为，达到治疗的目的。

第五节 干 细 胞

从细胞水平来看，个体的发育可简单地认为是从全能细胞→多能细胞→专能细胞→成熟分化细胞的发展过程，各种细胞在发育过程中精确地出现于特定的空间位置，并分化为各种类型细胞，形成组织、器官。在发育过程中，具有无限或较长期的自我更新（self renewal）能力，并能产生至少一种高度分化子代细胞的细胞即是干细胞（stem cell）。具有无限或较长期地进行自我更新和多向分化的潜能，这些特性使得干细胞不仅成为很多生物医学基础领域的重要研究工具，还可通过移植来治疗各种难治性疾病，且有可能在实验室内生产各种组织器官。因此，干细胞研究进展不仅给生命科学界带来了极大振奋，而且也引起了全社会的广泛关注，在临床医学、生命科学及生物医药等领域产生重要的影响。

一、干细胞基本特性

（一）干细胞的形态和生化特征

1. 形态特征　已有研究证据显示，所有干细胞在形态上都具有原始细胞的一些基本特征，主要表现为形态通常呈圆形或椭圆形，体积较小（与所在组织中细胞比较），核/质比例较大，细胞质中内质网、高尔基复合体及线粒体等不够发达。

部分干细胞可以根据其形态学特征和存在位置来辨认。例如，果蝇的性腺和外周神经系统中，干细胞、过渡放大细胞（transit amplifying cell）和外周分化细胞有其特定的空间位置关系。但对于大多数组织来说，干细胞存在的位置尚未确定。

2. 生化特征　干细胞都具有较高的端粒酶活性，这与其增殖能力密切相关。例如，造血干细胞的端粒酶（telomerase）活性很高，可以达到造血系统肿瘤细胞端粒酶活性的水平，但当它分化为专能性前体细胞（multipotent progenitor，MPP）后，端粒酶活性会随之降低。干细胞的生化特征与其所在组织的类型密切相关，在目前的研究中，这些生化特征常常被用于鉴定干细胞在组织中分布和评价其分化的程度。不同的干细胞可能具有不同的生化标志，如 β_1 -整联蛋白（β_1 -integrin）和角蛋白15是毛囊中表皮干细胞的标志分子，神经干细胞表达巢蛋白（nestin）、EGF 受体和 FGF-2 受体等神经干细胞的标志分子。胚胎干细胞表达阶段特异性胚胎抗原-1（stage-specific embryonic antigen 1，SSEA-1）、TRA-1-60、TRA-1-81 和碱性磷酸酶等分子。干细胞的生化标志对于确定干细胞位置，以及寻找或分离干细胞有重要意义。

（二）干细胞的增殖特征

1. 干细胞增殖缓慢性　一般情况下，干细胞处于休眠或缓慢增殖状态，当其接受刺激进行分化程序后，首先要经过一个短暂的增殖期，产生过渡放大细胞，过渡放大细胞的生物学意义在于可以减少干细胞的分裂次数，产生较多的分化细胞。干细胞本身的增殖速度比组织中的那些过渡放大细胞相对要缓慢得多，缓慢增殖有利于干细胞对特定的外界信号作出反应，以决定进行增殖还是进入特定的分化程序；缓慢增殖还可以减少基因发生突变的危险，使干细胞有更多的时间发现和校正复制错误，具有防止体细胞自发突变的作用。

2. 干细胞增殖系统具有自稳性　自稳性（self maintenance）是指干细胞可以在生物个体生命期内自我更新，并维持其自身数目恒定的特性，这是干细胞的基本特征之一。当干细胞分裂时，如 2 个子代细胞都是干细胞或都是分化细胞，称为对称分裂（symmetry division）；若产生 1 个子代干细胞和 1 个子代分化细胞，则称为不对称分裂（asymmetry division）（图 11-17）。

对于无脊椎动物来说，不对称分裂是干细胞维持自身数目的基本方式。哺乳动物的干细胞以对称分裂和不对称分裂两种形式进行分裂，但主要是不对称分裂，并通过两种分裂方式的协调，保证干细胞数目相对恒定，同时适应组织再生的需要。当组织处于稳定状态时，干细胞分裂后产生的细胞有多种可能，既可以是子代干细胞，也可以是定向祖细胞，不严格执行不对称分裂的规定。但从群体水平上看，仍然保持着严格的不对称分裂，这种分裂现象称为群体不对称分裂（populational asymmetry division）。群体不对称分裂可使机体对干细胞的调控更具灵活性，以适应机体各种生理变化的需要。维持干细胞数目恒定对保持组织的稳定性和正常功能具有重要意义，而为了保持干细胞数目的恒定，机体需要对干细胞分裂进行精确的调控。研究表明，在小肠隐窝（crypt）中，如果额外多产生一个干细胞，该干细胞就会多产生 64 ~ 128 个子代细胞，但每个隐窝仅由大约 250 个细胞组成。

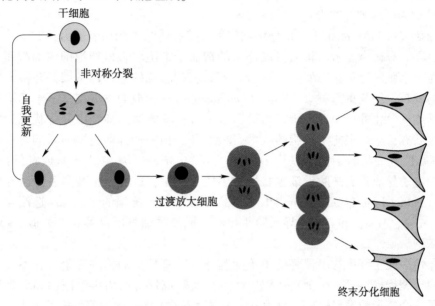

图 11 – 17　干细胞不对称分裂

（三）干细胞的分化特征

1. 分化潜能　在个体发育的整个过程中，各种组织中均存在干细胞，而且，这些干细胞具有产生特定细胞的分化潜能。干细胞的分化具有多潜能性，但不同发育阶段和不同组织的干细胞具有的分化潜能不同，如受精卵具有全能性，可以分化产生个体发育过程中的任何细胞类型，最终形成一个完整的个体。位于囊胚中内细胞团的胚胎干细胞可以分化为任何一种组织类型的细胞，但不能发育为一个完整的生物体；成体干细胞则只能分化成其相应或相近的组织细胞。例如，神经干细胞只能产生神经元和神经胶质细胞；小肠干细胞产生小肠组织的吸收细胞、杯细胞、嗜酸细胞和肠内分泌细胞。

胚胎干细胞分化为成体干细胞是一个连续的过程，在此过程中的各种细胞都是处于不同分化潜能的干细胞，这些干细胞随着个体发育的进行，其分化方向趋于增多，分化潜能也趋于变"窄"。正是由于它们的存在，构成了个体发育在空间上的正确性和时间上的有序性。

2. 转分化和去分化　一种组织类型的干细胞在适当条件下可以分化为另一种组织类型的细胞，称为干细胞的转分化（transdifferentiation）。转分化的特点是细胞发生了形态、表型及功能的改变，即一种细胞失去其特有的细胞表型和特征，获得新的表型和内部功能，转化为另一种细胞以适应新环境的需要，发挥新的作用。骨髓间充质干细胞是目前研究最多、最具有代表性和分化潜能最多的细胞之一，已证实至少可转分化为 9 种以上细胞，包括肌细胞、成骨细胞、软骨细胞、成纤维细胞、脂肪细胞、上皮细胞、神经细胞、肌肉细胞和肌腱细胞等；成体造血干细胞和神经干细胞并不仅限于形成血细胞和中枢神经细胞。实验研究发现，造血干细胞可以分化成肌细胞、成骨细胞、软骨细胞、成纤维细胞、脂肪细胞、上皮细胞或肝细胞；神经干细胞分化为造血干细胞；成纤维细胞在 3 个不同的转录因子作用下于体内形成心肌细胞。有效的转分化同样也可在胚层间发生。如，中胚层的成纤维细胞可以转分化形成外胚层的神经元（也被称为诱导神经细胞）。

去分化（dedifferentiation）指分化细胞失去特有的结构和功能变为具有未分化细胞特性的过程。有研究显示，将取自成体鼠的造血干细胞注入鼠卵泡的内细胞团后，成体鼠造血干细胞的分化状态发生了逆转，开始表达胎儿的珠蛋白基因，并参与胚胎造血系统的发育。细胞重编程（cellular reprogramming）领域的发展支持了干细胞以及其他类型细胞的分化的可塑性。研究人员通过重编程将成熟的细胞由分化状态逆转到一种未分化状态，获得多能干细胞的技术。2006 年，山中伸弥通过逆转录病毒载体，将 4 个与多能性有关的转录因子基因 *Oct3/4*、*Sox*2、*Myc*、*Klf*4 导入小鼠成纤维细胞后，将这些细胞诱导成具有胚胎干细胞特性的多能干细胞，这种细胞被命名为诱导性多能干细胞（induced pluripotent stemc ell，iPSC）。2007 年，美国的 Thomson 选用 4 个因子 *Oct*3/4、*Sox*2、*Nanog* 和 *Lin*8，导入胎儿和幼儿成纤维细胞后也得到了类似 ES 细胞的多能干细胞。

诱导性多能干细胞的出现终结了干细胞领域旷日持久的伦理之争。它不仅为人们对体细胞重编程提供了一次全新认识，而且在实际应用方面为再生医学和细胞治疗技术提供了一个清晰的发展框架，也为 iPS 细胞用于人类疾病的治疗带来了希望。

二、干细胞的分类

按分化潜能干细胞分为全能干细胞、多能干细胞和单能干细胞。而按发育状态来分有胚胎干细胞和成体干细胞。

全能干细胞是具有形成完整个体的分化潜能，如受精卵以及早期囊胚细胞。多能干细胞具有分化产生多种细胞组织的潜能，但无法独自发育成一个个体。如，胚胎细胞。单能干细胞只能向一种或两种密切相关的细胞类型分化。如上皮组织基底层的干细胞，肌肉中的肌干细胞。

1. 胚胎干细胞　胚胎干细胞（Embryonic stem cell，ES）是一种高度未分化细胞。它具有发育的多潜能性，能分化出成体动物的所有组织和器官。胚胎干细胞是在个体

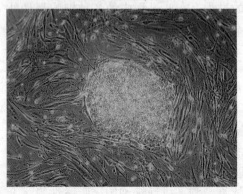

图 11 - 18　胚胎干细胞

发育的囊胚阶段，其囊胚腔中内细胞团（inner cell mass，ICM）或原始生殖细胞（primordial germ cell，PGC）获得的具有多潜能性、可以发育成为各种细胞、同时又可保持不分化状态持续生长的一类克隆细胞系。ES 细胞增殖迅速，在体外抑制分化培养时呈集落状生长，形似鸟巢，细胞紧密堆积（图 11 - 18）。ES 细胞可以表达阶段特异性胚胎抗原（Stage specific embryonicant，SSEA），SSEA 常作为 ES 细胞鉴定的一个标志。另外，

人胚胎干细胞中还有碱性磷酸酶和端粒酶的表达，碱性磷酸酶常作为鉴定 ES 细胞分化与否的标志之一，端粒酶的表达则表明其复制的寿命长于体细胞复制的寿命。

ES 细胞具有多潜能性，可分化为内、中、外三个胚层，体内研究发现，若将胚胎干细胞给同源动物皮下注射会形成复杂的混合组织瘤。瘤组织包括胃上皮（内胚层），骨和软骨组织、平滑肌和横纹肌（中胚层），神经表皮、神经节和复层鳞状上皮（外胚层）。这证明了胚胎干细胞具有分化形成外、中、内三个胚层的潜能（图 11 - 19）。

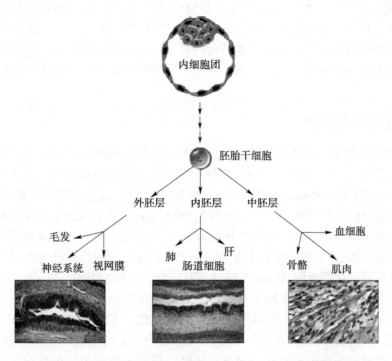

图 11 - 19　胚胎干细胞具有分化形成外、中、内三个胚层的潜能

研究和利用 ES 细胞是当前生物工程领域的核心问题之一。在未来几年，ES 细胞移植和其他先进生物技术的联合应用很可能在移植医学领域引发革命性进步。

2. 成体干细胞　在成体组织或器官中，许多仍具有自我更新及分化产生不同组织细胞能力的细胞称为成体干细胞。成年动物的许多组织和器官，比如表皮、造血系统、成体干细胞起着修复和再生的能力。近年来，已成功鉴定或分离了多种成体组织的干细胞，如造血干细胞、神经干细胞、间充质干细胞、皮肤干细胞、肠干细胞、肝干细胞、生殖干细胞等。

造血干细胞（hematopoitic stem cell）是体内各种血细胞的唯一来源，它主要存在于骨髓、外周血、脐带血、胎盘组织中。在临床治疗中，造血干细胞应用较早，造血干细胞的移植是治疗血液系统疾病、先天性遗传疾病以及多发性和转移性恶性肿瘤疾病的最有效方法。

骨髓间充质干细胞（mesenchymal stem cells，MSC）是干细胞家族的重要成员，来源于发育早期的中胚层和外胚层。主要存在于骨髓中，但比例很低，平均 10 万个有核细胞中仅含 1 个或 2 个。因其具有多向分化潜能、造血支持和促进干细胞植入、免疫调控和自我复制等特点而日益受到人们的关注。如间充质干细胞在体内或体外特定的诱导条件下，可分化为脂肪、骨、软骨、肌肉、肌腱、韧带、神经、肝、心肌、内皮等多种组织细胞，连续传代培养和冷冻保存后仍具有多向分化潜能，可作为理想的种子细胞用于衰老和病变引起的组织器官损伤修复。除在骨髓中有间充质干细胞存在，目前发现在许多由间充质分化来的成体组织（如脂肪、外周血、皮肤、滑膜以及牙髓等）中都有间充质干细胞存在。

神经干细胞（neural stem cell, NSC）是神经系统中存在的部分原始细胞仍具有自我更新和增殖能力，而且在特定因素影响或诱导下，可向神经元和神经胶质细胞分化。在胚胎神经发生过程中，神经干细胞在神经管壁增殖，新生的细胞沿放射状纤维迁移至脑的特定位置，才能分化为具有特殊功能的神经元。胚胎期哺乳动物的大部分脑区都分布有神经干细胞，成体神经干细胞主要存在于海马齿状回和室管膜下层。

三、干细胞与医药

1. 干细胞与肿瘤　Dick J 在研究人急性髓性细胞白血病时发现，人急性髓性细胞白血病中只有 0.2%、表型为 $CD34^+CD38^-$ 的细胞，能在 NOD/DCID 鼠体内形成白血病移植瘤的细胞亚群。Bonnet 分离并纯化了 $CD34^+CD38^-$ 的急性髓性细胞白血病细胞，证明了这类细胞的自我更新能力。有研究发现这类细胞与正常的造血干细胞相似，随后多种实体瘤发现同类细胞，因此把这类存在于肿瘤组织中的一小部分具有干细胞性质的肿瘤细胞群体命名为肿瘤干细胞（cancer stem cell, CSC），它具有自我更新的能力，是形成不同分化程度肿瘤细胞和肿瘤不断扩大的源泉的细胞。

研究者在大量研究结果基础上，提出了肿瘤干细胞学说：肿瘤组织中存在极少量充当干细胞角色的肿瘤细胞，它具有无限增殖的潜能，在启动肿瘤形成和生长中起着决定性作用，而其余的大多数细胞，经过短暂的分化，最终死亡（图 11-20）。无论何种肿瘤，其内部的细胞组成通常表现出异质性，即很多肿瘤组织中存在三种细胞，一是为数不多的具多分化潜能并起关键作用的特殊细胞——肿瘤干细胞；二是快速分裂、扩增的前体细胞；三是分化成熟的细胞。根据肿瘤组织不同，肿瘤干细胞可能起源于干细胞、谱系祖细胞或者分化细胞。

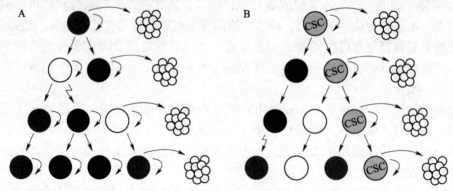

图 11-20　肿瘤干细胞假说

A. 传统理论认为多数肿瘤细胞可以无限增殖，形成肿瘤；

B. 肿瘤干细胞假说认为只有肿瘤干细胞（CSC）才有无限增殖能力，形成肿瘤

　　干细胞经多次突变积累演变为肿瘤干细胞，诱导正常干细胞演变为肿瘤干细胞的因素可能包括细胞内基因突变及染色体变异，细胞微环境影响如感染、损伤、某些促生长因子或致癌化学物质等，以及严格调控正常干细胞生长分化的信号通路发生失控。在特定条件下，已分化祖细胞以及发生逆向分化的成熟体细胞可能演变为肿瘤干细胞。

　　促使正常干细胞恶性转化的诸多因素也可能是导致分化祖细胞和成熟体细胞转化为肿瘤干细胞的因素。但在那些细胞更新旺盛的组织器官中，总是持续地需要有分化成熟的细胞来补充，而这些分化成熟的细胞是从其相应组织器官中组织特异性干细胞分化而来，这些组织特异性干细胞就处于一个不断的高频率的增殖和分化的状态，干细胞发生突变和累计突变的可能性比祖细胞和分化成熟细胞要高。尽管存在于组织中的过渡放大细胞和成熟细胞也有恶变的可能性，但由于它们的增殖能力以及存活寿命比较有限，相对于存在其组织中的干细胞而言，其突变累积到足够程度的可能较小，所以肿瘤发生被认为起源于其组织的组织特异性干细胞的可能性较大。如果致癌因子作用于未分化的干细胞，干细胞就成为肿瘤干细胞而形成恶性肿瘤；如果致癌因子作用于近于终末期分化而仍能合成 DNA 的细胞，则形成良性肿瘤；如果致癌因子击中的是中间状态的细胞，会出现中等程度分化而介于这两种极端之间的肿瘤（图 11 – 21）。目前一般认为，肿瘤发生的最大可能性是由组织中干细胞发生突变引起的。

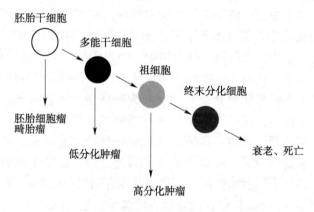

图 11 – 21　不同分化状态肿瘤细胞来源

　　肿瘤干细胞的研究意义除了有助于阐明肿瘤发生、发展的机制，还有助于肿瘤治疗策略的改进。传统治疗的对象是肿瘤的整体，但大多数肿瘤细胞并无肿瘤源性，其生长依赖于少量肿瘤干细胞，而目前的治疗并未有效地攻击这些细胞。肿瘤干细胞可分化为处于不同分化状态的肿瘤细胞，目前临床上抗肿瘤治疗方法之所以不能对肿瘤斩草除根，很有可能是因为许多化疗药物靶向是绝大多数已经分化的肿瘤分裂细胞，而没有影响到肿瘤干细胞。肿瘤干细胞往往在药物治疗后处于休眠状态，即停止于细胞周期中的 G_0/G_1 期，具有低增殖率和对化学药物及射线不敏感的生物学特性，从而得以存活，并在药物治疗后继续产生新的肿瘤细胞，使癌症复发。这可能是肿瘤干细胞与其他肿瘤细胞相比对化疗药物的敏感性存在着差异，因此需要将治疗的重心转向肿瘤干细胞。

　　目前发展了针对肿瘤干细胞的靶向治疗。①Notch 和 Wnt 信号途径在某些肿瘤组织中也起着调节作用，这些信号途径有助于选择抗肿瘤药物的靶点，为抗肿瘤药物研究开辟新的领域。②针对肿瘤干细胞表面分子的靶向治疗，对于白血病而言，靶向抗原可选择 CD123 分子，其表达于造血干细胞。大多数急性白血病母细胞表面表达 IL - 3R。白喉毒素 - IL - 3 融合蛋白（DT388IL - 3）对白血病母细胞和白血病干细胞群有毒性作用，而对正常前体细胞无毒性。在化疗前或化疗中同时应用 ABCG2 抑制剂或抗ABCG2 抗体，可增加白血病干细胞对化疗药物的敏感性。③诱导针对肿瘤干细胞的特殊免疫反应，从患者体内分离纯化肿瘤干细胞，并进行致死性辐射后，回输给患者以激活其抗宿主 CSC 的特异性免疫反应，是针对白血病干细胞的靶向治疗方法之一。Bonnet 等报道了用 CD8⁺细胞毒性 T 淋巴细胞（CTL）克隆特异性针对次要组织相容性抗原，抑制人急性髓细胞白血病（acute myelocytic leukemia，AML）细胞在 NOD/SCID 小鼠体内的植入，并证实了该抑制作用由细胞毒性 T 淋巴细胞直接针对肿瘤干细胞进行作用。④诱导肿瘤干细胞的分化。肿瘤干细胞起源于干细胞的异常突变，而干细胞的异常突变可能和细胞所处的微环境有关，设法通过改变微环境来诱导肿瘤干细胞向正常细胞分化。已有研究发现针对粘附分子 CD44⁺的单克隆抗体可显著减少急性髓细胞白血病小鼠模型体内白血病细胞的增殖，其可能机制是通过改变维持干细胞特性的微环境从而诱导白血病干细胞的分化。

2. 干细胞与药物检测细胞模型 药理研究除了依靠动物模型实验，也经常使用培养的人体细胞。但这些细胞一般都在体外长期保存，有些特性与体内细胞不同。因此，如果人胚胎干细胞或诱导性多功能干细胞能诱导分化成药物筛选所需要的特殊细胞类型，就可以更接近地模拟待测药物对体内细胞、组织的反应，由此就可以提供更安全、更经济的药物筛选模型。胚胎干细胞系和诱导性多功能干细胞可分化为多种细胞类型，同时还能在培养基中不断自我更新。它们发展为胚体后的生物系统，可模拟体内细胞与组织间复杂的相互作用，在候选药物对各种细胞的药理作用和毒性试验中，胚胎干细胞提供了对新药的药理、药效、毒理及药代等研究的细胞水平的研究手段，大大减少了药物检测所需动物的数量，降低了成本。另外，由于胚胎干细胞类似于早期胚胎的细胞，它们有可能用来揭示哪些药物干扰胎儿发育和引起出生缺陷。

由人胚胎干细胞（hESCs）以及诱导性多功能干细胞（hiPSCs）分化而来的肝细胞样细胞能够作为一种工具，在药物开发的早期，有效地用于筛查药物的肝脏毒性。研究表明，两种转录因子 FOXA2 及 HNF1α 联合促进了人胚胎干细胞及人诱导性多功能干细胞有效的分化为具有代谢功能的肝细胞。这些细胞成功的用于评估多种药物所引起的细胞毒性。

诱导多能干细胞成为一种极具价值的工具，用于获取疾病进展的最新情况，并用于测试和证明新治疗方法。家族性自主神经功能障碍的诱导多能干细胞模型中，发现了一种新型的化合物，呋喃甲基腺嘌呤，可部分恢复导致疾病的 IKBKAP 基因的异常剪切。在 Q - T 间期延长综合征（又称复极延迟综合征）的诱导多能干细胞模型中，证明 β 受体阻滞药以及离子通道阻滞剂在细胞表型调控方面是有效的。

3. 诱导多能干细胞用于建立再现疾病发生的模型 在医学应用上另一个更迫切的领域是从带有基因病变和其他病变的患者身上提取诱导多能干细胞，然后使这些细胞进行体外分化，以期获得有关疾病发展过程的全新认识，或者提供一个以细胞为基础的平台。

诱导多能干细胞已经能够在各类疾病中获取，包括肌肉萎缩性侧索硬化症、蕾特氏症、脊髓性肌萎缩、α_1-抗胰蛋白酶缺乏症、家族性高胆甾醇血症和糖原贮积症 1A型。在这几种以诱导多能干细胞为基础的疾病模型中，已经观察到疾病相关的表现形式。例如，脊髓型肌萎缩的诱导多能干细胞模型中就发现运动神经元有持续性损失。然而，蕾特综合征特有的诱导多能干细胞在神经元分化后，其棘状突起密度有所降低。α_1-抗胰蛋白酶缺乏症患者诱导多能干细胞的肝细胞分化，可造成血脂升高和糖原沉积。体外分化的诱导多能干细胞模型还可以模拟发病较晚的各类疾病的表征，如阿尔茨海默症、脊髓小脑性共济失调以及亨廷顿舞蹈症。

伦敦大学国王学院和旧金山 Veteran Affairs Medical Center（SFVAMC）为首的国际研究小组利用人类诱导多能干细胞（iPSC）和胚胎干细胞生成了角质细胞（keratinocyte），开发出第一个实验室制造的表皮（皮肤最外层），新人造表皮的渗透屏障功能类似于真正的皮肤，提供了一个具有成本效益的替代实验室模型，用于测试药物和化妆品，也有助于确定皮肤疾病治疗的新疗法。

然而，仍然有一些疾病，我们很难成功地根据诱导多能干细胞所培育出来的细胞模拟其病理学特征。特别是造血系统疾病，因缺少完善的诱导多能干细胞体外分化体系，在该领域内的研究进展有限。

4. 干细胞与细胞替代治疗　造血干细胞的移植是治疗血液系统疾病、先天性遗传疾病以及多发性和转移性恶性肿瘤疾病的最有效方法。在临床治疗中，造血干细胞应用较早，在 20 世纪五十年代，临床上就开始应用骨髓移植方法来治疗血液系统疾病。到八十年代末，外周血干细胞移植技术逐渐推广开来，绝大多数为自体外周血干细胞移植，在提高治疗有效率和缩短疗程方面优于常规治疗，且效果令人满意。与两者相比，脐血干细胞移植的长处在于无来源的限制，对 HLA 配型要求不高，不易受病毒或肿瘤的污染。

胚胎干细胞最诱人的前景和用途是生产组织和细胞，用于"细胞疗法"，为细胞移植提供无免疫原性的材料。任何涉及丧失正常细胞的疾病，都可以通过移植由胚胎干细胞分化而来的特异组织细胞来治疗。如用神经细胞治疗神经退行性疾病（帕金森病、亨廷顿舞蹈症、阿尔茨海默病等），用胰岛细胞治疗糖尿病，用心肌细胞修复坏死的心肌等。

诱导多能干细胞具备替代像帕金森氏症以及Ⅰ型糖尿病这类退行性疾病患者损伤或丢失的细胞的作用。通过诱导多能干细胞的方式而进行的细胞替代疗法可实现自体细胞移植而不容易导致免疫排斥。尽管该研究领域成果喜人且未来光明，但仍需做大量工作来保证从多能干细胞发育出来的细胞及其治疗对患者来说是安全的。

5. 干细胞与组织工程　组织、器官的损伤或功能障碍是人类健康所面临的主要危害之一，也是人类疾病和死亡的最主要原因。目前可用的治疗组织或器官缺损的方法：自体移植、同种异体移植和组织代用品。但是自体移植面积有限，且对被移植部位会造成损害而限制了其大规模应用；同种异体移植由于供体有限，且易产生免疫排斥同样限制了应用；组织代用品克服了上述前两种方法的缺陷，显示出了巨大的应用前景，促进了组织工程的发展。组织工程是采用细胞、生物材料和组织重建技术，研究开发用于修复、维护和促进人体各种组织或器官损伤后的功能和形态生物替代物的科学。

组织工程的核心是细胞、生物材料及组织工程化组织构建，因此，组织工程研究的方向主要集中于三个方面：种子细胞研究、组织工程用生物材料组织构建及构建环境优化研究。构建组织工程产品需要大量细胞，如何从少量组织中获取大量细胞已成为组织工程研究中迫切需要解决的问题之一。由于干细胞具有强大的自我更新和增殖能力，能够产生组织修复所需的足够细胞种群；同时干细胞具备进一步分化的潜能，在适当条件下可以分化为具备特定功能的成熟细胞。因此，干细胞是组织工程理想的种子细胞。目前用胚胎干细胞培养的肌腱细胞修复小白鼠受损肌腱获得成功；表皮干细胞和成纤维细胞作为种子细胞，研制成功增殖能力强，具有表皮、真皮的组织工程化人工复合皮肤等。

目前干细胞的运用研究还处于起步阶段，相关技术研究还在不断发展和进步，随着干细胞基础生物学研究的不断深入，干细胞在组织工程的应用将会得到快速发展。

重点小结

1. 细胞分化是多细胞生物体发育的基础和核心，是个体发育过程中细胞在形态结构和生理功能上发生稳定性的差异的过程。

2. 细胞在发生可识别的形态变化之前已经具备按特定的方向分化，最终形成一定表型的细胞的能力，这种细胞的发育选择称为细胞决定。

3. 在胚胎发育过程中，逐渐由全能细胞发育为较局限的多能细胞，最后成为稳定的单能细胞的趋向，是分化的普遍规律。细胞分化一般是稳定的，但也具有一定的可塑性，具有转分化和去分化现象。

4. 细胞分化的分子基础是基因选择性表达，表现在特异性转录因子的调控、染色质成分的化学修饰组合调控及小 RNA 分子的调控。

5. 影响细胞分化的因素，包括细胞内及细胞外的因素。在细胞分化中细胞核起着决定作用。温度、光线等环境因素，细胞间的相互作用和激素等都可对细胞分化产生影响。

6. 细胞分化与肿瘤的发生密切相关，有助于阐明肿瘤发生、发展的机制，还有助于肿瘤治疗策略的改进。

7. 干细胞是具有无限或较长期的自我更新能力，并能产生至少一种高度分化子代细胞的细胞。干细胞具有典型的形态、生化特征和增殖特征；按分化潜能干细胞分为全能干细胞、多能干细胞和单能干细胞。而按发育状态来分有胚胎干细胞和成体干细胞。

8. 肿瘤干细胞可能是肿瘤发生的根源，肿瘤的发生是由组织中干细胞发生突变，对肿瘤干细胞的研究有助于肿瘤治疗策略的改进。干细胞提供了对新药的药理、药效、毒理及药代等研究的细胞水平的研究手段。

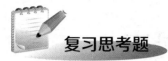

复习思考题

1. 什么是细胞分化？为什么说细胞分化是基因选择性表达的结果？

2. 如何理解细胞分化潜能逐渐变"窄"？

3. 细胞质通过什么途径影响细胞分化？

4. 干细胞有哪些基本类型？各自的生物学特征是什么？

5. 你对以干细胞移植为基础的细胞替代和组织修复疗法有什么看法？

（杨春蕾）

第十二章　细胞的衰老与细胞的死亡

学习目标

1. 掌握细胞衰老和凋亡的概念和特征，细胞凋亡的主要途径，细胞凋亡的生物学意义，细胞凋亡与细胞坏死的区别。
2. 熟悉细胞衰老的机制，细胞凋亡相关基因及蛋白，影响细胞凋亡的因素。
3. 了解细胞衰老的研究方法及抗衰老药物，细胞凋亡检测技术，细胞死亡的方式，细胞凋亡异常与疾病的关系，细胞凋亡与新药研究。

生命有始就有终，生物个体和细胞都要经历生长发育、成熟、衰老和死亡的过程。细胞衰老和细胞死亡是两个不同的生理过程，均受多种因素的控制，细胞衰老和死亡的机制也不同。目前科学家们正在努力研究细胞衰老和死亡的奥秘，近十多年来，随着细胞生物学、分子生物学、分子遗传学和免疫学等的发展，目前已经发展出一门专门研究细胞衰老以延长细胞和机体寿命的学科——老年学（gerontology）。

第一节　细胞的衰老

一、细胞衰老的概念和特征

（一）细胞衰老的概念

细胞衰老（cell ageing, cell senescence）指随着时间的推移，细胞增殖能力和生理功能逐渐下降的变化过程。在形态上，衰老细胞有非常明显的变化，表现为细胞出现皱缩，质膜的透性和脆性提高，线粒体数量减少，染色质开始出现固缩、断裂等。

1881年，德国的生物学家魏斯曼（August Weismann）认为，细胞靠分裂来增加数量的能力是有限的，因此，生物体最终会死亡。二十世纪初的法国生物学家和外科医生亚力克西斯·卡雷尔（Alexis Carrel）却宣布他们成功地将鸡胚心脏成纤维细胞连续培养了34年而不死，因此，他认为细胞是可以永生不死的。1958年海弗里克（Hayflick）等使用正常细胞和癌细胞进行了一系列的细胞培养实验，说明细胞的分裂寿命是由自身的因素决定的，与环境条件无关。海弗里克等通过研究发现细胞分裂的次数也与细胞来源有关，从早衰症（Hayflick – Guilford综合征）和Werner征的患者身上取出的成纤维细胞体外培养时只能分裂传代2~4次就死亡，说明细胞的分裂能力还与细胞来源的个体年龄有关。他们的实验证明细胞的衰老与死亡的根本原因在于细胞自身，而不是周围的环境。1974年澳大利亚生物学家伯内特（Macfarlane Burnett）首次将这一发现称为 Hayflick 界限（Hayflick limitation），即细胞，至少是培养的细胞，不是不死的，而是有一定的寿命，它们的增殖能力不是无限的，而是有一定的限度。目前这种观点已被广泛接受。

对于酵母、细菌等单细胞生物体，细胞衰老就是机体衰老。对于多细胞生物体细胞寿命与个体寿命代表含义不同。多细胞生物体不同种类的细胞寿命不同，如人的小肠上皮细胞 2~5 天更新一次，皮肤表皮细胞每 1~2 个月更新一次，血液中红细胞的寿命大约是 120 天，肝细胞寿命约为 500 天，而脑组织中的神经细胞的寿命可长达几十年。在个体生存期间，体内的细胞需要常常更新，以取代受伤损坏以及衰老死亡的细胞，此时机体内的部分细胞的衰老死亡就不会引起个体的死亡。另外多细胞生物刚死亡时，体内的一些细胞也不是立刻死亡，如白细胞还能进行变形运动，气管、支气管的上皮细胞纤毛仍然摆动等。当然，机体的衰老死亡与组成机体细胞的衰老死亡密切相关，随生物体年龄的增大，体内细胞的修复能力、增殖能力等越来越弱，直接导致器官的各种生理功能下降，器官的正常生理功能难以维系，最后导致个体的衰老死亡。因此机体衰老始于细胞的衰老，细胞衰老是机体衰老的基础，但细胞衰老不等于机体衰老，因为机体内总有细胞在不停衰老与死亡，大量新生细胞又进行补偿；同时机体衰老不代表所有细胞衰老，如男性年老时生精细胞仍可以活跃发生。最新研究发现，生物体的衰老可能由于组织中的干细胞衰老导致。

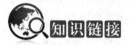知识链接

亚力克西斯·卡雷尔与他的"不死的鸡心"

从十九世纪末开始，科学家就尝试体外培养细胞，但没人获得成功，法国科学家和医生亚力克西斯·卡雷尔（Alexis Carrel，1873~1944）设想在实验室中培养出完整的人类器官并进行移植。尝试培养了一块鸡心切片，结果出乎意料的获得了成功，鸡心细胞持续收缩，像在鸡的体内一样。1912 年 1 月 17 日，卡雷尔宣布培养出了"长生不死的鸡心"。当时科学家们都认为他的鸡心细胞是世界上最重要的科学进展之一，卡雷尔被视为科学界的救世主，细胞培养将揭开一切生命之谜。因为没有人能重复卡雷尔的实验，后来海弗里克对他的鸡心细胞产生了怀疑并经过调查发现，其实卡雷尔最初的鸡心细胞可能很快就死了，卡雷尔每次给培养的细胞加入碾磨组织做成的"胚胎汁"时，可能都混有新的鸡心细胞。这也只是猜测无法证实，因为卡雷尔死后 2 年，他的"不死的鸡心"就被他的助手扔掉，但有一点是肯定的："不死的细胞"实验结果肯定是靠不住的。但从另外一个角度看，在卡雷尔时代抗生素还没有问世，能够在不加抗生素的条件下把细胞连续培养 34 年而不受细菌污染，这也算得上是个传奇了。

（二）细胞衰老的特征

衰老的细胞在形态、结构和生理功能等方面会出现一些不同于正常细胞的变化。

1. 细胞在形态上发生的改变　细胞发生衰老后，细胞整体形态以及内部的各种细胞器在形态上都会发生不同的改变，但应该注意的是，并非所有细胞都会发生所有的变化，有些可能仅表现出其中的部分特征。

（1）细胞核：衰老过程中细胞核的变化首先是体积增大，最明显的变化是核膜内折（invagination），在培养细胞和体内细胞中均可以观察到，在体外培养的人胚肺成纤维细胞比较明显。体内细胞也可观察到不同程度的核膜内折，尤其是神经元更为明显，这种核膜内折随年龄增大而增多。

衰老细胞核的另一显著变化是染色质固缩化，细胞衰老早期的这种核固缩不显著。体内细胞如老年果蝇的细胞、老年灵长类的垂体细胞和大鼠颌下腺的腺泡细胞中都可观察到明显的染色质固缩现象。此外还会出现染色质碎裂、溶解以及核仁不规则、核增大、着色变深以及核内出现包含物等。

（2）端粒：端粒也与衰老密切相关。由于 DNA 聚合酶本身的特点决定了染色体每复制一次，端粒就会缩短一段，当端粒短到一定程度时，细胞就开始老化。人们检测体外培养的不同年龄的成纤维细胞染色体端粒的长度，发现细胞在衰老过程中端粒的长度均逐渐减少，细胞每分裂一次端粒平均缩短 50bp，如果细胞不分裂则端粒的长度不减少。但值得注意的是，不同物种中这种端粒长度随细胞的年龄变化情况是不同的，如小鼠成纤维细胞的端粒就不随着细胞分裂次数的增加而缩短，因此推测端粒长度可能只是人类等物种中的衰老标志。

（3）细胞膜：正常的细胞膜是磷脂双层结构，呈液晶相，流动性好；衰老细胞的细胞膜通常处于凝胶相或固体相，磷脂分子的脂肪酸链由于不饱和程度增加而被"冻结"，脂分子的移动受到很大限制，其中蛋白质的运动也受限。这种膜在机械刺激下易出现裂隙，导致其通透性和其他功能受损。此外，衰老细胞的细胞膜膜内颗粒的分布、蛋白多糖组成以及微黏度和表面电荷方面等生物物理特性也会相应变化，从而影响膜蛋白的正常结构和功能。

（4）线粒体：线粒体与细胞衰老关系密切。线粒体的形态结构、电子传递体系以及 ATP 酶活性等均随细胞增龄而发生改变。

①线粒体数目及大小的改变　衰老细胞中线粒体的数目随增龄而减少，但单个线粒体的体积却明显增大，这种体积的增大被视为是对细胞内总数减少的代偿反应，因此衰老细胞内线粒体的总体积是下降的。

②线粒体结构的变化　通过对 18～19 月龄老龄大鼠与 3～4 月龄年轻大鼠的肾细胞比较发现，线粒体嵴排列紊乱，并出现嵴溶解，其他衰老组织细胞中也发现了类似结构改变。这种结构变化可能与线粒体内膜蛋白质生物合成随细胞增龄而衰退有关。此外，线粒体 DNA 也出现突变或丢失。

③线粒体基质的变化　衰老细胞线粒体的基质中出现颗粒或电子致密体；横切面上基质空间被有序排列的管状结构所分隔，出现致密小体和圆形包含物。

（5）内质网和高尔基体：衰老细胞的内质网结构异常，表面的核糖体颗粒脱落，内质网数量减少、肿胀、出现空泡状，弥散于细胞质中。高尔基体数量随着细胞衰老囊泡肿胀并出现扁平囊泡断裂崩解，网状结构消失，以致其加工和分泌功能及囊泡的运输功能减退。因此老年细胞内许多酶的产生及运送效率随高尔基体的衰退而减弱。

（6）细胞骨架：衰老细胞的细胞骨架体系紊乱。细胞骨架与细胞的增殖和分化密切相关，随着细胞衰老，微丝数量减少，肌动蛋白含量下降，微丝对膜蛋白的运动作用失衡。对受体介导的微丝相关信号转导系统发生变化，导致从细胞膜到细胞核的跨膜信息传递能力减弱、生物大分子转录表达能力以及细胞活力下降等后果。

核骨架除了维持细胞核形态外，还涉及染色质的包装、DNA 复制、基因转录加工等功能，细胞衰老时的核骨架体系也发生相关变化。

（7）溶酶体：绝大多数动物细胞在衰老时都会观察到有致密体（dense body）的积累。致密体早在 19 世纪就被发现，最近才发现致密体是由溶酶体或线粒体转化而来。由于衰老细胞的溶酶体消化功能降低，不能将摄入细胞内的大分子物质分解排出而蓄积在胞质内形成致密体，主要成分是不溶性的脂蛋白颗粒，电镜下为单位膜包裹的不规则小体，电子密度高。致密体的形成与年龄增大成正比，在体内分布很广，尤其在不分裂的神经和心肌细胞内更易堆积。对致密体在脑细胞中的沉积进行详细分析发现，初生小鼠脑细胞中无致密体存在，24 月龄中有 20% 的神经细胞中发现有致密体。在人和大鼠的大脑皮层和海马中，致密体的积聚是细胞衰老的最常见特征之一。致密体这种物质有多种名称，如褐脂素（lipofuscin）、老年色素（age pigment）、血褐素（hemofuscin）、脂色素（lipochrome）、黄色素（yellow pigment）、透明蜡体（hyaloceroid）及残体（residual body）等等，蓄积在皮肤细胞内就形成老年斑。此外衰老的溶酶体还可能消化分解自身细胞的某些物质导致细胞死亡。

2. 细胞在生理生化方面的改变　衰老的细胞在生理生化方面也有改变。首先衰老的细胞中蛋白质的总体合成能力下降，但同时与细胞衰老直接相关的一些蛋白质含量则增多。同时蛋白质还容易与一些单糖发生不可逆的交联反应，形成结构复杂的产物，导致蛋白质的活性下降或丧失，而更为严重的是这种交联复合物与几乎所有的退行性病理生理改变有关，如动脉粥样硬化进程和肾小球肥大与硬化等。另外衰老细胞中的蛋白质还容易与核酸也发生交联，导致蛋白质和核酸的功能均受到影响。

衰老细胞中一些与代谢相关的酶的活性也会发生变化，如头发根部黑色素细胞产生的酪氨酸酶活性降低，导致头发变白。与衰老密切相关的另一种酶是溶酶体内的 β-半乳糖苷酶（senescence-associated β-galactosidase，SA-β-gal）。此酶是溶酶体内的水解酶，在正常细胞中 pH 4.0 时具有活性，但在衰老细胞中 pH 6.0 的条件下也有活性，其表达随细胞代龄的增加日益显著，此酶成为细胞衰老最典型和常用的生物学标记之一。SA-β-gal 染色阳性可能部分反映出在许多衰老细胞内溶酶体内相关酶的合成增加，但一定应激状态下非衰老的细胞内也能表达 SA-β-gal，故不能一概而论。老年神经细胞硫胺素焦磷酸酶（thiamine pyrophosphatase）的活性减弱，导致高尔基复合体的分泌功能和囊泡的运输功能下降。

除了上述的蛋白质和酶活性等方面外，实际上衰老细胞在生理生化方面的改变涉及很多方面，如 DNA 复制、转录和损伤修复能力的下降，DNA 甲基化程度的降低，mRNA 与核糖体结合能力的降低以及膜组分的流动性和物质运输能力下降等等。此外，衰老细胞的细胞增殖减缓甚至停止，细胞周期停滞于 G_1 期。

二、细胞衰老的机制

衰老是一个复杂的生命现象，与诸多内部和外部因素有关，科学家们从不同的角度提出多种假说试图解释这一复杂的生命现象，但目前对细胞衰老的假说远未成定论，各种学说均无法完美解释细胞的衰老机制，细胞衰老的机制仍有待于进一步研究。

（一）错误成灾说

错误成灾说（error catastrophe theory）认为机体在生命过程中会产生有缺陷的分子，并随年龄增长而积累在细胞中。当有缺陷的分子影响到细胞中核酸与蛋白质的合成时，将造成更多生物大分子的差错，严重影响细胞功能，最终导致细胞衰老与死亡。

（二）自由基学说

衰老的自由基理论（free radical theory）是 1995 年 Harman 提出的，他认为衰老是由自由基（主要是氧自由基）对细胞成分的有害攻击造成，维持体内适当水平的抗氧化剂和自由基清除剂水平可以推迟衰老。多年来很多人对此进行了研究，提供了大量实验事实支持这一理论，但也有一些实验结果与这一理论不符。

自由基是指在外层轨道上不成对电子的分子或原子，体内常见的自由基有超氧离子自由基、氢自由基、羟自由基、脂质自由基以及过氧化脂质自由基等。氧自由基是细胞正常代谢的产物，有细胞毒性，但也具有一些生物功能（如白细胞吞噬杀伤细菌），正常体内有多种清除氧自由基的酶，主要有超氧化物歧化酶（SOD）、过氧化氢酶和过氧化物酶等，超氧化物歧化酶是体内歧化超氧阴离子自由基的一个抗氧化酶。尽管有这些酶的存在可清除部分氧自由基，但一些氧自由基仍然能引起损伤，因此在生物进化中就产生了另一条补救措施——修复体系，它能对损伤的蛋白质和 DNA 进行修复，将不正常的蛋白质水解。一旦氧自由基产生过多或抗氧化酶活性下降、修复体系受损时，氧自由基就能对细胞造成损伤。如氧自由基与 DNA 的嘌呤、嘧啶、碱基及脱氧核糖的相互作用可引起 DNA 共价断裂和链分离。目前发现白内障、动脉粥样硬化、神经变性疾病等一些衰老退行性疾病的发病与氧自由基有关，这些组织内可检测到较高的氧自由基、MDA，用抗氧化剂如维生素 E、大蒜提取物等可减轻病变。

此外，研究表明体内 SOD 的含量与物种的寿限相关。与成年鼠相比，老年鼠的血浆、肝、肾、脑、脊髓等组织中的 SOD、谷胱甘肽氧化酶活性明显下降，脂质过氧化物丙二醛（MDA）含量升高。分别测量了 12 种灵长类和两种啮齿类动物中脑、肝和心脏等组织中的 SOD 的含量，并将其与基础代谢率（SMP）相比，所得的比值与寿限趋势有显著相关性，即 SOD/SMP 越大，寿命越长。

这种氧化损伤假说的证据目前都来自于体细胞，绝大多数是终末分化细胞（由定向干细胞最终形成的特化细胞）的动物，如线虫和果蝇。由于终末分化细胞不能自我更新，它们对活性氧成分的积累损伤更为敏感。在哺乳动物中与此类似的器官可能是脑、心脏和骨骼肌细胞，而能够持续进行分裂的细胞的衰老机制与活性氧之间的关系则有待进一步研究。

（三）端粒学说

端粒学说（telomerase theory）认为线性染色体末端的端粒的功能除有保证 DNA 完整复制、维持染色体结构稳定以及保证染色体在细胞中的定位等功能外，端粒的长度还决定细胞的寿命，体外培养的细胞端粒长度随细胞逐代相传而缩短，每复制一代即有 50～200bp 的 DNA 丢失，端粒丢失到一定程度即失去对染色体的保护，细胞随之发生衰老和死亡。因此有人将端粒的长度作为细胞寿命的有丝分裂钟（mitosis clock）。

真核生物的生殖细胞中有一种称为端粒酶的复合物，有维持端粒长度的功能，因此生殖细胞中的端粒不随年龄增长而缩短，一直保持完整。而在体细胞中则相反，端粒酶的活性很低或无，细胞分裂一定次数之后，染色体端粒缩短但无法得到补偿，导致靠近端粒的基因被破坏，随后细胞衰老死亡。大部分永生化细胞系、肿瘤细胞、胚胎细胞和生殖细胞的端粒长度不随细胞分裂次数的增加而缩短就是由于细胞中存在高活性的端粒酶。如 HeLa 细胞从 1951 年至今已经培养了 60 多年，分裂了 18000 次以上仍然没有停止的迹象，此细胞株即使和其他癌细胞相比，增殖速度也是非常高的。

当然也有不支持这一理论的现象，如鼠的端粒比人类长近 5~10 倍，寿命却比人类短的多。某些小鼠细胞终生保持较长的端粒结构，但其寿命与其他小鼠类似。剔除了端粒酶基因的小鼠在其前 5 代中，却没有观察到有寿命缩短的现象。在某些永生化细胞中，即使细胞中端粒酶活性缺乏，端粒长度也可以发生延长，而某些有端粒酶活性的正常体细胞随着有丝分裂的持续进行，端粒长度却逐渐缩短。一些体细胞杂交实验揭示，在某些情况下，端粒酶活性与细胞衰老和细胞增殖之间的关系并不是很密切。因此端粒长度的缩短与衰老的关系还有待于进一步研究。

（四）遗传程序论

遗传程序论（genetic program theory）认为，机体从生命一开始，其生长、发育、衰老与死亡都按遗传密码中规定的程序进行，在生命过程中随着时间的推延，有关基因启动与关闭的命令按时发生，细胞"自我摧毁"的计划按期执行。有实验证实：细胞体外培养中发现人成纤维细胞在体外分裂的次数与细胞供体的年龄有关，胎儿成纤维细胞体外分裂的次数是 50 次左右，成人的成纤维细胞体外分裂的次数是 20 次左右，而早衰病患者的细胞在体外仅分裂 2~10 次。用不同细胞进行核质融合实验发现，年轻培养细胞的细胞质与同种老年培养细胞的细胞核融合，融合后的细胞有丝分裂只维持几次，似老年细胞那样；而当年轻培养的细胞核与同种老年细胞的细胞质融合时，融合后的细胞具有年轻细胞那样的有丝分裂能力，说明融合细胞的分裂能力是由细胞核中的遗传物质决定的。

在遗传程序学说中，由于对遗传结构在衰老过程中作用的看法不同，又可分为重复基因利用枯竭学说、DNA 修复能力下降学说、衰老基因学说、密码子限制学说、终末分化学说以及基因程控学说等等。

（五）神经免疫网络论

神经免疫网络论认为衰老与神经系统及免疫系统的衰退有关。下丘脑的衰老是导致神经内分泌器官衰老的核心环节。由于下丘脑 - 垂体的内分泌腺轴系的功能衰退，使机体内分泌功能下降，从而导致免疫功能的减退，而机体免疫功能的减退是衰老的重要原因之一。又如发现机体免疫组织中 B 淋巴细胞制造抗体的能力，以及胸腺激素的分泌能力都随年龄而下降，以致机体对异物、病原体、癌细胞等的识别能力下降，免疫监视系统功能紊乱，不能有效抵抗有害物质对机体的侵害；同时免疫系统功能的紊乱还表现在自身免疫现象增多，误把自身组织细胞当做异己攻击，最后导致机体衰老。尤其是胸腺随年龄增长体积缩小，重量减轻。如新生儿的胸腺重约 15~20g，13 岁时 30~40g，青春期后胸腺开始萎缩，25 岁后明显缩小，到 40 岁胸腺实体组织逐渐由脂肪所代替。至老年时，实体组织完全被脂肪组织所取代，基本无功能。因此老年人免疫功能降低，易患包括肿瘤在内的多种疾病。

（六）其他学说

除了上述几种学说之外，有的科学家还从大分子交联、体细胞突变、线粒体 DNA 突变、细胞内代谢以及生物膜、内分泌、干细胞衰老等多种途径和角度解释细胞衰老的机制。

三、衰老研究方法及抗衰老药物

（一）衰老主要研究方法

目前抗衰老的研究绝大多数都采用模式生物或细胞模型作为衰老机制和抗衰老药物研究的实验工具。模式生物包括酵母、果蝇、线虫、家蚕、小鼠、大鼠、恒河猴和猩猩等。

在进行抗衰老药物的药理学研究时，通常依据某一公认的衰老学说，造成最接近临床衰老症状的动物模型，用于抗衰老药物的筛选与研究。常用的小鼠模型包括自然衰老模型、D－半乳糖致衰老小鼠模型（D－galactose induced aging mouse model）、去卵巢模型及自发突变和基因工程模型等。如根据衰老的自由基理论而设计的，体外可利用外源性毒物如百草枯（paraquat，除草剂）、四氯化碳（CCl_4）、H_2O_2、臭氧（O_3）、Kainate、细菌脂多糖等造成自由基损伤的动物模型；以衰老的免疫学说而设计的去胸腺衰老模型；此外，还可以直接采用老龄动物（如大、小鼠）作为自然衰老模型和选用 SAM－P1 系小鼠快速衰老模型等。

衰老小鼠的基因工程模型是利用成熟的基因敲除（或局部组织诱导性敲除）/敲入技术可以生成各种小鼠模型并观察其表型。D－半乳糖致衰老小鼠模型由于实验周期较短，成为国内学者最常使用的动物模型之一。D－半乳糖被半乳糖氧化酶催化生成醛糖和过氧化氢，由此产生超氧阴离子自由基是 D－半乳糖致衰老机制。长期连续给动物注射 D－半乳糖会引起细胞代谢紊乱，破坏并消耗机体抗氧化防御系统，使自由基脂质过氧化反应加剧，过氧化脂质、脂褐素增多，出现与自然衰老动物相似的生理生化改变。检测指标除直观的小鼠寿命外，还包括小鼠大脑功能变化、免疫系统功能的变化、血液或组织生化指标以及基因芯片变化等。研究表明，D－半乳糖的拟衰老效应部分与非酶糖基化所致的晚期糖基化终末产物有关。

体外诱导致细胞衰老的方法主要有致衰老药物［如 D－半乳糖、氧化低密度脂蛋白（ox－LDL）、白消安（BU）或三丁基过氧化氢（t－BHP）等］诱导细胞衰老模型和电离辐射诱导细胞衰老模型等。衡量细胞衰老的主要指标是细胞有限的分裂代数，另外还有其他检测指标，如与细胞增殖和细胞衰老相关的 β－半乳糖苷酶的染色、衰老相关基因的表达、DNA 损伤修复能力的测定、细胞核染色质形态观察、端粒长度的测定以及抗氧化酶活性的检测等。国内最常使用的体外细胞模型是人胚肺二倍体成纤维细胞株 2BS 细胞。

总之，大多数的衰老模型只是反映衰老的某一进程或某一方面，与人类全身各组织器官的全面推行性改变尚有一定差异。因此，较客观地评价药物的抗衰老作用，应从整体、离体以及细胞分子水平上选用多项指标综合考察。

（二）抗衰老药物的研究

近年进展迅速的衰老机制理论研究促进了抗衰老药物的研发，深入理解衰老的分子机制有助于直接针对特定分子靶点进行药物筛选和设计。抗衰老药物（Antiageing drugs／Antisencedrugs）为一类改善人类体质，提高生命效率，并能使生命在遗传特性决定的限度内延长寿命的药物。评价一种药物或一项措施是否具有抗衰老作用的指标之一是最高寿命的评价，只有能延长最高寿命，才能够确定其具有抗衰老作用。因此，寿命试验是目前研究衰老和抗衰老应用最普遍的客观检测手段之一。

1. 防御自由基损害的主要药物 抗氧化酶类和抗氧化剂是人体本身能不断产生的防御自由基损害的物质。然而，随着年龄增加，人体产生这两类物质的能力逐渐降低，对自由基损害的防御能力下降，导致衰老加速。目前应用的抗氧化酶类有锰、铜、锌超氧化物歧化酶（Mn、Cu、Zn－SOD）、谷胱甘肽过氧化物酶（GSH－PX）、谷胱甘肽还原酶（GSSG－R）、过氧化物酶（POD）等。抗氧化剂又称非酶类防御自由基损害药，其中天然产物维生素E、维生素C、维生素A、辅酶Q等药物均有不同程度的防御自由基损害的药理作用。

近年发现来源于葡萄汁、橄榄油等的多酚类小分子化合物能够延长寿命，包括白藜芦醇、槲皮黄酮、茶多酚等，其中白藜芦醇（resveratrol）最受关注，可显著延长酵母、线虫、果蝇和小鼠的寿命。白藜芦醇在葡萄、虎杖、花生、桑椹等至少21个科、31个属的72种植物中存在，天然白藜芦醇能以游离态（顺式、反式）和糖苷结合态（顺式、反式）2种形式在植物中存在，且均具有抗氧化效能，其中反式异构体的生物活性强于顺式，是葡萄中一种重要的植物抗毒素。此外，还有些食品中含有"类黄酮"（栎皮醇）和番茄红素，它们也具有抗氧化和抗癌作用，在一些表皮呈现紫黑茄皮色、番茄色和黄褐色的鲜果和蔬菜以及海带中含量比较丰富。

2. 免疫调节剂 免疫系统是衰老过程中的重要调节因素，T淋巴细胞的衰老主要表现为免疫相关因子表达水平下降。免疫调节剂（immuno－modulator）通过提高和调节免疫功能，延缓免疫老化，常用制剂有转移因子、胸腺素、干扰素诱导剂、左旋咪唑等；来自天然药物的包括人参皂苷、绞股蓝皂苷、牛膝多糖、枸杞多糖、黄芪多糖等。

此外非特异性免疫功能刺激剂——植物血凝素（PHA）可激活血液中小淋巴细胞使其转化为淋巴母细胞，分裂增殖；免疫化学佐剂，如多核苷酸可以明显提高非特异性免疫功能、T细胞依赖体液免疫应答功能以及T细胞介导的细胞免疫应答功能而呈抗衰老作用。适量使用免疫抑制剂，如硫唑嘌呤（Imuran）和环磷酰胺等，治疗自身免疫性疾病兼具有明显抗衰老作用。

3. 微量元素 微量元素作为许多酶、核酸、激素、维生素的重要组成成分，保证机体的正常生命代谢。如硒是谷胱甘肽过氧化物酶的必要组分，血浆硒与血浆GSH－PX呈线性关系。亚细胞水平显示：硒可以保护肝线粒体和微粒体免遭过氧化脂质的损伤；铜、锰、锌均为胞浆SOD必需的元素，铜还可以显著地提高GSH－PX的活性，锰为RNA多聚酶的组成成分，SOD与GSH－PX可协同清除活性氧，锌是人体必需微量元素，锌能维持内皮细胞的完整性，拮抗血脂或炎症因子对内皮的损害，因此锌在抗动脉粥样硬化中受到关注；锂是一种免疫调节剂，可促进T淋巴细胞产生IL－2。此外，还有与硒有关的辅酶Q、铁卟啉过氧化氢酶等。老年人机体对微量元素的摄取功能衰退，造成微量元素缺乏，如果能维持体内适当微量元素的含量，可防止衰老。

4. 激素类药 激素（hormone）作为内分泌系统的主要调节通路之一，下丘脑–垂体–性腺轴的功能随增龄出现减退现象，主要表现是雌、雄激素水平下降和比例失调，导致机体出现一系列衰老相关表征。因此利用激素类药物进行调节成为有效策略。抗衰老激素主要包括性激素类、褪黑素（melatonin，MT）、生长激素（growth hormone）、脱氢表雄酮（dehydroepian–drosterone，DHEA）等。

褪黑素（N–acetyl–5–methoxytryptamine，Melatonin. 美乐托宁，松果腺素）是Lerner于1958年首次在松果体中分离出的一种激素，主要是由哺乳动物和人类的松果体产生的一种吲哚类激素，由于这种激素能够使蛙皮肤表皮细胞黑素颗粒收缩，从而使皮肤变白而得名。松果体与年龄和机体的衰老密切相关，随龄增加，松果体钙化程度增加，褪黑激素的合成和分泌也下降。褪黑素的分泌受交感神经末梢调节，通过释放去甲肾上腺素，作用于β受体，促进褪黑激素的分泌。因此去甲肾上腺素摄取抑制剂、β受体激动剂均可促进褪黑激素的合成；而β受体阻断剂则抑制褪黑素的产生，此外有些药物如L–芳香氨基酸脱羧酶抑制剂卡比多巴能够通过抑制5–羟色胺的脱羧，干扰褪黑素合成。

5. 脑功能促进药 脑功能促进药也可称为记忆增强药物，临床上主要用于治疗老年脑功能不全症、老年性痴呆和早老性痴呆等。根据作用机制，包括钙拮抗剂、胆碱能药物、改善脑循环和代谢药物等。

6. 抗衰老天然药物、动物药及矿物药 抗衰老天然药物：多孔菌科类（灵芝、茯苓等）；五加科类（人参、刺五加等）；茄科类（枸杞子等）；豆科类（甘草、补骨脂、黄芪等）；蔷薇科类（刺玫果等）；抗衰老动物药：鹿茸、牛黄、蜂蜜、蜂王浆、蚕蛾、蛤蚧、龟鳖制剂等。抗衰老矿物药：麦饭石、阳起石等。研究表明，我国传统中药如人参、黄芪、首乌、灵芝和淫羊藿等能延长实验动物的寿命或体外细胞的传代次数。这些中药成分多为复合组分，如总皂苷、总黄酮等，对个别单体的化学和药理学特性尚缺乏深入研究。

此外，还有一些其他的抗衰老药物，如应用核酸制剂增强损伤细胞的修复功能，给动物注射两种核酸的混合制剂，能明显地提高其最高寿命。

总之，人的衰老是由多种因素相互作用的结果引起的，迄今还没有哪一种药物具有全面的抗衰老效果，仅靠一种药物不可能达到抗衰老的目的。最切合实际的抗衰老措施包括建立良好的生活方式，注意合理膳食、戒烟限酒、适量运动和心理平衡等，并辅助一些药物。

第二节 细胞死亡

细胞死亡对于单细胞生物和多细胞生物来说有着不同的含义。对于单细胞生物如酵母和细菌而言，细胞死亡即是个体生命的终结；对于多细胞生物来说，细胞的死亡和增殖具有同等重要的意义，在一些细胞进行增殖和分化的同时另外一些细胞则被选择性地清除，因此对多细胞生物来说细胞的死亡与新细胞的产生间的动态平衡是维持机体正常生长发育及生命活动必不可少的。

细胞死亡通常分为细胞凋亡（apoptosis）和细胞坏死（necrosis）两种形式。细胞凋亡是指特定信号诱导下的一个主动的、由基因决定的、自主结束生命的过程，由于细胞凋亡受到严格的由遗传决定的程序化调控，常常称为程序性细胞死亡（programmed cell death，PCD），即在一定时间内细胞按特定的程序发生死亡。这种细胞死亡具有严格的基因时控性和选择性。细胞坏死是指细胞受到激烈的物理、化学或严重的病理性刺激而引起的细胞死亡。一般认为是细胞的一种被动性死亡方式。细胞坏死仅发生于病理情况下，而细胞凋亡多发生于生理情况下，也见于病理情况。另外也有研究者认为细胞死亡还存在如细胞自噬等其他形式。

一、细胞凋亡

（一）细胞凋亡的特征

1965 年 R. Lockshin 和 C. Williams 在对蚕发育研究中提出了程序性细胞死亡，随后 1972 年 Ken 等在研究组织变化时最先提出"细胞凋亡"这一概念。目前"细胞凋亡"与"程序性细胞死亡"一般作为同义词在使用，但也有研究者认为两者之间还是有区别的。他们认为程序性细胞死亡是个功能性的概念，特指这种细胞死亡是个体发育的正常组分，是受到精确调控的；而凋亡是指细胞死亡的形态学特征，虽然大多数程序性的细胞死亡是以细胞凋亡的方式进行的，但是细胞凋亡不都是程序性细胞死亡造成的。此外，细胞凋亡还可见于程序性细胞死亡之外的病理状态，如抗癌药物所致的癌细胞死亡、循环负荷过重引起的细胞死亡等。在本书中将两者视为同义词。

1. 细胞凋亡呈现特征性的形态学变化　主要包括细胞皱缩（cell shrinkage）、染色质凝聚（chromatin condensation）、细胞骨架解体、凋亡小体（apoptotic body）的形成和凋亡小体被吞噬等过程（图 12 - 1）。

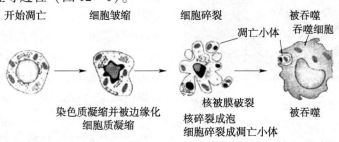

图 12 - 1　细胞凋亡形态学变化

凋亡起始时细胞表面的一些特化结构如微绒毛等显著减少或消失（图 12 - 2A），细胞间接触消失，但细胞膜仍保持完整。凋亡细胞的核 DNA 在核小体连接处断裂成大小不等的核小体片段，并向核膜下或中央部异染色质区聚集，固缩成染色质块，聚集于核被膜下呈现新月状、花瓣状等多种形态（图 12 - 3），进一步聚集的染色质使核膜在核孔处断裂，形成的核碎片，与部分胞浆及聚集的细胞器（如线粒体）被细胞质膜包裹形成凋亡小体（图 12 - 2B），在细胞表面。凋亡小体的形成有以下三种方式：①发芽脱落机制。整个细胞通过发芽（budding）、起泡（zeiosis）等方式形成一个球状的突起，并于根部脱落；②分隔机制。细胞质中内质网囊腔膨胀，由内质网分隔成大小不等的分隔区，并逐渐与质膜融合并脱落形成凋亡小体。③自噬体形成机制。凋亡细胞内的内质网包裹胞浆内容物形成自噬体，自噬体再与凋亡细胞膜融合后排出细胞外，形成凋亡小体。凋亡小体形成后逐渐与凋亡细胞分离，最终将形成脱落的凋亡小体，被临近细胞或吞噬细胞所吞噬，在其溶酶体内被消化降解。凋亡发生过程中细胞膜始终保持完整，细胞内容物不释放出来，所以不引发炎症反应。

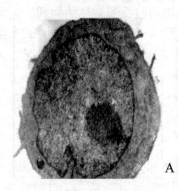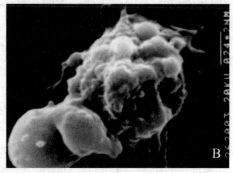

图 12 - 2　电镜下的凋亡细胞表面变化

A. 1µg/ml 新疆紫草素处理 24h，人大肠癌细胞（CCL229）收缩变圆，表面微绒毛显著减少，伪足消失（SEM 2900）；B. 1µg/ml 新疆紫草素处理 48h，CCL229 表面出现多个大小不等的泡状突起（SEM 4300）

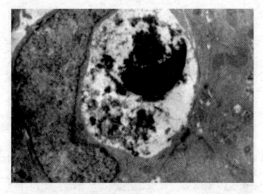

图 12 - 3　凋亡细胞核的"新月状"结构

10^{-6}mol/L 维甲酸（RA）处理 24h，CCL229 细胞核染色质浓缩于核被膜下（TEM 14 000）

2. 凋亡细胞生化特征　涉及独特的生化酶学变化、染色质 DNA 的特征性降解、胞浆 Ca^{2+} 浓度上升和 pH 改变、凋亡细胞质膜磷脂外翻和线粒体跨膜电位的丧失等显著特征。生化酶学变化是凋亡机制的核心部分，如 caspases 级联反应（caspases cascade）、内源性核酸内切酶（endonuclease，DNase）、谷氨酰胺转移酶（transglutaminase，TGase）、一氧化氮合酶（NOS）和蛋白激酶（protein kinase）等。

（1）钙超载：钙超载即胞浆 Ca^{2+} 浓度上升使钙依赖性生物酶激活，是细胞凋亡时生化改变的重要环节。细胞内外较大的 Ca^{2+} 浓度差对维持细胞正常生命活动非常重要，细胞凋亡早期，胞浆中 Ca^{2+} 持续升高，充当了传递凋亡信号的角色，并激活凋亡过程中的一系列靶分子，如 Ca^{2+}/Mg^{2+} 依赖性核酸内切酶、谷氨酰胺转移酶、蛋白激酶 C、核转录因子和细胞骨架蛋白等，加速促凋亡基因的转录。

细胞内外的 Ca^{2+} 浓度梯度部分是由质膜上的 Ca^{2+} - ATP 酶（钙泵）维持，利用 ATP 的能量将 Ca^{2+} 自浓度低的胞浆泵到浓度高的细胞外，质膜上的钙泵受多种因子调控，如钙调蛋白（calmodulin，CAM），是一种 Ca^{2+} 结合蛋白，有预防和抗凋亡的作用，一旦钙泵受损，胞浆 Ca^{2+} 升高。细胞质中的内质网和线粒体被称为细胞内的"钙库"，在凋亡信号的刺激下也可向胞浆内释放 Ca^{2+} 离子。胞浆中升高的 Ca^{2+} 浓度使钙蛋白酶（calpain）活性升高，引起染色体松弛导致 DNA 暴露，更易被核酸内切酶切断，同时

Ca^{2+}能够活化Ca^{2+}/Mg^{2+}依赖性核酸内切酶，即切割 DNA 继而形成寡核苷酸片段，电泳图谱呈现"梯状"条带。钙超载引起的钙蛋白酶的活化还能破坏细胞骨架，引起细胞皱缩；同时细胞内的钙依赖性谷氨酰胺转移酶（transglutaminase，TGase）的激活则促使谷氨酰胺与赖氨酸残基交联成矩形，致使肌动蛋白、波形蛋白、纤维连接蛋白和粘附蛋白Ⅱ（annexin Ⅱ）等相互交联网络住凋亡细胞内容物，使之不易溢出，锁定在凋亡小体内部，不引起炎症反应。

此外，钙还参与调节凋亡的线粒体途径。

（2）DNA 片段化：凋亡细胞的早期染色质 DNA 断裂成为 50～300bp 以上的 DNA 片段，随后在内源性的 Ca^{2+}/Mg^{2+} 依赖性核酸内切酶（endonuclease，DNase）作用下，使 DNA 进一步片段化，特异地在核小体连接区（linker region）切割 DNA 链，形成若干大小不一的、180～200bp（核小体单位）或其整数倍的寡核苷酸片段（图 12-4），这种片段化（fragmentation）的 DNA 在进行琼脂糖凝胶电泳或进行氯化铯溴化乙锭超速离心时呈现特征性的、规则间隔的、DNA"梯状"（DNA ladders）图谱（图 12-5），成为有无凋亡发生的最典型的客观指标之一。DNA 裂解片段和细胞凋亡程度呈正相关。细胞坏死时 DNA 随机降解为大小不等的碎片，进行 DNA 电泳时则呈现不清晰的成片条带，也称"涂片（smear）"式分布。正常情况下内源性核酸内切酶的半衰期很短，而且以无活性的形式存在，但在钙、镁离子浓度升高时可被激活，也可被锌离子、乙二胺四乙酸（EDTA）、焦碳酸二乙酯（diethylpyrocarbonate，DEPC）等所抑制。

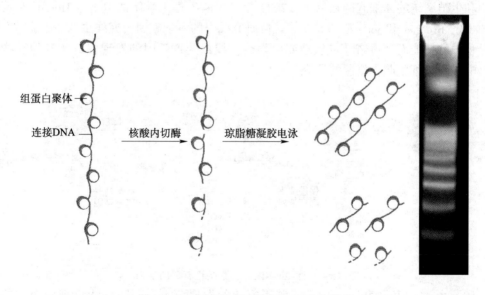

组蛋白聚体——
连接DNA—— 核酸内切酶→ 琼脂糖凝胶电泳→

图 12-4 细胞凋亡过程中的 DNA 片段化

（3）凋亡细胞质膜磷脂外翻：具有代表性的凋亡细胞质膜外翻磷脂分子是磷脂酰丝氨酸（phosphatidylserine，PS），一般位于正常细胞质膜磷脂双层中的内侧，当细胞凋亡时，这种磷脂外翻到质膜磷脂双层外侧，暴露于细胞外环境，向吞噬细胞发出"将我吃掉"的信息。磷脂酰丝氨酸的外翻特征作为凋亡细胞的标记性生化特征，同时也是细胞凋亡的一种信号，诱使相邻细胞或巨噬细胞对其进行吞噬清除。这种磷脂酰丝氨酸的细胞表面定位是一种有效的细胞凋亡检测方法。

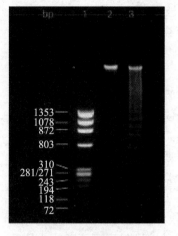

图 12 – 5　细胞凋亡过程中 DNA
　　　　　降解特征

此外凋亡细胞表面的其他生化特征还包括质膜通透性增强，细胞表面糖链、植物血凝素及其蛋白受体增加等。

（二）细胞凋亡发生的分子机制

1. 调控细胞凋亡的相关基因和蛋白

（1） *ced* 基因家族：这类基因来源于对秀丽隐杆线虫（*C. elegans*）凋亡的研究。秀丽隐杆线虫在发育过程中，共产生 1090 个体细胞，其中有 131 个要发生细胞凋亡。目前已经发现 15 个基因在不同程度上与线虫的细胞凋亡有关（图 12 – 6）。分为 4 组：第一组的 3 个基因在线虫的凋亡调控中发挥作用，分别是促进细胞凋亡的 *ced* – 3、*ced* – 4 和抑制细胞凋亡的 *ced* – 9。第二组的 7 个基因与凋亡细胞被吞噬清除过程有关，包括 *ced* – 1、*ced* – 2、*ced* – 5、*ced* – 6、*ced* – 7、*ced* – 8 和 *ced* – 10，这些基因的突变会导致细胞吞噬作用丧失。第三组的 1 个基因为核酸酶基因 – 1（*nuc* – 1），控制细胞裂解，该基因突变会导致 DNA 降解受阻，但不抑制细胞死亡。第四组的 4 个基因分别为 *ces* – 1、*ces* – 2、*egl* – 1 和 *her* – 1，影响特异细胞类型凋亡的基因，与某些神经细胞和生殖系统的体细胞凋亡有关。2002 年美国麻省理工学院的 Robert Horvitz 和英国的 Sydney Brenner 和 John E. Sulton 等三位研究线虫的科学家因研究线虫的 *ced* 基因在凋亡过程中的功能而获得诺贝尔生理或医学奖。线虫凋亡基因的发现促进了其他动物特别是哺乳动物细胞凋亡机制的研究。

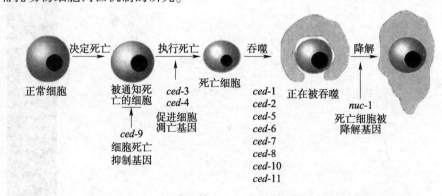

图 12 – 6　线虫体内与细胞凋亡有关的基因

（2）caspase 基因家族：caspase 基因家族的发现源于秀丽隐杆线虫细胞凋亡的研究，是一组存在于细胞质中，在细胞凋亡过程中起着关键作用的酶，能够特异切割靶蛋白天冬氨酸残基后的肽键，因此称为天冬氨酸特异性的半胱氨酸蛋白水解酶（cysteinyl aspartate specific proteinase，caspase）。哺乳动物体内的 caspase 基因与线虫体内的凋亡基因是同源基因，如线虫的 *Ced*3 编码的半胱氨酸蛋白酶（Ced3）对应哺乳动物的同源蛋白是白细胞介素 – 1β 转化酶（interleukin – 1βconverting enzyme，ICE），负责催化白介素 – 1β 前体的剪切和成熟。目前已确定的哺乳类细胞 caspase 家族共有 15 个成员，

caspase – 1、caspase – 11 主要负责白细胞介素的前体的活化，不直接参与凋亡信号的传递；其余的 caspases 根据它们在凋亡中的作用分为两类，一类是凋亡起始者（apoptotic initiator），即起始 caspase，包括 caspase – 2、caspase – 8、caspase – 9 和 caspase – 10；另一类是细胞凋亡执行者（apoptotic executioner），即效应 caspase 或执行 caspase，包括 caspase – 3、caspase – 6、caspase – 7。凋亡起始 caspase 负责对效应 caspase 的前体进行切割；而效应 caspase 是通过切割细胞核内和细胞质中的底物（结构蛋白或调节蛋白）使之活化或失活而发挥作用，保证凋亡程序的正常进行，如效应 caspase 切割核纤层蛋白使核纤层解聚，并对核孔蛋白以及细胞支架蛋白等进行切割，使细胞核内外的信息传递中断，导致细胞质皱缩和细胞核染色质凝集等一系列凋亡的形态学和分子生物学特征性变化。

caspase 通常以无活性的酶原形式存在于细胞质基质中，caspase 酶原前体接受凋亡信号刺激后被切割，形成由大小两个亚基组成的异二聚体，此即具有活性的 caspase。起始 caspase 的活化属于同性活化（homo – activation），即酶原分子聚集成复合物达到一定浓度时，就彼此切割或者构象改变产生有活性的二聚体形式。效应 caspase 的活化属于异性活化（hetero – activation），即起始 caspase 招募效应 caspase 酶原分子后，对其进行切割，才能产生具有活性的效应 caspase。起始 caspase 和效应 caspase 组成细胞内凋亡信号的级联分子网络，凋亡程序一旦启动，级联网络顶端的起始 caspase 首先活化并切割下游 caspase 酶原，使凋亡信号在短时间内迅速放大并传递到整个细胞，产生凋亡效应（图 12 – 7）。

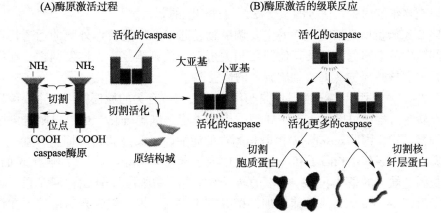

图 12 – 7 凋亡过程中 caspase 酶原激活过程

caspase 蛋白家族的成员不仅参与细胞凋亡，而且在细胞因子成熟、炎症反应和细胞分化等过程中也发挥作用。例如，caspase – 1（ICE）被认为主要参与白细胞介素 – 1β 前体的剪切，促进炎症反应中白细胞介素 – 1β 前体的活化，而 caspase – 11 虽不能剪切白细胞介素 – 1β 前体，但可以通过活化 ICE 来活化 1L – 1β。

鉴于 caspase 在细胞凋亡中发挥的重要作用，人们目前已经将 caspase 作为治疗某些疾病的靶标分子进行研究。通过选择性的抑制或激活 caspase 的活化能力，能够有助于治疗由于凋亡敏感性改变而导致的疾病。

（3）Bcl – 2 基因：Bcl – 2 基因是编码细胞凋亡过程中的一类调节因子的基因，这类基因既能抑制细胞凋亡又能促进细胞凋亡。Bcl – 2 是 B 细胞淋巴瘤/白血病 – 2（B –

cell lymphoma/leukemia – 2，Bcl – 2）的缩写，是研究最早的与细胞凋亡有关的基因。Bcl – 2 不仅存在于 B 细胞淋巴瘤中，也见于许多正常组织和胚胎组织中，人 Bcl – 2 与线虫的 ced – 9 是同源蛋白，不同来源的 Bcl – 2 蛋白具有保守性，如人源的 Bcl – 2 蛋白在线虫体内同样能够引起细胞凋亡。Bcl – 2 可抑制多种原因诱导的细胞凋亡，如 Bcl – 2 可防止或延迟由 γ – 辐射、热休克和多种化疗药物所诱导的细胞凋亡，故 Bcl – 2 属抗凋亡基因。随着研究的深入，Bcl – 2 蛋白家族逐渐扩大，其中也存在对凋亡有促进作用的成员。

　　Bcl – 2 蛋白家族成员大多定位于线粒体外膜、内质网膜和核被膜的面向细胞质的一侧，以其羧基端的疏水氨基酸与膜结合，其氨基端有一段比较保守的区段 S1，与凋亡的调节和蛋白质间相互作用有关，其结构非常类似，均含有一个或多个 BH（Bcl – 2 homology）结构域。按照结构和功能可将 Bcl – 2 蛋白分为三类，一类是 Bcl – 2 亚家族，包括 Bcl – 2、Bcl – X_L、Bcl – w 和 Bcl – l 等，大多具有 4 个 BH 结构域 BH1 – 4，具有抑制凋亡的功能，属于抗凋亡蛋白（anti – apoptotic protein），它们能阻止线粒体外膜的通透化，使细胞免于死亡。二是 Bax 亚家族，包括 Bax、Bak、Bok 等，这类蛋白只有 BH1 – 3 结构域，没有 BH4 结构域，其作用是与 Bcl – 2 亚家族蛋白的功能相反，能够促进线粒体外膜的通透化，促进细胞凋亡，属于促凋亡蛋白（pro – apoptotic protein）。促凋亡蛋白和抗凋亡蛋白可互相结合，形成异二聚体，相互抑制各自功能的发挥。Bcl – 2 蛋白家族成员的这两类相反功能间的平衡作用决定了哺乳动物细胞的命运。三是 BH3 亚家族，包括 Bad、Bid、Bik、Puma、Noxa 等，这类蛋白仅具有 BH3 结构域，功能上可以充当细胞内凋亡信号的感受器，促进细胞的凋亡。

　　Bcl – 2 家族蛋白是细胞凋亡的主要调节物，通过控制线粒体外膜的通透性，使线粒体膜间隙中的细胞色素 c 及其他凋亡相关蛋白释放到胞浆中，诱发凋亡，在线粒体凋亡途径中居核心地位（见"细胞凋亡的途径"）。

　　（4）c – myc 基因：c – myc 基因是与细胞生长调节有关的原癌基因，主要编码转录因子，在转录过程中可以激活并诱导细胞周期进程和细胞分化，也可以阻止细胞分化或引发细胞凋亡，因此 c – myc 基因既是凋亡的激活因子又是凋亡的抑制因素。一些影响细胞凋亡的因素如生长因子和一些抗凋亡因子参与 c – myc 基因对细胞生长的调节，如在生长因子缺乏的条件下，c – myc 的转录水平低，靶细胞处于 G_1 停滞阶段，当加入生长因子后，c – myc 的转录迅速增加，诱导细胞进入 S 期，细胞开始增殖；在抗凋亡因子（如 Bcl – 2）存在时，c – myc 蛋白能够促进细胞生长。

　　（5）p53 基因：p53 基因是肿瘤中突变频率最高的抑癌基因，人类癌症中有一半是由于 p53 基因失活所致。人 p53 基因编码的蛋白是一种位于细胞核内的分子量为 53kDa 的磷酸化蛋白——p53 蛋白。人类 p53 蛋白存在两种形式——野生型（wt p53）和突变型（mt p53），两种形式都参与细胞凋亡的调节。目前认为，野生型 p53 蛋白是转录激活蛋白，作为"基因警卫"维持细胞基因的完整性、DNA 损伤的修复以及细胞周期的正常运转。当正常细胞的 DNA 受损时，野生型 p53 蛋白含量急剧升高，刺激和活化编码 Cdk 抑制蛋白 p21 的转录，将细胞周期停止在 G_1 期，直到损伤的 DNA 得到修复。如果 DNA 的损伤不能被修复，野生型 p53 的含量就会持续增高，引起细胞凋亡，避免细胞癌变。如果 p53 基因突变，p53 蛋白失活，失去监视作用，使细胞带着损伤的 DNA

进入 S 期，导致细胞癌变。因此突变型 p53 蛋白的作用是消除野生型 p53 蛋白的功能，抑制凋亡并导致细胞转化和过度增殖而发生癌变。因此 p53 蛋白是细胞内 DNA 完整性的监视分子，使 DNA 损伤的细胞不能存活。

（6）Fas 和 FasL：Fas 是广泛存在于人和哺乳动物细胞膜表面的凋亡信号受体，属于肿瘤坏死因子受体（tumor necrosis factor receptor，TNFR）和神经生长因子受体（nerve growth factor receptor，NGFR）超家族成员，可触发细胞凋亡。Fas 的配体 FasL（Fas ligand）主要表达在活化的 T 淋巴细胞，是 TNF 家族的细胞表面 II 型受体。Fas 和 FasL 组成 Fas 系统，它们结合会导致携带 Fas 的细胞凋亡，参与清除活化的淋巴细胞和病毒感染的细胞。如果 Fas 和 FasL 发生功能丧失性突变可导致淋巴细胞积聚，产生自身免疫性疾病。

（7）Apafs：Apafs 为凋亡蛋白酶活化因子（apoptosis protease activating factor，Apaf），在线粒体参与的凋亡途径中具有重要作用。1997 年人们从细胞提取物中分离出 3 种 Apaf，在 ATP 存在时它们可使 caspase - 3 活化，参与执行细胞凋亡。

2. 细胞凋亡的途径　目前发现多条细胞凋亡的信号通路，如 caspase 依赖性的细胞凋亡途径、caspase 非依赖性的细胞凋亡途径、穿孔蛋白 - 颗粒酶介导的细胞凋亡途径以及内质网和溶酶体介导的细胞凋亡途径等。

（1）caspase 依赖性的细胞凋亡途径：在哺乳动物中，有两条细胞凋亡途径与 caspase 相关，一是细胞表面死亡受体介导的外源途径，二是以线粒体为核心的内源途径，两条途径既有联系又有区别，并非孤立存在，相互联系，互相"串话"，形成网络（图 12 - 8）。

①第一条途径是细胞表面死亡受体介导的外源凋亡途径。

这种途径的细胞凋亡开始于死亡配体与死亡受体的结合。死亡受体（death receptor）是一种跨膜蛋白，含有细胞外配体结合域、跨膜域和细胞内死亡结构域（death domain，DD）。细胞外配体结合域与其他细胞分泌的死亡配体（death ligand）结合，激活死亡受体，由死亡受体胞浆内的死亡结构域启动靶细胞凋亡程序，死亡受体的死亡结构域能与凋亡信号通路中的信号分子结合。

目前发现的死亡受体至少有 8 种：肿瘤坏死因子（TNF）R1、Fas（Apo - 1，CD95）、DR - 3（Apo - 3、WSL - 1、TRAMP）、DR - 4（TRAIL - R1）、DR - 5（TRAIL - R2）、DR - 6、EDA - R（ectodermal dysplasia receptor）和 NGF - R。研究得比较深入的死亡受体是 Fas 死亡受体，细胞毒杀伤性 T 淋巴细胞通过产生 Fas 配体诱导被病原体感染的靶细胞发生凋亡。即杀伤 T 淋巴细胞的表面存在 Fas 死亡受体的配体，它可结合并激活 Fas 受体，Fas 死亡受体被激活后，使胞内的死亡结构域构象改变，招募细胞内的衔接蛋白（Fas - associated death domain，FADD），FADD 继而募集起始 caspase 酶原 - 8 或 caspase 酶原 - 10，形成死亡诱导复合物（death - inducing complex，DISC）。引起 caspase 酶原 - 8 或 caspase 酶原 - 10 通过自身切割被激活，启动 caspase 级联反应，进而切割效应 caspase 酶原，产生有活性的效应 caspase（caspase - 3、caspase - 6 和 caspase - 7），导致细胞的凋亡（图 12 - 9）。同时被活化的 caspase - 8 还能够切割信号分子 Bid（Bcl - 2 家族的促凋亡因子）而将凋亡信号传递到线粒体，引发凋亡的内源途径，使凋亡信号进一步放大。

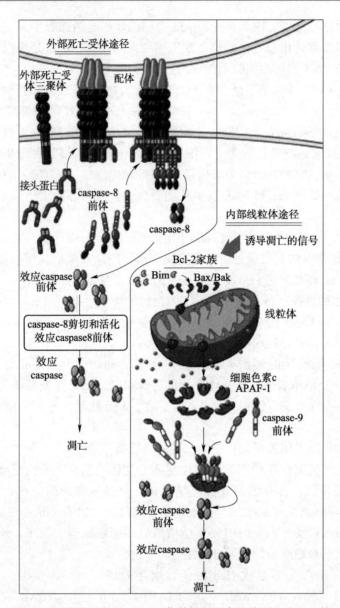

图 12-8 脊椎动物的 caspase 依赖性的两条细胞凋亡途径比较

许多细胞产生抑制蛋白，能在细胞外或细胞内抑制凋亡的外源途径。如有的细胞表面带有诱捕受体（decoy receptor），该受体具有配体结合域但没有死亡结构域，因此它可与死亡受体竞争结合死亡配体，使细胞免于发生凋亡。细胞也可产生细胞内阻拦蛋白，如 FLIP。FLIP 类似于起始 caspase 酶原，但是没有蛋白水解域，它可与 caspase 酶原-8 或 caspase 酶原-10 竞争与 DISC 的结合部位，FLIP 与 DISC 结合后，抑制激活这些起始 caspase 酶原，阻断靶细胞凋亡。因此这种抑制机制可使细胞避免不恰当的因素激活外源途径，使细胞避免凋亡。

②第二条途径是线粒体为核心的内源凋亡途径。

线粒体在细胞凋亡中处于凋亡调控的中心位置，细胞内部以及外部的许多凋亡信号（如不可修复的 DNA 损伤、生长因子的缺乏、缺氧、电离辐射、紫外线、药物、活

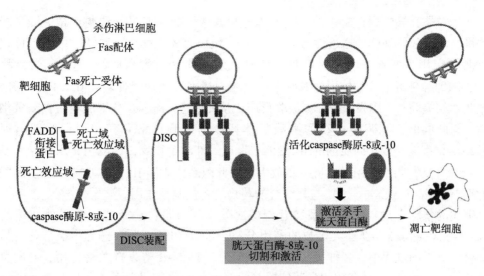

图 12 −9　通过死亡受体 Fas 激活细胞凋亡的途径

性氧等）都可以引起线粒体的损伤和线粒体外膜通透性的改变，向胞浆内释放凋亡相关蛋白，导致细胞凋亡。

内源途径中线粒体向胞浆释放的凋亡相关因子有很多，其中最"著名"的是细胞色素 c，细胞色素 c 的释放是整个凋亡内源途径的起始。细胞受到凋亡信号刺激导致线粒体膜间隙的细胞色素 c 释放，在胞浆中细胞色素 c 与凋亡蛋白酶活化因子 Apaf −1 结合（哺乳动物中的 Apaf −1 与线虫体内的凋亡因子 Ced4 是同源蛋白），导致 Apaf −1 自身寡聚化，形成一个庞大的七聚体复合物，称为凋亡体（apoptosome）。同时 Apaf −1 的 N 端含有 caspase 募集结构域（CARD），CARD 与胞浆中的 caspase 酶原−9 结合，导致 caspase 酶原−9 因相互靠拢而被激活，激活后的 caspase −9 又激活下游的效应 caspase 酶原−3 和 caspase 酶原−7，进而引发 caspase 级联反应，放大凋亡信号导致细胞凋亡（图 12 −10）。此外，线粒体向胞浆释放的凋亡相关因子还包括大量的自由基、Smac、核酸酶 G（endonuclease G）和凋亡诱导因子（apoptosis inducing factor，AIF），其中 AIF 引起核固缩和染色体断裂，而核酸酶 G 则使 DNA 片段化。

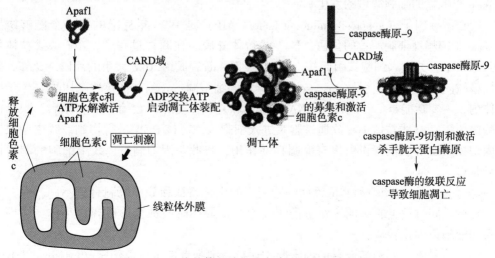

图 12 −10　线粒体释放细胞色素 c 引起细胞的凋亡

在线粒体介导的凋亡途径中，线粒体外膜通透性的改变是导致凋亡相关因子释放的关键，而线粒体外膜的通透性与 Bcl－2 家族蛋白有关。此外钙对凋亡的线粒体途径也有调节作用。细胞在凋亡时，凋亡信号通过内质网三磷酸肌醇（IP$_3$）受体释放 Ca^{2+}，随即被邻近的线粒体通过其膜上的钙蛋白摄取，致通透性转换孔（PTP）开放，释放凋亡相关因子，引发 caspases 级联反应，从而效应 caspases 分解底物蛋白，致细胞凋亡。与此同时，胞浆中存在的由线粒体释放的细胞色素 c 和在凋亡后期出现的 caspases－3 都能作用于内质网的 IP$_3$ 受体，形成另外两个正反馈，双重正反馈导致胞浆 Ca^{2+} 持续升高，凋亡作用得以进一步放大。因此阻断内质网 IP$_3$ 受体功能以及阻断配体（如细胞色素 c、caspases－3）与其结合的药物均有抗凋亡作用。

上述两条凋亡途径既有联系又有相似之处。两条凋亡途径的相似之处在于起始 caspase－8 和 caspase－9 在大多数的多组分复合物如 DISC、凋亡体等中被活化，另外在复合物形成的过程中，多种接头蛋白如 FADD、Apaf－1 等发挥关键作用，它们负责引导起始 caspase 进入复合物的合适位置并使之活化。两条凋亡途径又相互交叉，即外源凋亡途径中的死亡信号也可以通过线粒体途径诱导细胞凋亡，Bid（Bcl－2 家族的促凋亡因子）蛋白因子在其中起关键作用。Bid 为 caspase－8 临近的特异性底物，当死亡受体介导的凋亡途径激活 caspase－8，活化的 caspase－8 切割胞浆中的促凋亡蛋白 Bid，其裂解产物的羧基端片段转移到线粒体膜上，降低其跨膜电位压，促使线粒体释放凋亡相关的因子，从而放大外源凋亡信号的效应。另一方面，凋亡的内源途径被激活后，线粒体释放的促凋亡因子 Smac 也能活化 caspase－8，从而与外源途径交汇。Bid 的激活裂解和线粒体促凋亡因子 Smac 的释放把死亡受体外源途径和线粒体内源途径联系起来，有效地放大了凋亡信号，这实际上是一个正反馈的过程。

（2）caspase 非依赖性的细胞凋亡途径：在很多动物细胞中当使用 caspase 的抑制剂或将 caspase 突变后，细胞仍然可以发生凋亡，因此推测细胞内必定存在不依赖于 caspase 的凋亡途径，但这种凋亡途径的机制还不完全清楚。目前发现线粒体在这种 caspase 非依赖性的细胞凋亡过程中也发挥关键作用，除细胞色素 c 外，线粒体还向细胞质内释放多个凋亡相关因子（如凋亡诱导因子和限制性核酸内切酶 G），从而诱发 caspase 非依赖的细胞凋亡的发生。

凋亡诱导因子（apoptosis inducing factor，AIF）是 1999 年克隆的第一个能够诱导 caspase 非依赖性细胞凋亡的蛋白，位于线粒体外膜。在凋亡过程中，AIF 从线粒体释放到胞浆中，并进入细胞核引起核内 DNA 凝集并断裂成约 50kb 大小的片段。此外，限制性核酸内切酶 G 也能引发 caspase 非依赖性的细胞凋亡，限制性核酸内切酶 G 位于线粒体内，主要功能是负责线粒体 DNA 的修复和复制。受到凋亡信号的刺激后，限制性核酸内切酶 G 从线粒体中释放通过胞浆进入细胞核，对核 DNA 进行切割。线虫中限制性内切核酸酶 G 的同源蛋白也有促凋亡的作用，将此基因抑制后，线虫细胞的凋亡被明显延迟。

尽管 caspase 依赖性和非依赖性细胞凋亡的生化特征和分子机制有所不同，但在细胞中往往是同时发生的。且各种途径的细胞凋亡最终阶段都会形成凋亡小体，被周围的吞噬细胞识别并吞噬。

（3）穿孔素－颗粒酶介导的细胞凋亡途径：细胞毒性 T 淋巴细胞（cytotoxic T lymphocyte，CTL）和自然杀伤（natural killer，NK）细胞除了分泌死亡配体 FasL 与靶细胞表面死亡受体结合启动 caspase 依赖性的细胞凋亡途径外，还可以诱发穿孔素（perforin）– 颗粒酶（granzyme）介导的细胞凋亡途径。

当机体受到病毒感染时，细胞毒性 T 淋巴细胞释放的毒性颗粒成分主要是穿孔素和颗粒酶，主要介导 CTL 细胞和 NK 细胞对病毒感染的靶细胞的凋亡，研究表明穿孔素 – 颗粒酶介导的细胞凋亡在快速清除病毒初次感染方面起重要作用。此外，穿孔素 – 颗粒酶介导的细胞凋亡还与肿瘤的免疫监视有关，参与对肿瘤细胞的杀伤以及监控肿瘤细胞的转移。研究表明，穿孔素缺陷的 NK 细胞不能杀伤瘤细胞且肿瘤转移广泛。穿孔素缺陷鼠的转移瘤也是正常小鼠的 10 ~ 100 倍。穿孔素 – 颗粒酶介导的细胞凋亡还在抗 HIV 感染以及抗寄生虫感染免疫方面也具有重要的作用。

穿孔素 – 颗粒酶途径异常与家族性遗传病如噬血细胞性淋巴细胞增生症（familial haemophagocytic lymphohistiocytosis，FHL）相关。FHL 的患者穿孔素基因发生突变，颗粒酶无法进入靶细胞，导致机体不能清除感染源，同时使 T 淋巴细胞和巨噬细胞不受控制地快速增殖，发生异常的巨噬细胞吞噬红血球、白血球、血小板及其前体细胞的现象。

（4）内质网应激介导的细胞凋亡途径：当细胞受到缺氧、饥饿、钙离子平衡失调、自由基侵袭及药物等影响时，会导致内质网功能失调，这种现象称为内质网应激反应（ER stress，ERS）。这些刺激会引起从内质网到细胞质和细胞核的信号传导，最终决定细胞是适应刺激继续生存还是不能适应而凋亡。许多疾病的发病机制都与内质网应激引起的凋亡有关，如阿尔茨海默病、帕金森氏病、糖尿病和外伤性脑损伤等。此外非酒精性脂肪肝、胆汁淤积和酒精性肝病、乙型肝炎病毒和丙型肝炎病毒感染等的发病机制均与内质网应激引起的损伤有关。

（5）溶酶体介导的细胞凋亡途径：溶酶体破裂导致的酶释放原先一直认为是在细胞坏死和组织自溶的晚期才发生的一种现象，近来却发现溶酶体在保持正常结构的同时，溶酶体膜的通透性居然可以发生改变而将部分酶释放至细胞质，在某些情况下，溶酶体酶激活凋亡酶引发细胞凋亡，溶酶体广泛参与多种细胞的凋亡过程。

多种物质均可导致溶酶体膜透性的改变，如活性氧、鞘氨醇、游离脂肪酸、胆固醇的氧化产物以及一些蛋白质如 caspase、溶酶体内部的某些组织蛋白酶、Bcl – 2 蛋白家族、p53、β 淀粉样多肽、溶酶体相关膜蛋白 Lamp – 1、Lamp – 2 等。需要注意的是，凋亡细胞中溶酶体膜通透发生改变的结果是只有部分酶从溶酶体中释放，不会导致所有的酶分子都从溶酶体中释放出来。

溶酶体膜通透性改变之后，内含的部分水解酶就会被释放至细胞质，通过剪切下游信号分子而引发细胞凋亡。目前发现结果又有两种情况出现，一是释放至细胞质中的溶酶体蛋白将 Bid 活化后引起线粒体外膜通透，促进线粒体释放细胞色素 c 等促凋亡分子，引发细胞凋亡，这称为"线粒体–溶酶体凋亡途径"；二是与线粒体无关的溶酶体细胞凋亡途径，就是说在溶酶体膜通透改变引起的细胞凋亡中没有检测到与凋亡有关的 caspase 酶的活性，这种凋亡与线粒体的凋亡之间没有联系，是由溶酶体独自引发的。

因此，溶酶体在细胞凋亡中既可以作为起始者，也可以作为执行者；溶酶体的具体作用方式完全依赖于细胞类型及刺激因素的不同，其中溶酶体膜通透性的改变是溶酶体参与细胞凋亡调控的最关键步骤。

(三) 细胞凋亡的影响因素

许多因素可以诱导正常细胞和肿瘤细胞发生凋亡。在不同环境、不同细胞或不同诱导/抑制凋亡的因素刺激下，细胞的反应存在差异性。

1. 生理性因子 机体细胞的分布有一定的区域性，细胞的存活和增殖依赖于某些信号刺激，如果丧失存活信号，细胞会启动内部凋亡程序，这些生理性调节因素大多数是机体组织内固有的代谢过程，包括生理性诱导因子和生理性抑制因子。

常见的生理性诱导因子包括肿瘤坏死因子 (TNF) 及其家族中 Fas 配体 (FasL)、转化生长因子 β (TGF-β)、神经递质 (谷氨酸、多巴胺、N-甲基-D-天门冬氨酸)、糖皮质激素等；生理性抑制因子包括 *Bcl-2* 原癌基因、突变型 p53 蛋白、各种生理水平的激素和生长因子等。如某些靶细胞表面具有 TNF 受体，此类细胞可受 TNF 的诱导发生凋亡。神经细胞的生长需要靶细胞分泌的神经营养因子，神经系统发育过程中过剩神经元的凋亡则是因为这些神经细胞未能获得足够的由靶细胞分泌的神经营养因子；而 T 淋巴细胞的生存需要白介素-2 (IL-2)，去除这些生存信号，细胞即会凋亡。类固醇激素能直接进入细胞，与核内受体结合，调节有关基因转录，对细胞凋亡起调控作用。性激素参与性腺细胞及附属器官的生理性生长和凋亡，前列腺癌能通过去除雄激素来治疗，乳腺癌在用雌激素受体拮抗剂治疗后消退。甲状腺激素可促使蝌蚪细胞的凋亡，在蝌蚪到青蛙的变态过程中起重要作用。

2. 病原微生物 生物体为防御外来入侵者，可以利用细胞凋亡形式清除被病毒感染的细胞，防止病毒传播。HIV 感染时，可导致大量的 $CD4^+$ T 淋巴细胞凋亡；牛痘病毒分泌的一种细胞因子反应修饰因子 A (cytokine response modifier A，CrmA) 具有抑制 caspases-3 和颗粒酶 (granzyme B) 的活性，起到抗凋亡作用；E6 是人乳头瘤病毒的分泌因子，促进 p53 蛋白分解而抑制凋亡。此外，人的细小病毒和流感病毒等病毒感染均能诱导细胞凋亡。所以病毒的长期慢性感染有致癌的风险，如人乳头瘤病毒感染可高发宫颈癌，肝炎病毒感染易发肝癌。

3. 理化因素 物理因素有射线辐射 (紫外线，射线等)、较温和的温度刺激 (如热激，冷激)、缺血性和再灌注性损伤等；生化因素包括机体某些代谢产生的自由基，能诱导细胞凋亡。

4. 金属离子 许多金属离子可以诱导细胞凋亡，如钙、镉、汞、铅、镁、铜、镍等离子都能在一定条件下诱导细胞发生凋亡；而锌则具有抑制细胞凋亡的作用。

5. 疾病治疗相关因子 常规使用的肿瘤化疗药物如顺铂和维甲酸等都可诱导多种肿瘤细胞凋亡。

(四) 细胞凋亡检测技术

细胞凋亡的检测方法可依据凋亡细胞的形态学和生化特性的变化以及相关基因和蛋白的表达来进行检测。

1. 细胞形态学检测 形态学检测是鉴定细胞凋亡最可靠的方法之一，主要是对组织或细胞进行各种染色观察，区分凋亡的不同时期及凋亡与坏死。

(1) 光学显微镜和荧光显微镜观察：通过光镜观察细胞外部形态的变化来确定细胞是否发生凋亡。

①未染色细胞：凋亡细胞全面皱缩，体积变小、变形（如正常的梭形变成圆形），细胞膜完整但出现发泡现象，细胞凋亡晚期可见凋亡小体。贴壁细胞出现皱缩、变圆、脱落。

②染色细胞：采用台盼蓝（Trypan blue）染料使死细胞着色，活细胞不着色以区分细胞是否死亡；采用姬姆萨（Giemsa's）染料对细胞核进行染色，可观察到凋亡细胞的核染色质浓缩、边缘化，核膜裂解、染色质被分割成块状，出现凋亡小体等典型的凋亡形态特征。而坏死细胞的体积肿大，细胞膜损坏或裂解成碎片，有时可见网状染色质结构。若采用两种染料进行复染，能够更可靠地呈现凋亡细胞的变化，如吖啶橙（AO）和溴乙锭（EB）复染，AO只进入活细胞，在正常的细胞核及凋亡早期细胞核处呈现绿色，EB进入死细胞及凋亡晚期细胞的核，呈橙红色。

（2）透射电子显微镜技术：通过透射电子显微镜观察细胞核染色质的形态变化及凋亡小体的形成。早期凋亡的细胞胞浆浓缩，体积变小；凋亡细胞核内染色质高度盘绕，出现许多称为气穴现象（cavitations）的空泡结构；随后细胞核的染色质高度凝聚、边缘化；晚期的凋亡细胞，细胞核裂解为碎块，产生凋亡小体。透射电镜观察凋亡细胞一般采用戊二醛和锇酸固定、醋酸铀和硝酸铅染色。

2. 生化特性检测

（1）琼脂糖凝胶电泳分析观察凋亡细胞特征性的"DNA梯状条带"：凋亡发生的晚期，琼脂糖凝胶电泳时呈现梯状"DNA ladder"图谱，目前认为DNA梯状图谱仅在一些特定类型的细胞和特殊情况下出现，只能作为判断凋亡的客观指标之一。而当细胞坏死时，核DNA无规律性断裂，电泳图谱出现连续性拖带"smear"。

（2）TUNEL测定法：即DNA断裂的原位末端标记法。正常细胞或正在增殖的细胞几乎没有核DNA的断裂，TUNEL测定法正是利用凋亡细胞染色质DNA的广泛断裂，使其在DNA结构上与正常细胞存在差异的特性。

TUNEL测定法是Terminal deoxynucleotidyl transferase（TdT）–mediated dUTP nick–end–labeling，意指末端脱氧核苷酸转换酶介导的dUTP缺口末端标记测定法，它可以检测到那些形态学上尚不能辨别的凋亡细胞。通过DNA末端转移酶将带标记的dNTP（多为dUTP）间接（通过地高辛，digoxigenin，DIG）或直接接到DNA分子中的3′–OH端，再通过可观测的标记物（荧光或生物素）检测，定量分析结果（图12–11）。此检测方法是针对细胞凋亡晚期核DNA断裂这一特征，但细胞受到其他损伤（如机械损伤，紫外线等）也会产生这一现象，

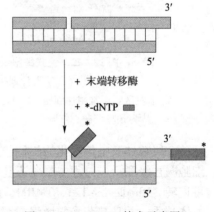

图12–11 TUNEL技术示意图

因此它对细胞凋亡的检测会受到其他因素的干扰。因此TUNEL测定法分析细胞凋亡应结合形态观察技术才有意义。

（3）针对生物膜改变的检测方法

①磷脂酰丝氨酸（PS）外翻实验：磷脂酰丝氨酸（PS）外翻检测是一种凋亡早期的活细胞检测，可与DNA染料或其他晚期检测方法相结合来标记凋亡的发展阶段。

Annexin Ⅴ（与磷脂酰丝氨酸有强亲和力）与碘化丙啶（propidine iodide，PI，核酸染料）染料双染实验能够将早期凋亡细胞与晚期凋亡细胞和坏死细胞区分开（图12－12）。

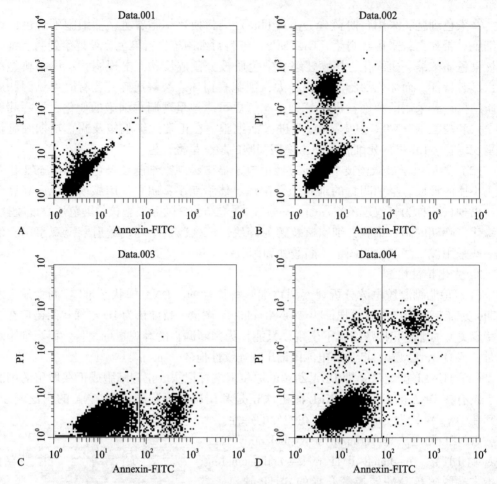

图12－12　流式细胞仪的散点图（Annexin－FITC 和 PI－PE 双染）

（辽宁省计划生育科学研究院 冯文华，刘威提供）

A. 下左区：正常阴性细胞；B. 上左区：死亡细胞；C. 下右区：早期凋亡细胞；D 上右区：认为是晚期凋亡细胞

②线粒体膜电位变化的检测：线粒体膜通透性的改变及线粒体跨膜电位的下降是细胞凋亡级联反应过程中最早发生的事件，一旦线粒体跨膜电位丧失，细胞凋亡就不可逆转。Rhodamine 123、TMRM、DiOC6 等是一些亲脂性阳离子荧光染料，可结合到线粒体基质，并且其荧光的增强或减弱与线粒体内膜电负性的增高或降低相关。此方法的不足之处在于不能区分细胞凋亡或其他原因导致的线粒体膜电位的变化。

③线粒体膜通透性的变化，即细胞色素 c 的定位检测：细胞色素 c 从线粒体释放入胞浆，作为一种信号物质，在细胞凋亡中发挥着重要的作用。细胞色素 c 氧化酶亚单位Ⅳ（cytochrome c oxidase subunit Ⅳ：COX4）是定位在线粒体内膜上的膜蛋白，凋亡发生时，它保留在线粒体内，因而它是线粒体富集部分的一个非常有用的标志。通过 Western 杂交，采用细胞色素 c 抗体和 COX4 抗体进行标示，分别显示细胞色素 c 和

COX4 存在的位置，从而判断细胞是否发生凋亡。

（4）凋亡相关基因和蛋白的检测：细胞凋亡发生过程中，相关基因和蛋白都发生变化。Fas 是主要的死亡受体，在多种细胞中引发凋亡过程，可以检测细胞抽提物、组织培养物、血清中的 Fas 水平；针对 caspase 活性的检测，即通过 caspase 对特定底物的切割、使其释放出荧光产物。此外细胞接收到凋亡信号后，细胞释放核基质蛋白（NMPs），可通过定量检测细胞培养上清中的 NMP 水平变化来判断凋亡的发生。

细胞凋亡时表达一些异常的基因，检测这些特异基因的表达水平也成为检测细胞凋亡的一种常用方法。Bcl－2 和 Bcl－X_L 作为抗凋亡的调节物，它们的表达水平和比例决定了细胞是否凋亡还是存活。一般多采用 Northern 杂交和 RT－PCR 对他们基因的 mRNA 表达水平进行细胞凋亡的检测。

3. 流式细胞仪检测　采用流式细胞仪检测细胞凋亡既可定性又可定量，且分选出的细胞还可进行形态学观察和生化分析。细胞凋亡发生时，小分子量的 DNA 断裂片段（单个或寡聚核小体）溢出胞外，使得凋亡细胞内总 DNA 含量降低。流式细胞仪可直接观察分析凋亡细胞 DNA 的这种量的变化，即 DNA 直方图上在正常二倍体细胞群 G_0/G_1 峰前出现一个 DNA 低染细胞群——亚二倍体峰（apoptotic peak，AP 峰），为凋亡特征峰。

针对凋亡的不同阶段特征可选取不同的检测方法，如早期检测常采用膜对称性的改变、细胞色素 c 的定位、线粒体膜电位的变化、细胞内氧化还原状态的改变等技术手段。而检测细胞凋亡的晚期则选用特征性的 DNA 梯状电泳、TUNEL 测定法和凋亡相关蛋白的检测。目前常用的凋亡的检测方法应多种手段联合使用，即实现在同一细胞中检测上述两个凋亡事件。

（五）细胞凋亡的生物学意义

细胞凋亡是生物体内普遍存在的现象，具有十分重要的生理学和病理学意义，对于多细胞生物个体，细胞凋亡在其正常发育、自稳态的维持、免疫耐受的形成以及肿瘤监控等过程中均发挥重要作用。

1. 细胞凋亡是塑造个体及组织和器官形态的机制之一　在高等脊椎动物胚胎发育过程中管腔结构的形成、肢芽塑形的发育、指（趾）间蹼的消失（图 12－13）、视网膜发育等，以及两栖类动物蜕变过程中幼体器官的缩小和退化（如蝌蚪尾的消失）等（图 12－14），都伴有细胞凋亡的发生。在动物个体发育的组织形成时期，如脊椎动物的神经系统在发育过程中，通过凋亡机制来选择最后留存的功能细胞，约有 50% 的原始神经元存活并与靶细胞建立连接，而没有建立连接的神经元则发生凋亡，这与原始神经元细胞间竞争靶细胞（如肌肉细胞）分泌的存活因子（survival factor）——神经生长因子（nerves growth factor，NGF）有关（图 12－15）。动物机体以此来调节神经细胞的质量和数量，使之与神经支配的靶细胞相适应以建立正确的神经网络联系。

2. 细胞凋亡是机体的一种生理性保护机制　在成熟机体组织中，细胞发生凋亡的数量是惊人的，用于清除体内已经完成相应生理功能的细胞、受损或衰老的细胞并代之以新生的细胞，维持组织器官中细胞数量的稳定，降低机体癌变的风险。如健康成人的骨髓和肠中每小时约有 10 亿个细胞凋亡、女性月经期子宫内膜的变化等，凋亡都起着关键的作用。

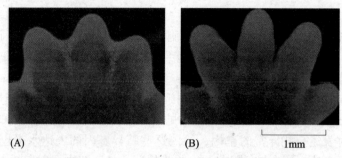

(A)　　　　　　　　(B)　　　　　　　1mm

图 12 – 13　发育中的老鼠通过细胞凋亡而产生脚趾

（A）小鼠胚胎时期脚趾之间的组织还没消失；（B）脚趾之间的细胞凋亡除去脚趾之间的组织，形成五趾

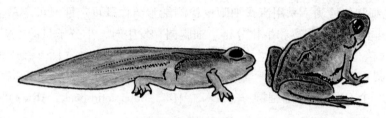

图 12 – 14　从蝌蚪到青蛙的蜕变

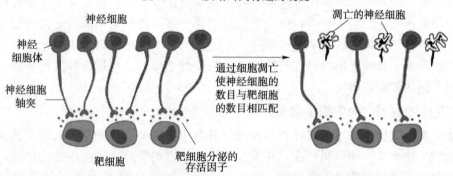

图 12 – 15　细胞凋亡使神经细胞与靶细胞的数量相匹配

3. 细胞凋亡参与构成机体的防御机制　包括防御病原体感染和防止细胞癌变，机体通过凋亡来剔除受到环境伤害或被病原体感染的细胞，以及癌前病变的细胞，防止细胞癌变。

此外，细胞凋亡还参与免疫耐受的形成。如免疫系统中成熟的 T 淋巴细胞在胸腺的克隆选择，通过这一过程，既形成了有免疫活性的淋巴细胞，又产生了对自身抗原的免疫耐受。

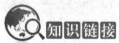知识链接

酵母和细菌中的细胞程序性死亡

以前大家认为酵母细胞是单细胞生物，酵母细胞的程序性死亡就是个体生命的结束，实在看不出这种"自杀"对自身有什么好处。所以 1997 年首先发现酵母的一种突变株 cdc48 具有程序性死亡现象时，大家都大吃一惊。其实，酵母虽然是单细胞生物，

但是在实际生活中，它们却过着多细胞的"群居"生活，在营养匮乏的时候，某些衰老的细胞会发生程序性的细胞死亡而"自杀"，将有限的资源留给群体中具有最佳适应性的个体。另外在不同种类的酵母细胞争夺有限的资源时，某些酵母会释放出毒素导致对手进入程序性的细胞死亡过程。科学家研究发现，低浓度的双氧水或醋酸、高浓度的盐或糖、植物的抗真菌多肽等均能够诱发酵母细胞进入程序性死亡。酵母的程序性死亡形态特征和发生的机制均与动物细胞的凋亡类似。

细菌的程序性细胞死亡是指由细胞内死亡程序介导的任意形式的细胞死亡现象，不管其是由何种原因引起，以及是否表现真核细胞凋亡所应出现的所有特征。1954 年首次观察到大肠埃希菌由于营养匮乏而导致的细菌程序性死亡现象。目前已在肠杆菌属、葡萄球菌属等多个菌属中发现细菌的程序性细胞死亡现象，细菌在发生功能性分化以及对压力出现应激反应时，都会导致程序性细胞死亡，但表现出的形态与生化生理特征均与真核生物不同。

对于单细胞的原核生物来说，细菌的程序性细胞死亡往往作为一种群体效应发挥作用，实质上是一种利他性的自杀行为，以此来维持群体中其他细菌个体的生存。而对于酵母来说，当单倍体的酵母细胞无法进行结合生殖时也会发生程序性的细胞死亡，推测这可能有助于促进余下的单倍体酵母进行结合生殖。因此看来，无论是原核还是真核的单细胞，当它们在群居生活中，就有了为种群生存而"自杀"的牺牲精神。

二、细胞坏死

细胞坏死是机体在遭受损伤或侵入的部位展开积极的防御或修复反应，从而建立一种早期的预警机制来识别破坏因素并防止可能造成的整体危害，在血管阻塞性疾病、神经退行性疾病、感染和炎症等多种疾病以及癌症中都具有重要作用，还可能在细胞的免疫反应中发挥重要作用。

细胞死亡是指细胞生命活动的终止。在多细胞生物中，除了细胞凋亡外还有另一种细胞死亡形式，即细胞坏亡。细胞坏死是由于一些外界因素（如缺血缺氧、冻伤、烫伤、发热、炎性反应、各种理化损伤以及生物性侵袭等）所导致的细胞快速被动性死亡，与细胞内部的 DNA 序列及基因调控无关。细胞坏死多数在病理情况下发生，属于被动性损伤所致的细胞死亡，如果把细胞凋亡比做"寿终正寝"的话，那么坏死就是"意外死亡、交通事故"。

近年的研究发现有些坏死形式属于程序性或可被调节的，即细胞"程序性坏死"（necroptosis）。是一种由死亡受体介导的 caspase 非依赖性细胞死亡模式，同样具有坏死细胞的形态学特征。程序性坏死被认为是哺乳动物的发育和生理过程的重要组成部分。程序性坏死在细胞的免疫反应（炎症性病变）中发挥重要作用，通常是在凋亡被抑制的情况下发生，如果此时细胞感染病原体后，程序性坏死可以作为凋亡的"替补"方式被细胞采用来消灭病原体，被感染的细胞坏死后细胞内容物释放，包括病原体信息分子（如病毒核酸），被免疫细胞识别，促发固有免疫反应。

细胞凋亡与细胞坏死是两种完全不同的过程和生物学现象，在形态学、生化代谢改变、分子机制、细胞的结局与意义等方面都存在本质的区别（表 12−1），电镜下可观察到坏死细胞和凋亡细胞的形态学差异（图12-16）。细胞凋亡与坏死在形态上最重要的区别是在凋亡的整个过程中细胞膜的整合性良好，凋亡晚期细胞的内容物不会释放到细胞所处的微环境中，因而不引发炎症反应，不损害周围组织，是一种"寂静"的死亡形式；相反，在细胞坏死时细胞膜发生渗漏，细胞内容物，包括膨大破碎的细胞器、染色质片段、大量的酶类和细胞因子释放到胞外，导致炎症反应。

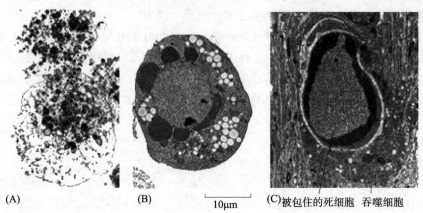

(A)　　　　　(B)　　　10μm　　　(C)被包住的死细胞　吞噬细胞

图12-16　电镜下坏死细胞和凋亡细胞

A. 培养盘中坏死细胞，细胞呈破裂状态；B. 培养盘中凋亡细胞，细胞内出现
凝缩物；C. 发育中的凋亡细胞，被附近细胞所吞噬

表12-1　细胞凋亡与细胞坏死的区别

比 较 项 目	细 胞 凋 亡	细 胞 坏 死
诱导因素	特定诱导凋亡信号	非生理性因子（毒素、严重缺氧、缺乏 ATP 等）
组织分布	多为单个细胞散在发生	常成群细胞发生，组织结构破坏
组织反应	非炎症反应	炎症反应
染料试验	早期细胞不被染料着色	早期即被染料着色
结局	凋亡小体被吞噬细胞吞噬	细胞内容物溶解释放
对个体的影响	个体生长、发育、生存必需	引发炎症
形态学特征		
细胞形态	细胞发生皱缩，与邻近细胞连接丧失	细胞出现肿胀，形态不规则
质膜	完整，鼓泡，形成凋亡小体	丧失完整性、溶解或通透性增加，晚期崩解
核染色质	固缩、断裂，核质边缘化、凝集在核膜下，呈新月状，晚期碎裂成核碎片	核被膜破裂，染色质分散随机降解，凝集，呈絮状
细胞质	由质膜包围形成凋亡小体	溢出，细胞破裂成碎片
凋亡小体	有，被邻近细胞或巨噬细胞吞噬	无，细胞自溶
线粒体	肿胀、通透性增加、细胞色素 c 释放，自身吞噬	早期即出现肿胀、破裂
溶酶体	完整	破裂
生化特征		
基因组 DNA	有控降解。核小体 DNA 断裂，电泳图谱呈现"梯状"	随机降解。核 DNA 无规律性断裂，电泳图谱呈现连续性拖尾和重影现象
Caspases 酶	Caspases 激活，有蛋白酶参与的级联反应	Caspases 非依赖性

细胞凋亡与坏死的区别为药物的设计与筛选，以及肿瘤治疗提供了新思路。药物所选择的作用靶标不同，引起细胞死亡方式（凋亡或坏死）不同。药物通过诱导细胞以凋亡方式实现细胞死亡，较不宜引发周边组织的炎症反应，避免药物对患者产生更大的伤害。研究发现，当抗肿瘤药物以较低浓度作用于肿瘤细胞时，诱导肿瘤细胞凋亡，而增加药物浓度并超过一定阈值时，就会直接引起肿瘤细胞坏死或使凋亡的细胞发生继发性坏死，这表明细胞受到伤害而导致的死亡方式主要取决于所受伤害的水平。此外，同一药物的不同浓度、不同的作用时间对不同类型的肿瘤细胞产生的应答反应所需的阈值也相差很大。因此，在肿瘤治疗中筛选并应用能够更加特异地诱导肿瘤细胞凋亡的药物，并研究其最适剂量和最适给药时间，从而提高肿瘤的治疗效果。

三、细胞自噬死亡

细胞自噬（autophagy）是细胞通过溶酶体与双层膜包裹的细胞自身物质融合，从而降解细胞自身物质的过程，和细胞凋亡都属于自主性的细胞死亡。细胞自噬通过与凋亡不同的降解机制和分子机制，使细胞在某些特殊环境，如饥饿、低氧、发育和分化等条件下自主死亡。

细胞自噬是利用溶酶体对细胞体内自身的部分细胞质（包括长寿命蛋白和细胞器）进行一系列降解的过程，存在于多种不同类型的细胞中，参与细胞的正常生长发育过程和维持代谢平衡。在正常细胞中，细胞的自噬仅持续地以较低的速率进行；而在某些压力条件下（如损伤或营养匮乏等代谢情况）或细胞处于发育的特殊阶段时，细胞自噬会大量发生。

细胞自噬的显著特征是形成大量双层膜的自噬体（autophagosome）或称为自噬泡（autophagic vacuoles，AVs），内质网弥散和染色体发生中度凝集。细胞自噬的大致过程为：细胞中的线粒体或/和过氧化物酶体等细胞器首先被"隔离膜"（主要来自于内质网和高尔基体）的囊泡所包被，形成双层膜结构的自噬体；自噬体再与细胞质中的胞内体融合；最终与溶酶体融合，形成自噬溶酶体（autophagolysosome，autolysosome），由溶酶体内的酶降解自噬体中的内容物，分解成氨基酸和核苷酸等再被细胞利用。自噬作用在消化自噬体内容物的同时，也为细胞内新细胞器的构建提供原料，即细胞结构的再循环。研究表明，细胞自噬的发生受多种基因的调控，如 *ATG*（autophagy – related gene）基因、蛋白激酶和磷酸酶基因，自噬体的形成又依赖于Ⅲ型磷脂酰肌醇三磷酸激酶（ClassⅢ PI3K）的作用。

细胞自噬是促使细胞存活的自我保护机制，一方面体现在特定压力条件下通过降解自身蛋白或细胞器来为细胞生存提供"粮食"；另一方面细胞自噬具有自我"清理"功能，降解错误折叠的蛋白多聚物、功能失常的整个细胞器（线粒体，过氧化物酶体和高尔基体等）以及细胞内的病原体。但过度自噬又将导致细胞发生程序性死亡。因此，细胞自噬在生物体生长发育、细胞分化及对环境应激的应答方面极为关键，对防止某些疾病如肿瘤、神经退行性疾病及对抵御病原微生物的感染和延缓衰老等方面发挥重要作用。

四、非典型细胞死亡方式

随着研究的不断进行，科学家们发现了越来越多的细胞死亡的方式，除上述几种常见的之外，还有以下几种细胞死亡形式：

（一）细胞有丝分裂灾难

细胞有丝分裂灾难（mitosis catastrophe）是指 DNA 发生损伤时，细胞无法进行完全的分裂从而导致四倍体或多倍体出现继而导致细胞死亡的现象。细胞有丝分裂灾难的形态学特点主要是形成巨细胞，内有多个小核，染色质发生凝聚，结果呈凋亡样或坏死样形态。目前认为细胞有丝分裂灾难可以使处于非正常分裂状态的细胞发生死亡，避免它们继续分裂给生物体带来灾难性的后果。细胞有丝分裂灾难由多种分子调控，如 CDK1，P53 及 Survivin 等，其死亡信号传递有很大一部分与凋亡相重叠。也有科学家建议以"先于多核化的细胞死亡"等概念表述此类现象。

（二）失巢凋亡

失巢凋亡（anoikis）由于细胞失去与其他细胞或细胞外基质的粘附导致的细胞凋亡。即正常的上皮细胞或不具备转移性质的实体瘤细胞在脱离原来生存环境（如进入血流）的特殊情况下发生的细胞凋亡。失巢凋亡作为一种特殊的程序性细胞死亡形式，其生理学意义在于防止这些脱落的细胞种植并生长于其他不适宜的部位，而恶性肿瘤细胞具有极强的抗失巢凋亡特性。因此，失巢凋亡在机体发育、组织自身平衡、疾病发生和肿瘤转移中起重要作用。

（三）炎亡

炎亡（pyroptosis），也叫依赖 caspase - 1 的细胞死亡，是固有的炎性死亡方式，由各种病理性刺激（如中风、心脏病发作等）和一些病原体引起，在控制微生物感染过程中起非常重要的作用。机体与病原体在长期的相互作用过程中，病原体具备了抑制被侵染的个体产生炎症的功能，借此增强自身的生存能力；而被侵染的个体则具有与之相反的对抗能力来保护自身。炎亡细胞兼有凋亡和坏死的特征，如与细胞凋亡类似的特征：线粒体膜电位丧失，DNA 碎裂，细胞核浓缩，TUNEL 染色阳性；与细胞坏死类似的特性：细胞膜受到破坏，内容物溢出，细胞膜小泡进入细胞外环境等。另外炎亡又有别于凋亡：如炎亡过程依赖 Caspase - 1，然而同样主要参与凋亡过程的 caspase - 3、caspase - 6 和 caspase - 8 不参与炎亡过程，而参与凋亡的 caspase 底物和相应抑制剂在炎亡过程中没有变化，同时在炎亡过程中也没有线粒体完整性的丧失和细胞色素 c 的释放。

第三节　细胞凋亡与医药学

一、细胞凋亡异常与疾病

细胞凋亡是机体维持自身稳定的一种生理机制，但细胞凋亡过度或受阻均会引发疾病（表 12 - 2）。

（一）细胞凋亡受阻导致的疾病

1. 细胞凋亡与肿瘤　肿瘤细胞群体的数量不仅与细胞增殖速率有关，还与细胞死亡相关。肿瘤的发生是由于某些原癌基因的激活、抑癌基因的失活以及凋亡相关基因表达异常，导致细胞增殖、分化和凋亡的平衡失调的结果。正常的机体通过凋亡机制清除体内老化、受损、易于癌变和癌前病变的细胞，而恶性肿瘤发病过程中常可见到凋亡相关基因（凋亡抑制基因和凋亡活化基因）的异常表达，当上述细胞不能通过凋亡予以清除时，可导致肿瘤的发生。因此肿瘤不仅是细胞增殖和分化异常的疾病，同时也是凋亡异常的疾病。人的肿瘤细胞中常常检测到促凋亡基因如野生型 p53 基因的突变或缺失，降低了细胞识别损伤 DNA 的敏感度，致使细胞凋亡发生障碍，进入失控的生长状态，而肿瘤细胞内凋亡抑制基因 bcl－2 基因过高表达使细胞凋亡衰减。一般肿瘤细胞高表达 FasL 以凋亡淋巴细胞，而又低表达 Fas 降低自身的凋亡，致使肿瘤细胞具有逃逸免疫及凋亡耐受的特性。

从细胞凋亡角度来看肿瘤，是由于肿瘤细胞减少受阻所致。正确阐明和理解细胞凋亡与肿瘤发生的关系，为抗肿瘤药的设计提供了一条新途径。抗癌药物的疗效不仅取决于它们对靶细胞的直接作用，也取决于它们诱导肿瘤细胞凋亡的能力。

表 12－2　细胞凋亡与疾病

细胞凋亡受阻产生的疾病	细胞凋亡过高产生的疾病
1. 恶性肿瘤	1. 艾滋病
滤泡性淋巴瘤	2. 神经退行性疾病
p53 突变的各种肿瘤	阿尔茨海默病
激素依赖性肿瘤	帕金森病
乳腺癌	肌萎缩性脊髓侧索硬化症
前列腺癌	色素性视网膜炎
卵巢癌	小脑退化症
白血病	3. 骨髓发育不全综合征
2. 自身免疫性疾病	再生障碍性贫血
系统性红斑狼疮	4. 缺血性损伤
免疫介导性肾小球肾炎	心肌梗死
3. 病毒感染性疾病	脑卒中
疱疹性病毒	缺血后再灌注性损伤
痘病毒	5. 酒精中毒性肝炎
腺病毒	

2. 细胞凋亡与自身免疫性疾病　自身免疫性疾病是指机体对自身抗原发生免疫应答而导致自身组织损伤和功能障碍的一类疾病。正常情况下，在自身抗原的刺激作用下，识别自身抗原的免疫细胞被活化，从而通过细胞凋亡的机制而得到清除。但如果这一机制发生障碍，识别自身抗原的免疫活性细胞的清除产生障碍导致自身免疫疾病的发生。如系统性红斑狼疮（systemic lupus erythematous，SLE）患者的外周血单核细胞 Fas 基因有缺失突变，引起自身反应性 T 细胞阴性选择的凋亡功能丧失，T 淋巴细胞凋亡障碍，在外周淋巴器官出现大量具有自身反应性的 CD4＋、CD8＋ 的 T 淋巴细胞，由此产生抗自身组织的抗体，引发 SLE 自身免疫性疾病。

胰岛素依赖型糖尿病、类风湿性关节炎、多发性硬化症及慢性甲状腺炎等均是由于针对自身抗原的淋巴细胞凋亡不足，进而攻击自身组织所致。临床上治疗自身免疫性疾病常用的糖皮质激素的作用机制之一就是诱导自身免疫性 T 淋巴细胞发生凋亡。

（二）细胞凋亡过度导致的疾病

1. 细胞凋亡与神经退行性疾病　阿尔茨海默病（Alzheimer's disease，AD）、帕金森病（Parkinson's disease，PD）、肌萎缩性侧索硬化症（amyotrophic lateral sclerosis，ALS）等神经退行性疾病都与细胞凋亡相关。此病的病理特征是特定神经元的进行性丧失。研究表明，神经退行性疾病的发病过程中 Caspase3 不仅起凋亡的效应器作用，还直接与疾病的致病因子相互作用，参与致病过程。阿尔茨海默病主要是由于海马及基底神经核的胆碱能神经元大量丧失，病理切片上可见 β - 淀粉样蛋白沉积在病灶中央，当钙超载、氧化应激（oxidative stress）或神经生长因子分泌不足时，Ca^{2+} 内流增加，激活与 β - 淀粉样蛋白合成有关的基因，使 β - 淀粉样蛋白含量增加，沉积于神经元内，具有神经毒，诱发神经元细胞凋亡。在肌萎缩性侧索硬化症患者体内发现有与神经元凋亡抑制蛋白有关的基因突变，神经元凋亡抑制蛋白缺乏，导致脊髓前角运动神经元凋亡，肌内出现神经性萎缩。

2. 细胞凋亡与感染性疾病　机体预防病毒扩散的防御机制之一是诱发受病毒感染的细胞发生凋亡。病毒的溶解性感染所产生的细胞病变与细胞凋亡有关；而病毒的持续性感染与细胞凋亡被病毒抑制有关。病毒介导的细胞衰竭最典型的例子是获得性免疫缺陷综合征（AIDS），是由人类免疫缺陷病毒（human immunodeficiency virus，HIV）感染引起的。HIV 病毒颗粒的膜蛋白 gp120 与 CD4+T 淋巴细胞膜表面结合后诱导 CD4+T 淋巴细胞凋亡，并且 HIV 在其感染细胞中进行复制表达，表达的 gp120 糖蛋白与未被 HIV 感染的 CD4+ 细胞的相应受体结合诱发细胞凋亡，造成 HIV 感染者体内无论是受 HIV 感染的还是未受感染的 CD4+ 细胞大量凋亡，导致免疫系统崩溃。此外 HIV 还可诱导其他免疫细胞（如 B 淋巴细胞、CD8+ 淋巴细胞、巨噬细胞）凋亡，造成机体免疫功能严重缺陷，患者容易继发各种感染及恶性肿瘤而死亡。从发病机制出发，干预由 HIV 感染或其 gp120 激发的细胞凋亡机制，是设计抗 HIV 治疗新方法的重要理论基础。

3. 细胞凋亡与心血管疾病　人类的血管内皮细胞、平滑肌细胞和心肌细胞的凋亡是多种心血管疾病发生与演变的病理学基础。心肌细胞凋亡是缺血再灌注损伤特征之一。急性心肌梗死的梗死灶及周边区既有细胞坏死也有细胞凋亡。缺血早期的轻度缺血或慢性缺血细胞凋亡常先于细胞坏死，以细胞凋亡为主，坏死细胞内容物释放，触发炎性反应，又进一步使细胞坏死区域扩大，促使梗死面积向四周扩展。

二、细胞凋亡与新药研究

目前药物开发及新药设计的方向已转向由病理过程的分子机制入手，从其中包含的事件顺序中找出各事物的本质联系，指导新药设计。细胞凋亡的形成及调控过程非常复杂，在机体的生命活动中，细胞凋亡与抗凋亡之间存在一种动态平衡关系，其间的各种信号转导途径和信号分子之间形成"跷跷板"（seesaw），调控着细胞的生存和死亡。细胞凋亡是一种可以被激活或抑制的可调节过程，因此为新型药物的开发提供重要靶点和线索。

许多生物活性物质、药物都可诱导细胞凋亡。由于细胞种类不同，诱导物不同，细胞的发育阶段不同，所得的结果各异。故凋亡药物的诱导存在多因素、多层次上的协同作用。在以凋亡为主体的治疗药物研究中，通常将细胞凋亡疗法与其他细胞因子、化疗药物、放疗、手术等疗法联合应用，往往可以取得更好的疗效。

（一）受体型药物

死亡受体介导的细胞凋亡途径中的 Fas 受体与细胞死亡和增殖有关，在 Fas 受体表达水平及受体传递环节上切断或干扰细胞凋亡，有可能阻断凋亡相关疾病的发生或发展的某一环节，治愈疾病。

1. Fas 受体作为细胞凋亡诱导性细胞膜分子受到重视　一些肿瘤细胞表面的分子可诱导免疫细胞发生凋亡，主动杀伤所浸润的免疫细胞，逃脱机体的免疫监视，肿瘤细胞的这种免疫监视的逃逸是通过肿瘤细胞表达可溶型/分泌型 Fas（sFas，其产生是通过 Fas 在转录水平上的不同拼接的结果）来实现的。现已得知黑色素瘤等肿瘤细胞分泌的 sFas 能够竞争性的与 FasL 结合，导致免疫细胞"致伤"。自身免疫性疾病是由于对自身抗原成分反应的淋巴细胞过度增殖所致。研究发现系统性红斑狼疮一半以上的患者血清中可溶性 Fas 升高，可溶性 Fas 能抑制体内的 Fas 受体介导的细胞凋亡，在体内可以改变对自身抗原成分应答的淋巴细胞的生长和增殖。

利用抗 Fas 单克隆抗体与 sFas 有很高的亲和力的特性，可减少肿瘤患者和自身免疫病患者血液中 sFas 水平；一些 T 细胞激活因子（如植物凝集素、干扰素或肿瘤坏死因子等）均可刺激 T 细胞使 Fas 表达水平提高；抗癌药阿霉素（adriamycin，ADR）能够促进肿瘤细胞共同表达 Fas 和 Fas L，其结果是导致每个肿瘤细胞表面及细胞间 Fas 和 FasL 的交互作用导致细胞凋亡，从而使肿瘤细胞有效地自相杀灭。

2. 酪氨酸蛋白激酶（TPK）的活化是 Fas 受体触发的细胞内信号通路　酪氨酸蛋白激酶（TPK）的活化不仅可连接 Fas 通路，更为连续发生凋亡所必需，因此一些干扰信号传导通路的酪氨酸蛋白激酶活性抑制剂具有开发成新药的潜力。如舒拉明（suramin）原是一种抗锥虫药物，随后发现它能抑制生长因子与其受体结合，阻断酪氨酸蛋白激酶活性，现已用于治疗肾癌及前列腺癌。酪氨酸蛋白激酶抑制剂种类很多，天然抑制剂如槲皮素（quercetin）、染料木黄酮（genistein）、lavendustin A、erbstatin 和 herbimycin 等，这些都是从真菌发酵液中提取出来的酪氨酸蛋白激酶抑制剂，其结构特点为研究化学合成相关新药奠定了基础。

（二）凋亡相关基因蛋白药物

1. caspase 家族靶标药物　caspase 属于蛋白酶，可作为新药研发的靶标。在细胞凋亡中，caspase 家族蛋白扮演"刀斧手"的角色，此酶一旦从无活性的酶原裂解激活，便可导致核酸内切酶活化、成黏连蛋白断裂、"死亡底物（PARP）"裂解及其他生理学效应，而后细胞不可逆转地走向死亡。因此，能够抑制或诱导细胞中 caspases 活性的药物靶标物质已被考虑用于凋亡相关疾病的治疗。目前常用的是 caspase 酶活性抑制剂，该类抑制剂大多数属于广谱抑制剂，既影响细胞的凋亡，也影响炎症过程。激活 caspase 的药物如 Velcade（bortezomib，PS-341），是美国 FDA 批准的第一个已供临床应用的蛋白酶体抑制剂，能够激活 caspase-3 诱导凋亡，临床用于治疗复发性多发骨髓瘤。抑制 caspase 的药物如 caspase-1 抑制剂 YVAD-Cmk 及 caspase-3 抑制剂

YVAD – fnk，可缩小缺血性脑梗塞的体积，减轻受损神经细胞功能的退化。由 Vertex 公司研制的 caspase – 1 抑制剂 VX470 能够阻断炎症反应，用于治疗类风湿性关节炎。

值得注意的是虽然 caspase 是很好的药物靶标，但 caspase 一般位于凋亡信号传导通路的下游，在凋亡途径的晚期才起作用。

2. Bcl – 2 靶标药物　调控细胞凋亡的关键因子为 Bcl – 2 家族，该家族包括凋亡促进因子 Bax、Bak、Bid 以及凋亡抑制因子 Bcl – 2 和 Bcl – x，这些促进因子和抑制因子维护着细胞数目的平衡状态，一旦平衡被打破将引起疾病的发生。

增加 *bcl* – 2 基因产物的表达，抗细胞凋亡。通过分子生物学技术将 *bcl* – 2 基因导入靶细胞或用其他调控手段使之超量表达，使细胞增加对不良条件及过度理化压力的抵抗力，免于发生凋亡，可用于凋亡过度的疾病的治疗。据报道，利用抗凋亡基因 *bcl* – 2 转化人胰岛细胞，明显保护了由 TNF 和 IFN – γ 引起的 β – 细胞破坏，可用于 Ⅰ 型糖尿病免疫损伤 β – 细胞的保护性治疗。研制基因治疗的 Selective Genetics 公司将 *bcl* – 2 导入患者细胞进行表达，用于修复受损组织。例如向中风和心力衰竭患者的脑和心脏中导入抗凋亡基因 *bcl* – 2，可以减少组织损伤，恢复受损组织中的血流。在生物制品的生产中，杂交瘤细胞超表达 *bcl* – 2 基因可延长静止生长期的细胞寿命，增加产物分泌量。

而 Bcl – 2 抑制剂因能促进细胞凋亡而多用于抗肿瘤药的开发。有关研究发现，Bcl – 2 的蛋白相互作用区是一个相对小的结构域，因此有可能开发出抑制 Bcl – 2 蛋白功能的小分子模拟抑制剂，这种小分子抑制剂可具有抗肿瘤活性。近年来，反义寡核苷酸（antisense oligonucleotide）作为药理学工具和治疗制剂的研究取得了实质性进展。可选用相应的反义寡核苷酸阻抑癌基因表达，诱导细胞凋亡，以达到治疗肿瘤的目的。目前，美国 Genta 公司（以凋亡为基础的进行候选药物研究）开发的 Bcl – 2 的反义抑制剂，可封闭调控 *bcl* – 2 基因表达的关键区，特异性地减少 mRNA 及蛋白表达量。

（三）凋亡信号分子靶标药物

1. 钙离子　细胞内外较大的钙离子（Ca^{2+}）浓度差对维持细胞正常生命活动非常重要，钙离子在细胞凋亡的发生中起一定的作用，纠正细胞内 Ca^{2+} 代谢紊乱，能调控细胞凋亡。研究表明在体外培养体系中加入 Ca^{2+} 载体（如 A23187），能诱导细胞凋亡。星形孢菌素（steurosporine）能作用于钙泵，引起细胞凋亡，这类药物有可能治疗凋亡不足引起的疾病，并且此药物也可用于制备凋亡模型。

与 Ca^{2+} 有关的药物作用靶点，以减轻钙超载延缓凋亡，如：①钙通道阻滞剂，防止细胞外钙过度内流。如应用钙通道阻滞剂治疗阿尔茨海默病患者；②阻滞内质网 IP3 受体，防止内质网钙的释放。如 IP3 受体阻滞剂咖啡因可减少胰腺腺泡细胞的钙超载，治疗胰腺炎；③稳定线粒体 PTP，防止其开放，释放凋亡相关因子。如电压依赖性阴离子通道（voltage dependent anion channel，VDAC）为线粒体 PTP 孔处一组成蛋白，应用其抗体抑制 VDAC 开放可阻止细胞凋亡；④避免钙的再次释放，即阻止线粒体释放的凋亡相关因子（细胞色素 c）与内质网 IP3 受体的结合。

2. 神经酰胺　神经酰胺（ceramide）是第二信使，它不仅调节细胞分化，还被证实是内源凋亡的介导物。TNF – α、IFN – β、IL – 1 这些与细胞凋亡有关的因子可导致鞘磷脂酶活化，水解鞘磷脂，形成神经酰胺而起作用。

（四）线粒体膜通透性靶标药物

线粒体通透性转换孔（permeability transition pore，PTP）的开放在凋亡过程中具有重要作用，环孢素（cyclosporins）是PTP孔开放抑制剂，可阻断细胞凋亡。苍术（atractyloside是ANT的激活物，ANT是PTP孔位于内膜上的蛋白）可使PTP孔开放，引起凋亡。凡能阻断线粒体膜通透性改变的化学制剂都有抗凋亡特性，如米酵菌酸能抑制由地塞米松、辐射、病毒感染等各种因素引起的细胞凋亡。

（五）细胞凋亡与抗肿瘤药物

诱导细胞凋亡是一种有效的抗肿瘤策略。细胞凋亡几乎见于肿瘤全过程，对肿瘤生长起负调控作用。肿瘤的发生、发展不仅是由于细胞增殖速度升高、分化程度降低，而且与细胞凋亡速率下降有关。也有学者认为，肿瘤生长的主要原因不是肿瘤细胞受到刺激大量增殖的结果，而是细胞凋亡抑制剂或肿瘤促进剂等延长了已转化细胞的生存期限的结果。由此提出了肿瘤化疗、放疗的目标是诱导肿瘤细胞凋亡，并提出细胞凋亡受到抑制将导致肿瘤细胞对化疗药物和放疗的耐受。总之，采用药物激活肿瘤细胞凋亡程序，即诱导凋亡疗法作为一种新的肿瘤治疗策略在临床治疗中引起极大关注。

1. 抗肿瘤药物致肿瘤细胞凋亡的作用途径　细胞凋亡已成为评估肿瘤治疗疗效的一项新指标，尽可能提高临床抗肿瘤药物对肿瘤细胞凋亡与增殖作用的比值，最终汇集至凋亡调控点，以决定是否触发肿瘤细胞凋亡。此外，肿瘤细胞的细胞凋亡实验也成为筛选抗肿瘤药物的快速、有效的方法。

药物诱导细胞凋亡过程大致分为3个阶段：首先是损伤发生阶段，即抗肿瘤药物作用于肿瘤细胞特定的靶成分如DNA、RNA或微管等，引起靶成分的功能丧失；继而受损靶细胞通过凋亡信号传导过程将损伤信号送达凋亡调控点，如某些药物可以引起肿瘤细胞Fas受体数目增加或某些致DNA损伤药物可引起*P*53激活，介导肿瘤细胞走向凋亡等；最后是易感肿瘤细胞进入凋亡执行阶段，即凋亡应答，诱导肿瘤细胞主动参与“自杀”过程。

2. 抗肿瘤药物致肿瘤细胞凋亡的阈值与细胞周期　抗肿瘤药物通过激发细胞凋亡来提高疗效。常规抗肿瘤药物虽可使肿瘤细胞凋亡，但也可引起正常组织如骨髓细胞发生凋亡，对机体造成危害。利用正常细胞和肿瘤细胞对凋亡敏感性的差异以提高肿瘤细胞对药物的敏感性，提高疗效的同时减少对机体损伤。

抗肿瘤药物在不同细胞周期对细胞的损害程度不同，而细胞对损害的修复能力也随细胞周期的不同而异；不同种类的细胞发生凋亡的阈值（apoptosis threshold）不同，造成了抗肿瘤药物治疗的反应也不同，有量效关系。如顺铂在低剂量时是细胞生长停滞于G_2期而不凋亡，高剂量时则诱发凋亡。了解不同化疗药物的作用特点及诱导细胞凋亡的周期特异性，有助于临床选择性用药。

3. 细胞凋亡与耐药性　肿瘤细胞对化疗药物的耐药性是临床化疗失败的重要原因，故肿瘤耐药是当今肿瘤治疗的一大难题。目前已知的肿瘤抗药性机制包括：①细胞膜影响药物的转运和外排；②膜糖蛋白起外排泵作用，如多药耐受性（multidrug resistance，MDR）编码的P－糖蛋白（P－glycoprotein，Pgp）过表达，多药耐药相关蛋白（multidrug resistance associated protein，MRP）及肺耐药相关蛋白（lung resistance protein，LRP）等的表达可将肿瘤药物外排泵出细胞外；③酶系统的改变，如细胞氧化和解毒酶系统细胞色素 P-450、谷胱甘肽还原酶（glutathione reductase，GR）、谷胱甘肽 S-转移酶（glutathione S-transferase，GST），部分抗癌药物靶酶如 DNA 拓扑异构酶（DNA topoisomerase，Topo）、Pgp 磷酸化相关酶蛋白激酶 C 和 DNA 多聚酶的产生及活性增加；④受体：激素受体量和亲合力改变；⑤产生抑制细胞凋亡的有关因子和基因，如 bcl-2、突变型 p53 等。抵抗药物诱导的细胞凋亡是抗药性中新发现的机制。肿瘤细胞的耐药是通过多种机制共同作用来抵抗药物、保护自身而做出改变。

此外，目前认为许多肿瘤具有耐药性可能与凋亡诱导通路受阻有关。如凋亡抑制基因 bcl-2 在 85% 滤泡状和 20% 弥漫性 B 细胞淋巴瘤中高表达，在结肠癌、鼻咽癌、骨髓癌、乳腺癌等亦高表达。bcl-2 高表达明显增加肿瘤细胞对化疗药物如氮芥、喜树碱类、依托泊苷（VP-16）、顺铂、甲氨蝶呤、阿糖胞苷、阿霉素和环磷酰胺等的耐受性，即细胞 Bcl-2 表达水平与其对化疗药物诱导凋亡的敏感性呈负相关。Bcl-2 的抑制剂有助于肿瘤细胞的凋亡，并克服肿瘤的耐药性。临床上检测病人白血病细胞 Bcl-2 水平以及各种化疗药物作用后 Bcl-2 的表达变化，将有助于预测其对化疗药物的敏感性及预后，即提示在临床化疗前进行凋亡的相关的实验室检查，有助于个体化治疗和疗效预测。因此，深入研究化疗药物引起凋亡的分子生物学机理可为提高化疗敏感性，减少耐药性提供理论依据。

许多生物活性物质、药物都可诱导细胞凋亡。由于细胞种类不同，诱导物不同，细胞的发育阶段不同，所得的结果各异，故凋亡药物的诱导存在着多因素、多层次上的协同作用。细胞凋亡是机体正常生理过程，抗凋亡药物或抑凋亡药物可扰乱正常机体的稳态平衡，因此以凋亡为基础的肿瘤治疗药物的开发必须要考虑到：凋亡信号通路是一个非常复杂的网络，现在还不清楚癌症发生过程中凋亡信号通路到底哪一部分出了问题。特异性的抑制或激活某一因子不可能改变整个传导通路的状态，因为细胞可以通过其他调节因子进行代偿。凋亡药物的应用面临的最大难题是对机体的毒副作用。如果凋亡药物阻断机体正常细胞的凋亡，可能会诱发肿瘤和自身免疫性疾病。基于此，目前肿瘤治疗的最佳方法是联合用药，即在以凋亡为主体的治疗药物研究中，通常将细胞凋亡疗法与其他细胞因子、化疗药物、放疗、手术等疗法联合应用，往往可以取得更好的疗效。

重点小结

1. 细胞衰老是随着时间的推移，细胞增殖能力和生理功能逐渐下降的变化过程。细胞衰老和细胞死亡是两个不同的生理过程，具有不同的调控机制。

2. 细胞死亡是细胞生命现象不可逆的停止。细胞死亡通常被分为细胞凋亡和坏死两种形式。

3. 调控细胞凋亡的主要信号通路有：由细胞表面死亡受体介导的外源途径和以线粒体为核心的内源途径，它们均与 caspases 有关。同时机体还存在不依赖 caspase 的其他凋亡途径。

4. 细胞凋亡是机体维持自身稳定的一种生理机制，细胞凋亡与增殖之间的平衡被打破就会导致疾病的发生。在各种自身免疫性疾病、神经退化性疾病以及肿瘤等中都有细胞凋亡失衡的现象。如果某种药物能逆转疾病中的细胞凋亡失衡，就能一定程度上缓解或者治愈这类疾病。这种以调控细胞凋亡为靶点的药物研发和疾病治疗目前越来越被重视。

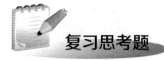
复习思考题

1. 什么是 Hayflick 界限？衰老细胞的特征有哪些？
2. 目前解释细胞衰老的理论和假说主要有哪些？
3. 细胞死亡的主要方式有哪些？
4. 细胞凋亡的概念，凋亡的形态学特征和生化特征，凋亡与坏死的区别？
5. 细胞凋亡在有机体生长发育过程中有何重要意义？
6. 鉴定细胞凋亡有哪些常用方法？
7. 目前发现与细胞凋亡有关的基因和蛋白主要有哪些？在细胞凋亡中各发挥什么重要作用？
8. 细胞凋亡与疾病的发生有什么关系？
9. 研究细胞凋亡如何指导药物的研发？

（郭　薇　赵晓云）

第四篇

细胞的社会性

XIBAODESHNEGHUIXING

第十三章 细胞连接与细胞粘附

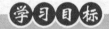

1. 掌握紧密连接存在部位及基本功能；锚定连接及间隙连接的分子组成和功能；细胞粘附分子的定义及分类。
2. 熟悉间隙连接的镜下结构特点；细胞粘附分子的主要功能及参与何种细胞连接的形成。
3. 了解紧密连接结构形式；粘着连接和桥粒连接的分布；细胞粘附分子结构。

在多细胞生物中，有机体并不是简单地由细胞堆积而成的，而是按照特定方式排列并相互连接。这种存在于某些组织中，相邻细胞之间以及细胞与细胞外基质之间在质膜上存在的、可加强细胞间的机械联系和功能协调的紧密连接结构称为细胞连接（cell junction）。在细胞之间、细胞与细胞外基质之间通过一些特殊的分子彼此识别和结合而形成的连接称为细胞粘附（cell adhesion）。细胞连接和细胞粘附在结构与功能上关系密切，二者是多细胞有机体中细胞间相互联系、协调作用的重要结构基础。本章将从细胞连接和细胞粘附两方面介绍细胞的社会性。

第一节　细　胞　连　接

细胞连接是多细胞生物中细胞与细胞之间、细胞与细胞外基质之间特化的连接装置。细胞连接需在电镜下观察，冷冻蚀刻技术的应用可更清楚的了解细胞连接的结构特点。根据结构与功能特点，一般将细胞连接分为三类：封闭连接（occluding junction）、锚定连接（anchoring junction）和通信连接（communication junction）（表13 - 1）。

表 13 - 1　细胞连接的分类

功能分类	结构分类	主要分布
封闭连接	紧密连接	上皮细胞、脑微血管内皮细胞
锚定连接	1. 肌动蛋白丝附着	
	粘着带	上皮细胞
	粘着斑	上皮细胞基底面
	2. 中间纤维附着	
	桥粒	心肌细胞与上皮细胞
	半桥粒	上皮细胞基底面

续表

功能分类	结构分类	主要分布
通讯连接	间隙连接	大多数动物组织细胞
	化学突触	神经元和神经–肌细胞间
	胞间连丝	仅见于植物细胞

从上表可见，上皮组织是细胞连接最多的部位。上皮组织主要覆盖于人体的外表面以及所有体内腔道的内表面，组成上皮的细胞其基底部结合在一层基膜（basal lamina）上，与结缔组织为邻。以小肠上皮细胞为例，在相邻细胞之间可以看到紧密连接、黏着带和桥粒，三者共同形成连接复合体（junctional complex），使上皮细胞之间连接在一起。在上皮细胞与基膜之间可见半桥粒，把上皮层牢固地附着在基膜上（图13－1）。

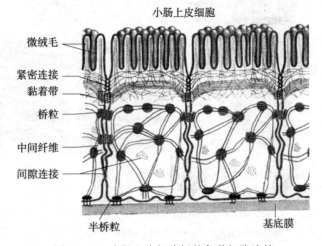

图13－1 小肠上皮细胞间的各种细胞连接

一、封闭连接

在人体和脊椎动物中封闭连接只有一种，这就是紧密连接（tight junction）。其广泛分布于各类上皮组织细胞，包括消化道上皮、膀胱上皮、睾丸曲细精管生精上皮的支持细胞基部和腺体的上皮细胞、脑毛细血管内皮细胞之间，以及表皮的颗粒细胞之间等。紧密连接在上皮细胞侧壁上呈带状环绕细胞一圈，封闭了细胞间隙，阻止管腔上皮层内外物质的自由进出，是上皮细胞选择性通透作用的结构基础。而在神经元的胞体和轴突上不存在紧密连接，但在髓鞘上具有紧密连接，能够封闭髓鞘间隙。最新的研究认为紧密连接是多组分的、多功能的复合体，其参与调控不同的生理过程，如基因表达、肿瘤抑制、细胞增殖及细胞极性等各种生理过程。

紧密连接是目前所知的细胞之间距离最近的连接。在透射电镜下观察，紧密连接是相邻上皮细胞间近管腔部位质膜外层的一系列断续的点状结构连在一起，接触部位细胞外间隙消失，非点状接触处尚有 10～15nm 的细胞间隙。冰冻断裂复型技术可见紧密连接是一种带状网络，质膜的胞质侧断裂面（PF）上的网络呈凸起的嵴状，而胞外侧断裂面（EF）上的网络则是凹入的沟，它们与凸起的嵴对应互补。嵴和沟相嵌之处正是相邻质膜外层接触融合之处。在相邻质膜上各有许多特殊的跨膜蛋白颗粒，两个相邻质膜上的跨膜蛋白互相连接，封闭了该处的细胞间隙。这些相邻质膜上的跨膜蛋白排成一列形成嵴线，构成了一条封闭索（sealing strand）。紧密连接正是由数条交错成网状的封闭索组成的（图13-2）。紧密连接常与粘着连接及桥粒共同形成连接复合体。在胚胎发育的8细胞期，伴随着细胞极性的建立和黏合带的形成，紧密连接开始组装，并在囊胚腔出现以前组装完毕，保证了囊胚的形成。

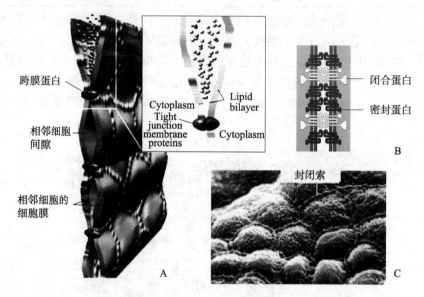

图 13-2　紧密连接模式图
A、C图示相邻细胞质膜上的嵴线；B图示紧密连接中的跨膜蛋白

自1986年发现紧密连接蛋白（zonula occluden，ZO）以来，目前已证明有50多种蛋白质参与紧密连接的形成和功能。这些蛋白包括跨膜蛋白和胞质外周蛋白（cytoplasmic peripheral protein）。跨膜蛋白主要有两类：一类为跨膜四次的跨膜蛋白，主要包括闭合蛋白（occludin）、密封蛋白（claudin）等。闭合蛋白主要分布在皮肤、脑、神经系统和内脏组织中，构成紧密连接复合物的主链。密封蛋白是形成嵴线的主要成分，还是丙型肝炎病毒（hepatitis C virus，HCV）入侵细胞所必需的受体，这一发现提示紧密连接可能和HCV入侵细胞有关。另一类跨膜蛋白为单次跨膜蛋白，包括连接粘附分子（junctional adhesion molecule，JAM）、LSR（lipolysis-stimulated lipoprotein receptor）和Crb（Crumb）等。跨膜蛋白是介导细胞间连接的分子基础，通过与外周蛋白的结合，跨膜蛋白又与细胞骨架相连。紧密连接在细胞内侧以微丝为结构支架。Ca^{2+}是形成紧密连接所必需的，用蛋白酶及螯合剂处理可使紧密连接分离。近年来有学者认为，紧密连接可能是一种圆桶状的膜内结构，其本质为内翻的脂质分子团，在脂质分子团中有跨膜蛋白进一步与细胞骨架联系。蛋白质可能是紧密连接的基本成分，但真正起封闭作用的是脂质分子团。

紧密连接有多种功能：①封闭作用。封闭相邻上皮细胞的间隙，阻止物质在相邻细胞间隙任意穿行，维持组织内环境的稳定性。消化道上皮、膀胱上皮、脑毛细血管内皮及睾丸支持细胞之间都存在紧密连接。前二者的紧密连接可阻止消化液和尿液中有毒物质渗透进入组织内部，后二者的紧密连接分别构成血-脑脊液屏障和血-睾屏障，紧密连接通过封闭作用保护这些重要的组织、器官减少甚至避免受有害物质的侵害。

紧密连接是细胞间选择性物质运输的屏障，对蛋白质等大分子一般不通透，保证了机体内环境的稳定，即"屏障作用"。这种屏障作用的结构基础是由密封蛋白家族形成的封闭锁。通过封闭锁可以调控水通道的大小和带电性对物质进行选择性运输。紧密连接中封闭索的数目越多，通透率就越低。小肠上皮和膀胱上皮的紧密连接对离子的通透率相差一万倍，就是由于小肠上皮的封闭索数目远比膀胱上皮多。紧密连接对细胞间隙的封闭作用并不是绝对的。一些实验表明，紧密连接对小分子、离子和水具有可调控的通透性，即为阀门作用。最近的研究结果显示在某些情况下，如分子量较大的药物通过这些组织屏障到达作用的部位时，紧密连接可以对各种来自于细胞内外的信号做出反应，选择性地打开或关闭，这样就允许大分子甚至整个细胞通过紧密连接的屏障。例如细胞旁通路（paracellular pathway）就是指穿过相邻上皮或内皮细胞之间的空隙实现的物质运输。②隔离作用。参与细胞极性的形成，将细胞游离面、基底部及侧面的膜蛋白相隔离，防止脂质和膜蛋白自由扩散，保证受体蛋白、载体蛋白等行使各自的功能，从而参与细胞极性的形成，即栅栏作用。如小肠上皮细胞对葡萄糖的转运。③由于紧密连接还具有将上皮细胞联合成整体的机械连接作用，因此其可起到加固组织和一定的支持功能。

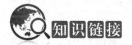

上皮组织中的紧密连接作用

各种组织的上皮细胞层在功能上有一个共同点，即作为有选择性通透作用的"屏障"，维持上皮细胞层两侧的物质成分差异。这一功能的实现与存在于上皮细胞之间的紧密连接密切相关。例如小肠上皮细胞对肠腔内大部分物质起到阻隔的作用，只允许其中的一部分物质如葡萄糖、氨基酸进入，并将它们输送到上皮下结缔组织中的毛细血管中。这一吸收作用是通过小肠上皮细胞质膜上的两组转运蛋白完成的：一组是存在于细胞质膜顶部上的协同运输载体，通过 Na^+ 驱动的葡萄糖同向转运，将葡萄糖从肠腔主动运输至上皮细胞内。另一组是位于细胞的基部和侧面质膜上的协助扩散载体，将葡萄糖从细胞内运输至结缔组织。二者的分界点即是紧密连接。由于紧密连接限制了膜蛋白和膜脂分子的流动性，从而保证了小肠上皮细胞对葡萄糖的吸收和转运功能。位于相邻细胞近腔面的紧密连接不仅维持了不同功能转运蛋白在质膜上的不同分布，同时封闭了细胞间隙，从而保证了小肠上皮细胞的极性和选择性吸收功能。

二、锚定连接

锚定连接存在于相互接触的细胞之间或细胞与细胞外基质之间，介导细胞间细胞骨架或细胞骨架与细胞外基质的连接，能够抵抗机械张力并传导信号。锚定连接广泛分布于动物的各种组织内，在上皮、骨骼肌、心肌和子宫颈等需要承受机械压力的组织细胞中尤为丰富。

根据参与连接的细胞骨架成分不同，锚定连接可以分为两类，一类是与肌动蛋白丝（actin filament）相连的锚定连接，包括粘着带（adhesion belt）、粘着斑（focal adhesion），二者又统称粘着连接（adhering junction）。另一类是与中间纤维（intermediate filament）相连的锚定连接，包括桥粒（desmosome）和半桥粒（hemidesmosome）。

锚定连接主要由两类蛋白质构成：一类是细胞内锚定蛋白（intracellular anchor protein），在质膜的胞质面形成一个独特的斑，是连接微丝或中间纤维与跨膜粘附蛋白（transmembrane adhesion protein）的部位；另一类是跨膜粘附蛋白，又称跨膜连接糖蛋白，是一类粘附分子，其胞内部位与一个或多个细胞内锚定蛋白相连，胞外部分与相邻细胞的跨膜粘附蛋白或细胞外基质结合。除了这两类蛋白外，锚定连接还含有细胞内信号传导蛋白，可将细胞间的信号传至胞内。

（一）粘着连接

1. 粘着带　粘着带常位于上皮细胞顶部侧面、紧密连接的下方，是相邻细胞之间形成的连续的带状结构，也称带状桥粒（belt desmosome）。连接处相邻细胞膜之间的间隙为 15~20nm，介于紧密连接与桥粒之间，所以粘着带又被称为中间连接（intermediate junction）。参与粘着带形成的跨膜粘附蛋白有钙黏蛋白（cadherin）和连接素（nectin）等。钙黏蛋白属于 Ca^{2+} 依赖的钙黏素家族，在人类有超过 22 个成员。钙黏素在质膜中形成同源二聚体，相邻细胞的钙黏素胞外部分形成胞间横桥相连，其胞内部分通过锚定蛋白与肌动蛋白丝相连（图 13-3）。粘着带部位的胞内锚定蛋白有 α、β、γ 联蛋白（catenin）、粘着斑蛋白（vinculin）、斑珠蛋白（plakoglobin）和 α-辅肌动蛋白（α-actinin）等，它们形成复杂的多分子复合体，在细胞内将肌动蛋白丝附着在质膜上。胞内锚定蛋白将细胞粘附与肌动蛋白网络、膜泡运输和细胞极性成分联系在一起。相邻细胞中的肌动蛋白丝束通过锚定蛋白和跨膜粘附蛋白连成广泛的跨细胞网（transcellular network），使组织连接成一个坚固的整体，分散组织发生或机体运动时所产生外力，将细胞连接所产生的信号通过钙黏素胞质尾传导至细胞核，影响基因的表达。

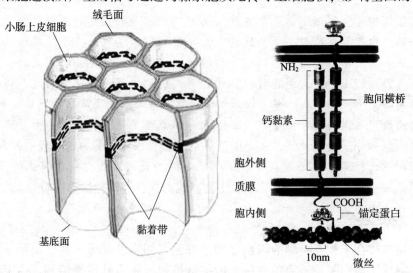

图 13-3　小肠上皮细胞黏合带结构模式图

粘着带的主要功能是维持细胞形态和组织器官的完整性，特别是为上皮细胞和心肌细胞提供抵抗机械张力的牢固黏合并传递细胞收缩力。由于肌动蛋白丝束具有伸缩性，粘着带在早期胚胎发育中可使上皮细胞层内陷形成管状或泡状器官原基，参与器官形态发生。粘着带同时还建立细胞极性、参与信号转导。钙黏素缺失的小鼠不能传递内皮细胞存活信号，导致血管内皮细胞死亡，胚胎无法继续发育。

2. 粘着斑 粘着斑位于上皮细胞基底部，是细胞以点状接触（focal contact）的形式，借助肌动蛋白丝与胞外基质相连的粘着连接。例如体外培养的成纤维细胞即通过粘着斑附着在瓶壁上，因此许多有关粘着连接的研究亦借助培养细胞进行。它不像粘着带环绕整个细胞成带状，间隙约为 10～15nm，明显窄于非特异的黏合部位。粘着斑的跨膜连接蛋白为整联蛋白（integrin），为异源二聚体糖蛋白。局部粘附（focal adhesion）以整联蛋白为中介连接分子，整联蛋白行使纤连蛋白受体的作用，并通过纤连蛋白（fibronectin）与胞外基质结合，其胞内结构则与肌动蛋白丝结合，介导细胞与细胞外基质的粘着（图 13-4）。粘着斑细胞内锚定蛋白有踝蛋白（talin）、α-辅肌动蛋白、细丝蛋白（filamin）和纽蛋白等，细胞内的微丝束与这些锚定蛋白结合而附着在质膜上。踝蛋白是形成粘着斑的关键成分之一，是活化整联蛋白从内向外信号传导（inside-out signaling）的重要调节因子，踝蛋白缺失型细胞仅形成少量不完整的粘着斑。

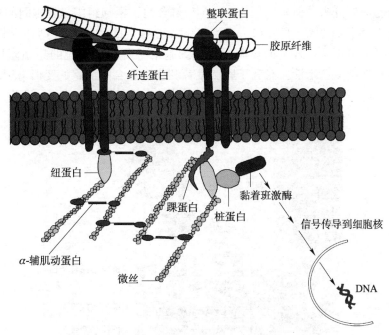

图 13-4 局部粘附作用模式图

粘着斑主要参与细胞的粘附铺展及迁移运动。粘着斑存在于成纤维细胞等结缔组织细胞上，可以不断组装与去组装，其动态变化是细胞铺展与迁移的前提。粘着斑还参与细胞信号转导，整联蛋白的胞内部分与蛋白激酶结合，当整联蛋白与胞外配体结合后可以激活激酶，引起连锁反应，促进与细胞生长和增殖相关基因的转录。

（二）桥粒与半桥粒

1. 桥粒 桥粒存在于上皮细胞的侧面，粘着带的下方，是相邻细胞通过中间纤维附着于胞质斑形成的连接结构。典型的桥粒由相邻细胞质膜处两个对称的点状结构组成，直径约 1μm，厚约 40nm。桥粒沿着细胞形成点状黏连的同时，也为细胞内中间纤维提供锚定位点，固定中间纤维，形成上皮细胞的支架结构，称之为桥粒-中间纤维复合体（the desmosome – intermediate filament complex，DIFC）。多束中间纤维通过与桥粒紧密相连，形成布满整个细胞的网络。电镜下桥粒呈现一种圆形纽扣状的结构。桥粒部位的相邻细胞胞质面各有一个致密斑，称为桥粒斑或称为胞质斑（plaque），直径约 0.5μm，呈圆盘状，作用似铆钉。桥粒斑主要是由桥粒斑球蛋白（plakoglobin）和桥粒斑素（desmoplakin）两种细胞内锚定蛋白组成的复合物。桥粒斑是中间纤维的附着部位。不同类型细胞中附着的中间纤维也不同，如上皮细胞中主要是角蛋白纤维，心肌细胞中是结蛋白纤维。桥粒连接处相邻细胞膜间的间隙约为 20～35nm，通过快速冷冻材料低温电子显微镜测量此间隙约为 34 nm，由跨膜粘附蛋白的胞外部分组成。桥粒处的跨膜粘附蛋白为桥粒芯糖蛋白（desmoglein）和桥粒芯粘着蛋白（desmocollin），其胞内部分与细胞内锚定蛋白相连，胞外部分与相邻细胞的跨膜粘附蛋白相连，从而使相邻细胞的中间纤维通过桥粒连成一个广泛的细胞骨架网络（图 13 – 5）。桥粒粘附分子、桥粒芯粘着蛋白和桥粒芯蛋白是钙依赖性粘附分子的钙黏蛋白家族的成员，Ca^{2+} 的浓度可影响桥粒的完整性。胰蛋白酶、胶原酶、透明质酸酶、EDTA 等能破坏桥粒结构使细胞分散开来。但是应用 EDTA（钙螯合剂）浸泡组织，细胞间的桥粒并不全部松开。有一些具有超粘附性（hyper – adhesiveness）的桥粒具有钙独立性（calcium independence），可抵抗螯合剂的作用。通过细胞信号可调节桥粒的超粘附性，而降低细胞间的桥粒连接的粘附性，有利于胚胎发育和伤口愈合中细胞的变形与运动。

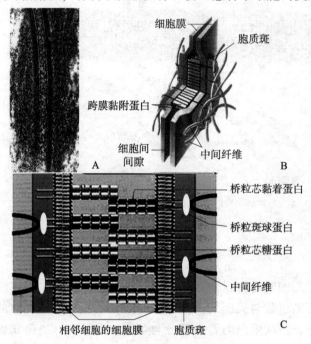

图 13 – 5　桥粒结构模式图

A. 桥粒的电镜照片；B. 组成桥粒的结构成分；C. 组成桥粒的分子

桥粒是相邻细胞间的重要连接位点，有很强的细胞间粘附力，使组织具有很强的抗牵拉力。DIFC 在组织中形成整体网络，把组织细胞整合为一个整体。将作用于单个细胞的切力分散到整个表皮和下面的组织中去，使上皮细胞具有机械弹性，使组织具有相当强的抵抗外界压力与张力的作用。当上皮受外力机械作用时，通过桥粒 – 张力丝连接的应变作用，可防止细胞的过度变形或损伤，从而稳定组织平衡。通常在易受牵拉的组织中桥粒最为丰富，主要分布在皮肤、口腔、食管、膀胱、子宫和阴道等复层鳞状上皮细胞之间以及心肌组织中。

桥粒对上皮组织结构的维持非常重要。自身免疫性疾病－天疱疮（pemphigus）患者能产生抗桥粒钙黏素抗体，这种自身抗体可与桥粒结合，破坏皮肤角质上皮的桥粒连接功能，患者皮肤上皮的桥粒破坏、消失，从而导致细胞过早脱落，使体液渗漏到上皮组织内，形成严重的皮肤疱疹，如不及时治疗，严重者可危及生命。另外金黄色葡萄球菌产生的毒素可以水解桥粒钙黏素，引起表皮剥脱起泡。

粘着连接与桥粒之间有一定依存关系。粘着连接的形成比桥粒早，粘着连接使相邻细胞质膜靠近，以便桥粒钙黏素聚集、粘附和桥粒形成。粘着连接启动细胞－细胞连接，而桥粒对粘着连接有稳定作用。桥粒是高度动态结构，能快速组装与解聚，是角质形成细胞（keratinocyte）迁移和分化所必需，后者在胚胎发育或伤口愈合中起关键作用。

2. 半桥粒 半桥粒是上皮细胞基底面与基底膜之间，以中间纤维为胞内支架的锚定链接，因结构类似于半个桥粒而得名。半桥粒形态上与桥粒类似，但功能与化学组成不同，与桥粒相比较的不同点有：①化学组成不同，通过细胞质膜上的膜蛋白整联蛋白将上皮细胞固着在基底膜上；②中间纤维不是在胞质斑上形成袢环，而是终止于半桥粒的胞质斑内。半桥粒的胞质斑是由网蛋白（plectin）组成，可与细胞内的角蛋白丝相连。半桥粒部位的跨膜粘附蛋白是整联蛋白 $\alpha_6\beta_4$ 和跨膜蛋白 BP180，二者可与基膜中的层粘连蛋白发生粘附性结合，从而与基膜牢固地铆在一起（图 13－6）。这些整联蛋白也从细胞外基质向胞内传导信号，影响上皮细胞的形状和活性。

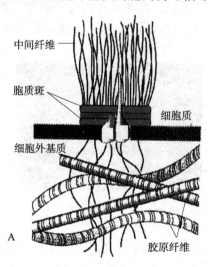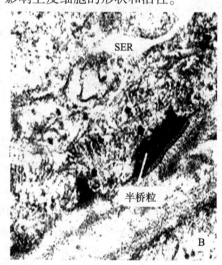

图 13－6 半桥粒

A. 组成半桥粒的结构成分；B. 半桥粒电镜照片

半桥粒与桥粒一样，主要存在于皮肤等复层鳞状上皮中，使上皮组织固定在结缔组织上，对上皮及其下方的结缔组织所承受的机械张力起到分散作用。体外培养的细胞也常通过半桥粒固定在培养基上。抗半桥粒的自身抗体可导致老年人的大疱性类天疱疮（bullous pemphigoid），由于患者体内产生的抗体破坏了半桥粒结构，导致表皮基底层细胞脱离基底膜，组织液渗入表皮下，引起严重的表皮下水泡。

锚定连接结构小结如表 13 - 2。

表 13 - 2　锚定连接小结

连接种类	跨膜蛋白	跨膜蛋白的配体	细胞骨架锚定纤维	连接对象
粘着带	钙黏素	钙黏素	微丝	细胞 - 细胞
粘着斑	整联蛋白	纤连蛋白等	微丝	细胞 - 细胞外基质
桥粒	钙黏素	钙黏素	中间纤维	细胞 - 细胞
半桥粒	整联蛋白	层粘连蛋白等	中间纤维	细胞 - 细胞外基质

（三）通讯连接

大多数组织的细胞之间存在一种连接通道，能在细胞间进行电信号和化学信号的通讯联系，从而实现细胞群的合作和协调，这种连接称为通讯连接（communicating junction）。动物组织中的间隙连接（gap junction）和化学突触（chemical synapse）以及植物组织中的胞间连丝（plasmodesmata）都属于这种通讯连接。

1. 间隙连接　间隙连接又称缝隙连接，是机体细胞间最普遍的一种通讯连接。除成熟的骨骼肌细胞及血细胞外，广泛分布于各种组织细胞间，包括培养细胞中都存在，早在胚胎发育的 8 细胞阶段即已建立。间隙连接是指两相邻细胞的质膜间形成的特化盘状区域，该处的相邻质膜间有 2～3nm 的缝隙，内含许多两两相对的连接子（connexon）。连接子是间隙连接的基本结构单位，长 7.5nm，外径 6nm，由 6 个相同或相似的连接子蛋白（connexin, Cx）环绕组成，中央形成 1.5～2nm 的亲水孔道，突出于质膜的两侧。相邻质膜上的两个连接子相对接而连在一起，形成间隙连接单位，通过中央通道使相邻细胞的胞质连通，允许离子及分子量 < 2kD 的水溶性小分子通过（图 13 - 7）。许多间隙连接单位往往集结在一起呈斑块状，斑块内含有几个或数百个连接子，是相邻细胞间通讯的重要部位。

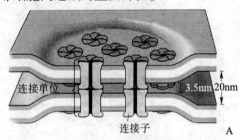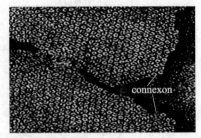

图 13 - 7　间隙连接示意图

A. 间隙连接三维结构示意图；B. 连接子扫描电镜照片

间隙连接的通道并不是持续开放的，它们可在不同条件下开启或关闭。实验表明，降低细胞内 pH 或增加细胞内 Ca^{2+} 浓度可使间隙连接的通透性迅速降低。因此间隙连接通道是一种动态变化的结构，在条件发生变化时呈可逆性地开放或关闭。pH 调节间隙连接通道的机制还不清楚，但 Ca^{2+} 的调节作用已比较明确。当细胞受损伤时，质膜可发生渗漏，使胞外的 Ca^{2+} 进入细胞，胞内代谢物溢出细胞外，此时若受损细胞继续与周围正常细胞代谢偶联，可导致周围细胞内代谢失衡。实际上，当大量 Ca^{2+} 涌入受损细胞时，Ca^{2+} 可作为一种调节机制使间隙连接通道迅速关闭，阻断细胞间代谢偶联，防止损伤蔓延至相邻细胞。

间隙连接的类型和功能特点由构成连接子的连接蛋白种类决定。目前已经从不同动物或不同组织中分离出20余种不同的连接子蛋白，尽管不同的连接子蛋白相对分子量差异较大，但都有4个保守α-螺旋跨膜区（m1~m4）、两个胞外环（EL1~EL2）、一个胞质环和两个胞质尾。跨膜区是形成通道的主要成分，胞外环与细胞识别和蛋白锚定有关。由两个相同的连接子组成的间隙连接为同型（homotypic）间隙连接，反之则为异型（heterotypic）间隙连接。不同连接子蛋白组成的连接子在通透性、导电率等方面是不同的，其分布具有组织特异性。如心肌细胞的连接子蛋白Cx43与心脏电传导系统细胞的连接子蛋白Cx40形成间隙连接时，连接子之间便没有通透功能，从而维护了心脏不同类型细胞功能的相对独立性。另外Cx43间隙连接通道对ADP和（或）ATP的通透性是Cx32通道的120~160倍。Cx突变与多种疾病和肿瘤有关，如Cx43突变可引起眼齿指发育不全（oculodentodigital dysplasia），而Cx26和Cx30突变可导致耳聋和皮肤病。

间隙连接的主要功能是介导细胞间通信（gap-junctional intercellular communication，GJIC）。间隙连接允许无机离子、信号分子和水溶性小分子代谢物直接穿行于相邻细胞而不会进入细胞间隙，是建立细胞间的电偶联和代谢偶联的结构基础。同时GJIC在胚胎发育及细胞分化等方面也具有重要作用。

（1）电偶联（electric coupling）：带电离子通过间隙连接的低电阻通道由一个细胞直接进入另一个细胞，使动作电位快速在细胞之间传播形成细胞间电偶联，又称电突触（electrical synapse）或离子偶联（ionic coupling）。在某些具有电兴奋性的细胞之间，如少数神经细胞之间、心肌细胞的闰盘内和一些脏器的平滑肌细胞之间，广泛存在电偶联现象。在心肌中，电偶联使心肌细胞同步收缩，保证心脏正常搏动，若这种连接破坏，电偶联消失，心脏则停止跳动。

（2）代谢偶联（metabolic coupling）：指小分子代谢物和信号分子（分子量小于1kDa的）在相邻细胞间通过间隙连接的通道，由一个细胞进入与之相邻的另一个细胞。在没有电兴奋的组织中，间隙连接使代谢物（氨基酸、葡萄糖、核苷酸、维生素、无机离子等）及第二信使（cAMP、Ca^{2+}等）直接在细胞间流通。代谢偶联可使细胞群共享这些重要物质，协调细胞群体的功能活动。在肝脏中，当血糖浓度降低时，交感神经末梢反应性释放去甲肾上腺素，刺激肝细胞增加糖原分解，将葡萄糖释放到血液中。但是并不是所有的肝细胞都有交感神经分布，而是通过肝细胞的间隙连接把信号分子从有神经分布的肝细胞传递到没有神经分布的肝细胞，使肝细胞共同对刺激作出反应。当肝细胞中表达连接子蛋白的基因发生突变时，在血糖水平降低时就不能动员肝细胞糖原分解。在一些腺体中，细胞接受外界信号作用后，作为第二信使的Ca^{2+}和cAMP同样通过间隙连接传播到整个腺体，协调腺体的分泌作用。

间隙连接的代谢偶联作用在胚胎发育中也起着重要作用。如小鼠早期胚胎从8细胞阶段开始，细胞之间普遍建立了细胞间隙连接的电偶联。随着细胞群的发育和分化，不同细胞群之间的电偶联逐渐消失，使这些细胞群向着不同方向发展，而同一细胞群之间仍然保持着电偶联，以协同作用方式向同一途径发育。多种癌细胞之间，以及癌细胞与癌旁细胞之间的间隙连接减少或功能紊乱，与癌细胞的增殖和转移有关，并有碍于化疗药向癌组织渗透，是实体瘤产生耐药性的原因之一。

2. 化学突触　在电兴奋性细胞之间除了通过电突触进行冲动传导外，还可通过化学突触传递冲动信号。化学突触是存在于神经元之间以及神经元与效应细胞（如：肌细胞）之间可通过突触（synapse）完成神经冲动的传递。在化学突触处，传递和接收信号的细胞分别为突触前和突触后细胞，它们的质膜之间有 20nm 宽的突触间隙，使电信号不能通过。为了使信号从突触前细胞传递到突触后细胞，电信号首先转化为化学信号，这种化学信号是一种小的信号分子，称为神经递质，由突触前细胞释放到突触间隙内。当神经递质与突触后细胞上相应受体结合后，突触后细胞膜电位改变，引发突触后细胞产生动作电位。可见，在化学突触的信号传导过程中，存在一个将电信号转化为化学信号、再将化学信号转变为电信号的过程，因此信号传递速度比电突触要慢。电突触对于某些无脊椎动物和鱼类快速准确地逃避反射具有十分重要的意义。

3. 胞间连丝　胞间连丝是植物细胞之间的通讯连接。植物细胞的细胞壁含有丰富的纤维素和聚糖，是一种特殊的细胞外基质。相邻植物细胞靠细胞壁牢固地结合在一起，因此不需要锚定连接。但植物细胞间仍需要进行通讯，这种通讯是由胞间连丝来实现的。在胞间连丝部位，相邻细胞的质膜穿越细胞壁连在一起，形成一个圆柱形胞质通道，直径 20 ~ 40nm，在胞间连丝中央有一个狭窄的管状结构，是相邻细胞滑面内质网的连续部分，称为连丝小管（desmotubule）。在胞间连丝的质膜与连丝小管之间是细胞质基质组成的环体，可使小分子物质自由通过。尽管胞间连丝与间隙连接在结构上有很大区别，但功能十分相似。胞间连丝在植物细胞间的物质运输和细胞通讯中起着非常重要的作用。

第二节　细胞粘附

动物个体发育的各个时期都离不开细胞的识别与粘附，包括受精、胚泡植入、组织器官的形成以及成体结构与功能的维持。细胞间或细胞与细胞外基质间的粘附是由众多细胞粘附分子（cell - adhesion molecule，CAM）介导的。细胞粘附分子是由细胞产生的一类跨膜糖蛋白，以配体 - 受体结合发挥作用。

细胞粘附除介导细胞粘附外，还参与细胞增殖、分化、迁移和信号传导，是免疫应答、炎症反应及肿瘤转移等一系列重要生命过程的分子基础，另外 CAM 还参与细胞连接的形成。在形成锚定连接时，首先相邻细胞间或细胞与细胞基质间必须粘附，然后在细胞粘附的特定部位附着大量的细胞骨架成分，最后形成粘着带、粘着斑、桥粒和半桥粒等细胞连接（见表 13 - 3）。细胞连接形成的早期阶段在电镜下看不到特殊结构，只看到相邻细胞质膜间有一狭窄的间隙，但功能测试和生化分析表明，细胞间有跨膜粘附分子参与的细胞间粘附。这种由粘附分子参与的细胞粘附不仅是锚定连接形成的基础，同时也在细胞迁移和组织构建中起重要作用。

同种类型细胞间的彼此粘着是许多组织结构的基本特征。细胞粘附分子包括细胞间粘附分子（intercellular adhesion molecule）和细胞 - 基质粘附分子（cell - matrix adhesion molecule），它们分别参与细胞与细胞、细胞与细胞外基质的粘附。细胞粘附分子有多种类型，如钙黏素（cadherin）、选择素（selectin）、免疫球蛋白超家族（Ig -

superfamily，IgSF）、整联蛋白（Integrin）等（见表 13 - 4）。粘着分子具有以下特性：均为跨膜蛋白，在胞内与细胞骨架成分相连，多数依赖 Ca^{2+} 或 Mg^{2+} 发挥作用。

表 13 - 3　锚定连接涉及的粘着蛋白与细胞骨架

连接方式	跨膜黏连蛋白	胞外配体	细胞骨架	细胞内锚蛋白
桥粒	钙黏素（桥粒芯蛋白等）	相邻细胞的钙黏素	中间纤维	桥粒斑蛋白
粘着带	钙黏素（E - 钙粘着蛋白）	同上	肌动蛋白丝	Catenin、vinculin 等
半桥粒	整联蛋白 α6β4	胞外基质蛋白（基底膜蛋白）	中间纤维	网蛋白
粘着斑	整联蛋白	胞外基质蛋白	肌动蛋白丝	Talin、actinin、vinculin 等

表 13 - 4　细胞中主要的粘附分子家族

粘附分子家族	主要成员	Ca^{2+}/Mg^{2+} 依赖性	相关细胞连接	粘附方式
钙黏素家族	E，N，P 钙黏素	+	粘着带	同亲性
	桥粒钙黏素	+	桥粒	
选择素家族	P，L，E 选择素	+		异亲性
免疫球蛋白	NCAM	−		同亲性
家族	ICAM	−		异亲性
整联蛋白家族	$\alpha_5\beta_1$ 等多种	+	粘着斑、半桥粒	异亲性

　　细胞粘附分子是广泛存在于细胞膜上的一类特殊的受体分子，能使细胞特异地与其他细胞表面粘附分子或细胞外基质成分结合，使细胞间或细胞与细胞外基质间产生粘附。细胞粘附分子与其他细胞表面受体有所不同，细胞表面受体与配体分子（激素、生长因子等）具有很高亲和性，而细胞粘附分子与相应配体结合的亲和性较低，必须通过多受体和多配体的结合才能有足够的结合力。这种结合常常需要细胞骨架的帮助，粘附分子通过锚定蛋白与细胞骨架成分相连，细胞骨架可维持粘附分子侧向成簇排列，以形成多位点结合。因此，在细胞粘附时细胞骨架的帮助以及多个粘附分子在细胞表面侧向成簇排列共同决定了细胞粘附的总亲和力。

　　由细胞粘附分子介导的细胞间粘附有三种不同方式：①相邻细胞表面的同种细胞粘着分子间的识别与粘着，称同亲性结合（homophilic binding）。钙黏素主要以这种方式介导细胞粘附；②相邻细胞表面的不同粘着分子间的相互识别与粘着，称为异亲性结合（heterophilic binding）。选择素和整联蛋白主要以这种方式介导细胞粘附；③相邻细胞表面的同种粘着分子借助其他连接分子的相互识别与粘着，称为连接分子依赖性结合（linker - dependent binding）。这种方式单独出现较少见。

　　连接性粘附主要见于上皮细胞，特点是在电镜下可以观察到特化的连接区，这种粘附使细胞间结合非常牢固；非连接性粘附主要见于非上皮细胞，在电镜下看不到特化的连接区，相邻细胞间有 10～20nm 间隔隔开，使粘附分子相互反应。在胚胎发育期的组织和器官形成以及在成体组织损伤的修复过程中，非连接性粘附与连接性粘附是一个相关联的粘附机制。首先，在细胞间或细胞与细胞外基质间形成非连接性粘附，粘附部位相邻质膜或质膜与基质靠近，有 10～20nm 间隙隔开，细胞未被牢固锚定，从而使细胞能够迁移、运动。然后，更多的粘附分子聚集到接触部位的质膜表面，扩大非连接性粘附面，产生连接性粘附后，粘附分子成为细胞连接的组成成分。通过形成完整的细胞连接装置，使细胞间或细胞与细胞外基质间定向粘附并使之牢固稳定。在这一过程中，非连接性粘附启动了细胞粘附，而连接性粘附则定向和稳定细胞粘附。例如，在胚胎发育过程中，钙黏素均匀地分布在神经细胞轴突迁移性末梢表面，帮助末梢在迁移过程中与其他细胞粘附，当轴突延伸到靶细胞特定部位时，位于质膜下的钙黏素释放大量钙黏素到细胞表面，从而形成稳定的化学突触。

细胞通过粘附聚集在一起并不是一个被动的过程，而是一个选择性识别和粘附过程，以主动构建组织并保持组织结构的不同特征。实验表明，将胚胎组织中的肝细胞和视网膜细胞各自分离后再混合在一起，可以看到同一类型的细胞会彼此粘附在一起形成组织的现象。可见细胞间存在着一种相互识别的系统，使已分化成同一组织的细胞优先粘附聚集。这种细胞的选择性粘附，对胚胎发育中细胞的定向迁移并形成复杂的组织起着重要的作用。细胞迁移过程中，通过细胞表面和细胞外基质中的粘附分子和排斥分子的作用，沿着正确的路径迁移。细胞一旦迁移至目的地，就通过严格的识别与其他细胞结合，也可与其他迁入的细胞结合，形成有序的组织结构。如果人为将不同胚胎组织的细胞混合，它们能自发地进行分选，并重新排列成原先的正常组织格局。

一、钙黏素家族

钙黏素是一类 Ca^{2+} 依赖的细胞粘着糖蛋白，主要介导同型细胞间的粘附，能够既作为受体又作为配体按嗜同性方式相互结合。钙黏素对胚胎发育期组织和器官的形成具有重要调节作用。每种钙黏素都有其特定的组织分布，常按其最初发现的部位命名。目前已发现有 200 多种钙黏素，不同钙黏素之间有 50%～60% 的氨基酸序列相同。每种钙黏素都有其特定的组织分布，最常见的钙黏素如：E - 钙黏素（epithelial cadherin），主要分布于上皮组织中；N - 钙黏素（neural cadherin），主要分布于神经组织和肌肉；P - 钙黏素（placental cadherin），主要见于胎盘、乳腺和表皮；VE - 钙黏素（VE - cadherin），主要分布于内皮细胞。上述几种最常见的钙黏素称为典型钙黏素（classical cadherin），此外还有一些非典型钙黏素，在结构序列组成上差异较大，主要功能是介导粘着，如桥粒钙黏素等。

（一）钙黏素的分子结构

钙黏素的典型结构为一次跨膜糖蛋白，由 700～750 个氨基酸残基组成，常以同源二聚体形式存在。钙黏素分子有一个 N - 末端胞外结构域、一个跨膜区和一个 C - 末端胞内结构域（图 13 - 8）。胞外结构域约由 110 个氨基酸残基组成，常折叠成 5 个钙黏素重复子（cadherin repeat），也称为胞外钙黏素（extracellular cadherin，EC）结构域，与免疫球蛋白结构域有关。Ca^{2+} 定位于每个重复子之间，可使胞外区锁定在一起形成刚性棒状稳定结构，并形成二聚体。Ca^{2+} 结合越多，钙黏素刚性越强，棒状结构越稳定。若去除 Ca^{2+}，胞外区就变得松软，并可迅速被蛋白酶水解。

X 射线衍射晶体学研究显示，相邻细胞的同型钙黏素通过胞外结构域相互识别，以分子拉链（molecular zipper）或晶体复合体（cylindrical complexes）模式实现细胞间的彼此粘着。钙黏素的跨膜区是特异性配体结合的重要部分。钙黏素胞内部分是高度

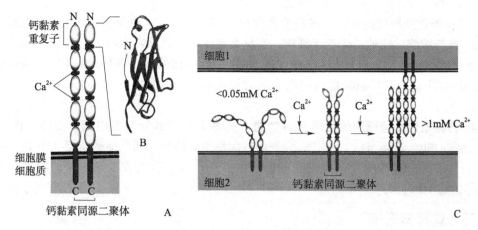

图 13 - 8 钙黏素的结构与功能

A. 一个经典钙黏素分子；B. 一个钙黏素重复子的三维结构 C. Ca^{2+} 对钙黏素的影响

保守的区域，通过胞内连环蛋白（α - 连环蛋白和 β - 连环蛋白）与肌动蛋白丝或中间纤维结合，形成细胞连接的主要成分钙黏素 - 连环蛋白复合体（CCC）；钙黏素胞内部分还与胞内信号蛋白（β - 连环蛋白或 p120 - 连环蛋白）相连，介导信号向细胞内传导，调节细胞功能（图 13 - 9）。钙黏素通常以二聚体的形式介导细胞粘着，这样可以具有较强的结合力。

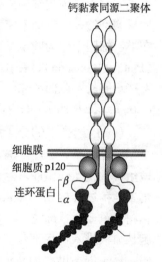

图 13 - 9 经典钙黏素通过锚定蛋白与微丝结合

（二）钙黏素的功能

1. 钙黏素介导细胞与细胞之间的同亲性细胞粘附 钙黏素是细胞间粘附中最常见的成分。钙黏素通过同亲性结合介导细胞间粘附，即具有相同类型钙黏素的细胞才能彼此识别并结合。这一特性主要是由钙黏素在特定组织上的选择性表达所决定的。实验表明，将编码 E - 钙黏素的 DNA 转染至不表达钙黏素也无粘附作用的成纤维细胞（L cell），可使后者通过 Ca^{2+} 依赖机制与同类细胞彼此粘附结合，表现出上皮细胞样的聚集，并且膜蛋白出现极性分布。抗 E - 钙黏素抗体可以抑制这种粘附。将转染不同钙黏素的成纤维细胞混合，可出现表达相同钙黏素的细胞自行分选和相互粘附。

钙黏素介导的细胞粘附可受多种胞外信号调控，如生长因子、肽类激素、来自间隙连接的信号等。此外，细胞外基质解体、细胞连接或粘附丧失和细胞骨架重组均可调控钙黏素表达。

2. 在胚胎发育中影响细胞分化，参与组织器官的形成 由于钙黏素具有同亲性粘附功能，因此它在胚胎发育不同阶段的细胞识别、迁移和分化，以及成体组织器官的构建和修复中起重要作用。在胚胎发育的不同阶段，细胞通过调控钙黏素表达的种类与数量而决定胚胎细胞间的相互作用（粘附、分离、迁移、再粘附）。在胚胎发育的 8 细胞期，E - 钙黏素最早表达，它使松散的分裂球细胞紧密粘附；在外胚层发育形成神经管时，神经管细胞停止表达 E - 钙黏素蛋白，转而表达 N - 钙黏素蛋白；而当神经嵴细胞从神经管迁移出来时，神经嵴细胞则很少表达 N - 钙黏素蛋白，转而表达钙黏素

蛋白 - 7；当神经嵴细胞迁移至神经节并分化成神经元时，又重新表达 N - 钙黏素蛋白。

3. 参与细胞之间的特化连接结构　在粘着连接中，钙黏素通过胞内连环蛋白（α - 连环蛋白和 β - 连环蛋白）与肌动蛋白丝相连，形成粘着带。在桥粒结构中，钙黏素家族的桥粒黏蛋白和桥粒胶蛋白的胞内区通过胞质斑与中间纤维结合形成牢固的连接结构。

4. 钙黏素还参与细胞的信号转导功能　钙黏素胞内部分与胞内信号蛋白（β - 连环蛋白或 p120 - 连环蛋白）相连，介导信号向细胞内传导，调节细胞功能（图 13 - 8）。例如 VE - 钙黏素不仅介导内皮细胞间的粘附，还作为血管内皮生长因子的辅助受体，将信号传递至细胞内。

二、选择素家族

选择素是一类 Ca^{2+} 依赖的、能与特异糖基识别并结合的细胞粘附分子，主要介导白细胞与血管内皮细胞或血小板的识别和粘附，在炎症反应和免疫反应中起重要作用，属异亲型结合。选择素家族有三个成员：①L - 选择素（Leukocyte - selectin），最早是在淋巴细胞上作为归巢受体被发现，后来发现在其他白细胞上都有表达；②P - 选择素（Platelet - selectin），存在于血小板的 α 颗粒和内皮细胞的 Weibel - Palade 小体中，当这些细胞受刺激而活化时可在数分钟内表达于质膜上；③E - 选择素（Endothelial - selectin），表达于活化的内皮细胞上。

（一）选择素的分子结构

选择素是一类高度糖基化的单次跨膜糖蛋白，具有较高的同源性，均由三个结构域组成（图 13 - 10）：一是胞外的 N - 末端具有的一个具有高度保守的钙离子依赖的凝集素结构域（lectin - like domain），可识别特异的寡糖基，是选择素参与细胞间选择性粘附的重要活性部位，主要参与白细胞与血管内皮细胞之间的识别与粘着，帮助白细胞从血液进入炎症部位。Ca^{2+} 参与此识别和结合过程。二是表皮生长因子（epidermal growth factor - like domain，EGF）样的结构域，紧邻凝集素结构域。EGF 虽不直接参与配体的结合，但对维持选择素分子的构型是必需的。已证明 EGF 结构域的缺失可影响凝集素结构域的折叠和分子识别，一般认为凝集素 - EGF 区域是选择素识别粘附更为有效的功能结构域。三是补体调节蛋白（complement regulatory protein，CRP）重复序列。EGF 和 CRP 可能具有加强分子间粘附以及参与补体系统调节等作用。选择素的胞内结构域可通过锚定蛋白与细胞内微丝结合。

选择素的配体在体内分布较为广泛。白细胞、血管内皮细胞、一些肿瘤细胞表面及血清中的糖蛋白分子都存在选择素分子识别的基团。

（二）选择素的功能

选择素对白细胞与血管内皮细胞间的粘附起着重要作用，通过这种粘附介导白细胞从血液迁移至组织内，即淋巴细胞归巢。例如淋巴细胞表面的 L - 选择素通过识别内皮细胞表面的寡糖基，介导淋巴细胞归巢于淋巴器官。在炎症部位，血管内皮细胞表面的 E - 选择素通过识别白细胞和血小板上的寡糖基诱导这些细胞驻留于局部，产生或促进炎症反应。在这一过程中，选择素的凝集素结构域首先与寡糖基产生低亲和性结合，介导白细胞与内皮细胞间较弱的可逆性粘附，使白细胞能在血流的推动下沿血管

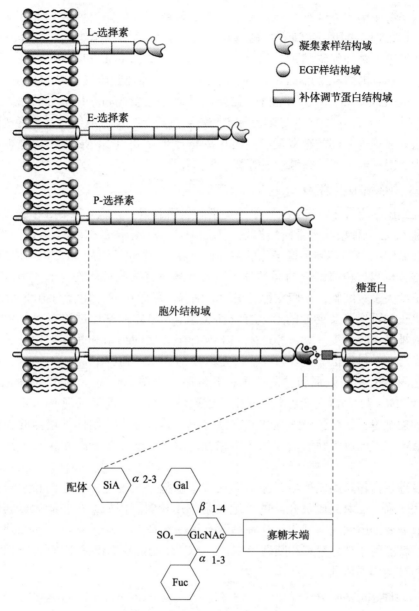

图 13 – 10　选择素的分类及其结构

壁滚动。随后白细胞在持续性滚动过程中激活内皮细胞的整联蛋白，由后者介导白细胞与内皮细胞更紧密的结合，最终使白细胞经内皮细胞间隙迁移至血管外。可见选择素在炎症部位的介导作用还需要整联蛋白协同作用，选择素和整联蛋白介导的细胞间粘附属异亲性结合机制，其中选择素与糖蛋白或糖脂上特异的寡糖基结合，而整联蛋白则与特异的蛋白质分子结合。L – 选择素还介导滋养层细胞在早期胚胎的子宫着床过程。

三、免疫球蛋白超家族

免疫球蛋白超家族（immunoglobin superfamily，Ig – SF）是一类不依赖 Ca^{2+} 的细胞粘附分子，具有与免疫球蛋白类似的结构域的细胞粘着分子超家族，其表达有组织特异性。这类分子的胞外区有一个或多个免疫球蛋白（Ig）样结构域，每个结构域含有 90～110 个氨基酸残基，其间有二硫键相连接，介导同亲性细胞粘着或异亲性细胞粘着。主要类型有神经细胞粘附分子（neural cell adhesion molecule，NCAM）、血管细胞粘附分子（vascular cell adhesion molecule，VCAM）、神经胶质细胞粘附分子（neuroglia cell adhesion molecule，Ng－CAM）、细胞间粘附分子（intercellular adhesion molecule，ICAM）等。大多数 Ig–SF 介导淋巴细胞与需要进行免疫反应的细胞（如吞噬细胞、树突状细胞和靶细胞）间的粘着反应。还有些 Ig–SF 成员（如 NgCAMs）在神经系统发育过程中，对神经突起、突触形成等都有重要作用。

（一）神经细胞粘附分子

神经细胞粘附分子（NCAM）是一类细胞表面糖蛋白，胞外区有 5 个免疫球蛋白样结构域和 1～2 个Ⅲ型纤连蛋白结构域（图 13－11）。不同的 NCAM 由单一基因编码，但由于其 mRNA 剪接不同和糖基化的差异而存在 20 多种不同的 NCAM。NCAM 可通过嗜同性结合机制与相邻细胞的同类分子结合，从而将细胞粘附在一起。NCAM 表达于神经系统的大多数细胞，它们在神经组织的细胞间粘附中起作用，与神经系统的发育、轴突的生长和再生以及突触的形成有密切关系。NCAM 的基因缺陷可引起智力发育迟缓和其他神经系统病变。如：NCAM－L1 与神经元之间粘附和相互作用有关，参与神经系统发育、学习记忆等重要过程。一定浓度的酒精可与 NCAM－L1 结合，使胚胎小脑细胞之间丧失相互识别和粘附能力，导致胎儿酒精综合征（fetal alcohol syndrome，FAS）。*NCAM－L*1 基因突变可导致新生儿致死性脑水肿。近年发现 NCAM－L1 也表达于各种肿瘤细胞，如结肠癌细胞和子宫癌组织。其抗体可抑制体外培养的肿瘤细胞增殖，NCAM－L1 已成为肿瘤治疗的药物靶标。NCAM 也可在肌肉和胰腺等其他组织中表达。

免疫球蛋白超家族成员与钙黏素常在一些细胞上共表达，其中钙黏素介导的细胞粘附作用较强，Ig 家族成员介导的细胞粘附作用较弱。例如，在胚胎大鼠胰腺中，胰岛的形成需要细胞粘附与聚集，这种粘附有钙黏素和 NCAM 的参与，如果抑制钙黏素的功能，就能阻止细胞聚集和胰岛形成，而 NCAM 功能缺陷仅使细胞分选过程受影响，导致胰岛结构排列紊乱。

（二）细胞间粘附分子

细胞间粘附分子（ICAM）在 T 淋巴细胞、单核细胞、中性粒细胞和血管内皮细胞的表达水平不同，对淋巴系统抗原识别、细胞毒 T 淋巴细胞功能发挥及淋巴细胞的聚集起重要作用。它们通过异亲性结合参与细胞粘附。例如内皮细胞 ICAM 可与中性粒细胞膜整联蛋白结合，介导白细胞通过内皮细胞间隙迁移至炎症部位，从而在炎症反应中发挥作用。ICAM 也介导肿瘤细胞与白细胞的粘附。肿瘤细胞 ICAM 表达水平降低可能与肿瘤细胞逃逸免疫监视有关。在淋巴细胞、巨噬细胞和血管内皮细胞中 ICAM 持续、低水平表达，在促炎症因子的刺激下其表达水平可急速增高。

（三）血管细胞粘附分子

血管细胞粘附分子（VCAM）含有 6～7 个 Ig 样结构域。当受到细胞因子作用后，血管内皮细胞开始表达 VCAM－1，介导淋巴细胞、单核细胞和嗜酸性粒细胞等进入血

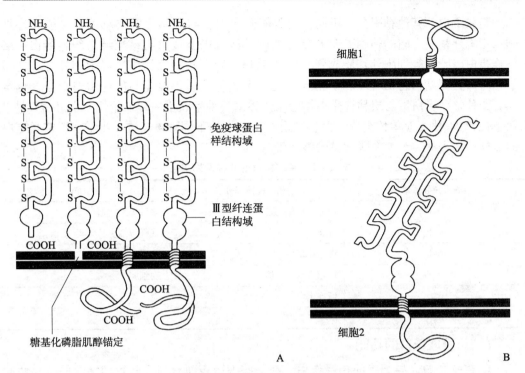

图 13 - 11　神经细胞黏附分子

A. 四种形式的 NCAM；B. NCAM 的嗜同性结合

管内皮。VCAM - 1 具有自外向内信号转导功能，在淋巴细胞 - 内皮细胞信号转导中起作用，与动脉硬化、风湿性关节炎和自身免疫性疾病的发展有关。

四、整联蛋白

整联蛋白又称整合素（integrin），是一类普遍存在于脊椎动物细胞表面，依赖于 Ca^{2+} 或 Mg^{2+} 的异亲型细胞粘附分子，具有粘附和信号传导功能的受体。

（一）整联蛋白的分子结构

整联蛋白是一类跨膜异二聚体糖蛋白，由 α 和 β 两个亚单位共价结合而成。目前至少已鉴定出人有 24 种不同的 α 亚基和 9 种不同的 β 亚基，二者相互组合成不同的整联蛋白，可与不同的配体结合。

整联蛋白 α 和 β 亚基均由胞外区、跨膜区和胞内区三个部分组成。由 α 和 β 亚基胞外区组成的球状头部区是整联蛋白分子与配体的结合部位。胞内区很短，只有 30 ~ 50 个氨基酸，可通过胞内的连接蛋白（踝蛋白、α - 辅肌动蛋白、细丝蛋白、纽蛋白等）与细胞内的肌动蛋白丝等细胞骨架成分相互作用（图13 - 12）。

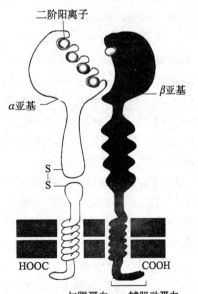

图 13 - 12　整联蛋白的 α 和 β 亚单位

整联蛋白与其他粘附分子不同，它既能介导细胞与细胞之间的粘附，又能介导细胞与细胞外基质之间的粘附。整联蛋白的胞外区可以通过自身结构域与纤连蛋白、层粘连蛋白、胶原等细胞外基质成分结合（表 13 – 5），从而介导细胞与细胞外基质之间的粘着。典型结构有粘着斑和半桥粒。至少有 8 种整联蛋白能与纤连蛋白结合，也至少有 5 种整联蛋白可与层粘连蛋白结合。人体的各种整联蛋白异二聚体分别可由 9 种 β 亚单位和 24 种 α 亚单位组成，而整联蛋白 mRNA 的不同剪接又进一步增加了整联蛋白的多样性，表 13 – 5 为一些常见的整联蛋白。

表 13 – 5　整联蛋白的几种常见类型

整联蛋白异二聚体	相应配体部分	分布
$\alpha_1\beta_1$	胶原，层粘连蛋白	多种细胞类型
$\alpha_5\beta_1$	纤连蛋白	成纤维细胞
$\alpha_7\beta_1$	层粘连蛋白	肌肉
$\alpha_2\beta_2$	Ig 超家族反受体	白细胞
$\alpha_2\beta_3$	纤连蛋白	血小板
$\alpha_6\beta_4$	层粘连蛋白	上皮细胞半桥粒

（二）整联蛋白的功能

1. 整联蛋白介导细胞间相互作用　在一些细胞表面有与整联蛋白结合的特异性配体，可以介导细胞间的反应。白细胞表面的 β_2 整联蛋白可与其他细胞如内皮细胞的表面特异性配体结合，介导细胞间的反应。β_2 整联蛋白能使白细胞与感染部位的血管内皮细胞粘附，白细胞由此得以迁移出血管、进入炎症部位。在人白细胞粘附缺陷（leukocyte adhesion deficiency）性遗传疾病中，由于 β_2 整联蛋白缺乏而导致患者反复感染。β_3 整联蛋白见于血小板和其他类型细胞，它们能与纤连蛋白结合。在血液凝固过程中，血小板通过 β_3 整联蛋白与纤连蛋白结合，在人类 Glanzmann 遗传病中，患者因缺乏 β_3 整联蛋白而表现出血倾向。

2. 整联蛋白介导细胞与细胞外基质的相互作用　由 β_1 亚基组成的整联蛋白为细胞外基质蛋白的受体，其胞外区具有与大多数细胞外相同的基质蛋白，如纤连蛋白、层粘连蛋白的 Arg – Gly – Asp（RGD）三肽序列结合的位点，因此可以使细胞粘着于细胞外基质上。与细胞的其他表面受体相比，整联蛋白与配体的结合力通常较低，但却以 $10 \sim 100$ 倍的表达量出现在细胞表面，这种以弱结合方式介导的粘附使细胞与细胞外基质的结合具有一定的牢固程度和可逆性，细胞可通过膜上这类受体与细胞外基质成分粘附、分离、再粘附、再分离，从而进行迁移。

3. 整联蛋白在信号传递中发挥重要作用　整联蛋白除了介导细胞粘附的功能外，还参与细胞的信号转导途径。整联蛋白与其配体结合后聚集成簇，在形成稳定、牢固的结合同时，可启动信号转导，调节细胞的行为，如细胞的迁移、增殖、分化等基本生命活动。整联蛋白参与的信号传导方向有"自内向外"（inside out）和"自外向内"（outside in）两种形式。

整联蛋白有望成为疾病治疗的药物靶点。目前已有三个以整联蛋白为靶点的药物进入市场，用于不稳定心绞痛的治疗。整联蛋白胞外区可以识别含有 RGD 的三肽序列的配体。体外实验证实，含有 RGD 序列的人工合成肽可以竞争性阻断细胞与纤连蛋白的结合，使培养细胞不能贴壁生长。RGD 序列的发现开辟了以受体－配体相互作用为基础的新的治疗疾病的手段。血栓的形成是造成心脏病发作的病因之一。血小板的凝聚可引起血凝块的形成，而整联蛋白 $\alpha_{IIb}\beta_3$ 与血浆中含有 RGD 序列的纤维蛋白结合，介导了血小板的凝集。动物实验表明，含有 RGD 序列的人工合成肽可以竞争性地阻止血小板整联蛋白与血浆中纤维蛋白原结合，从而预防血凝块的形成。这一发现使人们设计出一种新的非肽类抗凝血药物（如 Aggrastat），它们类似于 RGD 结构，但只与血小板整联蛋白结合。

重点小结

1. 细胞连接是指在多细胞生物相邻细胞与细胞之间以及细胞与细胞外基质之间在质膜上存在的紧密连接结构，可加强细胞间的机械联系和功能协调。

2. 细胞连接可分为封闭连接、锚定连接和通讯连接三种类型。

3. 紧密连接是封闭连接的主要形式，主要功能为封闭、隔离及维持细胞极性。

4. 锚定连接分为两大类：一类与肌动蛋白丝相连的粘着带和粘着斑；另一类为由中间纤维参与的桥粒和半桥粒。锚定连接借助细胞骨架成分以抵抗机械张力，同时在组织器官的形成和细胞的迁移中发挥重要作用。

5. 通讯连接的主要形式是间隙连接，在细胞之间的代谢偶联和信号传导过程中起重要作用。

6. 细胞粘着由细胞表面的粘附分子介导。粘附分子主要有四大类：钙粘着蛋白、选择素、免疫球蛋白超家族及整联蛋白家族。

7. 钙粘着蛋白和选择素都是依赖 Ca^{2+} 的粘附分子。前者在胚胎发育中的细胞识别、迁移和组织分化中发挥重要作用；后者可以特异识别其他细胞表面的特定糖基，参与白细胞与血管内皮细胞或血小板的识别和暂时性粘附。

8. 免疫球蛋白超家族是一类不依赖 Ca^{2+} 的粘附分子。大多数介导淋巴细胞和免疫应答细胞之间的粘着，而 N－CAM 和 NCAM－L1 可介导非免疫细胞的粘着。

9. 整联蛋白普遍存在于脊椎动物细胞表面，是依赖 Ca^{2+} 和 Mg^{2+} 的异亲型细胞粘附分子。介导细胞间以及细胞与细胞外基质间的相互识别和粘着，同时还具有信号双向转导的作用。

复习思考题

1. 不同细胞连接在其结构和功能上各有哪些主要特点？

2. 细胞粘附分子主要有哪些及其各自特点？

3. 简述紧密连接在小肠上皮细胞上的功能。

（赵芝娜）

学习目标

1. 掌握细胞外基质、基膜和整联蛋白的基本概念，掌握细胞外基质的生物学功能。
2. 熟悉细胞外基质的主要成分与作用。
3. 了解基膜和整联蛋白的成分与生物学功能。

细胞外基质（extracellular matrix，ECM）是细胞分泌到细胞外空间、由蛋白质和多糖纤维交错形成的网络胶体结构。细胞外基质通过与细胞膜上的细胞外基质受体——整联蛋白（integrin）结合，与细胞建立相互联系（图 14 - 1）。细胞外基质包围着细胞，它构成了组织细胞生存和发挥功能活动的直接微环境。

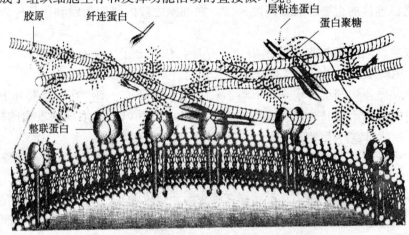

图 14 - 1 细胞外基质 - 细胞整体结构关系

生物体内各种组织中细胞外基质的组分、含量、结构等虽然存在较大差异，但是它们的生物学作用却基本相同。研究表明，细胞外基质作为一种特殊的天然生物衍生材料，为细胞的生长提供了物理支持和适宜的场所，并通过信号转导调控细胞的粘附、生长、增殖和分化，在组织胚胎的发生发展、组织细胞的生长和分化、组织创伤修复和再生、细胞的衰老和癌变等过程中发挥重要调控作用。研究表明，细胞外基质与细胞及机体组织的许多病理过程密切相关，如肾小球肾炎、肝硬化等都伴随有细胞外基质成分或结构的异常，肿瘤细胞的浸润、转移等也与细胞外基质的改变有关。

细胞与细胞外基质之间的彼此依存、相互作用及其动态平衡，保证了有机体结构的完整性及其细胞功能的多样性和协调性。近年来有关细胞外基质的研究备受关注，已成为细胞生物学和医药学领域的重要研究课题之一。

第一节 细胞外基质的主要成分

构成细胞外基质的大分子种类繁多，其主要组成成分可归纳为三大基本类型：(1) 蛋白聚糖 (proteoglycan, PG) 与糖胺聚糖 (glycosaminoglycan, GAG)，具有高亲水性，赋予细胞外基质抗压的能力；(2) 结构蛋白，包括胶原 (collagen) 与弹性蛋白 (elastin)，分别赋予细胞外基质强度与韧性；(3) 非胶原糖蛋白，协助细胞粘附到细胞外基质上。

一、蛋白聚糖和糖胺聚糖

蛋白聚糖和糖胺聚糖具有高度亲水性，赋予细胞外基质抗压的能力。

(一) 糖胺聚糖

糖胺聚糖是由重复的二糖单位聚合而成的直链多糖。其二糖单位之一是氨基己糖 (N−乙酰氨基葡萄糖或 N−乙酰氨基半乳糖)，故又称氨基聚糖。二糖单位的另一个是糖醛酸 (葡萄糖醛酸或艾杜糖醛酸) (图 14−2)。因多数糖残基通常硫酸化，因此糖胺聚糖分子一般带有大量的负电荷。

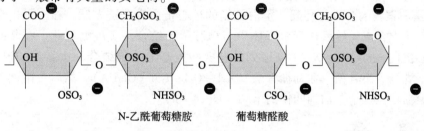

图 14−2 糖胺聚糖结构示意图

根据糖胺聚糖二糖结构单位糖残基的性质、连接方式、硫酸基团的数目和位置等，将糖胺聚糖分成七种类型 (表 14−1)：透明质酸 (hyaluronic acid)、4−硫酸软骨素 (4−chondroitin sulfate)、6−硫酸软骨素 (6−chondroitin sulfate)、硫酸乙酰肝素 (heparan sulfate)、肝素 (heparin)、硫酸皮肤素 (dermatan sulfate)、硫酸角质素 (keratan sulfate)。

表 14−1 不同糖胺聚糖的特性和组织分布

糖胺聚糖	重复二糖单位	硫酸基	组织分布
透明质酸	D−葡萄糖醛酸 N−乙酰氨基葡萄糖	−	结缔组织、皮肤、软骨、滑液、玻璃体
4−硫酸软骨素	D−葡萄糖醛酸 N−乙酰氨基半乳糖	+	皮肤、骨、软骨、角膜、动脉
6−硫酸软骨素	D−葡萄糖醛酸 N−乙酰氨基半乳糖	+	皮肤、骨、角膜、动脉
硫酸乙酰肝素	*D−葡萄糖醛酸 N−乙酰氨基葡萄糖	+	肺、动脉、细胞表面
肝素	*D−葡萄糖醛酸 N−乙酰氨基葡萄糖	+	皮肤、肝、肺、肥大细胞
硫酸皮肤素	*D−葡萄糖醛酸 N−乙酰氨基半乳糖	+	皮肤、血管、心脏、心瓣膜
硫酸角质素	D−半乳糖　　 N−乙酰氨基葡萄糖	+	软骨、角膜、椎间盘

*也可为差向异构体 L−艾杜糖醛酸

透明质酸广泛地分布于多种动物组织的细胞外基质和体液中，整个分子由葡萄糖醛酸和 N – 乙酰氨基葡萄糖二糖单位重复排列构成，二糖单位有 5000 ~ 25000 个不等。

透明质酸的功能是多方面的：透明质酸分子量大，刚性较强，因而不会像多肽链那样折叠成致密的球状结构。透明质酸分子表面糖醛酸的羧基带有大量的负电荷，其相斥作用使整个分子伸展膨胀占据很大的空间；透明质酸表面含有大量亲水的羧基，能够结合大量水分子，透明质酸吸水膨胀，形成黏性的水化凝胶，占据了更大的空间。透明质酸的这种理化性质赋予了组织良好的弹性和抗压性。透明质酸是关节液的一种重要成分，起到润滑关节的作用。透明质酸形成的水合空间有利于细胞保持彼此分离，有利于细胞迁移和增殖。在胚胎发育早期和组织损伤修复时，细胞大量分泌透明质酸，有利于细胞增殖、阻止细胞分化，对细胞的迁移和创伤的愈合有积极作用。一旦细胞的增殖、迁移活动结束，透明质酸可以被活性增强的细胞外基质透明质酸酶降解。此外，透明质酸和其他六种糖胺聚糖一起参与了细胞外基质中蛋白聚糖的构成。

（二）蛋白聚糖

1. 蛋白聚糖的分子结构　蛋白聚糖是由糖胺聚糖（除透明质酸外）与核心蛋白的丝氨酸残基共价结合形成的高分子量复合物，其含糖量高达 90% ~ 95%。除透明质酸外，其他各种糖胺聚糖都可与蛋白质共价结合，形成蛋白聚糖。

2. 蛋白聚糖的合成与装配　蛋白聚糖的核心蛋白为单链多肽。核心蛋白在粗面内质网核糖体上合成，然后在高尔基体中与糖胺聚糖结合，实现糖基化。在装配时，首先在核心蛋白 Ser – Gly – X – Gly 序列的丝氨酸残基上共价结合一个特异的连接四糖：木糖 – 半乳糖 – 半乳糖 – 葡萄糖醛酸（Xyl – Gal – Gal – GlcUA），然后再由糖基转移酶将糖胺聚糖单位逐个添加到四糖的末端（图 14 – 3）。

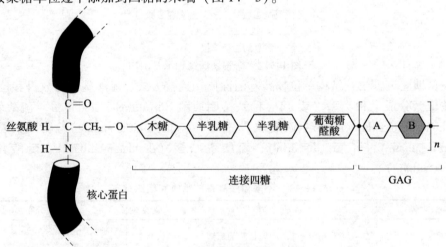

图 14 – 3　蛋白聚糖形成过程

一条核心蛋白分子上可以连接 1 ~ 100 条以上相同或不同的糖胺聚糖，形成大小不等的蛋白聚糖单体。在很多组织中，蛋白聚糖以单体形式存在，但在软骨中，若干个蛋白聚糖单体通过连接蛋白（linker protein）以非共价键与透明质酸结合形成蛋白聚糖多聚体（图 14 – 4）。每个多聚体蛋白分子质量达数百万，长达几个微米。

软骨中的蛋白聚糖复合体是已知的最巨大分子之一，它的糖胺聚糖为硫酸软骨素和硫酸角质素，这些蛋白聚糖赋予软骨凝胶样特性和强大的抗变形能力，可缓冲机械压力，减轻冲撞造成的损伤。

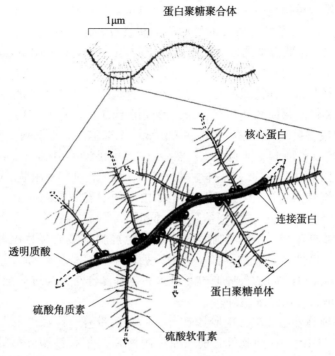

图 14 - 4　蛋白聚糖多聚体

3. 蛋白聚糖的生物学功能　蛋白聚糖广泛存在于所有结缔组织、细胞外基质和多种细胞表面，具有许多重要的生物学功能。

（1）软骨中的巨大蛋白聚糖分子赋予软骨组织的抗变形能力；

（2）基膜中结合于Ⅳ型胶原的蛋白聚糖是构成基膜的重要组分；

（3）某些细胞外基质蛋白聚糖和细胞表面的膜蛋白聚糖，常可与成纤维细胞生长因子、转化生长因子等生物活性分子结合，增强或抑制其作用活性，进而通过复杂的信号转导系统影响细胞的行为。

二、胶原蛋白与弹性蛋白

（一）胶原蛋白

1. 胶原蛋白的类型　胶原（collagen）是细胞外基质中含量丰富、分布广泛、种类较多的纤维蛋白家族，约占人体蛋白质重量的30%以上。目前已经发现的胶原有20余种，最主要的是Ⅰ、Ⅱ、Ⅲ、Ⅳ型胶原，其中Ⅰ型胶原最为普遍，有较大的抗张强度，见表14 -2。

表14 - 2　常见类型的胶原与组织分布

类型	主要特征	主要组织分布
Ⅰ	低羟赖氨酸 低聚糖	皮肤、韧带、肌腱、骨
Ⅱ	高羟赖氨酸 高糖类	软骨、脊索、眼
Ⅲ	高羟脯氨酸 低糖类	皮肤、血管、肌肉
Ⅳ	高羟赖氨酸 高糖类	基膜

2. 胶原的分子结构　虽然不同类型的胶原分子组成各异，但是却有相似的基本结构类型。

胶原的基本结构单位是由 3 条 α 多肽链亚单位盘绕而成的右手超螺旋结构——原胶原（tropocollagen）分子。每条 α 肽链的氨基酸组成和排列独特，其中甘氨酸和脯氨酸的含量颇为丰富，α 肽链中的氨基酸组成规律的 Gly－X－Y 三肽重复序列。X，Y 可以是任意一种氨基酸，通常情况下，X 多为脯氨酸，Y 为羟脯氨酸或羟赖氨酸。

由于三肽重复顺序中甘氨酸的分子量最小，使肽链卷曲成规律的 α 螺旋结构，同时肽链的羟基化和糖基化使肽链相互交联，形成稳定的 3α－螺旋结构。

3. 胶原的合成、装配与降解 胶原主要由成纤维细胞、成骨细胞、软骨细胞、神经细胞、牙本质细胞及各种上皮细胞合成，然后分泌到细胞间隙中加工、组装而成。胶原的合成与组装始于内质网，在高尔基体中进行修饰，最后在细胞外组装成胶原纤维。

（1）胶原在细胞内的合成：在细胞的粗面内质网附着的核糖体上，先合成前 α 链（pro－α chain），前 α 链含有内质网信号肽，同时 C、N 两端各有一段前肽，中间具有 Gly－X－Y 三肽重复序列，X 常为脯氨酸，Y 常为羟脯氨酸或羟赖氨酸。接着，前 α 链进入内质网腔，信号肽被切除，前 α 链进行糖基化和羟基化修饰，并自组装成三股螺旋的前胶原（procollagen），前胶原分子进入高尔基复合体，经过完全的糖基化修饰，被包装到分泌小泡，分泌到细胞外。

（2）胶原在细胞外的装配：前胶原在分子两端各带有一段额外的肽段，会阻碍它形成胶原原纤维，因此，在细胞外，前胶原在两种 Zn^{2+} 依赖性胞外酶的作用下，分别水解除去 C、N 两端的前肽区域，成为原胶原（tropocollagen）。原胶原是胶原纤维的基本结构单位，不同的原胶原分子在细胞外基质中呈阶梯式有序排列，通过侧向的共价结合，彼此交联聚合形成直径 10~300nm、长度 150μm 至数百微米的胶原原纤维（collagen fibril）。最后胶原原纤维聚合组装成直径约为 0.5~3μm、光学显微镜下可见的胶原纤维（collagen fiber）（图 14－5）。

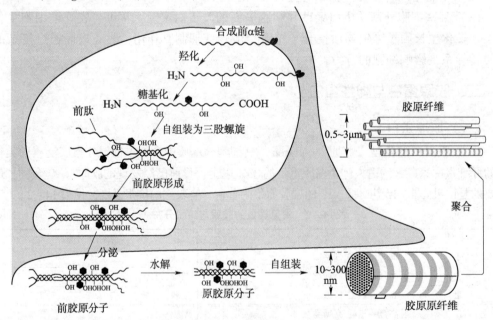

图 14－5 胶原纤维的形成

（3）胶原的降解：正常情况下，胶原的存在及组织分布是相对稳定的，胶原更新转换率较慢。但在胚胎发育期或创伤修复或炎症反应初期，胶原转换率加快，并伴有胶原类型的转变。胶原分子可被胶原酶（collagenase）降解，胶原酶的活化与抑制对于调节胶原转换率具有重要的作用。如分娩后的子宫、创伤组织、癌变组织中，胶原酶活性显著增高，一些蛋白酶、纤溶酶等也可以活化胶原酶；结缔组织可以合成胶原酶抑制剂；激素可以调节胶原酶的合成与降解，如糖皮质激素可以诱导胶原酶的合成，雌二醇和孕酮可以抑制子宫胶原的降解。

胶原纤维以其丰富的含量、良好的刚性和极高的抗张强度，成为细胞外基质的骨架结构，其他组分通过与胶原结合，形成结构与功能的统一体。

某些患有某种胶原酶或前胶原遗传缺陷的患者，他们的胶原原纤维不能正常装配，因此，他们的皮肤和其他多种结缔组织抗拉强度下降，呈现异常的可拉伸性。

（二）弹性蛋白

弹性蛋白（elastin）是构成细胞外基质中弹性纤维网络结构的主要组成部分。肽链分子约由750个氨基酸组成，富含脯氨酸和甘氨酸，不发生糖基化修饰，具有高度的疏水性。

弹性纤维蛋白由两种不同类型的短肽交替排列而成。一种为疏水性短肽，使分子具有弹性。另外一种为富含丙氨酸和赖氨酸的α螺旋片段，能够在相邻分子间形成交联。

弹性蛋白在细胞中合成后，随即以可溶性前体－原弹性蛋白（tropoelastin）的形式分泌到细胞外，通过赖氨酸残基之间的交联装配成具有多向伸缩性能的弹性纤维网络。弹性蛋白呈无规则卷曲状，其长度可伸长几倍（图14-6）。

弹性纤维主要分布在需要一定弹性来维持其功能的组织中，如血管壁、皮肤、肺等部位。弹性纤维和胶原纤维相互交织，分别赋予组织弹性和抗张性。随着年龄的增长，胶原的交联度越来越大，韧性越来越低，皮肤等组织中弹性蛋白生成减少，降解增强，结果导致老年人的骨和关节灵活性下降，皮肤弹性降低起皱。

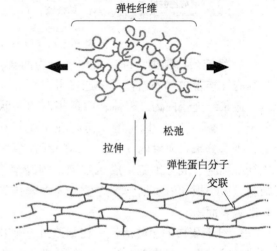

图14-6 弹性蛋白结构示意图

三、非胶原糖蛋白

非胶原糖蛋白是细胞外基质中除胶原与弹性蛋白之外的另一类重要的蛋白质成分。目前已经在细胞外基质中发现数十种，它们在结构上一般含有多个结构域，可以与多种细胞或细胞外基质成分结合，发挥多种功能（细胞存活、增殖、分化、粘着、迁移等），是细胞外基质的重要组织者。目前对其结构和功能了解比较多的是纤连接蛋白和层粘连蛋白。

（一）纤连蛋白

纤维连接蛋白即纤连蛋白（fibronectin，FN）是动物界最普遍的非胶原糖蛋白之一，广泛存在于人类及各种高等动物组织和组织液中。

1. 分子结构　纤连蛋白是高分子糖蛋白，含有 4.5% ~9.5% 的糖。纤维连接蛋白是一种二聚体，它由 2 条多肽链通过近 C 端的 2 个二硫键相连而成，含有 6 个结构域。各个结构域分别执行不同的功能，每个结构域可以与细胞表面特异性受体或细胞外基质成分结合，使纤连蛋白成为多功能分子（图 14 - 7）。

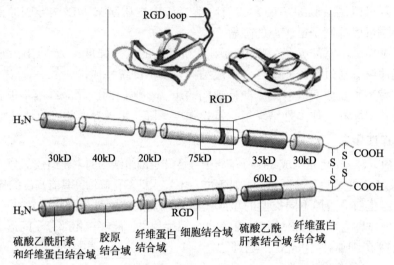

图 14 - 7　纤连蛋白二聚体结构

2. 纤连蛋白种类　纤连蛋白可分为两类：血浆纤连蛋白（可溶性纤维连接蛋白）和细胞纤连蛋白（不溶性纤维连接蛋白）。

血浆纤连蛋白为二聚体，两条相似的多肽链的 C 端通过二硫键交联在一起，整个分子呈 "V" 字形。以可溶状态存在于血浆和各种体液中，多数纤连蛋白由肝细胞分泌，少部分来自血管内皮细胞。细胞纤连蛋白为多聚体，主要由间质细胞分泌，包括成纤维细胞、成骨细胞、成肌细胞、神经鞘细细、星形胶质细胞、巨噬细胞、中性粒细胞、血小板和内皮细胞等产生。为多聚体结构，以不溶形式广泛分布于细胞外基质和细胞表面。

3. 纤连蛋白的生物活性　在细胞外基质中，完整的纤维连接蛋白基质对于成熟胶原的形成和稳定都是必需的，可介导细胞粘着，促进细胞的迁移和分化，近年来，细胞外基质中的纤维连接蛋白也在组织工程中发挥了重要作用。

（二）层粘连蛋白

层粘连蛋白（laminin，LN）是各种动物胚胎发育过程中出现最早的细胞外基质成分，同时也是成组织基膜的主要结构组分之一。

层粘连蛋白是更为巨大的高分子糖蛋白，含糖量为 15% ~28%，分子量为 820 000 ~ 850 000。

1. 层粘连蛋白的分子结构　层粘连蛋白是由一条 α 链、一条 β 链 和一条 γ 链组成的三聚体，三条肽链通过二硫键交联成非对称的 "十" 字形分子结构（图 14 - 8）。层粘连蛋白也有多个结构域，可与不同的细胞外基质分子结合，还可与细胞膜上的整联蛋白结合。因此，层粘连蛋白也是分子 "桥"，将细胞粘着在基膜上。

2. 层粘连蛋白的功能　出现于早期胚胎中的层粘连蛋白，对于保持细胞间粘附、

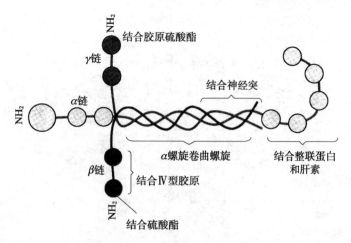

图 14 - 8　层粘连蛋白结构示意图

细胞的极性以及细胞的分化具有重要意义。在成体，层粘连蛋白作为基底膜的主要成分，可引导和调控神经生长因子的表达。在轴突萌芽阶段能够调节施万细胞（Schwann，又名雪旺细胞）的功能，其缺失会引起一定程度的髓鞘形成减少和轴突分选不利。除了构成基膜外，层粘连蛋白存在于上皮下和内皮下紧靠细胞基底部，肌细胞和脂肪细胞周围。层粘连蛋白通过与细胞间的相互作用，可直接或间接地控制细胞的活动，如基因表达、细胞的增殖、分化、凋亡、细胞的粘附、迁移等。

第二节　基膜与整联蛋白

基膜（basal lamina）是细胞外基质的特化结构形式，以不同的形式存在于不同的组织结构之中。整联蛋白普遍存在于各种组织类型细胞表面，是动物细胞与细胞外基质蛋白的主要受体。

一、基膜

基膜是多种组织中细胞外基质的特化结构和存在形式。

（一）基膜概述

基膜是细胞外基质特化形成的一种柔软、坚韧的网膜结构，厚约 40～120nm，常以不同形式存在于不同组织结构中。在肌肉、脂肪等组织中，基膜包绕在细胞周围，将细胞与结缔组织隔离。在肾小球等部位，基膜介于两层细胞（内皮细胞与足细胞）之间，是滤过膜的主要结构。在各种上皮及内皮组织，基膜位于细胞基底部，是细胞基部的支撑垫。

（二）基膜的组成成分

构成基膜的绝大多数细胞外基质组分是由位于基膜上的上皮细胞和下方的结缔组织细胞所合成分泌的。不同组织、甚至同一组织不同区域的基膜，其组成成分也有所不同。在基膜中主要有四种普遍存在的蛋白质分子（图 14 -9）。

1. Ⅳ型胶原　Ⅳ型胶原（type Ⅳ collagen）是构成基膜的主要结构成分之一，构成基膜的框架结构。Ⅳ型胶原分子长 400nm，其三股螺旋结构不连续，被非螺旋片段间

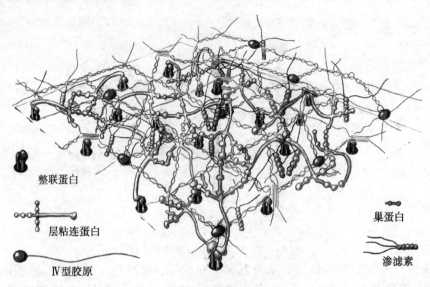

整联蛋白

层粘连蛋白

Ⅳ型胶原

巢蛋白

渗滤素

图 14-9　基膜的分子结构

隔 20 多处，为Ⅳ型胶原分子提供了可折曲的部位。Ⅳ型胶原分子通过 C 端球型结构域之间的非共价键结合，以及 N 端非球状尾部之间的共价键的相互作用，形成了构成基膜基本框架的二维网状结构。

2. 层粘连蛋白　是基膜的主要功能成分，是在胚胎发育过程中最早合成的基膜成分，由 α、β、γ 三条肽链构成非对称十字结构。蛋白相互之间通过长臂和短臂的臂端连接，自我装配成二维纤维网状结构，并进而通过巢蛋白与Ⅳ型胶原二维网状结构相连接。细胞质膜中整联蛋白为其受体。由于层粘连蛋白具有多个不同的结构域，既能与Ⅳ型胶原结合，也能与细胞表面受体结合，从而将细胞与基膜紧密锚定在一起。

3. 巢蛋白　巢蛋白（nidogen/entactin）又称哑铃蛋白，分子呈杆状或哑铃状，具有 3 个球区，其 C3 区与层粘连蛋白结合，C2 区与Ⅳ型胶原结合，形成基膜中Ⅳ型胶原纤维网络与层粘连蛋白纤维网络之间的连桥。巢蛋白还可以协助细胞外基质中其他成分的结合，在基膜的组装中具有非常重要的作用。

4. 渗滤素　渗滤素（periecan）是基膜中重要的蛋白聚糖，它含有一个多结构域的核心蛋白质（分子量 400kD），分子上结合有 2～15 条特异性的硫酸乙酰肝素链。渗滤素可与多种细胞外基质成分（Ⅳ型胶原、层粘连蛋白、纤连蛋白等）和细胞表面分子交联结合，共同构成基膜的网络结构。

Ⅳ型胶原和层粘连蛋白在基膜中彼此独立，却有相互联结，它们通过巢蛋白和渗滤素而连接，构成基膜的基本框架。形成的基膜再通过层粘连蛋白与细胞膜上的整联蛋白受体结合，将基质与相邻的细胞膜锚定连接在一起。

（三）基膜的生物学功能

作为细胞外基质的一种特化的结构形式，基膜具有多方面的功能。它不仅对上皮组织起结构支撑作用，而且在上皮组织与结缔组织之间起结构连接作用，同时还具有调节分子通透性以及作为细胞运动的选择性通透屏障。例如，在肾小球中，基膜在原尿形成过程中可以阻挡血液中细胞及蛋白质的透过，具有选择性筛滤作用；在表皮中，基膜能阻止结缔组织中的成纤维细胞与表皮细胞靠近接触，但允许巨噬细胞、淋巴细胞等穿越通过；在胚胎发育过程中，基膜为细胞分离和分化提供支架；在成年时，基膜参与细胞的增殖、分化、迁移和组织损伤修复等过程；此外，基膜也是机体抵抗肿瘤细胞侵袭和转移的第一道防线。

二、整联蛋白

整联蛋白是多种细胞外基质组分的异源二聚体跨膜蛋白受体（图 14 - 10）。

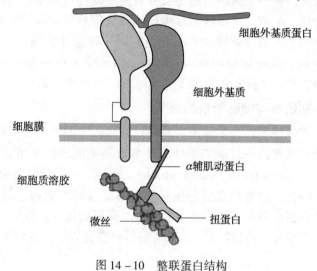

图 14 - 10 整联蛋白结构

第三节 细胞外基质与细胞的相互作用

机体的组织是由细胞与细胞外的基质共同组成的，两者之间关系密切。一方面细胞通过控制基质成分的合成和降解决定细胞外基质的组成，另一方面细胞外基质提供细胞生存的直接环境，对细胞的各种生命活动有着重要的影响。两者相互依存、相互作用及其动态平衡，保证了生物有机体结构的完整性与功能的协调性。

一、细胞外基质对细胞生命活动的影响

（一）细胞外基质影响细胞的形态

细胞的形态往往与其特定的生存环境密切相关。同一种细胞在不同的附着基质上会呈现不同的形态。体外实验表明，几乎所有的组织细胞在脱离其组织基质，处于单个的游离悬浮状态时均会呈圆球状。同一种细胞在不同的细胞外基质上粘附和铺展时，可表现出不同的形态。如上皮细胞只有粘附在基膜时才能显示其极性，并通过细胞间连接形成柱状上皮细胞。成纤维细胞在天然的细胞外基质中呈扁平多突状，而在Ⅰ型胶原凝胶中则呈梭形。

细胞外基质对细胞形态的决定作用，主要是通过与细胞表面的受体结合，影响细胞骨架成分呈不同方式的组装和排列来实现的。所以细胞外基质不仅仅决定细胞的外观形状，而且会影响和改变细胞的功能活动状态。

（二）细胞外基质影响细胞的生存与死亡

除了成熟的血细胞外，体内大多数细胞需要粘附于一定的细胞外基质上才能得以生存，否则便会死亡。不同的细胞对细胞外基质的粘附具有一定的特异性和选择性，因此，细胞外基质对细胞的生存与死亡起着决定性作用。

体外实验表明，上皮细胞和内皮细胞一但脱离了细胞外基质就会发生凋亡，这种细胞失去基质缺少粘附就会走向凋亡的现象称为失巢凋亡（anoikis）。这主要是由于细胞脱离细胞外基质后，细胞骨架松散而致线粒体释放细胞色素 c，从而活化 Caspase 凋亡途径而导致细胞凋亡。当细胞通过整联蛋白粘附于细胞外基质上，可启动细胞存活的相关信号转导途径，维持细胞的存活。再如，当乳腺上皮细胞粘附于人工基膜时，可避免凋亡，而当其粘附于纤连蛋白或 I 型胶原时，就会发生凋亡。

（三）细胞外基质参与细胞增殖的调节

体外细胞培养实验证实，大多数正常细胞只有在一定的细胞外基质上粘附并铺展，才能进行细胞生长与增殖，一旦脱离了细胞外基质便不能进行增殖，这种现象称为细胞锚着依赖性生长（anchorage dependent growth）。细胞的这种特性是由于细胞粘附在基质上时，可通过整联蛋白介导传递多种生存和增殖信号到细胞内，最终影响细胞增殖相关基因表达。整联蛋白调节细胞增殖主要通过丝裂原活化蛋白激酶（mitogen - activated protein kinase，MAPK）途径实现。MAPK 信号通路是真核细胞调节细胞增殖和凋亡的关键通路。

整联蛋白不仅直接介导促进细胞增殖信号转导，而且能维持生长因子受体处于最佳激活状态。大多数正常真核细胞需要来自整联蛋白和生长因子受体介导的通路信号才能引起 DNA 复制和细胞增殖。肿瘤细胞的增殖丧失了锚着依赖性，可以在悬浮状态下增殖。

（四）细胞外基质参与细胞分化的调控

细胞外基质对于胚胎发育、组织器官形成及成体组织细胞更新和损伤修复过程中的细胞分化具有重要的调节作用。细胞外基质及其多种组分可通过与细胞表面受体特异性结合，从而触发细胞内信号传递的某些连锁反应，调节相关基因和蛋白质的表达，调控细胞的分化。实验表明，特定的细胞外基质可使某些类型的细胞撤离细胞周期而进入细胞分化状态，如内皮细胞在胶原基质上培养时进行增殖，而在层粘连蛋白基质上则停止增殖进行分化，形成毛细血管样结构；成肌细胞在纤连蛋白基质中保持未分化的增殖状态，当被置于层粘连蛋白基质中时增殖活动受到抑制并转入分化状态，进而融合为肌管。

（五）细胞外基质影响细胞的迁移

无论在动物个体发育过程，还是在成体组织再生以及创伤修复过程中，都伴随着十分活跃的细胞迁移活动，细胞外基质直接影响细胞的迁移活动。在细胞迁移过程中，与之密切相关的细胞粘附与去粘附、细胞骨架组装与去组装等，都离不开细胞外基质的影响。细胞外基质在一定程度上控制着细胞迁移的方向、速度及迁移细胞未来的分化趋势。

在对血管平滑肌细胞的迁移研究中发现，纤连蛋白、玻璃粘连蛋白等，具有生长因子样作用，能促进血管平滑肌细胞的迁移；而硫酸肝素和层粘连蛋白等具有抑制血管平滑肌细胞的迁移的作用。

二、细胞对细胞外基质的影响

（一）细胞控制细胞外基质成分的生成

各种器官和组织的细胞外基质的成分、含量和特性不同，它们都是由该组织的细胞合成和分泌的。同一个体的不同组织，同一组织的不同发育阶段所分泌产生的细胞外基质也不同。如胚胎结缔组织中成纤维细胞产生的细胞外基质以纤连蛋白、透明质酸、弹性蛋白和Ⅲ型胶原为主要成分；成年结缔组织中成纤维细胞产生的细胞外基质以纤连蛋白、Ⅰ型胶原和蛋白聚糖等为主要成分。细胞外基质的成分随组织的类型和功能状态的不同也有差异，如软骨组织中的成软骨细胞合成分泌的细胞外基质主要是软骨粘连蛋白和Ⅲ型胶原；成骨细胞合成分泌的细胞外基质主要是Ⅰ型胶原，并发生基质钙化使组织坚硬。

（二）细胞控制细胞外基质成分的降解

细胞外基质的快速降解常见于组织损伤修复过程中。细胞外基质成分的降解是由细胞分泌的蛋白水解酶催化的。

重点小结

1. 细胞外基质是细胞分泌到细胞外空间、由蛋白质和多糖纤维交错形成的网络胶体结构，是机体组织的组成和结构成分。

2. 细胞外基质的主要成分包括：胶原和弹性蛋白、糖胺聚糖和蛋白聚糖、非胶原糖蛋白。

3. 糖胺聚糖和蛋白聚糖是细胞外基质的主要成分，赋予组织良好的抗压能力。

4. 胶原和弹性蛋白是细胞外基质中两类主要的纤维蛋白，胶原赋予细胞外基质一定的强度，构成细胞外基质的框架结构。弹性蛋白赋予组织一定的弹性和韧性。

5. 非胶原糖蛋白是细胞外基质的组织者，包括：纤连蛋白和层粘连蛋白，纤连蛋白广泛分布于结缔组织中，而层粘连蛋白主要存在于基膜中；它们具有多个结构域，也可与细胞外基质中其他大分子结合，将细胞粘附在细胞外基质上。

6. 细胞外基质构成了细胞完成生命活动必须的环境条件，影响细胞的多种生命活动；同时细胞也决定了细胞外基质的产生与构建。

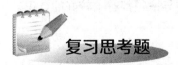

复习思考题

1. 细胞外基质的主要组成成分是什么？
2. 细胞外基质的生物学功能是什么？

（徐　威）

第十五章 | 细胞的信号转导

学习目标

1. 掌握细胞通讯、信号转导、受体的概念。
2. 熟悉主要的细胞信号通路。
3. 了解药物作用的主要信号转导元件，如何利用信号转导途径开发新药物。

高等生物所处的环境总在不断变化，细胞间相互识别、相互反应和相互作用才能保证机体功能上的协调统一，细胞通讯即负责执行这一功能。细胞通讯（cell communication）指细胞可识别与之相接触的细胞，也可以识别周围环境中存在的各种信号，并将其转变为细胞内各种分子功能上的变化，从而影响细胞内的某些代谢过程、细胞的生长快慢，甚至诱导细胞的死亡。细胞的一切生命活动都与信号有关，阐明细胞信号转导的机理有助于认识细胞增殖、分化、代谢及死亡等，以及机体生长、发育和代谢的调控机理。

第一节 细胞的信号分子与受体

早在 1972 年，信号通路（signal pathway）就被提出，当时被称为信号转换（signal transmission）。1980 年，M. Rodbell 在一篇综述中提到信号转导后，这个概念就被广泛使用了。信号转导（signal transduction）是细胞外信号分子通过与受体（膜受体或核受体）结合后，细胞内产生一系列生物化学反应和蛋白间相互作用，将这种变化依次传递至效应分子，调控细胞生理或者病理反应所需基因的表达、形成各种生物学效应的整个过程（图 15-1）。

细胞内具有多种信号转导方式和途径，并且存在多层次的交叉调控，构成复杂的网络系统，涉及不同的信号转导分子。目前尚未明确全部细胞内信号转导的网络结构，但是对于主要的相关分子，基本作用机制以及重要的信号转导途径都有了较好的认识。

一、信号分子

信号分子（signaling molecules）是指生物体内的某些负责在细胞间和细胞内传递信息的物质。信号分子一般除了与受体结合外，本身并无其他功能，不具备营养物能源物质和结构物质的功能，不能参与代谢产生有用产物，也不直接诱导任何细胞活性，更无酶的特点，主要负责在细胞间传递信息，如激素、神经递质、生长因子等。信号分子有的是单功能的，如神经递质；有的还具备其他功能，如膜结合因子。信号分子的分子量大小、作用方式、作用机制等方面差别很大。信号分子往往是重要的调节因子，在体液的含量一般为 pg/ml 至 ng/ml，半衰期仅为数分钟至数小时，但生物学活性很强，在调节细胞增殖、分化或者其他功能方面效果往往非常显著。

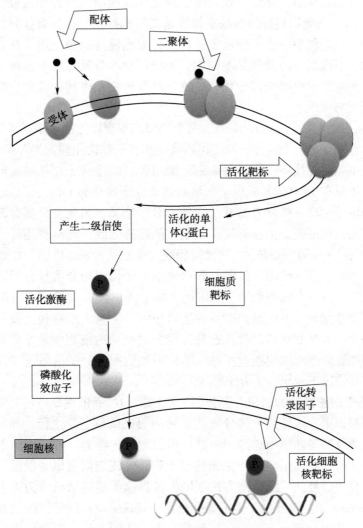

图 15 – 1　细胞信号转导途径
（将信号从细胞表面传递到细胞质和细胞核）

（一）信号分子的通讯方式

细胞作为生理功能单位具有完整结构，执行代谢、分裂和凋亡等基本功能。无论是控制这些过程有条不紊的进行，还是使细胞与外界环境高度精确和高效进行互动，都离不开细胞间和细胞内的细胞通讯。依赖信号分子进行的细胞通讯可以分为两种：依赖于细胞间（或细胞与基质间）直接接触的通讯和不依赖于细胞接触的通讯（分泌化学信号）。

1. 依赖细胞间直接接触的通讯　通过胞间直接接触完成信号转导的细胞通讯可分为：通过细胞粘着分子介导的细胞间粘着、细胞与细胞外基质的粘着和连接子（connexon）（植物细胞为胞间连丝）介导的信号转导等。通过细胞接触进行的通讯中，信号分子位于细胞质膜上，两个细胞通过信号分子的接触传递信息。

（1）膜表面分子接触信号转导：细胞通过细胞表面受体或配体与其他细胞表面配体或受体选择性相互作用，导致一系列的生理生化反应的信号转导过程，即细胞识别（cell recognition）。细胞识别共同的基本特性是具有选择性，或具有特异性。细胞识别是细胞发育和分化过程中一个十分重要的环节，细胞通过识别作用和粘着形成不同类型的组织，由于不同组织的功能是不同的，所以识别本身就意味着选择。多细胞生物的精卵结合、免疫细胞的增殖与分化、免疫应答及单细胞生物的摄食、性行为等都需要通过细胞识别来完成。

（2）细胞间隙连接（gap junction）：两个相邻的细胞以连接子相联系。连接子是一种跨膜蛋白。连接子的大小虽然不同，但所有的连接子结构相同：都有 4 个 α – 螺旋的跨膜区和一个细胞质连接环。相邻两细胞分别用各自的连接子相互对接形成细胞间的通道，允许分子量在 1500 道尔顿以下的水溶性小分子物质如 Ca^{2+}、cAMP 等通过，使相邻的同型细胞可共享一些具有特殊功能的小分子物质，因此，只要有部分细胞接受信号分子的作用，可使整个细胞群发生反应。间隙连接除了连接作用外，还能在细胞间形成电偶联（electrical coupling）和代谢偶联（metabolic coupling）。电偶联在神经冲动信息传递过程中起重要作用。代谢偶联可使小分子代谢物和信号分子通过间隙连接形成的水性通道，从一个细胞到另一个细胞。如 cAMP 和 Ca^{2+} 等可通过间隙连接从一个细胞进入到相邻细胞，不同组织来源的连接子的分子量大小有很大差别，最小的为 24 000，最大的可达 46 000 道尔顿。这种连接方式在动物细胞中是非常普遍的。植物细胞则在相邻细胞间形成胞间连丝，这一结构为细胞间小分子信号通过提供了连接通路，并且在某些情况下也允许大分子通过。

2. 不依赖于细胞接触的通讯　不依赖于细胞接触的通讯主要通过分泌化学信号进行细胞间的相互通讯，这种信号转导方式是胞间通讯的最主要途径。外界刺激、其他细胞产生的刺激及高等动物中神经刺激都可以引起分泌细胞、神经细胞末梢等向胞外分泌化学信号，通过不同距离的传输到达靶细胞，完成胞间通讯。根据其理化性质和作用特点以及化学信号分子的传递方式不同，可将这类胞间通讯分为以下 4 类：①自分泌信号（autocrine），如 IL – 2 等；②旁分泌（paracrine）信号，如白介素，胰岛素样生长因子等；③内分泌（endocrine）信号，如传统的激素，红细胞生成素，血小板生成素等；④通过化学突触传递的神经信号。

（1）自分泌信号转导（autocrine signaling）：由自身合成的信号分子作用于自身的现象。例如，在发育过程中，一个细胞一旦进入特定的分化途径，它就可能会产生自分泌信号，确保细胞按照确定的方向分化。它的这种自制作用也会影响到周围的同一类细胞，使之产生相同的自分泌信号，进而相互作用，彼此促进，朝着相同的方向分化。前列腺素（prostaglandin，PG）是由前列腺合成分泌的脂肪酸衍生物（主要是由花生四烯酸合成的），它不仅能够控制邻近细胞的活性，也能作用于合成前列腺素细胞自身。这一反应在脊椎动物对外界抗原的反应中尤为明显。比如，当有抗原刺激时，某一类型的 T 淋巴细胞会通过合成促进自身增殖的化学信号，进而增加致敏 T 淋巴细胞的数量，提高其对抗原的免疫力。Wnt 信号转导通路与恶性癌症的发生有密切关系。

Wnt 信号通路中的 Wnt 是一类分泌型糖蛋白，通过自分泌或旁分泌发挥作用。在小鼠中，肿瘤病毒整合在 Wnt 之后而导致乳腺癌。卷曲蛋白（frizzled，Frz）作为 Wnt 受体，其胞外 N 端具有富含半胱氨酸的结构域，Frz 作用于胞质内的蓬乱蛋白（dishevelled，Dsh），Dsh 能切断 β-catenin 的降解途径，从而使 β-catenin 在细胞质中积累，并进入细胞核，与 T 细胞因子（TCF/LEF）相互作用，调节靶基因的表达。

（2）旁分泌信号转导（paracrine signaling）：信号细胞分泌局部化学递质到细胞外基质中，作为信号分子扩散作用于环境中邻近的靶细胞。例如，结缔组织中肥大细胞分泌组胺和嗜伊红趋化因子等。组胺贮存于肥大细胞的分泌小泡内，在受损伤、局部感染和免疫反应时，组胺很快被释放，引起血管扩张。旁分泌信号只能传递到与信号细胞相邻近的靶细胞，信号分子不能扩散很远，因此，它们的信息常常迅速被邻近细胞获取，随后信号分子被胞外基质中的有关酶所分解。

（3）内分泌信号转导（endocrine signaling）：激素由内分泌细胞（如肾上腺、睾丸、卵巢、胰腺、甲状腺、甲状旁腺和垂体）合成并分泌到血液中，经血液到达广泛分布在身体多个部位的靶细胞。一种内分泌细胞基本上只分泌一种激素，参与细胞通讯的激素有三种类型：蛋白与肽类激素、类固醇激素、氨基酸衍生物激素。在动物中，产生激素的细胞是内分泌细胞，所以将这种通讯称为内分泌信号（endocrine signaling）。通过激素传递信息是最广泛的一种信号传导方式，其特点是：①低浓度——激素在血流中的浓度被稀释到只有 10^{-8} 到 10^{-10} mol/L，而且低浓度也是安全地发挥作用所必须的。②全身性——即激素随血流而扩散到全身，但只有受体细胞才能接受信号和发挥作用。③长时效——激素产生后经过漫长的运送才发挥作用，而且血流中微量的激素就足以维持长久的作用。

（4）通过化学突触传递神经信号（neuronal signaling）：在神经系统中，神经细胞与其靶细胞之间形成一个叫突触的结构。突触是神经细胞胞体的延伸部分，神经细胞产生的神经递质（neurotransmitters），如乙酰胆碱、神经肽等小分子物质，在突触的终端释放出来。突触后膜上有特殊的受体，突触前面的细胞也有受体，以调节神经递质的释放。信号分子由突触前膜释放，经突触间隙扩散到突触后膜，作用于特定的靶细胞。这是神经元之间，神经元与靶细胞之间特有的一种信号转导方式。这种方式有作用时间短、作用距离短和神经递质浓度高等特点。

神经细胞和内分泌细胞都参与调控动物体内各类细胞的活动，但内分泌细胞分泌多种激素，通过血液传递到靶细胞，靶细胞通过膜或胞内的特异性受体与信号分子特异性结合。在突触传递中，特异性决定于神经细胞与靶细胞的特异性接触，即通常一种神经细胞释放的神经递质只对与它相接触的靶细胞作用（少数情况例外）。因此，不同的内分泌细胞常常产生不同的激素，但许多神经细胞却能使用相同的神经递质。内分泌信号转导和化学突触信号转导为高等动物两个主要的胞间通讯方式，前一种方式依赖于扩散和血液流动，其速度相对较慢，但后效深远，影响面广；后一种方式则依赖于特殊的神经元结构，传递信息较为迅速准确，电脉冲的传播速度可高达 100 m/s，而且神经递质一旦从神经末梢释放出来，扩散不到 100 nm 就到达靶细胞，这一过程所需时间不超过 1 ms。内分泌与突触信号转导的另一个差异是激素进入血液或体液后被高倍稀释，所以信号分子能以非常低的浓度发挥作用。神经递质则稀释得很少，它们到达靶细胞时仍有较高浓度，有的可达 5.0×10^{-4} mol/L，与此相一致的是神经递质受体与配体的亲和力较低，神经递质能迅速从受体上分离下来，终止信号反应。

（二）信号分子的类型

生物细胞所接受的信号多种多样。依其性质可分为物理信号和化学信号。物理信号　光、热、紫外线、X-射线等均为物理信号。化学信号　是生物体内一类特殊的化学物质，是有机体内细胞通讯中应用最广泛的一类，生物体内可作为配体的化学信号有几百种之多，这些信号分子结构复杂，包括蛋白质、多肽、氨基酸衍生物、核苷酸、类固醇、脂肪酸衍生物以及可溶性的气体小分子等。根据信号分子的溶解性可分为亲水性和亲脂性两类。

亲水性信号分子主要代表是神经递质、含氮类激素、局部介质等，它们不能穿透靶细胞膜，必须首先与胞膜受体结合，在细胞内产生"第二信使"（如 cAMP）或激活膜受体的激酶活性（如蛋白激酶），跨膜传递信息，启动细胞内信号转导的级联反应，将细胞外的信号跨膜转导至胞内，启动一系列反应而产生特定的生物学效应。

亲脂性信号分子主要代表是类固醇激素、甲状腺激素，可穿过细胞膜进入胞内，与胞浆或核内受体结合，形成激素-受体复合物，作用于特异的基因调控序列，通过改变靶基因的转录活性，诱发细胞特定的应答反应。

信号分子本身并不直接作为信息，它只是提供一个正确的构型及与受体结合的能力。在作用方式上，绝大多数信号分子都需要与靶细胞上的受体结合，才能完成信息传递。由于受体存在于靶细胞上的位置不同，信号分子与受体结合又存在特异性，根据这一特性可将信号分子分为两类：与胞内受体结合的信号分子和与细胞表面受体结合的信号分子。

1. 与胞内受体结合的信号分子　首先要穿越细胞膜进入胞内，所以它们通常是小的疏水性分子或亲脂性信号分子，主要有甾类激素-甲状腺激素、维生素 D、维甲酸等。这些信号分子在化学结构上和功能上虽有很大差别，却以相似的机制发挥作用，即直接穿过靶细胞膜并结合在胞内受体蛋白形成配体-受体复合物，同时将受体激活，进一步直接调控特定基因转录。另一类可以穿越靶细胞膜的信号分子为气体信号分子。与亲脂性信号分子不同的是，气体信号分子进入靶细胞，不是与相关受体结合而是直接改变靶酶活性。20 世纪 80 年代后期，R. Furchgott 等 3 位美国科学家发现和证实一氧化氮（nitrogen oxide，NO）在生物体内是一种重要的信号分子，它能进入细胞直接激活效应酶，参与体内众多的生理病理过程，成为人们所关注的"明星分子"。R. Furchgott 等也因此获得 1998 年的诺贝尔生理学或医学奖。气体性信号分子除了 NO 外，还有 CO、植物体内的乙烯，它们都可作为信号转导者，由一个细胞产生，穿透细胞质膜进入其他细胞，作为细胞内信使调节靶细胞功能。

2. 与细胞表面受体结合的信号分子　水溶性信号分子　本身具有亲水性，因而不能直接穿过细胞膜，仅能与靶细胞表面的受体结合。这类信号分子包括神经递质、生长因子、细胞因子、局部化学递质和水溶性激素等。水溶性信号分子与细胞表面受体结合后，需要向胞内传递信息才能引起细胞的反应。

（三）信号分子的特性

1. 信号分子的可移动性　作为一个有效的、可传递信息的信号分子，首先要求它产生之后容易被转移到作用靶标部位，因此，信号分子一般都是小分子物质而且可溶性较好，易于扩散。细胞外的信号分子虽然有的可借助于血液等传递途径，相对分子质量稍大些，但其中的蛋白质类大多为小肽，大的不过 $100 \sim 200$ 个氨基酸组成的小蛋白质。细胞骨架也可以介导信号分子的传递，但依赖细胞内第二信使的信号转导则更为普遍，如 Ca^{2+}、cAMP 和 IP_3 等都容易靠扩散移动。如果信号需要跨膜转移，则需要通过特殊通道或载体。

2. 信号分子识别的特异性、作用方式的复杂性及作用的高效性　每种信号分子往往只能与特定的受体结合。有些受体仅仅分布在一种细胞上，也就是某些信号分子只作用于一种细胞。例如，垂体促甲状腺激素只作用于甲状腺细胞。相同的受体也有可能分布于不同的靶细胞上，因此，某些信号分子的靶细胞可能有多种。信号分子作用方式的复杂性体现在同一化学信号分子可对不同靶细胞上的不同受体产生不同的作用。例如，作为神经递质的乙酰胆碱刺激骨骼肌细胞收缩，但却使心肌细胞的收缩速率和收缩力度下降，其原因是由于骨骼肌细胞上乙酰胆碱的受体与心肌细胞的不同。但受体差异不能解释所有效应差异。在有些情况下，相同的信号分子结合到同种受体上，但是效应却随靶细胞的类型而异，如有一些分泌细胞上的乙酰胆碱受体与心肌细胞相同，但产生的作用则是导致细胞分泌。这说明对同一信号的反应具有细胞类型特异性。以上例子表明，不同细胞对相同信号可做出不同的反应，它们有的属于受体种类的差异，也有的是由于同一种类受体激活不同的信号通路。此外，不同的信号分子在相同的细胞内可产生相同的反应，如胰高血糖素与肾上腺素在肝细胞中与各自受体结合后都使糖原分解并释放入血液中。

信号分子作用的高效性指的是，只需几个分子即可发生明显的生物学效应，如各种激素在血液中的浓度极低，一般在每 100ml 血液中只有几微克甚至几纳克，但对人体的生理调节作用却非常重大。

3. 不同化学信号的时间效应各异，化学信号可被适时灭活　完成一次信号应答后，信号分子会通过修饰、降解、水解或结合等方式失活而被及时消除，以保证信息传递的完整性和细胞对信号分子的敏感性。亲脂性信号分子可在血液中靠特殊载体转运，在血液中持续时间较长，因而介导较长时间的持续反应；如 Fos 只有 2 小时，$c-fos$ 基因表达在刺激后 2 小时就停止；junB，$erg-1$ 的表达在刺激后 14 小时停止；$c-jun$ 则在 6 小时。但这些基因产物的作用时间却很长。如，$c-fos$ 诱导的与 AP-1 结合的活性可以持续 6 小时以上。而亲水性信号分子分泌后往往在几秒、甚至几毫秒内即被清除，这类信号分子介导较短的反应。

从各种信号刺激所导致的细胞行为变化而言，各类信号的效应可以归纳为：细胞代谢信号——使细胞摄入代谢营养物质，提供细胞生命活动所需要的能量；细胞分裂信号——使与 DNA 复制相关的基因表达，调节细胞周期，细胞进入分裂和增殖阶段；细胞分化信号——使细胞遗传程序选择性表达，从而使细胞最终不可逆地分化成为有特定功能的成熟细胞；细胞功能信号——比如，使肌肉细胞收缩或者舒张，使细胞释放神经递质或化学介质等，细胞进行正常的代谢；细胞死亡信号——在局部范围内和一定数量上发生细胞死亡。

二、受体

早在 20 世纪初，Langley、Dale 等科学家曾提出了一些特异性生理性反应的形成是通过一类细胞表面存在的称为受体的物质，从而解释某些药物或毒物对细胞的作用途径。后来发现，从海绵到人体的所有多细胞生物的体内都存在着细胞间的通讯，以协调机体各部分细胞的活动。在高等动物中，神经系统，内分泌系统和免疫系统的运行都离不开细胞与细胞间的信号转导，除了神经细胞内部（即从细胞的一端到另一端）主要通过电信号转导外，在大多数情况下，细胞与细胞间的信号转导，主要依赖化学分子即细胞间信号分子来实现。因此受体概念的应用逐渐扩展到药物以外的其他信息分子作用于细胞的过程。

受体（receptor）指能够识别和选择性结合某种配体（ligand，又称信号分子）的大分子物质，多为糖蛋白，一般至少包括两个功能区域，与配体结合的区域和产生效应的区域。其中与受体结合的生物活性物质统称配体，包括激素、神经递质、生长因子、某些药物或毒物。当受体与配体结合后，构象改变而产生活性，启动一系列过程，最终表现为生物学效应。就多细胞生物而言，一个细胞经常暴露于以不同状态存在的上百种不同的信号分子组成的环境中，细胞对于外界的这些特殊信号分子的反应能力取决于细胞是否具有相应的受体。受体研究从分子水平阐明激素、递质、药物、抗体的作用机制及细胞生理和病理过程。

受体有两方面的功能：第一是识别特异的信号物质——配体，识别的表现在于两者结合；第二是把识别和接收的信号准确无误地放大并传递到细胞内部，启动一系列胞内生化反应，最终导致特定的细胞反应。因此，要使胞间信号转换为胞内信号，受体的两个功能缺一不可。

根据受体存在于靶细胞上的部位，可将受体分为胞内受体（intracellular receptor）和膜受体。胞内受体位于胞质溶胶或细胞核内，膜受体位于细胞膜上。细胞膜受体接收不能进入细胞的水溶性化学信号分子和其他细胞表面信号分子。细胞内受体接收能够进入细胞的脂溶性化学信号分子。每个细胞的受体数目不同，受体可平均分布于细胞表面，呈区域化分布，也可以是散在分布。

（一）胞内受体的结构与功能

胞内受体一般是单链蛋白，包括4个结构区：高度可变区，位于N端，具有转录活性；DNA结合区，富含半胱氨酸残基，含有锌指结构可与DNA结合；配体素结合区，位于C端，结合激素、热休克蛋白，使激素二聚体化，激活转录；铰链区位于配体结合区和DNA结合区之间。

胞内受体的配体多为脂溶性小分子甾体类激素，以类固醇激素类比较常见，此外还包括甲状腺素类激素、维生素D等。它们能够通过细胞膜，直接进入细胞内；也可以借助于某些载体蛋白，进入细胞内。在细胞内，它们与相关受体结合，并直接作用于靶分子。这些胞内受体位于细胞质中，或者在细胞核中，结合信号分子后，受体表现为反式作用因子，为DNA结合蛋白，可结合DNA顺式作用元件，活化基因转录及表达，如肾上腺皮质激素受体、性激素受体、甲状腺激素受体等。

（二）膜受体的化学成分、结构和类型

1. 膜受体的化学成分、结构 膜受体的化学成分多为糖蛋白，也有糖脂和糖脂蛋白（为糖脂和糖蛋白的复合体），它们占总蛋白量的1%~2%。膜受体糖蛋白多为跨膜蛋白质，其多肽链可以一次跨膜，也可多次跨膜。跨膜段一般由20多个氨基酸残基构

成，以疏水氨基酸为主。通常由带有糖链的能与配体识别并相互作用的细胞外域、将受体固定在细胞膜上的跨膜域和传递信号作用的细胞内域三部分构成。多样性的糖链能分别识别不同的化学信号。细胞内域为效应亚基或催化亚基，一般具有酶的活性。在受体未接受化学信号前，该部分是无活性的，只有在受体与化学信号结合以后，才被激活而有活性，从而引起一系列变化，产生相应的生物学效应。受体与效应亚基之间的偶联成分可以称为转换亚基或传导亚基。它将识别亚基所接受的信息经过转换传给效应部。膜受体的 3 个部分可以是不同的蛋白质分子，直接或间接地结合成一个复合体，也可以是同一蛋白质的不同亚基。

由一条多肽链组成的受体，称为单体型受体，包括大多数生长因子受体，细胞因子受体，LDL 受体等，它们的肽链氨基端伸向细胞外，羧基端伸向细胞内。由 2 条以上多肽链组成的，称为复合型受体，包括胰岛素受体，N - 乙酰胆碱受体等。一些膜受体可以通过聚糖磷脂酰肌醇（GPI）键与细胞膜结合，例如睫状神经营养因子的受体。

2. 膜受体的主要类型 所有水溶性信号分子结合到靶标细胞表面特异的受体蛋白。这些细胞表面受体作为信号转导媒介将胞外信号转换到胞内，从而影响细胞的行为。膜相关受体主要有三种类型（图 15 - 2）：离子通道偶联受体，G 蛋白偶联受体和酶偶联受体。

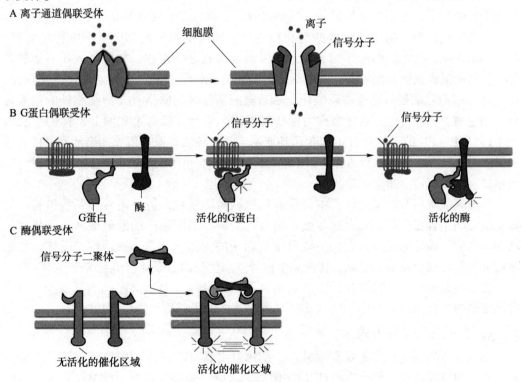

图 15 - 2 膜受体的三种主要类型

A. 离子通道偶联受体；B. G 蛋白偶联受体；C. 酶偶联的受体

（1）离子通道偶联受体：常常由多个亚基组成的多聚体，每个亚基一般有 2 ~ 5 个疏水的跨膜区域，其羧基端和氨基端均朝向细胞外基质，亚基在胞膜上组装成环状的中间可通过离子的通道。它们与信号结合后调节离子进出，神经递质受体多为离子通道偶联受体。受体与信号分子结合后变构，导致通道开放或关闭，引起迅速短暂的效应。如烟碱型乙酰胆碱受体，由 5 个亚基构成，每一个亚基带有 4 个跨膜区域，5 个亚基在细胞膜上共同构成一个通道，其中每一个亚基的 M2 跨膜区域的氨基酸组成与细胞内外离子的通过有关。

（2）G 蛋白偶联受体（G protein coupled receptors，GPCR）：目前发现 1000 多种，是膜受体中最大的家族，分布广泛，几乎遍布大多数细胞。多种激素受体、神经递质受体、视紫红质受体等都属于此类。

G 蛋白偶联受体具有共同的结构特征，一般为单条多肽链糖蛋白，跨膜区段由 7 个 α – 螺旋形成疏水端，延伸为含有 N 端的细胞外区域，在此部分不同受体常有不同的糖基化模式。另一端向内延伸为 C 端的内侧链，G 蛋白结合位于胞质侧。

神经递质、肽类激素、趋化因子、感觉系统信号（如味觉，视觉）等细胞外信号可通过 GPCR 接收信号向下游传递，并在细胞生长、分化、代谢和器官的功能调控中发挥作用。此外，GPCR 还介导多种药物，如：β 肾上腺素受体阻断剂、组胺拮抗剂、抗胆碱药物、阿片制剂等的作用。

（3）酶偶联受体：主要指细胞膜上起受体作用的酪氨酸蛋白激酶型受体（tyrosine – specific protein kinase receptor，TPKR）。这类受体包括多肽型的生长因子受体，如生长因子、胰岛素、血小板生长因子、集落刺激因子和表皮生长因子等的受体。

这种酶蛋白为一条肽链组成的跨膜糖蛋白，朝向细胞外的部分称为配体结合区，起受体的作用，与相应的配体结合。跨膜区由疏水氨基酸组成。朝向细胞质一侧的部分称为激酶活性区，具酪氨酸激酶的活性。与相应配体结合后，受体二聚化或多聚化，使受体 C 端酪氨酸残基迅速被磷酸化，激活激酶活性区的酶活性，把细胞外的信号转导到细胞内，因此，这类受体也称为催化型受体。但是，胰岛素和胰岛素样的生长因子 –1（IGF –1）的受体却有 α 和 β 两种亚基，并由各两条亚基组成四聚体型受体。其中，β 亚基具有酪氨酸激酶活性。而 IGF –2 和 NGF 的受体虽然也由一条一次跨膜的肽链组成，却没有这个激酶活性。

非酪氨酸蛋白激酶型受体，本身没有酪氨酸激酶活性，但是通常与某些细胞内的酪氨酸激酶结合在一起，或者在与配体结合后能够招募细胞内的酪氨酸激酶，从而启动细胞内信号转导的受体。它们主要是细胞因子的受体，也是一次跨膜型受体。与配体相互作用后也会发生二聚化，传递调节信号。如生长激素受体、干扰素受体等。

另一类是由功能不同的几个多肽链组合而成的受体。包括淋巴细胞活素受体和 T 淋巴细胞的 T 细胞抗原受体。它与具有 G 蛋白功能的蛋白质可能会有相互作用。

（三）受体的活化方式

细胞受体的活化方式主要有两种：①受体自身具有酶活性，当信号分子与之结合后，受体即完成自身酶促反应或打开/关闭离子通道。②与 G 蛋白（GTP 结合蛋白）结合，再由 G 蛋白将信号转导给胞内的其他信号分子，引起胞内的代谢应答。

一般将细胞外信号分子称为"第一信使"，如激素、神经递质。"第一信使"与受体作用后在细胞内最早产生的信号物质称为"第二信使"。"第二信使"有环腺苷酸（cAMP）、环鸟苷酸（cGMP）、环 ADP 核糖（cADPR）、肌醇 1，4，5 – 三磷酸（IP$_3$）、二酰基甘油（DAG）及 Ca^{2+} 等，功能是启动和协助细胞内信号的逐级放大。Ca^{2+} 又被有些研究者称为第三信使，原因是在某些信号途径中，它的释放有赖于第二信使。第二信使转换与放大胞外信号，使进入血液中的水溶性激素及局部化学介质和神经递质等第一信使，在发挥作用后几分钟甚至几秒或几毫秒内即被清除掉。第二信使能够激活酶的活性以及非酶蛋白的活性，进而调节细胞代谢，控制其增殖、分化和生存，并参与基因转录的调节。第二信使所激活的酶还可以引起级联反应，在短时间内使系统中大量的酶以磷酸化的形式被激活，短时间内产生广泛的代谢应答。

特别需要强调的是：根据信号分子的溶解性来区分作用机制是相对的。如大的亲脂性信号分子（如前列腺素）不能穿过质膜，它们同亲水性信号分子一样与细胞表面的受体结合，引起细胞反应。可溶物质在溶剂中的分布并不均匀，而具有"浓度梯度"，靠近源的区域浓度高，远离源的区域浓度低。细胞膜上的受体可感受到化学趋向吸引物（chemotactic attractant），并且逆着它们的浓度梯度去追根寻源。某些信号分子甚至会影响细胞移行的速度，如：化学趋向剂（chemokinetic agent）。细胞这种因化学分子改变自己移动的行为，被称为化学趋向性。例如盘基网柄菌（Dictyostelium discoideum）会逆着cAMP浓度梯度运动。白细胞也会受到一些细菌分泌的三肽化学物质f-Met-Leu-Phe（N-甲酰基蛋氨酸-亮氨酸-苯丙氨酸）吸引而往细菌移动，发挥其免疫功能。

三、受体与信号分子结合的特点

受体可以识别外来信号，激起继发效应，这是两个互相配合的过程。受体作用的性质基本属于构象变化。外界的化学信号与相应的受体结合时，受体被激活，引起受体蛋白构象变化，通过信号传递引起细胞产生生物学效应，受体与信号分子结合具有以下几个特点。

（一）受体的特异性及非决定性

化学信号与受体之间的结合具有一定的专一性，它们之间不是由共价结合力结合，而是分子的立体特异性使信号与受体分子之间存在高度亲和力，使两者契合在一起的。这种契合好像锁与钥匙的关系一样，但又不完全等同于静态固定的锁与钥匙关系。它们之间是靠具有特异性分布的非特异性内聚力、电荷、偶极矩、氢键和离子之间的吸引力，保持着高度的亲和性。两种分子的这种功能性基团之间的契合，可能会引起受体或配体本身的构象变化，或者使两者都发生分子的变构现象，从而发动细胞内一系列功能转换。这种锁-钥匙关系是一种诱导改变分子构象以及互相适应的动态关系，受体与信号分子在构象上的相适应，是受体能够从周围环境中，在同时存在大量其他化学物质分子的情况下，严格选择其特异性结合信号的原因。如子宫细胞中的雌激素受体只能与17β-羟二醇结合，而不能与17α-羟雌二醇结合，更不能与睾酮和孕酮结合。信号与受体结合的特异性并非绝对严格。同一配体可能有两种或两种以上的不同受体，从而使细胞产生不同的效应。如肾上腺素，它既能与α受体结合，又可以与β受体结合。因此，肾上腺素对细胞起什么作用，决定于对哪一种受体起作用。肾上腺素若与平滑肌细胞膜上α受体结合，则引起平滑肌收缩；若与β受体结合，则引起平滑肌松弛。乙酰胆碱有烟碱型和毒蕈型两种受体，同一配体与不同类型受体结合会产生不同的细胞反应。如ACh可以使骨骼肌兴奋，但对心肌则是抑制的。有些受体只存在于某些特殊的细胞中。如激素作用的靶细胞，神经末梢递质作用的效应器细胞。黄体生成素可作用于睾丸的间质细胞，就是因为间质细胞有其受体。而卵泡刺激素只作用于曲细精管的支持细胞。

（二）可饱和性

一个细胞或一定量组织内受体数目是有限的，各种细胞中各类受体的浓度相对恒定。比如，细胞膜中胰岛素受体的含量大致为每平方微米约有 10 个分子。胞浆受体，数量较少，少量激素就可以达到饱和结合。如在对甾体激素敏感的细胞中胞浆受体的数目最高每个细胞含量为 10 万个，雌激素受体，每个细胞中含量只有 1000～50000 个。在一定浓度范围内，增加配体浓度，可使受体饱和，此时再增加配体浓度，其生物学效应不再增加。

（三）高亲和力

受体与配体的结合能力，称为受体亲和力。受体对其配体的亲和力很强，作用迅速敏感。当溶液中只有相对低浓度配体时，就能使靶细胞膜上的受体与配体结合达到饱和。亲和力愈大，受体就越容易被占据。能占据受体引起生物效应的配体浓度范围，相当于体内配体的生理浓度。亲和力的大小常用配体－受体复合物的解离常数值表示，高亲和力的作用浓度通常在 10mol/L 左右。一般血液中激素的浓度很低，只有 1～10mol/L，但仍足以同其受体结合，发挥正常的生理作用，这说明受体对激素的亲和力很强。

（四）可逆性

受体与配体分子以非共价键结合，与共价键相比，非共价键的键略长，特别是键的强度比共价键弱得多，分子间识别反应往往是可逆的。如激素或递质与受体结合形成的复合物可以随时解离，丧失活性，受体可恢复到原来状态，准备接受下一轮刺激，再与配体结合。它们不会总处在兴奋状态，这就是可逆性。可逆性有利于维持正常的生理功能。某些外源性药物、代谢产物、抗体等可以同受体结合，占据内源性活性物质与受体结合的部位，可阻断其生物效应。如阿托品可以同 M 型乙酰胆碱受体结合，占据乙酰胆碱与 M 型受体结合的位点，从而阻断乙酰胆碱的效应，这就是阿托品药理作用的理论基础。磷酸酪氨酸磷酸酯酶调节激酶的磷酸化与去磷酸化也是一种可逆性。

（五）特定的组织定位

受体在体内分布，在种类和数量上均呈现特定的模式，即受体只存在于靶细胞。体内一定的细胞表面有一定的受体，某种细胞之所以成为某种化学信号特定的靶细胞，这是由于这种细胞膜上具有接受某种化学信号的受体。如促肾上腺素皮质激素（ACTH）只作用于肾上腺皮质细胞，是因为肾上腺皮质细胞膜上有 ACTH 的受体。尽管 ACTH 随血液流经全身，但对别的细胞都不起作用，因为其他的细胞膜上没有这类受体。

四、细胞信号系统的基本特征

（一）每种类型的细胞受多种信号的调控

在多细胞生物体中，任何一种细胞从所处的环境中接触到的通常不是单一的信号而是特定组合的多种信号，细胞表现出的效应是对多种信号的综合效应。细胞根据自身的特点对这种信号组合做出相应的反应，这种反应最终决定细胞的命运，细胞增殖、细胞分化或产生某些特定功能。这样，一种动物就能利用种类不太多的信号分子，通过大量不同的组合产生各种各样的效应，并以此方式高度特异地控制各种细胞的活动。

（二）细胞的信号转导既有专一性、高效性，又有作用机制的相似性

配体与受体在结构上的互补是细胞信号转导具有专一性的重要基础。另外，信号蛋白表达的区域化同样赋予信号转导的专一性。要想保证这种专一性，一个至关重要的条件就是各种蛋白激酶、磷酸酯酶及其底物在细胞内的不连续分布。近年来研究发现，在细胞膜、胞质和核内确实存在分离的信号结构域。另外，某些胞内信号还可以通过特殊的途径（如膜泡或纤维结合的马达蛋白）从细胞膜运至细胞核或其他可以将信号向下游传递的细胞空间，这一机制能够大大提高信号转导的效率和特异性。信号转导存在作用机制的相似性，否则很难理解细胞面临几百种纷杂的胞外信号，只通过少数几种第二信使便可介导多种多样的细胞应答反应。不同的外源信号可能诱导细胞产生相似的信号转导，如不同细胞因子与受体组成的复合体中往往含有共同亚基，由此诱导相似的信号转导。

信号转导分子激活机制具有类同性。磷酸化和去磷酸化是绝大多数信号通路组成可逆激活的共同机制，Fos 激活需要其丝氨酸和苏氨酸的磷酸化；JAK 激活需要其酪氨酸磷酸化。在完成信息传递后又都要去磷酸化。胞内信号蛋白组成一个精细的调控系统，系统中的成员将逐级地被酸化或去磷酸化，这样通过将信号蛋白逐级激活而使信号迅速传递。蛋白磷酸化通常有两种方式：一种蛋白激酶催化下直接连接磷酸基团；另一种是被诱导与 GTP 结合。这两种方式都使得信号蛋白结合上一个或多个磷酸基团，被磷酸化的蛋白有了活性后，通常又导致下游蛋白磷酸化，当信号消失时，信号蛋白就会去磷酸化。因此，蛋白的可逆磷酸化在胞内起到分子开关的作用。

（三）信号传递途径的级联放大作用与信号作用的终止并存

细胞信号转导途径由信号分子及其一系列传递组分组成，它形成一个有序的、依次进行的级联（cascade）反应，将原初信号放大，直至完成。一个激素信号分子结合到其受体之后，决不会只引起胞内一个酶分子活性的增强，它可能通过 G 蛋白激活多个效应酶。如 G 蛋白使腺苷酸环化酶活化，产生许多 cAMP 第二信使分子，每个 cAMP 分子又可激活依赖它的蛋白激酶，从而将许多靶蛋白磷酸化。因此，一个原初的激素信号通过信号转导过程的级联反应，可以在下游引起成百上千个酶蛋白的活化，少量的激素产生就可引起生物体内十分明显的发育表型变化。当然这种级联放大作用又必须受到严格的控制。正常生理条件下，激素配体本身对受体数目的影响即受体上升或下降调节、信号分子的磷酸化与去磷酸化、G 蛋白或 Ras 蛋白的 GTP 与 GDP 结合状态的可逆变化、Ca^+ 的释放与回收、第二信使的生成与降解等机制，使信号转导精确而适度。一旦破坏了这种正常的连贯性和正、负反馈机制，任何步骤中断或者出错，都将给细胞，乃至机体带来重大的灾难性后果。

（四）信号转导途径是一个网络系统

1. 细胞中所有信号通路都不是完全独立的　多途径、多层次的细胞信号转导通路

具有收敛或发散的特点。每种受体都能识别并结合各自的特异性配体，来自各种非相关受体的信号，可以在细胞内收敛成激活一个共同效应器（如 Ras 或 Raf 蛋白）的信号，从而引起细胞生理、生化反应和细胞行为的改变。另外，多数信号分子（如表皮生长因子或胰岛素），可以激活几种不同的细胞信号途径，从而发散激活各种不同的效应器，导致多样化的细胞应答。同样，信号途径中的一个组分也可以激活其他途径，形成一个分支。例如，磷脂酶 C（PLC）的活化，既可引起下游 PI3K 信号途径，又可引起 DAG/PKC 途径；蛋白激酶不仅可使多种蛋白磷酸化，还可激活其他激酶．从而引起下游的几个不同途径激活，在细胞中产生反应。只有组成细胞内网络系统的信号转导、通路之间相互沟通、相互制约、相互协调，细胞才能对各种刺激作出迅速而准确的响应。信号转导通路的网络化这一特性应该说是它所有特性中最重要的，但目前对于信号转导的网络系统的形成机制也即网络系统的形成本质还只是初步的认识。

2. 细胞内信号转导网络的分子基础　构成细胞内信号转导通路网络的分子基础至少有两个。第一是不同种类的受体（如细胞因子受体和 RTK）用共同的组分发信号。被激活的细胞因子受体可以募集胞浆的蛋白质酪氨酸激酶（PTK），并将它们激活。细胞因子受体以及 RTK 下游的信号转导都募集含有 SH2 的信号转导分子为基础建立整条信号转导通路。而且，每一条信号转导通路的组分也有共同的功能。例如，CSF－1、PDGF 和 EGF 等生长因子与其蛋白质酪氨酸激酶型受体结合后，JAK 家族的特殊成员发生酪氨酸磷酸化，并且，最终激活 STAT 转录因子复合物。又比如，EPO、IL－3 和 steel 因子都可以激活 SHC；EPO 可以激活 Raf－1，p21ras，GAP 和 PI3－K；而 IL－4 受体可以结合非受体型 PTK－fes 等。许多信号转导分子和信号转导通路并非一一对应。第二是不同类型的磷酸化同时起作用。蛋白质酪氨酸磷酸化酶和蛋白质丝氨酸/苏氨酸磷酸化酶都可以负责磷酸化。酪氨酸磷酸化在信号转导中起着特别重要的作用，丝氨酸/苏氨酸磷酸化也是不可或缺的。两种磷酸化同时起作用，两种磷酸化酶在各种信号转导途径上交叉穿梭地催化这些磷酸化反应，是造成细胞内信号转导通路网络的另一个原因。比如，过去认为酪氨酸磷酸化就足以激活 STAT 复合物，最近发现还需要丝氨酸的磷酸化。比如，IFN－γ 诱导原单核细胞分化为成熟的巨噬细胞时，要求包含在转录因子复合物 GAF 中的 STAT1alpha 亚基的丝氨酸被磷酸化。而与此同时，这个 STAT 的酪氨酸磷酸化程度却未增加。研究表明，与未分化的细胞相比，在分化为单核细胞后，GAF 的 DNA 结合活性也增加了。这个现象说明，GAF 发生了双重磷酸化，从而加强了它与 DNA 的结合能力。又如，响应 IFN－γ 时，含有 STAT1 的转录复合物的被激活和响应 EGF 或 IL－6 和 CNTF 时，含有 STAT3 的转录复合物的激活，也都需要丝氨酸磷酸化，效果方可最优化。所以，信号转导途径并非相互排斥，而是相互交流，形成网络的。这个网络的一般特点是：它由配体、受体、接头分子（adaptor）、激酶和转录因子或复制因子等五大要素组成；组成信号转导途径的分子常常有密切的关系，它们多是一些多基因家族的成员；由关系密切的分子组成的各种各样信号转导途径具有冗余性；有共享组分的各种因子之间可以在多个层次进行交流。

信号转导作用的一过性与效果的永久性是有机统一的。编码转录因子的原癌基因的诱导只有几分钟到几十分钟，许多功能基因的被诱导过程也非常迅速，常以小时为单位计算。刺激经由信号转导通路所导致的细胞增殖、分裂、分化、成熟、恶变、转化，自噬、凋亡等效果却往往是永久性的。

第二节　信号转导途径

细胞有许多生物反应途径，如物质代谢，DNA 复制和基因表达等，它们一般由前后相连的生物化学反应所组成，前一个反应的产物可能作为下一个反应的底物或者发动者。信号转导途径比代谢途径等更复杂，表现在：①示踪技术可以检测代谢底物化学转化的连续步骤，但不能直接用于信号转导研究。信号转导中输入信号的化学结构与信号的靶结构一般没有关系。在信号转导中，信号最终控制的是一种反应。②与代谢反应等不同，信号的化学结构并不对其下游的过程产生影响。而代谢底物或者基因转录调节因子的构象会影响各自相关途径的进行。③与依赖模板的反应，如基因转录和 DNA 复制不同，在信号转导中不存在对全过程的进行和结果起操纵作用的模板。④信号转导是非线性排列的。其他反应途径常常是由线性排列的过程组成，一个反应接着另一个反应，沿着既定的方向依次进行，直至结束，是直通式的，纵向交流的。而许多信号转导途径可以通过一系列的蛋白质与蛋白质相互作用形成一个网络，进行全方位交流。不同信号分子的不同组合以及有序的作用结果，构成了不同的信号转导途径。

在细胞信号传导过程中，信号分子或通过一定机制直接进入细胞发挥作用，或信号分子本身并不进入细胞，而是通过一定机制把信号放大，再传入细胞中。细胞信号转导都是从细胞外信号分子与细胞受体的作用开始的，细胞受体分子有不同类型，下面分别叙述每一种类型受体介导的信号转导途径。

一、离子通道偶联受体信号转导途径

离子通道偶联受体介导的信号转导是一种快速反应。常常为神经细胞或其他可兴奋细胞所特有，主要在神经系统的突触反应中起调控作用。

离子通道偶联受体是由多亚基组成的受体 – 离子通道复合体，也即自身为离子通道的受体，主要存在于神经、肌肉等可兴奋的细胞内，其信号分子为神经递质。在神经细胞突触连接中，当少量神经递质与受体结合时，可瞬间打开或关闭离子通道，由此迅速改变质膜对离子的通透性，在瞬间可将胞外化学信号转换为电信号，最终使突触后细胞的兴奋性发生改变。如：乙酰胆碱受体以三种构象存在，两分子乙酰胆碱的结合，可以使通道处于开放构象，但该受体处于通道开放构象状态的时限十分短暂，在几十毫秒内又恢复到关闭状态。然后乙酰胆碱与之解离，受体则恢复到初始状态。离子通道可以是阳离子通道。如乙酰胆碱，谷氨酸，5 – 羟基色胺受体；也可以是阴离子通道，如甘氨酸，γ 氨基丁酸的受体。离子通道受体信号转导的最终作用是导致细胞膜的电位改变，即离子通道受体是通过将化学信号转变为电信号而影响细胞的功能。离子通道偶联受体对配体有特异性的选择，激活的通道对运输的离子也有选择性。现已证明，离子通道偶联的受体既可分布在可兴奋细胞的细胞膜上，一般是 4 次跨膜蛋白；也可分布在内质网或其他细胞器的膜上，一般是 6 次跨膜蛋白。

二、G 蛋白偶联受体信号转导途径

G 蛋白偶联受体信转导途径是一种慢速的过程，经历时间长，但敏感性高、灵活性大、多样性丰富。G 蛋白偶联受体信号转导途径涉及的信号分子和级联反应较多。除了有膜上的受体、G 蛋白及 G 蛋白效应器外，还常常有细胞内的第二信使、蛋白激酶及引起细胞反应的功能蛋白，如转录因子和酶等。

（一）G 蛋白的结构与 GPCR 介导的信号转导的基本模式

G 蛋白（G‑protein）又称 GTP 结合蛋白（GTP binding protein），是指具有 GTP 酶活性，在细胞信号转导中起信号转换器或分子开关作用的蛋白质。G 蛋白位于细胞膜胞质面，为可溶性的膜外周蛋白质，由 α、β 和 γ 三种蛋白亚基组成。这里需要强调的是 α 亚基具有 GTP、GDP 结合位点以及受体、效应蛋白作用位点，同时还具有 GTP 酶活性，在信号转导中作用至关重大。

在信号转导中 GPCR 介导的信号转导的基本模式如下：

（1）在静息状态时，α、β 和 γ 3 个亚基组成三聚体，且 α 亚基与 GDP 结合。

（2）在配体与受体结合后，促发受体分子发生构象变化，暴露出与 G 蛋白 α 亚基结合的部位，配体受体复合物与 G 蛋白 α 亚基结合，引起 G 蛋白与 GDP 结合能力减弱；

（3）α 亚基上原来结合的 GDP 脱离，被 GTP 取代，形成 α 亚基 GTP 复合体，即 G 蛋白被激活，并与 βγ 亚基分离。

（4）激活的 G 蛋白直接与位于其下游的效应蛋白作用并使其激活（如酶，转录因子，运动蛋白等），完成信号从细胞外向细胞内的传递。

（5）当配体与受体结合解除后，α 亚基将 GTP 水解为 GDP，α 亚基恢复原来构象，并与效应蛋白同时分离，再次与 βγ 亚基结合恢复到静息状态的三聚体。

（二）不同 G 蛋白及 GPCR 介导的信号转导途径

1. cAMP‑PKA 途径　细胞外信号与相应受体结合，在 G 蛋白偶联受体介导下调节腺苷酸环化酶活性，通过第二信使 cAMP 水平的变化，将细胞外信号转变为细胞内信号。该途径通过 cAMP 对 cAMP 依赖蛋白激酶 A（cAMP dependent protein kinase A，PKA）激活实现其信号转导（图 15–3）。

PKA 广泛分布在哺乳动物各组织中，可催化多种代谢关键酶的丝氨酸/苏氨酸残基磷酸化，从而调节细胞的物质代谢和基因表达。PKA 可通过组蛋白 H_1、H_2A、H_3 磷酸化，使其与 DNA 结合松弛而分离，解除组蛋白对基因的抑制；使 cAMP 激活转录因子（亦称 cAMP 应答元件结合蛋白，cAMP response element bound protein，CREB）磷酸化，后者形成同源二聚体而与 DNA 上的 cAMP 应答元件（cAMP response element，CRE）结合，表现激活转录活性。

促甲状腺素释放激素、去甲肾上腺素、血管紧张肽和抗利尿激素等可通过此途径起作用。

2. 磷脂酰肌醇信号途径　磷脂酰肌醇信号途径是通过胞外信号分子与细胞膜上的 G 蛋白偶联受体结合，激活细胞膜上的磷脂酶 C（phospholipase C，PLC），使质膜上的 4，5‑二磷脂酰磷脂酰肌醇（PIP_2）水解产生两个第二信使：二酰甘油（DAG）和 1，

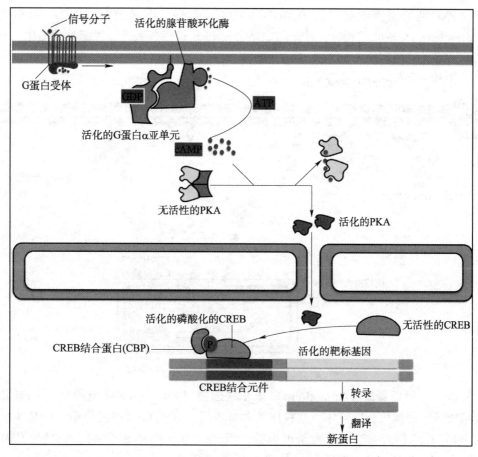

图 15-3　cAMP-PKA 途径活化基因转录

4,5-三磷酸肌醇（IP₃），这两个第二信使分别调节两个不同的通路。

（1）第二信 DAG 调节的通路：脂溶性 DAG 生成后，在磷脂酰丝氨酸和 Ca^{2+} 的配合下，共同作用于分布于细胞溶质中的蛋白激酶 C（protein kinase C，PKC）的调节结构域而使其激活，后者引起多种蛋白磷酸化而引起生物学效应。胞质中 Ca^{2+} 正常浓度 $<10^{-7}mol/L$，当 DAG 与 PKC 结合后，增加了 PKC 与磷脂和 Ca^{2+} 的亲和力而使其活化。

（2）第二信使 IP₃ 调节的通路：IP₃ 生成后迅速扩散到胞质中，与内质网膜上的特异性受体（IP₃受体）结合，使钙通道开放，Ca^{2+} 从内质网释放进入胞质，Ca^{2+} 与胞质中的 PKC 结合并聚集于细胞膜，使 PKC 激活，进而使大量底物，包括激素、递质、酶和活性因子等丝氨酸/苏氨基酸残基发生磷酸化，发挥多种调节作用（图 15-4）。这条通路的意义在于：①调节代谢，使膜上的钙通道磷酸化促进 Ca^{2+} 内流；②通过对肌质网 Ca^{2+}-ATP 酶磷酸化，使 Ca^{2+} 进入肌质网；③使糖原合酶、羟甲基戊二酰辅酶 A 还原酶（HMG-CoA）等代谢关键酶磷酸化，调节各代谢途径；④调节基因表达，对基因表达的调节分为早期反应和晚期反应两个阶段，使立早基因（细胞原癌基因，如 c-fos、c-jun 等）反式作用因子磷酸化而加速立早基因的表达，其表达产物寿命短暂（半衰期为 1~2h），具有在胞核内传递信息的跨核膜传递功能，有"第三信使"之称，受磷酸化修饰后，最终活化晚期反应基因并导致细胞增生或核型变化。

在 PKC 调控基因中有一段 TGAGTCA 序列，是促癌剂佛波酯（TPA）反应元件（TPA response element，TRE），TPA 与之结合使 PKC 被持久激活，细胞持续增生，异常分化，最终导致细胞癌变。

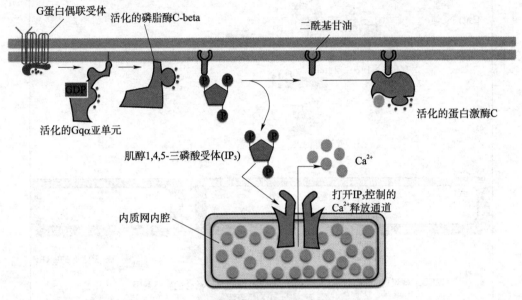

图 15-4　肌醇磷脂受体活化的下游信号通路

3. Ca^{2+} - 钙调蛋白（caimodulin）依赖性途径（Ca^{2+} - CaM 途径）　　CaM 以胞质含量较多，而胞核、线粒体、微粒体等含量较低，常受 Ca^{2+} 浓度影响。CaM（图 15-5）可与 Ca^{2+} 结合，这一过程是可拟的，当 Ca^{2+} > 10^{-2} mmol/L 时，Ca^{2+} 与 CaM 结合成复合物，激活 Ca^{2+}/CaM 依赖的蛋白激酶（Ca^{2+}/calmodulin dependent protein kinase，CaM - PK），该酶使底物蛋白 Ser/Thr 残基磷酸化，包括细胞骨架蛋白、离子通道、受体、转录因子、CREB、5 - 羟色胺、突触素和酶等，而参与多种细胞功能的调节。如 CaM - PK Ⅱ 可修饰激活突触蛋白 Ⅰ、酪氨酸羟化酶、糖原合成酶等，参与神经递质的合成、释放以及糖代谢等的调节。当 Ca^{2+} 浓度低时则解离，失去活性，终止细胞反应。

4. cGMP - PKG 途径　　环磷酸鸟苷（cyclic GMP，cGMP）是一种广泛存在于动物细胞中的胞内信使，是通过鸟苷酸环化酶（guanylate cylase，GC）水解 GTP 后产生的。cGMP 与 GC 一起构成另一重要的环核苷酸类第二信使系统，这一系统组成包括配体、G 蛋白、GC、cGMP、cGMP 依赖蛋白激酶 G（dependent proteinkinase G ，PKG）。心钠肽（ANP）、脑钠肽（BNP）、血管活性肽和细菌内毒素等分子等，通过此途径发挥调节作用。cGMP 能激活 PKG，后者催化有关的蛋白质的丝氨酸/苏氨酸残基磷酸化。

三、酶偶联受体信号转导途径

酶偶联受体指自身具有酶活性，或者自身虽无酶活性，但与酶分子结合存在的一类受体。胰岛素、生长因子以及一些细胞因子、生长激素等都是通过该途径发挥作用的。根据受体本身是否有蛋白酪氨酸激酶（protein tyrosine kinase，PTK）活性分为两种：一是位于细胞质膜上的受体型 PTK（催化型受体），如胰岛素受体、表皮生长因子

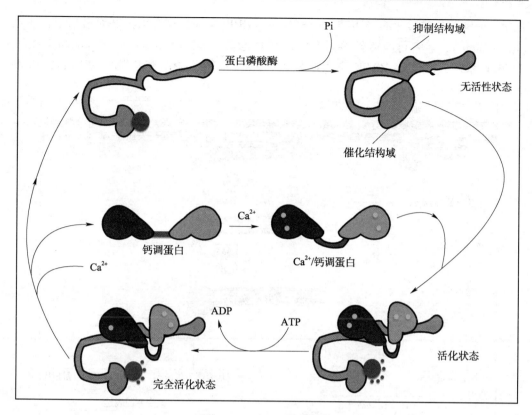

图 15-5　CaM 激酶活化

受体及某些原癌基因（erb-B、kit、fms 等）编码的受体；另一种是位于胞质中的非受体型 PTK，如底物酶 JAK 和某些原癌基因（src、yes、ber-abl 等）编码的 PTK。

　　当配体与受体结合后，催化型受体大多发生二聚化而被激活，发生自身磷酸化；而非催化型受体则被非受体型 PTK 磷酸化。细胞内连接物蛋白的 SH₂ 结构域与原癌基因 src 编码的 PTK 区同源，通过识别磷酸化的酪氨酸残基与之结合。磷酸化受体通过连接物蛋白，如 Grb₂、SOS 等偶联其他具酶活性的效应蛋白逐级传递信息。受体型和非受体型 PTK 虽都使底物的酪氨酸残基磷酸化，但其信息传递途径有所不同。

　　1. 不同蛋白激酶组成的 PTK 偶联受体信号转导的基本模式　PTK 偶联受体主要通过蛋白质的相互作用激活自身或细胞内其他的 PTK 或丝/苏氨酸激酶实现信号转导，其转导的基本模式大致相同：受体结合配体—受体二聚化/寡聚体—激活蛋白激酶（受体自身/偶联的蛋白激酶）—修饰下游信号分子—修饰酶、反式作用因子—调节代谢、基因表达、细胞运动、细胞增殖等。

　　2. 酶偶联受体信号转导途径　根据酶偶联受体的作用性质，可将信号转导途径划分为多种类型，如鸟苷酸环化酶受体、酪氨酸激酶受体、丝氨酸/苏氨酸激酶受体，组氨酸激酶相关受体等。

　　（1）Ras-MAPK 途径：该途径受体具有蛋白激酶催化部位、底物作用部位、ATP 结合部位。当配体与催化型受体结合后，受体发生自身磷酸化并磷酸化生长因子受体结合蛋白 2（growth factor receptor bound protin 2，GRB₂，一种接头蛋白）和 SOS（son of sevenless，一种鸟苷酸释放因子），它们的 SH₂ 结构域（Src homology domain，SH domain）识别并与磷酸化的受体结合形成受体 – GRB$_2$ – SOS 复合物，进而激活 Ras 蛋白（Ras protein），后者可激活丝裂原激活的蛋白激酶（mitogen – activated protein kinase，MAPK）系统，活化的 MAPK 进入胞核使多种转录因子磷酸化而调节基因转录（图 15 – 6）。

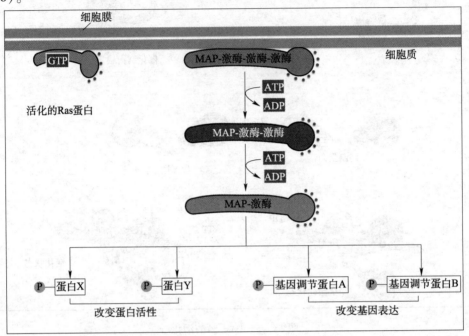

图 15 – 6　Ras 活化 MAP 激酶丝氨酸苏氨酸磷酸化途径

JNK 家族是细胞对各种应激原诱导的信号转导的关键分子，参与细胞对辐射、渗透压、温度变化等的应激反应。P38MAPK 的级联激活是通过凋亡信号调节激酶（apoptosis signal regulating kinase，ASK，属 MAPKKK 成员）—MKK3/MKK6（MAPKK）—P38MAPK。主要转导细胞应激反应的重要分子而参与炎症细胞因子、紫外线辐射、凋亡相关受体（Fas 等）的信号转导。

（2）JAK – STAT 途径：JAK – STAT 途径指的是非受体型的酪氨酸激酶介导的快速信号途径。JAK 激酶（Janus activated kinase，JAK）是一类在细胞因子信号传递过程中其重要作用的。JAK 家族是非受体型酪氨酸蛋白激酶中的主要亚族，是一类与许多细胞生长因子和一些白介素受体的信号转导密切相关的非受体型的酪氨酸激酶。对受体分子缺乏酪氨酸蛋白激酶活性的信号分子可借助 JAK 家族实现其信号转导。JAK 再通过激活不同的信号转导子和转录激动子（signal transductors and activator of transcription，STAT），STAT 分子彼此通过 SH$_2$ 结合位点和 SH$_2$ 结构域结合而二聚化，磷酸化的 STAT 转移到细胞核调控转录。

IFN – γ 与其受体结合诱导其形成同型二聚体，受体与 JAK 聚集使 JAK 相互磷酸化，并使受体磷酸化，然后 JAK 使 STAT 单体（84、91、113）磷酸化，磷酸化的 STAT 聚集并转移到细胞核调控基因转录（图 15 – 7）。JAK 抑制剂 tofacitinib 已经用于临床治疗类风湿性关节炎。STAT3 的抑制剂可望用来治疗多种肿瘤，是诸多制药厂家研发的重点之一。

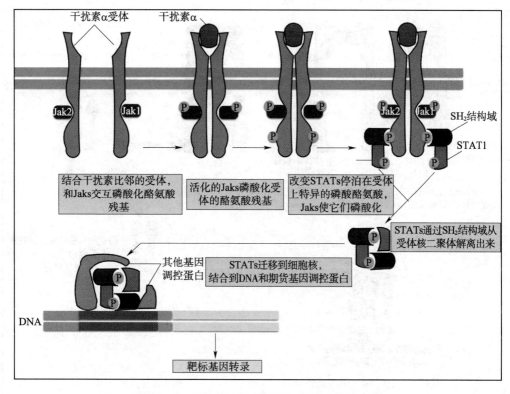

图 15 – 7　干扰素 a 活化的 Jak – STAT 信号途径

（3）Smads 途径：Smad 分子是转化因子家族，该途径通过不同亚型 Smad 的相互作用调节基因的表达。转化生长因子 β（transforming growth factor – β，TGF – β）、骨形态蛋白（bone morphogenetic proteins，BMP）和活化素等信息分子是与细胞分化和发育密切相关的细胞因子，其受体属于跨膜丝氨酸/苏氨酸蛋白激酶受体。如 TGF – β 受体，当配体与受体结合后使 I 型和 II 型受体聚合为四聚体（I_2 和 II_2），II 型受体活化使 I 型受体胞内区发生磷酸化，进而激活 Smad 锚定蛋白（Smad anchor for receptor activation，SARA），SARA 将结合 $Smad_2$、$Smad_3$ 并将 Smad 分子与活化的 I 型受体结合，Smad 发生丝氨酸磷酸化（SSXS – C 端）并形成 Smad、$Smad_3$ 和 $Smad_4$ 的同源或异源三聚体，转移到细胞核，结合在 Smad 结合元件上，调节靶基因转录（图 15 – 8）。在此过程中，Smad 为 TGF – β 信号转导通路中的细胞内信号分子，TGF – β 信号通路在控制细胞生长、增殖、分化及个体与器官发育过程中起重要作用。

（4）PI3K/PKB 途径：PKB 是一种与 PKA 及 PKC 均有很高同源性的蛋白激酶，是原癌基因 c – akt 的产物，又称 Akt。配体与受体结合后，PI3K（phosphatidylinositol 3 – kinase，PI3K）的 P85 亚基与活化的受体结合，P110 亚基被受体磷酸化，磷酸化的 P110 使 PI3K 激活：使磷脂酰肌醇分子中的 3 位羟基磷酸化而催化 PIP_3 生成，后者结合 PKB 的 PH 域将其锚定在质膜而活化；可激活称为 PDK 的蛋白激酶，再激活 PKB 磷酸化多种蛋白，介导代谢调节、细胞存活等效应。该途径不仅在胰岛素调节的血糖代谢中发挥作用，还能促进细胞存活和抗凋亡，并参与细胞变形和运动的调节。

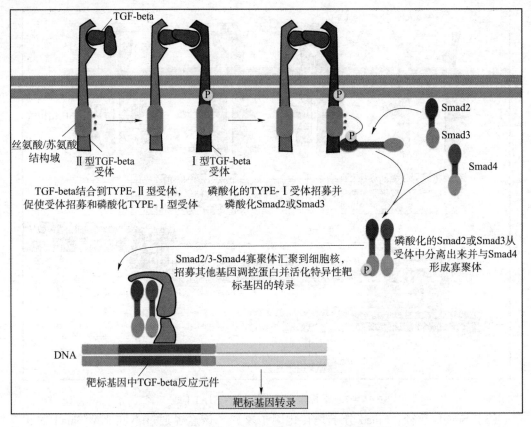

图 15－8　TGF－beta 活化依赖于 Smad 信号途径

四、细胞信号转导中的二聚化

二聚化在信号转导过程中有多种表现，二聚化可以作为信号转导途径的开关，在信号转导中的二聚化如下。

（一）调节受体的活性

与配体结合后，通过跨膜域固定在细胞膜上的细胞表面受体，被配体诱导的二聚或寡聚化作用激活。配体有多种机制诱导受体二聚化，有的配体本身就是二聚体，含有两个结合受体的表面。比如，PDGF 是以二硫键连接的二聚体，有三种不同的异构体：A 链同源二聚体，B 链同源二聚体和 AB 异源二聚体。A 链以高亲和力与 PDGF 受体 α 亚基结合；B 链以相同的亲和力与 α 和 β 亚基结合。因此，AA 产生 α－α 受体同源二聚体，AB 产生 α－α 受体同源二聚体和 α－β 异源二聚体，BB 则产生所有可能的组合。与此相反，有的配体是单体型的，如 hGH。但其表面有两个不同位点可以与两个受体分子接触，形成 1∶2 比例的配体：受体复合物。酸性成纤维细胞生长因子（αEGF）本身是单体，又不能诱导其受体的二聚化。但它与肝素硫酸脂蛋白聚糖形成多价复合物后即能结合两个或者更多的受体。晶体结构分析表明 TNF－β 三聚体可以同时结合三个 TNF 受体分子。受体还可以不依赖配体而彼此相互作用，进一步稳定二聚化的受体。

相互磷酸化可以使受体二聚并激活。受体酪氨酸激酶结合胞外配体后，二聚化将其两个激酶域拉到非常靠近的位置，使二聚体中一个受体能够磷酸化另一个受体。磷酸化位点主要在两处：激酶的催化功能域内部的酪氨酸和激酶功能域以外的位点。前者的磷酸化增强激酶活性，并可将受体上的其他位点磷酸化。后者是其下游的含 SH_2 域的信号转导分子的停靠处。受体酪氨酸激酶可以同源二聚，也可以异源二聚。异源二聚体中某一组分的激酶活性常常比较低，它往往是二聚体中激酶活性高的成员的重要底物。如，ErbB3 受体的激酶活性很低，不能成为同源二聚体传递信号。但它能与 EGF 家族的其他成员形成异源二聚体，并在配体诱导下产生强烈的反应。本身没有激酶域的细胞因子受体的位于细胞内的胞浆域可以结合激酶，如 Jak 家族激酶。配体结合诱导的受体二聚化拉进了与受体结合的激酶，导致激酶的相互磷酸化，进而激活激酶，转录因子因激酶的磷酸化而被激活。

（二）调节蛋白质酪氨酸激酶的活性

蛋白质酪氨酸激酶（PTK）分为跨膜受体型和细胞质型。跨膜型 PTK 被分子二聚化激活，而细胞质型被分子间和分子内两种二聚化机制激活。分子内或者分子间的相互作用都可以调节 PTK 类激酶的催化功能。

1. 受体型 PTK 的激活 单体型的受体 PTK 的活性很低，配体结合后二聚化的受体活性增强。两类配体可以使受体型 PTK 二聚化。一类本身即可诱导 PTK 二聚化，如几个生长因子家族的成员，包括 PDNF，EGF 等。它们的单体型含有两个与受体结合的位点，因此可以交联两个与之相邻的受体而使两个受体聚合。另一类如 FGF，自身只是以一价形式结合受体，但在某些辅助分子作用下，可以促进配体－受体复合物的多聚作用。受体的二聚化是激活其催化活性和生长因子受体的自身磷酸化所必需。聚合可以是同源的，也可以是异源的。由于聚合体中的每个成员均可招募不同的信号转导分子，因此二聚体化既增强了 PTK 活性，也是丰富信号转导的一种机制。受体型 PTK 由调节域和功能域组成。催化域内的活性环（A 环）中的一个或者多个酪氨酸被磷酸化是其激活的核心步骤。配体诱导的受体二聚化可以增加激酶域的局部浓度，更有效地磷酸化 A 环中的酪氨酸残基。被激活的 PTK 将磷酸基团转移给其催化域中的其他酪氨酸残基，后者负责结合信号蛋白。

2. 非受体型 PTK 的激活 机制与受体型类似。许多细胞质型 PTK 的催化活性也因其 A 环中酪氨酸残基的转磷酸化作用而被激活。但激活机制随二聚化而异。Src 家族的 Lck 和 Jak 家族激酶的激活与其相关的受体非共价地同源或者异源二聚化。前者如 CD4/CD8 共受体，后者如细胞因子受体。一些细胞质 PTK 则是被受体与其他家族的细胞质 PTK 之间的转磷酸作用激活。如 Src 激酶经常参与 Fak、Syk 和 Btk 家族的激活。激酶间相互作用通常涉及将一种作为底物的激酶招募到浆膜或者另一个细胞区间，靠近 Src 家族激酶，以便被 Src 磷酸化。这种转磷酸化作用总是发生在细胞质 PTK 的同源或者异源二聚体之间。受体可以介导 Src 激酶的功能，激活 A 环转磷酸作用。这些激酶的 SH_2 和 SH_3 域介导的分子内相互作用也可以发挥调控作用。Src 激酶的靠近 C 端的酪氨酸残基负调控磷酸化作用。Src 的 PTK 域通过与其本身的 SH_2 和 SH_3 的两种不同的分子内相互作用而维持非活性状态。PTK 的催化域与其本身的 SH_2 域之间有一个富含脯氨酸残基的接头，SH_3 与该接头的结合导致 Src C 末端的磷酸酪氨酸（pTyr527）与 SH_2 结合。Src 的三个功能域成为压缩的、非活性的构型。解除这种抑制作用，激活 Src 有三种方式：第一是用一个富含脯氨酸的序列与 SH_3 竞争性结合，防止 SH_3 结合接头域；第二是含有磷酸酪氨酸的序列与 SH_2 结合，阻止其结合 PTKC 末端的磷酸酪氨酸；第三是将 C 末端的磷酸酪氨酸去磷酸化。

（三）调节蛋白质酪氨酸磷酸酯酶（PTP）活性

PTP 负责使酪氨酸被磷酸化的蛋白质去磷酸化，关闭信号转导。PTP 分跨膜的受体型和细胞质型。与 PTK 不同，PTP 的催化功能域维持活性不需要翻译后修饰。这些酶的功能受到它们在细胞内的位置，以及分子内和分子间相互作用的严格控制。

1. 对受体型 PTP 的调节 大量跨膜 PTP 被鉴定，许多具有组织特异性。许多酶的胞浆域中含有串联排列的 PTP 功能域，而靠近膜的 PTP 域较大，有时具有全部的催化活性。那么，为什么还要有其他的 PTP 功能域呢？这还是一个谜。认为后者可能起调节功能。跨膜的 PTP 的胞外域可以特异性结合配体。PTPb 的胞外域可以专一性地与神经元受体 contactin 结合。与配体结合不改变 PTP 的催化活性和其他功能。与配体结合使受体型 PTP 二聚化，两个近膜 PTP 功能域也二聚化，阻止了底物与催化核心的结合而抑制 PTP 的活性。

2. 细胞质 PTP 的活性调节 一般阻断催化位点可以调节这些酶活性。分子内相互作用可以封闭催化位点。除了磷酸酯酶功能域外，细胞质 PTP 还有与其他蛋白质相互作用的功能域。如 SHP－1 和 SHP－2 就是含有 2 个 SH_2 的 PTP。SHP－1 抑制淋巴细胞上的受体，SHP－2 抑制 EPO 受体。SHP－2 的 N 端 SH_2 与其 PTP 功能域的催化活性部位相互作用，N－SH_2 占据了催化部位，底物无法接近，将 PTP 维持在非活性状态。这种自我抑制可以用含有专一性磷酸酪氨酸的序列与 N－SH_2 结合得以缓解，使 SHP－2 成为活性状态。C 端的 SH_2 与催化功能域似乎无相互作用，可能是增加 SHP－2 与底物相互作用的专一性和亲和力。二聚化在激活 PTK 的同时也抑制了 PTP，反之亦然。这就保证了细胞内可逆磷酸化作用的顺利进行和信号转导的畅通。

（四）转录因子的二聚化是信号转导过程中最常见的一种二聚化

单体型的 DNA 结合蛋白聚合后与 DNA 结合的机会和作用的专一性会成倍增加。许多细胞外信号的最终效应体现在进入细胞核，改变基因表达。

1. 细胞核激素受体 亲脂的激素，如类固醇、视黄酸、甲状腺激素和维生素 D_3 可以透过细胞膜进入细胞，与核受体相互作用而发挥功能。细胞核激素受体是细胞内受体，与配体形成的复合物能够直接作用于相关的 DNA 元件，具有转录因子的功能。这些转录因子构成了类固醇/核受体超家族。激素的核受体有类固醇雌激素（ER）、孕甾酮（PR）、盐皮质激素（MR）和雄激素（AR）；还有甲状腺激素（TR）、维生素 D（VDR）、视黄酸（RAR）和 9－顺式视黄酸（RXR），以及一些其配体未知的"孤儿"受体。核激素受体以单体或者二体形式与 DNA 上的应答元件结合。这些应答元件分为两部分：激素应答元件（HRE）－对类固醇激素应答的 DNA 序列。GR、PR、ER、AR 和 MR 成为同源二聚体，与 DNA 结合并识别一个回文结构的应答元件；其他受体，包括 TR、RAR、VDR 和 RXR 则形成异源二聚体，识别有直接重复序列的应答元件。异源二聚体是这些受体的主要功能形态。因为这些异源二聚体对 DNA 应答元件的亲和力比其同源二聚体高。TR、RAR、VDR、COUP－TE、PPAR 和 RXR 都结合直接重复序列 AGGTCA。其结合位点差异主要体现在激活基因表达所需的最适核苷酸间隔数量：RAR

优先通过间隔 2 个核苷酸的直接重复序列去激活转录；VDR 和 TR 分别通过间隔 3 和 4 个核苷酸的直接重复序列去激活转录；但 RXR－PPAR 异源二体和 RXR 同源二体则通过只有一个间隔的直接重复激活转录。核激素受体至少有两个二聚化界面：一个在它的 DNA 结合域；另一个在它的配体结合域。DNA 结合域在没有 DNA 存在时是单体，有 DNA 才发生聚合。配体结合域二聚化的功能看来是稳定受体－DNA 复合物。有一个叫作 SHR 的孤儿受体，它虽然没有 DNA 结合域，但是它能通过配体结合域与其他受体所异源二聚。看来，它可能作为依赖受体的信号转导通路的负调节剂。

2. STAT 的二聚化 STAT 家族转录因子可以形成二聚体并介导许多细胞因子的生理作用。STAT 通过其分子中的 SH_2 域与受体结合。在配体激活受体和 JAK 后，STAT 的酪氨酸被 JAK 磷酸化。然后，STAT 由受体上解离下来形成同源或者异源二聚体，转位到细胞核，结合于靶基因的增强子元件。STAT 二聚化通过一个分子中的磷酸酪氨酸位点与另一个分子中的 SH_2 域的相互作用实现。二聚化是它们进入细胞核，与 DNA 结合的前提。STAT1 的天然突变 STAT1b 缺失了激活转录必需的羧基端 38 个氨基酸残基，成为显性负调控因子。细胞因子一般特异性激活某种 STAT。STAT 一般结合非常相似的、对称的 DNA 序列。STAT 蛋白的氨基末端对 STAT 二聚体与 DNA 的结合有协同作用，使得 STAT 蛋白能够识别总体上保守，但略有差异的 DNA 结合位点。溶液中的 STAT 二聚体化，但一旦结合了 DNA，则形成高度有序的寡聚体。

3. 碱性螺旋－环－螺旋蛋白质 碱性螺旋－环－螺旋（bHLH）家族转录因子在产生细胞类型特异性的基因表达中发挥重要作用。它们含有一个高度保守的、结合 DNA 必须的碱性区，这个区域邻近 HLH 基序，能够结合 E－box 增强子序列。MyoD 是第一个被鉴定的 bHLH，在骨骼肌中特异性表达，可以诱导已经分化的细胞株表现出肌肉细胞的特性。MyoD 的 bHLH 中的第 68 个氨基酸残基是该活性的充分必要条件。MyoD 能够作为同源二聚体与 DNA 结合，但 E47－MyoD 异源二聚体对靶序列的亲和力要高 10 倍。Id 是 MyoD 的负调控因子，也有 HLH 二聚化域，但缺少碱性区，能与 MyoD、E12 和 E47 形成异源二聚体，但这些复合物都不能结合 DNA。Id 在增殖状态的成肌细胞中含量很高，可能阻止 MyoD 和/或 E47 激活肌肉特异性基因的表达。Myc、Max 和 Mad bHLH 蛋白也属于研究较多的 bHLH 调节系统。c－Myc 致癌蛋白本身并不会发生同源二聚化，也不结合 DNA。但它能够与 Max 形成异源二聚体，并作为转录激活剂和转化蛋白发挥作用。Max 倾向于与 Myc 二聚，但也能形成同源二聚体。Max 二聚体可以结合 DNA，抑制 Myc 引起的转录和转化。Max 也可以与两个其他的 bHLH－LZ 蛋白质，即 Mad 和 Mxi1 形成异源二聚体。Myc－Max 识别 CACGTG E－box。

4. BZIP 家族 亮氨酸拉链是最简单的二聚化界面之一，介导有高度选择性的蛋白质结合。它最早是 C/EBP 和 GCN4 中的基序以及许多转录因子相互作用的界面。其分子内有一个约 35 个氨基酸残基的区域，其中每隔 7 个残基就有一个亮氨酸残基，并在每个亮氨酸残基之后的第 4 个位置处是另一个疏水残基。这些蛋白质可以识别两类 DNA 元件：AP－1/TRE 和 ATF/CRE 基序。AP－1/TRE 元件有保守的 TGACTCA，它是一个拟二元对称。Fos 和 Jun 家族蛋白质与这个位点结合。促进有丝分裂的、诱导分化的和神经元专一的信号可以诱导该家族蛋白质。ATF/CRE 元件含有 TGACGTCA 保守序列，是一个二元对称。与这个位点结合的蛋白质的表达与 cAMP、钙和病毒所诱导的反应有关。

5. 钙介导的二聚化 金属钙离子是重要信号转导物质。其特点是：自然界中普遍存在；浓度变化与生理功能密切关系；细胞中许多分子可以与钙结合，如调钙蛋白，它调节许多生理过程；钙与调钙蛋白等结合后，或者激活了依赖调钙蛋白的蛋白酶，或者直接激活了磷酸酯酶 C 等酶，从而将外界的刺激放大。细胞内钙浓度会随着许多生物学过程如受精、突触囊状融合和淋巴细胞激活中发挥重要作用。钙离子浓度可以发生急剧改变。细胞内钙的浓度约 100 纳克分子，而细胞外的有 1 毫克分子，细胞内外的浓度差达 1 万倍以上。钙介导许多蛋白质构象的变化，构象的变化会导致二聚化。蛋白质二聚化可以传递某些钙调节的生物学应答。钙诱导突触结合蛋白的同源二聚对钙胞泌的有效调节十分重要。突触小泡蛋白和突触结合蛋白是主要的钙传感器，调节神经元钙的胞泌。突触结合蛋白是一个膜整合蛋白，其胞外域构象会随钙浓度迅速改变，形成二聚体。E - 细胞选择蛋白（E - selectin）介导细胞粘连，在正常发育中起重要作用，钙促进的二聚化是这个蛋白质维持细胞功能的机制之一。钙诱导 E - 细胞选择蛋白整个胞外域的构象发生剧烈的可逆改变，形成其活性形式。

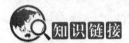
知识链接

Notch 信号通路和 Hippo 信号通路

100 年以前，Thomas Hunt Morgan 发现一种基因突变导致果蝇翅缘缺刻 Notch（缺刻）。Notch 是一种膜蛋白受体，主要介导细胞的分化抑制信号，在胚胎发育、血细胞发育、肿瘤形成、器官的分化和发育、细胞凋亡、细胞增殖及细胞边界的形成等生理病理过程中起重要作用，广泛存在于多种动物体内，在进化过程中高度保守。Notch 信号途径在多种细胞的特化（specification）中起关键作用，包括表皮、神经、血液和肌肉等。

在胚胎发育中，当上皮组织的前体细胞中分化出神经元细胞后，其细胞表面 Notch 配体 Delta 与相邻细胞膜上的 Notch 结合，启动信号通路，防止其他细胞发生同样的分化。当配体和相邻细胞的 Notch 结合后，Notch 被蛋白酶体切割，释放出具有核定位信号的胞质区 ICN，进入细胞核与 CLS 结合，调节基因表达。Notch 信号途径既是发育生物学，也是涉及多个基础医学和药学的热门课题。

Notch 信号异常与多种疾病有关，包括造血系统、脉管系统、心脏发育、皮肤分化、内耳、肝脏、肿瘤、CADASIL 综合征、Alagille 综合征、脊椎肋骨发育不全，Notch 信号通路抑制剂已经进入临床研究阶段。

信号转导调节果蝇细胞大小和器官体积，在进化过程中非常保守，多细胞动物果蝇、小鼠、哺乳动物中都存在 Hippo 信号通路。果蝇中 Hippo 信号通路的成员都能在高等生物中找到对应的同源物。生物体中组织器官大小和体积的调控一直是生物学研究的最基本的问题之一。在哺乳动物中，Hippo 信号通路上游的膜蛋白受体感受到胞外的生长抑制信号后，经过一系列激酶复合物的磷酸化级联反应，最终将磷酸化下游的效应因子 YAP。磷酸化的 YAP 与细胞骨架蛋白相互作用，被滞留在胞质内，不能进入细胞核行使其转录激活功能，从而实现对器官大小和体积的调控。Hippo - YAP 通路联系器官大小调节与癌症的分子信号通路，在癌症发生、组织再生以及干细胞的功能调控上发挥重要的作用。如果 Hippo 通路功能失调将导致癌细胞丧失接触性抑制。

第三节 细胞信号转导与医药

信号转导异常会造成疾病。从信号转导通路或者信号转导通路中信号分子的变化两个角度都可以分析与信号转导相关的疾病，研究细胞信号转导在疾病发生过程中的作用可为药物的筛选和开发提供新的靶位，并因此产生信号转导药物。

一、信号转导通路异常导致的疾病

（一）Ras 信号转导通路异常与疾病

Ras 信号转导通路与许多细胞的增殖有关。受体异常会使受体下游的 Ras 途径也异常。如，胰岛素受体是酪氨酸激酶受体，其异常会造成 I 型糖尿病，细胞对胰岛素的耐受大大增加，造成非胰岛素依赖型糖尿病。先天的遗传因素，包括胰岛素受体异常、细胞内信号转导异常、糖代谢途径异常和糖运送体 GLUT4 异常，以及后天的环境因素如高血糖（葡萄糖毒性）、贪食、肥胖、运动不足、应激反应、妊娠、感染、药物反应、衰老和胰岛素拮抗剂过多都与此有关。但胰岛素受体异常最突出。目前已经发现了 50 多种胰岛素受体异常。Ki-1 淋巴瘤，即退行性淋巴瘤，是一种 Ki-1 抗原（CD30）阳性的非何杰金淋巴瘤，酪氨酸激酶受体异常与该恶性淋巴瘤有关。无丙种球蛋白血症（XLA，即 Bruton 病），是一种与 X 染色体关联的伴性的免疫不全症。Bruton 病患者的血中缺乏丙种球蛋白，体液免疫功能完全丧失，血液中 IgG 极少，几乎没有 IgA、IgD、IgE 和 IgM，但 T 淋巴细胞介导的细胞免疫功能正常。BTK（Bruton 酪氨酸激酶）先天性异常与此有关。BTK 是一种非受体型的酪氨酸激酶，在决定 B 淋巴细胞的分化中起关键作用。如果病人的 B 淋巴细胞中 BTK 的基因的转录受阻，或者 BTK 蛋白中的氨基酸被置换，BTK 减少或者异常，幼稚的 B 淋巴细胞不能分化为产生免疫球蛋白的浆细胞。T 淋巴细胞的 ITK 也是一种非受体型酪氨酸激酶，其变异导致另一种免疫不全症。B 淋巴细胞和 T 淋巴细胞中有多种酪氨酸激酶，了解它们及其与免疫不全症发生的关系，有助于设计新治疗措施。

（二）Jak/STAT 信号转导通路异常与疾病

干扰素会诱导细胞表达多种基因。这些基因的转录需要 p48、p91、STAT1 和 STAT2 等蛋白质组成的转录因子复合体的作用。STAT 蛋白很重要，其异常会造成生长激素受体异常症，障碍生长。

（三）离子通道信号转导通路异常与疾病

离子通道，尤其是钙通道在细胞中起着重要作用。细胞膜上的钙通道、钙泵、$Na^+ - Ca^{2+}$ 交换体系、和细胞内钙释放机制等调控钙离子浓度。细胞内钙释放机制与疾病发生密切相关。钙释放依赖肌醇三磷酸和钙离子。相关受体的异常都会造成病变。比如，肌醇三磷酸受体合成受到阻碍时就会抑制雌仓鼠的卵的活性。而参与依赖钙离子的钙释放途径的是一个叫做 Reanosin 受体的通道。这类受体已发现了三种，即骨骼肌型、心肌型和许多末梢组织中的。该受体异常会造成恶性炎症。受体中精氨酸突变为半胱氨酸的个体在氟烷或者丁二酰胆碱麻醉时就会高热、肌肉抽搐、呼吸急促、发绀和脉搏不齐等。此外，依赖离子通道和 cAMP 的蛋白激酶异常会导致囊性纤维化。

（四）G 蛋白偶联的信号转导通路异常与疾病

G 蛋白偶联受体家族有上千个成员，迄今至少解析了 14 个成员的结构。几乎一半的药物与它相关，它还将引导人类发现更多药物。正常的细胞受体会发生正常的反应，错位了的细胞受体会发生错误的反应，如癌症。如内皮素的 B 型受体异常造成的 Hirschsprung 病。内皮素是从培育的血管内皮细胞的培养液上清中分离和纯化的一种收缩血管的 21 肽，分为内皮素 – 1、内皮素 – 2 和内皮素 – 3，与高血压、动脉硬化和血管痉挛等循环器官的疾病有关。其受体是七次跨膜的与 G 蛋白偶联受体。有 A、B 和 C 三类。内皮素的作用是通过它的受体介导的。这个信号转导通路可以依赖蛋白激酶 C，也可以不依赖蛋白激酶 C。内皮素的 B 受体异常者的结肠变得很大，产生被称为 Hirschsprung 病的巨大结肠症。G 蛋白偶联受体传递的信号有一个正常的区间值，受体异常，则细胞会出现过度激活或抑制，癌细胞受体相比正常的细胞就会出现过度激活或抑制，以此开发出药物是通过作用于 G 蛋白偶联受体，有的放矢地开发出相应的药物来刺激受体，让细胞正常工作。

（五）甾体激素受体异常与疾病

如雄性激素受体异常造成的脊髓性肌萎缩和甲状腺的 T3 受体异常造成的甲状腺激素不应症，转录因子 PML 和编码视黄酸受体 α 链的基因（RARa）融合性急性白血病。这个融合基因保留了视黄酸受体上与视黄酸的结合域。PML 分子的功能发生异变，使得白细胞不能分化，只是停留在原髓细胞的水平。融合的蛋白质能结合视黄酸，而视黄酸还会阻碍嗜中性白血球的分化，促进白血病的生成。

大多数情况下，细胞外的细胞凋亡诱导因素作用于细胞后可转化为细胞凋亡信号，并通过不同的信号转导途径激活细胞死亡程序，导致细胞凋亡。当氧化损伤、钙稳态失衡、线粒体的损伤等，导致细胞群体稳态破坏，细胞凋亡失控。细胞凋亡不足与过度均干扰正常的细胞功能。近年来，信号转导异常与疾病关系的研究取得了长足进步，不仅揭示了许多疾病发生的分子机制，还为新疗法和药物设计提供了新的思路，以纠正信号转导异常为目的的生物疗法和药物设计成为一个新的研究热点，多种受体阻断剂和拮抗剂、离子通道阻断剂、蛋白激酶等已经研制出来，它们中有些已经在临床应用中取得了明确的疗效，有些已经显示出了良好的应用前景。

二、信号分子异常与疾病

（一）受体异常病

多种疾病与受体异常有关，如糖尿病（胰岛素受体），Ki – 1 淋巴瘤（ALK 受体），胃癌（FGF 受体）、多发性内分泌腺肿瘤（RET 受体）、癌（c – ErbB$_2$）、生长激素受体异常症（生长因子受体和/或者 Jak$_2$）、红白血病（EPO 受体）、伴性劣性遗传性尿崩症（VP₂ 受体）、家族性男性思春期早发症（黄体激素受体）、视网膜色素变性（视紫红质受体）、凝血激酶 A 受体异常症（凝血激酶 A₂ 受体）、高血压（抗胰蛋白酶受体）、甾体激素受体异常导致的髓性肌萎缩症、甲状腺激素不应症和急性原髓性白血病等。

（二）细胞内信号转导物质异常病

如肌紧张性营养不良症、假性副甲状腺功能低下症候群和慢性骨髓性白血病，免疫不全症等。

（三）细胞粘附因子异常病

细胞膜上的细胞粘附因子的蛋白质及其受体在信号转导过程中起着非常重要的作用。许多粘附因子及其受体甚至在诱发免疫激活作用的信号转导过程中起到决定性的作用，其异常会造成严重疾病。比如，血小板无力症（Glanzmann's thrombocytasthenia，GT）是常染色体劣性遗传性出血症。病因是血小板表面的血纤维球蛋白原受体异常。它还与发育和器官形成、感染、炎症、免疫应答、创伤愈合和癌转移等有关。细胞间粘附蛋白 ICAM－1 异常导致自身免疫，CD44 异常会导致肿瘤转移。

（四）转录因子异常病

细胞核因子 κB（NF－κB）是一类功能广泛的核转录因子，属于 Rel 家族，参与调节与机体应对微生物入侵的免疫应答、机体应激反应、炎症反应、细胞分化有关的基因转录。哺乳动物细胞中有五种 NF－κB/Rel 都具有 Rel 同源区，能形成同或异二聚体，启动不同的基因转录。静息状态下，NF－κB 二聚体与抑制蛋白 IκB 结合成三聚体而被隐蔽于细胞质，胞外刺激可激活 IκB 的泛素化降解途径，而使 NF－κB 二聚体进入胞核，调节基因转录。但其持续激活又能产生组织损伤、器官衰竭甚至死亡。目前已知，IKK 蛋白激酶复合体是调控 NF－κB 信号通路的核心环节，对于各种感染原和细胞因子（TNF 或 IL－1）等激活 IKK 的机制已被广泛研究并清楚阐明。除了免疫应答外，NFκB 在肿瘤细胞的发生发展也具有重要作用。阐明 NF－κB 信号通路的调节机制是当前免疫和肿瘤生物学领域亟待解决的重要科学问题。针对这些机制研究出新型的分子靶点药物将成为肿瘤治疗开辟新的道路。

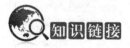知识链接

凋亡的信号转导

细胞凋亡是一个主动的信号依赖过程。放射线照射、缺血缺氧、病毒感染、药物及毒素等可通过激活细胞表面的死亡受体而触发细胞凋亡。死亡受体属于肿瘤坏死因子受体超家族，相应的配体或抗体与其结合，可使其活化。活化受体的胞浆区即可与一些信号转导蛋白结合，其中重要的是含有死亡结构域的胞浆蛋白。后者的死亡结构域连接死亡受体和下游的 capase 蛋白酶，将细胞膜表面的死亡信号转导到细胞内。capase 蛋白酶家族是细胞凋亡的执行者，活化后进一步剪切底物，如多聚（ADP－核糖）聚合酶（PARP）。该酶负责 DNA 修复及基因完整性。PARP 被剪切后，失去正常的功能，被其阻遏的核酸内切酶活性增高，裂解核小体间的 DNA，最终引起细胞凋亡。整

个过程为：死亡受体含有死亡结构域的胞浆蛋白—capase 蛋白酶家族—底物 PARP—染色体断裂—细胞凋亡。不同种类的细胞在接受不同的细胞外刺激后引起凋亡的形态学改变高度保守，但它们通过各异的信号转导途径。

（五）其他

信号转导通路中其他分子的异常也可能致病。比如，GPI 锚蛋白的异常造成发作性夜间血红蛋白尿症；依赖离子通道，或者也依赖 cAMP 的蛋白质激酶异常造成的囊性纤维化；还有细胞周期蛋白异常造成的恶性淋巴瘤等。

某些癌基因能编码生长因子，当它们与相应膜受体结合后，就会通过细胞的信号转导引起细胞的增殖效应。如果这些癌基因过度表达，就会使细胞处于过度增殖状态。如 c－sis 原癌基因能编码 PDGF 的 B 链，但其 c－DNA 并不显示转化活性，而发生突变的 v－sis 癌基因则能使 NIH/3T3 细胞发生转化。在人类神经胶质母细胞瘤，骨肉瘤和纤维肉瘤中常常有 sis 的异常表达。又如人胃肿瘤中克隆的癌基因 hst，其编码产物与成纤维细胞生长因子 FGF 同源，具有 FGF 样作用，除了能明显促进成纤维细胞增殖外，也可以促进多种细胞增殖，缩短 G1 期，其过度表达会导致肿瘤的发生。

三、以信号转导为靶标的药物研发

信号转导在细胞增殖和分化过程中具有重要、甚至决定性的作用，许多癌基因的产物就是对细胞的增殖、分化、死亡和转化起到非常重要调节作用的转录因子。专门针对信号转导通路中起调节介导作用的分子研发药物，是该领域的热点之一。

（一）针对激酶的药物

如 PKC 活性调节剂、PKA 抑制剂、PTK 抑制剂和受体介导的钙通道调节剂等抗肿瘤药物。其中部分已经进入临床试验。

1. 抗 PKC 活性的药物 PKC 属于丝氨酸和苏氨酸激酶家族。至今至少已经发现 12 种。大多数的 PKC 被激活后，由细胞浆移位到细胞膜，并可能结合于膜受体。PKC 与肿瘤发生密切相关。PKC 是刺激肿瘤形成的佛波酯的第一个受体，许多肿瘤细胞中 PKC 的含量增加。许多化合物可以调节 PKC 活性。Bryostain：是一类大环多酮，它们与 PKC 结合并激活 PKC。它阻断或者模仿佛波酯诱导的细胞增殖效应和佛波酯诱导的细胞分化效应。但它促进肿瘤的活性比佛波酯的要弱得多。而且，它与 PKC 的结合力又非常强。Bryostain1 在一些动物模型中有体内抗肿瘤作用，已经进入一期临床试验。治疗后病人外周血的单个核细胞中的 LAK 细胞增殖增加，LAK 对 IL－2 的响应性也提高。Bryostain1 与 IL－2 联合应用可以提高机体免疫力。Tamoxifen：是非甾体类的抗雌激素药物。主要用作佐剂，具有一定的抑制乳腺癌细胞增殖的功能。Suramin：是一个高度荷电的大分子，已经在临床抗癌试验。它可以抑制 PKC 活性。醚脂类，如 Edelfosine 已经作为抗癌药物用于临床试验，是细胞生长抑制剂，长期口服的毒性很小，是 PKC 抑制剂。其他抗肿瘤药物：有 Mitoxantrone、Doxorubicin、Staurosporine，都是强力的 PKC 抑制剂。

2. 抗蛋白激酶 A（PKA）药物 PKA 是依赖 cAMP 的激酶。cAMP 衍生物，8－Cl－cAMP 有抗细胞增殖作用，可以使肿瘤细胞恢复正常，已经进入 I 期临床试验。

3. 抗钙通道的药物　细胞膜的钙通道是电压依赖型受体。CAI（氨甲酰氨基三唑）在体内和体外都具有抗肿瘤活性，阻断花生四烯酸的生成和磷酸肌醇的再生，抑制细胞内的信号转导。

4. 以 Ras 蛋白为靶的药物　Ras 蛋白突变在许多人类肿瘤发展中起重要作用。Lovastain 是降低胆固醇的药物，可以阻断培养的大鼠嗜铬细胞瘤细胞被 N－ras 诱导的分化，并在裸鼠中表现出抗癌活性，已进行 I 期临床试验。Phenylacetate：抑制胆固醇生物合成，在动物实验中具有抗癌活性，进入 I 期临床试验。d－Limonene：是橘油中主要的成分，用作香料和风味剂，选择性抑制 Ras，对化学诱导大鼠的乳腺癌有化学防护和化学治疗作用，I 期临床试验中治疗晚期乳腺癌和胃肠道癌病人。

5. 抗蛋白酪氨酸激酶（PTK）的药物　PTK 是重要的细胞增殖调节者。许多生长因子和细胞因子的受体就是 PTK。例如，表皮生长因子受体和 Her2/neu 就是 PTK，它们在一些人的癌细胞中过度表达而致癌。许多 PTK 的 ATP 结合区保守。黄酮，如槲皮酮结合于该位点可以影响 PTK 活性。槲皮酮已经用于治疗肿瘤病人的 I 期临床试验。在接受治疗的病人的淋巴细胞中，酪氨酸被磷酸化的蛋白质的数量已经减少。如果它与 Cisplatin 一起使用，则可以大大增强抗细胞增殖的作用。

针对信号转导通路中激酶的药物的主要问题是癌细胞的耐药性和信号转导通路的网络性不容易克服。各种药物联合使用是一个方向。深入认识信号转导通路的过程及其中激酶活性的调节机制，有助于研发更多和更有效的药物。

（二）针对配体和受体的药物

配体与受体的相互作用在信号转导通路中起重要作用，其异常会导致疾病。重症免疫缺陷综合（SCID）和高 IgM 症候群就分别是白细胞介素－2 受体的 g 链和 CD40 配体缺陷造成的。针对这些作用的拮抗剂可以阻断信号转导，尤其是细胞因子与其受体的拮抗剂：

1. 非肽类分子　一些分子量小的、适于口服的非肽类分子是理想的细胞因子拮抗剂。它们可以干扰细胞因子的合成、干扰细胞因子与它的受体结合，干扰信号转导。异唑酮 A（isothiazolone A）通过干扰 IL－2 与 IL－2 受体的结合而起作用。

2. 可溶性受体　可溶性受体是天然的、高度选择性的细胞因子抑制剂，是一把双刃剑。它可以清除和中和细胞因子，还可以防止它们向血管外逃逸，也能够激活细胞因子的活性。可溶性受体（如可溶的 TNF 受体）是单体，它与 TNF 的结合力小于二聚体型受体。将可溶 TNF 受体与免疫球蛋白 IgG Fc 片段组成嵌合蛋白就可以阻断因注射 LPS 引起的小鼠死亡。可溶的 IFN g 受体－Ig 复合物在动物模型中可以治疗严重的疾病，包括多发性硬皮病和全身性红斑狼疮。可溶性 IL－5 受体 α 链或它与免疫球蛋白的复合物可以治疗急性支气管嗜曙红细胞症。

3. IL－1 受体拮抗剂　人的 IL－1 受体拮抗剂基因在细胞激活时表达，可以阻止受体介导的信号转导。急性炎症时，内源 IL－1 受体拮抗剂调节 IL－1 的病理生理学效应。IL－1 受体拮抗剂可以提高被内毒素诱导休克的兔子和大鼠的存活率。若与可溶性 TNF 受体协同作用，存活率更高。

4. 突变的细胞因子　突变的 IL－4 特异性阻断 IL－4 和 IL－13 诱导的 B 淋巴细胞增殖，还抑制 IgG4 和 Ig E 的合成。GM－CSF 的类似物可以拮抗 GM－CSF 的活性。

5. 抗细胞因子的自身抗体 生理条件下存在有细胞因子的天然自身抗体。例如，在血清中有 IL–1a、IL–6、IFN–a 和 IL–10 的自身抗体。它们可以阻断其相关细胞因子的生物活性。这些抗体通常是 IgG1 和 IgG4d 的同型物。然而，有些血清抗体非特异性结合诸如 TNF–a、IL–2、IL–4 和 IL–8 等细胞因子。可溶性受体可以清除和中和细胞质的细胞因子，相对于抗细胞因子的自身抗体。

重点小结

1. 细胞信号转导途径包括配体、受体和转导分子。

2. 配体主要包括激素、细胞因子和生长因子等。受体包括膜受体和胞内受体。转导分子包括小分子转导体和大分子转导蛋白及蛋白激酶。

3. 膜受体包括七次跨膜 α-螺旋受体和单次跨膜 α-螺旋受体，前一种膜受体介导的信号转导途径包括 PKA 途径、PKC 途径、Ca^{2+} 和钙调蛋白依赖性蛋白激酶途径和 PKG 途径，第二信使分子如 cAMP、DG、IP_3、Ca^{2+}、cGMP 等参与这些途径的信号转导。膜受体介导 TPK–Ras–MAPK 途径和 JAK–STAT 途径等。

4. 胞内受体的配体是类固醇激素、维生素 D_3、甲状腺素和维甲酸等，胞内受体为诱导型转录因子，与配体结合后产生转录因子活性而促进转录。通过细胞信号转导把胞外信息分子的信号转导到细胞内或细胞核，产生许多生物学效应，如离子通道的开闭、离子浓度的改变、酶活性的改变、物质代谢的变化、基因表达的改变和对细胞生长、发育、分化和增殖的影响等。

5. 信号转导在细胞的正常生长与代谢中起着极其重要的作用，从受体接收信号到对信号做出反应过程中任何环节发生异常均可导致疾病的发生。

6. 研究细胞信号转导在疾病发生过程中的作用可为药物的筛选和开发提供新的靶位，并因此产生信号转导药物。

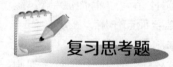
复习思考题

1. 什么是细胞信号转导？
2. 什么是受体，受体有哪些类型？
3. 什么是配体，配体有哪些主要类型？
4. 如何研究信号转导途径？
5. 列举常见的作用在细胞信号转导途径的化合物。
6. 简述信号物质的定义与分类。
7. 简述 JAK–STAT 和 MAPK/ERK 信号通路的机制。
8. 图示干扰素、肿瘤坏死因子的信号转导通路。
9. 何谓第二信使？列出主要的第二信使分子。

（谢建平 徐 威）

参考文献

一、主要中文参考书及文献

[1] 安威，李凌松. 医学细胞生物学 [M]. 北京：北京大学医学出版社，2003.

[2] 安富荣. 生物技术药物的脂质体给药系统研究进展. 中国生化药物杂志，2003，24 (4)：207~209.

[3] 陈志南. 工业细胞生物学 [M]. 北京：科学出版社，2013.

[4] 陈誉华. 医学细胞生物学 [M]. 北京：人民卫生出版社，2010.

[5] 陈誉华. 医学细胞生物学 [M]. 北京：人民卫生出版社，2013.

[6] 郭青龙. 肿瘤药理学 [M]. 北京：化学工业出版社，2008.

[7] 顾天爵. 生物化学 [M]. 北京：人民卫生出版社，1995.

[8] 郭畹华. 基础分子细胞生物学 [M]. 广州：广东科技出版社，2000.

[9] 高淑英，王树玉. 溶酶体贮积病研究进展 [J]. 中国优生与遗传杂志，2004，11 (4)：8~9.

[10] 贺师鹏. 受体研究技术 [M]. 北京：北京大学医学出版社，2004.

[11] 黄海华. 药学细胞生物学 [M]. 北京：中国医药科技出版社，2006.

[12] 胡以平主编. 医学细胞生物学 [M]. 北京：高等教育出版社，2009.

[13] 郝艳红，李庆章. 细胞膜流动性与药物作用. 黑龙江畜牧兽医 [J]，2001，2：26~28.

[14] 侯进，袁秉祥，贺浪冲，等. 用细胞膜色谱法研究药物和毒蕈碱受体的亲和作用. 中国药理学与毒理学杂志 [J]，2003，17 (1)：70~73.

[15] 霍海蓉，廖侃. 脂质筏在信号转导中的作用. 生命的化学 [J]，2003，23 (6)：433~435.

[16] 罗云敬，沈含熙，刘海涛，等. 脂质体模拟生物膜研究药物吸收. 高等学校化学学报 [J]，1998，19 (11)：1730~1734.

[17] 金聪，陈慰峰. 膜蛋白结构研究方法新进展. 生命科学 [J]，2003，15 (5)：312~316.

[18] 罗深秋. 医用细胞生物学 [M]. 北京：军事医学科学出版社，1998.

[19] 李璞. 医学遗传学. 北京：北京医科大学中国协和医科大学联合出版，1999.

[20] 凌诒萍. 细胞生物学. 北京：人民卫生出版社，2001.

[21] 郎振为. 重型病毒性肝炎的病理学特点及研究现状 [J]. 实用肝脏病杂志，2004，7 (1)：3~5.

[22] 林丽，唐朝枢，袁文俊．内质网应激 [J]．生理科学进展，2003，34（4）：333～335.

[23] 李建农，蒋建东．微管的生物学特性与药物研究．药学学报 [J]．2003，38（4）：311～315.

[24] 彭华，程泽能．细胞色素 P450 3A4 相关的药物相互作用 [J]．中国临床药理学杂志，2001，17（5）：379～385.

[25] 宋今丹．医学细胞生物学 [M]．第5版．北京：人民卫生出版社，2013.

[26] 宋今丹．医学细胞生物学 [M]．北京：人民卫生出版社，1997.

[27] 汤雪明．医学细胞生物学 [M]．北京：科学出版社，2004.

[28] 田媛，张俊平，等．核糖体蛋白质的新功能及其与相关疾病的关系，生命的化学 [J]．2011，31（4）：488～491.

[29] 王庸晋．医学细胞生物学 [M]．北京：科学出版社，2002.

[30] 王怀良．临床药理学 [M]．北京：高等教育出版社，2004.

[31] 王金发．细胞生物学 [M]．北京：科学出版社，2003.

[32] 汪堃仁．细胞生物学 [M]．北京：北京师范大学出版社，1990.

[33] 王培林．医学遗传学 [M]．北京：科学出版社，2002.

[34] 王培林．医学细胞生物学 [M]．北京：人民卫生出版社，2010.

[35] 文爱东，蒋永培．吸收促进剂在口服制剂中增强药物生物利用度的作用．国外医学药学分册 [J]，2000，27（6）：354～357.

[36] 武连宗，宋丹青．化学合成微管微丝抑制剂的研究进展．[J]．国外医学药学分册，2004.

[37] 杨建．医学细胞生物学 [M]．北京：科学出版社，2000.

[38] 杨恬．医学细胞生物学 [M]．北京：人民卫生出版社，2014.

[39] 杨恬．细胞生物学 [M]．人民卫生出版社，2010.

[40] 杨抚华．医学细胞生物学 [M]．北京：科学出版社，2002.

[41] 杨抚华．医学细胞生物学 [M]．北京：科学出版社，2011.

[42] 杨建一．医学细胞生物学 [M]．北京：科学出版社，2000.

[43] 杨建一．医学细胞生物学 [M]．北京：科学出版社，2012.

[44] 亚琍．医学细胞生物学和遗传学 [M]．北京：科学出版社，2013.

[45] 杨铭．结构生物学与药物研究 [M]．北京：科学出版社，2003.

[46] 杨帆，刘卫平．核糖体蛋白基因及其与人类疾病的研究进展 [J]．中华血液学杂志，2003，24（4）：185～189.

[47] 易广才，单详年，邵振堂等．基因芯片在宫颈癌、卵巢癌和乳腺癌相关基因表达研究中的运用 [J]．临床与实验病理学杂志，2003，19（4）：375～381.

[48] 颜金艳，白静，孙文清，等．核糖体蛋白基因与人类疾病的相关研究，国际遗传学杂志 [J]．2012，35（2）：100～105.

[49] 郑国锠．细胞生物学．第2版．北京：高等教育出版社，1992.

[50] 翟中和．细胞生物学 [M]．北京：高等教育出版社，2000.

［51］翟中和．细胞生物学［M］．第4版．北京：高等教育出版社，2011．

［52］钟大放．药物代谢［M］．北京：中国医药科技出版社，1996．

［53］周宏灏．遗传药理学［M］．北京：科学出版社，2001．

［54］钟正明．医学细胞生物学［M］．第3版．北京：人民卫生出版社，2014．

［55］左伋．医学生物学［M］．第5版．北京：人民卫生出版社，2001．

［56］周柔丽．医学细胞生物学［M］．第2版．北京：北京大学医学出版社，2006．

［57］张卫红．发育生物学［M］．第2版．北京：高等教育出版社，2006．

［58］张青，朱家壁．脂质体药物传输系统的研究进展．药学进展［J］，2004，28（2）：68～72．

［59］张志琪，张延妮，田振军．药物筛选模型和技术及其在中药活性成分研究中的应用．中国中药杂志［J］，2003，28（10）：907～910．

［60］王孟春，方文刚，顾金歌，等．幽门螺杆菌感染者胃黏膜中内质网分子伴侣Grp94的表达［J］．世界华人消化杂志，2003，11（5）：551～553．

［61］王清秀，吴纯，廖明阳．细胞色素P450的诱导机制及筛选方法研究进展［J］．国外医学药学分册，2003，30（1）：43～46．

［62］赵春梅，宓穗卿．肝微粒体细胞色素P450研究概况［J］．中国新药与临床药理，2002，13（5）：334～337．

［63］王九平，白雪帆．抗乙型肝炎病毒肝靶向药物制剂的研究进展［J］．世界华人消化杂志，2003，11（6）：799～802．

二、主要英文参考书及文献

［1］Alberts B, Johnson A, Lewis J, et al. Molecular Biology of the Cell［M］. New york: Glrland publishing, Inc, 2002.

［2］Alberts B. et al. Essential Cell Biology［M］. New york: Glrland publishing, Inc. 1998

［3］Bin Zhao, KarenTumaneng, Kun - Liang Guan. The Hippo pathway in organ size control, tissue regeneration and stem cell self - renewal. Nature Cell Biology 13, 877～883 (2011) doi: 10. 1038/ncb2303

［4］Butters TD, Dwek RA, Platt FM. Therapeutic applications of imino sugars in lysosomal storage disorders［J］. Curr Top Med Chem, 2003, 3 (5): 561～574.

［5］Belanto, JJ., Mader, TL, et al. " Microtubule binding distinguishes dystrophin from utrophin. " Proc Natl Acad Sci U S A. 2014, 111 (15): 5723～5728.

［6］Berstad AE, Brandtzaeg P. Expression of cell membrane complements regulatory glycoproteins along the normal and diseased human astrointestinal tract［J］. Gut, 1998, 42: 522～529

［7］Boesze - Battaglial K, Schimmel RJ. Cell membrane lipid composition and distribution: implications for cell function and lessons learned from photoreceptors and platelets［J］. J Exp Biol. 1997, 200: 2927～2936

［8］ 8. Celler K, Koning RI, et al. Multidimensional view of the bacterial cytoskeleton. ［J］. J Bacteriol. 2013, 195 (8): 1627 ~1636.

［9］ Caldwell GW, Ritchie DM, Masucci JA, et al. The new pre – preclinical para-digm: compound optimization in early and late phase drug discovery ［J］. Curr Top Med Chem, 2001, 1 (5): 353 ~366.

［10］ Chivukula, RR, Mendell, JT, Circular reasoning: microRNAs and cell – cycle control ［J］. TrendsBiochem Sci. 2008; 33 (10): 474 ~481.

［11］ Davila JC, Rodriguez RJ, Melchert RB, Acosta D J. Predictive value of in vitro model systems in toxicology ［J］. Annu Rev Pharmacol Toxicol, 1998, 38: 63 ~96.

［12］ Davis PD, Dougherty GJ, Blakey DC, et al. ZD6126: a novel vascular – targe-ting agent that causes selective destruction of tumor vasculature ［J］. Cancer res, 2002, 62: 7247 ~7253.

［13］ DarnellJ. etal. Molecular Cell Biology. New York: Scientific AmericanBook Inc. 1995.

［14］ DavidGarrod, Martyn Chidgey. Desmosome structure, composition and function ［J］. Biochemical, 2008, 3: 572 ~587.

［15］ Emma R. Andersson, Urban Lendahl. Therapeutic modulation of Notch signalling — are we there yet? Nature Reviews Drug Discovery 13, 357 – 378 (2014) doi: 10. 1038/nrd4252

［16］ 16. Foerster F, Braig S, et al. Targeting the actin cytoskeleton: selective antitumor action via trapping PKCvarepsilon. ［J］. Cell Death Dis. 2014, 5: e1398.

［17］ Grant IR, Stewart LD. Improved detection of Mycobacterium bovis in bovine tis-sues using immunomagnetic separation approaches ［J］. Methods Mol Biol. 2015, 1247: 153 ~161.

［18］ Geney R, Sun L, Pera P, et al. Use of the tubulin bound Paclitaxel conformation for structure – based rational drug design ［J］. Chem Biol. 2005, 12 (3): 339 ~348.

［19］ Gastaldello S, D'Angelo S, Franzoso S, et al. Inhibition of proteasome activity promotes the correct localization of disease – causing alpha – sarcoglycan mutants in HEK – 293 cells constitutively expressing beta – , gamma – , and delta – sarcogly-can ［J］. Am J Pathol. 2008, 173: 170 ~181.

［20］ 20. Horn H F, Brownstein Z, et al. The LINC complex is essential for hearing. ［J］. J Clin Invest. 2013, 123 (2): 740 ~750.

［21］ Hashimoto H, Yoda K. Novel membrane protein complexes for protein glycosyla-tion in the yeast Golgi apparatus ［J］. Biochem Biophys Res Commun, 1997, 241 (3): 682 ~686.

［22］ Hadfield JA, Ducki S, Hirst N, et al. Tubulin and microtubules as targets for an-ticancer drugs ［J］. Progress in Cell Cycle Research , 2003, 5: 309 ~325

［23］ Jordan JD, et al. Reviews on cell signaling ［J］. Cell, 2000, 100: 113 ~127

［24］ Janiak A, Cybulska B, Szlinder – Richert J. Facilitated diffusion of glucosamine – 6 – phosphate synthase inhibitors enhances their antifungal activity ［J］. Acta Biochimica polonnica. 2002, 49 (1): 77 ~ 86

［25］ Karp G. Cell and Molecular Biology, 3rd Ed. John & Sons, Inc. 2002

［26］ Kumari, SS. Curado, et al. T cell antigen receptor activation and actin cytoskeleton remodeling. ［J］. Biochim Biophys Acta. 2014, 1838 (2): 546 ~ 556.

［27］ Lodish, Harvey. Molecular Cell Biology. W. H. Freeman & Company, 2013.

［28］ Lombardi ML, JaaloukDE, et al. The interaction between nesprins and sun proteins at the nuclear envelope is critical for force transmission between the nucleus and cytoskeleton. ［J］. J Biol Chem. 2011, 286 (30): 26743 ~ 26753.

［29］ Li J, Chen S, et al. Histone deacetylase 8 regulates cortactin deacetylation and contraction in smooth muscle tissues. ［J］. Am J Physiol Cell Physiol. 2014, 307 (3): 288 ~ 295.

［30］ Lin JH, Lu AY. Inhibition and induction of cytochrome P450 and the clinical implications ［J］. Clin Pharmacokinet, 1998, 35 (5): 361 ~ 309.

［31］ Ma M, Baumgartner M. Intracellular Theileria annulata promote invasive cell motility through kinase regulation of the host actin cytoskeleton. PLoS Pathog 2014, 10 (3): e1004003.

［32］ Michie KA, Löwe J. Dynamic filaments of the bacterial cytoskeleton ［J］. Annu. Rev. Biochem. 2006, 75: 467 – 92.

［33］ Meinke PT. Nguyen D, et al. The LINC complex and human disease. ［J］. Biochem Soc Trans. 2011, 39 (6): 1693 ~ 1697.

［34］ Mejat A, Misteli T. LINC complexes in health and disease. ［J］. Nucleus. 2010, 1 (1): 40 ~ 52.

［35］ Moazed D. Small RNAs in transcriptional gene silencing and genome defense ［J］. Nature, 2009, 457 (7228): 413 ~ 420.

［36］ Newton CG, Lockey PM. The importance of early pharmacokinetics ［J］. Curr. Drug Discov, 2003 (4): 33 ~ 36.

［37］ Page BD, Ball DP, Gunning PT. , Signal transducer and activator of transcription 3 inhibitors: a patent review. Expert Opin Ther Pat, 2011. 21 (1): 65 ~ 83.

［38］ Pollard TD. Genomics, the cytoskeleton and motility ［J］. Nature, 2001, 409: 842 ~ 843

［39］ Prota, AE, Danel F. et al. The novel microtubule – destabilizing drug BAL27862 binds to the colchicine site of tubulin with distinct effects on microtubule organization. ［J］. J Mol Biol 2014, 426 (8): 1848 ~ 1860.

［40］ Probst AV, Dunleavy E, Almouzni G, Epigenetic inheritance during the cell cycle ［J］. Nat Rev Mol Cell Biol, 2009, 10 (3): 192 ~ 206

［41］ Price C, Quadan Al, Santic M, et al. Host proteasomal degradation generates amino acids essential for intracellular bacterial growth ［J］. Science. 2011, 334:

1553~1557.

[42] Rao Y, Hao R., et al. A Mec17 - Myosin II Effector Axis Coordinates Microtubule Acetylation and Actin Dynamics to Control Primary Cilium Biogenesis. 2014, PLoS One 9 (12): e114087.

[43] Ross EM, Wilkie TM. GTPase - activating proteins for the heterotrimeric G proteins [J]. Annu. Rev. Biochem, 2000, 69: 795~827.

[44] Roy CR, Tilney LG. The road less traveled: transport of legionella to the endoplasmic reticulum [J]. J Cell Biol, 2002, 158: 415~419.

[45] Rolls MM, Hall DH. Targeting of rough endoplasmic reticulum membrane proteins and ribosomes in invertebrate neurons [J]. Mol Biol Cell, 2002, 13 (5): 1778~1791.

[46] Shih YL, Rothfield L. The bacterial cytoskeleton. Microbiol [J]. Mol. Biol. Rev. 2006, 70 (3): 729 - 54.

[47] Shin DY, Choi TS. Oocyte - based screening system for anti - microtubuleagents [J]. J Reprod Dev. 2004, 50 (6): 647~652

[48] Simon DN, Wilson K, The nucleoskeleton as a genome - associated dynamic network of networks [J]. Nat Rev Mol Cell Biol. 2011, 12 (11): 695~708.

[49] Stehn JR1, Haass NK, Bonello T, et al. A novel class of anticancer compounds targets the actin cytoskeleton in tumor cells [J]. Cancer Res. 2013; 73 (16): 5169~5182.

[50] Schlessinger J. Cell signaling by receptor tyrosine kinases. Cell [J]. 2000, 103: 211~235

[51] Shen Z, Zhang X, et al. "Conditional knockouts generated by engineered CRISPR - Cas9 endonuclease reveal the roles of coronin in C. elegans neural development." [J]. Dev Cell. 2014, 30 (5): 625~636.

[52] Sharrocks, AD, et al. Docking domains and substrate - specificity determination for MAP kinase. Trends Biochem. Sci, 2000, 25: 448~453

[53] Towbin JA. The role of cytoskeletal proteins in cardiomyopathies [J]. Curr. Opin. Cell Biol. 1998, 10: 131~139.

[54] Tekoah Y, Ko K, Koprowski H, et al. Controlled glycosylation of therapeutic antibodies in plants [J]. Arch Biochem Biophy, 2004, 426: 266~278.

[55] Takatsuki A. Pharmacological probes to analyze the architecture and membrane dynamics of the Golgi apparatus [J]. Focused onBioarchitect Research, 2001, 41: 52~53.

[56] Tapia N, Han DW, Schöler HR. Restoring stem cell function in aged tissues by direct reprogramming [J]. Cell Stem Cell, 2012.

[57] Thomas Gridley, Shingo Kajimura. Lightening up a notch: Notch regulation of energy metabolism. Nature Medicine 20, 811 - 812 (2014) doi: 10. 1038/nm. 3650

［58］ Visvader JE, Linderman GJ. Cancer stem cell: current status and evolving com-plexities ［J］. Cell Stem Cell, 2012.

［59］ Wickstead B, Gull K. The evolution of the cytoskeleton ［J］. The Journal of Cell Biology. 2011, 194 (4): 513 – 525.

［60］ Wang Y. A. Marino – Enriquez, et al. Dystrophin is a tumor suppressor in human cancers with myogenic programs. ［J］. Nat Genet. 2014, 46 (6): 601 ~606.

［61］ Wojcikowski J, Pichard – Garcia L, Maurel P, et al. Contribution of human cyto-chrome P – 450 isoforms to the metabolism of the simplest phenothiazine neuroleptic promazine ［J］. Br J Pharmacol, 2003, 138 (8): 1465 ~1474.

［62］ YoungRW. The role of the Golgi complex in sulfate metabolism ［J］. J Cell Biol. 1973, 57: 175 ~ 189.

附录1

近 20 年细胞生物学相关领域诺贝尔奖获奖情况

年份	获奖人	奖项	获奖者研究领域
2014	John O´Keefe, May - Britt Moser, Edvard Moser	P/M	发现大脑中定位系统细胞
	Eric Betzig, Stefan W. Hell, William E. Moerner	Chemistry	超分辨率荧光显微技术
2013	James E. Rothman, Randy W. Schekman, Thomas C. Südhof	P/M	细胞囊泡运输系统的运行与调节机制
2012	John B. Gurdon, Shinya Yamanaka	P/M	可以重新编程的成熟细胞以及诱导多能干细胞
	Robert J. Lefkowitz, Brian K. Kobilka	Chemistry	G 蛋白偶联受体研究
2011	Bruce A. Beutler, Jules A. Hoffmann Ralph M. Steinman	P/M	先天免疫激活方面的发现，发现树枝状细胞及其在获得性免疫中的作用
2010	Robert G. Edwards	P/M	试管受精技术
2009	Elizabeth H. Blackburn, Carol W. Greider and Jack W. Szostak	P/M	端粒和端粒酶保护染色体的机理
	Venkatraman Ramakrishnan, Thomas A. Steitz and Ada E. Yonath	Chemistry	核糖体的结构和功能
2008	Harald zur Hausen	P/M	发现导致宫颈癌的人乳头状瘤病毒（HPV）
	Françoise Barré - Sinoussi and Luc Montagnier		发现艾滋病病毒
	Osamu Shimomura, Martin Chalfie and Roger Y. Tsien	Chemistry	发现和研究绿色荧光蛋白（GFP）
2007	Mario R. Capecchi, Martin J. Evans and Oliver Smithies	P/M	发现小鼠中的"基因打靶"的技术
2006	Andrew Z. Fire and Craig C. Mello	P/M	RNA 干扰机制的发现
	Roger D. Kornberg	Chemistry	真核生物转录的分子基础
2005	Barry J. Marshall and J. Robin Warren	P/M	发现幽门螺旋菌（*Helicobacter pylori*）及其在胃肠道疾病中的作用
2004	Richard Axel and Linda B. Buck	P/M	发现气味分子受体和嗅觉系统的组成

年份	获奖人	奖项	获奖者研究领域
	Aaron Ciechanover, Avram Hershko and Irwin Rose	Chemistry	发现泛素介导的蛋白质降解途径
2003	Peter Agre	Chemistry	发现水通道
	Roderick MacKinnon		离子通道的结构与机制研究
2002	Sydney Brenner, H. Robert Horvitz and John E. Sulston	P/M	器官发育的遗传基础和细胞程序化死亡
	John B. Fenn and Koichi Tanaka	Chemistry	质谱法测定生物大分子
	Kurt Wüthrich		核磁共振法测定生物大分子在溶液中结构
2001	Leland H. Hartwell, Tim Hunt and Sir Paul M. Nurse	P/M	发现细胞周期的关键调控因子
2000	Arvid Carlsson, Paul Greengard and Eric R. Kandel	P/M	发现神经系统的信号转导
1999	Günter Blobel	P/M	蛋白质含有固有的信号控制,控制其运输和在细胞中的定位
1998	Robert F. Furchgott, Louis J. Ignarro and Ferid Murad	P/M	NO 是体内心血管系统的重要的信号分子
1997	Stanley B. Prusiner	P/M	发现朊病毒
	Paul D. Boyer and John E. Walker	Chemistry	ATP 合成的酶学机制
	Jens C. Skou		发现 Na^+, K^+ – ATPase
1996	Peter C. Doherty and Rolf M. Zinkernage	P/M	免疫系统对病毒感染细胞的特异识别
1995	Edward B. Lewis, Christiane Nüsslein – Volhard and Eric F. Wieschaus	P/M	早期胚胎发育的基因调控

P/M:生理学/医学奖

(徐 威)

附录 2

彩　图

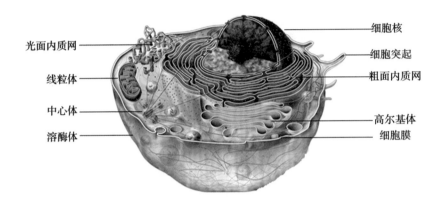

光面内质网

线粒体

中心体

溶酶体

细胞核

细胞突起

粗面内质网

高尔基体

细胞膜

图 2 - 7　动物细胞

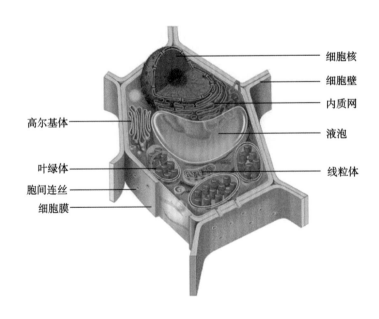

高尔基体

叶绿体

胞间连丝

细胞膜

细胞核

细胞壁

内质网

液泡

线粒体

图 2 - 8　植物细胞

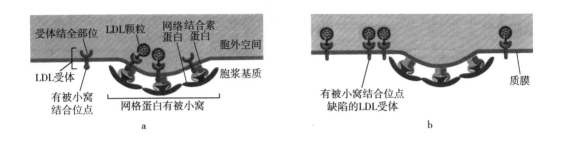

图 4 – 32　正常 LDL 受体与异常 LDL 受体示意图

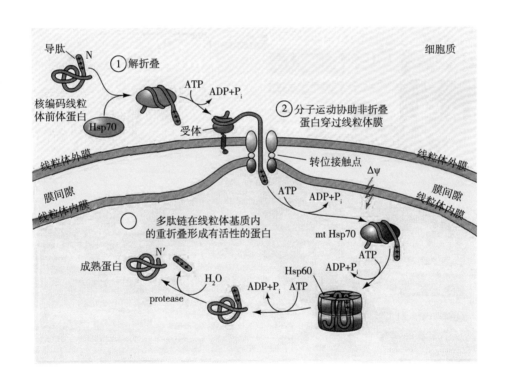

图 5 – 9　核编码的线粒体蛋白跨膜进入线粒体基质示意图（彩图）